Physiotherapie bei chronisch-obstruktiven Atemwegs- und Lungenerkrankungen

AF151798

Springer Nature More Media App

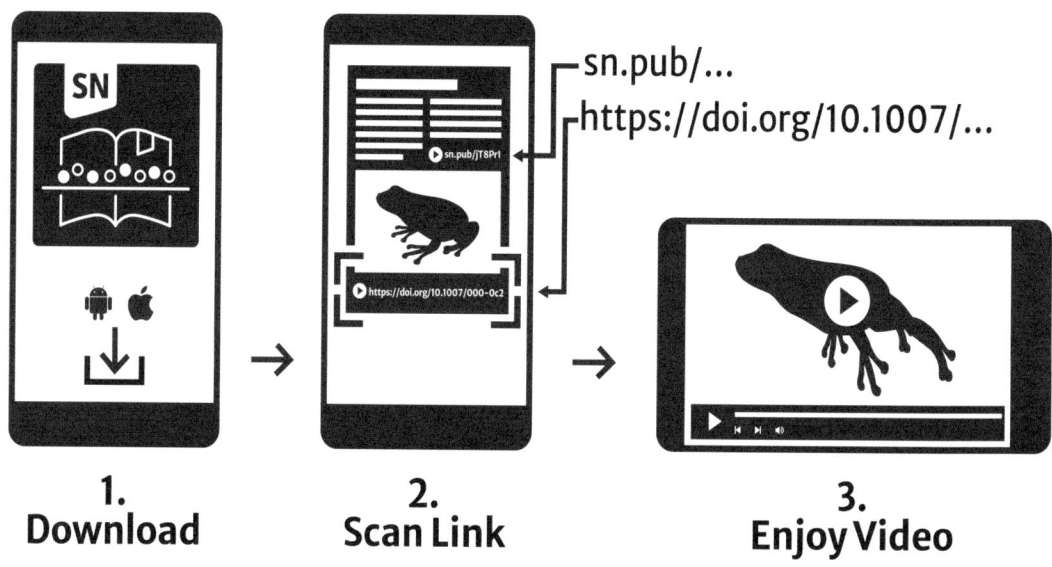

1.
Download

sn.pub/...
https://doi.org/10.1007/...

2.
Scan Link

3.
Enjoy Video

Support: customerservice@springernature.com

Prof. Dr. Jörg Steier
Anne-Kathrin Rausch-Osthoff
Hrsg.

Physiotherapie bei chronisch-obstruktiven Atemwegs- und Lungenerkrankungen

Evidenzbasierte Praxis

3. Auflage

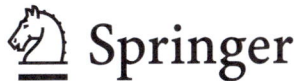

Springer

Hrsg.
Prof. Dr. Jörg Steier
Lane Fox Respiratory Unit
King's College London
St Thomas' Hospital
London, UK

Anne-Kathrin Rausch-Osthoff
Institut für Physiotherapie
Zürcher Hochschule für Angewandte
Wissenschaften (ZHAW)
Winterthur, Schweiz

Gründungsautor Arnoldus J. R. van Gestel
Institut für Physiotherapie
Zürcher Hochschule für Angewandte
Wissenschaften (ZHAW)
Winterthur, Schweiz

Gründungsautor Helmut Teschler
Ambulantes Lungenzentrum Essen
Essen, Deutschland

Die Online-Version des Buches enthält digitales Zusatzmaterial, das durch ein Play-Symbol gekennzeichnet ist. Die Dateien können von Lesern des gedruckten Buches mittels der kostenlosen Springer Nature „More Media" App angesehen werden. Die App ist in den relevanten App-Stores erhältlich und ermöglicht es, das entsprechend gekennzeichnete Zusatzmaterial mit einem mobilen Endgerät zu öffnen.

ISBN 978-3-662-63612-1   ISBN 978-3-662-63613-8   (eBook)
https://doi.org/10.1007/978-3-662-63613-8

Die Deutsche Nationalbibliothek verzeichnet diese Publikation in der Deutschen Nationalbibliografie; detaillierte bibliografische Daten sind im Internet über http://dnb.d-nb.de abrufbar.

Lektorat/Planung: Eva-Maria Kania

Springer ist ein Imprint der eingetragenen Gesellschaft Springer-Verlag GmbH, DE und ist ein Teil von Springer Nature.
Die Anschrift der Gesellschaft ist: Heidelberger Platz 3, 14197 Berlin, Germany

Vorwort zur 3. Auflage

Lungen- und Atemwegserkrankungen sind hochprävalente Erkrankungen, die wesentlich von Prävention aber auch Rehabilitation profitieren. Exposition gegenüber Rauch und die Entstehung von COPD sowie Adipositas-verursachtes Atemversagen sind nur zwei Beispiele für die Wichtigkeit der öffentlichen Gesundheitsfürsorge (Public Health). Unterstützende Atemphysiotherapie ist aus dem Management solcher Erkrankungen nicht wegzudenken, sie stellt eine wichtige Therapieform für die Krankheitsvorsorge und Langzeittherapie dar.

Besonders in den Jahren der weltweiten Pandemie mit Covid-19 sind pneumologische Erkrankungen in Jedermanns Bewusstsein getreten. Assistierende Techniken zur Sekretolyse, Mobilisation oder Lagerungstechniken wurden nicht nur täglich in betroffenen klinischen Abteilungen im Krankenhaus, sondern sogar zu Hauptsendezeiten in den Medien thematisiert.

Der Nutzen und die Anwendung von solchen physiotherapeutischen Verfahren werden empirisch als positiv bewertet. Es sollte jedoch nicht automatisch dazu kommen, dass komplexe Anwendungen unkritisch übernommen und praktiziert werden. In diesem Kontext ist es wichtig, einen Überblick der evidenzbasierten physiotherapeutischen Praxis zu liefern.

In dem vorliegenden Werk, welches eine konsequente Fortsetzung der initialen Ausgabe von Professor Helmut Teschler und Professor Arno van Gestel darstellt, beschäftigen wir uns mit den neuesten Therapieverfahren in der Atemphysiotherapie. Die 3. Auflage erforderte eine komplette Überarbeitung des Werkes, welche von Expertinnen und Experten aus Deutschland, Österreich und der Schweiz maßgeblich unterstützt wurde.

Wir bedanken uns für die hilfreichen Beiträge aller Autoren, besonders während der arbeitsintensiven Phase der weltweiten Pandemie. Wir hoffen, dass dieses Buch dem Lesenden das vorliegende Sachgebiet eindrücklich näherbringen wird.

Mit herzlichen Grüßen,
Jörg Steier und Anne-Kathrin Rausch-Osthoff

Oktober 2021
London/Winterthur

Inhaltsverzeichnis

Teil II   Krankheitslehre – Pathologie

Teil III   Assessments/Befunde

Herausgeber- und Autorenverzeichnis

Über die Herausgeber

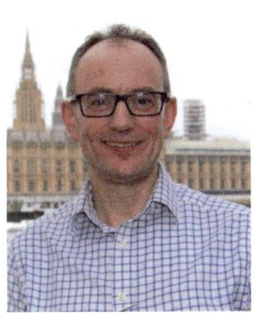

Jörg Steier Pneumologe und Professor of Respiratory and Sleep Medicine am King's College in London. Durch seine Tätigkeit in Europa und den USA entwickelten sich weltweite Forschungsprojekte und akademische Kooperationen zu Atem- und Schlafphysiologie. Neben seiner praktischen Tätigkeit publiziert er zahlreiche Forschungsergebnisse u. a. zur Langzeitbeatmung in der häuslichen Versorgung und zur elektrischen Stimulation bei obstruktiver Schlafapnoe.

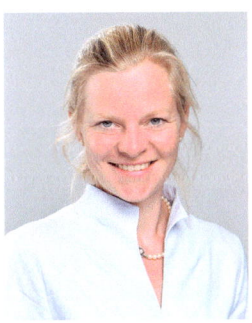

Anne-Kathrin Rausch-Osthoff Physiotherapeutin. Zusätzlich zu ihrer Forschungs- und Lehrtätigkeit an der Zürcher Hochschule für Angewandte Wissenschaften (ZHAW), Departement Gesundheit, Institut für Physiotherapie in Winterthur ist sie Mitglied in zahlreichen Vereinigungen wie z. B. dem Schweizerischen Physiotherapie-Verband und der European Respiratory Society. Sie publiziert u. a. zum Zusammenhang zwischen peripherer Muskelkraft, Alltagsaktivität und chronisch-obstruktiven Lungenerkrankungen sowie zur Förderung der Alltagsaktivität durch die pulmonale Rehabilitation.

Über die Autoren

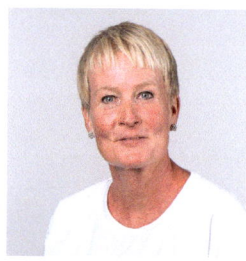

Claudia Barfuss-Schneider Dipl. Physiotherapeutin FH/Atmungstherapeutin (Deutsche Gesellschaft für Pneumologie), ist Fachbereichsexpertin „Respiratorische Physiotherapie" am Universitätsspital Zürich (USZ). Physiotherapeutin im Team Therapie Intensivmedizin des USZ seit 1992.

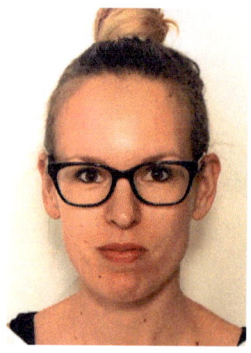

Daniela Bruckmüller ist seit 2005 Physiotherapeutin mit chirurgischem Schwerpunkt. Sie besuchte Aus- und Fortbildungen im kardiopulmonalen Bereich und hat den MSc-Abschluss in kardiorespiratorischer Physiotherapie. Mitwirkung an diversen kardiorespiratorischen Fachfortbildungen und Publikationen.

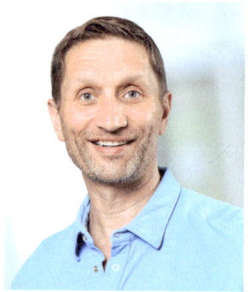

Gilbert Büsching ist Physiotherapeut, cand. MSc, und arbeitet seit 1997 an der Rehabilitationsklinik Barmelweid, Schweiz, zurzeit im Bereich Medizinische Therapeutische Dienste für Qualität und Forschung. Seine Schwerpunkte sind Assessments und spezielle Therapieverfahren wie neuromuskuläre elektrische Stimulation (NMES).

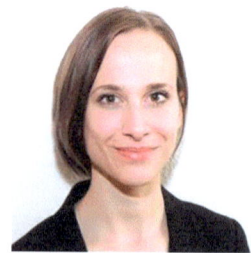

Tamara Cerini MScPT, OMTsvomp, Physiotherapeutin, Fachexpertin für Lungenrehabilitation bei SOS Oxygène. Sie ist klinische Spezialistin in nichtinvasiver Beatmung, Diagnostik und Therapie von schlafbezogenen Atemwegserkrankungen sowie Geräte-assistierter Atemphysiotherapie.

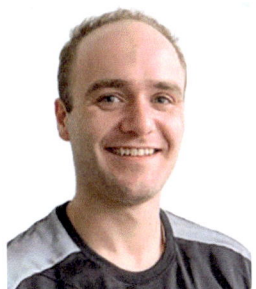

Michael Dohm geboren 1988, schloss 2019 den Studiengang BSc-Physiotherapie an der Hochschule Fresenius in Düsseldorf ab. Im Anschluss arbeitete er mit pneumonologischen Patienten im ambulanten Bereich sowie als Honorardozent an der Hochschule Fresenius Köln und Düsseldorf.

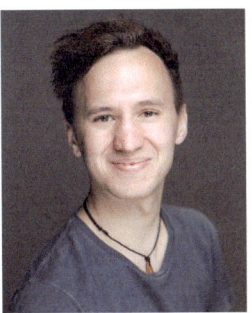

Maximilian von Gaudecker geboren 1994, hat den BSc-Studiengang Physiotherapie an der Hochschule für Gesundheit in Bochum 2019 abgeschlossen. Über die DGP absolviert er die Weiterbildung zum Atmungstherapeuten und betreut pneumologische Patienten auf der Intensiv- und Weaningstation sowie der Normalstation in der Klinik am Park in Lünen.

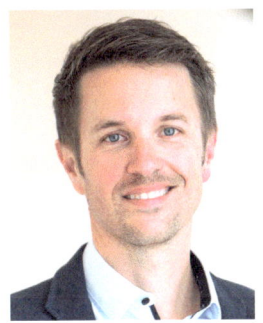

Dr. Rainer Glöckl Dipl.-Sportwissenschaftler, arbeitet zu 75 % als Wissenschaftler und zu 25 % als Sporttherapeut. Er hat mehr als 50 wissenschaftliche Publikationen und ist Vorstandsmitglied der AG Lungensport und Vorsitzender der Sektion „Pneumologische Rehabilitation" der Deutschen Gesellschaft für Pneumologie.

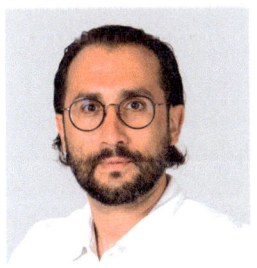

Nicola Greco ist Physiotherapeut und hat seinen MSc in kardiorespiratorischer Physiotherapie an der Medizinischen Universität in Graz absolviert. Er arbeitet am Universitätsspital Zürich als Leiter Team Innere Medizin-Pneumologie und ist Dozent für Innere Medizin an der Zürcher Hochschule für Angewandte Wissenschaften (ZHAW).

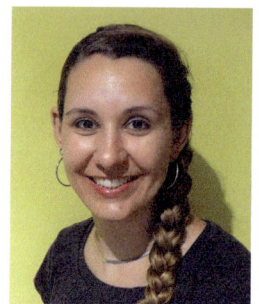

Sabrina   Grossenbacher-Eggmann Physiotherapeutin, MSc, ist Therapieexpertin Respiratory am Institut für Physiotherapie, Inselspital, Universitätsspital Bern, Schweiz, und PhD-Kandidatin an der Maastricht Universität zu frühem Training auf der Intensivstation.

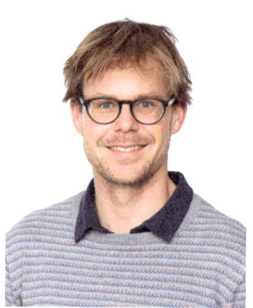

Mathias Guler ist Physiotherapeut und arbeitete im stationären Bereich sowie in der klinischen Forschung des Schweizer Paraplegiker-Zentrum (SPZ) in Nottwil. Nach dem Master in Health Science an der Universität Luzern ist er als Projektleiter bei der Lungenliga Schweiz tätig, wo er Projekte rund um die Selbstmanagement-Förderung leitet.

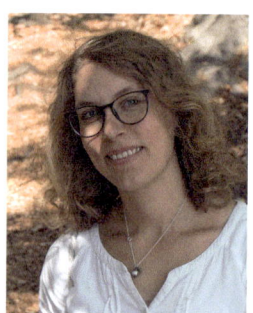

Andrea Huhn Physiotherapeutin, MSc Sport- und Bewegungsgerontologie, ist seit 2017 bei ZWANZIG-NEUN-FÜNF im Schwerpunkt Atemwegs- und Lungenerkrankungen tätig. Durch ihr Masterstudium an der Deutschen Sporthochschule Köln kann sie ihre Erfahrungen in diesem Gebiet mit der Bewegungstherapie Älterer verknüpfen.

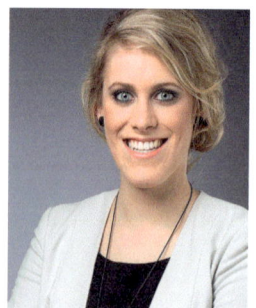

Angela Kindler Physiotherapeutin, MSc, arbeitet als Therapieexpertin Respiratory am Institut für Physiotherapie, Inselspital, Universitätsspital Bern, Schweiz. Ihr Schwerpunkt ist die Atemphysiotherapie auf der Intensivstation und in der frühen Rehabilitation.

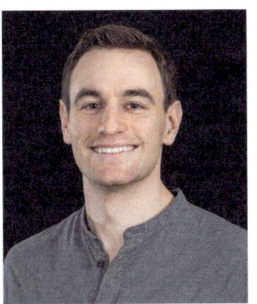

Dario Kohlbrenner PhD, forscht als Postdoc in der Sportphysiologie an den Universitäten Grenoble (Frankreich) und Kopenhagen (Dänemark). Zuvor untersuchte er an der Universität Zürich die Effekte von Aktivitätscoaching bei COPD. Er ist Physiotherapeut mit Spezialisierung in pulmonaler Rehabilitation.

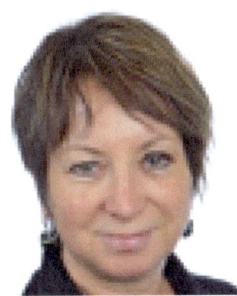

Prof. Dr. Barbara Köhler ist Medau-Gymnastiklehrerin und Physiotherapeutin und hat ihren MSc in Physiotherapiewissenschaften an der Universität Maastricht in den Niederlanden absolviert. Sie promovierte an der Universität Duisburg-Essen unter der Leitung von Prof. Dr. Dr. Helmut Teschler zur Doktorin der Medizinwissenschaften und erhielt die Professur für Innere Medizin und Organe an der Zürcher Hochschule für Angewandte Wissenschaften in Winterthur, Schweiz. Mit der Praxis für Beckenboden-Gesundheit ließ sie sich als Selbstständige in Zürich nieder, wo sie mit einem breiten multiprofessionellen Netzwerk zusammenarbeitet.

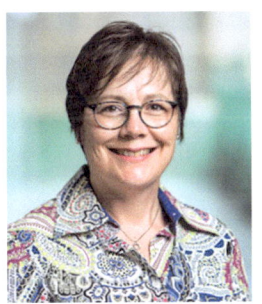

Barbara Lüscher ist Physiotherapeutin und hat ihren MSc in Neurorehabilitation in Krems (FH), Österreich, erlangt. Sie arbeitet als Dozentin an der Zürcher Hochschule für Angewandte Wissenschaften Bachelorstudiengang für Physiotherapie und ist verantwortlich für die Module mit Schwerpunkt der Inneren Medizin und Vernetzung.

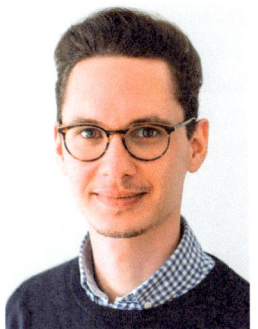

Alexander Müller ist seit 2016 Physiotherapeut im intensivmedizinischen Setting. Er hat einen MSc-Abschluss in Advanced Cardiorespiratory Physiotherapy und forscht als PhD-Kandidat am Ludwig-Boltzmann-Institut für Lungengesundheit in Wien. Er gibt Vorträge bei Kongressen, an Fachfortbildungen und an der FH Campus Wien.

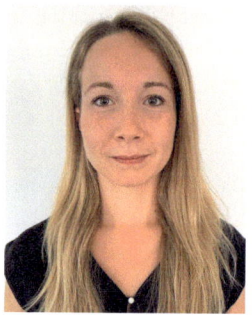

Natalie Ott ist Physiotherapeutin und hat ihren MSc in kardiorespiratorischer Physiotherapie am University College London (UCL) in England absolviert. Sie arbeitet am Kantonsspital Winterthur als klinische Spezialistin Intensivmedizin, wo sie für die Qualität und Weiterentwicklung der Physiotherapie auf der Intensivstation verantwortlich ist.

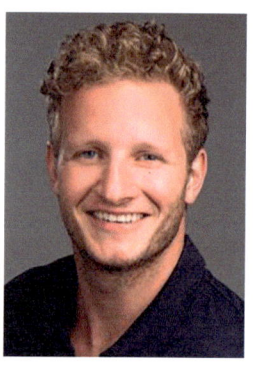

Spencer Rezek arbeitet am Institut für Therapien und Rehabilitation des Kantonsspitals Winterthur als Physiotherapeut und klinischer Spezialist Pneumologie. Er schloss den MSc in kardiorespiratorischer Physiotherapie am UCL in England ab und ist an Forschungsprojekten von lungenerkrankten Patienten beteiligt.

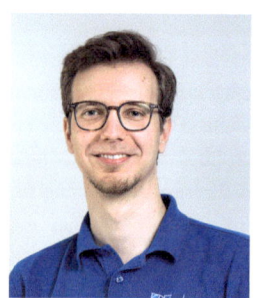

Thomas Riegler MScPT, OMTsvomp, ist Physiotherapeut, Bereichsleiter der pulmonalen Physiotherapie im Berner Reha Zentrum und Dozent für Innere Medizin an der Zürcher Hochschule für Angewandte Wissenschaften (ZHAW). Seine klinischen und wissenschaftlichen Schwerpunkte liegen in der Sauerstofftitration, Ultraschalldiagnostik und viszerogenen Schmerzdifferenzierung.

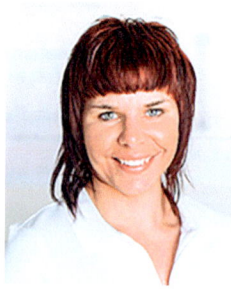

Petra Schandl-Freimüller ist seit 2005 Physiotherapeutin mit chirurgischem Schwerpunkt. Sie besuchte Aus- und Fortbildungen im kardiopulmonalen Bereich, hat den MSc-Abschluss in kardiorespiratorischer Physiotherapie und wirkte an diversen kardiorespiratorischen Fachfortbildungen und Publikationen mit.

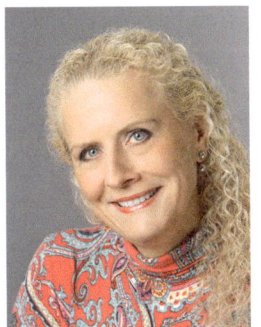

Ingrid Schmidt arbeitet seit 1992 als Physiotherapeutin im intensivmedizinischen und pulmonalen Setting mit Schwerpunkt Beatmung/Weaning, seit 2002 leitende Funktionen. Sie besuchte Fortbildungen im Bereich der Beatmungsmedizin und pulmonalen Rehabilitation, hat einen MSc-Abschluss in kardiorespiratorischer Physiotherapie, zudem Vortragstätigkeit und Publikationen.

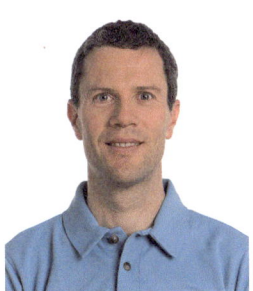

Joachim Schmidt arbeitet seit 2005 als Physiotherapeut mit respiratorischem Schwerpunkt am Institut für Physiotherapie im Inselspital Bern und leitet dieses seit 2010. MSc-Abschluss in kardiorespiratorischer Physiotherapie 2014 an der Medizinischen Universität Graz, Österreich. Nebenberufliches Engagement in verschiedenen Fachgremien.

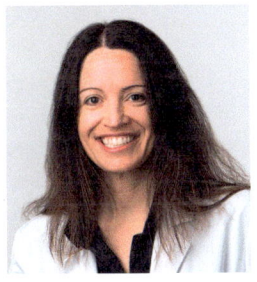

PD Dr. med. Esther I. Schwarz ist Privatdozentin für Pneumologie der Universität Zürich und leitet das Zentrum für Schlafmedizin und Beatmung der Klinik für Pneumologie des Universitätsspitals Zürich. Sie hat in Zürich Medizin studiert und neben ihrer klinischen und Forschungstätigkeit in Zürich eine Fellowship bei Prof. Steier am Guy's & St Thomas' Hospital in London absolviert.

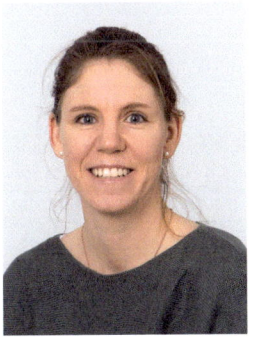

Noriane A. Sievi ist wissenschaftliche Mitarbeiterin an der Klinik für Pneumologie am Universitätsspital Zürich mit Forschungsschwerpunkt COPD und hat ihren MSc in Bewegungswissenschaften und Sport an der ETH Zürich absolviert.

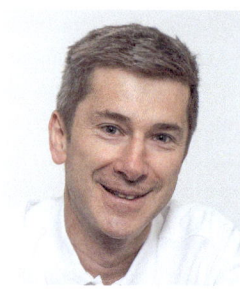

Peter Suter arbeitet als Leiter Praxisentwicklung und Forschung der Therapien am Universitätsspital Basel. 2011 hat er seinen Master in kardiorespiratorischer Physiotherapie an der Medizinischen Universität Graz erworben. Er ist Referent für Kurse in Atemphysiotherapie der cf-physio.ch.

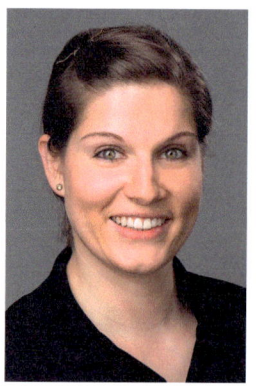

Ines Unger arbeitet als Physiotherapeutin, klinische Spezialistin Innere Organe am Institut für Therapien und Rehabilitation des Kantonsspitals Winterthur. Neben ihrer klinischen Tätigkeit ist sie an der Implementierung und diversen Forschungsprojekten im Bereich Prehabilitation in der Viszeral- und Thoraxchirurgie beteiligt.

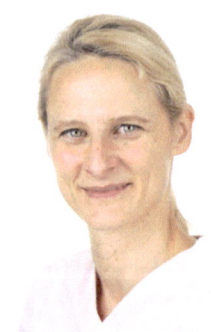

Marlies Wagner arbeitet seit 1995 als Atemphysiotherapeutin an der Universitätsklinik für Kinder- und Jugendheilkunde in Graz. Ihre Schwerpunkte liegen in der Betreuung von Patienten mit zystischer Fibrose, Patienten mit Tracheostoma, im Heimbeatmungsmanagement (invasiv und nichtinvasiv) sowie in der Atemtherapie in der Neonatologie.

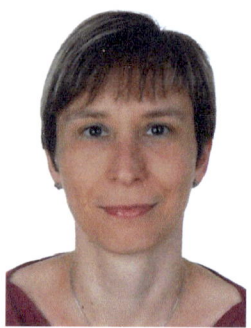

Barbara Weinhofer ist seit 2003 Physiotherapeutin im pneumologischen Setting mit Schwerpunkt Heimbeatmung. Sie besuchte Aus- und Fortbildungen im kardiopulmonalen Bereich, hat einen MSc-Abschluss in kardiorespiratorischer Physiotherapie und wirkte an diversen kardiorespiratorischen Fachfortbildungen und Publikationen mit.

Autorenverzeichnis

Claudia Barfuss Team Innere Medizin-Pneumologie; Team Intensivmedizin, Physiotherapie Ergotherapie Universitätsspital Zürich (PEU), Zürich, Schweiz

Daniela Bruckmüller Klinik Floridsdorf, Wiener Gesundheitsverbund, Wien, Österreich

Gilbert Büsching Klinik und Pflegezentrum Barmelweid, Barmelweid, Schweiz

Tamara Cerini, M.Sc. SOS Oxygene SA, Bern, Schweiz

Michael Dohm Hochschulen Fresenius, Idstein, Deutschland

Maximilian von Gaudecker Klinik am Park Lünen – Klinikum Westfalen, Lünen, Deutschland

Dr. Rainer Glöckl Dr. phil Forschungsinstitut für Pneumologische Rehabilitation, Schön Klinik Berchtesgadener Land, Schönau am Königssee, Deutschland

Nicola Greco Team Innere Medizin-Pneumologie; Team Intensivmedizin, Physiotherapie Ergotherapie Universitätsspital Zürich (PEU), Zürich, Schweiz

Sabrina Grossenbacher-Eggmann Institut für Physiotherapie, Inselspital, Universitätsspital Bern, Bern, Schweiz

Mathias Guler Lungenliga Schweiz, Bern, Schweiz

Andrea Huhn, M.Sc. Zwanzig-Neun-Fünf Essen GmbH, Essen, Deutschland

Angela Kindler Institut für Physiotherapie, Inselspital, Universitätsspital Bern, Bern, Schweiz

Dario Kohlbrenner Universitätsspital Zürich, Zürich, Schweiz

Barbara Köhler Prof. Dr. Praxis für Beckenboden-Gesundheit, Zürich, Schweiz

Barbara Lüscher Zürcher Hochschule für Angewandte Wissenschaften, Dep. Gesundheit, Institut für Physiotherapie, Winterthur, Schweiz

Alexander Müller Klinik Floridsdorf, Wiener Gesundheitsverbund, Wien, Österreich

Anne-Kathrin Rausch-Osthoff Departement Gesundheit, Institut für Physiotherapie, Zürcher Hochschule für Angewandte Wissenschaften (ZHAW), Winterthur, Schweiz

Natalie Ott Institut für Therapien und Rehabilitation, Kantonsspital Winterthur, Winterthur, Schweiz

Spencer Rezek Institut für Therapien und Rehabilitation, Kantonsspital Winterthur, Winterthur, Schweiz

Thomas Riegler, M.Sc. Zürcher Hochschule für Angewandte Wissenschaften, Dep. Gesundheit, Institut für Physiotherapie, Winterthur, Schweiz

Petra Schandl-Freimüller Klinik Floridsdorf, Wiener Gesundheitsverbund, Wien, Österreich

Ingrid Schmidt Klinik Floridsdorf, Wiener Gesundheitsverbund, Wien, Österreich

Joachim Schmidt Institut für Physiotherapie, Schwerpunkt Respiratory, Inselspital Universitätsspital Bern, Bern, Schweiz

Esther I. Schwarz PD Dr. med. Klinik für Pneumologie und Zentrum für Schlafmedizin, Universitätsspital Zürich, Zürich, Schweiz

Noriane A. Sievi Universitätsspital Zürich, Zürich, Schweiz

Jörg Steier Prof. Dr., FRCP, PhD Guy's & St Thomas' NHS Foundation Trust, King's College London, London, Großbritannien

Peter Suter Praxisentwicklung Therapien, Universitätsspital Basel, Basel, Schweiz

Ines Unger Institut für Therapien und Rehabilitation, Kantonsspital Winterthur, Winterthur, Schweiz

Marlies Wagner Pädiatrische Pulmonologie und Allergologie, Universitätsklinik für Kinder- und Jugendheilkunde, Graz, Österreich

Barbara Weinhofer Klinik Penzing, Wiener Gesundheitsverbund, Wien, Österreich

Abkürzungsverzeichnis

Δ	Differenz
ΔDap	Änderung des sagittalen (anterior-posterior Durchmessers während des Atmens)
ΔDlat	Änderung des lateralen Durchmessers während des Atmens
6MWD	6-Minuten Gehstrecke/Gehtest (6-minute walking distance)
η	Blutviskosität
μl	Mikroliter
A., Aa.	Arterie, Arterien
AA	abdominale Atmung
AaDO₂	alveolo-arterielle Sauerstoffpartialdruckdifferenz
AASTE	atemerleichternde Ausgangsstellung
ABG	arterielle Blutgaswerte
ACBT	Active Cycle of Breathing Technique
Ach	Azetylcholin
AD	autogene Drainage nach Chevaillier
AF	Atemfrequenz (Atemzüge/Minute)
AIF	aktive insuffiziente Funktionsstellung (aktive Muskelinsuffizienz)
Amp	Amplitude
ANS	autonomes Nervensystem
AP	Abdominal-Paradox-Atmung
AR	Autoregression
ARDS	akutes respiratorisches Distress-Syndrom
AS	Arteriosklerose
AT	Verhältnis Abdomen-Thorakal-Atmung (AT-Verhältnis)
ATS	American Thoracic Society
BA	Biot-Atmung
BDI	Baseline Dyspnea Index
BGA	Blutgasanalyse
BMI	Body-Mass-Index (kg/m²)
BNP	B-Typ natriuretisches Peptid
BRS	Barorezeptor-/Baroreflexsensitivität
C	Compliance: Dehnbarkeit des Gewebes
CA	kostosternale Atmung
CDA	kostodiaphragmale Atmung
CF	zystische Fibrose (Mukoviszidose)
CHI	chronische Hyperinflation

CI	chronotrope Inkompetenz
CO	Kohlenstoffmonoxid
CO_2	Kohlendioxid
COLD	chronisch-obstruktive Lungenerkrankung
COPD	Chronic Obstructive Pulmonary Disease
CRP	C-reaktives Protein
CRQ	Chronic Respiratory Questionnaire
CSA	Cheyne-Stokes-Atmung
CV	Closing Volume
Dap	anterior-posteriorer Diameter
DGP	Deutsche Gesellschaft für Pneumologie und Beatmungsmedizin
DH	dynamische Hyperinflation (Überblähung)
Dlat	lateraler Diameter
Dmit	mitochondriale Dichte
EKG	Elektrokardiogramm
ELB	Ein-Lungen-Beatmung
EMG	Elektromyografie
EPP	Equal Pressure Point (Punkt gleichen Drucks)
ERS	European Respiratory Society
ERV	exspiratorisches Reservevolumen
f	Frequenz
FBA	Finger-Boden-Abstand
$FECO_2$	CO_2-Anteil in der gemischten exspirierten Luft
FEO_2	O_2-Anteil in der gemischten exspirierten Luft
FET	forcierte Exspirationstechnik
$FETCO_2$	endexspiratorischer CO_2-Partialdruck
$FETO_2$	endexspiratorischer O_2-Partialdruck
FEV_1	forciertes exspiratorisches Volumen in einer Sekunde (l/s)
FEV_1/IVC	Quotient aus forciertem exspiratorischem Volumen und inspiratorischer Vitalkapazität
FiO_2	inspiratorische Sauerstofffraktion, der Anteil des Sauerstoffs im Inspirationsgas
F_IO_2	inspirierter Sauerstoffdruck (Raumluft: 0,21)
FLS	Flow-limitierendes Segment
FRC	funktionelle Residualkapazität (l)
FRC+	Hälfte der inspiratorischen Kapazität (l)
GMH	Geschlossener-Mund-Husten
GOLD	Global Initiative for Chronic Obstructive Lung Disease
HF	Herzfrequenz (Schläge/min)
HFmax	maximale Herzfrequenz
HFP	High Frequency Spectral Power (ms^2)
HFV	Herzfrequenzvariabilität
HkPV	Hyperkapnie bedingte pulmonal-arterielle Drucksteigerung
HkSV	Hyperkapnie bedingte systemisch-arterielle Drucksteigerung
HPV	hypoxische pulmonal-arterielle Vasokonstriktion
HMV	Herzminutenvolumen
HRV	Variabilität der Herzrate

I	Insuffizienz (lat. Insufficiencia, Funktionsschwäche)
IAP	intraabdomineller Druck
ICR	Interkostalraum
IMT	Training der Inspirationsmuskeln
IQOLA	International Quality of Life Assessment
IRV	inspiratorisches Reservevolumen
ITP	intrathorakaler Druck
IUP	irreversible Umbauprozesse der Pulmonalgefäßwände
IVC	inspiratorische Vitalkapazität
IVS	interventrikulärer Septum-Shift
KA	Kussmaul-Atmung
KCO	Transferfaktor für Kohlenmonoxid
KHK	Koronare Herzkrankheit
KI	kardiozirkulatorische Insuffizienz
l	Gefäßlänge
L	Lappen
LA	linkes Atrium (Herzvorhof)
LCO	Low Cardiac Output
Ldi	Länge des Zwerchfells (Diaphragma)
Ldo	Länge des Diaphragmadoms
LEGOS	ELTGOL, L'expiration Lente Totale Glotte Ouverte en decubitus Lateral
LF/HF	Verhältnis zwischen Low Frequency und High Frequency Power (Index der sympathovagalen Balance)
LFP	Low Frequency Spectral Power (ms^2)
Lmu	Länge der (mikroskopischen) Muskelfasern
Lo	optimale Länge eines Muskels für eine Kontraktion
LOL	linker Oberlappen
Lsar	Länge der Sarkomere
Lufu	Lungenfunktionsuntersuchung
LUL	linker Unterlappen
LV	linker Ventrikel (Herzkammer)
Lzapp	Länge der Appositionszone
M., Mm.	Musculus, Musculi
MBE	mechanisch bedingte Entzündung
$M_{IC(p)}$	Mm. intercostales parasternales
MIP/MEP	Maximal In-/(Ex)piratory Pressure
MITF	maximale Inspiration mit tiefem Flow (EDIC, Exercice à Débit Inspiratoire Contrôlé)
M_{LD}	M. latissimus dorsi
mmHg	Millimeter Quecksilbersäule
M_{OE}	M. obliquus abdominus externus
M_{OI}	M. obliquus abdominus internus
M_P	Mm. pectorales
M_{QL}	M. quadratus lumborum
M_{RA}	M. rectus abdominis
M_{SC}	M. sternocleidomastoideus
M_{SP}	M. serratus posterior pars superior

M_{TA}	M. transversus abdominis
M_{TT}	M. transversus thoracis
M_{LC}	M. levator costae
M_{SC}	Mm. scaleni
MVV	Maximal Voluntary Ventilation (Atemgrenzwert)
NA	Noradrenalin
NETT	National Emphysema Treatment Trial
nm	Nanometer
Nm	Newtonmeter
NMR	Nuclear Magnetic Resonance (Kernspinresonanzspektroskopie)
NYHA	New York Heart Association
P(I-E)max	Kapazität der Atemmuskulatur
p	Pressure (Druck)
p0.1	Mundokklusionsdruck
p0.1max	inspiratorische Muskelkraft
p_aCO_2	Kohlendioxidpartialdruck
p_{ALV}	Alveolardruck
p_AO_2	alveolärer Sauerstoffpartialdruck
p_aO_2	arterieller Sauerstoffpartialdruck
p_{ap}	Appositionsdruck
P_{AW}	bronchialer Strömungsdruck
PE/AE	passive Exspiration/aktive Exspiration
PEEP	Positive End-Expiratory Pressure, positiver endexspiratorischer Druck
p_{EL}	elastischer Retraktionsdruck des Lungenparenchyms
p_{EP}	positiver exspiratorischer Druck
P_{ga}	Druck in der Bauchhöhle
$p_{ga}\mathbf{exp}$	exspiratorischer abdominaler Druck
$p_{ga}\mathbf{insp}$	inspiratorischer abdominaler Druck
PImax	maximale Kapazität der Atemmuskulatur
PImax	maximaler inspiratorischer Saugdruck
PIP/PEP	postin-/postexspiratorische Pause
PK	Pumpkapazität (Belastbarkeit des Atembewegungsapparates)
p_{MO}	Munddruck
p_{MUS}	Druck der Atemmuskulatur
Po	Maximum Active Tension
p_{PA}	Druck in der A. pulmonalis
p_{PL}	pleuraler Druck
p_{PV}	Druck in der V. pulmonalis
PR	pulmonale Rehabilitation
PS	posturaler Synergismus
PVK	pulmonare Ventilationskapazität
r	Gefäßradius
R	Resistance (Widerstand)
RA	rechtes Atrium (Herzvorhof)
R_{AW}	Atemwegswiderstand
RC-Zeit	Zeitkonstante für die Geschwindigkeit der alveolären Füllung

Reha	Rehabilitation
RGI	respiratorische Globalinsuffizienz
RI	respiratorische Insuffizienz
RIN	reziproke Inhibition
RML	rechter Mittellappen
ROL	rechter Oberlappen
RPI	respiratorische Partialinsuffizienz
RQ	respiratorischer Quotient (für die standardisierte Blutgasanalyse mit 0,84 festgesetzt)
RR	Abstand zwischen zwei aufeinanderfolgenden R-Zacken im EKG
RRSD	Standardabweichung der mittleren RR-Intervalldauer (ms)
RSA	respiratorische Sinusarrhythmie
RSB	Rapid Shallow Breathing Index
Rtot	totaler Widerstand der Atemwege
RUL	rechter Unterlappen
RV	Residualvolumen (l)
RV	rechter Ventrikel (Herzkammer)
RV/TLC	Quotient aus Residualvolumen und Totalkapazität
SA	sternale Atmung
SAMS	senso-arthro-muskuläres Schmerzsyndrom
S_pO_2	Sauerstoffsättigung des arteriellen Blutes (gemessen mittels Pulsoxymetrie)
S_aO_2	Sauerstoffsättigung des arteriellen Blutes (gemessen mittels BGA)
ScA	Schnappatmung
SF36	Short Form-36 (Fragebogen zur allgemeinen Lebensqualität)
SL(S)MAT	Symptomlimitierter sub-(maximaler) Ausdauerkapazitätstest
TA	thorakale Atmung
TBK	Tracheobronchialkollaps
TLC	Totalkapazität (l)
TLCO	Transferfaktor für Kohlenmonoxid
UP	Upper Chest Paradox
V_A/Q	Verhältnis von Ventilation und Perfusion
VC	Vitalkapazität (l)
VE	Atemminutenvolumen (l)
VO_2max	maximale Sauerstoffaufnahme
V_T	Atemzugvolumen (l)
W	pulmonaler Gefäßwiderstand
Wmax	Maximalbelastung, gemessen in Watt
Zapp	Appositionszone
ZNS	zentrales Nervensystem

Teil I

Theoretische Grundlagen – Physiologie

Anatomie des Atembewegungsapparats

1

Jörg Steier

Inhaltsverzeichnis

Um die komplexe Aufgabe der Ventilation zu erfüllen, brauchen die Lungen ein **mechanisches Belüftungssystem**, das in der Lage ist, einerseits Luft aufzunehmen (Inspiration) und andererseits Luft wieder an die Atmosphäre abzugeben (Exspiration). Die Lungen selbst besitzen keine kontraktilen Elemente für diesen Vorgang. Zuständig für die Lungenventilation sind also die **Atemmuskeln**, die in enger Verbindung mit den nichtkontraktilen Teilen des Atembewegungsapparates stehen und die funktionelle Atempumpe darstellen. Die Muskeln werden von den Motoneuronen und dem zentralen Nervensystem aktiviert.

Der Atembewegungsapparat besitzt einen **Pumpmechanismus**, bestehend aus Thorax, Abdomen und Atemmuskeln. Wenn die Ventilation nicht ausreichend verläuft und die Leistung eingeschränkt ist, spricht man von einer **Ventilationsinsuffizienz**.

Der **Atembewegungsapparat** erzeugt die Ventilation mittels folgender Komponenten: Thorax, Abdomen und Atemmuskeln. Ein weiterer wesentlicher Bestandteil ist die neuromuskuläre Innervation.

J. Steier (✉)
Guy's & St Thomas' NHS Foundation Trust, King's College London, London, Großbritannien
e-mail: Joerg.Steier@gstt.nhs.uk

© Der/die Autor(en), exklusiv lizenziert an Springer-Verlag GmbH, DE, ein Teil von Springer Nature 2022
J. Steier, A.-K. Rausch-Osthoff (Hrsg.), *Physiotherapie bei chronisch-obstruktiven Atemwegs- und Lungenerkrankungen*, https://doi.org/10.1007/978-3-662-63613-8_1

3

1.1 Thorax

Die Lunge ist über die **Pleurablätter** (Pleura visceralis, Lungenfell, und Pleura parietalis, Rippenfell) mit dem Thorax verbunden, sodass sich bei einer Thoraxerweiterung auch das Lungenvolumen vergrößert. Es entsteht ein Unterdruck in der geschlossenen Pleurahöhle. Durch diesen **inspiratorischen Unterdruck** in den Alveolen (Transpulmonaldruckdifferenz 3–5 cm H_2O) kann Außenluft in die Lunge fließen. Die **Pleura parietalis** ist durch einen Flüssigkeitsfilm (Pleuraflüssigkeit) mit der Innenauskleidung des Thorax, der **Pleura visceralis**, und damit auch mit dem Zwerchfell verbunden. In dem Raum zwischen Pleura visceralis und parietalis, dem sog. **Pleuraspalt**, herrscht ein Unterdruck (25 mmHg), auch **Donders-Druck** genannt. Der Pleuraspalt selbst ist mit einer serösen Substanz (Feuchtigkeitsfilm) gefüllt: Zum einen ermöglicht diese das freie Gleiten der Lunge an der Brustinnenwand, zum anderen wird die Lunge bei Thoraxerweiterung durch Adhäsionskräfte in Inspirationsstellung gezogen (ähnlich zweier angefeuchteter, aufeinandergelegter Glasscheiben).

Durch die Oberflächenspannung der Alveolen und die Dehnung des elastischen Lungenparenchyms ist die Lunge bestrebt, sich am Ende der Inspiration durch elastische Rückstellungskräfte wieder zu verkleinern. Der Unterdruck im Pleuraspalt verhindert, dass die Lunge aufgrund ihrer elastischen Zugkräfte kollabiert. Die **Apertura thoracis inferior** bildet die kaudale Grenze des Thorax. Ventral wird der **epigastrische Winkel** (Angulus infrasternalis) durch den Arcus costalis dexter und sinister begrenzt.

Kostovertebral-, Kostotransversal- und **Kostosternalgelenke** (Abb. 1.1) bestimmen die Bewegungen des Thorax während der In- und Exspiration. Die Rippen rotieren um die Achse der Kostovertebralgelenke; diese Bewegung wird als **Eimerhenkel-Bewegung** bezeichnet (Abb. 1.2).

1.1.1 Pneumothorax

Ein Pneumothorax entsteht durch eine **Ansammlung von Luft im Pleuraspalt**, das bedeutet zwischen Pleura visceralis und parietalis. Ein Pneumothorax kann allerdings nur entstehen, wenn

Abb. 1.1 Thorax mit Rippen, Sternum, Proc. xiphoideus und Kostosternalgelenken

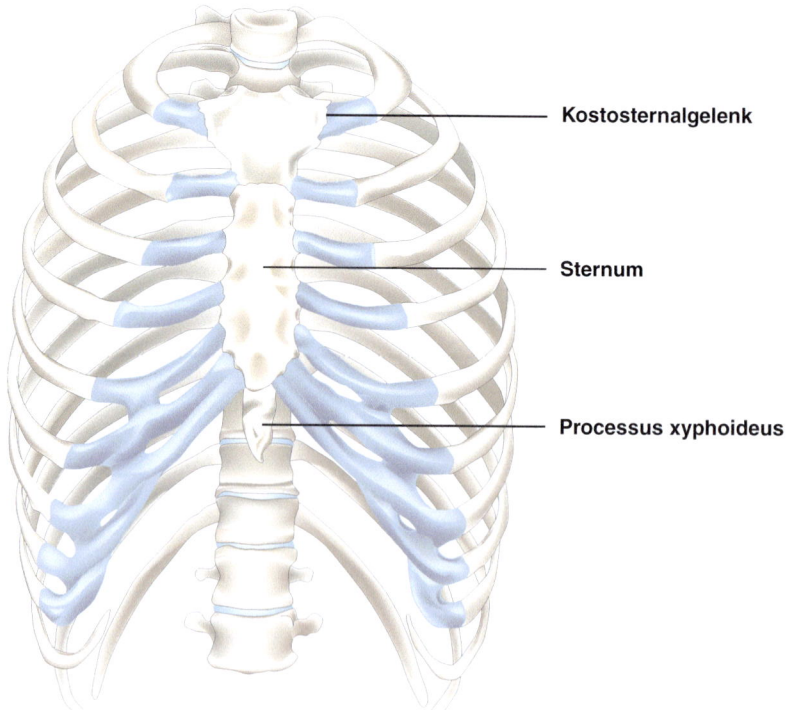

Kostosternalgelenk

Sternum

Processus xiphoideus

Abb. 1.2 Bei der Inspiration expandiert der Thorax dreidimensional, wodurch sich sagittaler (nach ventral), longitudinaler (nach kranial) und transversaler (nach lateral) Thoraxdurchmesser vergrößern. **a** Pumpschwengel-Bewegung der sternalen Rippen. **b** Eimerhenkel-Bewegung der unteren Rippen. (Modifiziert nach DeTurk und Cahalin 2004)

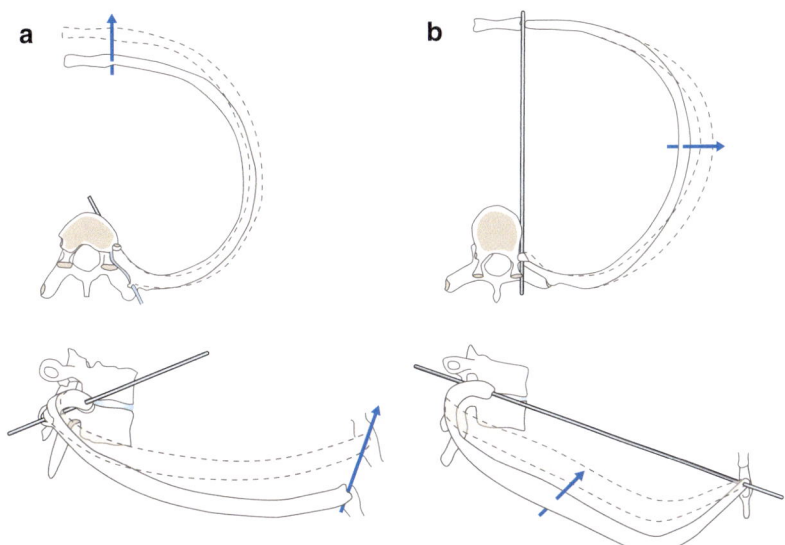

der Unterdruck im Pleuraspalt durch Einströmen von Luft aufgelöst wird:

- Bei einem **offenen Pneumothorax** ist die Thoraxwand verletzt, sodass eine Verbindung zwischen Außenluft und Pleuraspalt entsteht.
- Ein **geschlossener Pneumothorax** entsteht, wenn die Luft im Pleuraspalt aus einer verletzten Lunge kommt, beispielsweise wenn eine Emphysemblase platzt, oder wenn eine vorübergehende Verbindung zur Außenwelt wieder verschlossen wird.

Die Atembeeinträchtigung durch einen Pneumothorax hängt von der Menge der eingedrungenen Luft ab. Eine geringe Luftmenge kann der Körper absorbieren. Wenn jedoch mehr Luft eindringt, als der Körper bewältigen kann, muss diese rasch von einem Arzt abgesaugt werden, beispielsweise mit einer Pleuradrainage, da der resultierende positive Druck nicht nur die Atmung, sondern auch die Zirkulation negativ beeinflussen kann. Gelegentlich sind chirurgische Maßnahmen erforderlich.

▶ **Pneumothorax** Als Pneumothorax bezeichnet man das Vorhandensein von Luft oder anderen Gasen im Interpleuralraum, bedingt durch

eine Perforation der Brustwand oder Läsionen des Lungengewebes. Der Unterdruck im Pleuraspalt geht verloren und die Lunge kollabiert, was zu einer Beeinträchtigung der Atmung und der Zirkulation führen kann.

Die Lunge und die innere Thoraxwand sind über die Pleurablätter verbunden. Die Pleurablätter kann man sich wie zwei angefeuchtete, aufeinandergelegte Glasscheiben vorstellen. Sie lassen sich nicht voneinander abheben, sind aber gegeneinander verschiebbar. Da sich die im Pleuraspalt befindliche Flüssigkeit nicht ausdehnt, wird mit der Thoraxvergrößerung in Inspiration auch die Lunge erweitert. Die **thorakale Atmung** wird also von der Mobilität, Flexibilität und Stabilität des Thorax maßgeblich beeinflusst.

1.1.2 Bewegungen des Thorax bei Inspiration

Durch **Kontraktion der primären Atemmuskeln** findet eine inspiratorische Thoraxerweiterung in sagittale und transversale Richtung statt:

- Der **kostosternale Komplex** bewegt sich nach kranial-ventral (sagittale Erweiterung); dieser Atemmechanismus wird als Brustbein-Rippen-Mechanismus bzw. **Pumpschwengel-Be-wegung** („pump handle movement") bezeichnet (Abb. 1.2A).

- Die **unteren Rippen** bewegen sich nach lateral-kranial und vergrößern den Thorax in transversale Richtung; dieser Atemmechanismus wird als Rippen-Zwerchfell-Mechanismus bzw. **Eimerhenkel-Bewegung** („bucket handle movement") bezeichnet (Abb. 1.2B).

Die **natürliche Gleichgewichtslage** des Thorax liegt näher an der funktionellen **Residualkapazität** (**FRC**) als an der totalen Lungenkapazität (TLC).

1.2   Anatomie des Zwerchfells

Das Zwerchfell ist der flächenmäßig größte Muskel im menschlichen Körper (Abb. 1.3). Es ist eine 3–5 mm dicke, kuppelförmige, muskulössehnige Platte am unteren Ende der Thoraxhöhle. In **Atemmittellage** steht das Centrum tendineum (sehniges Zentrum des Zwerchfells) in Höhe der Mammae, die rechte Kuppe oberhalb der 10. Rippe und die linke unterhalb davon. Die **Kuppelform** des Zwerchfells erklärt sich durch den Unterdruck in der Pleurahöhle und das Bestreben der Lunge, sich zusammenzuziehen (Retraktionskraft).

1.2.1   Zwerchfellmuskulatur

Partiell besteht das Zwerchfell aus **quergestreifter Muskulatur**, die nach ihrem Ursprung in **drei Anteile** unterteilt wird:

- Pars costalis,
- Pars sternalis und
- Pars lumbalis (auch Pars cruralis).

Pars costalis diaphragmatis
Die Pars costalis hat den größten Muskelanteil. Die Muskelfasern verlaufen zwischen Centrum tendineum und Margo costalis der unteren 6 Rippen (Th7–Th12) und des Sternums, alternierend mit dem Ansatz der Fasern des Musculus transversus abdominis.

Pars sternalis diaphragmatis
Die Fasern der Pars sternalis entspringen in zwei kurzen, fleischigen Streifen an der dorsalen Seite von Processus xiphoideus und dem Sternum.

Pars lumbalis diaphragmatis
Die Pars lumbalis (auch Pars cruralis) entspringt an der ventralen Seite der Lendenwirbelsäule (LWS). Sie besteht aus einem lateralen und medialen Anteil. Beide Anteile vereinen sich in Höhe des ersten Lendenwirbelkörpers (LWK) und bilden den Hiatus aorticus.

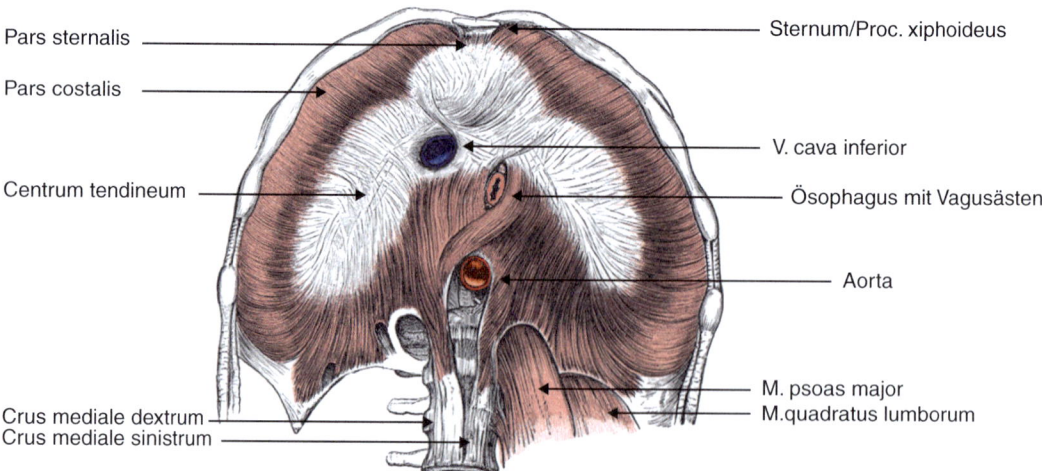

Abb. 1.3 Anatomie des Zwerchfells

- Die Fasern der **Crura medialia** (medialer Anteil) entspringen an der Vorderfläche der oberen 3 Lendenwirbelkörper (rechts LWK1–4, links LWK1–3) und am Ligamentum longitudinale anterius und stehen in enger Beziehung zur Lendenwirbelsäule. Das Crus mediale dextrum ist deutlich kräftiger ausgebildet als das Crus mediale sinistrum.
- Die **Crura lateralia** (lateraler Anteil) sind die breitesten Anteile der Pars lumbalis und nehmen ihren Ursprung von einem Sehnenbogensystem, das den Musculus psoas major (Ligamentum arcuatum mediale: LWK1–2 bis Processus costalis von LWK2) und den Musculus quadratus lumborum (Ligamentum arcuatum laterale: Processus costalis von LWK2 bis 12. Rippe) überspannt.

1.2.2   Öffnungen des Zwerchfells

Das Zwerchfell trennt das Abdomen (Bauchraum) vollständig vom Thorax (Brustraum) ab. Drei **Öffnungen** bleiben allerdings bestehen:

- das Foramen venae cavae für die Vena cava inferior (untere Hohlvene),
- der Hiatus oesophagealis für den Ösophagus (Speiseröhre) und
- der Hiatus aorticus für die Aorta (Hauptschlagader).

Diese drei Öffnungen sind natürliche **Schwachstellen** des Zwerchfells und können Durchtrittsstellen für Hernien sein. Zusätzlich können Hernien im Bereich der lumbokostalen und sternokostalen Dreiecke auftreten.

Hiatus aorticus
Der Hiatus aorticus befindet sich dorsal zwischen den beiden Schenkeln der Pars lumbalis und ist eine Aussparung im Zwerchfell, durch welche die Aorta und der Ductus thoracicus hindurchlaufen. Der Spalt ist schräg und reicht vom ersten Lendenwirbel bis zum 11. Brustwirbel.

Hiatus oesophagealis
Durch den Hiatus oesophagealis ziehen der Ösophagus sowie die beiden Hauptstämme des Nervus vagus (Truncus vagalis anterior und posterior).

Foramen venae cavae
Die dritte Öffnung ist das Foramen venae cavae, das sich im Centrum tendineum befindet. Durch diese Öffnung zieht die Vena cava inferior. Im Gegensatz zu den anderen Öffnungen, in denen die durchtretenden Strukturen verschieblich sind, ist die Vena cava inferior in einem festen Bindegewebsring mit dem Zwerchfell verschmolzen. Diese Verwachsung ist für die Formveränderung des Zwerchfells bei der Kontraktion verantwortlich und verhindert ein Kollidieren der Vene.

1.3   Biomechanik des Zwerchfells

Das Zwerchfell gilt als bedeutungsvollster **primärer Inspirationsmuskel** und ist für die sog. **abdominale Atmung (AA)** zuständig. Bei einem **normalen (Ruhe-)Atemzyklus** wird der Atemzug vom Zwerchfell eingeleitet, bis sich kurz darauf der Thorax an der Atmung beteiligt. Durch diesen Vorgang wird der Thoraxraum vergrößert. Es entsteht ein Unterdruck in der geschlossenen Pleurahöhle, welcher die Inspiration begünstigt. Bei Inspiration findet eine Erweiterung der Lungen statt, wodurch sich die einzelnen Lungenareale entfalten können. Dieser durch die Zwerchfellbewegung entstehende **Sogmechanismus** im intrathorakalen Raum fördert den venösen Rückstrom des Blutes zum Herzen; somit wird zudem das Herz-Kreislauf-System unterstützt und die Gefahr einer Thrombose bzw. Embolie reduziert.

Bei der **Zwerchfellkontraktion** findet eine Verkürzung des Muskels von maximal 30–34 % statt. Bei Kontraktion senkt sich das Zwerchfell nach kaudal und die typische Kuppelform verschwindet. Intraabdominelle Strukturen werden verdrängt und, während sich die Bauchdeckenmuskeln entspannen, bewegt sich das Abdomen auswärts.

Zu der Formveränderung des Zwerchfells trägt u. a. die feste Verbindung mit der Vena cava am Scheitelpunkt des Centrum tendineum bei. Das Foramen venae cavae verlagert sich bei Inspiration geringfügig nach kaudal-ventral. Das Zwerchfell beeinflusst auch das **vegetative Nervensystem**. Bei starker Zwerchfellexpansion wird der Ösophagus, der durch das Zwerchfell hindurchtritt und vom Nervus vagus umgeben ist, mitbewegt. Die Erregung des Nervus vagus wirkt blutdrucksenkend sowie magen- und darmstimulierend.

1.3.1 Das Zwerchfell: lateraler Appositionsdruck

Um das Lungenvolumen zu vergrößern, bewegt sich das Zwerchfell in **kaudale** Richtung. Dabei fungieren Rippen und Lendenwirbelsäule (LWS) als Punctum fixum und das Centrum tendineum als Punctum mobile. Bei der Bewegung nach kaudal entfernt sich das Zwerchfell von der dorsolateralen Thoraxwand und zieht die Lungenbasis mit. Dies ermöglicht besonders den **unteren Lungenarealen** eine gute Entfaltungsmöglichkeit und Ventilation.

Die Kontraktion des Zwerchfells verursacht bei einem normalen Atemzyklus eine kaudale Bewegung des Centrum tendineum von ungefähr 1,5 cm. Durch die Absenkung des Zwerchfells werden die abdominalen Eingeweide komprimiert, und der **intraabdominale Druck** erhöht sich. Die **Inspiration** beginnt meist mit einer deutlich wahrnehmbaren leichten Wölbung der Bauchwand. Diese wird durch eine Entspannung der abdominalen Muskulatur unterstützt, um eine Ausweichbewegung der komprimierten Organe nach ventral zu ermöglichen. Der entstehende Druck wird als **Appositionsdruck** („apposition pressure", **Papp**) bezeichnet, die komprimierte Stelle als **Appositionszone** (**Zapp**) (Abb. 1.4).

In der Appositionszone sind die Rippen mobil und bewegen sich bei Zwerchfellkontraktion mit einer Eimerhenkel-Bewegung; zwischen Rippen und Zwerchfell befindet sich keine stoßdämpfende Struktur. Während der Inspiration reduziert sich die **Länge der Appositionszone** (L$_{Zapp}$)

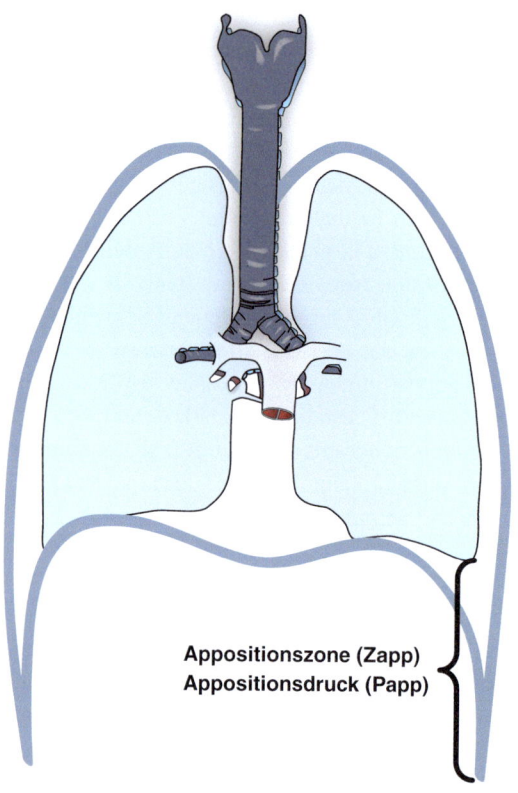

Appositionszone (Zapp)
Appositionsdruck (Papp)

Abb. 1.4 Schematische Darstellung: Appositionszone (*Zapp*) und Appositionsdruck (*Papp*)

(Abb. 1.5). Die Appositionszone ist bei vollständiger Exspiration im Residualvolumen (RV) am größten, bei entspannter Atmung auf funktioneller Residualkapazität (FRC) kleiner und in der totalen Lungenkapazität (TLC) während tiefer Inspiration am kleinsten (Mead und Loring 1982) (Abb. 1.6).

▶ **Appositionszone** Als Appositionszone (Zapp) bezeichnet man den Teil der Thoraxwand, an den das Zwerchfell direkt angrenzt (ohne dämpfendes Lungengewebe) und in der beide Strukturen parallel verlaufen. Diese Zone ist wesentlich für den Volumeneffekt bei Zwerchfellkontraktion verantwortlich.

Laterale Rippenbewegung
Durch den hohen Tonus der Beckenbodenmuskulatur, die unüberwindbare Abgrenzung der ossären Strukturen Becken und Lendenwirbelsäule

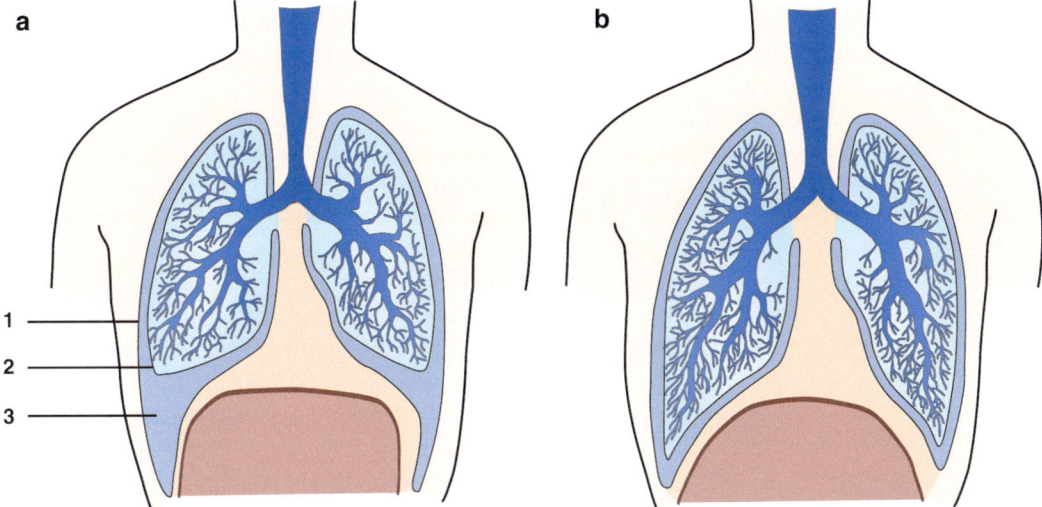

Abb. 1.5 Darstellung der Appositionszone (Zapp). Zwischen Rippen und Zwerchfell befindet sich keine Lunge. In der Zapp werden die unteren Rippen nach lateral gedrückt (Appositionsdruck, Papp) (*Pfeil*). **a** Atemruhelage.

1 Pleura parietalis. *2* Pleura visceralis. *3* Appositionszone. **b** Die Länge der Appositionszone (L_{Zapp}) reduziert sich während der Inspiration

Abb. 1.6 Mittels Ultraschall („ultrasound probe") wird die Länge der Appositionszone (L_{Zapp}) gemessen. **a**) Atemruhelage, **b**) Inspiration. Die Zapp reduziert sich mit zunehmender Inspiration. Bei Atmung am Residualvolumen (RV) ist diese am größten, an der funktionellen Residualkapazität (FRC) kleiner und an der totalen Lungenkapazität (TLC) am kleinsten. **c**) Deutlich sichtbar sind die Hautschichten („skin surface"), die Schatten von Lunge („lung shadow") und Rippen („rib shadow") sowie der abdominalen Muskulatur („abdominal muscle layer"). (Modifiziert nach Gorman et al. 2002)

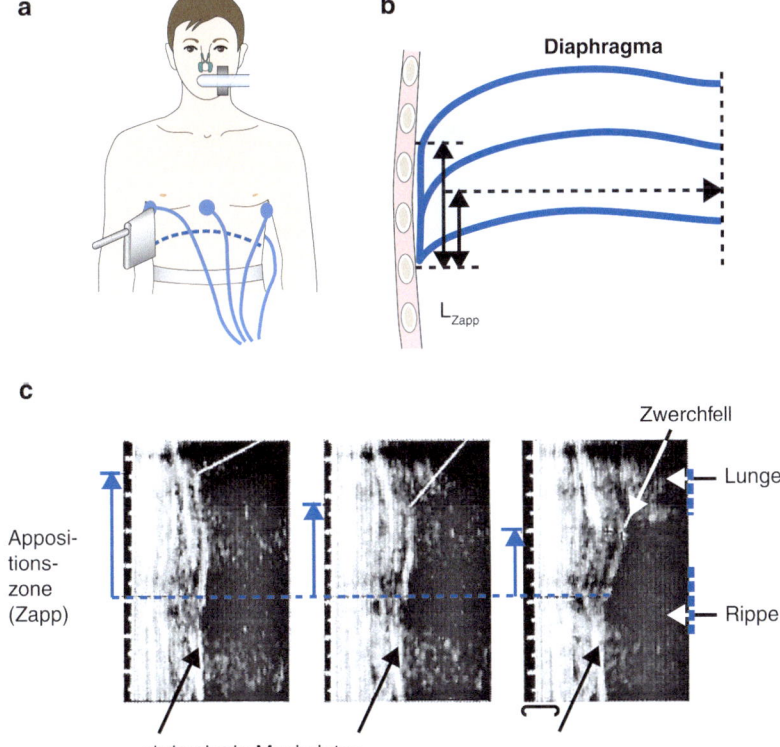

können die abdominalen Organe bei Druckerhöhung durch Zwerchfellkontraktion nur nach ventral oder lateral ausweichen. Bei der Inspiration
verhindern die abdominalen Muskeln jedoch,
dass sich die Bauchwand übermäßig nach ventral
bewegt. So geht ein Teil des Rippen-Zwerchfell-
Mechanismus (**kostodiaphragmaler Atemmechanismus**) bzw. die Eimerhenkel-Bewegung
der unteren Rippen (in der Appositionszone) in
die laterale Richtung. Voraussetzung für diesen
Effekt ist eine gute Funktion der Bauchmuskulatur. Ein geringer Bauchmuskeltonus vergrößert die Bewegung der Bauchwand zulasten der
Eimerhenkel-Bewegung der unteren Rippen.

1.3.2 Das Zwerchfell: Kranialer Insertionsdruck

Die Bewegung des Zwerchfells, die in einer Erweiterung des unteren Thorax resultiert, ist nicht
nur durch die **Apposition** bedingt, sondern auch
durch die **Insertion des Zwerchfells**. Die Kontraktion des Zwerchfells bewirkt auch ein geringes **Anheben der unteren Rippen** (**Insertionsdruck**) in kranialer Richtung und damit eine
gewisse Erweiterung des Thorax. Gleichzeitig
spannen sich die externen Interkostalmuskeln an
und heben die unteren Rippen weiter nach kranial an.

▶ Zuständig für die Eimerhenkel-Bewegung der
unteren Rippen ist nicht nur der Appositionsdruck, sondern auch der Insertionsdruck.

Neben der Zwerchfellaktivität ist die **biomechanische Lage** der Rotationsachse in den
kaudalen kostovertebralen Gelenken bestim-
mend für die Eimerhenkel-Bewegung: Der gesamte Rippen-Zwerchfell-Mechanismus bzw. die
Eimerhenkel-Bewegung der unteren Rippen (in
der Appositionszone) vollzieht sich in **kranialer**
und **lateraler Richtung** (Abb. 1.7).
    Es ist somit inkorrekt, die **Funktion des
Zwerchfells** nur anhand der Bauchwandbewe-
gungen (abdominale Atmung, AA, Heben und
Senken der Bauchdecke) beurteilen zu wollen.
Offensichtlich spielt das Zwerchfell bei der
Flankenatmung (kostodiaphragmale Atmung,
KDA) ebenfalls eine wesentliche Rolle.

1.3.3 Innervation des Zwerchfells

Die gesamte Atempumpe benötigt eine funktionierende Innervierung, um die notwendigen
Drücke für In- und Exspiration zu entwickeln.
Der wichtigste Nerv zur Innervation des Zwerchfells ist der Nervus phrenicus. Da das Zwerchfell
embryologisch von den zervikalen Segmenten
abstammt, entspringt der Nervus phrenicus der

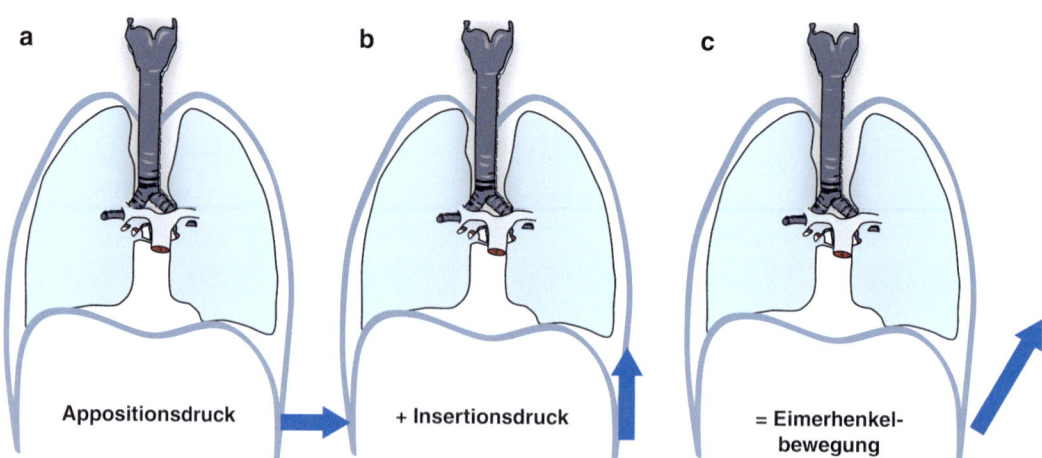

Abb. 1.7 Darstellung der kostalen bewegungsbeeinflus-
senden Komponenten bei der Atmung. Eimerhenkel-
Bewegung: Die Rippen werden durch **a** den Appositionsdruck nach lateral, **b** den Insertionsdruck nach kranial und
c die Eimerhenkel-Bewegung nach kraniolateral geschoben

Halswirbelsäule (HWS) aus den bilateralen Segmenten C3–5. Der Nerv verläuft dann entlang der Skalenusmuskeln und durch die obere Thoraxapertur, ins vordere Mediastinum, liegt nahe dem Perikard an und erreicht letztlich das Endorgan.

Verletzungen, die zu einer Phrenikusparese führen, verursachen eine Denervierung des Zwerchfells, welches auf Röntgenbildern als Zwerchfellhochstand imponieren kann. Akute bilaterale Zwerchfellparesen sind oft problematisch und können zu hyperkapnischem Atemversagen führen.

Neben Verletzungen sind andere neuromuskuläre Konditionen, welche das zentrale Nervensystem (z. B. Apoplex), die motorischen Nerven (z. B. amyotrophe Lateralsklerose), die neuromuskuläre Synapse (z. B. Myasthenia gravis, Lambert-Eaton Syndrom) oder die Muskeln selbst (z. B. Dystrophien, Myopathien) betreffen, in Zusammenhang mit Atemversagen und ventilatorischer Insuffizienz zu erwähnen.

1.4   Zusammenfassung

Thorax, abdominale und Atemmuskulatur sind koordiniert und interagieren, um die Atmung abzustimmen. Das Zwerchfell ist der stärkste und wichtigste inspiratorische Muskel. Zusammen mit der abdominalen Muskulatur und den Musculi intercostales externi bewirkt es einen Rippen-Zwerchfell-Mechanismus in der Appositionszone (Zapp). Die unteren Rippen werden durch den Appositionsdruck in lateraler und durch den Insertionsdruck in kranialer Richtung bewegt. Die **Gesamtbewegung der unteren Rippen** in latero-kranialer Richtung wird als **Eimerhenkel-Bewegung** bezeichnet und führt zu einem Volumeneffekt mit Inspiration. Für die problemlose Koordination der In- und Exspiration ist eine suffiziente neuromuskuläre Innervation nötig. Diese wird v. a. durch den Nervus phrenicus gewährleistet, der das Zwerchfell bilateral innerviert.

Literatur

DeTurk WE, Cahalin LP (2004) Cardiovascular and pulmonary physical therapy: an evidence-based approach. The McGraw-Hill Companies, New York part 3, ch 9

Gorman R, McKenzie DK, Pride NB, Tolman JF, Gandevia SC (2002) Diaphragm length during tidal breathing in patients with chronic obstructive pulmonary disease. Am J Respir Crit Care Med 166:1461–1469

Mead J, Loring SH (1982) Analysis of volume displacement and length changes of the diaphragm during breathing. J Appl Physiol Respir Environ Exerc Physiol 53:750–755

Physiologie der Atemmechanik

2

Jörg Steier

Inhaltsverzeichnis

Der Bronchialbaum einer menschlichen Lunge hat bis zu 23 Verzweigungen, die sich während der embryologischen Entwicklung ausbilden. Das Bronchialsystem endet in den Alveolen, die dem Gasaustausch eine Oberfläche von mehr als 100 m² zur Verfügung stellen (Abb. 2.1). Modellrechnungen ergaben, dass die eingeatmete Atemluft noch bis etwa zur 16. Verzweigung (die ersten 16 Generationen bilden die sog. Luftleitungszone) durch Konvektion transportiert wird. Weiter distal erfolgt der Gasaustausch über Diffusion (Übergangszone: 17.–19. Generation, Respirationszone: 20.–23. Generation). In der Übergangs- und Respirationszone nimmt der Gesamtquerschnitt des Atemwegsystems exponentiell zu, sodass die Konvektion der Atemluft zunehmend sistiert und Diffusion für den Atemgastransport hauptverantwortlich wird.

Die Atmung wird durch die Atemmuskulatur initiiert, wodurch es bei Inspiration zu einer Volumenzunahme von Thorax und Abdomen kommt. Bei der Atembewegung müssen die Atemmuskeln gegen den Atemwiderstand arbeiten, der dem Luftstrom entgegenwirkt.

J. Steier (✉)
Guy's & St Thomas' NHS Foundation Trust, King's College London, London, Großbritannien
e-mail: Joerg.Steier@gstt.nhs.uk

© Der/die Autor(en), exklusiv lizenziert an Springer-Verlag GmbH, DE, ein Teil von Springer Nature 2022
J. Steier, A.-K. Rausch-Osthoff (Hrsg.), *Physiotherapie bei chronisch-obstruktiven Atemwegs- und Lungenerkrankungen*, https://doi.org/10.1007/978-3-662-63613-8_2

13

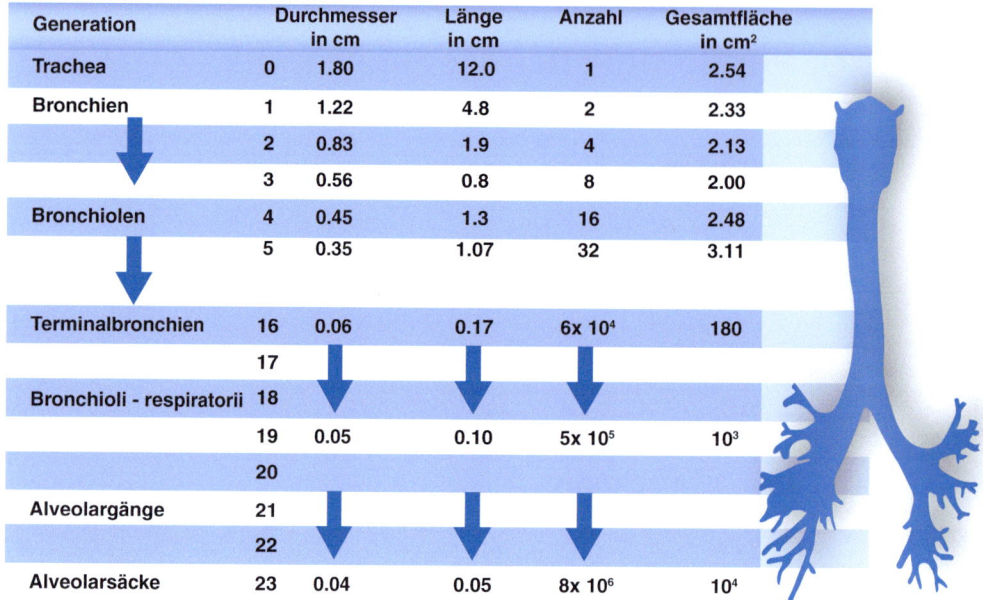

Generation		Durchmesser in cm	Länge in cm	Anzahl	Gesamtfläche in cm²
Trachea	0	1.80	12.0	1	2.54
Bronchien	1	1.22	4.8	2	2.33
	2	0.83	1.9	4	2.13
	3	0.56	0.8	8	2.00
Bronchiolen	4	0.45	1.3	16	2.48
	5	0.35	1.07	32	3.11
Terminalbronchien	16	0.06	0.17	6×10^4	180
	17				
Bronchioli - respiratorii	18				
	19	0.05	0.10	5×10^5	10^3
	20				
Alveolargänge	21				
	22				
Alveolarsäcke	23	0.04	0.05	8×10^6	10^4

Abb. 2.1 Verzweigungen des respiratorischen Systems (Tracheobronchialsystem) mit geschätzten Dimensionen. (Modifiziert nach Kessler (2000))

▶ Der Atemwiderstand ist in den zentralen Luftwegen am größten, in den peripheren Bronchien und Bronchiolen nimmt der Widerstand durch Zunahme des Gesamtquerschnitts bedeutsam ab.

Der direkte Lufttransport (Konvektion) wird durch die Druckdifferenz zwischen Lunge und Außenwelt initiiert; diese entsteht durch die Volumenexpansion der Lunge, die auf die Thoraxbewegungen folgt. Die Bestimmung des Lufttransports leitet sich nach dem Gesetz von Boyle-Mariotte ab: In einem luftdicht abgeschlossenen System und bei konstanter Temperatur ist das Produkt von Druck und Volumen konstant.

Gesetz von Boyle-Mariotte
Der Lufttransport ergibt sich aus dem Gesetz von Boyle-Mariotte:

$$K = p_a \times V$$

Druck der Gasmenge (p_a) × Volumen (V) der Gasmenge = Konstante (K)

2.1 Physische Variablen der Atemmechanik

Die Parameter zur Beschreibung der Atemmechanik sind:

- Widerstand durch Reibung (Resistance),
- Elastizität (Compliance) und
- Trägheit (Inertance).

Jede dieser drei atemmechanischen Einflussgrößen beschreibt eine Druckkomponente (Abb. 2.2):

- Resistance: Druck ist proportional zum Gasfluss.
- Compliance: Druck ist proportional zum Volumen.
- Inertance: Druck ist proportional zur Volumenbeschleunigung.

Die Addition der drei Druckkomponenten ergibt den vollständigen Atemwegsdruck und beschreibt die sog. Bewegungsgleichung des respiratorischen Systems.

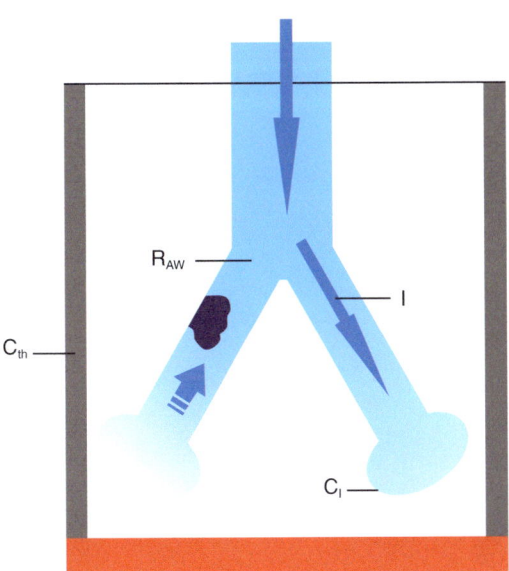

Abb. 2.2 Schematische Darstellung des respiratorischen Systems (Lunge und Thorax). Die atemmechanischen Indizes Resistance (R_{AW}), Compliance (C) und Inertance (I) sind zu den entsprechenden strukturellen Elementen des respiratorischen Systems in Beziehung gesetzt. *I* Inertance: Trägheit der Atemluft und des Gewebes von Lunge und Brustwand. *R* Resistance: Strömungswiderstände in den Atemwegen (R_{AW}) und visköse Gewebewiderstände. *C* Compliance: Elastizität von Lunge (C_l) und Brustwand (C_{th})

2.2   Atemwiderstand (Resistance)

Der Atemwegswiderstand wirkt als Strömungswiderstand in den extrathorakalen, zentralen und peripheren Atemwegen, sowie als visköser Widerstand in Lungengewebe, Thorax, Mundhöhle und Atemwegen. Der Strömungswiderstand ist ein empfindlicher Parameter für eine zentrale Atemwegsobstruktion. Anhand des Widerstands, oder der Resistancewerte („airway resistance", RAW), kann eine Atemwegsobstruktion in Schweregrade eingeteilt werden:

- Ein R_{AW}-Wert <0,35 kPa × (l/s)$^{-1}$ gilt als normal.
- Ein R_{AW}-Wert >0,9 kPa × (l/s)$^{-1}$ wird bei schwerer Obstruktion gemessen.

Die Messwerte lassen jedoch nicht direkt auf das Leistungsvermögen und die Funktionalität des Atemsystems schließen.

Passiver Einfluss
Die Luftströmung erfordert eine treibende Druckdifferenz (Gradient) zwischen Alveolen (intrapulmonaler Druck) und Außenraum (Druck am Mund).

▶ Bei Inspiration ist der intrapulmonale Druck niedriger und bei Exspiration höher als der Druck am Mund.

In Anlehnung an das Ohm-Gesetz ergibt sich der Atemwegswiderstand (R), der zum größten Teil in den oberen Atemwegen verursacht wird, aus dem Verhältnis des intrapulmonalen Drucks (Druckdifferenz zwischen Alveolen und Außenraum) zur Atemstromstärke (I). Der Strömungswiderstand (R_{AW}) ist die Kraft (Druckunterschied Δp), die notwendig ist, um ein bestimmtes Volumen (ΔV) pro Zeiteinheit (Δt) durch die Atemwege zu befördern (I = Atemstromstärke).

> **Ohm-Gesetz**
> Der Atemwegswiderstand wird nach dem Ohm-Gesetz definiert:
> R = P/l
> Strömungswiderstand (R_{AW}) = Intrapulmonaler Druck (Δp)/Strömungsstärke (I)

Aktive Kontrolle
Neben dem passiven Einfluss gibt es ebenfalls eine aktive Kontrolle des Atemwegswiderstandes, die eine Anpassung an einen unterschiedlichen Bedarf gewährleistet. Da die glatte Bronchialmuskulatur vom vegetativen Nervensystem beeinflusst wird, regulieren Bronchodilatation und -konstriktion die Weite der Atemwege:

- Der Parasympathikus (Transmitter: Azetylcholin) kontrahiert die glatte Bronchialmuskulatur.
- Der Sympathikus (Transmitter: Noradrenalin und zirkulierendes Adrenalin) relaxiert die Bronchialmuskulatur und dilatiert die Atemwege (über β-Rezeptoren).

2.2.1 Laminare und turbulente Strömung

Der Atemwegswiderstand ist eine dynamische Größe, die nur bestimmbar ist, solange eine Strömung in den Atemwegen vorhanden ist. In diesem Zusammenhang wird zwischen laminarer und turbulenter Strömung unterschieden.

Laminare Strömung

Bei langsamer Strömung von Luft durch die Atemwege kommt es je nach Länge und Durchmesser (= Weite bzw. Radius der Atemwege) zu einem Druckabfall in Längsrichtung der Atemwege. Bei gegebener Stromstärke ist dieser Druckabfall ein Maß für den Strömungswiderstand (Ohm-Gesetz). Der Strömungswiderstand (R) wird durch das Verhältnis von Druckdifferenz (Δp) zwischen Anfang und Ende der Atemwege und dem strömenden Gasvolumen (ΔV) pro Zeiteinheit (Δt) ausgedrückt.

Laminare Strömung

Druckabfall bei laminarer Strömung:

$$R = \Delta p / \left(\Delta V / \Delta t \right)$$

In Einheiten ausgedrückt: $mbar \times (l/s)^{-1}$ = $mbar \times s \times l^{-1}$.
  1 mbar = etwa 1 cmH_2O.

Beispiel

Fällt der Druck bei einer Stromstärke von 1 l/s zwischen Anfang und Ende der Rohrleitung um 10 mbar, so beträgt die Resistance 10 $mbar \times s \times l^{-1}$. ◄

Bei gesunden Menschen ist die Luftströmung durch die leitenden Atemwege überwiegend laminar, das bedeutet die Luftmengen strömen parallel. Nur an Verzweigungsstellen und Einengungen der Bronchien ist sie turbulent, d. h., die Luftmengen strömen ungerichtet mit Wirbelbildung (lat. „turbulentus", unruhig; „turbare", drehen, verwirren). Bei laminarer Strömung ist der Strömungswiderstand (R) entsprechend dem

Hagen-Poiseuille-Gesetz umgekehrt proportional zur 4. Potenz des Radius (r).

Hagen-Poiseuille-Gesetz

Der Strömungswiderstand bei laminarer Strömung wird nach dem Hagen-Poiseuille-Gesetz berechnet:

$$R = 8 \times \eta \times l / \Pi \times r^4$$

η: Viskosität
  l: Gefäßlänge
  r: Gefäßradius
  Π: 3,1415

Strömungswiderstand beeinflussende Faktoren

Weite der Atemwege (Radius)

Die Weite der Atemwege beeinflusst den Widerstand exponential. Der Widerstand steigt um das Doppelte, wenn der Radius nur um 16 % abnimmt; oder auf das 16-Fache, wenn sich der Radius halbiert. Damit hat die Weite der Atemwege (Radius) den wichtigsten Einfluss auf den Strömungswiderstand. Der Atemwegswiderstand wird folglich durch Einengungen der oberen Atemwege stärker beeinflusst als durch Abnahme des Radius einzelner kleiner Bronchioli, was sich aus dem größeren Gesamtquerschnitt erklärt.

▶ Die Resistance der Atemwege ist bei einer Obstruktion im Bereich von Kehlkopf oder Trachea stärker erhöht – und die Ventilation somit stärker vermindert – als bei einer Obstruktion in der Peripherie der Atemwege, beispielsweise im Bereich eines einzelnen Lungenlappens.

Viskosität und Länge der Atemwege

Weitere Größen, die den Strömungswiderstand beeinflussen, sind die Viskosität des strömenden Materials und die Länge der durchströmten Röhre.

Nach dem Hagen-Poiseuille-Gesetz besteht eine lineare Beziehung zwischen Druckdifferenz (Δp) und Atemstrom (I) ($R_{AW} = \Delta p/I$): Der Strömungswiderstand (RAW) ist proportional zur mittleren Strömungsgeschwindigkeit (I). Damit das Hagen-Poiseuille-Gesetz gültig ist, wird eine laminare Strömung postuliert. Unter turbulenten Bedingungen besteht keine lineare Beziehung zwischen Druckdifferenz und Atemstrom, sondern der Strömungswiderstand R nimmt mit dem Quadrat der mittleren Stromstärke zu (Ulmer et al. 1976; Kramer et al. 1979). Der treibende Druck ist umgekehrt proportional zur 5. Potenz des Röhrenradius bei turbulenter Strömung. Anders formuliert: Es resultieren teilweise sehr hohe Widerstände bei unruhiger Strömung, was wesentlich durch langsame und ruhige Atmung verbessert werden kann.

Turbulente Bedingungen im Respirationstrakt

Im verzweigten peripheren Bronchialsystem und in den nasalen Atemwegen liegen keine laminaren Strömungsbedingungen vor (Ulmer et al. 1976; Kramer et al. 1979). Zusätzlich gilt, dass die Strömung der Luft an Lumenänderungen, Röhrenunregelmäßigkeiten, physiologischen Verzweigungsstellen und Einengungen der Bronchien turbulent werden kann (Ulmer et al. 1976; Kramer et al. 1979) (Kap. 32, Abb. 2.3b).

▶ Hohe Strömungsgeschwindigkeiten bei schneller und vertiefter Atmung (Hyperpnoe) führen zu Störungen des laminaren Strömungsmusters: In den zentralen Atemwegen entsteht eine turbulente Strömung.

Gesamtwiderstand (Resistance)

Hintereinander oder in Reihe geschaltete Widerstände (Trachea – Bronchien – Bronchiolen) addieren sich, während sich bei parallel geschalteten Widerständen (verschiedene Äste des Bronchialbaums) die Reziprokwerte der Einzel-

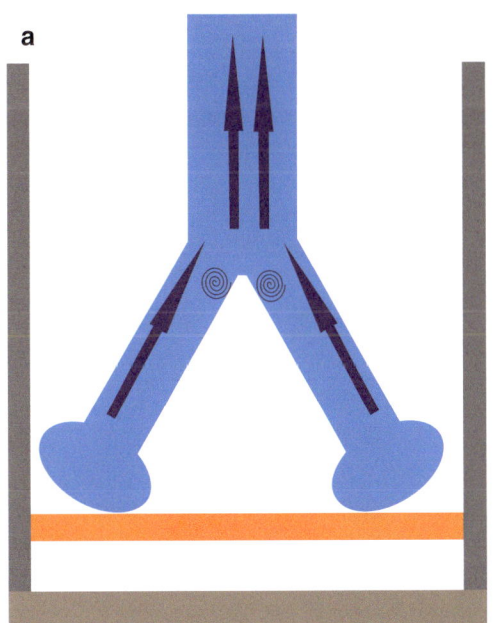
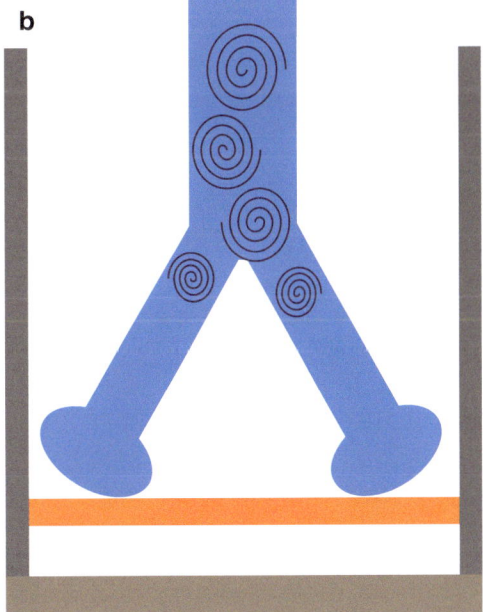

Abb. 2.3 **a** Laminarer Flow: Die Strömung der Luft durch die leitenden Atemwege ist bei gesunden Probanden überwiegend laminar (Luftmengen strömen parallel). Zu beachten ist, dass die Strömung der Luft nur an physiologischen Verzweigungsstellen und Einengungen der Bronchien turbulent wird. **b** Turbulenter Flow: Bei noch größeren Strömungsgeschwindigkeiten, z. B. bei forcierter Exspiration, ist die Luftbewegung gänzlich ungerichtet, und es bilden sich Wirbel (turbulente Luftbewegung)

widerstände zu einem Reziprokwert des Gesamt-widerstandes addieren.

> **Gesamtwiderstand**
> Die Einzelwiderstände ergeben zusammen den Gesamtwiderstand:
>
> $$1/R_{Gesamt} = 1/R_1 + 1/R_2 + \ldots + 1/R_n$$

2.3 Compliance von Lunge, Thorax und Atembewegungsapparat

Compliance ist das Maß für die Dehnbarkeit des Gewebes und beschreibt die elastischen Eigenschaften des respiratorischen Systems (Compliance für Lunge [C_l], für Thorax [C_{th}], Gesamtcompliance von Thorax und Lunge [C_{l+th}]). Compliance ist der Quotient aus der Volumen- (ΔV) und der Druckdifferenz (Δp). Die Druckdifferenz ist durch die Veränderung des transmuralen Drucks gegeben, der sich durch den Druckunterschied zwischen innen und außen definiert (Abb. 2.2).

> **Compliance**
> Die Compliance ist folgendermaßen definiert:
>
> $$C = (\Delta V / \Delta p)$$
>
> In Einheiten ausgedrückt: $l \times mbar^{-1}$ oder $l \times cmH_2O^{-1}$

> **Beispiel**
> Steigt der Druck bei Einströmen von 1 l Luft um 10 mbar, so beträgt die Compliance $0,1\, l \times mbar^{-1}$. ◀

2.3.1 Compliance der Lunge

Um die Compliance der Lunge zu ermitteln, muss der transpulmonale Druck gemessen wer-den, der sich aus der Differenz der Drücke in den Alveolen (p_a) und im Pleuraspalt (p_{pl}) ergibt.

> **Compliance der Lunge**
> $$C_l = V / (p_{pa} - p_{pl})$$

Compliance des Thorax

Die Lunge befindet sich im knöchernen Thorax-gerüst unter einer gewissen Vorspannung. Der Thorax weist durch seine knorpeligen Anteile auch elastische Eigenschaften auf. Für die Compliance des Thorax gilt analog die Differenz zwischen (p_{pl}) und atmosphärischem Druck (p_b). An der Thoraxaußenfläche herrscht der Barometerdruck (p_b), der atmosphärisch, d. h. null, ist. Die elastische Dehnung des Thorax wird daher hauptsächlich durch den intrapleuralen Druck (p_{pl}) bestimmt. Während die Compliance der Lunge durch die Zusammensetzung des Lungenparenchyms bestimmt ist, ist die Compliance des Thorax zusätzlich durch den Muskeltonus beeinträchtigt, z. B. kann eine schmerzbedingte Schonhaltung bei Thoraxtrauma oder nach lungenchirurgischen Eingriffen zum Elastizitätsverlust des Thorax führen.

> **Compliance des Thorax**
> $$C_{th} = V / p_{pl}$$

2.3.2 Gesamtcompliance

Da sich die Lunge innerhalb des Thorax befindet, wird typischerweise die Gesamtcompliance von Thorax und Lunge errechnet.

> **Gesamtcompliance von Lunge und Thorax**
> $$C_{l+th} = V / p_a$$

Die Compliance des gesamten Thorax-Lungen-Systems wird außerdem durch extrathorakale physiognomonische Variablen beeinflusst.

Beispiel

Ein überblähter Magen oder ein größerer Leibesumfang kann den intraabdominellen Druck deutlich erhöhen und durch zunehmende Einschränkung der Zwerchfellexkursion die Gesamtcompliance des Thorax-Lungen-Systems reduzieren. ◄

Hintereinander geschaltete Systeme

Die Compliancewerte hintereinander geschalteter Systeme addieren sich anhand einer definierten Gesetzmäßigkeit.

Compliance hintereinander oder in Reihe geschalteter Systeme

$$1/C_l + 1/C_{th} = 1/C_{l+th}$$

Parallel geschaltete Systeme

Parallel geschaltete Compliancewerte addieren sich dagegen in einfacher Weise: Beim gesunden Erwachsenen sind Thorax- und Lungencompliance etwa gleich groß. Die Werte betragen jeweils rund $0,2\,l \times$ mbar^{-1}, woraus sich ein Compliancewert von etwa $0,1\,l \times$ mbar^{-1} für das Gesamtsystem ergibt.

Beispiel

Die Compliance von Lunge und Thorax beträgt insgesamt 130 ml $\times$ cmH$_2$O^{-1}, das bedeutet, wenn der Druck in den Alveolen um 1 cmH$_2$O steigt, so nimmt das Lungenvolumen um 130 ml zu. ◄

2.3.3 Zusammenfassung

Compliance verhält sich nicht-linear, was bedeutet, dass sie sich je nach Füllungszustand des Systems ändert. Compliance wird durch die Druck-Volumen (Pressure-Volume)-Kurve beschrieben, welche eine s-Form annimmt:

- In Atemruhelage ist der gesamte Atemapparat im Gleichgewicht: Retraktionskraft der Lunge und Rückstellkraft des Thorax halten sich die Waage. Rückstellkraft des Thorax und Tonus der Inspirationsmuskeln sind nach außen gerichtet, wodurch die Lunge in aufgeblähtem Zustand bleibt. Der Pleuradruck ist negativ (−0,5 kPa), und die transmurale Druckdifferenz der Lunge ($p_a - p_{pl}$) ist um den gleichen Wert positiv (+0,5 kPa). Entspricht das Lungenvolumen der funktionellen Residualkapazität (Atemruhelage), ist der gesamte Atemapparat in größtmöglicher Dehnbarkeit (Compliance); bei stärkerer In- und Exspiration wird er steifer.
- Während der Inspiration (von FRC nach TLC) nimmt die elastische Retraktionskraft des Thorax ab und ist ab 70 % der TLC sogar nach innen gerichtet.

▶ Die Thoraxcompliance nimmt im Laufe des Lebens ab (der Thorax wird steifer), die Lungenparenchymcompliance nimmt dagegen zu.

2.4 Inertance

Wenn eine Masse (Lungengewebe und darin enthaltene Atemgase) beschleunigt werden soll, müssen außer elastischen und resistiven Widerständen auch beschleunigungsbedingte (trägheitsbedingte) Widerstände überwunden werden. Inertance (I) ist das Maß für die Massenträgheit des respiratorischen Systems. Die Inertance ist bei langsamer bzw. Ruheatmung vernachlässigbar gering, kann jedoch bei schneller, forcierter Atmung bedeutsam werden. Sie ist definiert als das Verhältnis von trägheitsbedingter Druckdifferenz und Volumenbeschleunigung (Beschleunigung des Luftstroms; Einheit kPa $\times$ [l/s^2]$^{-1}$).

> **Druck des respiratorischen Systems**
> Der Druck des gesamten respiratorischen Systems (p) errechnet sich wie folgt:
>
> $$p = \text{Inertance}\,(I) \times \text{Strömungsstärke}\,(1)$$
> $$+ \text{Resistance}\,(R) \times \text{Strömungsstärke}\,(1)$$
> $$+ 1\,/\,(\text{Compliance} \times \text{Strömungsstärke}\,[1])$$

Die Geschwindigkeit des alveolären Luftstroms (Insufflation) ergibt sich aus dem Produkt von Atemwiderstand (R) und Dehnbarkeit des Gewebes (Cl), d. h. Compliance × Resistance = Zeitkonstante für Belüftungsgeschwindigkeit und Gleichmäßigkeit.

> **Belüftungsgeschwindigkeit**
> Die Belüftungsgeschwindigkeit ist die Geschwindigkeit der alveolären Insufflation:
>
> $$\text{Time}_{\text{Insufflation}} = R \times C$$

2.4.1 Belüftungsgeschwindigkeit und Gleichmäßigkeit der Belüftung

Belüftungsgeschwindigkeit
Die Belüftungsgeschwindigkeit ist die Geschwindigkeit der alveolären Füllung und wird als $\text{Time}_{\text{Insufflation}}$ bezeichnet. Die Zeitspanne entspricht der Zeitkonstante und ist abhängig von Compliance und Resistance. Je größer die $\text{Time}_{\text{Insufflation}}$ ist, desto langsamer füllen sich die jeweiligen Alveolen. Bei einem Anstieg der Compliance oder Resistance (das Produkt R × C ist groß) dauert die Füllung einer Alveole länger. Für ein normales Respirationssystem in einer gesunden Lunge beträgt die $\text{Time}_{\text{Insufflation}}$ ungefähr 0,2 s (Bartlett 1973; Marini 1984; Nieman 1983) (Abb. 2.4).

> **Beispiel**
>
> Bei C = 0,1 l × mbar^{-1} und R = 2(mbar × s) × l^{-1}) beträgt die $\text{Time}_{\text{Insufflation}}$ 0,2 s. ◄

Die Kontaktzeit für den Gasaustausch in den Lungenkapillaren beträgt in Ruhe ca. 0,5–1 s. Die Zeitkonstanten der einzelnen Alveolen sind sehr unterschiedlich, da Compliance und Resistance in den einzelnen Lungenarealen erheblich variieren:

- Im Idealfall erfolgt eine alveoläre Insufflation gleichmäßig und synchron (Abb. 2.4a).
- Bei einer erhöhten Resistance der Alveolen kommt es zu einem ungleichen Lufteinstrom in die verschiedenen Lungenabschnitte (Abb. 2.4b).

Da das Produkt aus Compliance und Resistance die Entleerungszeit der Lunge bestimmt, ist es eine Zeitkonstante.

- Mithilfe des Produkts kann man ggf. berechnen, ob in der zur Verfügung stehenden Zeit eine ausreichende Ausatmung des Atemzugvolumens möglich ist. Während die ersten zwei Drittel des Exspirationsvolumens nach einfacher Zeitkonstante abgeatmet werden, dauert es für das restliche Drittel typischerweise ein Mehrfaches dieser Zeit.
- Für die Inspiration gelten ähnliche Verhältnisse: Zwei Drittel des Inspirationsvolumens sind nach einer Zeitkonstante eingeatmet. Allerdings wird die Beschreibung der Lungenfüllung dadurch kompliziert, dass neben der Zeitkonstante auch der aktiv erzeugte (negative) Fülldruck die Geschwindigkeit der Volumenzunahme bestimmt.

Gleichmäßigkeit
Die durch Resistance und Compliance beeinflusste $\text{Time}_{\text{Insufflation}}$ kann eine ungleichmäßige Luftverteilung über den Alveolen bewirken. Bei schneller, flacher Atmung („rapid shallow breathing") und einer damit verbundenen verkürzten Inspirationsdauer ist nicht ausreichend Zeit für eine vollständige Alveolenfüllung (Bartlett 1973; Marini 1984; Nieman 1983).

- Für eine bessere und gleichmäßige Lungenfüllung ist es in der Atemtherapie notwendig, dass Patienten mit Lungenerkrankungen eine

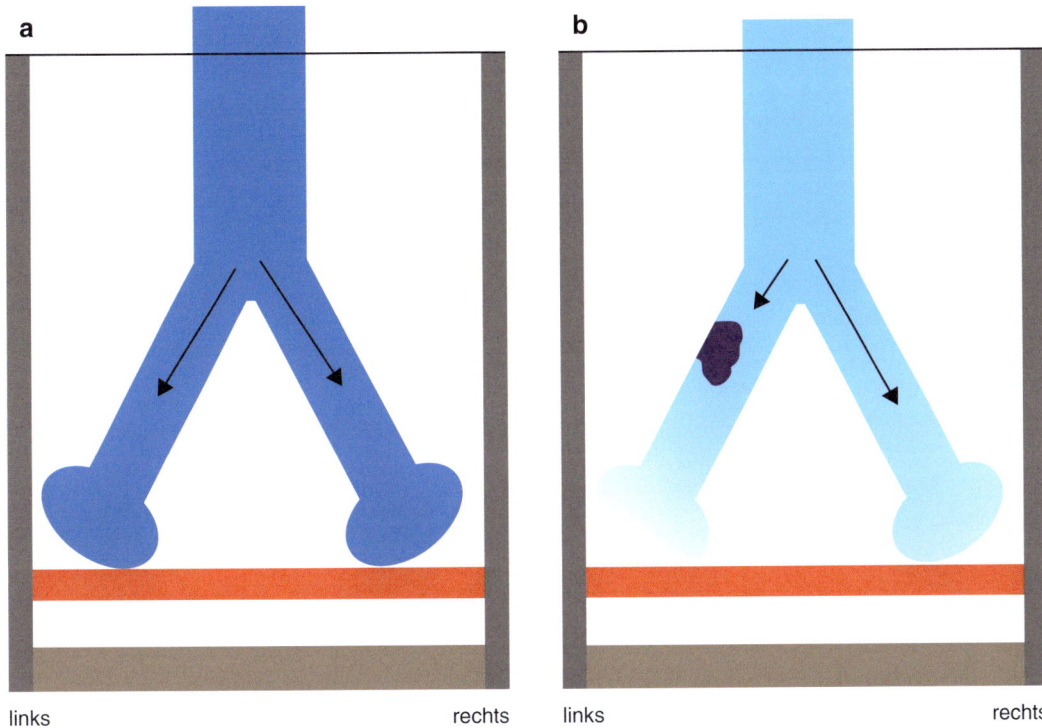

Abb. 2.4 Belüftung der Alveolen. **a** Time$_{\text{Insufflation}}$ links = $_{\text{TimeInsufflation}}$ rechts. **b** Time$_{\text{Insufflation}}$ links > Time$_{\text{Insufflation}}$ rechts: Die benötigte Zeit zur Füllung einer Alveole (*links*) ist unzureichend

verlängerte und verlangsamte Inspiration erlernen (Atemfluss ca. $0{,}2$–$0{,}5$ l $\times$ s^{-1}) (Gottfried et al. 1981; Menkes und Traystman 1977).

- Für eine zusätzliche Belüftung über die Kollateralverbindungen der Alveolen ist es erforderlich, eine postinspiratorische Pause (PIP) zu berücksichtigen (Kap. 32). In dieser kurzen Pause soll sich der Patient vorstellen, er atme weiterhin ein. Dadurch bleiben die oberen Atemwege geöffnet.
- Während der Exspiration ist es notwendig, auf die Lippenbremse hinzuweisen (Steier et al. 2008).

Gegenseitige Erweiterung der Lungenareale

Die Kollateralventilationskanäle (Abb. 2.5) werden bei höherem Lungenvolumen ausgedehnt und geöffnet. Es wird diskutiert, ob die Öffnung dieser Ventilationskanäle zur Rekrutierung par-

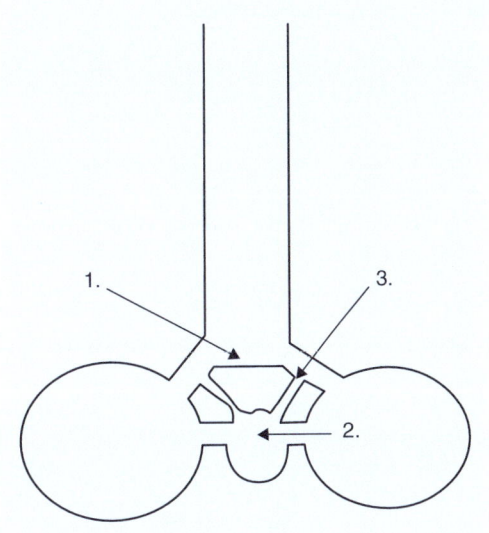

Abb. 2.5 Schematische Darstellung von kollateralen Verbindungen: 3 Alveolen und 4 Bronchien. *1* Interbronchiale Verbindung nach Martini. *2* Interalveoläre Verbindung nach Kohn. *3* Broncheoalveoläre Verbindung nach Lamberti. (Modifiziert nach (Gosselink und Decramer 2003))

tiell ventilierter oder nicht ventilierter Alveolen führt. Außerdem steigt mit Zunahme des Lungenvolumens auch der statisch-elastische Retraktionsdruck der gesamten Lunge. Dadurch können partiell ventilierte oder nicht ventilierte Alveolen durch radiale Traktion (verursacht durch bereits ventilierte Lungenareale) dilatiert und rekrutiert werden. Diese gegenseitige Erweiterung der Lungenareale ist unter dem Begriff Interdependenz bekannt.

▶ Das Phänomen der Interdependenz sorgt lungenvolumenabhängig für eine zunehmend homogenisierte Alveolarfüllung und Rekrutierung von partiell oder nicht ventilierten Alveolen.

2.4.2 Fazit

Um eine bessere und gleichmäßige Lungenbelüftung zu gewährleisten, ist es in der Atemtherapie notwendig, Patienten mit Lungenerkrankungen eine verlängerte und langsame Atmung beizubringen. Um eine kollaterale Ventilation zu begünstigen und zu optimieren, ist eine postinspiratorische Pause empfehlenswert.

Literatur

Bartlett RH (1973) Respiratory maneuvers to prevent postoperative pulmonary complications. A critical review. JAMA 224:1017–1021

Gosselink R, Decramer M (2003) Revalidatie bij chronisch obstructieve longziekte. Elsevier, Gezondheidszorg Maarssen

Gottfried SB, Altose MD, Kelsen SG (1981) Perception of changes in airflow resistance in obstructive pulmonary disorders. Am Rev Respir Dis 124:566–570

Kessler V (2000) Bestimmung der dynamischen nichtlinearen Atemmechanikparameter in der Pädiatrie. Dissertation der Fakultät für Angewandte Wissenschaften der Albert-Ludwigs-Universität Freiburg im Breisgau

Kramer K, Tabbert M, Mottner J, Ehehalt V, Fritz K (1979) Die Herabsetzung von Strömungswiderständen bei der künstlichen Beatmung mit Helium-Sauerstoff-Gemischen. Biotechn Umschau 3:366–368

Marini JJ (1984) Postoperative atelectasis: pathophysiology, clinical importance and principles of management. Respir Care 29:516–522

Menkes HA, Traystman RJ (1977) Collateral ventilation – state of the art. Am Rev Respir Dis 116:287–309

Nieman GF (1983) Mechanism of lung expansion: a review. Respir Care 28:426–433

Steier J, Wessendorf TE, Teschler S, Teschler H (2008) Cardiorespiratory effects of pursed-lips-breathing during 6-minute-walk-test in patients with severe COPD. Physioscience 4:120–124

Ulmer WT, Reichel G, Nolte D (1976) Die Lungenfunktion: Physiologie und Pathophysiologie, Methodik. Thieme, Stuttgart

Sauerstoff (O₂) und Säure-Basen-Haushalt

3

Thomas Riegler

Inhaltsverzeichnis

3.1   Einleitung

Die Atmung ist ein überlebenswichtiger Prozess, der zum Ziel hat **Sauerstoff** (O_2) von der Umgebungsluft zu den Zellen der Organe zu bringen, wo dieser für basale Zellprozesse benötigt wird. Ebenso wird hierbei **Kohlendioxid** (CO_2) als Abfallprodukt des Atemprozesses eliminiert, das eine wesentliche Rolle beim Gleichgewicht des Säure-Basen-Haushalts spielt.

Die äußere Atmung beschreibt den Prozess des Transports der O_2-Meloküle aus der Umgebungsluft zu den **Alveolen** und die **Diffusion** in die Blutkapillaren der Lunge. Währenddessen diffundiert Kohlendioxid in die Alveole zur wei-

T. Riegler (✉)
Zürcher Hochschule für Angewandte Wissenschaften,
Dep. Gesundheit, Institut für Physiotherapie,
Winterthur, Schweiz
e-mail: riel@zhaw.ch

J. Steier, A.-K. Rausch-Osthoff (Hrsg.), *Physiotherapie bei chronisch-obstruktiven Atemwegs- und Lungenerkrankungen*, https://doi.org/10.1007/978-3-662-63613-8_3

teren Abatmung in die Umgebungsluft. Der Sauerstoff wird über das Blut und die **Blutgefäße** weiter zu den Organen transportiert. Anschließend erfolgt die innere Atmung, die auch **Zellatmung** genannt wird, und entspricht der Sauerstoffaufnahme an der jeweiligen Zelle. In umgekehrter Richtung erfolgt die Elimination von Kohlendioxid und somit der gezielte **Abbau von Säure** im Körper (Schünke et al. 2018).

Die Evaluation des **Oxygenierungsstatus** von Patienten und die Analyse des **Säure-Basen-Haushalts** werden bei klinischen Fragestellungen aus derselben Untersuchung, der arteriellen Blutgasanalyse (Kap. 19), abgeleitet (O'Driscoll et al. 2017).

Bei der Analyse einer arteriellen Blutprobe werden die folgenden fundamentalen Blutgasparameter erhoben:

Arterielle Blutgasparameter
- paO_2: Sauerstoffpartialdruck, meistverwendeter Parameter zur Beurteilung der Oxygenierung
- SO_2: Sauerstoffsättigung
- pH: Wasserstoffionenkonzentration als Ausdruck der Homöostase
- $paCO_2$: Kohlendioxidpartialdruck
- HCO_3: Bikarbonat
- BE: Basenüberschuss

3.2   Sauerstoff (O_2)

Die Menge an eingeatmetem Sauerstoff pro Atemzug wird als „fraction of inspired oxygen" (F_iO_2) bezeichnet und beträgt unter Raumluft etwa 0,21 (21 %). Die F_iO_2 kann mittels zusätzlicher Sauerstoffgabe künstlich erhöht werden (O'Driscoll et al. 2017).

Die Menge an im Körper zirkulierendem Sauerstoff und Kohlendioxid ist genau reguliert und wird im menschlichen Organismus im Gleichgewicht gehalten. Der Transport von Sauerstoff im Blut erfolgt auf zwei Arten, die auch objektiv gemessen werden können (O'Driscoll et al. 2017):

- an das Hämoglobin der Erythrozyten **gebundener Sauerstoff** (SO_2),
- frei im Blutplasma **gelöste Sauerstoffgase** (p_aO_2).

3.2.1   Sauerstoffsättigung (SO_2)

Der größte Teil (98 %) des Sauerstofftransports wird durch die reversible Bindung an, aus Hämoglobin bestehenden, Erythrozyten (rote Blutkörperchen) bewerkstelligt und wird mit SO_2 bezeichnet (Sood et al. 2010). Die mit Sauerstoff gesättigte Menge an Hämoglobin ist vom Sauerstoffpartialdruck abhängig, wobei jedes Hämoglobinmolekül maximal 4 Moleküle Sauerstoff binden kann (West und Luks 2020). Die Sauerstoffsättigung ist also stark von der Anzahl und Komposition der Erythrozyten abhängig und kann durch Anämie, Polyzythämie oder Blutbildungsstörungen verfälscht werden.

Die SO_2 wird als **prozentualer Anteil dieser möglichen Hämoglobinbeladung** ausgedrückt. Bei Gesunden liegt sie zwischen **95–98 %** und wird entweder direkt aus dem arteriellen Blut (S_aO_2) oder peripher mittels Pulsoxymeter (S_pO_2) gemessen (O'Driscoll et al. 2017).

3.2.2   Sauerstoffpartialdruck (p_aO_2)

Sauerstoff oder Kohlendioxid üben, wie jedes Gas, einen Druck auf ihre Umgebung aus und werden mittels Millimeter Quecksilbersäule (mmHg) oder Kilopascal (kPa) dargestellt. In einer Flüssigkeit gelöste Gase folgen einem Löslichkeitsverhalten, das es ermöglicht durch das Henry-Gesetz den Teildruck einzelner Gase zu berechnen (West und Luks 2020).

Sauerstoffpartialdruck

$$1\,mmHg\,p_aO_2 \;\hat{=}\; 0,003\,ml\,gelösten$$
$$Sauerstoff\,in\,100\,ml\,Blut$$

Bei Gesunden erwartet man bei 100 mmHg Sauerstoffpartialdruck etwa 0,3 ml gelösten Sauerstoff pro 100 ml Blut (O'Driscoll et al. 2017). Der Normwertbereich des p_aO_2 liegt zwischen **75–100 mmHg (10–13,3 kPa)** auf Meereshöhe (Hopkins et al. 2020).

Nur etwa 2 % des Sauerstoffs wird in gelöster Form im Blut transportiert (Sood et al. 2010). Jedoch wird der Sauerstoffpartialdruck häufiger zur Beurteilung der Sauerstoffbedürftigkeit verwendet, da die Menge an gelöstem Sauerstoff **unabhängig von der Erythrozytenzahl** ist und daher eine zuverlässigere Aussage über die Aufnahme von Sauerstoff an den Lungenkapillaren ermöglicht (West und Luks 2020).

3.2.3 Sauerstoffbindungskurve

Die Sauerstoffbindungskurve für Hämoglobin ist die Darstellung der Beziehung zwischen dem Sauerstoffpartialdruck im arteriellen Blut (p_aO_2) und der arteriellen Sauerstoffsättigung des Hämoglobins (S_aO_2). Sie beschreibt die **Affinität** des Sauerstoffs, sich an Hämoglobin zu binden. Die Menge an gebundenem Sauerstoff ist abhängig vom Partialdruck und kann daher errechnet werden. Durch die S-Form der Bindungskurve (Abb. 3.1) ergeben sich physiologische Vorteile (West und Luks 2020).

Der obere flache Teil der Kurve zeigt, dass beim Beladen der Erythrozyten in der Lungenkapillare fallende Sauerstoffpartialdrücke in der Alveole dennoch eine hohe Bindungsaffinität zur Folge haben.

Der steile Teil der Kurve darunter zeigt, dass das Gewebe bei minimalem Verlust von p_aO_2

große Mengen an Sauerstoff von den Erythrozyten in das Gewebe diffundieren kann.

Die Affinität von Sauerstoff sich an Hämoglobin zu binden verändert sich unter gewissen Umständen, um die physiologischen Prozesse zu begünstigen.

Beispielsweise ist ein Muskel unter Belastung heiß, sauer, hat erhöhten CO_2-Ausstoss und benötigt vermehrt O_2. Unter diesen Umständen verschiebt sich die Bindungskurve nach rechts und begünstigt die Sauerstoffabgabe von Hämoglobin an den Muskel (West und Luks 2020).

Ein englischer Merksatz für die Rechtsverschiebung ist „CADET, face right" (Hafen und Sharma 2020).

Elemente der Rechtsverschiebung der Sauerstoffbindungskurve	
C	↑ CO_2: ↑ Kohlendioxid
A	↑ Acid: ↑ Säure = ↓ pH-Wert
D	↑ 2,3 Diphosphoglycerat
E	↑ Exercise: Muskulatur unter Belastung
T	↑ Temperature

3.2.4 Sauerstoffgehalt (C_aO_2)

Der C_aO_2 („oxygen content") ist die Gesamtmenge an Sauerstoff im Blut (Abb. 3.2). Errechnet wird dieser aus dem Hämoglobingehalt (Hb) und der Sauerstoffsättigung × 1,34 und der Menge an frei gelöstem Sauerstoff. Die Hüfner-Zahl (1,34) ist eine Konstante und gibt an, wieviel ml Sauerstoff 1 g Hämoglobin binden kann (Hafen und Sharma 2020). Die Berechnung beruht auf der Tatsache, dass 1 Molekül Hämoglobin 4 Moleküle Sauerstoff binden kann (West und Luks 2020).

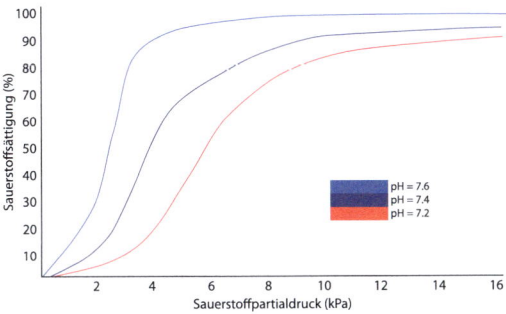

Abb. 3.1 Sauerstoffbindungskurve für Hämoglobin

Sauerstoffgehalt im Blut (Hafen und Sharma 2020)

$$C_aO_2 = \left(1{,}34 \times Hb\,in\,g\,/\,l \times \frac{S_aO_2}{100}\right) + 0{,}003 \times p_aO_2\,in\,mmHg$$

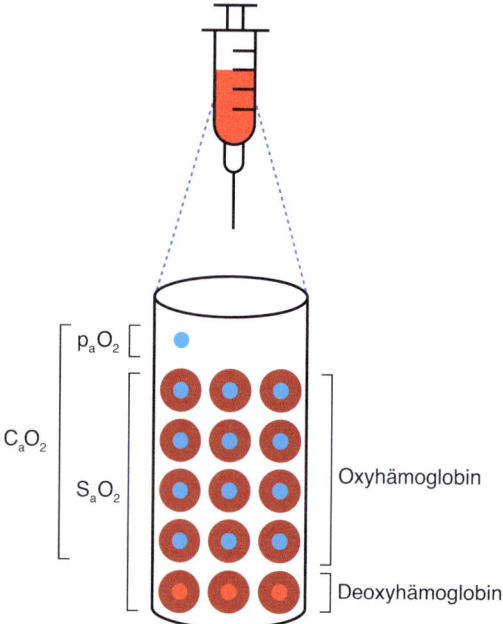

Abb. 3.2 Darstellung der Blutzusammensetzung im Hinblick auf die Oxygenierung. *p_aO_2* Sauerstoffpartialdruck (frei gelöster Sauerstoff); *S_aO_2* Sauerstoffsättigung (an Hämoglobin gebundener Sauerstoff); *C_aO_2* Sauerstoffgehalt; *Oxyhämoglobin* mit Sauerstoff beladener Erythrozyt; *Deoxyhämoglobin* nicht mit Sauerstoff beladener Erythrozyt

- Perfusion und
- Anzahl der Sauerstoffmoleküle.

Im klinischen Alltag steht der p_aO_2-Wert als Kenngröße im Vordergrund, was besonders auf Intensivstationen zu therapeutischen Fehlentscheindungen führen kann.

Abkürzungen
- O_2: Sauerstoff
- CO_2: Kohlendioxid
- F_iO_2: Sauerstoffanteil in der Inspirationsluft („fraction of inspired oxygen")
- SO_2: Sauerstoffsättigung als prozentualer Anteil an beladenem Hämoblobin
- S_aO_2: Sauerstoffsättigung gemessen an einer arteriellen Blutprobe
- S_pO_2: Sauerstoffsättigung gemessen mittels Pulsoxymetrie
- p_aO_2: Sauerstoffpartialdruck des gelösten Sauerstoffes im Blutplasma
- C_aO_2: Sauerstoffgehalt des Blutes
- DO_2: Sauerstoffversorgung des Gewebes

Die Referenzwerte für C_aO_2 in mlO_2/dl betragen (Siggaard-andersen et al. 1990):

- Frauen: 15,9–19,9,
- Männer: 18,8–22,2.

Gemeinsam mit dem Herzzeitvolumen („cardiac output", CO) kann die Sauerstoffversorgung (DO_2, „oxygen delivery") errechnet werden. Diese bezeichnet die Menge an Sauerstoff (in ml/min), die tatsächlich vom Blutstrom an die Gewebe abgegeben wird (Gewebeoxygenierung) (Dunn et al. 2016).

Sauerstoffversorgung des Gewebes

$$DO_2 = C_aO_2 \times CO$$

Für die Sauerstoffversorgung der Organe sind folgende Faktoren entscheidend:

3.2.5 Messung des arteriellen Sauerstoffwertes

Die Beurteilung des arteriellen Sauerstoffwertes erfolgt durch die

- arterielle Blutgasanalyse (ABGA) und
- Pulsoxymetrie.

Die ABGA wird als externer Befund meist durch ärztliches Personal erhoben und ist ein fester Bestandteil der therapeutischen Denkprozesse. Für technische Aspekte der Durchführung der ABGA siehe Kap. 19. Die Pulsoxymetrie hingegen wird während der Physiotherapie als Erfolgs- und Verlaufskontrolle engmaschig eingesetzt.

Pulsoxymetrie
Der Pulsoxymetersensor misst die Reflektion eines speziellen Lichtwellenspektrums durch das Gewebe. Da Oxyhämoglobin die emittierten Licht-

wellen anders absorbiert als Deoxyhämoglobin kann daraus die Sauerstoffsättigung (S$_p$O$_2$) errechnet werden. Der Sensor wird meist an einem Finger, einem Ohrläppchen oder der Stirn appliziert. Für die Berechnung der S$_p$O$_2$ muss das Gerät die Pulswelle erkennen, um reliable Messung zu gewährleisten (Jubran 2015). Manche Pulsoxymeter zeigen die Ableitung der Pulswelle an. Bei der Messung am Finger kann eine leichte Kompression der Arteria radialis helfen, um die Ableitung der Pulswelle zu verbessern. Die Dauer, die der Pulsoxymeter braucht, um einen stabilen Wert zu errechnen, variiert je nach Hersteller zwischen 5–30 s. Über 90 % S$_p$O$_2$ besitzen die Geräte eine Messgenauigkeit von ±2 %, die aber bei tieferen Sättigungswerten deutlich abnimmt (Jubran 2015).

Häufige Fehlerquellen verantwortlich für eine falsche S$_p$O$_2$-Ableitung sind (Hafen und Sharma 2020):

- Bewegung des Sensors während der Messung (Bewegungsartefakt).
- Verminderte Durchblutung am Messort:
  - Gefäßerkrankungen, wie z. B. Morbus Raynaud,
  - traumatische Gefäßverletzungen proximal der Messstelle,
  - kalte Akren,
  - Dialyseshunts.
- Veränderungen der Blutzusammensetzung:
  - Anämie, Polyzythämie, Dyshämoglobinämien.
- Verfarbungen, Veranderungen oder Verletzungen des Gewebes am Messort:
  - Nagellack, künstliche Fingernägel,
  - Raucherfinger,
  - Flüssigkeit am Messort.

Bei der S$_p$O$_2$-Messung sollte eine Plausibilisierung der Messdaten vorgenommen werden, um Fehlmessung weitgehend auszuschließen:

- Abgleich der Ruhemessungen mit dem S$_a$O$_2$ der ABGA,
- Seitenvergleiche und unterschiedliche Messstellen,
- rhythmische Pulswellenableitung,
- Kontext mit der Klinik des Patienten herstellen.

3.2.6 Hypoxämie

Durch Krankheiten kann eine akute oder chronische Verminderung des Sauerstoffgehaltes im Blut entstehen. Diese Hypoxämie im Körper hat eine Minderversorgung der Organe zur Folge (Bhutta et al. 2020). Das Gehirn reagiert am sensibelsten bei gesenkter Sauerstoffversorgung und es lassen sich bei einer Sauerstoffsättigung zwischen 80–85 % bereits kognitive, visuelle und enzephalografische Veränderungen feststellen (Hafen und Sharma 2020).

Hypoxie kann durch 5 Ursachen entstehen:

1. **Hypoventilation**

   Störungen der Atemwege, der Atemmuskulatur oder der Thoraxwand haben eine verminderte Ventilation der Alveolen zur Folge.
   - Atemwegsobstruktion wie z. B. bei COPD oder Larynxödemen,
   - verminderte Thoraxbeweglichkeit aufgrund von Schmerzen, Skoliose oder Adipositas,
   - gestörter Atemantrieb auf der Basis einer Schlafapnoe, Koma oder Sedierung,
   - neuromuskuläre Erkrankungen wie z. B. Muskeldystrophie oder amytrophe Lateralsklerose.

   Hypoxämie durch Hypoventilation kann durch Sauerstoffgabe sehr gut korrigiert werden (Bhutta et al. 2020).

2. **Ventilations-Perfusions (V/Q)-Mismatch**

   Das Zusammenspiel aus Ventilation und Durchblutung in der Lunge ist komplex und stellt eine der häufigsten Gründe für Hypoxämie dar. Ist in einem Lungenabschnitt eine verminderte Ventilation (z. B. durch Sekretansammlung) vorhanden, aber eine normale Durchblutung, so entsteht ein großer Anteil an Deoxyhämoglobin. Umgekehrt kann in einem gut belüfteten Lungenabschnitt die Durchblutung auf ein Minimum reduziert sein (z. B. bei Lungenembolie). Der Euler-Liljestrand-Mechanismus ist hierbei ein wichtiger Mechanismus zur Regulation dieses Zusammenspiels (Kap. 5). Störungen der Ventilation/Perfusion sind nur schwer mittels Sauerstoffgabe auszugleichen. Im Gegensatz zu den anderen Ursachen für Hypoxämie kann beim

V/Q-Mismatch eine unter Belastung ansteigende Sauerstoffsättigung beobachtet werden (Kroegel und Costabel 2013, S. 87).

3. **Shunt**

Blut passiert von der rechten zur linken Herzhälfte, ohne oxygeniert worden zu sein. Dies kann intrakardial, z. B. bei Herzseptumdefekten, oder in der Lunge bei Gefäßmalformationen vorkommen. Störungen dieser Art sind nur schwer mittels Sauerstoffgabe auszugleichen (Bhutta et al. 2020).

4. **Diffusionsstörung**

Eine eingeschränkte Diffusionskapazität tritt bei Störungen im Interstitium zwischen Alveolen und Lungenkapillare auf. Hypoxämien dieser Art verschlimmern sich v. a. unter Aktivität bzw. Training, da durch das erhöhte Herzminutenvolumen ebenso die Kontaktzeit zur Diffusion an der Alveole verkürzt wird. Sauerstoffgabe kann Diffusionsstörungen sehr gut korrigieren, wenn auch sehr hohe Sauerstoffdosen bei Aktivität von Nöten sein können. Beispiele hierfür sind Lungenfibrose und Lungenödem (Bhutta et al. 2020).

5. **Verminderter Sauerstoffgehalt der Einatemluft**

Auf großen Meereshöhen (>2500 m) kann sich Höhenkrankheit entwickeln, da dort ein deutlich verminderter atmosphärischer Druck und gesenkte F_iO_2 der Einatemluft herrscht (Bärtsch und Swenson 2013).

Klinik und Diagnostik

Mögliche Symptome und klinischen Zeichen einer Hypoxämie sind (Shebl und Burns 2020; Furger und Suter 2016, S. 273):

- Dyspnoe,
- Tachypnoe,
- Tachykardie und/oder Arrhythmie,
- Verwirrtheit,
- Zyanose,
- Schwindel,
- Agitation, Angst,
- Müdigkeit, Leistungsminderung,
- paradoxes Atemmuster,
- Uhrglasnägel und Trommelschlegelfinger bei chronischen Hypoxämien.

Obwohl die zyanotische, bläuliche Verfärbung der Zunge und Mundschleimhäute der beste Prädiktor ist, tritt diese jedoch erst bei einer Sauerstoffsättigung ab 75 % auf. Hypoxämien können sich klinisch aufgrund individueller Faktoren und bei akuten oder chronischen Zuständen in unterschiedlichen Kombinationen der oben genannten Symptome und Zeichen präsentieren.

Die einfachste Art, Hypoxämien festzustellen, ist die Pulsoxymetrie, die bei einem S_pO_2 von 92 % eine Sensitivität von 92 % und Spezifität von 90 % aufweist (Hafen und Sharma 2020). Die zuverlässigste Messung stellt jedoch die ABGA dar.

Sauerstoffgabe

Die British Thoracic Society Guidelines für den Gebrauch von Sauerstoff bei Erwachsenen im Gesundheitswesen und in Notfallsituationen geben einen internationalen Standard für Grenzwerte zur Sauerstoffgabe vor (O'Driscoll et al. 2017). Fallen die Sauerstoffwerte unter den jeweiligen Grenzwert ist die Indikation zur Sauerstoffgabe gegeben (Tab. 3.1).

▶ Patienten mit erhöhten p_aCO_2-Werten dürfen in Ruhe nicht mit zu viel Sauerstoff versorgt werden, da es dadurch zu weiterer Retention von CO_2, Verschlechterung der Klinik und folglich zu einem hyperkapnischen Koma (CO_2-Narkose) kommen kann!

Die Sauerstoffindikationswerte gelten in Ruhe, können aber in Aktivität bzw. während dem Training übertragen werden. Wenn der **Ruhewert** unter den Grenzwert fällt, besteht eine Indikation für

Tab. 3.1 Grenz- und Ziel werte zur Sauerstoffgabe bei Erwachsenen. (O'Driscoll et al. 2017)

	SO$_2$	p$_a$O$_2$
Patienten ohne Gefahr der Hyperkapnie	94–98 %	73–112 mmHg (9,7–14,9 kPa)
Zielsättigung bei Patienten mit Gefahr der Hyperkapnie	88–92 %	55–65 mmHg (7,3–8,7 kPa)
Untergrenze bei pulmonaler Hypertonie, Cor pulmonale, Polyzythämie	≥90 %	≥60 mmHg (≥8 kPa)

eine Langzeitsauerstofftherapie (LTOT, „long term oxygen therapy"), die mindestens 15 h pro Tag verabreicht werden muss (Suntharalingam et al. 2017). Ebenso wird in Ruhe zwischen Tag und Nacht unterschieden, wobei auch nur eine gesonderte Indikation für **nächtlichen Sauerstoff** gegeben sein kann (NOT, „nocturnal oxygen therapy").

Liegt hingegen nur eine **belastungsinduzierte Desaturation** vor, während in Ruhe keine Indikation gegeben ist, so kann eine Sauerstoffgabe nur während Aktivitäten in Betracht gezogen werden (AOT, „ambulatory oxygen therapy") (Shebl et al. 2020).

Das Ziel der Sauerstoffgabe während der Trainingstherapie oder Aktivitäten des täglichen Lebens sollte sein, dass der Patient nicht durch Dyspnoe limitiert ist, sondern durch muskuläre Ermüdung.

Bei der **O₂-Titration** wird die Sauerstoffdosis so lange erhöht, bis die gewünschte Zielsättigung erreicht wird. Hierbei ist es häufig, dass unter Belastung eine höhere O₂-Dosis verabreicht werden muss als in Ruhe, um die Zielsättigung zu erreichen. Vorsicht ist geboten bei Patienten mit Hyperkapnie, bei denen ein Gleichgewicht aus möglichst hohem p_aO_2 und gleichzeitig geringem p_aCO_2 angestrebt wird. Hierbei muss v. a. in Ruhe die O₂-Supplementierung mittels ABGA auf gefährlich ansteigende p_aCO_2-Werte kontrolliert werden, da eine zu hohe Sauerstoffdosis gegenteilige Effekte zur Folge haben kann (O'Driscoll et al. 2017).

Ein fester Bestandteil des Clinical-Reasoning-Prozesses ist, die **Ursache der Hypoxämie** festzustellen. Die Sauerstoffgabe ist der erste Schritt, sollte aber nie die alleinige Maßnahme der Therapie sein. So werden weitere Parameter der Anamnese, klinischen Untersuchung und externer Untersuchungen (wie z. B. die Lungenfunktion und arterielle Blutgasanalyse) verwendet, um individuell die beste Atemtechnik, Ventilations-, Sekretmobilisationstechniken und Lagerungstherapie zu evaluieren.

Bei Ausbleiben des Erfolgs der Sauerstoffgabe bei hyperkapnischen Patienten sollte eine Behandlung und Training mittels **nicht-invasiver Ventilation** (BiPAP) erwogen werden (Kap. 33) (Shebl und Burns 2020).

In speziellen Fällen bzw. auf Intensivstationen kann eine High-Flow-Therapie in Betracht gezogen werden.

O₂-Applikation

Die Sauerstoffdosis (Abgabemenge) und die Atemtechnik des Patienten bestimmen die Art der Applikation. Die Sauerstoffapplikation hat direkten Einfluss auf die Sauerstoffkonzentration (F_iO_2).

Tab. 3.2 zeigt die verschiedenen Applikationsformen, deren Konzentration sowie Indikation.

Abgabeart bei Sauerstoffsystemen

Sauerstoff kann in **kontinuierlicher und gepulster Form** abgegeben werden. In Spitälern und Rehabilitationseinrichtungen wird Sauerstoff meist kontinuierlich verabreicht und die Dosis kann in Liter pro Minute (lpm) kommuniziert werden. Mobile Sauerstoffsysteme, die von Patienten zu Hause verwendet werden, geben Sauerstoff meist gepulst ab. Das heißt, die Einatmung löst die kurze Abgabe der eingestellten **Bolusmenge** von Sauerstoff aus (Abb. 3.3).

Bei gepulsten Systemen kann die abgegebene Sauerstoffmenge je nach Hersteller variieren. Eine grobe Umrechnung kann mit dem Faktor 0,7 gemacht werden, wenn keine genauen Umrechnungstabellen der Hersteller vorhanden sind. Zum Beispiel eine Abgabe auf Stufe 3 eines gepulsten Systems entspricht 2,1 lpm einer kontinuierlichen Abgabe. Dies muss bei der Verordnung und Abgabe von Heimsauerstoffgeräten beachtet werden.

Kontinuierliche Sauerstoffabgabe erreicht höhere FiO_2-Werte und ist von Vorteil bei Trainingstherapie.

Gepulste Sauerstoffabgabe hingegen ist sparsamer und mobile Sauerstoffsysteme erreichen daher höhere Autonomie.

Hyperoxie und Sauerstofftoxizität

Bei übermäßiger Gabe von Sauerstoff oder Sauerstoffabusus können freie Radikale (sog. Sauerstoffradikale) Zellmembranen zerstören und Gewebeschäden im Pulmonalepithel hervorrufen, Surfactant inaktivieren und somit Alveolarkollaps auslösen. Dadurch entstehen Alveolarödeme, Fibrosierungen und Atelektasen. Neben pulmonalen können auch zerebrale und visuelle

Tab. 3.2 Übersicht zu O_2-Applikationsformen. (Hardavella et al. 2019; Bhutta et al. 2020)

	Flow (lpm)	F_iO_2	Vorteile	Nachteile
Nasenkannüle	Bis 6	0,23–0,45	Einfach zu verwenden und bequem (Sprechen, Essen und Trinken)	F_iO_2 variiert stark nach Atemtechnik ($\downarrow$ Mundatmung) Austrocknung der Nasenschleimhäute
Maske ohne Reservoir	5–10	0,35–0,55	Erhöhte F_iO_2 Mundatmung kann angewendet werden – v. a. während dem Training hilfreich	Bedeckt Nase und Mund und kann bei klaustrophobischen Patienten Angst auslösen Austrocknung der Mundschleimhäute Sprechen, Trinken und Essen wird erschwert
Maske mit Reservoir, mit/ohne Rückatemventil	10–15	0,8–0,95	Siehe „Maske ohne Reservoir"	<10 lpm kann zum Kollaps des Reservoirs führen und so die Atemarbeit erhöhen Gefahr der CO_2-Rückatmung Zusätzliche Einschränkung bei ADLs
Nasenkannüle mit Reservoir (Oxymizer)	Bis 15	0,29–0,9	Erhöhte F_iO_2, ohne Einschränkungen bei ALDs (Sprechen, Trinken und Essen) Klaustrophobische Patienten tolerieren dies meist besser als Masken Nur ¼–½ des O_2-Verbrauchs bei normaler Nasenkannüle bei gleichem F_iO_2	Kosten Nicht überall erhältlich Mögliche Rückatmung kleiner CO_2-Mengen bei niedriger O_2-Abgabedosis

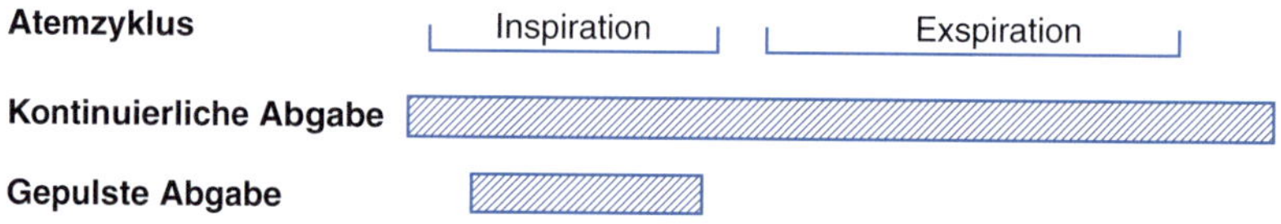

Abb. 3.3 Kontinuierliche vs. gepulste Sauerstoffabgabe

Atemzyklus	Inspiration	Exspiration
Kontinuierliche Abgabe		
Gepulste Abgabe		

Schäden auftreten (O'Driscoll et al. 2017). Die Gefahr für dauerhafte Gewebeschäden ist nach 24–48 h bei SO_2 100 % auf Meereshöhe ($paO_2 > 120$ mmHg/16 kPa) sehr hoch (Cooper et al. 2020). Sauerstoffgabe sollte daher gezielt und gut monitorisiert erfolgen. Ebenso sollten Patienten über die Gefahren von Sauerstoffabusus aufgeklärt werden.

3.3 Säure-Basen-Haushalt

Die normale Zellfunktion im Körper hängt von der Homöostase der Wasserstoffionenkonzentration (H^+) im Körper ab. Einer der wichtigsten Prozesse, die in engem Zusammenspiel mit diesem Gleichgewicht aus Säuren und Basen steht, ist die Blutoxygenierung. Vermehrte Säure ($\downarrow$ pH) bewirkt eine vermehrte Freisetzung von O_2, wohingegen verminderte Säure ($\uparrow$ pH) eine verstärkte Bindung von O_2 nach sich zieht (Bohr-Effekt). Umgekehrt führt die Freisetzung von O_2 in der Peripherie zur Verminderung der Säure, was einen verbesserten Transport von CO_2 zur Lunge zur Folge hat (Haldane-Effekt) (Hopkins et al. 2020).

Das Gleichgewicht aus Säuren und Basen wird durch drei voneinander abhängigen Systemen gewährleistet (Tab. 3.3):

Störungen des Säure-Basen-Haushalts können respiratorisch oder metabolisch bedingt sein und das Gleichgewicht zugunsten übermäßiger Säure (Azidose) oder übermäßiger Basen (Alkalose) verschieben.

3.3.1 pH-Wert

Die H$^+$-Konzentration im Körper wird als pH-Wert dargestellt und gibt Aufschluss über das Gleichgewicht aus Säuren und Basen. Er wird in einem genauen Gleichgewicht von 7,35–7,45 gehalten.

Vermehrte Säure oder ein Fehlen von Basen im Blut bewirken einen Abfall des pH-Wertes. Ein tiefer pH-Wert unterhalb des Normbereichs wird als **Azidämie** bezeichnet, wohingegen eine Verschiebung im Normbereich unter 7,4 als **Azidose** bezeichnet wird (Abb. 3.4). Umgekehrt führen das Fehlen von Säure oder vermehrte Basen im Blut zu einem Anstieg des pH-Werts. Werte über den Normbereich hinaus werden als **Alkalämie** bezeichnet, während eine Verschiebung innerhalb des Normbereichs über 7,4 als

Alkalose bezeichnet wird (Castro und Keenaghan 2020).

Während Azidämien und Alkalämien einen deutlich entgleisten Säure-Basen-Haushalt zeigen, sind Azidosen und Alkalosen ein Ausdruck kleiner, beginnender oder bereits kompensierter Entgleisungen. So können über lange Zeit bestehende Azidosen und Alkalosen auch ein Hinweis auf eine chronische Störung sein.

3.3.2 Kohlendioxidpartialdruck (p$_a$CO$_2$)

Die Lunge ist eines der beiden Hauptsysteme zur Modulation des Säure-Basen-Haushalts. Das **pulmonale System** kann regulierend Säure als Kohlendioxid mittels **Hyperventilation** vermehrt ausstoßen oder mittels **Hypoventilation** Säuren zurückbehalten.

Störungen des pulmonalen Systems können verantwortlich für Entgleisungen des Säure-Basen-Haushalts sein und werden dann als „respiratorische Störungen" bezeichnet (Rogers und McCutcheon 2015).

Der Kohlendioxidpartialdruck (p$_a$CO$_2$) ist außerdem der einzige Wert, an dem sich ein respiratorisches Versagen Typ II bzw. eine Globalinsuffizienz abschließend feststellen lässt (Kap. 19).

Ein Anstieg des p$_a$CO$_2$ > 45 mmHg (6 kPa) durch respiratorisches Versagen oder Hypoventilation bezeichnet man als **Hyperkapnie** und bewirkt eine Verminderung des pH-Werts (Azidose bis Azidämie). Ein Absinken des p$_a$CO$_2$ < 35 mmHg (4,7 kPa) durch Hyperventilation wird als **Hypokapnie** bezeichnet und führt zu einer Erhöhung des pH-Werts (Alkalose bis Alkalämie).

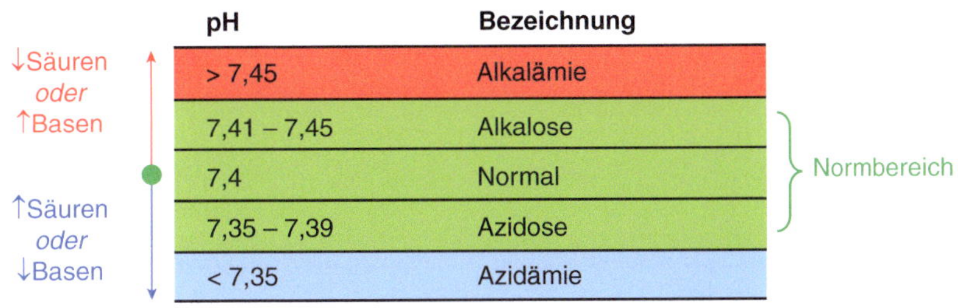

Tab. 3.3 Systeme des Säure-Basen-Haushalts. (Hopkins et al. 2020)

	Mechanismus	Reaktionszeit
Blutpuffer	Chemische Prozess der Umwandlung von Kohlensäure in Bikarbonat und Wasserstoff	Unmittelbar
Lunge	Abatmung oder Retention von CO$_2$ (Hyper- oder Hypoventilation)	Minuten bis wenige Stunden
Nieren	Ausscheidung oder Reabsorption von H$^+$ bzw. HCO$_3$$^-$ (Diurese oder Antidiurese)	24–48 h

Abb. 3.4 pH-Wert-Bereiche und deren Bezeichnungen

pH	Bezeichnung
> 7,45	Alkalämie
7,41 – 7,45	Alkalose
7,4	Normal
7,35 – 7,39	Azidose
< 7,35	Azidämie

↓Säuren *oder* ↑Basen

↑Säuren *oder* ↓Basen

Normbereich

Pulmonale Störungen des Säure-Basen-Haushalts führen zu einer gegengleichen Entgleisung des p_aCO_2- und des pH-Wertes (Sood et al. 2010).

▶ Hyperkapnie (CO$_2$-Retention) durch respiratorisches Versagen kann nur am Kohlendioxidpartialdruck (p_aCO_2) erkannt werden. Patienten mit dieser Störung dürfen nur in einem Bereich von 88–92 % mit Sauerstoffgabe versorgt werden, da sonst die Gefahr eines hyperkapnischen Komas besteht. Der p_aCO_2-Wert kann nicht mittels Pulsoxymeter gemessen werden! Lediglich die invasive Messung der arteriellen Blutgase (ABGA) oder die nicht-invasive Kapnografie lassen dies erkennen.

Symptome und klinische Zeichen der Hyperkapnie und Hypokapnie sind in Tab. 3.4 zusammengestellt.

3.3.3 Bikarbonat (HCO$_3^-$)

Das **chemische Blutpuffersystem** des Körpers lässt es zu, dass Säuren vom respiratorischen System (CO$_2$) zu Stoffen umgewandelt werden können, die das metabolische System (v. a. die Nieren) verarbeiten kann und umgekehrt. So kann beispielsweise die respiratorische Säure Kohlendioxid (CO$_2$) mit **Wasser** (H$_2$O) zu **Kohlensäure**

Tab. 3.4 Klinik der Hyperkapnie und Hypokapnie. (Shebl und Burns 2020; Goodman 2017, S. 276; Furger und Suter 2016, S. 273)

Hyperkapnie (↑ p_aCO_2)	Hypokapnie (↓ p_aCO_2)
– Bewusstseinsstörung bis hin zur Somnolenz	– Hyperventilation
– Langsame oder erschwerte Atmung	– Benommenheit
– Kopfschmerzen	– Schwindel
– Asterixis	– Taubheit und Parästhesien im Gesicht und an den Fingern und Zehen
– Konjunktivale Hyperämie und Tränenfluss, Papillenödem	– Hyperventilationstetanie (Spastik)
– Verwirrtheit	– Synkope
– Warme Extremitäten	
– Profuses Schwitzen	

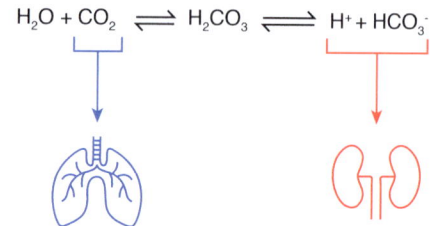

$$H_2O + CO_2 \rightleftharpoons H_2CO_3 \rightleftharpoons H^+ + HCO_3^-$$

Abb. 3.5 Blutpuffersystem

(H$_2$CO$_3$) zusammengesetzt werden und anschließend in die metabolische Säure **Wasserstoff** (H$^+$) und die Base **Bikarbonat** (HCO$_3^-$) aufgespalten werden (Abb. 3.5). Anschließend kann die Niere, z. B. bei einem Überschuss von Säure, H$^+$ über Diurese ausscheiden und HCO$_3^-$ mittels Resorption zurückbehalten, um den pH-Wert alkalischer zu machen. Umgekehrt kann bei einem hohen pH-Wert Wasserstoff retiniert werden und HCO$_3^-$ wird nicht resorbiert, um eine azidotische Kompensation zu erreichen (Hopkins et al. 2020).

Bei Störungen des metabolischen Systems können so auch Säuren über das respiratorische System ausgeschieden, oder gewonnen werden.

3.3.4 Basenüberschuss (BE)

Bei Störungen des Säure-Basen-Haushalts kann der Basenüberschuss als Indikator für das Vorliegen einer **metabolischen Ursache** herangezogen werden, da dieser nicht von Veränderungen des p_aCO_2 abhängig ist. Der BE bezeichnet die Menge an Basen, die zugegeben werden müssten, um einen pH von 7,4 zu erreichen. Er ist ein Maß der metabolischen Störung, lässt aber keine differenzialdiagnostischen Rückschlüsse zu (hierzu müssen Elektrolyte, Laktat, Albumin und ungemessene Anionen analysiert werden) (Juern et al. 2012). Bei metabolischer Ursache korrespondiert ein hoher BE (>2) mit hohen pH-Werten und ein tiefer BE (<−2) mit tiefen pH-Werten (Larkin und Zimmanck 2015).

Tab. 3.5 fasst die arteriellen Normwerte der Parameter des Säure-Basen-Haushalts zusammen.

Tab. 3.5 Parameter und deren Normwerte des Säure-Basen-Haushalts. (Larkin und Zimmanck 2015)

Wert	Bedeutung	Arterieller Normbereich
pH	Wasserstoffionenkonzentration	7,35–7,45
p_aCO_2	Kohlendioxidpartialdruck	35–45 mmHg (4,7–6 kPa)
HCO_3^-	Bikarbonat	22–26 mmol/l
BE	Basenüberschuss	0±2 mmol/l

Tab. 3.6 Mögliche Störungen des Säure-Basen-Haushalts

		pH	p_aCO_2	HCO_3^-	BE
Respiratorische	**Azidose/Azidämie**	↓	↑	⊥ oder kompensatorisch ↑	⊥
	Alkalose/Alkalämie	↑	↓	⊥ oder kompensatorisch ↓	⊥
Metabolische	**Azidose/Azidämie**	↓	⊥ oder kompensatorisch ↓	↓	↓
	Alkalose/Alkalämie	↑	⊥ oder kompensatorisch ↑	↑	↑

↑ erhöht; ↓ erniedrigt; ⊥ normal

3.3.5 Analyse von Störungen des Säure-Basen-Haushalts

Für die Interpretation von Störungen des Säure-Basen-Haushalts wird folgender Ablauf empfohlen (Burns 2014):

1. pH: Vorliegen einer Azidose/Azidämie oder Alkalose/Alkalämie?
2. p_aCO_2: Korrespondiert die Abweichung des pH-Werts mit den gemessenen CO₂-Werten?
3. HCO_3^-: In welche Richtung kompensiert das Puffersystem übermäßige oder fehlende Säuren? Passt dies eher zu einer respiratorischen oder metabolischen Störung?
4. BE: Metabolische Beteiligung vorhanden? (Bestätigen oder Widerlegen einer metabolischen Komponente)

Auf Basis dieser Reihenfolge lassen sich die Störungen in folgende Muster einordnen (Tab. 3.6):

3.3.6 Respiratorische Azidose/Azidämie

Aufgrund ungenügender Ventilation der Lunge kann CO₂ nicht mehr adäquat über die Atmung eliminiert werden. Somit kommt es zum Anstieg von Kohlensäure im Blut und einem Abfall des pH-Wertes. Gründe hierfür sind häufig akute oder chronische Lungenerkrankungen (z. B. COPD,

Asthma, Pneumonie, Fremdkörperobstruktion, etc.), die Störungen am Lungengewebe oder der Atemfunktion verursachen. Auch neurologische Erkrankungen, die Schäden des Atemzentrums (Medulla oblongata) zur Folge haben, können in weiterer Folge eine Störung der Atemregulation und respiratorische Azidose/Azidämie auslösen (Rogers und McCutcheon 2015).

Physiotherapeutische Relevanz: Respiratorische Störungen des Säure-Basen-Haushalts stellen eine Indikation für physiotherapeutische Maßnahmen. Bei Vorliegen der respiratorischen Azidose/Azidämie ist das oberste Ziel, die Abatmung von CO₂ zu unterstützen. Eine Identifikation zugrunde liegender Ursachen ist unabdinglich, um gezielte Maßnahmen zu ermöglichen. Mögliche Maßnahmen sind Anwendung der Lippenbremse, Identifikation der Lungenabschnitte mit verminderter Ventilation, Sekretmobilisation, Verbesserung der Atemmechanik und Atemkraft, Mobilisation und Lagerungstechniken. Bei schweren Fällen ist die Verwendung einer BiPAP-Beatmung in Ruhe und auch zu Trainingszwecken indiziert (Kap. 33). Die Sauerstoffgabe in Ruhe muss unter genauer Monitorisierung der p_aCO_2-Werte erfolgen (weitere Hyperkapniegefahr)!

3.3.7 Respiratorische Alkalose/Alkalämie

Durch vermehrte Ventilation kommt es zur übermäßigen Elimination von CO₂ über die Lunge.

Die Ursachen hierfür können pulmonal (z. B. reaktiv auf Hypoxämie, große Meereshöhen), psychisch (z. B. Angstzustände), infektiös (Sepsis) oder neurologisch (Schlaganfall, Kopfverletzungen) bedingt sein. Bei einer Hypoxämie kann der Körper mittels Hyperventilation reagieren, um den Sauerstoffgehalt im Blut anzuheben. Diese Kompensation kann mittels folgender Formel korrigiert werden, um den p_aO_2 ohne Hyperventilation zu eruieren (Hinkelbein und Genzwürker 2016):

Formel zur Korrektur des Sauerstoffpartialdrucks bei reaktiver Hyperventilation auf Basis einer Hypoxämie

$$p_aO_{2korrigiert} = p_aO_{2ist} - 1{,}66 \times \left(40 - p_aCO_2\right)$$

Bei akuter Hyperventilation kann es zur Erniedrigung der zerebralen Krampfschwelle (Vorsicht bei Epilepsien), neuromuskulärer Übererregbarkeit (Faszikulationen, Spastiken), zerebraler Vasokonstriktion und Zunahme des Gehirndrucks, Palpitationen und kardiopedalen Spastiken kommen (Brinkman und Sharma 2020b).

Physiotherapeutische Relevanz: Bei akuter psychisch bedingter Hyperventilation sind atemberuhigende Techniken (z. B. abdominale Atemlenkung) und Entspannungstechniken indiziert. Medikamentös werden auch Opiate bei therapieresistenten Patienten eingesetzt. Bei hypoxämer Hyperventilation ist Sauerstoffgabe indiziert sowie die Instruktion von atemerleichternden Stellungen. Die Ursachen für die Hypoxämie sollten umgehend identifiziert und gezielt behandelt werden.

3.3.8 Metabolische Azidose/ Azidämie

Die Gründe für Übersäuerung durch das metabolische System können vielfältig sein. Zu den häufigsten zählen Diarrhö, Niereninsuffizienz, dia-

betische Ketoazidose, Vergiftung und Schock. Die Lunge kompensiert hierbei mittels vermehrter Abatmung von CO_2. Klinische Zeichen sind Tachypnoe, Herzrhythmusstörungen, Verwirrung und Lethargie (Burger und Schaller 2020; Rogers und McCutcheon 2015).

Physiotherapeutische Relevanz: Im Vordergrund steht die ärztliche Differenzialdiagnostik, um Ursachen der Störungen des metabolischen Systems zu identifizieren und zu behandeln. Je nach Klinik können physiotherapeutische Maßnahmen den respiratorischen Kompensationsmechanismus unterstützen (z. B. verlängerte Exspiration, Mobilisation). Keinesfalls sollte der körpereigene Kompensationsmechanismus unterdrückt werden.

3.3.9 Metabolische Alkalose/ Alkalämie

Diuretika (Urin-ausscheidende Medikamente) oder Antazida (Magensäurehemmer) sowie persistierendes Erbrechen können Gründe für diese Störung sein. Der respiratorische Kompensationsmechanismus führt zu einer verlangsamten Atmung bis hin zu Apnoephasen von >1 s. Hypoxämien können eine Folge sein. Weitere Symptome wie Übelkeit, Diarrhö und Erbrechen sind möglich (Brinkman und Sharma 2020a; Rogers und McCutcheon 2015).

Physiotherapeutische Relevanz: Die ärztliche Abklärung der metabolischen Störung steht im Vordergrund. Sauerstoffgabe bei Hypoxämie und unterstützende Maßnahmen individualisiert auf die Klinik des Patienten sind indiziert.

3.4 Überblick

Die Interpretation der Blutgaswerte und die Verknüpfung mit der klinischen Präsentation des Patienten ist ein wertvolles Werkzeug für die physiotherapeutische Tätigkeit, um den Denkprozess zu ergänzen und die gezielte Auswahl von Behandlungsmaßnahmen zu gewährleisten. Abb. 3.6 zeigt einen Überblick des Analyseprozesses.

Abb. 3.6 Übersicht über den Analyseprozess der arteriellen Blutgasanalyse zur Interpretation der Oxygenierung und des Säure-Basen-Haushalts

Beurteilung der Oxygenierung

Uhrzeit beachten

- Kontext der ABGA: Tag, Nacht oder Belastung?

Test unter **O₂-Supplementierung?**

- O₂-Gabe oder nativ

Gefahr der Hyperkapnie vorhanden?

Nein:

- SO_2 94-98 %

Ja:
- SO_2 88-92 %
- p_aO_2
  55 – 65 mmHg
  7,3 – 8,7 kPa
Orienterung an Untergrenze

Pulmonale Hypertonie / Cor pulmonale?

Ja:
- Untergrenze
SO_2 mind. 90%
p_aO_2 mind. 60 mmHg / 8 kPa

Beurteilung des Säure-Basen-Haushalts

pH ($\perp$ 7,35 – 7,45)

  < 7,35: Azidämie   7,35 – 7, 39: Azidose

  > 7,45: Alkalämie   7,41 – 7,45: Alkalose

p_aCO_2 ($\perp$ 35 – 45 mmHg / 4,7 – 6 kPA)

< 35 mmHg / 4,7 kPA: Hypokapnie – passend zu ↑pH

> 45 mmHg / 6 kPA: Hyperkapnie – passend zu ↓ pH

HCO_3- ($\perp$ 22 – 26 mmol/l) $H_2O+CO_2 \rightleftharpoons H_2CO_3 \rightleftharpoons H^+ + HCO_3$-
Kompensationsmechanismus bei respiratorischer Störung?

Metabolische Störung?

BE ($\perp$ -2 – +2 mmol/l)

Metabolische Störung bestätigen/widerlegen?

< -2: ↓pH   > -2: ↑pH

		pH	p_aCO_2	HCO_3-	BE
resp.	Azidose/Azidämie	↓	↑	$\perp$ / ↑	$\perp$
	Alkalose/Alkalämie	↑	↓	$\perp$ / ↓	$\perp$
metab.	Azidose/Azidämie	↓	$\perp$ / ↓	↓	↓
	Alkalose/Alkalämie	↑	$\perp$ / ↑	↑	↑

Literatur

Bärtsch P, Swenson ER (2013) Acute high-altitude illnesses. N Engl J Med 368(24):2294–2302. https://doi.org/10.1056/NEJMcp1214870

Bhutta BS, Alghoula F, Berim I (2020) Anoxia. In: StatPearls. StatPearls Publishing. http://www.ncbi.nlm.nih.gov/books/NBK482316/. Zugegriffen am 01.01.2021

Brinkman JE, Sharma S (2020a) Physiology, metabolic alkalosis. In: StatPearls. StatPearls Publishing. http://www.ncbi.nlm.nih.gov/books/NBK482291/. Zugegriffen am 08.01.2021

Brinkman JE, Sharma S (2020b) Respiratory alkalosis. In: StatPearls. StatPearls Publishing. http://www.ncbi.nlm.nih.gov/books/NBK482117/. Zugegriffen am 08.01.2021

Burger M, Schaller DJ (2020) Metabolic acidosis. In: StatPearls. StatPearls Publishing. http://www.ncbi.nlm.nih.gov/books/NBK482146/. Zugegriffen am 08.01.2021

Burns GP (2014) Arterial blood gases made easy. Clin Med 14(1):66–68. https://doi.org/10.7861/clinmedicine.14-1-66

Castro D, Keenaghan M (2020) Arterial blood gas. In: StatPearls. StatPearls Publishing. http://www.ncbi.nlm.nih.gov/books/NBK536919/. Zugegriffen am 03.01.2021

Cooper JS, Phuyal P, Shah N (2020) Oxygen toxicity. In: StatPearls. StatPearls Publishing. http://www.ncbi.nlm.nih.gov/books/NBK430743/. Zugegriffen am 02.01.2021

Dunn J-O, Mythen M, Grocott M (2016) Physiology of oxygen transport. BJA Educ 16(10):341–348. https://doi.org/10.1093/bjaed/mkw012

Furger P, Suter TM (2016) SURF-med Guidelines Medizin. Editions D&F, Neuhausen am Rheinfall

Goodman CC (2017) Differential diagnosis for physical therapists: screening for referral, 6. Aufl. Saunders, Philadelphia

Hafen BB, Sharma S (2020) Oxygen saturation. In: StatPearls. StatPearls Publishing. http://www.ncbi.nlm.nih.gov/books/NBK525974/. Zugegriffen am 25.12.2020

Hardavella G, Karampinis I, Frille A, Sreter K, Rousalova I (2019) Oxygen devices and delivery systems. Breathe 15(3):e108–e116. https://doi.org/10.1183/20734735.0204-2019

Hinkelbein J, Genzwürker H (2016) Formeln und Scores: In Anästhesie, Intensivmedizin, Notfallmedizin und Schmerztherapie, Verstehen, berechnen, bewerten und anwenden, 2. Aufl. MWV Medizinisch Wissenschaftliche Verlagsgesellschaft, Berlin

Hopkins E, Sanvictores T, Sharma S (2020) Physiology, acid base balance. In: StatPearls. StatPearls Publishing. http://www.ncbi.nlm.nih.gov/books/NBK507807/. Zugegriffen am 03.01.2021

Jubran A (2015) Pulse oximetry. Crit Care 19(1):272. https://doi.org/10.1186/s13054-015-0984-8

Juern J, Khatri V, Weigelt J (2012) Base excess: a review. J Trauma Acute Care Surg 73(1):27–32. https://doi.org/10.1097/TA.0b013e318256999d

Kroegel C, Costabel U (2013) Klinische Pneumologie: Das Referenzwerk für Klinik und Praxis, 1. Aufl. Thieme Verlag, Stuttgart

Larkin BG, Zimmanck RJ (2015) Interpreting arterial blood gases successfully. AORN J 102(4):343–357. https://doi.org/10.1016/j.aorn.2015.08.002

O'Driscoll BR, Howard LS, Earis J, Mak V (2017) BTS guideline for oxygen use in adults in healthcare and emergency settings. Thorax 72(Suppl 1):ii1–ii90. https://doi.org/10.1136/thoraxjnl-2016-209729

Rogers K, McCutcheon K (2015) Four steps to interpreting arterial blood gases. J Perioper Pract 25(3):46–52. https://doi.org/10.1177/175045891502500304

Schünke M, Schulte E, Schumacher U (2018) PROMETHEUS Innere Organe: LernAtlas Anatomie, 5., überarb. Aufl. Thieme Verlag, Stuttgart

Shebl E, Burns B (2020) Respiratory failure. In: StatPearls. StatPearls Publishing. http://www.ncbi.nlm.nih.gov/books/NBK526127/. Zugegriffen am 03.01.2021

Shebl E, Modi P, Cates TD (2020) Home oxygen therapy. In: StatPearls. StatPearls Publishing. http://www.ncbi.nlm.nih.gov/books/NBK532994/. Zugegriffen am 25.12.2020

Siggaard-andersen O, Wimberley PD, Fogh-andersen N, Gøthgen IH (1990) Arterial oxygen status determined with routine pH/blood gas equipment and multi-wavelength hemoximetry: reference values, precision, and accuracy. Scand J Clin Lab Invest 50(Suppl 203):57–66. https://doi.org/10.3109/00365519009087492

Sood P, Paul G, Puri S (2010) Interpretation of arterial blood gas. Indian J Crit Care Med 14(2):57–64. https://doi.org/10.4103/0972-5229.68215

Suntharalingam J, Wilkinson T, Annandale J, Davey C, Fielding R, Freeman D, Gibbons M, Hardinge M, Hippolyte S, Knowles V, Lee C, MacNee W, Pollington J, Vora V, Watts T, Wijesinghe M (2017) British Thoracic Society quality standards for home oxygen use in adults. BMJ Open Respir Res 4(1). https://doi.org/10.1136/bmjresp-2017-000223

West JB, Luks AM (2020) West's respiratory physiology, 11. Aufl. Wolters Kluwer Health, Alphen aan den Rijn

Primäre und sekundäre Atemmuskeln

Jörg Steier

Inhaltsverzeichnis

Als Folge der chronischen Lungenüberblähung kommt es bei COPD-Patienten zu einer **Verkürzung der Atemmuskeln**, insbesondere des **Zwerchfells**. Diese hat eine Absenkung und Abflachung des Zwerchfells zur Folge. Smith et al. weisen darauf hin, dass die resultierende Kraftentwicklung bei Verkürzung der Muskulatur vermindert ist (Smith und Bellemare 1987). Bei **chronischer Verkürzung** werden die seriell verknüpften Sarkomere zur Anpassung an die erhöhte Belastung zurückgebildet. Die Adaptation der Sarkomere kann die Verkürzung der Zwerchfellmuskulatur nur teilweise kompensieren, da die Veränderung der Geometrie und der Interaktion zwischen Zwerchfell und Thorax unzureichend ausgeglichen wird. Die **Atemarbeit** wird durch erhöhte Atemwegswiderstände, erhöhte Atemfrequenz und ungünstige Faserlänge der Atemmuskulatur, bedingt durch die Überblähung mit Abflachung des Zwerchfells und Verkürzung der Muskelfasern, negativ beeinflusst (Ogna und Domenighetti 2007). Die zusätzliche Rekrutierung der Atemmuskeln ist bei COPD-Patienten durch eine vermehrte Totraumventilation, Malnutrition, steroidinduzierte Muskelatrophie, erhöhte Atemwegswiderstände, reduzierte Elastizität des Lungenparenchyms (Compliance) und Retraktionskraft des Thorax mit hoher Atemarbeit und hohem Energieaufwand verbunden. Die durchschnittliche **Atemimpedanz** ist bei COPD-Patienten ungefähr 3-mal so groß wie bei gesunden Probanden (Kap. 11).

In Tab. 4.1 sind die wichtigsten Atem- und Atemhilfsmuskeln (Abb. 4.1) aufgelistet.

J. Steier (✉)
Guy's & St Thomas' NHS Foundation Trust, King's College London, London, Großbritannien
e-mail: Joerg.Steier@gstt.nhs.uk

© Der/die Autor(en), exklusiv lizenziert an Springer-Verlag GmbH, DE, ein Teil von Springer Nature 2022
J. Steier, A.-K. Rausch-Osthoff (Hrsg.), *Physiotherapie bei chronisch-obstruktiven Atemwegs- und Lungenerkrankungen*, https://doi.org/10.1007/978-3-662-63613-8_4

Tab. 4.1 Primäre und sekundäre Atemmuskeln

Primäre Atemmuskeln	Sekundäre Atemmuskeln
1. Primäre Inspirationsmuskeln	**1. Sekundäre Inspirationsmuskeln**
Zwerchfell (Diaphragma)	M. sternocleidomastoideus
Mm. intercostales interni (parasternaler Teil, Mm. intercostales parasternales [$M_{IC(p)}$])	Mm. intercostales externi
M. scalenus anterior, medius und posterior	M. pectoralis major
Mm. levatores costarum	M. pectoralis minor
	M. serratus posterior superior (M_{SP})
	M. serratus anterior[a]
	M. trapezius descendens
2. Primäre Exspirationsmuskeln	**2. Sekundäre Exspirationsmuskeln**
Mm. intercostales interni (posturale Stabilität)	M. rectus abdominis (M_{RA})
	M. transversus abdominis (M_{TA})
	M. obliquus externus abdominis (M_{OE})
	M. obliquus internus abdominis (M_{OI})
	M. erector spinae
	M. transversus thoracis (M_{TT})
	M. quadratus lumborum (M_{QL})
	M. serratus posterior inferior
	Mm. subcostales
	M. latissimus dorsi[a]

[a] Bei aufgestützten Armen und somit fixierten Schulterblättern

4.1 Primäre und sekundäre Inspirationsmuskeln

Primäre Inspirationsmuskeln
Der wichtigste Inspirationsmuskel, das **Zwerchfell**, wird durch weitere primäre **Inspirationsmuskeln** unterstützt, die

- Mm. scaleni,
- Mm. levatores costarum und
- Mm. intercostales parasternales (Abb. 4.1).

Diese Muskeln sind für die **thorakale Atmung (TA)** zuständig: Durch das Anheben der Rippen bewirken sie eine Erweiterung des Thoraxraumes. Während eines normalen Atmungszyklus arbeiten alle primären Atemmuskeln eng aufeinander abgestimmt zusammen, was durch ein propriozeptives Netzwerk ermöglicht wird.

▶ **Primäre Inspirationsmuskeln** Primäre Inspirationsmuskeln sind Muskeln, die bei gesunden Menschen in normaler Ruheatmung die gesamte alveoläre Ventilation der Lungen ermöglichen. Bei der Inspiration arbeiten sie konzentrisch, bei der Exspiration exzentrisch (Farkas und Roussos 1982).

Sekundäre Inspirationsmuskeln
Bei **erhöhtem Sauerstoffbedarf**, beispielsweise beim Sport, Lachen und Husten, ist eine Erhöhung des Atemminutenvolumens (AMV)

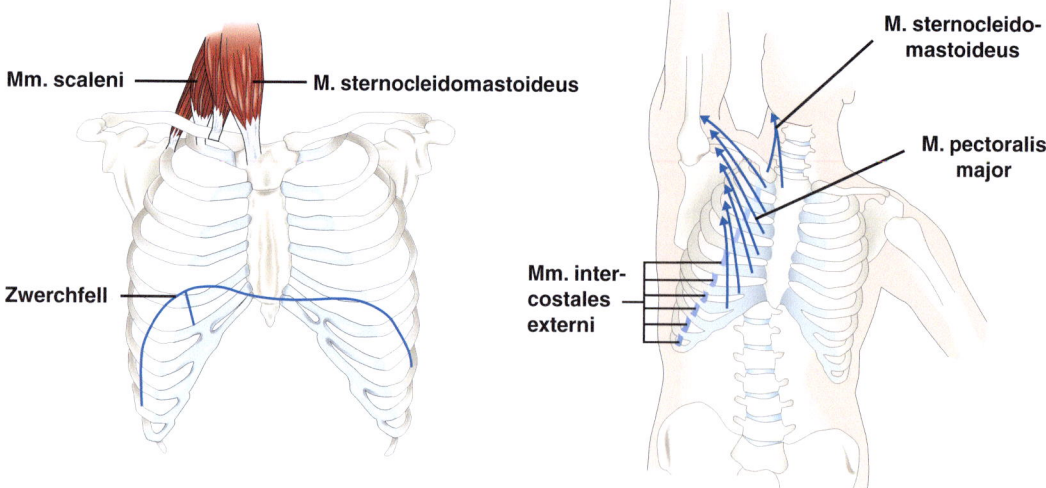

Abb. 4.1 Wichtige primäre und sekundäre Inspirationsmuskeln; ventrale Ansicht. (Rutte und Sturm 2002)

erforderlich. Gesunde Personen setzen in diesen Situationen neben den primären zusätzlich die sekundären Inspirationsmuskeln ein, die auch **Atemhilfsmuskeln** (bzw. akzessorische Atemmuskulatur) genannt werden.

4.1.1 Mm. scaleni und M. sternocleidomastoideus

Die Mm. scaleni (Abb. 4.2) und der M. sternocleidomastoideus (Abb. 4.3) unterstützen das Zwerchfell bei der Inspiration. Diese Muskeln sind für die **thorakale Atmung (TA)** zuständig: Durch das Anheben der Rippen bewirken sie

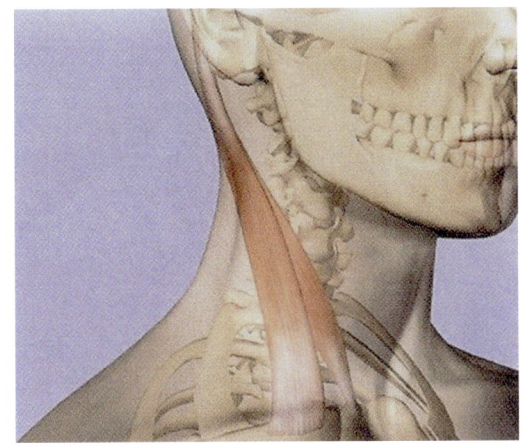

Abb. 4.3 M. sternocleidomastoideus. (Lindel 2006)

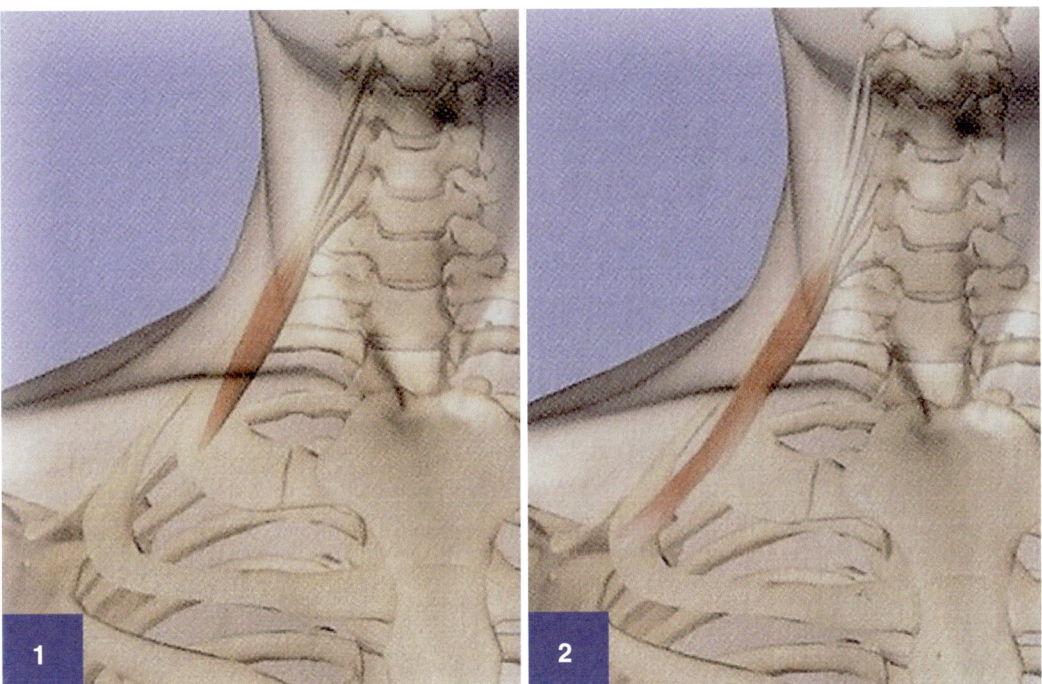

Abb. 4.2 *1* M. scalenus anterior. *2* M. scalenus medius. (Lindel 2006)

eine Vergrößerung des Thoraxraumes. Bei **Ruheatmung** heben die Mm. scaleni das erste und zweite Rippenpaar und damit den oberen Teil des knöchernen Thorax. Diese Bewegung nach ventral-kranial wird als **Pumpengriff-Bewegung** („pump handle movement") bezeichnet. Die Inspirationsfunktion der Mm. scaleni kann durch leichte Retraktion des Halses verstärkt werden.

M. scalenus anterior

Ursprung	Ansatz	Funktion
Tuberculum anterior der Proc. transversus von HWK3–6	Tuberculum musculi scaleni anterioris der 1. Rippe	Bei **fixierter** Halswirbelsäule: Elevation der 1. Rippe und Unterstützung der Inspiration **Flexion, Lateralflexion** der Halswirbelsäule zur homolateralen und Rotation zur kontralateralen Seite bei fixierter 1. Rippe

(Lindel 2006)

M. scalenus medius

Ursprung	Ansatz	Funktion
Tuberculum anterior der Proc. transversus von HWK1–7	1. Rippe, lateral des M. scalenus anterior	Bei **fixierter** HWS: Elevation der 1. bzw. 2. Rippe, Atemhilfsmuskel bei der Inspiration **Lateroflexion** der Halswirbelsäule zur homolateralen Seite

(Lindel 2006)

M. sternocleidomastoideus

Ursprung	Ansatz	Funktion
Caput mediale: Manubrium sterni Caput laterale: Extremitas sternalis clavicula	Außenseite des Proc. mastoideus und laterale Hälfte der Linea nuchae superior	Atemhilfsmuskel **Lateralflexion** des Kopfes zur homolateralen Seite und **Extension, Rotation** zur kontralateralen Seite

(Lindel 2006)

Auswirkungen einer chronischen Überblähung auf die Mm. scaleni

Inwieweit die chronische Überblähung die **biomechanischen Eigenschaften der Mm. scaleni** beeinflusst, ist unklar. Bezüglich der Entladungsfrequenz der Mm. scaleni, gemessen mittels Elektromyogramm (EMG), lässt sich feststellen, dass die Entladungsrate bei COPD-Patienten um 30 % erhöht ist (De Troyer et al. 1997; Sharp et al. 1976).

Als **Folge einer chronischen Überblähung** ist das Zwerchfell in seiner Funktion limitiert. Gleichfalls sind einige primäre und sekundäre Inspirationsmuskeln in der Brust- (BWS) und Halswirbelsäule (HWS) (auch Mm. scaleni, M. sternocleidomastoideus, Mm. pectoralis major und minor) in einer ungünstigen Ausgangsstellung für eine Kontraktion (Sharp et al. 1976; Druz et al. 1979; Gosselink und Decramer 2003).

Während der **Inspiration in Ruhe** zeigen COPD-Patienten eine phasische inspiratorische elektromyografische (EMG) Aktivität der Mm. scaleni (De Troyer et al. 1994). Wie in Abb. 4.4 erkennbar, beinhaltet diese Aktivität viele Motor-Units, die gleichzeitig bei beginnender Inspiration aktiviert werden (De Troyer et al. 1994). Ferner wird bei allen Patienten eine postinspiratorische EMG-Aktivität in diesen Muskeln festgestellt, was deren Status als primäre Inspirationsmuskeln bestätigt (De Troyer et al. 1994). Dieses Aktivitätsmuster wird bei Messungen der sekundären Inspirationsmuskeln, M. trapezius und M. sternocleidomastoideus, nicht festgestellt (De Troyer et al. 1994) (Abb. 4.4).

Trophik des M. sternocleidomastoideus bei COPD

Der Querschnitt des M. sternocleidomastoideus einer Patientengruppe mit COPD unterscheidet sich nicht von dem einer Gruppe gesunder Probanden (gemessen mit Ultraschall) (Peche et al. 1996) (Abb. 4.5). Im Gegensatz dazu ist bei den COPD-Patienten die Länge des M. sternocleidomastoideus bei funktioneller Residualkapazität (FRC) kürzer als bei den Kontrollpatienten (127,0 ± 14,9 mm vs. 140,0 ± 9,4 mm) (Peche et al. 1996). Abb. 4.6 verdeutlicht die individu-

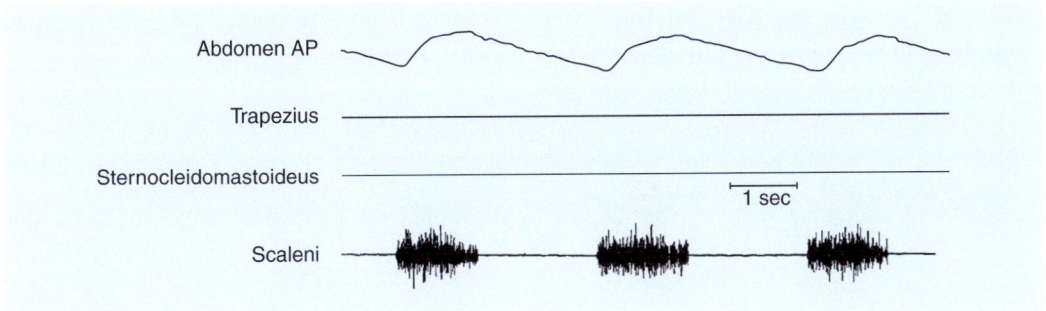

Abb. 4.4 Oberflächen-EMG von M. trapezius, Mm. scaleni und M. sternocleidomastoideus bei einem repräsentativen COPD-Patienten während Ruheatmung in sitzender Position. *Abdomen AP* Atemexkursion der abdominalen Atmung. (De Troyer et al. 1994)

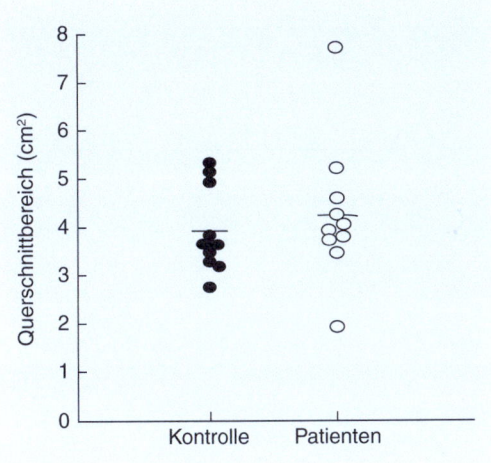

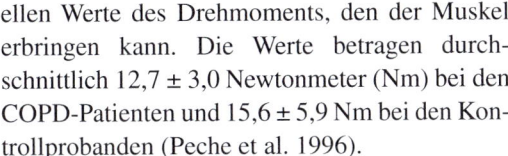

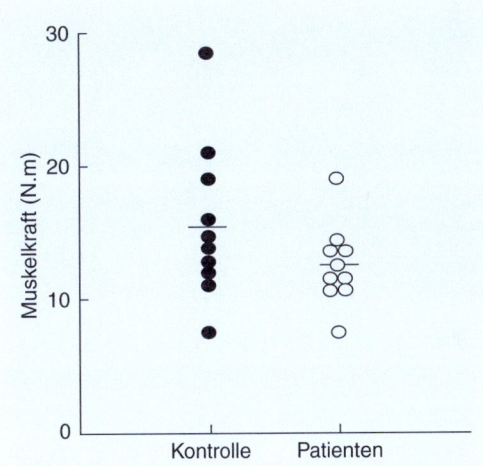

Abb. 4.5 Querschnitt des M. sternocleidomastoideus bei 10 Patienten mit schwerer COPD (*helle Kreise*) und 10 Kontrollpersonen (*dunkle Kreise*). Die kurze horizontale Linie gibt den Mittelwert an. (Peche et al. 1996)

Abb. 4.6 Drehmoment des M. sternocleidomastoideus bei 10 Patienten mit schwerer COPD (*helle Kreise*) und 10 Kontrollpersonen (*dunkle Kreise*). Die kurze horizontale Linie gibt den Mittelwert an. (Peche et al. 1996)

ellen Werte des Drehmoments, den der Muskel erbringen kann. Die Werte betragen durchschnittlich 12,7 ± 3,0 Newtonmeter (Nm) bei den COPD-Patienten und 15,6 ± 5,9 Nm bei den Kontrollprobanden (Peche et al. 1996).

4.1.2   Mm. intercostales

Die **Mm. intercostales** (M_{IC}) finden sich in den Zwischenrippenräumen und stabilisieren die Thoraxwand. Sie heben und senken die Rippen und bewirken die In- und Exspiration.

Interkostalmuskeln und weitere thorakale Atemmuskeln
- Mm. intercostales interni (verlaufen von anterior-kranial nach posterior-kaudal)
- Mm. intercostales externi (verlaufen von posterior-kranial nach anterior-kaudal)
- M. levatores costarum
- M. transversus thoracis
- Mm. subcostales
- M. serratus posterior superior

Der **M. serratus posterior inferior** unterstützt die Inspiration, indem er die unteren Rippen kaudal stabilisiert und auf diese Weise dem

Zwerchfell ein Punktum fixum bietet (Lindel
2006) (Abb. 4.7 und 4.8).

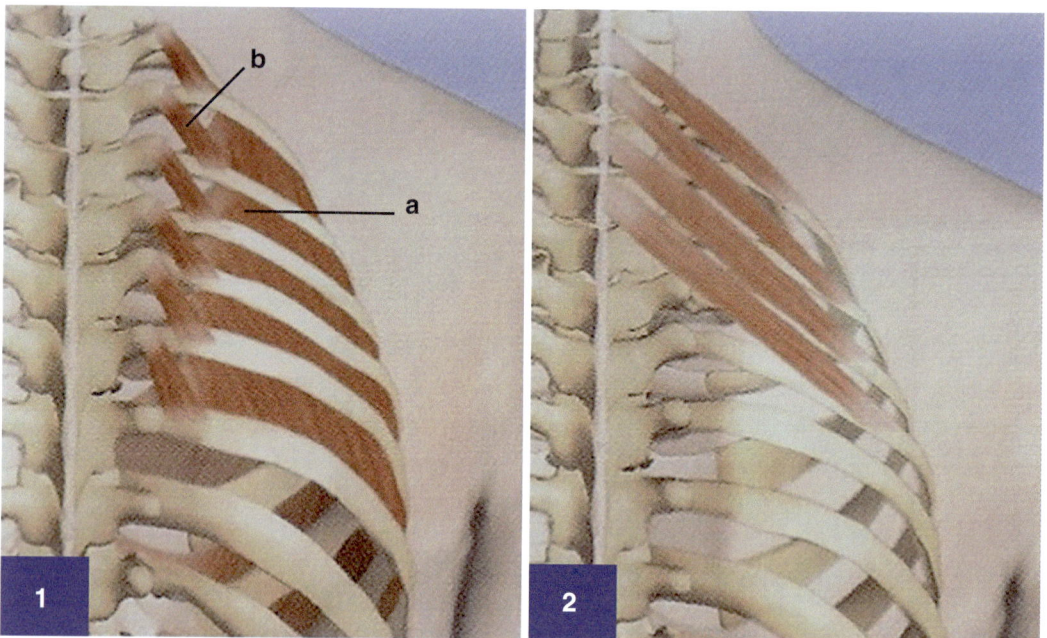

Abb. 4.7   *1a* Mm. intercostales externi, *1b* Mm. levatores costarum. *2* M. serratus posterior superior. (Lindel 2006)

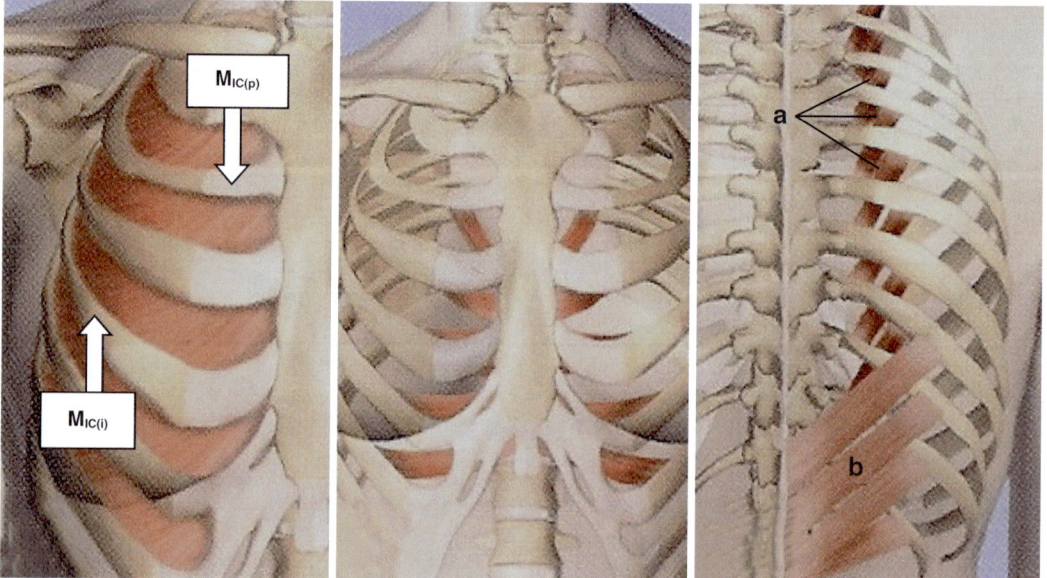

Abb. 4.8   *1* Mm. intercostales interni ($M_{IC(i)}$) und Mm. intercostales parasternales ($M_{IC(p)}$). *2* M. transversus thoracis. *3a*
Mm. subcostales, *3b* M. serratus posterior inferior. (Lindel 2006)

Mm. intercostales interni

Ursprung	Ansatz	Funktion
Unterrand der nächsthöheren **kranialen** Rippe Verlauf von dorsal-kaudal nach ventral-kranial	Oberrand der **kaudalen** Rippe vom Sternum bis zum Angulus costae	**Depression** der Rippen Exspiration (posturale Stabilität)

(Lindel 2006)

Mm. intercostales externi

Ursprung	Ansatz	Funktion
Tubercula bis Art. chondrocostales der **kranialen Rippe** Verlauf von dorsal-kranial nach ventral-kaudal	Oberrand der nächsttieferen **kaudalen** Rippe	**Elevation** der Rippen Inspiration

(Lindel 2006)

Mm. levatores costarum

Ursprung	Ansatz	Funktion
Proc. transversus 7. HWK bis 11. BWK	longi: übernächste tiefere Rippe, breves: nächsttiefere Rippe	**Elevation** der Rippen Inspiration (posturale Stabilität)

(Lindel 2006)

M. transversus thoracis

Ursprung	Ansatz	Funktion
Proc. xiphoideus (Sternum), Cartilago costalis der 6. und 7. Rippe	Cartilago costalis der 2.–6. Rippe	Exspiration

(Lindel 2006)

Mm. subcostales

Ursprung	Ansatz	Funktion
Innenflächen der hinteren Rippenenden	Oberkante der Rippen (überspringen 1–2 Rippen)	**Depression** der Rippen Exspiration

(Lindel 2006)

M. serratus posterior superior

Ursprung	Ansatz	Funktion
Columna vertebralis, Lig. nuchae, Proc. spinosus HWK6–7 und BWK1–2	2.–5. Rippe, lateral des Angulus costae	Elevation der 2.–5. Rippe Inspiration

(Lindel 2006)

Den **Mm. intercostales interni parasternales** ($M_{IC(p)}$, parasternaler Teil, Mm. intercartilaginei) kommt bei der Atmung eine auffällige Rolle zu. Die Muskeln funktionieren als primäre Inspirationsmuskeln (Gosselink und Decramer 2003; De Troyer et al. 1983, 1985). Die **Mm. intercostales interni interossales** ($M_{IC(i)}$) dagegen haben überwiegend posturale Aufgaben; sie sind verantwortlich für die Stabilität der Haltung (Gosselink und Decramer 2003; De Troyer et al. 1983, 1985). Duron et al. bestätigen diese Annahme; sie fanden Muskelspindeln in den Mm. intercostales interossales $M_{IC(i)}$, nicht jedoch in den Mm. intercostales interni parasternales $M_{IC(p}$ (Duron 1981). Die **Mm. intercostales externi** fehlen parasternal. Sie werden durch die Membrana intercostales externa ersetzt.

Auswirkungen einer chronischen Lungenüberblähung auf die Mm. intercostales parasternales

Im Gegensatz zu den übrigen Atemmuskeln kann sich eine chronische Überblähung durch mehrere zusammenkommende Faktoren **positiv** auf die Geometrie und biomechanischen Voraussetzungen der parasternalen Interkostalmuskulatur ($M_{IC(p)}$) auswirken, und zwar auf die Form der Länge-Kraft-Kurve der $M_{IC(p)}$, die Position der optimalen Länge (Lo) der $M_{IC(p)}$, das Verhältnis der Winkel zwischen Sternum und $M_{IC(p)}$ sowie den Sternokostalwinkel (Decramer 1989; Jiang et al. 1989; Dodd et al. 1984).

4.1.3 Abdominale Muskulatur

Abdominale Muskulatur
- M. obliquus abdominis externus
- M. obliquus abdominis internus
- M. rectus abdominis
- M. transversus abdominis

Durch die elastischen Retraktionskräfte von Thorax, Abdomen, Zwerchfell und Lungenparenchym am Inspirationsende werden die Lungen bei der Entleerung unterstützt, und der gesamte Atembewegungsapparat bewegt sich in die Atemruhelage zurück (Farkas und Roussos 1982). Die **Exspiration ist** jedoch **keine vollständig passive Bewegung**. Zur Vermeidung einer ruckartigen Reposition des Thorax während der Exspiration arbeiten die Inspirationsmuskeln während 80 % der Exspirationszeit exzentrisch (Farkas und Roussos 1982). Trotz der exzentrischen Aktivität der Inspirationsmuskeln wird diese normale Exspiration in der Literatur als passive Exspiration bezeichnet (Abb. 4.9).

4.2 Aktive Exspiration

Die aktive Exspiration (AE) kommt bei gesunden Probanden v. a. durch die **elastische Retraktionskraft** des Lungenparenchyms zustande. In allen Situationen, in denen erhöhter Sauerstoffbedarf und damit eine Erhöhung des Atemminutenvolumens (AMV) erforderlich ist (z. B. beim Sport, Lachen und Husten), werden bei gesunden Probanden die **exspiratorischen Atemhilfsmuskeln** und v. a. der M. transversus abdominis, weniger der M. obliquus abdominis externus und der M. obliquus abdominis internus, während der Exspiration eingesetzt (Abb. 4.10). Bei Einsatz der exspiratorischen Atemhilfsmuskeln spricht man von einer **forcierten Exspiration** (Hodges und Gandevia 2000).

Exspiratorische Atemhilfsmuskeln
- M. rectus abdominis (M_{RA})
- M. transversus abdominis (M_{TA})
- M. obliquus abdominis externus (M_{OE})
- M. obliquus abdominis internus (M_{OI})
- M. quadratus lumborum (M_{QL})
- M. latissimus dorsi (M_{LD})
- M. serratus posterior pars inferior (M_{SP})
- M. transversus thoracis (M_{TT})

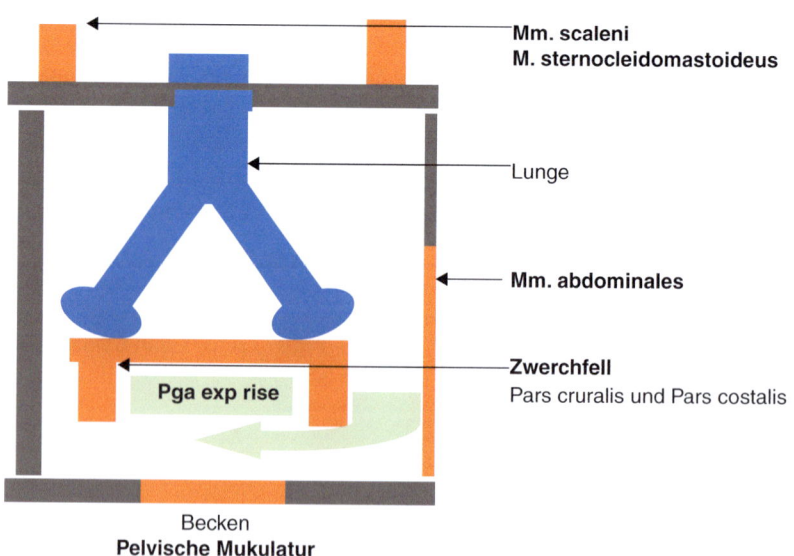

Abb. 4.9 Schematische Darstellung der Atemmechanik und Zusammenarbeit der wichtigsten Atemmuskeln. *Grüner Pfeil*: Durch isometrische Anspannung des M_{TA} während der Exspiration (p_{ga} exp rise) wird ein intraabdominaler Druck (p_{ga}) erzeugt. (van Gestel 2009)

Mm. scaleni
M. sternocleidomastoideus

Lunge

Mm. abdominales

Pga exp rise

Zwerchfell
Pars cruralis und Pars costalis

Becken
Pelvische Mukulatur

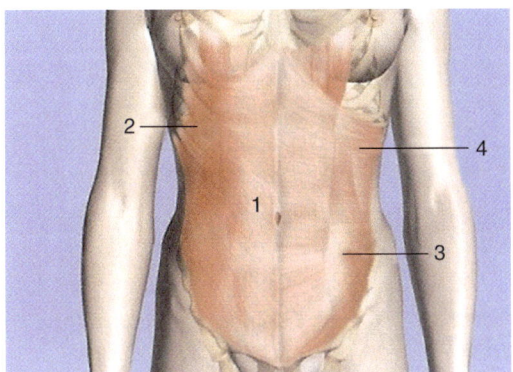

Abb. 4.10 *1* M. rectus abdominis (M_{RA}). *2* M. obliquus abdominis externus (M_{OE}). *3* M. obliquus abdominis internus (M_{OI}). *4* M. transversus abdominis (M_{TA}). (Lindel 2006)

4.2.1 M. transversus abdominis

Der M. transversus abdominis (M_{TA}) zieht von der Crista iliaca des Beckens und der Wirbelsäule direkt in die Linea alba, wo er sich ebenfalls am Aufbau der Rektusscheide beteiligt. Seine Hauptfunktionen sind die sog. **Bauchpresse** und die horizontale Verspannung der Bauchwand. Ebenso wie dem Zwerchfell (Abb. 4.9 und 4.10) kommt dem M. transversus abdominis sowohl bei respiratorischen als auch bei posturalen Anforderungen eine wesentliche Bedeutung zu.

M. transversus abdominis (M_{TA})

Ursprung	Ansatz	Funktion
Innenfläche des 7.–12. Rippenknorpels, Fascia thoracolumbalis, Proc. transversus von LWK1–5, Aponeurosis lumbalis, Labium externum der Crista iliaca, Lig. inguinale (1/3)	Linea alba	**Bauchpresse, Depression** der Rippen Exspiration (posturale Stabilität) **LWS-Flexion**
(Lindel 2006)		

Posturale Aufgabe des M. transversus abdominis

Eine **Instabilität der Lendenwirbelsäule** wird definiert als Verlust der Bewegungskontrolle, die zu gravierenden Schmerzen und funktionellen Beeinträchtigungen führt (White und Panjabi 1990). Will man segmentale Integrität in der Lendenwirbelsäule gewährleisten, sind Muskeln mit segmentalen Ansätzen erforderlich. Geeignete Muskeln dafür sind meist kurz und tief und haben lokale Ansätze an den einzelnen Lendenwirbelsäulensegmenten (M. transversus abdominis, Mm. multifidi). Das **synergistische Zusammenspiel** zwischen

- Zwerchfell,
- Mm. multifidi,
- M. transversus abdominis (M_{TA}) und
- Beckenboden

trägt zur Erzeugung des abdominalen Drucks (p_{ga}) bei und hat eine abdominalhydrodynamische Wirkung. Dem Zusammenspiel wird eine **stabilisierende Eigenschaft** zugeschrieben: Der M_{TA} bewirkt über die Steigerung des abdominalen Drucks (p_{ga}) ein **Stützpolster** zur Sicherung der Lendenwirbelsäulenstabilität; bei einer unphysiologischen Bewegung kann dieses funktionell eingesetzt werden (Hodges und Gandevia 2000; Bruzek et al. 1995; Hodges et al. 1997). Die ovale Form des M_{TA} ermöglicht bei Kontraktion eine optimale mechanische bilaterale Traktion an der Fascia thoracolumbalis und sichert dadurch zusätzlich die Lendenwirbelsäulenstabilität (Hodges et al. 1997) (Abb. 4.11). Des Weiteren haben

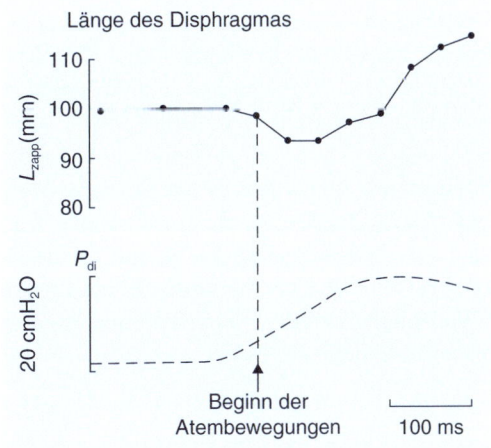

Abb. 4.11 Länge des Zwerchfells L_{ZAPP} (Länge der Appositionszone des Zwerchfells) und abdominaler Druck (p_{AB} in cmH$_2$O) während einer kurzfristigen Störung der Körperbalance durch Armbewegungen

Zwerchfell und M_{TA} überlappende Ursprünge am Rippenbogen und stabilisieren auf diese Weise direkt die Lendenwirbelsäule. Wegen seiner schnellen Typ-IIb-Muskelfasern hat der M. transversus abdominis (M_{TA}) für die **segmentale Stabilisation der Lendenwirbelsäule** eine besondere Bedeutung im synergistischen Zusammenspiel mit den Mm. multifidi (Hodges und Gandevia 2000; Hodges et al. 1997, 2001; Comerford und Mottram 2001a, b). Beide Muskeln werden wegen ihrer raschen Anspannung zur Sicherung der Lendenwirbelsäulenstabilität bei posturalem Ungleichgewicht als sog. **Primemoves-Muskeln** bezeichnet. Hodges et al. stellten bei Patienten mit chronischen Lungenerkrankungen fest, dass die posturale Kapazität von Zwerchfell und M_{TA} bei höheren Anforderungen an den Atembewegungsapparat deutlich verringert ist (Hodges et al. 2001). Dies bedeutet, dass die **Atemfunktion** bei Hyperkapnie oder Atemnot Vorrang vor Stabilität hat.

▶ Beide Muskeln, das Zwerchfell und der M_{TA}, haben bei der segmentalen Lendenwirbelsäulenstabilisation dieselbe Funktion; diese Zusammenarbeit wird als posturaler Synergismus (PS) bezeichnet.

Respiratorische Aufgabe des M. transversus abdominis

Zusätzlich zu seiner posturalen Aufgabe kommt dem M. transversus abdominis (M_{TA}) als exspiratorischem Atemhilfsmuskel eine wesentliche Bedeutung zu (Gorini et al. 1997; Misuri et al. 1997). Als Reaktion auf eine Kontraktion der exspiratorischen Atemhilfsmuskeln steigt der intraabdominelle Druck (p_{AB}) an. Dieser Druck wird v. a. durch die Kontraktion des M. transversus abdominis (M_{TA}) und der Beckenbodenmuskulatur in Verbindung mit dem nicht komprimierbaren Inhalt des Abdomens erzeugt.

Aktive Exspiration
Die **aktive Exspiration (AE)** mittels Aktivierung des M. transversus abdominis führt möglicherweise zu einer signifikanten Reduktion des endexspiratorischen Lungenvolumens und damit zu einer **Optimierung der Atmung** durch:

- Verlängerung der postexspiratorischen operationellen Muskellänge des Zwerchfells,
- Verlängerung der postexspiratorischen operationellen Muskellänge der inspiratorischen Atemhilfsmuskeln und
- Herabsetzung des inspiratorischen elastischen Widerstandes des Thorax.

Voraussetzung für eine effektive aktive Exspiration ist die gleichzeitige Inhibition des Zwerchfells bei einer gezielten Kontraktion des M_{TA}.

Respiratorischer Antagonismus

In aufrechter Haltung findet die **Zwerchfellabsenkung** während der Inspiration in dieselbe Richtung statt wie die Gravitationskraft, wirkt aber entgegen dem Deformations- und Trägheitswiderstand der abdominalen Organe. Die knöchernen Strukturen des Beckens und die Beckenbodenmuskulatur formen die kaudale Begrenzung des Abdomens und sind wie die dorsale Begrenzung durch die Lendenwirbelkörper unflexibel. Aufgrund dieser eingeschränkten Expansionsmöglichkeiten kommt es bei Inspiration zu einer gleichzeitigen Inhibition des **M. transversus abdominis** (M_{TA}). Die (prä-)inspiratorische Inhibition des M_{TA} ist deutlich als leichte Vorwölbung der Bauchdecke zu Beginn der Inspiration (bei gleichzeitiger Zwerchfellaktivierung) wahrnehmbar. Bei Patienten mit Adipositas, bei fortgeschrittener Schwangerschaft, Deformitäten im Lendenwirbelsäulen- oder Beckenbereich und Patienten mit starkem Hypertonus der abdominalen Muskeln kann das Zwerchfell wegen mangelnder Ausweichmöglichkeiten in seiner Funktion beeinträchtigt werden.

▶ Die beiden Muskeln erfüllen beim Atmungszyklus entgegengesetzte Funktionen, das Zwerchfell ist als Inspirationsmuskel aktiv

und der M_{TA} als exspiratorischer Atemhilfsmuskel. Diese Zusammenarbeit wird als respiratorischer Antagonismus (RA) bezeichnet.

**Einfluss der Lungenüberblähung auf die
Bauchmuskulatur**
Trotz des **geringen Kraftaufwandes bei posturalen Aufgaben** – lokale Stabilisatoren und Mm. multifidi setzen laut Richardson et al. ungefähr 25 % der
maximalen Kraft für die Ruheatmung ein, wobei
die abdominalen Muskeln 10–15 % ihrer isometrischen Maximalkraft einsetzen (Richardson und Jull
1995) – kann es bei Patienten mit chronischen Lungenerkrankungen zu **Überlastungserscheinungen**
kommen: Ödeme mit reaktiven Entzündungen in
Muskeln, Sehnen, Faszien und umgebendem Bindegewebe (mechanisch bedingte Entzündungen,
MBE). Besonders exponiert für das Auftreten von
MBE sind die **Bauchmuskelansätze** an den unteren Rippenbögen, entlang der Crista iliaca, am
Leistenband und an der Symphyse.

4.2.2   Mm. pectoralis major und minor

Die Pektoralmuskeln sind bei erhöhtem Atemminutenvolumen als sekundäre Atemhilfsmuskeln an
der Inspiration beteiligt (Abb. 4.12 und 4.13). Die
Mm. pectoralis major und minor fördern mit zunehmender tonischer und elastischer Verkürzung
über eine Innenrotation im Schultergelenk und
Protraktion der Skapula die Entwicklung einer ky-

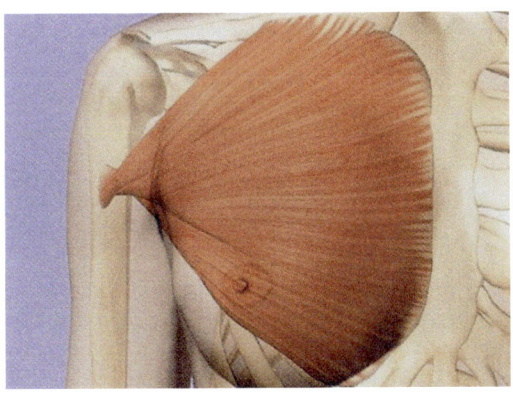

Abb. 4.12 M. pectoralis major. (Lindel 2006)

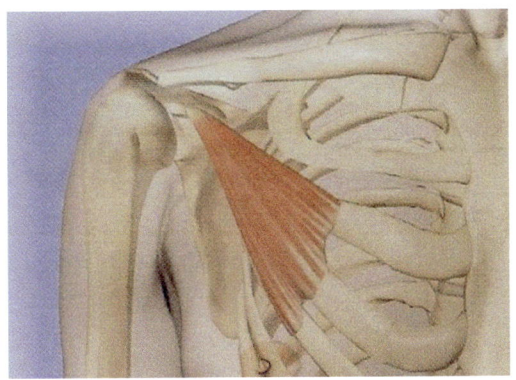

Abb. 4.13 M. pectoralis minor. (Lindel 2006)

photischen Brustwirbelsäulenhaltung. Durch Hypertonus und Kontraktur schwächen sie zusätzlich
über reziproke Inhibition und Dauerdehnung die
Skapulaadduktoren und -depressoren, besonders
den M. trapezius (pars ascendens und pars transversus) und die Brustwirbelsäulenextensoren, das
bedeutet die autochthone Rückenmuskulatur. Diese
Muskeln zählen zur phasisch aktivierten Muskulatur, die unter Minderbelastung schnell atrophieren
kann. Trainingsrückstand und Schwäche dieser
Muskeln begünstigen eine weitere Verstärkung der
kyphotischen BWS-Haltung, die sich auf Dauer
fixieren kann. Eine Brustwirbelsäulenkyphose
hat gravierende Folgen für die Statik des gesamten Atembewegungsapparates und den normalen
Atemzyklus: Sie bringt die Rippen in Exspirationsstellung und limitiert dadurch die Thoraxexkursion
während der Inspiration. Eine Normalisierung bzw.
Optimierung dieser muskulären Dysbalance im
oberen Rücken (HWS, BWS) ist bei vielen lungenerkrankten Menschen erforderlich.

M. pectoralis major

Ursprung	Ansatz	Funktion
Pars sternocostalis: Rand von Manubrium sterni und Corpus sterni, Knorpel der 2.–6. Rippe	Crista tuberculi majoris humeri	**Protraktion** und **Depression** des Schultergürtels **Anteflexion**, Adduktion und Innenrotation im Schultergelenk Atemhilfsmuskel: **Inspiration** bei aufgestütztem Arm
Pars abdominalis: Vorderes Blatt der Vagina mm. recti abdominis		
Pars clavicularis: Sternale Hälfte der Klavikula		

(Lindel 2006)

M. pectoralis minor

Ursprung	Ansatz	Funktion
2.–5. Rippe, ventral an der Knochen-Knorpel-Grenze	Skapula, Apex des Proc. coracoideus	Depression und Protraktion des Schultergürtels Atemhilfsmuskel: **Inspiration** bei aufgestütztem Arm

(Lindel 2006)

4.2.3   M. trapezius und M. levator scapulae

M. trapezius pars descendens (Abb. 4.14)

Ursprung	Ansatz	Funktion
Squama occipitalis zwischen Linea nuchae superior und suprema, Lig. nuchae, Protuberantia occipitalis externa, Proc. spinosus HWK1–4	1/3 der Klavikula, Akromion	**Elevation** und **Protraktion** der Skapula **Lateralflexion** des Kopfes zur homolateralen Seite und **Extension, Rotation** zur kontralateralen Seite

(Lindel 2006)

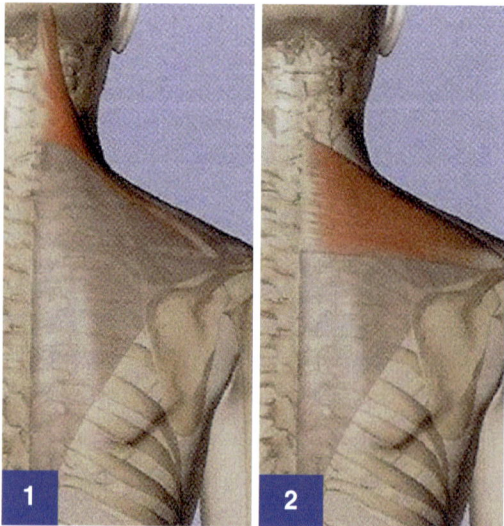

Abb. 4.14   *1* M. trapezius pars descendens. *2* M. trapezius pars transversus. (Lindel 2006)

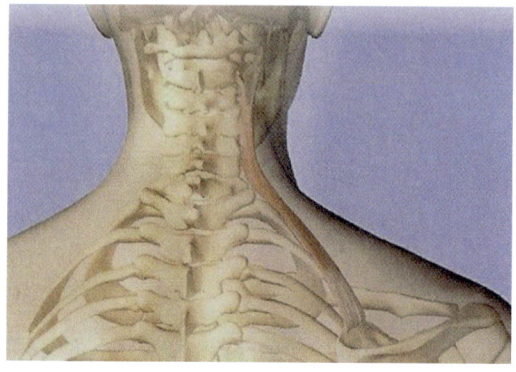

Abb. 4.15   M. levator scapulae. (Lindel 2006)

M. levator scapulae (Abb. 4.15)

Ursprung	Ansatz	Funktion
Tubercula posteriora der Proc. transversus HWK1–4	Angulus superior scapulae	**Elevation** (Medioratation) der Skapula **Lateralflexion** des Kopfes zur homolateralen Seite

(Lindel 2006)

Literatur

Bruzek R, Bieber-Zschau M, Herz A (1995) Die Bauchmuskulatur als ventrales Aufrichtsystem. Man Med 33:115–120

Comerford MJ, Mottram SL (2001a) Movement and stability dysfunction – contemporary developments. Man Ther 6(1):15–26

Comerford MJ, Mottram SL (2001b) Functional stability re-training: principles and strategies for managing mechanical dysfunction. Man Ther 6(1):3–14

De Troyer A, Kelly S, Zin WA (1983) Mechanical action of the intercostal muscle on the ribs. Science 220:87–88

De Troyer A, Kelly S, Macklem PT (1985) Mechanics of intercostal space and actions of external and internal muscles. J Clin Invest 75:850–857

De Troyer A, Peche R, Yernault JC, Estenne M (1994) Neck muscle activity in patients with severe chronic obstructive pulmonary disease. Am J Respir Crit Care Med 150:41–47

De Troyer A, Leeper JB, McKenzie DK, Grandevia SC (1997) Neural drive to the diaphragm in patients with severe COPD. Am J Respir Crit Care Med 155:1335–1340

Decramer M (1989) Effects of hyperinflation on the respiratory muscles. Eur Respir J 2:299–302

Dodd DS, Brancatisano T, Engel LA (1984) Chest wall mechanics during exercise in patients with severe chronic airflow obstruction. Am J Respir Crit Care Med 129:33–38

Druz WS, Danon J, Fiskman HC (1979) Approaches to assessing respiratory muscle function in respiratory disease. Am Rev Respir Dis 119:145–149

Duron B (1981) Intercostal and diaphragmatic muscle endings and afferents. In: Hornbein TF (Hrsg) Regulation of breathing. Marcel Dekker, New York, S 473–540

Farkas GA, Roussos CS (1982) Adaptability of the hamster diaphragm to exercise and/or emphysema. J Appl Physiol 53:1263–1272

Gorini M, Misuri G, Duranti R et al (1997) Abdominal muscle recruitment and PEEPi during bronchoconstriction in chronic obstructive pulmonary disease. Thorax 52:355–361

Gosselink R, Decramer M (2003) Revalidatie bij chronisch obstructieve longziekte. Elsevier, Gezondheiszorg Maarssen

Hodges PW, Gandevia SC (2000) Changes in intraabdominal pressure during postural and respiratory activation of the human diaphragm. J Appl Physiol 89:967–976

Hodges PW, Butler JE, McKenzie DK, Gandevia SC (1997) Contraction of the human diaphragm during rapid postural adjustments. J Physiol 505(2):539–548

Hodges PW, Heijnen I, Gandevia SC (2001) Postural activity of the diaphragm is reduced in humans when respiratory demand increased. J Physiol 537(2): 999–1008

Jiang TX, Deschepper K, Demedts M, Decramer M (1989) Effects of acute hyperinflation on the mechanical effectiveness of the parasternal intercostals. Am Rev Respir Dis 139:522–528

Lindel K (2006) Muskeldehnung. Springer, Heidelberg

Misuri G, Colagrande S, Gorini M (1997) In vivo ultrasound assessment of respiratory function of abdominal muscles in normal subjects. Eur Respir J 10:2861–2867

Ogna A, Domenighetti G (2007) Die nichtinvasive Beatmung als Therapie der akut respiratorischen Insuffizienz. Kardiovaskuläre Med 10:21–26

Peche R, Estenne M, Gevenois PA et al (1996) Sternomastoid muscle size and strength in patients with severe chronic obstructive pulmonary disease. Am J Respir Crit Care Med 153:422–425

Richardson CA, Jull GA (1995) Muscle control-pain control. What exercise would you prescribe? Man Ther 1:2–10

Rutte R, Sturm S (2002) Atemtherapie. Springer, Heidelberg

Sharp JT, Danon J, Druz WS (1976) Respiratory muscle function in patients with chronic obstructive pulmonary disease: its relationship to disability and to respiratory therapy. Am Rev Respir Dis 110:154

Smith J, Bellemare F (1987) Effect of lung volume on in vivo contraction characteristics of human diaphragm. J Appl Physiol 62:1893–1900

White AA, Panjabi MM (1990) Clinical Biomechanics of the Spine, 2. Aufl. JB Lippencott Company, Philadelphia

Ventilations-Perfusions-Verhältnis der Lunge

5

Esther I. Schwarz

Inhaltsverzeichnis

Sowohl die Ventilation als auch die Perfusion der verschiedenen Lungenareale nehmen vom Lungenapex zur Lungenbasis zu, jedoch ist der Gradient etwas unterschiedlich und somit das Ventilations-Perfusions-Verhältnis nicht in allen Lungenzonen gleich. Unter physiologischen Bedingungen ist das Verhältnis von Lungenbelüftung bzw. alveolärer Ventilation (V_A) zu Durchblutung bzw. pulmonaler Perfusion (Q) im Gasaustauschgebiet der Lunge eng aufeinander abgestimmt. Dadurch soll ein **optimales Verhältnis zwischen alveolärer Ventilation und pulmonaler Perfusion** gewährleistet werden, sodass die Atemgase (O_2 und CO_2) effektiv ausgetauscht werden können.

5.1   Ventilations-Perfusions-Verhältnis

Die Lunge besteht aus ca. 300 Mio. Gas austauschenden Einheiten, bestehend aus einer Alveole und den zugehörigen Kapillaren, die prinzipiell ein ähnliches Inspirationsgas und gemischt-venöses

E. I. Schwarz (✉)
Klinik für Pneumologie und Zentrum für Schlafmedizin, Universitätsspital Zürich, Zürich, Schweiz
e-mail: estherirene.schwarz@usz.ch

© Der/die Autor(en), exklusiv lizenziert an Springer-Verlag GmbH, DE, ein Teil von Springer Nature 2022
J. Steier, A.-K. Rausch-Osthoff (Hrsg.), *Physiotherapie bei chronisch-obstruktiven Atemwegs- und Lungenerkrankungen*, https://doi.org/10.1007/978-3-662-63613-8_5

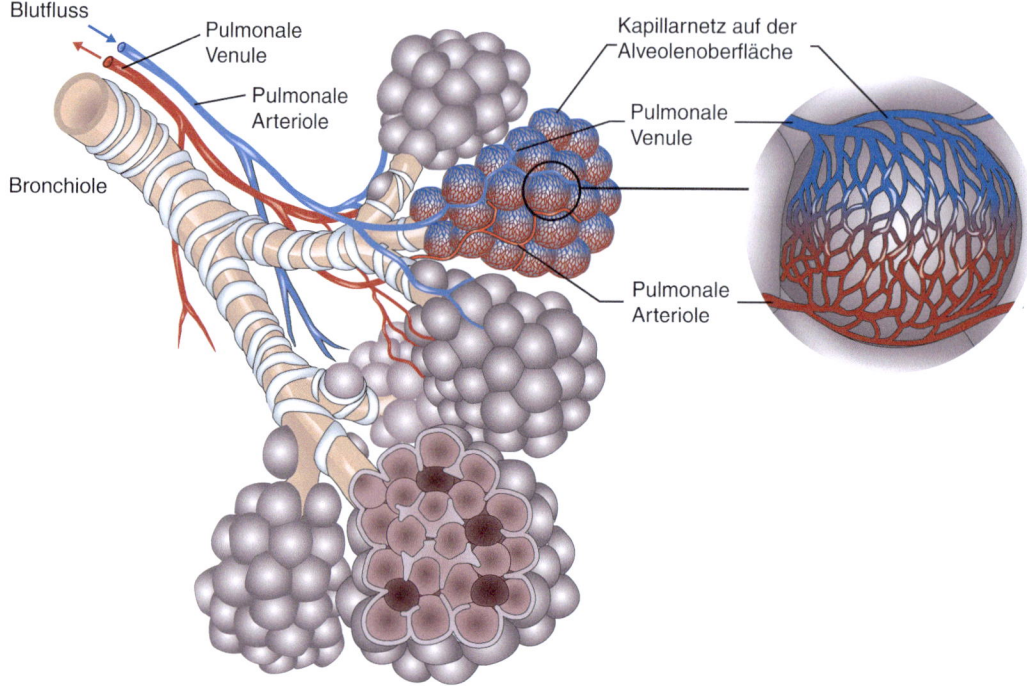

Abb. 5.1 Ventilation und Perfusion („blood flow") der Alveolen. (Modifiziert nach DeTurk und Cahalin 2004)

Blut erhalten (Abb. 5.1) (Calzia und Radermacher 1999). In jeder Gasaustauscheinheit herrscht ein biologisches Äquilibrium zwischen Atemgas und Blutphase; daher entspricht jeder V_A/Q-Wert einem definierten Niveau von p_aO_2- und p_aCO_2-Wert. Der eigentliche Gasaustausch resultiert aus der Addition der mehr oder weniger ventilierten und perfundierten Areale. Die endkapillären Partialdrücke von Sauerstoff (p_aO_2) und Kohlendioxid (p_aCO_2) hängen im Wesentlichen von einem ausgeglichenen Verhältnis von Ventilation zu Perfusion ab (V_A/Q-Verhältnis).

V_A/Q-Verteilung
Aufgrund der Gravitationskraft sind sowohl Perfusion (Q) als auch alveoläre Ventilation (V_A) nicht auf alle Lungenareale gleichmäßig verteilt; diese nehmen bei aufrechtem Rumpf von **kranial nach kaudal** zu. Da die Perfusion in der Höhe stärker variiert als die Ventilation, ist das V_A/Q-Verhältnis im kranialen Anteil der Lunge höher als im mittleren und kaudalen Anteil. Bereits in der gesunden Lunge gibt es also eine **ungleichmäßige V_A/Q-Verteilung** („physiologischer V/Q-Mismatch").

Eine entscheidende Größe dieser regionalen Inhomogenitäten ist die Gravitationskraft bzw. der hydrostatische Druckgradient.

5.1.1 Ventilations- und Perfusionsinhomogenitäten

Störungen des **Ventilations-Perfusions-Verhältnisses** nennt man Verteilungsstörungen. Ein Ventilations-Perfusions-Mismatch spielt bei verschiedenen Krankheiten, z. B. der chronischen obstruktiven Pneumopathie (COPD) oder der pulmonal-arteriellen Hypertonie, eine entscheidende Rolle in der Gasaustauschstörung. **Zirkulatorisch bedingte Verteilungsstörungen (alveoläre Totraumventilation)** entstehen durch schlecht oder nicht perfundierte, aber belüftete Alveolen. **Ventilatorisch bedingte Verteilungsstörungen** sind die Folge von restriktiven und obstruktiven Lungenerkrankungen. Hierbei handelt es sich um schlecht oder nicht belüftete, aber perfundierte Alveolen.

In der Lunge gibt es viele unterschiedliche Gebiete mit jeweils einer spezifischen Ventilation und Perfusion, die man als funktionelle Einheiten mit jeweils einem bestimmten Ventilations-Perfusions-Verhältnis beschreiben kann. Da die gesamte alveoläre Ventilation 4 l/min beträgt und das Herzminutenvolumen ebenfalls ungefähr 5 l/min, ist das gesamte Verhältnis von Ventilation zu Perfusion etwa 0,8. Diese Zahl gilt nur für die gesamte Lunge, regional kommt es, wie oben beschrieben, je nach Körperhaltung zu erheblichen Variationen.

Infolge von Ventilations- und Perfusionsinhomogenitäten ist der **physiologische Totraum** – der Teil des respiratorischen Systems, der nicht am Gasaustausch teilnimmt, bei **Ruheatmung** größer als der anatomische Totraum. Das Verhältnis zwischen Totraum („dead space ventilation", V_D) und Gesamtventilation V_D/V beträgt bei Ruheatmung normalerweise etwa 33 %. Unter pathologischen Bedingungen kann dieser Anteil bis zu 80 % der Gesamtventilation betragen (Abb. 5.3).

Fazit

Zwei theoretische Extremformen eines Ventilations-Perfusions-Mismatch (Abb. 5.2) wären

- ein Bereich mit $V_A/Q = 0$ (entspricht keiner Ventilation), der zu einem **Rechts-Links-Shunt** führt, und
- ein Bereich mit $V_A/Q = \infty$ (entspricht einer fehlenden Perfusion), den man als **Totraumventilation** bezeichnet. ◄

Exkurs
Ventilations- und Perfusionsinhomogenitäten und Shunts
1. Rechts-Links-Shunts (Low-V_A/Q-Areale)

Shunt ist definiert als Blutfluss in das arterielle System, welcher nicht durch ventilierte Areale der Lunge geht. Man unterscheidet den anatomischen Shunt vom funktionellen Shunt.

1a. Anatomischer Shunt ($V_A/Q = 0$)

Ein Shunt ist ein **Kurzschluss** zwischen arteriellem und venösem Blutkreislauf bzw. Blutfluss vom rechten zum linken Herz ohne Teilnahme am Gasaustausch. Bei der Lunge wird der Anteil des gemischt venösen Blutes, das zum systemischen Kreislauf strömt, ohne mit ventilierten Lungenarealen in Kontakt zu kommen, **Shunt** genannt (Nunn 2000). In den anatomischen Strukturen gilt ein V_A/Q-Verhältnis von 0. Es handelt sich um vom Körper angelegte Gefäße bzw. **Gefäßkurzschlüsse** wie die Bronchial- und Pleuravenen (z. B. Vv. cordis minimae, Vv. bronchiales, arteriovenöse Anastomosen, Ösophagusvenen und die Vv. Thebesii des Myokards, die in den linken Ventrikel münden (Bickel-Schumacher 2005)). Bei Lungengesunden strömen etwa 3–5 % des Herzzeitvolumens durch die anatomischen Rechts-Links-Shunts.

1b. Funktioneller Shunt (F-Shunt) ($0>V_A/Q<0,8$)

Zu den funktionellen Shunts (intrapulmonaler Shunt) gehören alle hypoventilierten Lungenareale, die verhältnismäßig stark perfundiert sind.

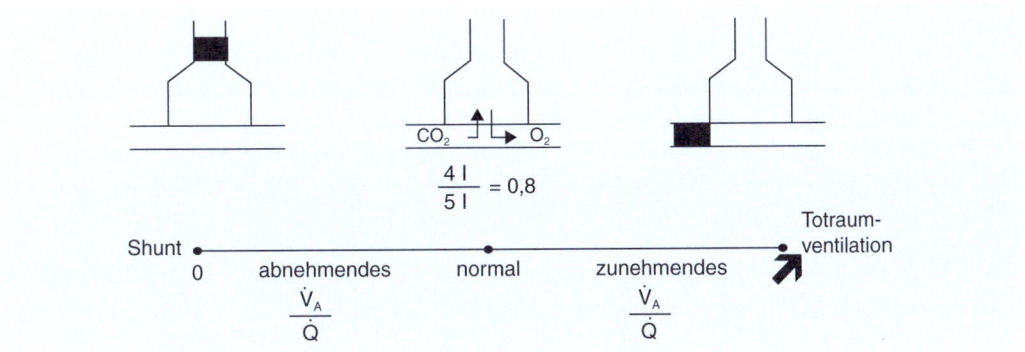

Abb. 5.2 Darstellung ausgehend vom mittleren V_A/Q-Wert. Extreme sind der Bereich mit $V_A/Q = 0$ (keine Ventilation, funktioneller Rechts-Links-Shunt) und der Bereich mit $V_A/Q = \infty$ (nicht ausreichende Perfusion, alveoläre Totraumventilation)

Sie entstehen, wenn die Alveolen kollabieren, infolge einer mechanischen Obstruktion nicht ventiliert werden oder durch eine akute Pneumonie mit Exsudat gefüllt sind. In diesen Lungenarealen gelten V_A/Q-Verhältnisse, die kleiner sind als normal, aber größer als Null.

2. Totraumventilation (High-V_A/Q-Areale)

Man unterscheidet generell den anatomischen Totraum vom physiologischen Totraum.

2a. Anatomischer Totraum (V_A/Q = ∞)

Der anatomische Totraum ist derjenige Anteil des Atmungstraktes, der der Luftleitung dient und in dem **kein Gasaustausch** stattfindet. Der anatomische Totraum umfasst die nicht am Gasaustausch teilnehmenden Atemwege des Respirationstraktes. Die Größe des anatomischen Totraumes (Nasen- bzw. Mundhöhle, Pharynx, Larynx, Tracheobronchialbaum) beträgt etwa 120–150 ml (Bickel-Schumacher 2005).

2b. Physiologischer Totraum (0,8<V_A/Q<∞)

Der physiologische Totraum ist eine **funktionelle Größe** und stellt keinen anatomisch abgrenzbaren Raum dar. Er besteht aus dem Anteil der Atmungsluft, der **nicht am Gasaustausch** teilnimmt, z. B. durch Lungenembolien, Lungenödem, Lungenemphysem und Rechtsherzinsuffizienz. Zum physiologischen Totraum gehört auch die Luft in abnormal großen Alveolen (z. B. bei Emphysem), in denen die zentralen Luftpartien zu weit von den Kapillaren entfernt sind, um am Gasaustausch teilnehmen zu können.

Auswirkungen der Ventilations- und Perfusionsinhomogenitäten bei COPD-Patienten

Die wesentlichen **Ursachen der Atemwegsobstruktion** bei COPD-Patienten sind:

- Hypertrophie der glatten Muskulatur der Atemwege,
- erhöhter Tonus der glatten Muskulatur der Atemwege,
- Bildung von Ödem,
- Schwellung des respiratorischen Epithels,
- Sekretbildung
- exspiratorischer Bronchialkollaps und
- Atemwegsinstabilität.

Die Verteilung der Atemwegsobstruktion ist nicht **gleichförmig**, und deshalb ist die Ventilation der Lunge ungleichmäßiger als bei Gesunden (Abb. 5.3). Ähnliches gilt für die Verteilung des pulmonalen Blutflusses (Perfusion). Diese zusätzliche krankheitsbedingte ungleichmäßige Verteilung von alveolärer Ventilation und Perfusion führt zu einer gravierenden Störung des V_A/Q-Verhältnisses und hat damit Einfluss auf die Oxygenierung und den Säure-Basen-Haushalt.

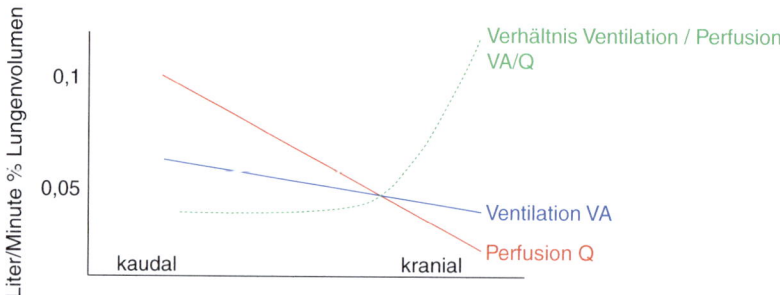

Abb. 5.3 Verteilung der Ventilation und Perfusion. (van den Berg 2005a, b)

5.2 Heterogenität der pulmonalen Perfusion

Die **Lungenperfusion** weist je nach Körperlage **starke regionale Inhomogenitäten** auf (Kleen 1999). In aufrechter Körperhaltung ist die Kapillarperfusion gravitationsbedingt in den apikalen Lungenarealen geringer als in den basalen Lungenanteilen.

Der rechte Ventrikel überträgt über die Blutgefäße eine **kinetische Energie**, die für den Aufbau eines vertikalen hydrostatischen Druckgradienten genutzt wird (Kleen 1999). Der **absolute pulmonal-arterielle Druck** vermindert sich in **senkrechter** Richtung, wodurch ab einer bestimmten Höhe der Druck über dem Herzen gegenüber der Atmosphäre gleich Null wird. Weiter kranial wird er sogar negativ (Bickel-Schumacher 2005). Entsprechend dem **Drei-Zo-** nen-Modell nach West (Abb. 5.4) ergibt sich, dass die regionale Perfusion der Lunge durch die **Differenz der vaskulären** und **alveolären Drücke** bestimmt wird (West 2001):

- Übersteigt der alveoläre Druck (p_A) den arteriellen Druck (p_a), so entsteht **kein regionaler Blutfluss**.
- Innerhalb der apikalen Lungenareale (**Zone 1**) liegt der arterielle Druck unterhalb des alveolären Drucks, sodass die Lungenkapillaren weitgehend kollabiert sind.
- In den unteren Lungenabschnitten (**Zone 3**) übersteigt der Gefäßinnendruck den alveolären Druck, woraus ein weites Kapillarlumen und eine starke Perfusion resultieren.
- In **Zone 2** ist der Alveolardruck niedriger als der arterielle Druck, aber höher als der pulmonal-venöse Druck (p_{pv}).

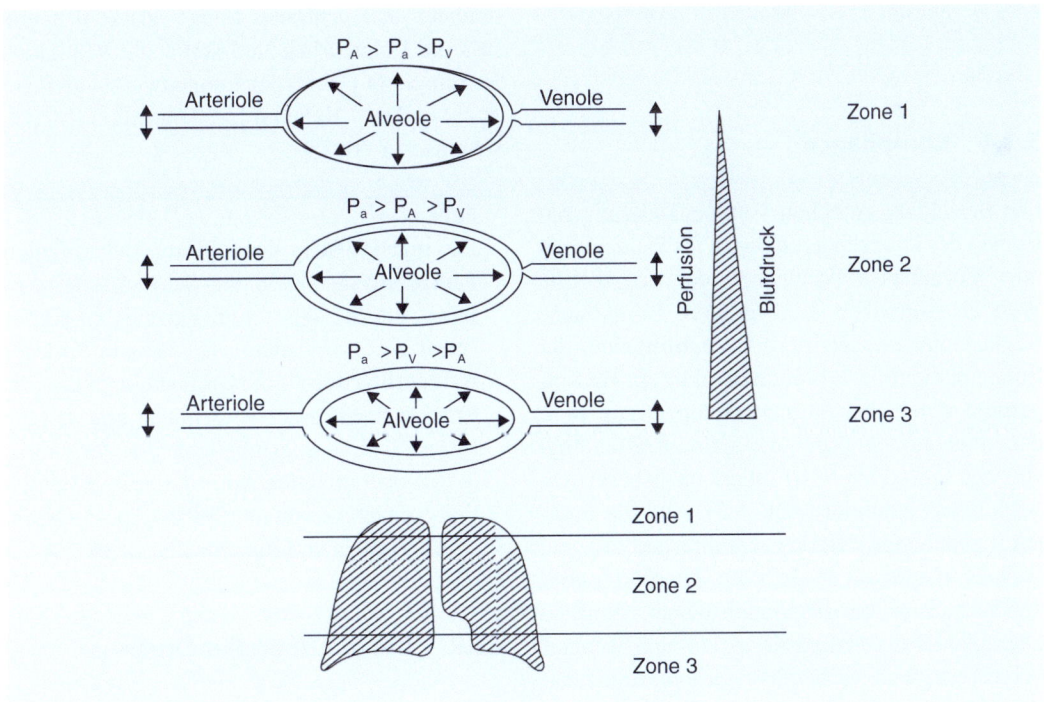

Abb. 5.4 Drei-Zonen-Modell nach West: Perfusionsverteilung der Lunge als Folge des vertikalen hydrostatischen Druckgradienten. (Kleen 1999)

▶ In Rücken- und Seitenlage sind die unteren Lungenareale besser perfundiert als die kranialen Bereiche. Die gravitationsbedingte Inhomogenität im Liegen ist jedoch weniger ausgeprägt als im Sitzen.

5.3 Heterogenität der alveolären Ventilation

Folgende wichtige Kenngrößen und Grundsätze, die Einfluss auf die alveoläre Ventilation und damit auf die Lungenfunktion haben, werden nachfolgend beschrieben:

> **Beeinflussende Faktoren für die alveoläre Ventilation**
> - Compliance (C)
> - Transpulmonaler Druck (p_{tp})
> - Funktionelle Residualkapazität (FRC)

5.3.1 Compliance

Die Beziehung zwischen Volumenänderung pro Einheit der Druckänderung wird als Dehnbarkeit oder Compliance bezeichnet, der umgekehrte Wert als Steifigkeit. Eine größere Compliance (C) bedeutet eine **leichtere Ausdehnbarkeit** der Lunge bei gleichem Intrathorakaldruck. Hervorgerufen durch den intrathorakalen Druck bzw. den Pleuradruck, der gravitationskraftbedingt von der Spitze (ca. −10 mbar) nach basal (ca. −2,5 mbar) zunimmt (Abb. 5.5), sind die basalen Lungenareale stärker komprimiert als die apikalen (Oczenski et al. 2005). Hierdurch können sie sich bei der Inspiration besser entfalten. Die apikalen Lungenareale lassen sich weniger vergrößern, weil sie bereits deutlich vorgedehnt sind. Die basalen Lungenareale haben somit eine höhere Compliance und sind demzufolge besser ventilierbar als die apikalen.

Entsprechend den biomechanisch eingeschränkten Erweiterungsmöglichkeiten des Thorax bzw. der **geringen Compliance** in den krani-

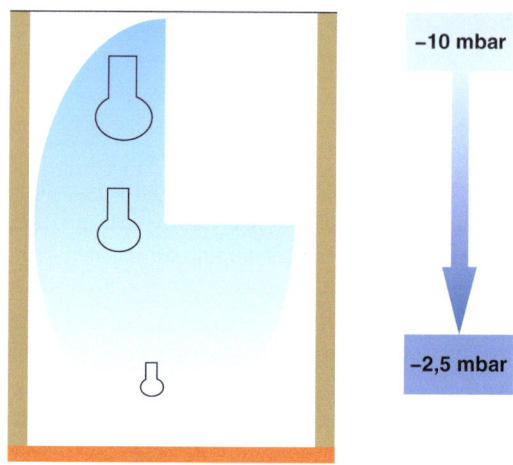

Abb. 5.5 Zunahme des Pleuradruckgradienten von apikal nach basal (van Gestel 2009)

alen und dorsalen Lungenanteilen werden diese Areale schlechter ventiliert als die Bereiche der kaudalen und ventralen Lunge. Zusätzlich gilt, dass die Dehnbarkeit und somit die Ventilation der Lunge im Gebiet der Lungenwurzel geringer ist als in den peripheren Lungenarealen (Bickel-Schumacher 2005).

> **Fazit**
> Die **mechanische Vordehnung der apikalen Lungenareale** durch die Schwerkrafteinwirkung macht diese Lungenbereiche **steifer** (niedrige Compliance) und dadurch **schlechter ventilierbar** als die basalen Lungenanteile. Entsprechend dieser Vordehnung und den geringen Erweiterungsmöglichkeiten des Thorax in den oberen Teilen weist die Lungenventilation ein Gefälle von der Spitze (Apex) zur Basis auf (Calzia und Radermacher 1999). ◄

5.3.2 Transpulmonaler Druck

▶ **Transpulmonaler Druck** Der transpulmonale Druck (p_{tp}) ist definiert als die Druckdifferenz zwischen Alveolardruck (p_{alv}) und Pleuradruck (p_{pl}) und bestimmt maßgebend das Lumen der peripheren Lungenareale (Bronchiolen und Alveolen).

Für das Offenhalten der peripheren Lungenareale ist ein **positiver transpulmonaler Druck** notwendig. In aufrechter Haltung ist der transpulmonale Druck in den apikalen Lungenarealen am größten und nimmt basalwärts kontinuierlich ab. Wird der transpulmonale Druck (p_{tp}) durch eine erhöhte Kompression **negativ**, z. B. **als Folge**

- einer forcierten Exspiration,
- eines Pleuraergusses,
- eines interstitiellen oder alveolären Lungenödems,

werden Lungenareale zusammengedrückt, und es kann zum Verschluss der terminalen Atemwege und Bronchiolen- und Alveolarkollaps bzw. Atelektasenausbildung kommen (Oczenski et al. 2005). Eine Erhöhung des transpulmonalen Drucks (p_{tp}) führt zur Rekrutierung nichtventilierter Lungenareale und trägt demzufolge zur Reduktion des zyklischen Kollabierens und Wiederöffnens der Alveolen bei.

Transpulmonaler Druck

$$p_{tp} = p_{alv} - p_{ppl}$$

Transpulmonaler Druck (p_{tp}) = Alveolardruck (p_{alv}) − Pleuradruck (p_{pl}). Die Maßeinheit wird in mbar angegeben.

Transpulmonale Drücke (p_{tp})

Lungenareal	Transpulmonaler Druck (p_{tp}) ist gleich	Alveolardruck (p_{alv}) minus	Pleuradruck (p_{pl})
Apikal	10 mbar =	0−	−10 mbar
Basal	2,5 mbar =	0−	−2,5 mbar

5.3.3 Funktionelle Residualkapazität

Die **funktionelle Residualkapazität (FRC)** ist das Gasvolumen, das am Ende einer normalen Exspiration in der Lunge verbleibt; dies entspricht der Atemruhelage am Ende einer normalen Exspiration.

Einfluss auf die Lungenfunktion

Als statische Kenngröße der Lungenfunktion gibt die funktionelle Residualkapazität (FRC) Auskunft über die **Dehnungsfähigkeit** (Compliance) des **gesamten Atemapparates** (Lunge und Thorax). Die FRC ist mit ungefähr **3 l** beim Gesunden gegenüber den 0,5 l des Atemzugvolumens vergleichsweise groß. Dadurch stellt die FRC einen nicht zu unterschätzenden **Puffer** gegenüber starken Schwankungen der inspiratorischen Gaskonzentrationen und der arteriellen O_2- und CO_2-Partialdrücke dar. Dadurch ändern sich die alveolären Partialdrücke bei gesunden Probanden während des Atemzyklus mit ±2 mmHg nur geringfügig, und auch während der Exspirationsphase wird ein optimaler Gasaustausch gewährleistet. Das niedrige Atemzugvolumen bewirkt, dass sich die Abmessungen der Alveolen bei einem normalen Atemzyklus nur wenig ändern. Dadurch wird der Tendenz zu einem Alveolarkollaps entgegengewirkt, die durch die Oberflächenspannung der Alveolen immer gegeben ist.

Bei **obstruktiven Ventilationsstörungen** kann es wegen der Lungenüberblähung zu einer Erhöhung der Atemmittellage kommen; konsekutiv erhöht sich dann auch die FRC (Rothe 2006).

▶ Außerdem gilt, dass sowohl das Residualvolumen als auch die FRC aufgrund des Abbaus der elastischen Lungen- und Atemwegsanteile mit dem Alter zunehmen.

Einfluss auf die Compliance des gesamten Atemapparates

Da sich in der klinischen Praxis die Compliance von Thoraxwand und Lunge nicht einfach getrennt messen lässt, ist es sinnvoll von einer Compliance (C) des gesamten Atmungsapparates zu sprechen. Die Compliance ist das **Maß für die Dehnbarkeit** des gesamten Atmungsapparates oder dessen Komponenten und wird in der Dimension **Volumen/Druck** gemessen. Errechnet wird die Compliance aus dem Quotienten der

Lungenvolumenänderung (ΔV) und der intrathorakalen Druckänderung (ΔP) (Bickel-Schumacher 2005). Da der ösophageale Druck leichter messbar ist als der pleurale Intrathorakaldruck, wird in klinischen Anwendungen meist der intraösophageale Druck als Surrogatmarker für den Pleuradruck gemessen, z. B. mit Ballonsonden. Ein **höherer Compliance-Wert** bedeutet leichtere Lungendehnbarkeit, wohingegen ein **kleinerer Wert** eine geringe Lungendehnbarkeit anzeigt. Eine Absenkung der Compliance <50 ml/cmH_2O bezeichnet man als deutliche, eine Absenkung <30 ml/cmH_2O als schwere Einschränkung der Lungenfunktion.

Compliance

$$C = \Delta V / \Delta P$$

C: Compliance (Maß für die Dehnbarkeit), definiert als Verhältnis von Volumenänderung zu der damit verbundenen Druckänderung. Einheit ist l/mbar oder ml/cmH_2O.

Beispiel

Steigt der Druck bei Einströmen von 1 l Luft in das System um 10 mbar an, so beträgt die Compliance 0,1 l/mbar. ◄

Die **Compliance** des gesamten Atmungsapparates ist nicht über den gesamten Atemzyklus gleich. Sobald das Lungenvolumen die FRC erreicht, hat der Atmungsapparat seine größte Dehnbarkeit erreicht und nimmt sowohl in Richtung der In- als auch der Exspirationsstellung ab. Bei gesunden Menschen ist der **effektivste Gasaustausch** bei einem endexspiratorischen Volumen (EEV) auf dem Niveau einer normalen funktionellen Residualkapazität (FRC) möglich, da sich

- Druck-Volumen-Beziehung des respiratorischen Systems,
- Atemarbeit,
- Ventilations-Perfusions-Verhältnis und
- pulmonaler Gefäßwiderstand

in optimalem Gleichgewicht bzw. Zustand höchster Effizienz befinden (Wagner 2006).

5.3.4 Funktionelle Residualkapazität: Einfluss auf den Atemwegswiderstand

Jede größere Abnahme der FRC geht neben der Abnahme der Compliance zusätzlich mit der Zunahme der Resistance einher (R_{AW}, Maß für den Atemwegswiderstand; angegeben als Druckdifferenz pro Einheit der Stromstärke). Erhöht wird die **Resistance** durch

- Bronchialsekret,
- Schwellung der Bronchialschleimhaut,
- Verlust der Retraktionskraft des Lungenparenchyms und
- dynamische Kompression während der Exspiration.

Normalerweise verhindert das elastische Grundgerüst des Lungenparenchyms, dass sich die exspiratorische intrathorakale Druckerhöhung auf die Bronchien auswirkt, d. h., deren Durchmesser bleibt im Wesentlichen unverändert.

Auswirkungen bei einem Lungenemphysem
Bei **Zerstörung der elastischen Fasern**, z. B. beim Lungenemphysem, führt der erhöhte intrathorakale Druck während der Exspiration zu einer Verengung der Bronchien. Während der Exspiration können die terminalen Atemwege (Bronchien mit 0,5–0,9 mm Durchmesser) durch den umgebenden Intrathorakaldruck verschlossen werden, besonders in den basalen Lungenarealen. Dieser Verschluss der terminalen Bronchien führt zu **Airtrapping** (gefangene Luft in den Alveolen) (Oczenski et al. 2005). Bei fortschreitendem Prozess kann es sogar schon in einer frühen Phase der forcierten Exspiration zum **Atemwegskollaps** kommen, verursacht durch

- eine lokale Verteilungsstörung von Ventilation und Perfusion mit Anstieg des Shunts,
- eine erhöhte alveoläre Totraumventilation und
- eine arterielle O_2-Unterversorgung.

Außerdem ist die Effektivität und Produktivität des Hustenstoßes beträchtlich eingeschränkt, da das Sekret nicht expektoriert werden kann.

5.3.5 Funktionelle Residualkapazität: Einfluss auf die Zwerchfellfunktion

Eine chronische Lungenüberblähung bzw. Hyperinflation senkt die funktionelle Kraft des Zwerchfells (Smith und Bellemare 1987). Smith et al. weisen darauf hin, dass Muskeln, die, bedingt durch eine Verkürzung, bei gleicher neuronaler Aktivität nur eine verminderte Kraft generieren können (Smith und Bellemare 1987). Bei einer optimalen Länge (Lo) des Muskels sind die Aktin- und Myosinfilamente in optimaler Beziehung und Überlappung zueinander, und die Spannung, die erbracht werden kann, ist maximal (Smith und Bellemare 1987).

5.3.6 Reduktion der funktionellen Residualkapazität

Folgen einer verminderten funktionellen Residualkapazität (Rossaint et al. 2004)
- Verschlechterung der Oxygenierung
- Verschlechterung des Ventilations-Perfusions-Verhältnisses
- Kompression der terminalen Atemwege während der Exspiration
- Ausbildung von (v. a.) dorsobasalen Atelektasen
- Compliance (C) des gesamten Atemapparates nimmt ab
- Vordehnung und Atemexkursion des Zwerchfells nehmen zu
- Atemwegswiderstand (R_{AW}) nimmt zu

Literatur

Berg F v d (2005a) Angewandte Physiologie (2) Organsysteme verstehen. Thieme, Stuttgart

Berg F v d (2005b) Angewandte Physiologie (3) Therapie, Training, Tests. Thieme, Stuttgart

Bickel-Schumacher C (2005) Veränderungen des pulmonalen Gasaustausches und deren Hämodynamik während Ein-Lungen-Beatmung unter Almitrinbismesylat und Stickstoffmonoxid. Inaugural Dissertation der Justus-Liebig-Universität Gießen

Calzia E, Radermacher P (1999) Klinische Bedeutung von Ventilations- und Perfusionsbeziehungen. Intensivmed 36(suppl I):9–12

DeTurk WE, Cahalin LP (2004) Cardiovascular and pulmonary physical therapy: an evidence-based approach. The McGraw-Hill Companies, New York part 3, ch 9

Kleen M (1999) Heterogenität der pulmonalen Perfusion. Intensivmed 36:250–259

Nunn JF (2000) Applied respiratory physiology. Blutterworks, London, S 181–187

Oczenski W, Andel H, Werba A (2005) Atmen und Atemhilfen. Thieme, Stuttgart/New York

Rossaint R, Werner C, Zwissler B (2004) Allgemeine und spezielle Anästhesiologie, Schmerztherapie und Intensivmedizin. Die Anästhesiologie, 1. Aufl. Springer, Heidelberg

Rothe T (2006) Dynamische Lungenüberblähung: Implikationen für die klinische Praxis. Schweiz Med Forum 6:474–478

Smith J, Bellemare F (1987) Effect of lung volume on in vivo contraction characteristics of human diaphragm. J Appl Physiol 62:1893–1900

Wagner T (2006) Brochialobstruktion in der Intensivmedizin. Internist 47:342–355

West JB (2001) Pulmonary physiology and pathophysiology. Lippincott Williams & Wilkins, Philadelphia

Diffusion

6

Esther I. Schwarz und Jörg Steier

Inhaltsverzeichnis

6.1   Die Diffusion

Die **Diffusion** von Gasen entlang der Blut-Gas-Schranke ist neben der Ventilation und der Perfusion ein wichtiger Bestandteil des **Gasaustausches**. Sie führt zum Konzentrationsangleich von Gasen und erfolgt **passiv**. Die Diffusion erfolgt von einem Areal mit hohem zu einem Areal mit tiefem Partialdruck eines Gases, d. h., Sauerstoff diffundiert entlang der alveolo-kapillären Membran von den Alveolen in den Pulmonalkreislauf und Kohlendoxid aus dem Blut in die Alveolen. Nicht nur der Gasaustausch zwischen Alveolen

E. I. Schwarz (✉)
Klinik für Pneumologie und Zentrum für
Schlafmedizin, Universitätsspital Zürich,
Zürich, Schweiz
e-mail: estherirene.schwarz@usz.ch

J. Steier
Guy's & St Thomas' NHS Foundation Trust, King's
College London, London, Großbritannien
e-mail: Joerg.Steier@gstt.nhs.uk

J. Steier, A.-K. Rausch-Osthoff (Hrsg.), *Physiotherapie bei chronisch-obstruktiven Atemwegs- und Lungenerkrankungen*, https://doi.org/10.1007/978-3-662-63613-8_6

und Kapillaren, sondern auch zwischen Blut und Zellen erfolgt durch Diffusion.

Der Gasaustausch innerhalb der Lunge hängt vom **Konzentrationsunterschied** der Gase zwischen den beiden Grenzschichten der alveolo-kapillären Membran ab. Der **Löslichkeitskoeffizient** variiert je nach Gas, Lösungsmittel und Temperatur. Aufgrund der unterschiedlichen Löslichkeit von CO_2 und O_2 ist die Diffusionsangleichung für CO_2 in der Alveole wesentlich schneller als für O_2.

6.2 Das Fick'sche Gesetz der Diffusion

Das **Fick'sche Gesetz der Diffusion** besagt, dass das Volumen Gas, das per Minute diffundiert, proportional zur Fläche (A), invers proportional zur Dicke (d) der Membran, proportional zur Diffusionskonstante (D), proportional zum Löslichkeitskoeffizient (α) sowie proportional zur Differenz der Partialdrücke (K1-K2) ist, welche die treibende Kraft der Diffusion darstellt.

Fick'sches Gesetz der Diffusion

$$VG = (K1 - K2) \times D \times \alpha \times A / d$$

Volumen der diffundierenden Gasmenge = Konzentration 1–2 × Diffusionskoeffizient × Löslichkeitskoeffizient × Diffusionsfläche/Diffusionsstrecke

- VG: Diffusionsmenge des Gases (l/min bzw. m^3/s)
- K1-K2: Partialdruckdifferenz des Gases zwischen den Seiten der Diffusionsmembran
- D: Krogh-Diffusionskonstante
- α: Löslichkeitskoeffizient
- A: Gasaustauschfläche
- d: Diffusionsstrecke

▶ **Cave** Der Löslichkeitskoeffizient (α) ist für CO2 sehr viel höher als für O_2.

Die Diffusion eines Gases erfolgt stets von Orten höheren zu Orten niedrigeren Drucks. Je größer das **Partialdruckgefälle** ist, desto rascher findet der passive Gasaustausch statt. Dies geschieht so lange, bis ein Gleichgewicht herrscht. Die **Geschwindigkeit**, mit der die Angleichung stattfindet, hängt vom Konzentrationsgefälle bzw. der Druckdifferenz ab. Ein effektiver Diffusionsprozess ist an eine große Austauschfläche (A) und einen kurzen Diffusionsweg (d) gebunden. Diese Voraussetzungen sind in der Lunge erfüllt.

6.3 Die Blut-Gas-Schranke

Die Blut-Gas-Schranke, die alveolo-kapilläre Membran, setzt sich folgendermaßen zusammen und ist <1 µm: Surfactant, Alveolarepithel, Basalmembran der Epithel- und Endothelzellen, Endothel (Abb. 6.1, 6.2 und 6.3). Bei der Diffusion kommt der **Dicke der Alveolarmembran** eine wichtige Rolle zu. Eine dickere Membran verlängert die Diffusionszeit. Beim Gesunden ist die Alveolarmembran weniger als 1 µm weit. Die Alveolen sind durch Alveolarepithelien ausgekleidet, wobei die Alveolarepithelzellen Typ I (Pneumozyten Typ I) den Großteil der Alveolarinnenfläche ausmachen. Die Alveolarzellen Typ II (Pneumozyten Typ II) sind kubische Zellen, die Surfactant produzieren. **Surfactant** ist ein für die Herabsetzung der Oberflächenspannung erforderliches Molekülgemisch. Alveolarzellen vom Typ II sind regenerationsfähig und können weiter zu Deckepithelzellen (Typ I) differenzieren. Die alveolären Epithelzellen werden durch ein schmales Interstitium von der kapillären Basalmembran getrennt. Im Interstitium befinden sich auch Fibroblasten, die bei verschiedenen Krankheitsprozessen (z. B. Lungenfibrose) bedeutsam sind.

Die Dicke der alveolo-kapillären Membran ist in einer gesunden Lunge sehr gering und die Fläche für den Gasaustausch in der Lunge sehr groß. Bei einer **Diffusionsstörung** ist der Gasaustausch über die alveolo-kapilläre Membran beeinträchtigt. Eine Verdickung der Membran oder eine Verkürzung der Kontaktzeit führt zu einer Diffusionsstörung. Es gibt verschiedene

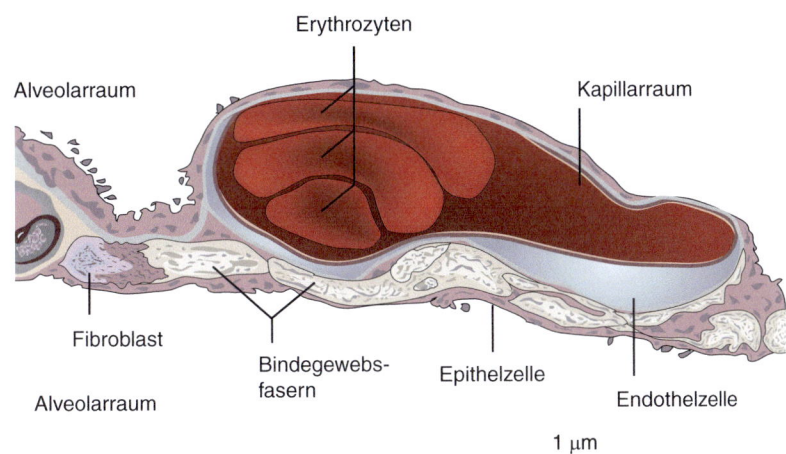

Abb. 6.1 Querschnitt einer Lungenkapillare im Lungengewebe, die beidseitig an den Alveolarraum grenzt. Wegen der bikonkaven Form der Erythrozyten ist die Diffusionsstrecke nur kurz. (Modifiziert nach Block et al. 2006)

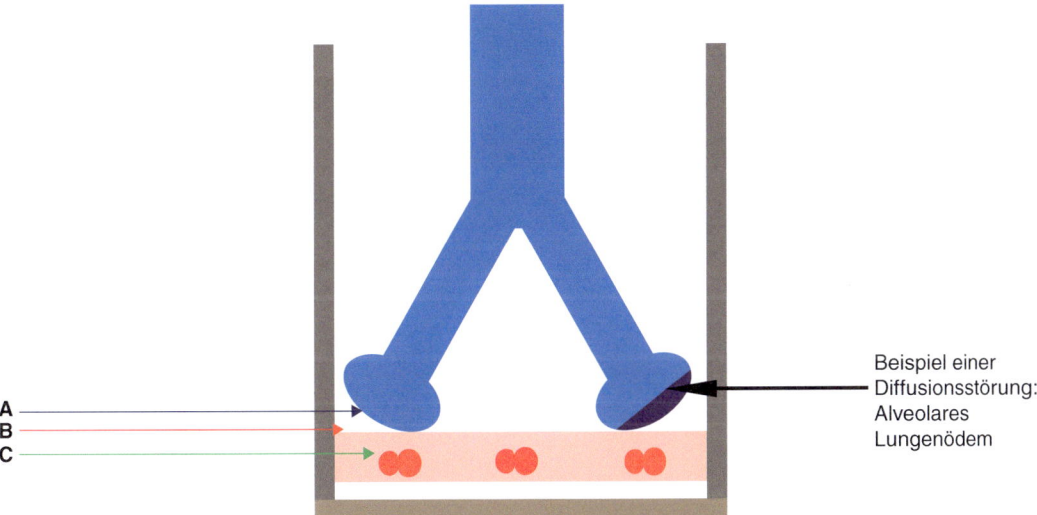

Abb. 6.2 Blut-Gas-Schranke: Schematische Darstellung der Alveolarmembran mit zwei Alveolen, einer pulmonalen Blutbahn und drei Erythrozyten (*rot*). *A* Alveolarepitel; *B* Kapillarendothel; *C* Erythrozytenmembran. In der linken Alveole ist die Alveolarmembran dünn und die Diffusionsstrecke kurz. In der rechten Alveole ist die Membran durch eine Flüssigkeitsansammlung verdickt. Die Diffusion ist gestört, da der Gasaustauch langsamer erfolgt. (van Gestel 2009)

Ursachen dafür, u. a. eine interstitielle Lungenerkrankung mit Verdickung der Membran oder ein Lungenödem.

Die Diffusion von Sauerstoff von den Alveolen in die Kapillaren an der Blut-Gas-Schranke erfolgt rasch und nicht die gesamte Kontaktzeit wird hierzu benötigt, d. h., sie ist in der gesunden Lunge in Ruhe zu einem großen Teil perfusions- und nicht diffusionslimitiert.

Der Diffusionsprozess kann durch Verdickung der Blut-Gas-Schranke, Verkürzung der Kontaktzeit, z. B. durch Exercise, oder durch Reduktion des alveolären PO_2, z. B. hypobare Hypoxie in der Höhe, beeinträchtigt werden. Insbesondere bei Kombination dieser Veränderungen kommt es zu einer ausgeprägteren Hypoxämie.

▶ **Acinus** Als Acinus bezeichnet man die funktionelle Einheit von Bronchiolus terminalis, dem anschließenden Gangsystem und den zugehörigen Alveolen, deren Blut am Gasaustausch teilnimmt (Abb. 6.4).

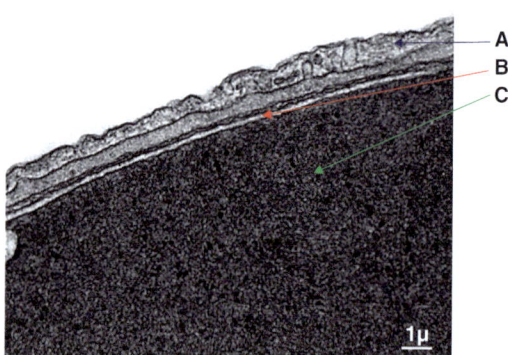

Abb. 6.3 Darstellung der Blut-Gas-Schranke, bestehend aus Alveolarepithel, Kapillarendothel und Erythrozyt. Die Blut-Gas-Schranke beträgt an sehr dünnen Stellen nur ca. 200–500 nm. *A* Alveolarepithel; *B* Kapillarendothel; *C* Erythrozyt. (Groscurth 2004)

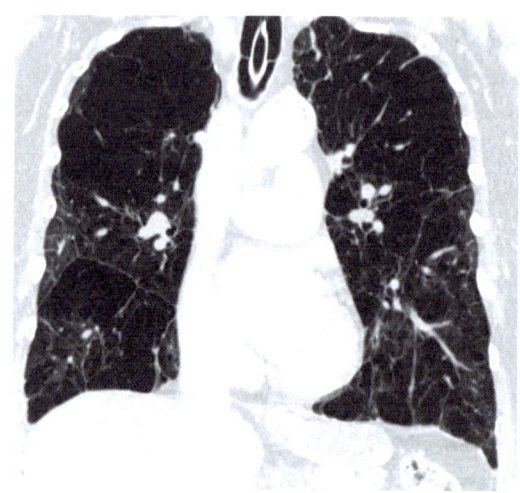

Abb. 6.5 Computertomografie der Lunge mit Nachweis eines fortgeschrittenen Lungenemphysems

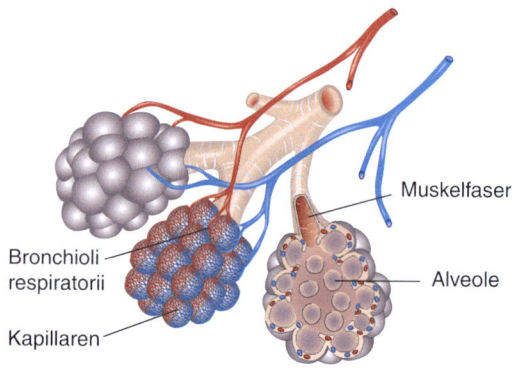

Abb. 6.4 Die peripheren Atemwege: Bronchioli respiratorii, Alveolen und Blutgefäße. (Modifiziert nach Neustädter 2000; Block et al. 2006)

In der menschlichen Lunge gibt es ungefähr 25.000 Acini. Jeder Acinus enthält selbst etwa 10.000 Alveolen (Abb. 6.4). Somit kommt man auf eine geschätzte Anzahl von 250 Mio. Alveolen in der menschlichen Lunge (Zinserling 2005).

6.4 Mechanismen einer Diffusionsstörung

6.4.1 Abnahme der Gasaustauschfläche

Beim **Lungenemphysem** kommt es durch irreversible **Zerstörung der Alveolarwände und -septen** zu einer Erweiterung der distalen Atemwege und zu einer **Abnahme der Gasaustauschfläche** (Abb. 6.5). Auch das Kapillarbett wird zerstört. Eine Abnahme der alveolären Gasaustauschfläche wird auch nach Pneumonektomie oder z. B. bei Atelektasen, Tumoren, Pneumonien oder Lungenödem beobachtet.

6.4.2 Verdickung der alveolo-kapillären Membran und Diffusionsblock

Interstitielle Lungengerüsterkrankungen, welche zu **entzündlich-fibrosierenden Veränderungen** des Interstitiums führen, gehen klassischerweise mit einer **Verdickung der alveolo-kapillären Membran** einher. Das **Adult Respiratory Distress Syndrome (ARDS)** führt ebenfalls zu einer Zunahme der Dicke des Blut-Gas-Schranke, je nach Stadium des ARDS über verschiedene Mechanismen (Ödem, hyaline Membranen, Zellproliferation, Fibrose). Bei diesen Erkrankungen spielt eine Entzündungsreaktion eine entscheidende Rolle in der Pathogenese. Es kommt zu interstitiellen Veränderungen des Lungenparenchyms mit Verdickung der alveolo-kapillären Membran und nachfolgender Diffusionsstörung.

Zur Zunahme der Diffusionsstrecke („Diffusionsblock") kommt es auch bei Flüssigkeitsansammlungen in den Alveolen (Kongestion) oder im Interstitium. Das kardiogene oder nichtkardiogene Lungenödem beeinträchtigt somit ebenfalls die Diffusion und ist eine häufige Ursache einer passageren Hypoxämie. Auch pneumonische Infiltrate verändern die Diffusionsstrecke.

6.4.3 Verkürzung der Kontaktzeit der Erythrozyten mit der Blut-Gas-Schranke

Während seiner Passage durch die Lungenkapillare steht der einzelne Erythrozyt nur für eine kurze Zeit von etwa 0,3 s mit dem Alveolarraum in Kontakt für die Diffusion. Diese Kontaktzeit reicht jedoch aus, um den Sauerstoffpartialdruck im Blut und im Alveolarraum anzugleichen. Dies ist nicht für alle Gase gleich. Eine **Zunahme der Strömungsgeschwindigkeit bei körperlicher Belastung oder Kreislaufpathologien** verkürzt die Kontaktzeit und kann die Diffusion der Blutgase beeinträchtigen. Auch bei **Rarefizierung des Gefäßbettes** oder bei hypoxischer pulmonaler Vasokonstriktion kann die Kontaktzeit der Erythrozyten mit der Blut-Gas-Schranke verkürzt werden.

Mechanismen der Diffusionsstörung
- Abnahme der Gasaustauschfläche bzw. der Fläche der Blut-Gas-Schranke (z. B. Emphysem)
- Verdickung der alveolo-kapillären Membran (z. B. interstitielle Lungenerkrankung)
- Diffusionsblock durch Ödem der alveolo-kapillären Membran (z. B. Lungenödem)
- Verkürzung der Kontaktzeit von Blut und Alveolen (z. B. bei körperlicher Belastung)

6.5 Krankheitsbilder assoziiert mit Diffusionsstörung

Die Diffusion kann in mehrfacher Hinsicht gestört sein. Da Kohlendioxid (CO_2) aufgrund seiner besseren Löslichkeit viel schneller und damit effektiver als Sauerstoff (O_2) durch die Alveolarwand diffundiert, beeinträchtigen Lungenerkrankungen, die die Diffusion behindern, v. a. die O_2-Aufnahme (Tobin 1998).

COPD
In Rahmen der COPD wird eine Vielzahl von Mediatoren, Proteasen, Oxidanzien und toxischen Peptiden freigesetzt. Folgen sind eine Hypersekretion und Dysfunktion der mukoziliären Clearance, ein Elastizitätsverlust des Lungengewebes, eine Destruktion der kleinen Atemwege, ein früher Kollaps der Atemwege und eine erhöhte Resistance während der Exspiration, eine Erhöhung des Residualvolumens und eine Überblähung, die die Atemmechanik beeinträchtigt und die Last auf der Atemmuskelpumpe erhöht. Drei pathophysiologische Veränderungen, welche unterschiedlich ausgeprägt sein können, kennzeichnen die COPD: Emphysem, Mukushypersekretion der größeren Atemwege und Obstruktion der kleinen Atemwege. Die Mechanismen der Gasaustauschstörung bei COPD sind vielfältig und der Ventilations-Perfusions-Mismatch spielt eine wesentliche Rolle. Durch die Destruktion des Lungenparenchyms mit Rarefizierung und Remodeling des Gefäßbettes des Pulmonalkreislaufs wird aber auch die Diffusion wesentlich beeinträchtigt (Abb. 6.5).

Interstitielle Lungenerkrankungen und Lungenfibrose
Die **Lungenfibrose** umfasst eine heterogene Gruppe von Erkrankungen mit **teilweise bekanntem Auslöser** und einer großen Subgruppe von **idiopathischen interstitiellen Pneumopa-**

thien, die sich durch Veränderungen des interstitiellen Lungengerüstes kennzeichnen. Eine **Fibrosierung** ist eine krankhafte Vermehrung des Bindegewebes in menschlichen Geweben und Organen. Diese Bindegewebsvermehrung führt zu einer Zunahme der Diffusionsstrecke und Abnahme der Diffusionskapazität und damit primär zu einer Hypoxämie bei Gasaustauschstörung. Die Lungenfibrose führt zu einer progredienten restriktiven Ventilationsstörung, im Zuge dieser es im Verlauf auch zur Beeinträchtigung der Ventilation kommen kann. Unter Belastung nimmt die Gasaustauschstörung stark zu und es kann auch eine atemmechanische Limitierung auftreten.

Interstitielles und alveoläres Lungenödem

Die wichtigste Ursache für die Entstehung eines interstitiellen Lungenödems ist eine Blutstauung in den Lungenkapillaren aufgrund einer **Linksherzinsuffizienz**. Durch den Rückstau kommt es zu einer Druckerhöhung in den Kapillaren, wodurch Flüssigkeit durch die Alveolarwand in die Alveolen gepresst wird. Durch diese Flüssigkeitsansammlung wird der Gasaustausch in der Lunge behindert. Beim alveolären Lungenödem kommt es innerhalb der Alveolen zu einer **Transsudat-** oder **Exsudatansammlung**, z. B. durch Überlastung des pulmonalen Lymphabflusses. Die alveolären Septen verbreitern sich und die Diffusion von Sauerstoff wird gestört. Außerdem können krankheitsbedingte Entzündungsmediatoren im Exsudat proteolytische Zellschädigungen mit konsekutiver Permeabilitätsstörung der pulmonalen Endothel- und Epithelschicht verursachen.

ARDS

Das akute Lungenversagen (ARDS = Adult Respiratory Distress Syndrome) ist eine in ihren pathophysiologischen Einzelheiten noch nicht völlig geklärte Entzündung des Lungenparenchyms, welche durch eine endotheliale und epitheliale Schädigung der alveolo-kapillären Strukturen mit konsekutiver Flüssigkeitseinlagerung, Surfactantverlust und Destruktion der Alveolararchitektur charakterisiert ist. Die Integrität der Blut-Gas-Schranke wird beim diffusen Alveolarwandschaden verletzt (v. a. Schaden an den Typ-I-Alveolarzellen). Die Permeabilität ist erhöht und es kommt zum Ödem. Reparaturmechanismen setzten ein und Zellen proliferieren, sodass es zu einer weiteren Verdickung der Blut-Gas-Schranke kommt. Das Remodeling kann im Verlauf in Fibrose enden.

6.6 Messung der Diffusionseinschränkung

6.6.1 Diffusionskapazität

In Lungenfunktionslaboratorien wird die Diffusionskapazität in der Regel als Single-Breath Diffusion Capacity gemessen. Dabei wird ein Gasgemisch mit einer bekannten Konzentration von Kohlenmonoxid (CO) und einem inerten Gas, welches nicht diffundiert, eingeatmet. Die Diffusionseigenschaften der Blut-Gas-Schranke limitieren die Diffusion von CO, d. h., CO ist diffusionslimitiert und somit geeignet zur Verwendung in der Messung der Diffusionskapazität.

Grundsätzlich kann ebenfalls das Fick'sche Gesetz herangezogen werden, wobei die Eigenschaften der Diffusionsmembran (Dicke, Fläche) und die Diffusionskonstante, die nicht direkt gemessen werden können, als Diffusionskapazität zusammengefasst werden.

Bei der Single-Breath-Diffusionskapazitätsmessung wird eine bekannte Konzentration von CO eingeatmet, die zu testende Person hält mind. 10 s den Atem an und atmet dann aus. Der erste Anteil der Ausatemluft wird wegen des Totraumes verworfen und im restlichen Teil der Ausatemluft wird der Partialdruck des CO analysiert. So kann die CO-Verschwinderate bzw. die CO-Diffusionskapazität berechnet werden.

> **Diffusionskapazität**
> Fick'sches Gesetz: $VG = (K1\text{-}K2) \times D \times A/d$
> Diffusionskapazität: $DL = VG/(K1\text{-}K2)$
> Diffusionskapazität für CO, da K2 (Blut) von CO fast 0: $D_{L\text{-}CO} = VG/K1$, d. h. $VG/p_{A\text{-}CO}$

- VG: Diffusionsmenge des Gases (l/min bzw. m^3/s)
- K1-K2: Partialdruckdifferenz des Gases zwischen den Seiten der Diffusionsmembran
- D: Krogh-Diffusionskonstante
- A: Gasaustauschfläche
- d: Diffusionsstrecke

Anhand der Single-Breath-Diffusionskapazitätsmessung wird eine Diffusionseinschränkung in folgende Schweregrade eingeteilt (Tab. 6.1).

Tab. 6.1 Schweregradeinteilung der Diffusionseinschränkung

DLCO (in % Soll)	Diffusionseinschränkung
≥80	Normal
60–79	Leicht
40–59	Mittelschwer
<40	Schwer

DLCO Diffusionskapazität für CO in der Single-Breath-Diffusionsmessung

▶ **Cave** Der Hämoglobingehalt des Blutes und der Anteil CO-Hb beeinflussen die Diffusionskapazitätsmessung. CO bindet an derselben Stelle ans Hämoglobin wie O_2, hat jedoch eine höhere Affinität zum Hämoglobin. Eine Anämie und ein erhöhter CO-Hb-Wert bei Rauchern führen zur Unterschätzung der Diffusionskapazität. Die Angabe des aktuellen Hämoglobinwertes ist somit relevant.

6.6.2 Alveolo-arterieller Gradient

Der anhand der Gasgleichung mit einer arteriellen Blutgasanalyse zu errechnende alveolo-arterielle Gradient gradiert das Ausmaß einer Gasaustauschstörung anhand von Diffusionsstörung, Rechts-Links-Shunt und Ventilations-Perfusions-Mismatch. Dieser ist also nicht ein Maß spezifisch für die Diffusion, sondern bezieht verschiedene Mechanismen der Gasaustauschstörung ein (Abb. 6.6).

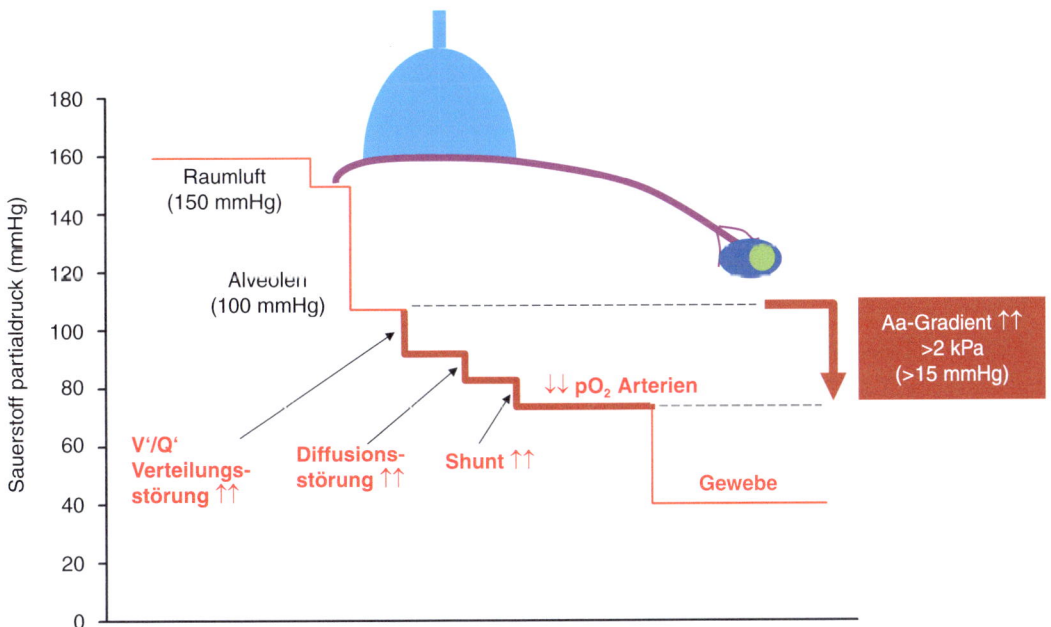

Abb. 6.6 Verlauf des Sauerstoffpartialdruckes von der Umgebungsluft über die Alveolen bis zum arteriellen Blut. Eine Diffusionsstörung, ein erhöhter Ventilations-Perfusions-Mismatch und ein Rechts-Links-Shunt führen zu einer Zunahme des alveolo-arteriellen Sauerstoffgradienten und damit zu einer Zunahme des Abfalls des arteriellen Sauerstoffpartialdruckes von den Alveolen bis in die Arterien

6.7   Therapie bei Hypoxämie im Rahmen einer Diffusionsstörung

In der Regel ist die Hypoxämie bei einer ursächlichen Diffusionsstörung leicht mit Sauerstoffsupplementation korrigierbar. Unter Belastung nimmt die Hypoxämie bei einer Diffusionsstörung zu und oft ist eine höhere Sauerstoffflussrate notwendig als in Ruhe. Beim Gesunden ohne Diffusionsstörung hingegen führen Distension und Rekrutierung von Lungenkapillaren unter Belastung zur Zunahme der Fläche der Blut-Gas-Schranke und u. a. zur Zunahme der Diffusionskapazität.

▶ **Cave** Bei vielen kardiopulmonalen Erkrankungen ist die Hypoxämie nicht nur durch eine Diffusionsstörung bedingt und es müssen auch andere Mechanismen berücksichtigt werden. Insbesondere bei parallel bestehendem Risiko zur Hypoventilation oder sich androhender atemmechanischer Erschöpfung ist bei der Sauerstoffsupplementation Vorsicht geboten.

Literatur

Block LH, Sitzwohl C, Zimpfer M (2006) Der Respirationstrakt. Präklinische und klinische Grundlage. Facultas wuv Universitätsverlag

Groscurth P (2004) Histologie-Atlas. Urban & Fischer, München

Neustädter I (2000) Erweiterung der pulmologischen Diagnostik in der Nuklearmedizin – kombinierte Ventilations-Inhalations-Szintigraphie. Medizinische Fakultät Charité der Humboldt-Universität Berlin

Tobin MJ (1998) The respiratory muscles in disease. Clin Chest Med 9:263–286

Zinserling J (2005) Verteilungen der spezifischen tidalen Ventilation der Lunge aus N2-Auswaschzeitkonstanten, Einzelphotonen-Emissions-Computertomographie und Computertomographie beim akuten Lungenversagen. Dissertation Mathematisch-Naturwissenschaftliche Fakultät der Rheinischen Friedrich-Wilhelms-Universität Bonn

Akuter und chronischer Husten

7

Jörg Steier

Inhaltsverzeichnis

Grundsätzlich ist Husten ein **lebenswichtiger Reflex** des menschlichen Körpers zur Reinigung der Trachea und der Atemwege von Fremdkörpern oder Krankheitserregern. Viele Patienten mit einer Erkältung leiden in den ersten Tagen an akutem Husten, weswegen die **Differenzialdiagnose** zwischen einer unkomplizierten Erkältung, akuten Bronchitis, Exazerbation einer COPD oder viralem Infekt schwierig sein kann. Ein milder Infekt der oberen Atemwege kann mit Halsschmer-

zen, Schnupfen und gelegentlich auch mit Fieber, Myalgien und Abgeschlagenheit assoziiert sein.

► Wenn der Husten länger als 8 Wochen anhält, liegt ein chronischer Husten vor.

Bei **chronischem Husten** in Kombination mit **weiteren Symptomen**, wie

- Dyspnoe,
- Hämoptoe,
- extremer Rauchgewohnheit,
- hohem Fieber und
- anderen Begleiterkrankungen,

J. Steier (✉)
Guy's & St Thomas' NHS Foundation Trust, King's College London, London, Großbritannien
e-mail: Joerg.Steier@gstt.nhs.uk

© Der/die Autor(en), exklusiv lizenziert an Springer-Verlag GmbH, DE, ein Teil von Springer Nature 2022
J. Steier, A.-K. Rausch-Osthoff (Hrsg.), *Physiotherapie bei chronisch-obstruktiven Atemwegs- und Lungenerkrankungen*, https://doi.org/10.1007/978-3-662-63613-8_7

ist es dringend erforderlich, den Patienten zum Facharzt zur weiteren Abklärung zu schicken.

7.1   Bronchialsekret

Die Atemwege sind mit einem vielschichtigen Epithel ausgekleidet (Abb. 7.1 und 7.2). Die Becherzellen und Schleimdrüsen sorgen für die Sekretbildung (Vestbo et al. 1996; Bartlett 1973; Marini 1984). **Sekret** setzt sich beim gesunden Menschen zusammen aus:

- Wasser (90 %),
- Glykoproteinen (und anderen Proteinen) sowie
- Immunglobulinen (IgA/IgM).

Immunglobuline haben hauptsächlich eine bakterizide und bakteriostatische Abwehrfunktion (Bekkering et al. 1998).

7.2   Mukoziliare Obstruktion

▶ Klinisch ist die COPD charakterisiert durch einen andauernden oder rezidivierenden Husten, entweder produktiv (mit Auswurf) oder unproduktiv (ohne Auswurf), an der Mehrzahl der Tage während mindestens drei aufeinanderfolgenden Monaten in zwei aufeinanderfolgenden Jahren.

Im fortgeschrittenen Stadium der COPD entstehen als Folge der krankheitsbedingten Entzündungsprozesse Parenchymveränderungen (Zerstörung der Epithelzellen durch neutrophile Granulozyten) (Aliverti und Macklam 2001) (Abb. 7.3).

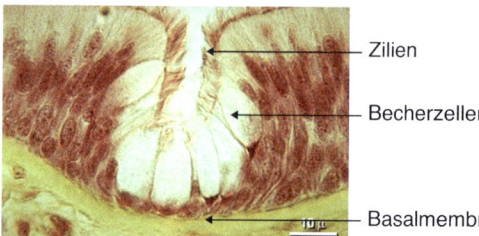

Abb. 7.2 Epithel der Nasenschleimhaut mit Gruppen dicht nebeneinander liegenden Becherzellen und Kinozilien tragender Zellen. (Groscurth 2004)

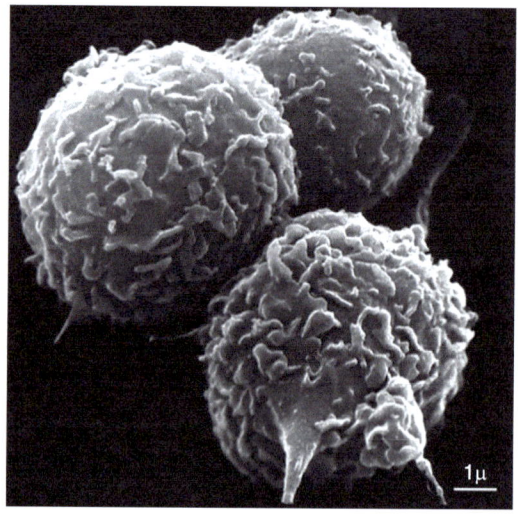

Abb. 7.3 Feinstruktur eines neutrophilen Granulozyten. Sie sind die zahlenmäßig stärkste Leukozytenart (weiße Blutkörperchen). Alveolarmakrophagen und neutrophile Granulozyten haben für die verschiedensten Lungenerkrankungen eine wesentliche Bedeutung. Sie sind die wichtigsten Funktionsträger im unspezifischen Abwehrsystem des Blutes und damit für die Akutabwehr von bakteriellen und Pilzinfektionen zuständig. (Groscurth 2004)

Abb. 7.1 Flimmerepithel im Bronchus. (Rutte und Sturm 2002)

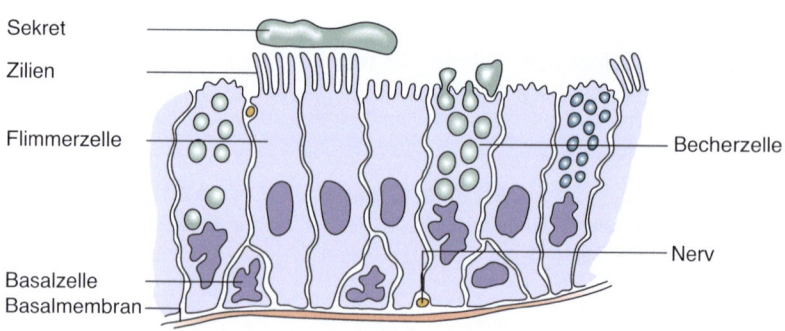

Dieser emphysematöse Umbauprozess kann wesentlich zur **exspiratorischen Atemfluss-limitation** beitragen. Darüber hinaus setzen emphysematöse Entzündungszellen bronchokonstriktorische Stoffe wie Leukotriene, Histamin und Prostaglandine frei. Die **Denaturierung des Bronchialepithels** führt zu

- einer Metaplasie des Plattenepithels,
- einer Hypertrophie der glatten Bronchialschleimhaut,
- einem Schleimhautödem mit Infiltration von Entzündungszellen in die Bronchialwand (Makrophagen, neutrophile Granulozyten) und
- Störungen des mukoziliaren Klärsystems (MZS).

▶ **Sekret**   Sekret ist ein notwendiges Absonderungsprodukt der Bronchialschleimhäute. Das ausgehustete Bronchialsekret gilt, abgesehen von geringen Mengen glasig-hellen Sekrets, als pathologisches Symptom einer Lungenerkrankung. Die Schleimhaut der Bronchien ist dabei häufig und über längere Zeit entzündet.

7.3   Autonomes Nervensystem: Einfluss auf die Schleimsekretion

Die Schleimsekretion wird sympathisch und parasympathisch moduliert (Raphael et al. 1996; Phipps et al. 1980; Nadel und Davis 1980). In den Bronchien bewirkt der **Parasympathikus** zum einen eine **Bronchokonstriktion**, zum anderen eine erhöhte **Schleimsekretion** (Aalkjaer und Poston 1996). Die Hypersekretion der submukösen Drüsen (erhöhte Sekretion der Schleim produzierenden Drüsen) wird durch eine erhöhte Blutzufuhr ausgelöst.

7.4   Der Zilienschlag: Charakterisierung der mukoziliaren Clearance

Vom Kehlkopf bis zu den Bronchioli terminales der 16. Atemwegsgeneration wird die Inspirationsluft durch einen physiologischen **Selbstreini-**gungsmechanismus gereinigt, die **mukoziliare Clearance**. Jenseits der 16. Atemwegsgeneration befinden sich keine Zilien in den Atemwegen, wodurch die mukoziliare Clearance von zentral nach peripher abnimmt.

▶ **Mukoziliare Clearance**   Die mukoziliare Clearance beschreibt eine Schleimschicht, die von den mukösen Drüsenanteilen des respiratorischen Epithels gebildet wird. Diese Mischung aus Sekret und Fremdpartikeln wird von den Zilien in Richtung Hypopharynx befördert und dort abgehustet.

Die **Zilien** (Flimmerhärchen) schlagen koordiniert, bewegungssynchron und peitschenartig mit einer Frequenz von 11–16 Hz und transportieren das Sekret entgegen der Gravitationskraft in Richtung der extrathorakalen Atemwege und dem Mund. Diese **Synchronbewegung** der Zilien ist unter dem Begriff **metachronale Welle** bekannt. Dadurch entsteht ein gleichmäßiger, fließbandartiger Sekrettransport. Die Koordination des Zilienschlags erfolgt über Querverbindungen, wobei die Vorwärtsbewegung der Zilien etwa 2- bis 3-mal schneller ist als der Rückschlag. Dieser Mechanismus wird von den Zilien tragenden Epithelzellen und der Schleimschicht bestimmt. Auf einer einzigen Epithelzelle befinden sich ca. 200 Flimmerhärchen, mit einer Länge von 2–7 µm, je nach Größe der Atemwege.

Die **Aktivität der Flimmerhärchen** wird gehemmt durch:

- Zigarettenrauchen und andere schädliche Stoffe in der Atemluft,
- Entzündungsmediatoren,
- Alkoholgehalt im Blut und
- ATP-Mangel des Gewebes.

Auswirkungen einer Entzündung auf die Zilienmotilität
Durch die **anhaltende Entzündung** produziert die Schleimhaut vermehrt Sekret, und die Atemwege verlieren teilweise ihr Selbstreinigungsvermögen. Die Zilienmotilität und die Anzahl der Flimmerhärchen, die Sekret und Schleim abtransportieren, nehmen ab, und dadurch sam-

melt sich noch mehr Schleim. Die Zilienmotilität wird zudem immer durch **außerziliare Faktoren** wie Menge und Viskosität des Mukus beeinflusst. Bei **zu viskösem Sekret** bietet der Schleimteppich den Zilien einen zu großen Widerstand, die Flimmerhaare verkleben und ihre Aktivität sistiert. Unterwässerung des Organismus (Dehydration), erhöhte Parasympathikusaktivität und lokale Entzündungen verstärken die Funktionsstörung.

Die Auswirkung einer **bakteriellen Infektion** ist noch nicht eindeutig geklärt. Offensichtlich ist jedoch, dass bestimmte Bakterienspezies fähig sind, die lokalen Abwehrmechanismen des Bronchialtraktes zu umgehen und in der Schleimhaut zu persistieren. In diesem Falle spricht man von einer Kolonisierung des Atemsystems (z. B. Pseudomonas aeruginosa).

7.5   Viskosität des Bronchialsekrets

Der auffälligste Befund ist das **Exsudat** im Bronchiallumen, auch Mukus, Sputum oder Sekret genannt. Folge des krankheitsbedingten Entzündungsprozesses ist ein zähes und unvisköses Sekret, das sich in den Bronchien ansammelt. Dieses Exsudat enthält viele eosinophile Granulozyten und gesundes wie auch degeneriertes respiratorisches Epithel. Häufig bestehen auch ein Ödem und eine eosinophile Infiltration von Mukosa und Submukosa. Die Schleimdrüsen sind oft vergrößert, und die glatte Muskulatur ist hypertroph. Die bronchiale Basalmembran ist deutlich verdickt. Mit speziellen Färbemethoden können Immunglobuline in der Membran nachgewiesen werden.

Die **Viskosität des Bronchialsekrets** wird bestimmt durch:

- das Aktivitätsverhältnis zwischen mukösen und serösen Drüsen,
- die Produktion von Elastase in den neutrophilen Granulozyten, welches eine Läsion der Strukturproteine verursachen kann,
- die z. T. exzessive Freisetzung von Kernmaterial (DNA) aus zerstörten Leukozyten und Epithelzellen.

Mukus kann aufgrund einer hohen Viskosität an der Atemwegswand haften und so zu einer Verengung und teilweise sogar Verlegung des Atemweges beitragen.

7.6   Folge der Hypersekretion

Folge des krankheitsbedingten Entzündungsprozesses ist ein zähes und unvisköses Sekret, das sich in den Bronchien ansammelt und zu einer Einengung der Luftwege führt. Das Sekret bietet den zahlreichen Keimen, die der Mensch einatmet, einen idealen Nährboden. Bei einer **Sekundärinfektion** erhöht sich die Zähigkeit des Sekrets zusätzlich. Es kann dann zu **weiteren Erkrankungen** kommen u. a.:

- Lungenabszesse,
- emphysematische Veränderungen (evtl. mit Pneumothorax),
- Pneumonien,
- pulmonale Hypertension und
- Cor pulmonale.

Eine **fortschreitende Destruktion** der bronchialen Mukosa führt zu

- Atelektasen,
- Bronchiektasen und
- progredientem Stabilitätsverlust der Tracheobronchialwände,

wodurch sich die Neigung zum Tracheobronchialkollaps erhöht.

7.7   Differenzierung des Hustens

Bei **akuten Bronchiolitiden, akutem Asthma** und **COPD-Exazerbationen** kann **Husten** assoziiert sein mit:

- Giemen,
- Pfeifen,
- Tachypnoe,
- Atemnot,
- Hypoxämie und
- obstruktiver Ventilationsstörung.

▶ Nach WHO-Definition liegt eine chronische Bronchitis vor, wenn Husten und Auswurf über wenigstens drei Monate in mindestens zwei aufeinanderfolgenden Jahren bestehen.

Bei **COPD** ist chronischer Husten oft ein Initialsymptom. Der Husten kann sich in **zwei Formen** etablieren, als

- zumeist morgendlicher **produktiver Husten** oder
- **trockener Husten** (häufig im Rahmen von Exazerbationen).

Verantwortlich für den Husten kann eine **Hyperkrinie der Atemwegsmukosa** in Kombination mit einer Verschlechterung der mukoziliaren Clearance sein (Kardos et al. 2004). Die Drüsen des Bronchialsystems produzieren physiologischerweise kontinuierlich geringe Mengen an Sekret, das durch die Flimmerhärchen der Bronchiendeckschicht in Richtung Kehlkopf aus den Atemwegen heraustransportiert wird.

Hustenstoß
Beim Verschlucken von Speichel und Nahrung oder bei vermehrter Sekretbildung, z. B. bei Infekt, reicht der normale Reinigungsmechanismus der Atemwege nicht mehr aus. Es wird dann ein effektiver **Hustenstoß** benötigt, der den Schleim durch eine hohe Strömungsgeschwindigkeit aus den Atemwegen auswirft. Um einen hohen Strömungsfluss zu erreichen, ist es wichtig, dass ein suffizienter Glottisverschluss möglich ist, der

dann explosionsartig bei plötzlichem Druckaufbau geöffnet werden kann. Bei vielen neuromuskulären Erkrankungen ist dies nicht möglich und resultiert oft in insuffizientem Huffing, welches mit physiotherapeutischen Maßnahmen unterstützt werden kann.

Hustenreflex
Der **Hustenreflexbogen** besteht aus fünf Abschnitten:

- den Hustenrezeptoren,
- dem afferenten Schenkel,
- dem zentralen Hustenzentrum,
- dem efferenten Schenkel und
- der Muskulatur als Effektororgan.

Hustenrezeptoren (bzw. Irritationsrezeptoren) befinden sich

- in den Atemwegen (Larynx, Trachea, große Bronchien, als C-Faser-Rezeptoren in der Alveolarwand),
- im Lungenparenchym,
- in der glatten Bronchialmuskulatur,
- in der Pleura,
- im Perikard,
- im Zwerchfell,
- im Ösophagus und
- im Magen (Kardos et al. 2004; Medici et al. 2001).

In Tab. 7.1 sind die verschiedenen Hustenformen und deren mögliche Ursachen zusammengefasst.

Tab. 7.1 Unterteilung verschiedener Hustenformen und mögliche Ursachen

Akuter Husten	Chronischer Husten	Unproduktiver Husten (ohne Auswurf)
– Virale infektiöse Erkrankung	–Tuberkulose	– Reizung der peripheren Atemwege:
– Postinfektiöser Husten	– Mukoviszidose	– Atelektasen,
– Pneumothorax	– Diffuse Lungenparenchymerkrankungen	– Lungenembolie,
– Pneumonie		– Fibrose,
– Pleuritis	– COPD	– interstitielles Ödem
– Lungenembolie	– Chronische Linksherzinsuffizienz	– Reizung der zentralen Atemwege:
– Intermittierendes allergisches Asthma	– Bronchialkarzinom	– Fremdkörper,
– Aspiration eines Fremdkörpers	– Asthma (zystische Fibrose)	– Tumoren,
– Akute Sinusitis		– Laryngitis,
– Intermittierende allergische Rhinitis (Heuschnupfen)		– Bronchitis
– Akute Linksherzinsuffizienz		
– Akute Bronchitis		

7.7.1 Reizhusten bzw. trockener Husten

Beim Reizhusten handelt es sich um **Husten ohne Auswurf** (unproduktiver Husten), d. h., es wird kein Sekret ausgeworfen. In den meisten Fällen ist es ein starker Husten, der nicht lange anhält. Dieser Hustentyp entsteht aufgrund einer Reizung der unteren oder oberen Atemwege. Manche Medikamente können als Nebenwirkung einen Reizhusten verursachen (z. B. ACE-Hemmer).

▶ **Cave** Bei einer kleinen Lungenembolie kann Reizhusten das einzige Krankheitssymptom sein!

7.7.2 Produktiver Husten

Unter produktivem Husten versteht man **Husten, der mit Auswurf** einhergeht. Produktiver Husten kann akut oder chronisch sein. Die häufigsten Ursachen sind:

- Erkältungen,
- Pneumonien und
- COPD.

Auch bei Asthma oder allergischen Erkrankungen (Abb. 7.4) kommt es wegen der ständigen Entzündungsbereitschaft in den Atemwegen zu erhöhter Sekretbildung. Die **Färbung des Sekrets** kann Aufschluss über die Ursache liefern, z. B. findet sich bei Bronchiektasen typischerweise ein putrides (eitriges) Sekret, bei nichtexazerbierter COPD oder Asthma ein glasklares Sekret.

7.7.3 Bluthusten

Als Bluthusten wird das Abhusten von reinem Blut (**Hämoptoe**) oder kleiner Mengen blutig gefärbten Auswurfs (**Hämoptyse**) bezeichnet. Von **massiver Hämoptoe** spricht man, wenn die ausgehustete Menge reinen Blutes mehr als 100–300 ml/Tag erreicht (Abb. 7.5).

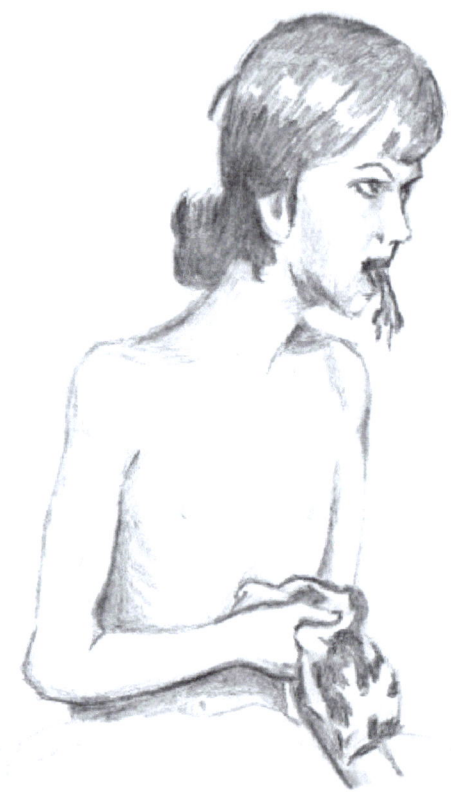

Abb. 7.4 Patientin mit Asthma. Durch allergische Erkrankungen kommt es wegen der ständigen Entzündungsbereitschaft in den Atemwegen zu erhöhter Sekretbildung

Bluthusten entsteht häufig durch eine **erhöhte Verletzlichkeit der Bronchialschleimhaut** bei Entzündungen, z. B. bei

- schwerer Bronchitis,
- Druckerhöhung in den Lungengefäßen bzw. Bluthochdruck der Lunge[1],
- Herzinsuffizienz*,
- Tuberkulose,
- Lungenembolie*,
- Herzklappenfehler*,
- Blutgerinnungsstörungen (oder nach Einnahme gerinnungshemmender Medikamente) und
- Einwachsen von Tumoren in Gefäße.

---

[1] *Gemeinsamer Mechanismus dieser Pathologien ist ein Blutrückstau in die Lungengefäße. Dieser führt zu einer Druckerhöhung im pulmonalen Kreislauf. Durch den erhöhten Druck kann Blut aus den kleineren Blutgefäßen in die Lunge austreten, was sich in Bluthusten äußert.

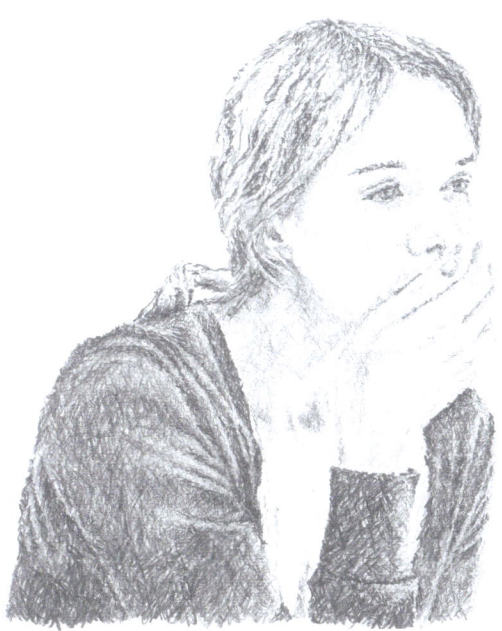

Abb. 7.5 Wiederholte Lungenblutungen (Hämoptysen) sind in der Regel ein alarmierendes Symptom

Literatur

Aalkjaer C, Poston L (1996) Effects of pH on vascular tension: which are the important mechanisms? J Vasc Res 33:347–359

Aliverti A, Macklam PT (2001) How and why exercise is impaired in COPD. Respiration 68:229–239

Bartlett RH (1973) Respiratory maneuvers to prevent postoperative pulmonary complications. A critical review. JAMA 224:1017–1021

Bekkering GE, Hendriks HJM, Chadwick-Staver RMV, Paterson WJ (1998) Guidelines for physiotherapeutic management in chronic obstructive pulmonary disease (COPD). Nederlands Paramedisch Instituut, Amersfoort

Groscurth P (2004) Histologie-Atlas. Urban & Fischer, München

Kardos P, Cegla U, Gillissen A et al (2004) Leitlinien der Deutsche Gesellschaft für Pneumologie zur Diagnostik und Therapie von Patienten mit akutem und chronischem Husten. Pneumologie 58:570–602

Marini JJ (1984) Postoperative atelectasis: pathophysiology, clinical importance and principles of management. Respir Care 29:516–522

Medici TC, Häcki M, Spiegel MV (2001) Husten und Auswurf: Ursachen und Differentialdiagnose. Schweiz Med Forum 27(4):697–703

Nadel JA, Davis B (1980) Parasympathetic and sympathetic regulation of secretion from submucosal glands in airways. Fed Proc 39:3075–3079

Phipps RJ, Nadel JA, Davis B (1980) Effect of alpha-adrenergic stimulation on mucus secretion and on ion transport in cat trachea in vitro. Am Rev Respir Dis 121:359–365

Raphael JH, Strupish J, Selwyn DA, Hann HC, Langton JA (1996) Recovery of respiratory ciliary function after depression by inhalation anaesthetic agents: an in vitro study using nasal turbinate explants. Br J Anaesth 76:854–859

Rutte R, Sturm S (2002) Atemtherapie. Springer, Heidelberg

Vestbo J, Prescott E, Lange P (1996) Copenhagen City Heart Study Group. Association of chronic mucus hypersecretion with FEV1 decline and chronic obstructive pulmonary disease morbidity. Am J Respir Crit Care Med 153:1530–1535

Segmentalreflektorik und autonomes Nervensystem

8

Jörg Steier

Inhaltsverzeichnis

Der Krankheitsverlauf der COPD ist durch eine **progrediente Verschlechterung der Lungenfunktion** und eine Abnahme der körperlichen Belastbarkeit und Lebensqualität gekennzeichnet. Patienten sind v. a. durch rezidivierende Exazerbationen und zunehmende Komorbiditäten belastet. Die häufigsten **Komorbiditäten** bei chronisch-obstruktiven Lungenerkrankungen sind:

J. Steier (✉)
Guy's & St Thomas' NHS Foundation Trust, King's College London, London, Großbritannien
e-mail: Joerg.Steier@gstt.nhs.uk

© Der/die Autor(en), exklusiv lizenziert an Springer-Verlag GmbH, DE, ein Teil von Springer Nature 2022
J. Steier, A.-K. Rausch-Osthoff (Hrsg.), *Physiotherapie bei chronisch-obstruktiven Atemwegs- und Lungenerkrankungen*, https://doi.org/10.1007/978-3-662-63613-8_8

- kardiovaskuläre Erkrankungen,
- Gewichtsverlust,
- Verlust der fettfreien Masse verbunden mit Muskelatrophie,
- Osteoporose und
- Depression (Watz und Magnussen 2006).

Systemische Erkrankungen gehen häufig zusätzlich mit **Störungen des autonomen Nervensystems** (sekundäre autonome Dysfunktionen) in Form einer erhöhten neuroendokrinen Aktivierung einher, die möglicherweise für das erhöhte Malignitäts- und Mortalitätsrisiko dieser Erkrankung mitverantwortlich ist. Bei **primären** autonomen Dysfunktionen ist das autonome Nervensystem der Schädigungsort, bei **sekundären** ist es im Rahmen einer anderen Pathologie miteinbezogen.

Für die **Erhaltung der inneren Homöostase** (Gleichgewicht) des menschlichen Organismus benötigt das autonome Nervensystem (ANS) eine Vielzahl funktioneller Reflexbögen als Regelkreise mit dem Hypothalamus als übergeordnetem Zentrum.

▶ **Homöostase** Homöostase beschreibt das ständige Bestreben des menschlichen Organismus, verschiedene physiologische Funktionen (arterielle Blutgaswerte, Säure-Basen-Haushalt, Körpertemperatur, Pulsschlag, Blutzuckerspiegel usw.) im Bereich von eng vorgegebenen Richtwerten zu halten.

Als Homöostase wird das fließende Gleichgewicht zwischen dem Organismus und seiner Umwelt bezeichnet. Dieses Gleichgewicht ist die Grundvoraussetzung für körperliche Gesundheit und Leistungsfähigkeit.

Die Erkenntnis der autonomen Regulation ermöglicht es, Pathogenese und Symptomatik der Erkrankung besser zu verstehen. Die Analyse der Ätiologie einer **sympathovagalen Imbalance** bei COPD-Patienten kann wertvolle **Informationen** hinsichtlich Prognose und Behandlungsstrategie bringen. Ziel dieses Kapitels ist es, den vielfachen Einfluss der autonomen Dysfunktion auf die innere Homöostase zu unterstreichen und systematisch darzustellen.

8.1 Segmentale Dysbalance

Eine segmentale Strukturierung des Körpers ist beim Menschen zu großen Teilen verloren gegangen, da im Verlauf der phylogenetischen Entwicklung gravitationsbedingte Umstrukturierungen angestoßen wurden. Trotz dieser Tatsache sind jedoch **segmentale Gliederungen** und Zusammenhänge erkennbar, die wichtige therapeutische und diagnostische Bedeutung haben. Die Zusammenhänge der sog. Segmentalreflektorik lassen sich zum großen Teil aus der **Embryogenese** erklären:

In der Embryonalentwicklung entstehen unterschiedliche Zelltypen, die spezifische Funktionen innerhalb eines Segments haben. Während der **Segmentierung des Embryos** entstehen im dorsolateralen Körperbereich aus dem mesodermalen Gewebe, beidseits ventrolateral von Neuralrohr und Chorda dorsalis, die **Ursprungsgewebe** der Segmente, die sog. **Somiten**. Funktion der Somiten ist die Entwicklung der Grundform des embryonalen Körpers und die segmentale Gliederung des mesodermalen Stammgewebes. Im weiteren Entwicklungsverlauf des Embryos bilden sich aus jedem Somiten wichtige Bestandteile des Achsenskeletts und des Bindegewebes aus: ein Dermatom (Dermis), ein Myotom (Rumpf- und Extremitätenmuskulatur) und ein Sklerotom. Zuerst bildet sich das Sklerotom aus, dann aus der dorsalen Wand das Dermatom und direkt unterhalb das Myotom. Die quergestreifte Muskulatur stammt aus den Myotomen der Somiten der Leibeswand, die glatte Muskulatur (Muskulatur der inneren Organe) aus dem Mesoderm der Splanchnopleura. Wenn das unterhalb des Dermatoms liegende Myotom vollständig ausgebildet ist, breiten sich die Dermatomzellen unter dem oberhalb liegenden Ektoderm (Nervengewebe des äußeren Epithels) aus. Auf diese Weise entsteht in der Peripherie eine Verbindung zwischen Nervensystem, Dermatom und Myotom. Das Dermatom entwickelt sich später zur Dermis und zum subkutanen Gewebe. Das Epithel der Epidermis leitet sich vom Ektoderm ab. Die aus einem Somiten stammende Muskulatur (Myotom) und der jeweilige Hautbezirk (Dermatom) werden zusätzlich von Nervenfasern des entsprechenden Spinalnervs (Sklerotom) innerviert.

Gemäß der **Segmentalreflektorik** gibt es im Körper mögliche gegenseitige Beeinflussungen von

- Haut (Dermatom),
- Muskulatur (Myotom),
- Skelett (Sklerotom),
- inneren Organen (Viszerotom),
- Blutgefäßen (Angiotom) und
- Nervensystem (Neurotom).

Bei Störung einer Struktur innerhalb des Segments kann es im Laufe der Zeit zu einer **Mitreaktion** der anderen Strukturelemente dieses Segments kommen:

- Innere Organe können die Ursache für die Begleitsymptomatik neurologischer, rheumatologischer oder orthopädischer Erkrankungen sein.
- Eine Organerkrankung kann sich symptomatisch am Bewegungsapparat zeigen.
- Organsymptome können auf Störungen des Bewegungsapparates im Segment hindeuten.

8.2 Entstehung einer segmentalen Dysbalance

Haltungs- und **Bewegungsabweichungen** im Brustwirbelsäulenbereich sind bei chronischen Lungenerkrankungen häufig zu finden. In direkter Nähe zu den Rippenköpfchen verlaufen die paarigen Grenzstrangganglien des Sympathikus, die aus den Vorderhörnern des Rückenmarks versorgt werden. Diese Ganglien sind untereinander, mit ihrem segmentalen Versorgungsgebiet (innere Organe und Bewegungssystem) und den jeweiligen Spinalnerven, verbunden. Bei einer ausgeprägten **Brustkyphose** und einem **Hyperinflationsstand** des Thorax können bei Patienten mit einer chronischen Lungenerkrankung segmentale Dysfunktionen wie z. B. schmerzhafte muskuläre Dysbalancen (Muskelverkürzungen und -abschwächungen) und degenerative Veränderungen verbunden mit myofaszialen Reizsyndromen entstehen.

Systemische Erkrankungen gehen häufig mit Störungen des autonomen Nervensystems (in Form einer neuroendokrinen Aktivierung) einher, die möglicherweise für das erhöhte Mortalitätsrisiko dieser Erkrankungen mitverantwortlich sind. Diese Störung kann in direktem Zusammenhang mit der durch die Nozizeptoren verursachten Dauerreizung der C- oder Aδ-Nervenfasern entstehen, infolge Noxeneinwirkung, systemischer Inflammation, Gewebeschädigung oder bakterieller Entzündung. Zudem können sich **viszerovertebrale Schmerzsyndrome**, bei psychosozialer Problematik auch **psychoemotionale Schmerzsyndrome** im Brustwirbelsäulenbereich manifestieren.

8.2.1 Segmentale Dysbalance: Einfluss auf das Myotom

Sämtliche C-Nervenfasern aus einem Segment stehen in erster Linie über den **R. dorsalis** der Spinalnerven mit dem Rückenmark in Verbindung. Sie konvergieren auf die korrespondierenden Wide-Dynamic-Range-Neurone (WDR-Neurone) und bewirken über die Axonkollateralen zu den motorischen Vorderhornzellen eine motorische Systemaktivierung. Nozizeptoren können somit auf die folgenden Strukturen Einfluss nehmen:

- **Aα- und Aγ-Motoneurone** der autochthonen Wirbelsäulenmuskulatur (kurze tiefe Rotatoren und mono- bzw. oligosegmental gegliederte autochthone Rückenmuskeln),
- Gelenkkapseln,
- autochthonen Ligamente und
- über die ventralen Spinalnervenäste auf die ventrale und laterale Rumpf- und oberflächliche Rückenmuskulatur.

Diese Reaktion wird als **motorische Systemaktivierung** bezeichnet (Myotom).

▶ In der nozizeptiven klinischen Funktionsanalyse sind Palpation der autochthonen Wirbelsäulenmuskulatur und elektropalpatorische Provokationsuntersuchung (Palpation mittels Elektroden) des korrespondierenden Dermat-

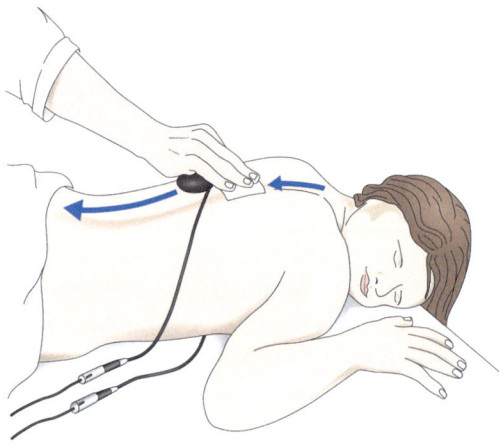

Abb. 8.1 Elektropalpation der autochthonen Hautareale. (Modifiziert nach van Zutphen und Bernards 1991)

oms der Irritationszone, die aus dem R. dorsalis des Spinalnervs innerviert wird, sehr wichtig (Abb. 8.1).

Gleichzeitig gibt es auch direkte Axonkollateralen zum segmental organisierten **Truncus sympathicus** im Bereich C8–L2, was bei entsprechender Disposition über die **sympathische Systemaktivierung** erhebliche **Störungen der Schmerzverarbeitung** zur Folge haben kann.

8.2.2 Segmentale Dysbalance: Einfluss auf das Dermatom

Innere Organe und Dermatom
Chronische Erkrankungen der inneren Organe können über **Reflexzonen** (Head-Zonen) auf die zugeordneten Dermatome an der Körperoberfläche übertragen und dort als Schmerz empfunden werden. Eine Irritation des assoziierten inneren Organs kann über die viszerokutanen **Reflexe im Segment selbst** und auf **Nachbarsegmente** als **Schmerz** weitergeleitet werden, der sich durch überempfindliche Hautareale bemerkbar macht. **Symptome** sind:

- Hyperästhesie und
- Hyperalgesie (Bartels et al. 2003; Tukek et al. 2003).

Nervensystem und Dermatom
Vor allem zur **Erklärung von Schmerzen**, die i. d. R. keinem pathologischen Korrelat zugeordnet werden können, ist die Betrachtung der segmentalen Vorgänge im Rückenmark und der höher gelegenen zentralnervösen Zentren wie Hirnstamm, Formatio reticularis, Thalamus und v. a. sensomotorischen Kortex erforderlich. Diesen schmerzhaften und therapierefraktären reflektorischen Schmerzsyndromen liegen häufig komplexe neurophysiologische Vorgänge zugrunde, und diese wiederum können biochemische Veränderungen im Umfeld der Hinterhornkomplexe zur Folge haben. Die Interaktion der rezeptiven Felder im Rückenmark kann durch das Einwirken verschiedener Substanzen wie Substanz P, Calcitonine-Related-Gene-Peptid (CRGP) und anderer Neurotransmitter beeinflusst werden. Diese **Chronifizierungsmechanismen** können die Reaktionsfähigkeit des WDR-Neurons erheblich verändern und zu einer **zentralen Sensibilisierung** führen. Es entwickelt sich eine Art **Schmerzgedächtnis** mit den **Kennzeichen**:

- **Hyperalgesie**: Das Schmerzerleben wird bereits bei geringer Intensität als sehr stark wahrgenommen.
- **Allodynie**: Der Schmerz wird durch einen nicht schädlichen und normalerweise gut tolerierbaren Reiz auf ein von einem erkrankten Nerven versorgtes normales Hautareal oder auf vorgeschädigter Haut verursacht (Stewart et al. 1991).

Bei der **zentralen Sensibilisierung** senden die Nerven nozizeptive Schmerzsignale an das zentrale Nervensystem, die teilweise **fehlinterpretiert** werden. Dadurch können Schmerzen in anderen Körperarealen verursacht werden. Diese Phänomene können auch als **Kribbel-** oder **Taubheitsgefühl** wahrgenommen werden. Üblicherweise sind diese Effekte durch ein präzise abgrenzbares und geordnetes Muster der Symptomausprägung erkennbar (Abb. 8.2).

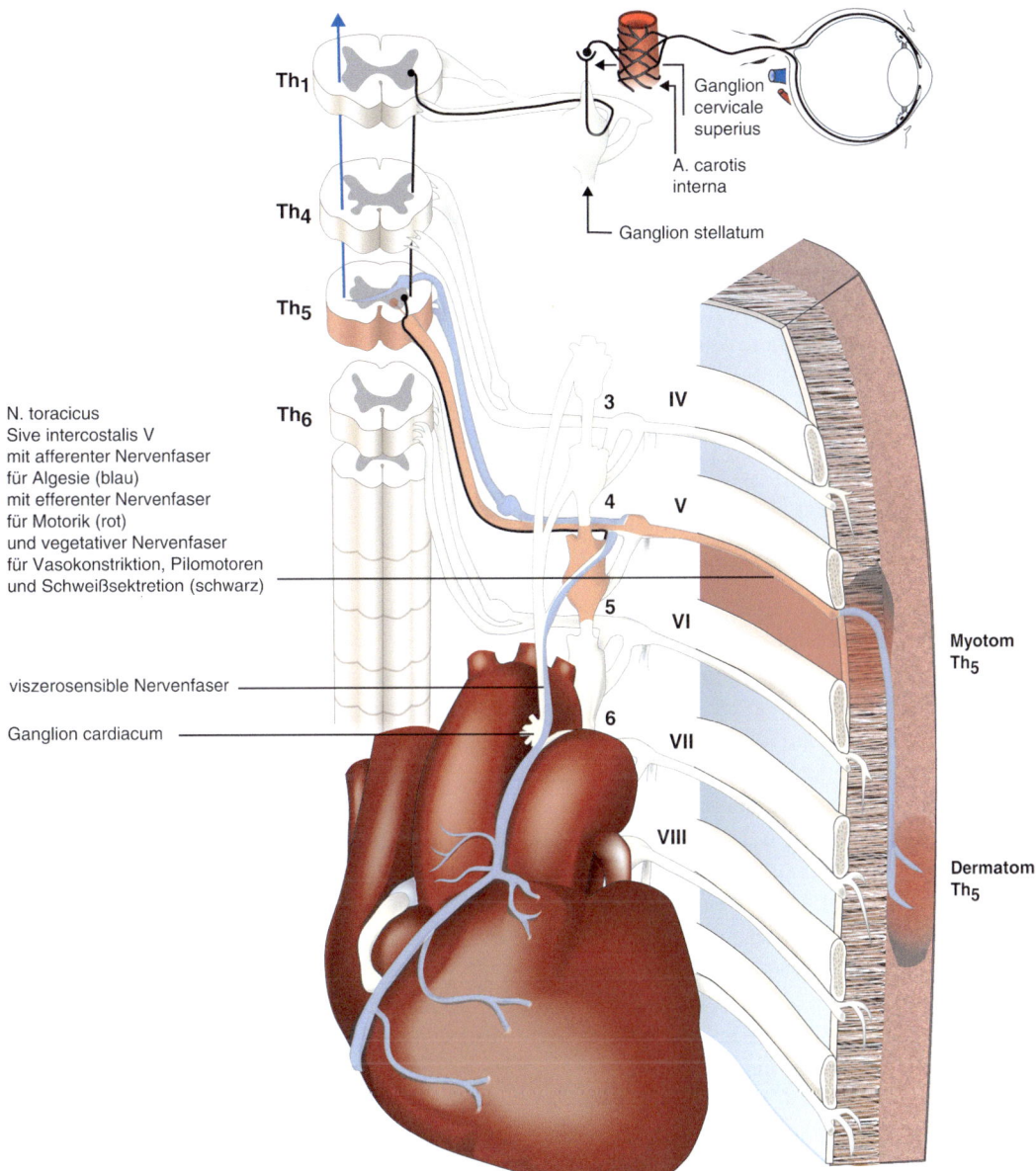

Abb. 8.2 Topische Synopsis des Segments Th5 mit Herz, Myotom und Dermatom

8.2.3 Segmentale Dysbalance: Einfluss auf das Bindegewebe

Bei Einwirkung einer chronischen Noxe, z. B. einer chronischen Entzündung, kann im gesamten betreffenden Segment eine **vegetative Dysbalance** entstehen. Über efferente sympathische Neurone wird die lokale biochemische Homöostase beeinflusst, was als **vegetative Systemaktivierung** bezeichnet wird. Neuropeptide (z. B. Substanz P, CGRP), Neuromodulatoren und Neurotransmitter (z. B. Noradrenalin) führen zu einer weiteren Beeinträchtigung, was bei entsprechender Disposition eine erhebliche Symptomatik auslösen kann. Zusätzlich kann es zu **pH-Wert-Veränderungen** kommen.

Besonders bei Verschiebungen in den sauren Bereich verändert sich die Viskoelastizität der myofaszialen Strukturen von Haut, Unterhaut, Muskulatur und Gelenkkapseln einschließlich der peripheren Nerven und Gefäße. Zusätzlich kann es zu lokaler Gefäßkompression, Hypoxie und Ischämie kommen, wodurch eine weitere Kaskade von Entzündungsmediatoren freigesetzt wird und myofasziale Triggerpunkte entstehen können. Resultat sind Verspannungen, Verhärtungen, verminderte muskuläre Leistungsfähigkeit und erhöhte Anfälligkeit für Verletzungen.

8.2.4 Segmentale Dysbalance: Einfluss auf die Psyche

Das Gehirn verarbeitet Erkrankungen parallel in verschiedenen Zentren. Bei Störungen in einem Segment kann eine allgemeine **unspezifische Alarmreaktion** des gesamten Organismus hervorgerufen werden, die kardiopulmonale, kardiovaskuläre, autonom-nervale, hormonelle und zentralnervöse Veränderungen zur Folge hat. Die Noziafferenzen werden meist über das **Zwischenhirn** (Thalamus, Hypothalamus) zwischenverschaltet und auf das limbische System übertragen. Das **limbische System** ist für die affektiv-emotionale Reaktion auf den Schmerz verantwortlich. Durch die Verbindung zur **Hypophyse** wird über die Freisetzung von ACTH (adrenokortikotropes Hormon) und β-Endorphin eine endokrine Reaktion ausgelöst. Vereinfacht dargestellt kann man behaupten, dass eine **andauernde Schmerzafferenz** aus dem nozizeptiven System **mehrere Reflexantworten** des Zentralnervensystems hervorruft:

- im Hirnstamm eine vegetative,
- in der Hypophyse eine endokrine,
- im limbischen System eine emotionale und
- im postzentralen Neokortex eine kognitive.

Zusätzlich können alle höheren Anteile des zentralen Nervensystems aktivierend oder hemmend in die spinalen Schaltsysteme eingreifen.

Auswirkungen einer segmentalen Dysbalance

- Neurologische Komponente: erniedrigte bzw. erhöhte nozizeptive Reizschwelle
- Entstehung von Schmerz oder Schmerzäquivalenten
- Störung der vegetativen Funktionen
- Störung der zentralen Steuerungsvorgänge
- Veränderte Viskoelastizität der myofaszialen Strukturen
- Störung der gelenkmechanischen Komponente: „joint play"
- Veränderter segmentaler Muskeltonus

8.3 Autonomes Nervensystem

Das autonome Nervensystem (ANS) ist ein funktionelles System, das im Wesentlichen **dichotom** (parasympathisch bzw. erholungsfördernd und sympathisch bzw. leistungsfördernd) organisiert ist. Anatomisch bzw. morphologisch ist das ANS in ein zentrales und ein peripheres Nervensystem unterteilt. Die Neurotransmitter des Sympathikus sind Azetylcholin und Noradrenalin (präganglionär Azetylcholin, postganglionär Noradrenalin). Der Parasympathikus hat das Azetylcholin als Neurotransmitter. Der sympathische Teil des ANS wird wegen seiner Lage in zervikale, thorakale und lumbale Rückenmarksegmente (C8–L3) unterteilt. Die efferenten Fasern des sympathischen Nervensystems bestehen aus einem präganglionären und einem postganglionären Neuron. Von den Seitenhörnern der grauen Substanz (Nucleus intermediolateralis) des Rückenmarks ziehen die meisten Neurone (präganglionäre Neurone) zu den Paravertebralganglien beidseits der Wirbelsäule. Die Neurone sind alle untereinander verbunden; in ihrer Gesamtheit bilden sie den sympathischen Grenzstrang (Truncus sympathicus, Abb. 8.3). Vom Truncus sympathicus ziehen postganglionäre Neurone zu den jeweiligen Erfolgsorganen sowie zum Herzen (Atria und Ventrikel) und zur glatten Muskulatur der Blutgefäße.

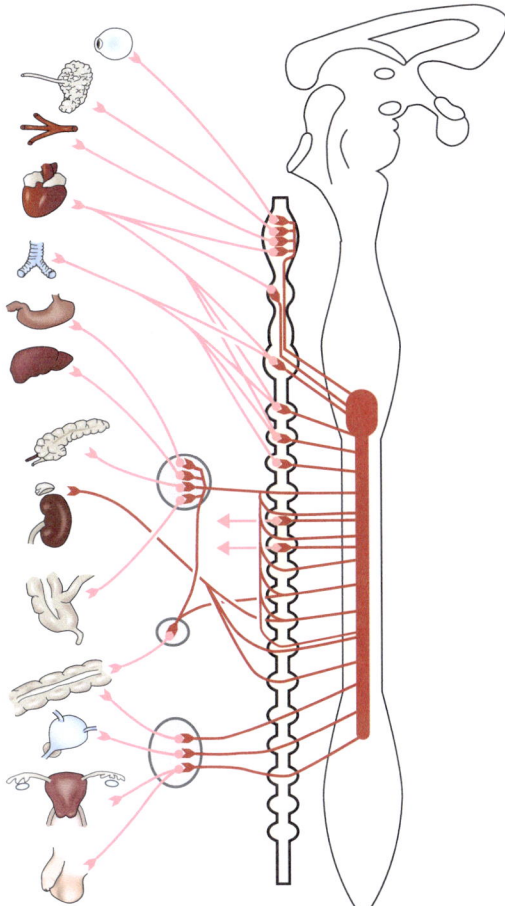

Abb. 8.3 Übersicht des sympathischen Anteils des ANS. *Von links nach rechts*: Erfolgsorgane – postganglionäres Neuron – präganglionäres Neuron – Rückenmarksegmente. Die inneren Organe werden sowohl vom Sympathikus als auch vom Parasympathikus innerviert

Rezeptoren

Die Rezeptoren an den adrenergen Synapsen (postganglionär, Sympathikus) werden in **α-** und **β-Rezeptoren** eingeteilt (Abb. 8.7):

- Über α-Rezeptoren werden die Organe i. d. R. angeregt, z. B. Vasokonstriktion der glatten Gefäßmuskulatur (führt zu Blutdrucksteigerung). Eine Ausnahme ist der Magen-Darm-Trakt.
- Über β-Rezeptoren werden die Organe i. d. R. entspannt, z. B. Vasodilatation der glatten Ge-

fäßmuskulatur (führt zu Blutdrucksenkung). Eine Ausnahme ist das Herz, wo sie erregend wirken: Zunahme der Herzfrequenz und Steigerung der Kontraktionskraft.

Bestimmte **Medikamente** können die Wirkung des Sympathikus blockieren, indem sie entweder die Adrenalin- oder die Noradrenalin-Wirkung blockieren. Je nachdem, ob die Medikamente β- oder α-Rezeptoren blockieren, heißen sie **β-** oder **α-Blocker**.

Ganglien

Das parasympathische Nervensystem wird auch als **kraniosakraler Anteil** des ANS bezeichnet, da es vom Hirnstamm und sakralen Rückenmark ausgeht. Die Zellkörper der **präganglionären** Neurone befinden sich in den Rückenmarksegmenten S2–S4, Pons und Medulla oblongata. Dort liegen die Kerngebiete der Hirnnerven III (N. oculomotorius), VII (N. facialis), IX (N. glossopharyngeus) und X (N. vagus). Im Gegensatz zu den sympathischen Ganglien liegen die parasympathischen Ganglien (terminale Ganglien) organnah auf oder in der Wand der Erfolgsorgane. Der Parasympathikus ist im Gegensatz zum Sympathikus nicht an der Innervation der glatten Gefäßmuskulatur beteiligt und hat demzufolge wenig Einfluss auf den peripheren Gefäßwiderstand (Abb. 8.3 und 8.4).

8.3.1 Medulla oblongata

Die Medulla oblongata gilt als übergeordnetes Koppelungszentrum eines kardiorespiratorischen Netzwerks für die **Rhythmussteuerung** von

- Atemfrequenz,
- Blutdruck und
- Herzfrequenz.

Die **Koppelung** umfasst die Verbindungen von Neuronen des respiratorischen mit denen des kardiovaskulären Systems und mit den zentralen Chemorezeptoren.

8.3.2 Zentrale Chemorezeptoren

Die wichtigsten **Regelgrößen** für die zentralen Chemorezeptoren sind der **pH-Wert** (H+-Ionen-Konzentration) und der **Kohlendioxidpartialdruck** (paCO$_2$) in der extrazellulären und zerebrospinalen Flüssigkeit (Berg 2005). Die zentralen Chemorezeptoren werden durch Verringerung des pH-Wertes und Zunahme des paCO$_2$-Wertes gereizt, wodurch reflektorisch die Ventilation bzw. das Atemminutenvolumen (AMV) zunimmt. Dieser Vorgang wird als **hyperkapnische Atemstimulation** bezeichnet (Oczenski et al. 2005).

8.3.3 Arterielle Chemorezeptoren

Die arteriellen Chemorezeptoren liegen im Aortenbogen (Glomus aorticum) und in der A. carotis communis (Glomus caroticum) und haben direkte neurale Verbindungen zum Atemzentrum in der Medulla oblongata (Abb. 8.5). Ein abfallender Sauerstoffpartialdruck (paO$_2$) und ein ansteigender paCO$_2$-Wert (oder eine ansteigende H+-Ionen-Konzentration) im arteriellen Blut erregt die arteriellen Chemorezeptoren. Die Erregung führt über einen Feedbackmechanismus zur Stimulierung des Atemzentrums mit konsekutiver Steigerung des Atemminutenvolumens.

▶ **Atemminutenvolumen** Das Atemminutenvolumen (AMV) ist definiert als Atemzugvolumen × Atemfrequenz.

Die arteriellen Chemorezeptoren im **Aortenbogen** haben wenig Einfluss auf die Atemtiefe und bewirken nur eine geringe Atemfrequenz-

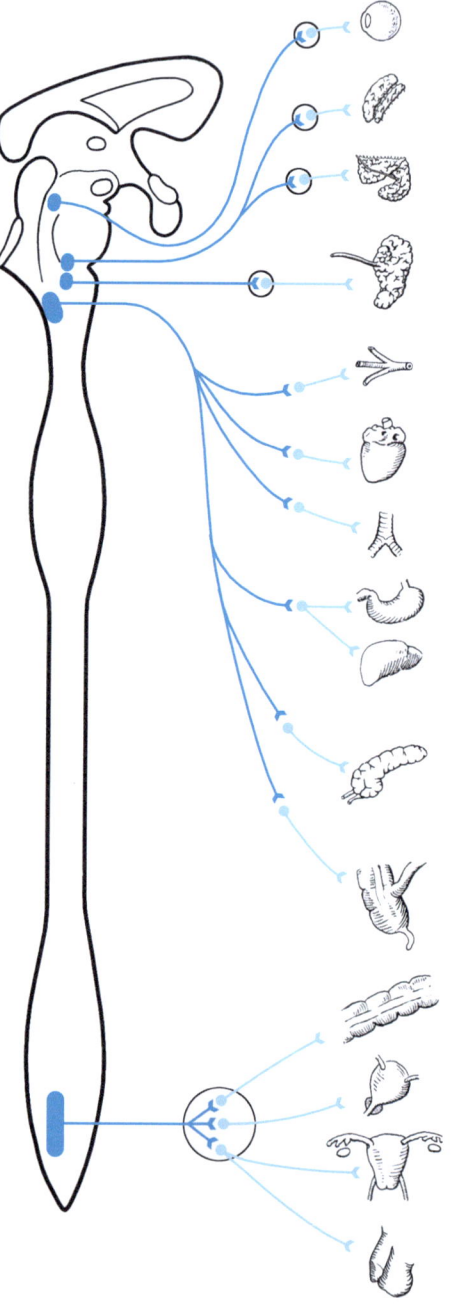

Abb. 8.4 Übersicht des parasympathischen Anteils des ANS. Von links nach rechts: Rückenmarksegmente – Erfolgsorgane – präganglionäres Neuron – postganglionäres Neuron. Die inneren Organe werden sowohl vom Sympathikus als auch vom Parasympathikus innerviert. Die sympathischen präganglionären Fasern sind kurz, und die Synapsen liegen in den Grenzstrangganglien. Die postganglionären Fasern bis zum Erfolgsorgan sind lang. Die parasympathischen präganglionären Fasern sind lang, und die Synapsen liegen in Ganglien nahe des Erfolgsorgans. (Tillmann 2005)

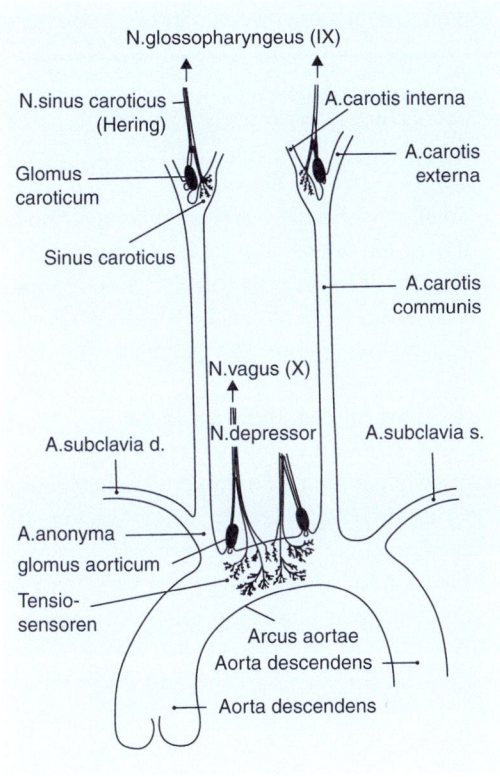

N.glossopharyngeus (IX)

N.sinus caroticus (Hering)

A.carotis interna

Glomus caroticum

A.carotis externa

Sinus caroticus

A.carotis communis

N.vagus (X)

A.subclavia d.

N.depressor

A.subclavia s.

A.anonyma glomus aorticum

Tensio-sensoren

Arcus aortae Aorta descendens

Aorta descendens

Abb. 8.5 Übersicht der arteriellen Barorezeptoren. (Bernards und Bouman 1994)

steigerung, wohingegen die Chemorezeptoren in der **A. carotis communis** einen starken Einfluss auf Atemtiefe und Atemfrequenz haben (Hopp et al. 1991). Die **Erregung** der arteriellen Chemorezeptoren bewirkt

- einen ansteigenden peripheren und pulmonal-arteriellen Gefäßwiderstand und in der Folge
- eine arterielle und pulmonale Hypertonie,
- eine erhöhte Atemstimulation und
- eine erhöhte Herzfrequenz.

Ein Anstieg des **arteriellen paCO$_2$-Wertes** hat über bis dato unbekannte chemorezeptive Mechanismen in der Medulla oblongata einen besonders starken tonisch aktivierenden Einfluss auf die Sympathikusaktivität und gilt als wichtigste **Regelgröße** in der Atemregulation. Im Gegensatz zum arteriellen paCO$_2$ muss der paO$_2$ <60 mmHg erst sehr stark abnehmen (oder die H$^+$-Ionen-Konzentration im arteriellen Blut zu-

nehmen), um das Atemminutenvolumen steigern zu können (Klinke et al. 2005). Dies mag der Grund sein, warum chronische Lungenerkrankungen eher bei einer Veränderung des arteriellen paCO$_2$-Wertes symptomatisch werden als bei Veränderungen des arteriellen paO$_2$-Wertes.

Dennoch gilt, dass bei dauerhaft hyperkapnischen COPD-Patienten die Empfindlichkeit der Chemorezeptoren gegenüber dem paCO$_2$ deutlich vermindert ist (Oczenski et al. 2005). Die Atemregulation bleibt jedoch auf höherem paCO$_2$-Niveau erhalten (Oczenski et al. 2005).

8.3.4 Arterielle Barorezeptoren

Die Messfühler, welche die Stellwertgröße des systemischen Blutdrucks überprüfen, befinden sich an strategisch wichtigen Orten. Arterielle Barorezeptoren sind im Sinus der A. carotis communis und im Arcus aortae lokalisiert und werden durch die Ausdehnung der jeweiligen Gefäßwände erregt (Abb. 8.5). Die **arteriellen Barorezeptoren** haben

- parasympathischen und sympathischen Einfluss auf Herzfrequenz und Schlagkraft des Herzens,
- ausschließlich sympathischen Einfluss auf den Tonus der peripheren Gefäße (Klinke et al. 2005; Bernards und Bouman 1994).

Bei **Blutdruckerhöhung** im systemischen Kreislauf nimmt der Einfluss des Sympathikus kompensatorisch ab (Inhibition), sodass die Herzfrequenz sinkt (Bernards und Bouman 1994; Lanfranchi und Somers 2002). Der periphere Gefäßtonus wird gehemmt (bzw. es findet eine Vasodilatation statt), wodurch sich der systemische Blutdruck vermindert. Gleichzeitig kommt es zu einer Kapazitätszunahme im venösen System, sodass weniger Blut zum Herzen zurückfließt und das Schlagvolumen des Herzens reduziert wird (Lanfranchi und Somers 2002).

Bei **Blutdruckabfall** im systemischen Kreislauf werden die arteriellen Barorezeptoren weniger stark erregt und induzieren über kreislaufregulierende Efferenzen eine reflektorische

Gegenregulation: Der Sympathikus wird aktiviert (Disinhibition) und **kompensatorisch** nimmt der periphere Gefäßtonus zu (bzw. es findet eine Vasokonstriktion statt), die Kontraktilität des Herzens erhöht sich und die Herzfrequenz steigt (Haensch und Jörg 2005; Ziemssen et al. 2006) (Abb. 8.6).

Beteiligung an der Kreislaufregulation

Ferguson et al. zeigten, dass die Barorezeptoren des Aortenbogens bei **schnellem Blutdruckanstieg** eine bedeutend wichtigere Rolle für die Herzfrequenzkontrolle spielen als die Barorezeptoren im Karotissinus (Ferguson et al. 1995). Die **Information** wird über den N. glossopharyngeus weitergeleitet, im Hirnstamm integriert und auf vagale Efferenzen umgeschaltet. Diese ermöglichen innerhalb weniger Sekunden eine adäquate Reaktion auf **veränderte Kreislaufanforderungen** wie z. B. Wechsel in die aufrechte Körperhaltung (Orthostase) oder körperliche Be-

lastung. Durch diese beiden sehr rasch einsetzenden kompensatorischen Mechanismen bleibt ein stabiler mittlerer arterieller Blutdruck gewährleistet (Ziemssen et al. 2006) (Abb. 8.7).

► Bei Patienten mit einer orthostatischen Dysregulation (bzw. Blutdruckregulationsstörung) durch ein Baroreflexversagen ändern sich Herzfrequenz und sympathische Nervenaktivität nicht, wenn plötzliche Blutdruckschwankungen im systemischen Kreislauf auftreten.

Beteiligung an der Atemregulation

Die Barorezeptoren sind neben der Kreislaufregulation auch an der Atemregulation beteiligt. Die stimulierende Wirkung der arteriellen Barorezeptoren auf den **Parasympathikus** wird durch die Atmung beeinflusst und ist in der postinspiratorischen Phase am größten (Unbehaun 1999).

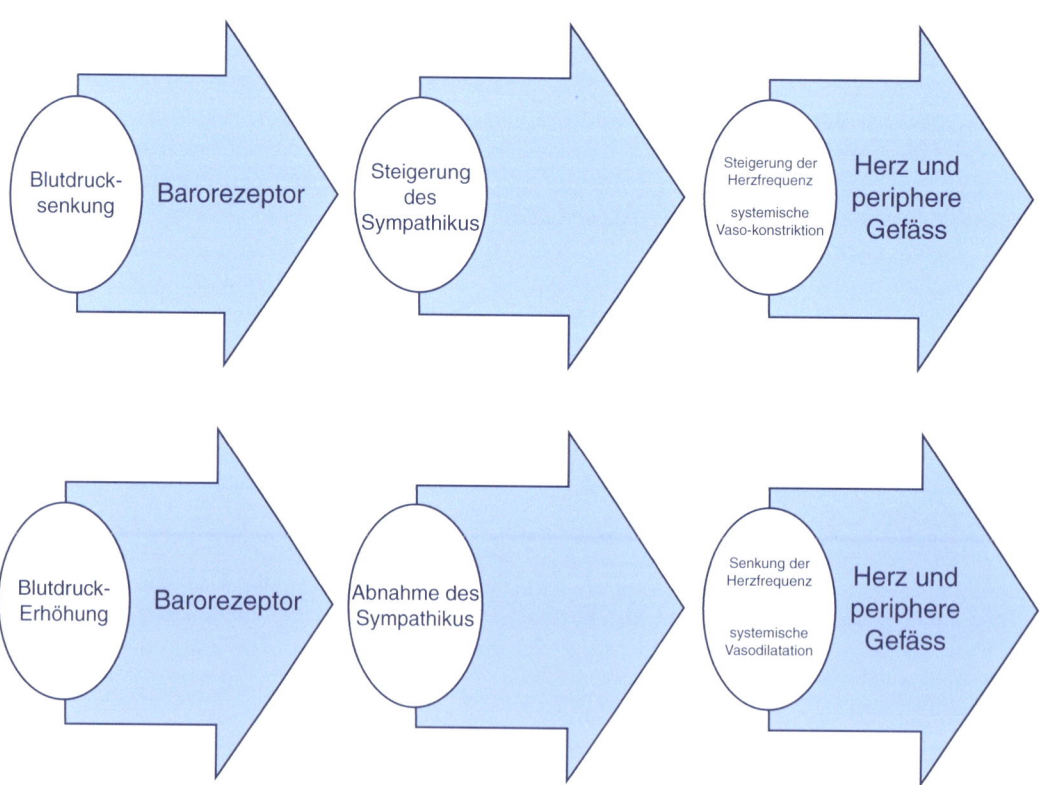

Abb. 8.6 Schematische Darstellung der Barorezeptorschleife des autonomen Nervensystems (ANS) und deren Einfluss auf die Hämodynamik des systemischen Kreislaufs

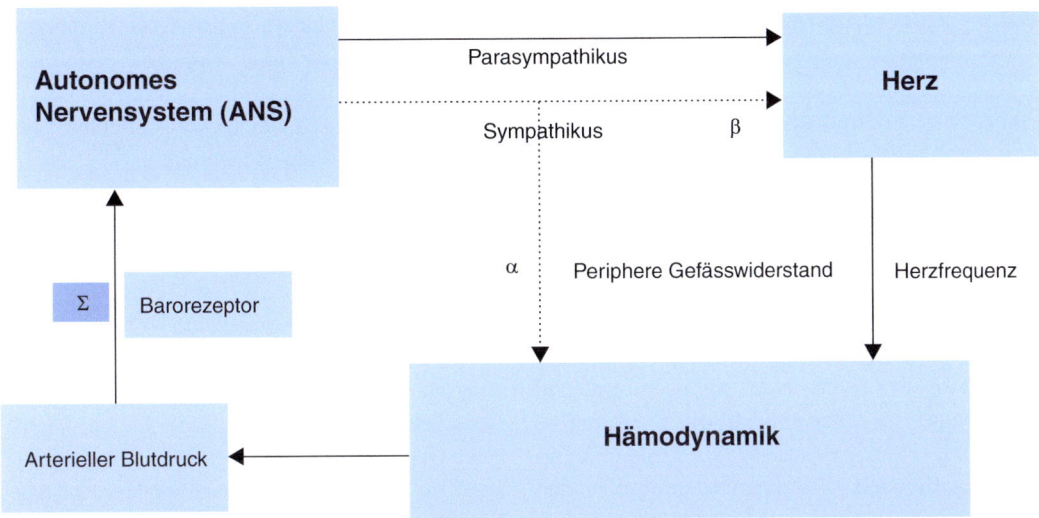

Abb. 8.7 Schematische Darstellung der Barorezeptor-schleife des autonomen Nervensystems und deren Einfluss auf die Hämodynamik des systemischen Kreislaufs. In der Gefäßmuskulatur bewirkt eine Erregung der α-Rezeptoren eine Vasokonstriktion (Blutdrucksteigerung) und eine Erregung der β-Rezeptoren eine Vasodilatation (Blutdrucksenkung). In der Herzmuskulatur kommt es durch Erregung der β-Rezeptoren u. a. zu Zunahme der Herzfrequenz und Steigerung der Kontraktionskraft. *Gepunkteter Pfeil*: Langsame Erregungsübertragung der sympathischen Nervenfasern. *Linierter Pfeil*: Schnelle Erregungsübertragung der parasympathischen Nervenfasern

▶ Ein Blutdruckabfall hat generell eine Steigerung der Atemfrequenz zur Folge, ein Blutdruckanstieg eine Dämpfung des Atemantriebs (Oczenski et al. 2005; Unbehaun 1999).

Sensitivität der Barorezeptoren
Hinsichtlich der Beurteilung **autonomer Funktionsstörungen** kommt der Untersuchung des Baroreflexes eine wesentliche Bedeutung zu (Lanfranchi und Somers 2002).

▶ Die Sensitivität der Barorezeptoren (BRS) sinkt, wenn der Sympathikus dominiert, und sie steigt, wenn der Parasympathikus dominiert (Fietze 2003).

Fazit

Bei COPD-Patienten besteht in Ruhe sowohl eine Erhöhung des sympathischen Grundtonus als auch eine eingeschränkte Sensitivität der Barorezeptoren (Dean und Frownfelter 2006; van Gestel et al. 2012). Daher ist bei körperlicher Belastung und Wechsel in die aufrechte Körperhaltung mit einer möglichen Blutdruckregulationsstörung zu rechnen.

8.3.5 Dehnungsrezeptoren in der A. pulmonalis und in den Atria cordis

Ähnliche Auswirkungen auf die Blutdruckregulation wie die arteriellen Barorezeptoren zeigen Rezeptoren, die in der A. pulmonalis und in den Atria cordis lokalisiert sind (venöses Baroreflexsystem) (Berg 2005). Bei einer Steigerung des zentralvenösen Blutdrucks, z. B. bei vermehrter venöser Füllung, haben sie einen hemmenden Einfluss auf den Parasympathikus. Bei der Inspiration erweitert sich der Thorax, wodurch der intrathorakale Druck erheblich abfällt. Der Unterdruck im rechten Atrium führt zu einem beschleunigten Rückfluss des venösen Blutes, worauf das rechte Atrium mit Dehnung reagiert (Hölting 2005). Weitergehend kommt es zur Erregung des sympathischen und Hemmung des parasympathischen Nervensystems mit konsekutiver Steigerung der Herzfrequenz. Für dieses Phänomen wird ein neuraler Reflex, der **Bainbridge-Reflex**, verantwortlich gemacht.

8.3.6 Dehnungsrezeptoren der Lunge

Neben den arteriellen/venösen Barorezeptoren und den Chemorezeptoren sind weitere Reflexmechanismen an der kardiorespiratorischen Regulation beteiligt. Bei einer fortgeschrittenen Ausdehnung bzw. Erweiterung der Lunge kommt es zu einer Erregung der Lungendehnungsrezeptoren und einer negativen Rückkoppelung zum Atemzentrum mit reflektorischer Hemmung der inspiratorischen Neurone des Atemzentrums und Aufhebung der parasympathischen Inhibition. Dieser sog. Hering-Breuer-Reflex wird von langsam adaptierenden Dehnungsrezeptoren in den Wänden von Trachea und Bronchien ausgelöst und bewirkt eine reflektorische Bronchodilatation und Stimulation der Herzaktivität (Klinke et al. 2005). Costes et al. postulieren, dass die eingeschränkte Sensitivität der Barorezeptoren bei COPD-Patienten möglicherweise in direkter Verbindung mit der dauerhaften Erregung der Lungendehnungsrezeptoren infolge chronischer Lungenüberblähung und erhöhten intrathorakalen Drucks (ITP) steht (Costes et al. 2004a).

8.3.7 Propriozeptoren der Atemmuskulatur

Die Dehnungsrezeptoren in quergestreiften Muskeln und die Spannungsrezeptoren in Sehnen werden bei körperlicher Belastung erregt und bewirken konsekutiv eine gesteigerte Atmung mit dem Ziel, die arbeitende Muskulatur ausreichend mit Sauerstoff zu versorgen (Oczenski et al. 2005). Erst in der Mitte des 20. Jahrhunderts wurden die abnorm erhöhte Atemarbeit und die entsprechenden Afferenzen der Atemmuskulatur als superponierende Stimuli für die Entstehung einer Dyspnoe erkannt, und die mechanische Theorie trat in den Vordergrund (Gugger und Bachofen 2001). Als Folge einer gravierenden Erhöhung der Atemimpedanz kommt es bei COPD-Patienten zu einer stark erhöhten Beanspruchung der primären und sekundären Atemmuskulatur

(Kap. 4). Möglicherweise haben die Propriozeptoren der primären und sekundären Atemmuskulatur hinsichtlich der Beurteilung autonomer Funktionsstörungen bei COPD-Patienten ebenfalls eine wesentliche Bedeutung.

8.4 Herzfrequenzvariabilität

Die Regulation von Atmung und Herzfrequenz ist bei Gesunden den Bedürfnissen der Sauerstoffversorgung des Gesamtorganismus angepasst. Kennzeichen der Herzaktivität ist die **Autorhythmie**. Die rhythmisch ausgelösten Aktionspotenziale im Sinusknoten entsprechen der normalen Eigenfrequenz und erzeugen ohne autonome Beeinflussung eine **intrinsische Herzfrequenz** von ca. **60–90 Hz**. Dies bedeutet, dass das Herz nach Ausschaltung des autonomen Nervensystems mit konstanter Frequenz weiterschlagen würde (Jose und Taylor 1969). Zusätzlich zu dieser Grundfrequenz, die Basis für einen ausreichenden Gewebeperfusionsdruck ist, bedient sich das autonome zentrale Nervensystem einer Vielzahl hierarchisch strukturierter Regelkreise. Dem früheren Postulat, dass Gesundheit mit einem regelmäßigen Herzrhythmus einhergehe, steht die heutige Erkenntnis gegenüber, dass eine gesunde Herzschlagabfolge durch ausgeprägte Variabilität gekennzeichnet ist und pathologische Prozesse durch eine reduzierte Herzfrequenzvariabilität (Abb. 8.8).

▶ **Herzfrequenzvariabilität** Die Herzfrequenzvariabilität (HFV) beschreibt die Fähigkeit des Herzens, den zeitlichen Abstand von einem Herzschlag zum nächsten ständig (belastungsabhängig) zu verändern, um sich flexibel wechselnden Anforderungen anzupassen.

Die wechselnde Beanspruchung des Herzens ist **intrinsisch** gesichert und stimuliert Regulationsvorgänge, die durch autonome Mechanismen gesteuert werden. Durch gezielte **extrinsische** Abstimmung des autonomen Nervensystems (ANS) mit seinen dichotomen Anteilen wird jeder Herzschlag gezielt kontrolliert.

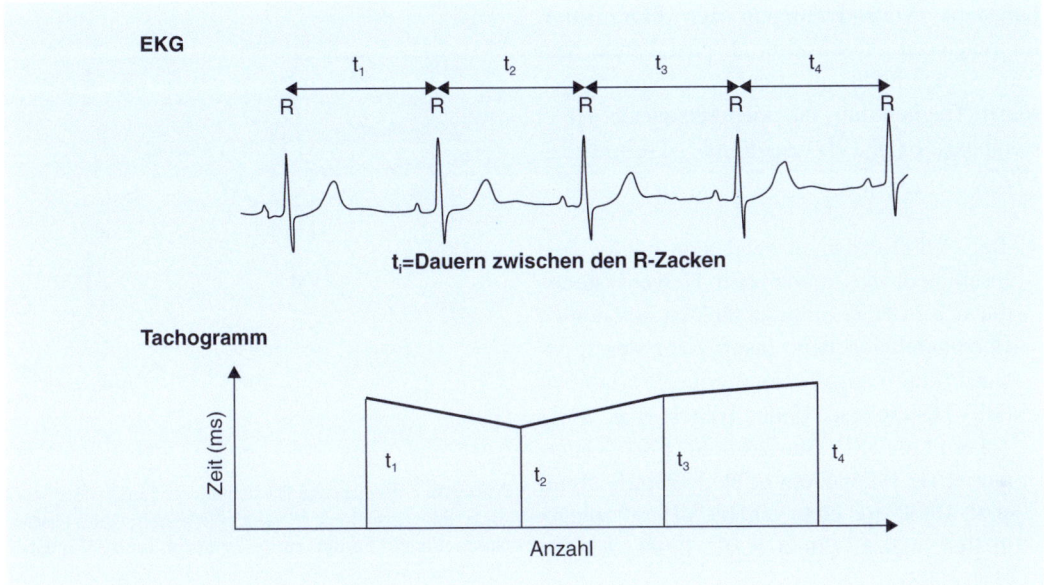

Abb. 8.8 Herzfrequenzvariabilität (HFV) und Prinzip der Tachogrammableitung aus einem Elektrokardiogramm (EKG). Die Kenngrößen der Herzfrequenzvariabilität stellen eine einfache Art dar, um bestimmte Varianzanteile der Herzperiodenvariabilität zu beschreiben, wobei standard- mäßig eindeutig detektierbare R-Zacken als Referenz- punkt für die Analyse genutzt werden. Die Herzperioden- variabilität zeigt die Abstände zwischen den einzelnen R-Zacken in ms und wird auch als Inter-Beat-Intervall- Zeitreihe (IBI-Zeitreihe) bezeichnet

Einfluss des Parasympathikus

Kurzfristige reflektorische Variationen dieser kardiotropen Modulation sind ausschließlich durch eine Beeinflussung des Parasympathikus möglich und werden als vagale **Beat-by-Beat-Kontrolle** bezeichnet. An den parasympathischen Neuronen bindet sich Azetylcholin an muskarinerge Rezeptoren, die zu einer prompten Verlangsamung des Herzschlags führt (mit einer Latenzzeit von 50–100 ms). Die Azetylcholinesterase im synaptischen Spalt sorgt dabei für eine schnelle Spaltung von Azetylcholin und ermöglicht somit ein rasches Nachlassen der Wirkung.

Einfluss des Sympathikus

Im Vergleich mit dem Parasympathikus ist der Sympathikuseinfluss auf die Herzfrequenz als langsam zu betrachten; der Sympathikus ist demzufolge bei **kurzfristigen Modulationen** der Herzfunktion **nicht involviert**. Durch sympathischen Einfluss wird die Herzfrequenz erst nach einer gewissen Latenzzeit aktiviert; die Wirkung hält jedoch länger als einen Herzschlag an. Die sympathische Latenzzeit bis zum Einsetzen eines Aktionspotenzials im Erfolgsorgan beträgt 1,3– 2,0 s. Die Erregungsübertragung dauert bei den sympathischen Nervenfasern ca. 330 ms (Latenz der schnell leitenden parasympathischen Nervenfasern beträgt 50 ms) (Markus 2003), bedingt durch die Länge und die langsame Übertragungsgeschwindigkeit der sympathischen postganglionären Nervenfasern.

Da Noradrenalin im Gegensatz zu Azetylcholin (Neurotransmitter des Parasympathikus) nicht durch ein entsprechendes Enzym direkt im synaptischen Spalt abgebaut werden kann, ist es solange aktiv, bis es wieder in der präsynaptischen Membran aufgenommen wird. Die Inaktivierung von Noradrenalin beruht im Wesentlichen auf einer Wiederaufnahme über den Noradrenalin-Uptake-1-Carrier. Ein Teil des ausgeschütteten Noradrenalins wird in die Blutbahn aufgenommen. Die sympathischen kardioeffektorischen Synapsen können wegen ihrer Trägheit **nur auf**

langsame Veränderungen der Herzaktivität reagieren. Akselrod et al. postulieren, dass dem Sympathikus als Low-Pass-Filter wegen seiner Trägheit nur die niederfrequente HFV-Komponente (<0,1 Hz) zukommt (Akselrod et al. 1995).

▶ Bei COPD-Patienten zeigt sich häufig eine Insuffizienz des autonomen Nervensystems, die sich in einer eingeschränkten autonomen Herzmodulation bzw. Insuffizienz der spontanen (kurzfristigen) Herzfrequenzvariabilität (HFV) (Stein et al. 1998a; Bartels et al. 2003; Tukek et al. 2003; Stewart et al. 1991; Volterrani et al. 1994; Stein et al. 1998b; Scalvini et al. 1999) und einer erhöhten Herzfrequenz in Ruhe äußert (Stein et al. 1998a; Bartels et al. 2003).

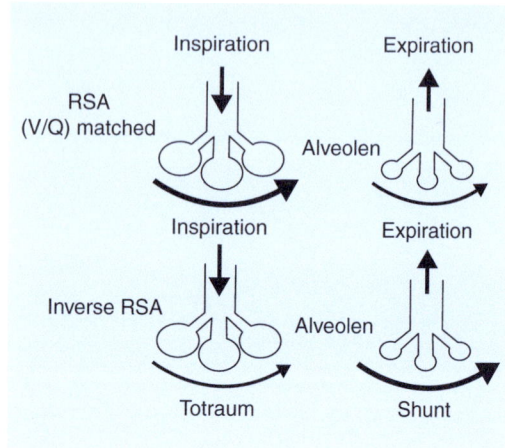

Abb. 8.9 Schematische Darstellung der Lunge: Respiratorische Sinusarrhythmie (*RSA*) zur Verbesserung des Gasaustauschs durch Abstimmung der Perfusion auf die Ventilation (*VA/Q matched*). Bei der Inspiration nimmt die Perfusion zu (*dicke Pfeile*), bei der Exspiration nimmt sie ab (*dünne Pfeile*). (Modifiziert nach Yasuma und Hayano 2004)

8.5 Respiratorische Sinusarrhythmie

Im kardiorespiratorischen Bereich kommt es zu interessanten Interaktionen: Durch die enge Verknüpfung der parasympathischen und sympathischen Kerngebiete mit der Medulla oblongata entstehen **atemsynchrone Schwankungen der Herzaktivität** bzw. eine respiratorische Sinusarrhythmie (RSA). Die Spontanrhythmen von Herz- und Atemfrequenz beeinflussen sich gegenseitig, wobei es in der Regel zu einer Synchronisation der beiden Kenngrößen kommt (Kirstein 2002) (Abb. 8.9).

▶ **Respiratorische Sinusarrhythmie** Die respiratorische Sinusarrhythmie (RSA) beschreibt die atemsynchrone Herzfrequenzschwankung. Obwohl der Begriff Unregelmäßigkeiten andeutet, ist die RSA eine physiologische Synchronisierung der Atmungs- und Herzsysteme und reflektiert die gesunde Regulationsfähigkeit des autonomen Nervensystems (ANS).

Kardiorespiratorische Regulation

▶ Die respiratorische Sinusarrhythmie ist gekennzeichnet durch

- eine Herzfrequenzsteigerung bei Inspiration und
- eine Herzfrequenzsenkung bei Exspiration (Pinsky 2005).

Physiologisch betrachtet ist die RSA sinnvoll, da ihr eine wichtige Rolle bei der kardiorespiratorischen Regulation zukommt, mit dem Ziel, die **respiratorische Effektivität** zu erhöhen. Die RSA ist auch als „Theorie des intelligenten Herzens" bekannt, da sie über eine Verbesserung des Gasaustauschs durch feine Abstimmung der Perfusion auf die Ventilation eine Vorreiterrolle bei der Regulation der physiologischen Homöostase spielt (Yasuma und Hayano 2004; Junichiro et al. 1996; Hanratty et al. 1999). Die RSA kann nicht auf einen einzelnen Mechanismus zurückgeführt werden, vielmehr sind viele verschiedene Mechanismen an der zentralen Interaktion von kardialen und respiratorischen Neuronen in der Medulla oblongata beteiligt. Hauptverantwortlich für die **zentrale Interaktion** sind

- der arterielle Baroreflex,
- die reflektorische Beeinflussung der Herzfrequenz durch Lungen- und Thoraxdehnungsrezeptoren und
- Dehnungsrezeptoren in den Atria cordis.

Da bei einer medikamentösen **β-sympathischen Blockade**, z. B. durch Propanolol, keine Veränderungen der RSA festgestellt werden können, wird über eine direkte Einflussmöglichkeit des Sympathikus auf die RSA diskutiert. Die RSA lässt sich hauptsächlich durch **zwei Reflexbögen** erklären,

- den Barorezeptorreflex und
- den Bainbridge-Reflex,

die beide über den **Parasympathikus** Einfluss auf die Herzaktivität nehmen.

RSA: Disinhibition des Parasympathikus bei der Exspiration

Während der Exspiration verringert sich das Volumen des Thorax, wodurch sich konsekutiv der intrathorakale Druck erhöht. Demzufolge erhöht sich auch der arterielle Blutdruck, was die Barorezeptoren im Aortenbogen und Karotissinus erregt. Über die Kreislaufzentren im Hirnstamm wird eine Steigerung bzw. Disinhibition des Pa-

rasympathikus initiiert, was zu einer Verlangsamung der Herzfrequenz führt (Holle 2003).

RSA: Inhibition des Parasympathikus bei der Inspiration

Bei der Inspiration erweitert sich der Thorax, wodurch der intrathorakale Druck erheblich abfällt. Der Unterdruck im rechten Atrium führt zu einem beschleunigten Rückfluss des venösen Blutes, woraus eine Erweiterung des rechten Atriums resultiert. Das rechte Atrium erfährt eine verstärkte Dehnung, wodurch es zu einer zyklischen Dämpfung des Parasympathikus und einer reflexbedingten Beschleunigung des Herzschlags kommt (Horn 2003; Pinsky 2005). Dieses Phänomen wird hauptsächlich durch den Bainbridge-Reflex ausgelöst (Holle 2003) (Abb. 8.10).

Durch Interaktion der beiden Reflexe wirkt das medulläre respiratorische Zentrum auf das medulläre kardiovaskuläre Zentrum ein, und es entsteht eine atmungsbedingte rhythmische Variation der Herzfrequenz (RSA).

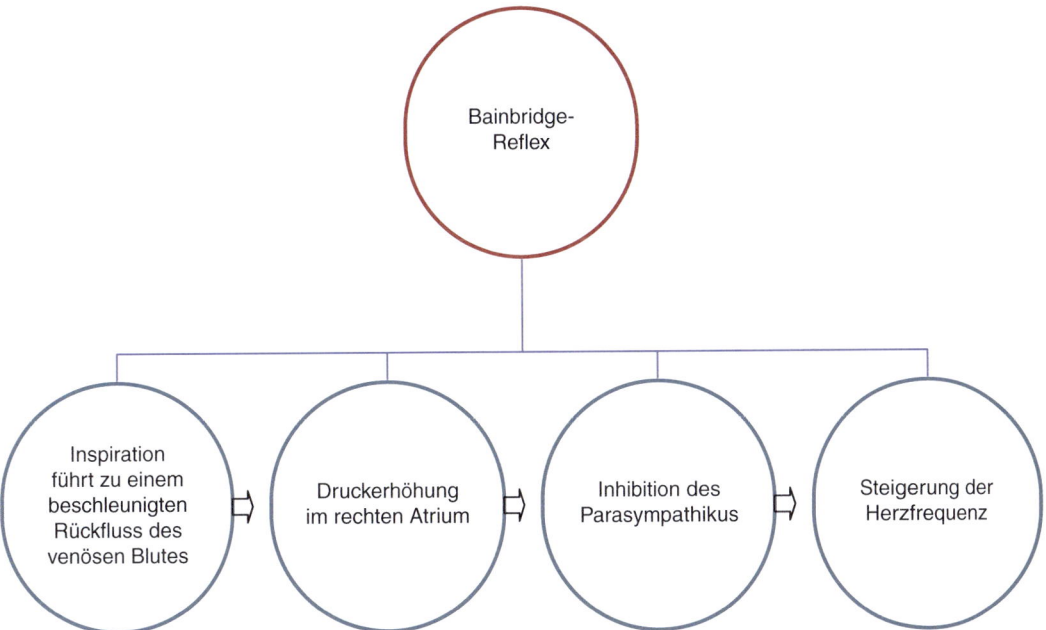

Abb. 8.10 Schematische Darstellung des Bainbridge-Reflexes: Eine Erhöhung des Vorhofdrucks (rechter Vorhof) oder der venösen Füllung lässt die Herzfrequenz ansteigen

Das Atemmuster: Einfluss auf die respiratorische Sinusarrhythmie

Die respiratorische Sinusarrhythmie (RSA) ist abhängig von **Atemtiefe** und **Atemfrequenz**:

- Eine erhöhte Atemfrequenz vermindert bei gesunden Probanden die RSA-Amplitude,
- eine verminderte Atemfrequenz bei vertiefter Inspiration (>15 ml/kg) lässt die RSA-Amplitude ansteigen und folglich die Herzfrequenz sinken (Unbehaun 1999; Person et al. 1995; Brown et al. 1993).

8.6   Blutdruckvariabilität

Der arterielle Blutdruck wird im Wesentlichen durch die Funktion der Barorezeptoren konstant gehalten. Der Blutdruck unterliegt jedoch infolge körperlicher und psychischer Belastung und auch spontan mehr oder weniger ausgeprägten Schwankungen (Mancia et al. 1986; Mancia et al. 1983). Die zirkadiane Blutdruckvariabilität (BPV) erfolgt über neurale und humorale Kontrollsysteme. Oszillationen des Blutdruckes werden hauptsächlich auf die mechanisch bedingten, intrathorakalen Druckschwankungen der Respiration zurückgeführt (Claude 2006; Miller et al. 2005). Mayer et al. fanden weitere Blutdruckoszillationen, deren Frequenzen niedriger waren als die der Atmung (Claude 2006; Miller et al. 2005). Sie werden hauptsächlich durch den Sympathikus vermittelt und spiegeln die peripheren, sympathisch gesteuerten Änderungen des peripheren Gefäßtonus wider. Schwankungen des systolischen Blutdrucks und insbesondere systolische Blutdruckspitzen sind Indikator für eine erhöhte kardiovaskuläre Morbidität (Parati et al. 2006; Grove et al. 1997; van Gestel et al. 2013a). Sie bedeuten ein erhöhtes Schlaganfallrisiko, und zwar unabhängig vom zugrunde liegenden Durchschnittsblutdruck. Das Ausmaß hypertoner Endorganschäden und auch die Prognose von Patienten mit einem erhöhten kardiovaskulären Risiko sind signifikant mit der Blutdruckvariabilität assoziiert (Mancia et al. 1997; Tatasciore et al. 2007; Palatini et al. 1992). Es hat sich gezeigt, dass bei Patienten mit COPD selbst im Ruhezustand extreme Blutdruckschwankungen vorliegen (van Gestel et al. 2013b). Weitere blutdruckregulierende Systeme sind das Renin-Angiotensin-Aldosteron-System, die Hypothalamus-Hypophyse-Nebennierenrinden-Achse sowie einige Depressorhormone.

8.7   Erhöhter Sympathikotonus bei Patienten mit COPD

Während des normalen Alterungsprozesses kommt es auch bei gesunden Probanden zu einer Abnahme der autonomen Reflexe wie

- Baroreflexsensibilität,
- zirkadiane Herzfrequenzvariabilität und
- respiratorische Sinusarrhythmie (Schannwell 2005).

Obwohl prinzipiell jeder autonome Schenkel des sympathischen Nervensystems überaktiviert oder gehemmt sein kann, tritt bei **COPD-Patienten** meist eine sympathovagale Imbalance mit chronisch gesteigerter adrenerger Aktivierung bzw. erhöhtem Sympathikotonus auf (Heidl et al. 2001; van Gestel et al. 2012). Aufgrund des dauerhaft erhöhten sympathischen Grundtonus weisen COPD-Patienten im Vergleich zu gesunden Personen eine erhöhte Herzfrequenz in Ruhe und verminderte HFV auf (Stein et al. 1998a; Bartels et al. 2003; Tukek et al. 2003; Stewart et al. 1991; Volterrani et al. 1994; Stein et al. 1998b; Scalvini et al. 1999).

Hypoxie

Der Anstieg der sympathischen Aktivität steht in enger Beziehung zu dem erhöhten Ruhetonus der arteriellen Chemorezeptoren. In der Studie von van Heindl et al. wurde mittels Mikroneurografie bei hypoxischen COPD-Patienten bewiesen, dass im Vergleich zu gesunden Kontrollpersonen eine erhöhte reflektorische zentralnervöse Sympathikusaktivierung vorliegt (Heindl et al. 2001a). Durch das Verwenden einer Kurzzeitapplikation mit Sauerstoff kam es zu einer Reduktion des Sympathikotonus (Heindl et al. 2001b).

Da auch bei normoxischen COPD-Patienten die sympathische Aktivität erhöht sein kann, haben möglicherweise weitere Faktoren einen Einfluss auf die krankheitsbedingte sympathovagale Imbalance (Raupach et al. 2007; Arai et al. 1989; Raupach et al. 2008).

Systemische Entzündung

Es ist bekannt, dass bei der COPD eine ausgeprägte Entzündung im Bereich der großen und der kleinen Atemwege vorliegt. Ebenfalls konnte gezeigt werden, dass bei Patienten mit stabiler COPD zusätzlich eine systemische Entzündung vorliegt (Sin und Man 2003). Dies wurde anhand der Werte der Entzündungsmediatoren, wie z. B. erhöhte systemische Spiegel von C-reaktivem Protein, Fibrinogen, Leukozyten, TNF α sowie Interleukin 8 gemessen (Sin und Man 2003). Eine starke Entzündung in der Lunge kann ebenfalls in den systemischen Kreislauf übertreten („Overspill von Entzündungsmediatoren") und zu systemischer Inflammation beitragen.

Oxidativer Stress

Unter oxidativem Stress versteht man einen Überschuss an reaktiven Sauerstoffverbindungen (ROS, „reactive oxygen species") im Organismus; dieser entsteht bei einem Ungleichgewicht zwischen der Bildung und dem Abbau von Sauerstoffradikalen. Das Ungleichgewicht zwischen Oxidantien und Antioxidantien spielt ebenfalls eine wichtige Rolle bei der Entstehung und Beschleunigung von Entzündungsreaktionen. Die Folge sind zelltoxische Schäden, die eine Entzündung weiter fördern und zu einer gesteigerten Aktivierung des sympathischen Nervensystems führen.

Inaktivität

Eine verminderte körperliche Belastbarkeit durch mangelnde Bewegung führt zu einer gesteigerten Aktivierung des sympathischen Nervensystems. Dies wurde bei einer Querschnittstudie mit 3328 gesunden Menschen beobachtet (Rennie et al. 2003). Körperliches Training senkt die Sympathikusaktivität bei gesunden Menschen (Jennings et al. 1986) mehr als bei Patienten mit COPD (Costes et al. 2004b).

8.8 Erhöhter Parasympathikotonus bei körperlicher Belastung

COPD-Patienten entwickeln bei körperlicher Belastung eine unphysiologisch hohe parasympathische Aktivität (Vagotonie) (Bartels et al. 2003). Unter Vagotonie versteht man in diesem Zusammenhang eine inadäquate Erhöhung des Vagotonus des vegetativen Nervensystems während körperlicher Belastung. Bei **gesunden Probanden** besteht entweder eine gleichbleibende parasympathische Aktivität (Perini et al. 1990; Casadei et al. 1995) oder sie nimmt ab (Arai et al. 1989; Yamamoto et al. 1991; Rimoldi et al. 1992; Nakamura et al. 1993).

Bartels et al. konnten bei COPD-Patienten **nichtneurale Mechanismen** für die deutliche Steigerung der parasympathischen Aktivität beobachten (Bartels et al. 2000). Die reduzierte kardiopulmonale Ausdauer bei COPD-Patienten kann zum großen Teil durch diese paradoxe Einstellung des autonomen Nervensystems erklärt werden. Ein **dominanter Parasympathikus** (Vagotonie) führt schließlich zu

- Herzfrequenzsenkung,
- Herabsetzung der Kontraktionskraft des Herzens,
- Verringerung des totalen peripheren Gefäßwiderstandes durch Gefäßdilatation sowie
- Bronchokonstriktion und
- Hypersekretion submuköser Drüsen.

Diese Effekte, besonders der starke pathophysiologische Einfluss auf die Bronchialobstruktion, erklären den hohen Stellenwert der reflektorischen Parasympathikusaktivierung bei COPD-Patienten (Aalkjaer und Poston 1996).

Literatur

Aalkjaer C, Poston L (1996) Effects of pH on vascular tension: which are the important mechanisms? J Vasc Res 33:347–359

Akselrod S, Gordon D, Madwed JB et al (1995) Hemodynamic regulation: investigation by spectral analysis. Am J Physiol 18:867–875

Arai Y, Saul JP, Albrecht P (1989) Modulation of cardiac autonomic activity during and immediately after exercise. Am J Phys 256:132–141

Bartels MN, Gonzalez JM, Kim W, DeMeersman RE (2000) Cardiac-autonomic modulation in COPD. Chest 118:691–696

Bartels MN, Jelic S, Ngai P, Basner RC, DeMeersman RE (2003) High-frequency modulation of heart rate variability during exercise in patients with COPD. Chest 124:863–869

Berg F v d (2005) Angewandte Physiologie (2) Organsysteme verstehen. Thieme, Stuttgart

Bernards JA, Bouman LN (1994) Fysiologie van de mens. Bohn Stafleu van Loghum, Houten Diegem

Brown TE, Beightol LA, Koh J, Eckberg DL (1993) Important influence of respiration on human RR interval power spectra is largely ignored. J Appl Physiol 75(5):2310–2318

Casadei B, Cochrane S, Johnston J (1995) Pitfalls in the interpretation of spectral analysis of the heart rate variability during exercise in humans. Acta Physiol Scand 153:125–131

Claude J (2006) The enigma of Mayer waves: facts and models. Cardiovasc Res 70:12–21

Costes F, Roche F, Pichot V et al (2004a) Influence of exercise training on cardiac baroflex sensitivity in patients with COPD. Eur Respir J 23:396–401

Costes F, Roche F, Pichot V (2004b) Influence of exercise training on cardiac baroreflex sensitivity in patients with COPD. Eur Respir J 23:396–401

Dean E, Frownfelter D (2006) Cardiovascular and pulmonary physical therapy: evidence and praxis. Elsevier, Mosby

Ferguson DW, Abboud FM, Mark AL (1995) Relative contribution of aortic and carotid baroreflexes to heart rate control in man during steady state and dynamic increases in arterial pressure. J Clin Investig 76:2265–2274

Fietze I (2003) Barorezeptorsensitivität, Herzfrequenzvariabilität und Blutdruckvariabilität bei Patienten mit einem milden, moderaten und schweren obstruktiven Schlafapnoe-Syndrom und bei gesunden Probanden. Habilitationsschrift der Humboldt-Universität Berlin

van Gestel AJR, Kohler M, Clarenbach CF (2012) Sympathetic overactivity and cardiovascular disease in patients with chronic obstructive pulmonary disease (COPD). Discov Med 14(79):359–368

van Gestel AJR, Camen G, Clarenbach CF, Sievi N, Rossi VA, Kohler M (2013a) Quantifying the speed of fluctuations in systolic blood pressure. Hypertens Res. https://doi.org/10.1038/hr.2013.62

van Gestel AJR, Clarenbach CF, Stöwhas AC, Rossi VA, Sievi N, Camen G, Kohler M (2013b) The speed of blood pressure fluctuations in patients with Chronic Obstructive Pulmonary Disease. Heart Lung Circulation. https://doi.org/10.1016/j.hlc.2013.08.010

Grove JS, Reed DM, Yano K, Hwang LJ (1997) Variability in systolic blood pressure – A risk factor for coronary heart disease? Am J Epidemiol 145:771–776

Gugger M, Bachofen H (2001) Dyspnoe Teil 1: Grundlangen und Pathophysiologie. Schweiz Med Forum 6:138–142

Haensch CA, Jörg J (2005) Die Analyse der Blutdruckregulation bei autonomer Dysfunktion. Klin Neurophysiol 36:86–97

Hanratty CG, Silke B, Riddell JG (1999) Evaluation of the effect on heart rate variability of a beta2-adrenoceptor agonist and antagonist using non-linear scatterplot and sequence methods. Br J Clin Pharmacol 47:157–166

Heidl S, Lehnert M, Criee CP, Hasenfuss G, Andreas S (2001) Marked sympathetic activation in patients with chronic respiratory failure. Am J Respir Crit Care Med 164:597–601

Heindl S, Dodt C, Krahwinkel M, Hasenfuss G, Andreas S (2001a) Short-term effect of continuous positive airway pressure on muscle sympathetic nerve activity in patients with chronic heart failure. Heart 85:185–190

Heindl S, Lehnert M, Criee CP, Hasenfuss G, Andreas S (2001b) Marked sympathetic activation in patients with chronic respiratory failure. Am J Respir Crit Care Med 164:597–601

Holle H (2003) Die zeitliche Stabilität der Herzperiodenvariabilität während emotionaler Filme. Diplomarbeit der Universität Trier Fachbereich I – Psychologie, Trier

Hölting T (2005) Das Blutdruckverhalten unter Hypoxie bei Patienten mit obstruktiver Schlafapnoe. Inaugural-Dissertation, Fachbereich Humanmedizin der Philipps-Universität Marburg

Hopp FA, Seagard JL, Bajic J, Zuperku EJ (1991) Respiratory responses to aortic and carotic chemoreceptor activation in the dog. J Appl Physiol 70:2359–2550

Horn A (2003) Diagnostik der Herzfrequenzvariabilität in der Sportmedizin – Rahmenbedingungen und methodische Grundlagen. Dissertation der Fakultät für Sportmedizin der Ruhr-Universität Bochum

Jennings G, Nelson L, Nestel P, Esler M, Korner P, Burton D, Bazelmans J (1986) The effects of changes in physical activity on major cardiovascular risk factors, hemodynamics, sympathetic function, and glucose utilization in man: a controlled study of four levels of activity. Circulation 73:30–40

Jose AD, Taylor RR (1969) Autonomic blockade by propranolol and atropine to study intrinsic myocardial function in man. J Clin Invest 48:2019–2031

Junichiro H, Fumihiko Y, Akiyoshi O, Seiji M, Takao F (1996) Respiratory sinus arrhythmia, a phenomenon improving pulmonary gas exchange and circulatory efficiency. Circulation 94:842–847

Kirstein N (2002) Verhalten der Herzfrequenzvariabilität bei Dauerbelastung unterschiedlicher Intensität auf dem Fahrradergometer. Dissertation der Ruhr-Universität Bochum

Klinke R, Pape HK, Sibernagl S (2005) Physiologie. Thieme, Stuttgart/New York

Lanfranchi PA, Somers VK (2002) Arterial baroreflex function and cardiovascular variability: interactions and implications. Am J Phys Regul Integr Comp Phys 283:815–826

Mancia G, Ferrari A, Gregorini L et al (1983) Blood pressure and heart rate variabilities in normotensive and hypertensive human beings. Circ Res 53:96–104

Mancia G, Parati G, Pomidossi G, Casadei R, Di Rienzo M, Zanchetti A (1986) Arterial baroreflexes and blood pressure and heart rate variabilities in humans. Hypertension 8:147–153

Mancia G, Parati G, Di Rienzo M, Zanchetti A (1997) Blood pressure variability. In: Zanchetti A, Mancia G (Hrsg) Handbook of hypertension, vol 17: Pathophysiology of hypertension. Elsevier Science, Amsterdam, S 117–169

Markus KU (2003) Herzschlaglängenfolgen während Taktatmung als Marker der kardiorespiratorischen Innervation. Inaugural-Dissertation des Fachbereichs Humanmedizin der Rheinisch-Westfälischen Technischen Hochschule Aachen

Miller MR, Hankinson J, Brusasco V (2005) Series ATS/ERS task force: standardisation of spirometry. Eur Respir J 26:319–338

Nakamura Y, Yamamoto Y, Muraoka I (1993) Autonomic control of heart rate during physical exercise and fractal dimension of heart rate variability. J Appl Physiol 74:875–881

Oczenski W, Andel H, Werba A (2005) Atmen und Atemhilfen. Thieme, Stuttgart/New York

Palatini P, Penzo M, Racioppa A, Zugno E, Guzzardi G, Anaclerio M, Pessina AC (1992) Clinical relevance of nighttime blood pressure and of daytime blood pressure variability. Arch Intern Med 152:1855–1860

Parati G, Faini A, Valentini M (2006) Blood pressure variability: its measurement and significance in hypertension. Curr Hypertens Rep 8(3):199–204

Perini R, Orizio C, Baselli G et al (1990) The influence of exercise intensity on the power spectrum of heart rate variability. Eur J Appl Physiol 61:143–148

Person MG, Lonnqvist PA, Gustafsson LE (1995) Positive end expiratory pressure ventilation elicits increases in endogenously formed nictric oxide as detected in air exhaled by rabbits. Anesthesiology 82:969–974

Pinsky MR (2005) Cardiovascular issues in respiratory care. Chest 128:592–597

Raupach T, Bahr F, Herrmann P et al (2007) Atemfrequenz-Reduktion senkt die sympathische Aktivität von COPD-Patienten. Pneumologie 61:1055

Raupach T, Bahr F, Herrmann P, Luethje L, Heusser K, Hasenfuss G, Bernardi L, Andreas S (2008) Slow breathing reduces sympathoexcitation in COPD. Eur Respir J 32:387–392

Rennie KL, Hemingway H, Kumari M, Brunner E, Malik M, Marmot M (2003) Effects of moderate and vigorous physical activity on heart rate variability in a British Study of Civil Servants. Am J Epidemiol 158:135–143

Rimoldi O, Furlan R, Pagani M (1992) Analysis of neural mechanisms accompanying different intensities of dynamic exercise. Chest 101(suppl):226–230

Scalvini S, Porta R, Zanelli E (1999) Effects of oxygen on autonomic nervous system dysfunction in patients with chronic obstructive pulmonary disease. Eur Respir J 13:119–124

Schannwell C (2005) Herzerkrankungen des älteren Menschen. DMW 130:693–697

Sin DD, Man SF (2003) Why are patients with chronic obstructive pulmonary disease at increased risk of cardiovascular diseases? The potential role of systemic inflammation in chronic obstructive pulmonary disease. Circulation 11:1514–1519

Stein PK, Nelson P, Rottman JN et al (1998a) Heart rate variability reflects severity of COPD in PiZ α1-antitrypsin deficiency. Chest 113:327–333

Stein PK, Nelson P, Rottman JN (1998b) Heart rate variability reflects severity of COPD in PiZ α1-antitrypsin deficiency. Chest 113:327–333

Stewart AG, Waterhouse JC, Howard P (1991) Cardiovascular autonomic nerve function in patients with hypoxaemic chronic obstructive pulmonary disease. Eur Respir J 4:1207–1214

Tatasciore A, Renda G, Zimarino M, Soccio M, Bilo G, Parati G, Schillaci G, De Caterina R (2007) Awake systolic blood pressure variability correlates with target-organ damage in hypertensive subjects. Hypertension 50(2):325–332

Tillmann (2005) Atlas der Anatomie. Springer, Heidelberg

Tukek T, Yildiz P, Atilgan D et al (2003) Effect of diurnal variability of heart rate on development of arrhythmia in patients with chronic obstructive pulmonary disease. Int J Cardiol 88:199–206

Unbehaun A (1999) Die vegetative Kontrolle der Herzfrequenz und ihre Koordination mit dem respiratorischen System untersucht im Schlafen und Wachen innerhalb der Pubertät: Eine zeitreihenanalytische Studie. Dissertation der Medizinischen Fakultät Charité der Humboldt-Universität Berlin

Volterrani M, Scalvini S, Mazzuero G (1994) Decreased heart rate variability in patients with chronic obstructive pulmonary disease. Chest 106:1432–1437

Watz H, Magnussen H (2006) Komorbiditäten bei COPD. Internist 47:895–900

Yamamoto Y, Hughson RL, Peterson JC (1991) Autonomic control of heart rate during exercise studied by heart rate variability spectral analysis. J Appl Physiol 71:1136–1142

Yasuma F, Hayano J (2004) Respiratory sinus arrhythmia: why does the heartbeat synchronize with respiratory rhythm? Chest 125(2):683–690

Ziemssen T, Prieur S, Reichmann H (2006) Das weite Feld der orthostatischen Dysregulationen. Ärzteblatt 6:247–252

Zutphen HCF v, Bernards ATM (1991) Nederlands leerboek der fysische therapie in engere zin. Wetenschappelijke uitgeverij Bunge, Utrecht

Pulmonalkreislauf

9

Esther I. Schwarz

Inhaltsverzeichnis

9.1   Der Pulmonaliskreislauf

Dieses Kapitel widmet sich der **Perfusion der Lunge** (**Pulmonaliskreislauf** oder auch **kleiner Kreislauf**), welche zusammen mit der Ventilation und der Perfusion die wichtigsten Prozesse für den Transport des Sauerstoffes von der Umgebungsluft bis ins arterielle Blut darstellen. Das gemischt venöse Blut kommt aus dem rechten Ventrikel (25/0 mmHg) in die Pulmonalarterie

E. I. Schwarz (✉)
Klinik für Pneumologie und Zentrum für
Schlafmedizin, Universitätsspital Zürich,
Zürich, Schweiz
e-mail: estherirene.schwarz@usz.ch

© Der/die Autor(en), exklusiv lizenziert an Springer-Verlag GmbH, DE,
ein Teil von Springer Nature 2022
J. Steier, A.-K. Rausch-Osthoff (Hrsg.), *Physiotherapie bei chronisch-obstruktiven Atemwegs- und
Lungenerkrankungen*, https://doi.org/10.1007/978-3-662-63613-8_9

(25/8 mmHg, Mitteldruck 14 mmHg) und fließt durch die Lungenkapillaren und die Pulmonalvenen in den linken Vorhof (5 mmHg). Der Widerstand (Druckgefälle/Fluss) im Lungenkreislauf ist viel geringer als im Systemkreislauf. Es handelt sich um ein Niederdrucksystem mit tiefem Widerstand.

Die Verteilung der Perfusion ist nicht in allen Lungenzonen gleich; sie nimmt in stehender oder sitzender Position vom Apex zur Lungenbasis zu.

▶ **Cave** Die Lunge hat neben dem Pulmonalarterienkreislauf, dem funktionellen Kreislauf, noch einen zweiten Kreislauf, den Bronchialarterienkreislauf, welcher primär der Nutrition der größeren Atemwege dient und einen physiologischen Rechts-Links-Shunt darstellt.

9.1.1 Pulmonal-arterieller Druck bei körperlicher Belastung

Im Pulmonalkreislauf existieren besondere Mechanismen der Widerstandreduktion, die dafür sorgen, dass auch unter maximaler Steigerung des Herzzeitvolumens (**kardiale Auswurfleistung, HZV**), etwa unter körperlicher Belastung, der Druck nur mäßig ansteigt (Olschewski et al. 1999). Das pulmonale Gefäßbett hat bei körperlicher Belastung die Fähigkeit zur **Ausdehnung (Distension) der Lungengefäße** und **Rekrutierung (Recruitment)** von Kapillaren (Kovacs et al. 2009). Dies findet besonders in den apikalen Lungenarealen statt. Zusätzlich kommt es bei körperlicher Belastung zur Herabsetzung des Gefäßtonus (**aktive Vasodilatation**) durch einen vom Endothel induzierten Mechanismus (Olschewski et al. 1999). Das Gefäßendothel reguliert den vaskulären Tonus durch Synthese und Sekretion vasoaktiver Mediatoren, die eine Kontraktion oder Relaxation bedingen. Bei körperlicher Belastung kommt es zur aktiven Sekretion vasodilatativer Mediatoren. Hieraus resultiert ein Absinken des errechneten pulmonalen Gefäßwiderstandes bei steigendem Herzzeitvolumen, wo-

durch der Mitteldruck der A. pulmonalis (mPAP) bei körperlicher Belastung durch den vermehrten Blutfluss annähernd konstant gehalten wird (Kovacs et al. 2009; Riley et al. 2000).

9.1.2 Verteilungsmuster der Lungenperfusion

Wie bei der Lungenventilation ergibt sich für die Lungendurchblutung ebenfalls ein gravitationsbedingtes Verteilungsmuster (Kleen 1999), wobei Ventilation und Perfusion sich nicht linear verhalten und der Ventilations-Perfusions-Mismatch in verschiedenen Lungenzonen unterschiedlich ist.

9.2 Rolle der Perfusion im Gasaustausch

Die Perfusion der Lunge ist für den Transport des Sauerstoffes und des abzugebenden CO_2 verantwortlich; zudem ist diese am diffusionsbestimmenden alveolo-kapillaren Partialdruckgradienten mitbeteiligt (Abb. 9.1). Sauerstoffarmes Blut aus der A. pulmonalis fließt durch das pulmonale Gefäßsystem entlang der Alveolen und wird mittels Diffusion mit Sauerstoff angereichert. Die V. pulmonalis bringt sauerstoffreiches Blut aus den Lungen zum linken Atrium. Unter physiologischen Bedingungen ist das pulmonal-arterielle Gefäßbett eine Hochfluss-, Niedrigdruck- und Niedrigwiderstandstrombahn.

9.3 Hypoxische pulmonale Vasokonstriktion

Hypoxie in den Alveolen führt zu einer Vasokonstriktion und Zunahme des pulmonal-vaskulären Widerstandes. Dieses Phänomen wird als **hypoxische pulmonale Vasokonstriktion (HPV, Euler-Liljestrand-Mechanismus)** bezeichnet und ist eine Eigenheit des Pulmonaliskreislaufs. Der systemische Kreislauf reagiert auf Hypoxämie eher mit

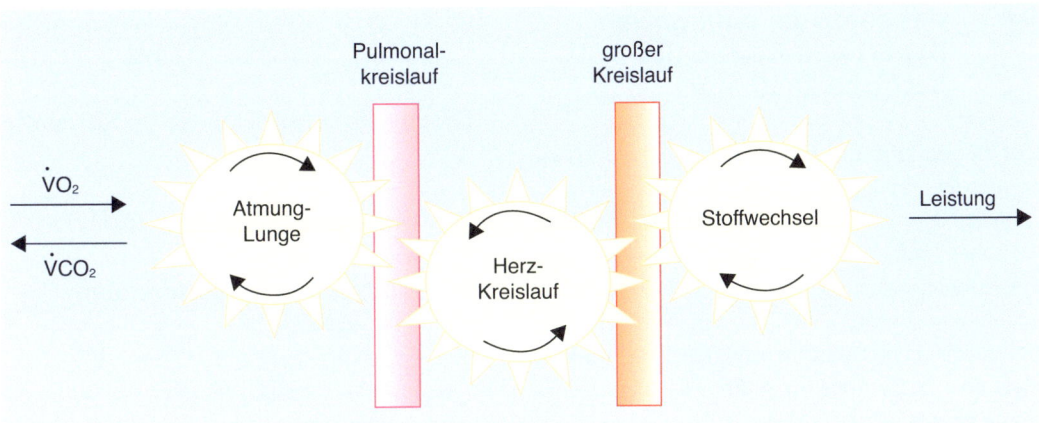

Abb. 9.1 Schematische Darstellung der Verzahnung des großen und kleinen (Pulmonal)Kreislaufs: VO_2 Sauerstoffaufnahme; VCO_2 Kohlendioxidabgabe. (Bals und Vogelmeier 2006)

Vasodilatation der peripheren Gefäße des Körperkreislaufs. Bei lokalen Ventilationsstörungen bewirkt dieser Mechanismus, dass die Perfusion dieses schlechter ventilierten Areals gedrosselt wird und damit das Ventilations-Perfusions-Verhältnis und dadurch der Gasaustausch verbessert werden. Auch eine Exazerbation bei COPD, welche zu akutem oder akutem auf chronischem Atemversagen führt, kann als hypoxischen Challenge gesehen werden, der zur HPV führt.

Störungen des Säure-Basen-Haushaltes haben ebenfalls einen Einfluss auf die HPV. Sowohl die metabolische als auch die respiratorische **Azidose** können eine **pulmonale Vasokonstriktion** auslösen (Bickel-Schumacher 2005): Ein **alkalischer pH-Wert** und ein **arterieller CO$_2$**-Gehalt von <40 mmHg hemmen die HPV und können somit durch eine verstärkte Perfusion hypoxischer oder atelektatischer Lungenareale einen Rechts-Links-Shunt hervorrufen, durch den der arterielle Sauerstoffpartialdruck absinkt (Bickel-Schumacher 2005).

Die verschiedenen Mechanismen der HPV sind nicht vollständig geklärt. Das Phänomen tritt in erster Linie in **pulmonalen Arteriolen** mit einem Durchmesser von ca. 200 μm auf (Bickel-Schumacher 2005). Diese Arteriolen sind topografisch in unmittelbarer Nähe der Bronchien und Alveolen und können eine Hypoxie direkt regis-

trieren. Es ist wahrscheinlich, dass der Tonus der Arteriolen auch durch vasoaktive Substanzen beeinflusst wird (Orth et al. 1990).

Hält die generalisierte Hypoxie über Monate bis Jahre an, so wird die pulmonale Hypertonie durch einen Gefäßumbauprozess fixiert (Weissmann 2002). Es kommt zu einem **Remodeling** der Gefäßwand kleiner präkapillarer Lungenarterien, wodurch der pulmonal-arterielle Druck weiter ansteigt (Wilkens 2004; Olschewski et al. 2001; Rich 1998). Diese Umbauprozesse der pulmonalen Gefäße und des umgebenen Bindegewebes sind die Endpunkte verschiedener Formen der pulmonalen Hypertonie (Heath 1993; Pietra et al. 1989). Auf Dauer belastet der Aufbau des erhöhten Drucks im pulmonalen Kreislauf zusätzlich den rechten Ventrikel.

▶ **Hypoxische Vasokonstriktion** Die hypoxische Vasokonstriktion (HPV) ist ein physiologischer Mechanismus des Lungenarterienkreislaufs, der über eine lokale Vasokonstriktion der pulmonalen Gefäße schlecht ventilierter hypoxischer Lungenareale eine Anpassung des lokalen Ventilations-Perfusions-Verhältnisses bewirkt. Dadurch wird der Gasaustausch optimiert. Die HPV erklärt den Anstieg des Pulmonalarteriendrucks bzw. des pulmonal-vaskulären Widerstands bei akuter Hypoxie.

9.4 Definition der pulmonalen Hypertonie anhand des Rechtsherzkatheters

Zur Beurteilung der Hämodynamik des Pulmonalarterienkreislaufs und zur Diagnose der pulmonalen Hypertonie sowie zur Unterscheidung zwischen prä- und postkapillärer pulmonaler Hypertonie wird die Rechtsherzkatheteruntersuchung verwendet, welche bei Verdacht auf pulmonale Hypertonie im stabilen Zustand idealerweise in Zentren für pulmonale Hypertonie durchgeführt werden sollte.

Am aktuellsten Weltsymposium für pulmonale Hypertonie wurde die hämodynamische Definition der pulmonalen Hypertonie überarbeitet und der Cut-off des pulmonal-arteriellen Mitteldruckes (mPAP) für die Definition der pulmonalen Hypertonie von ≥25 mmHg auf >20 mmHg reduziert. Da verschiedene Mechanismen zum Anstieg des pulmonalen Druckes führen, z. B. auch eine Hyperzirkulation bei erhöhtem Cardiac Output, wurde zudem das Kriterium eines erhöhten pulmonal-vaskulären Widerstandes von ≥3 Wood Units (≥240 dynes) in die Definition der präkapillären pulmonalen Hypertonie aufgenommen (Tab. 9.1).

▶ Der pulmonal-arterielle Mitteldruck beträgt ca. 14 ±3 mmHg (mit höherem Alter etwas höher) und somit wäre der Graubereich zwischen oberem Normwert bis zur bisherigen Definition der pulmonalen Hypertonie anhand eines mPAP von ≥25 mmHg, in dem jedoch schon ein nicht mehr physiologischer Wert vorliegt,

Tab. 9.1 Hämodynamische Definition der pulmonalen Hypertonie. (Nach Simmoneau et al. 2019)

Definition	Hämodynamik
Präkapilläre PH	mPAP >20 mmHg, PAWP ≤15 mmHg, PVR ≥3 WU
Isolierte postkapilläre PH	mPAP >20 mmHg, PAWP >15 mmHg, PVR <3 WU
Kombinierte prä- und postkapilläre PH	mPAP >20 mmHg, PAWP >15 mmHg, PVR ≥3 WU

PH pulmonale Hypertonie; *mPAP* mittlerer pulmonalarterieller Druck; *PAWP* pulmonal-arterieller WedgeDruck; *PVR* pulmonal-vaskulärer Widerstand; *WU* Wood Units

relativ groß. Zwei Standardabweichungen von diesem Mittelwert begründen die neue hämodynamische Definition der pulmonalen Hypertonie mit einem Cut-off von >20 mmHg.

9.5 Pulmonale Hypertonie

9.5.1 Einteilung der pulmonalen Hypertonie

Die aktuelle WHO-Klassifikation der pulmonalen Hypertonie (Galiè et al. 2015) unterscheidet fünf große Gruppen (Tab. 9.2), wobei eine spezifische pulmonale Vasodilatation als medikamentöse Therapie primär nur bei der pulmonalarteriellen Hypertonie (PAH, WHO-Gruppe 1, u. a. idiopathische PAH und assoziierte PAH, z. B. bei Kollagenosen oder HIV) und der peripheren chronisch thromboembolischen pulmonalen Hypertonie (CTEPH, WHO-Gruppe 4) Einsatz findet. Die weit häufigste Ursache einer pulmonalen Drucksteigerung ist eine systolische oder diastolische Linksherzinsuffizienz (WHOGruppe 2). Ebenfalls häufig ist eine pulmonale Hypertonie bei chronischer hypoxämer oder hyperkapnischer Lungenerkrankung bzw. Ventilationsstörung. Die chronisch-obstruktive Lungenerkrankung (COPD) hat eine hohe Prävalenz und führt in fortgeschrittenem Stadium häufig zu pulmonaler Hypertonie. Die pulmonale Hypertonie bei COPD ist typischerweise weniger schwergradig als die pulmonal-arterielle Hypertonie.

9.5.2 Pulmonale Hypertonie bei chronischer Lungenerkrankung (WHO-Gruppe 3)

Eine pulmonale Hypertonie kompliziert häufig den Verlauf von chronischen Lungenerkrankungen. Die pulmonale Hypertonie führt zur Einschränkung der körperlichen Leistungsfähigkeit, Verschlechterung der Lebensqualität und zu erhöhter Mortalität. Die pulmonale Drucksteigerung und Rechtsherzbelastung nehmen während akuten Exazerbationen einer COPD zu. Die meis

Tab. 9.2 Klassifikation der pulmonalen Hypertonie nach den ESC/ERS Guidelines. (Galiè et al. 2015)

WHO-Gruppe	Subklassifikation
1. Pulmonal-arterielle Hypertonie (PAH)	1.1 Idiopathische PAH 1.2 Hereditäre PAH 1.3 Arzneimittel- oder Toxin-induzierte PAH 1.4 Assoziierte PAH 1.4.1 Kollagenosen 1.4.2 HIV-Infektion 1.4.3 Portale Hypertonie 1.4.4 Angeborene Herzfehler mit systemischen-pulmonalen Shunts 1.4.5 Bilharziose 1.5 Pulmonale veno-okklusive Erkrankung (PVOD) 1.6 Persistierende PAH des Neugeborenen
2. Pulmonale Hypertonie bei Linksherzerkrankung	2.1 Systolische Dysfunktion 2.2 Diastolische Dysfunktion 2.3 Herzklappenerkrankungen 2.4 Angeborene oder erworbene Linksherz-Einfluss-/Ausflusstrakt-Obstruktionen und angeborene Kardiomyopathien
3. Pulmonale Hypertonie bei Lungenerkrankung oder Hypoxie	3.1 COPD 3.2 Interstitielle Lungenerkrankung 3.3. Andere obstruktive oder restriktive Lungenerkrankungen 3.4 Schlafapnoe 3.5 Alveoläre Hypoventilation 3.6 Chronische Höhenkrankheit 3.7 Anlagebedingte Fehlbildungen
4 Chronische thromboembolische pulmonale Hypertonie	
5. Pulmonale Hypertonie mit unklaren oder multifaktoriellen Mechanismen	

ECS European Society of Cardiology; *ERS* European Respiratory Society

ten Patienten mit COPD GOLD-Grad 4 haben einen mPAP >20 mmHg, hingegen nur wenige eine schwere pulmonale Hypertonie mit einem mPAP >35 mmHg. Aufgrund des Verlustes eines Teils des Gefäßbettes bei Lungenemphysem sind Distension und Rekrutierung von Lungenkapillaren unter körperlicher Belastung reduziert und kommt es unter Belastung zu einer deutlichen Zunahme der pulmonalen Drucksteigerung bzw. des Widerstandes. Neben der COPD ist die pulmonale Hypertonie am besten bei Patienten mit idiopathischer pulmonaler Fibrose (IPF) untersucht. Wie bei der COPD ist die pulmonale Hypertonie bei der IPF auch ein prognostisch ungünstiges Zeichen. Die kardialen Biomarker sind hier auch von prognostischer Relevanz, insbesondere das NT-proBNP (B-Typ-natriuretisches Peptid).

9.5.3 Cor pulmonale

Das Cor pulmonale bezeichnete eine chronische Rechtsherzbelastung mit konsekutivem Remodeling des rechten Ventrikels als Folge einer Lungenerkrankung bzw. einer pulmonalen Hypertonie WHO-Gruppe 3. Die Rechtsherzinsuffizienz ist eine für das Outcome relevante Folge einer fortgeschrittenen COPD, eines Adipositas-Hypoventilations-Syndrom oder einer Lungenfibrose. Während die akute Hypoxie in den Alveolen eine hypoxische pulmonale Vasokonstriktion bewirkt, kommt es bei chronischer Hypoxie auch zu einem Umbau des Gefäßbettes. Üblicherweise wird ein arterieller Sauerstoffpartialdruck <8 kPa (<60 mmHg) als Risiko für eine pulmonale Hypertonie als Folge der Hypoxämie betrachtet. Somit stellt auch die Korrektur der Hypoxämie den Grundbaustein der Therapie bei pulmonaler Hypertonie als Folge einer hypoxischen Lungenerkrankung oder Ventilationsstörung dar. Dies wird je nach zugrunde liegender Pathophysiologie durch Sauerstoffsupplementation oder durch Überdrucktherapie für eine schlafassoziierte Atmungsstörung oder chronische alveoläre Hypoventilation zusätzlich zum Sauerstoff erreicht. Langzeitsauerstoff verbessert das Überleben bei Patienten mit COPD und Cor pulmonale.

Die pulmonale Drucksteigerung führt zu einer Dilatation und Hypertrophie des rechten Ventrikels, dessen systolische und diastolische Funktion beeinträchtigt werden, und im Verlauf zur klinisch manifesten Rechtsherzinsuffizienz mit ihren Folgen. Der dünnwandige rechte Ventrikel besitzt nur eine geringe kontraktile Reserve und dilatiert daher schnell bei Zunahme des Widerstandes im Pulmonaliskreislauf bzw. gegen eine Erhöhung der Nachtlast. Elektrokardiografische Zeichen der Rechtsherzbelastung (z. B. Rechtsdrehung der Achse oder Repolarisationsstörungen vom Muster „right ventricular strain") sind diagnostische Hinweise. Insbesondere dient jedoch die Echokardiografie der Beurteilung von Dimension und Funktion des rechten Ventrikels.

▶ **Cor pulmonale** Ein Cor pulmonale beschreibt eine Hypertrophie und/oder Dilatation des rechten Ventrikels, primär aufgrund einer Störung der Lungenfunktion, -struktur oder -zirkulation und sekundär als Folge einer Thoraxwand- oder neuromuskulären Erkrankung.

9.5.4 Dekompensierte Rechtsherzinsuffizienz

Eine rechtsventrikuläre Dekompensation (Rechtsherzinsuffizienz) kann als Folge einer pulmonalen Hypertonie (PH) mit einer Rechtsherzbelastung auftreten. Es kommt zum Versagen des rechten Ventrikels, d. h. zur Unfähigkeit, die angebotene, den Erfordernissen entsprechende Blutmenge aufzunehmen und wieder auszuwerfen. Dies kann wiederum zu Schäden anderer Organsysteme führen. Sammelt sich bei der Rechtsherzinsuffizienz das Blut vor dem rechten Herzventrikel, so kommt es zu einer Stauung im venösen System und zu Wasseransammlungen (Ödemen) in den abhängigen Körperpartien (Beinen), Pleura oder den Lebervenen. Bei einer Rechtsherzinsuffizienz staut sich das Blut in der Vena cava superior bis zur Vena jugularis (Halsvenenstauung, Drosselvenen). Bei der Leber kann dies zu einer erheblichen Vergrößerung des Organs (Hepatomegalie) und zu einer Wasseransammlung im Bauch (Stauungsergüsse in Bauchhöhle, Aszites) führen. Die Rechtsherzdekompensation ist ein Zustand mit manifestem rechtsventrikulären Vorwärts- oder Rückwärtsversagen.

Herzauskultation bei Rechtsherzbelastung
- Tachykardie
- 3. Herzton (verstärkt bei Inspiration)
- Betonter 2. Herzton
- Spaltung des 2. Herztons
- Vermehrte epigastrische Pulsation

Untersuchungsbefunde bei Rechtsherzinsuffizienz
- Bein- und Hautödeme
- Halsvenenstauung
- Hepatomegalie und Aszites
- Pleuraerguss

9.5.5 Anstrengungsdyspnoe

Das Leitsymptom der pulmonalen Hypertonie ist die Anstrengungsdyspnoe, welche anhand der New York Heart Association (NYHA) gradiert wird.

Modifizierte NYHA-Klassen bei pulmonaler Hypertonie

Klasse I: Keine Einschränkung der körperlichen Aktivität; keine Erschöpfung, Dyspnoe, Thoraxschmerzen oder synkopalen Zustände bei normaler Aktivität

Klasse II: Leichte Einschränkung der körperlichen Aktivität; keine Beschwerden in Ruhe; normale Aktivität führt zu Erschöpfung, Dyspnoe, Thoraxschmerzen oder synkopalen Zuständen

Klasse III: Ausgeprägte Einschränkung der körperlichen Aktivität; keine Beschwerden in Ruhe; leichte körperliche Aktivität führt zu Erschöpfung, Dyspnoe oder synkopalen Zuständen

Klasse IV: Keine körperlichen Aktivitäten ohne Symptome; Dyspnoe und/oder Erschöpfung in Ruhe; manifeste Zeichen der Rechtsherzinsuffizienz; erhebliche zunehmende Einschränkungen bei körperlicher Aktivität

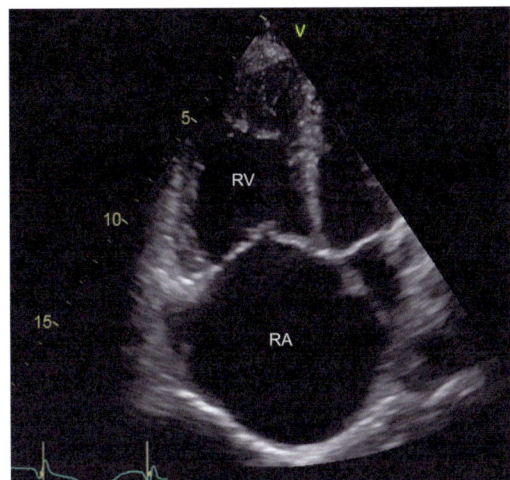

Abb. 9.2 Transthorakale Echokardiografie einer Patientin mit Cor pulmonale: Dilatierter rechter Vorhof (*RA*) und rechter Ventrikel (*RV*)

9.6 Echokardiografie und Bildgebung

Die transthorakale Echokardiografie kann zur Beurteilung einer allfälligen pulmonalen Drucksteigerung herangezogen werden, hat jedoch keine optimale Sensitivität und bringt verschiedene Pitfalls mit sich. Gerade bei einem Patienten mit Lungenemphysem oder Adipositas-Hypoventilations-Syndrom kann die Untersuchungsqualität aufgrund von Überblähung bzw. Adipositas eingeschränkt sein. Dennoch stellt die Echokardiografie das wichtigste und gut zugängliche nichtinvasive Diagnostikum zur Beurteilung einer allfälligen pulmonalen Drucksteigerung dar und erlaubt auch die Beurteilung der Rechtsherzfunktion. Der Druckgradient über der Trikuspidalklappe (RV/RA) dient dabei der Schätzung des pul-

monalen Druckes. Anhand der Schätzung oder Annahme des Druckes im rechten Vorhof (RAP) kann der systolische Druck des rechten Ventrikels bzw. Pulmonalarteriendruck ebenfalls geschätzt werden (RAP + RV/RA). Die Echokardiografie erlaubt zudem die Beurteilung von Dimension und Funktion des rechten Ventrikels (Abb. 9.2).

Das Verhältnis der Aorta ascendens und des Truncus pulmonalis in einer Computertomografie des Thorax kann auch zum „Screening" für eine pulmonale Hypertonie herangezogen werden. Ein Verhältnis von >1 ist dabei ein Hinweis für eine pulmonale Hypertonie.

9.7 Bildgebung für die Beurteilung der Perfusion

Die Beurteilung der Perfusion, z. B. zur Auswahl eines geeigneten Areals für eine chirurgische Lungenvolumenreduktion bei COPD mit Emphysem und schwerer Überblähung, oder eines makroskopischen Ventilations-Perfusions-Mismatch in der Diagnostik von Lungenembolie kann mittels Perfusions- bzw. Perfusions-/Ventilations-Szintigrafie der Lunge erfolgen (Abb. 9.3).

Abb. 9.3 Ventilations-Perfusions-Szintigrafie einer 32-jährigen Patientin mit schwerer idiopathischer pulmonal-arterieller Hypertonie, welche verschiedene Perfusionsdefizite und einen Mismatch zwischen Ventilation (*V, Spalte links*) und Perfusion (*P, Spalte rechts*) zeigt

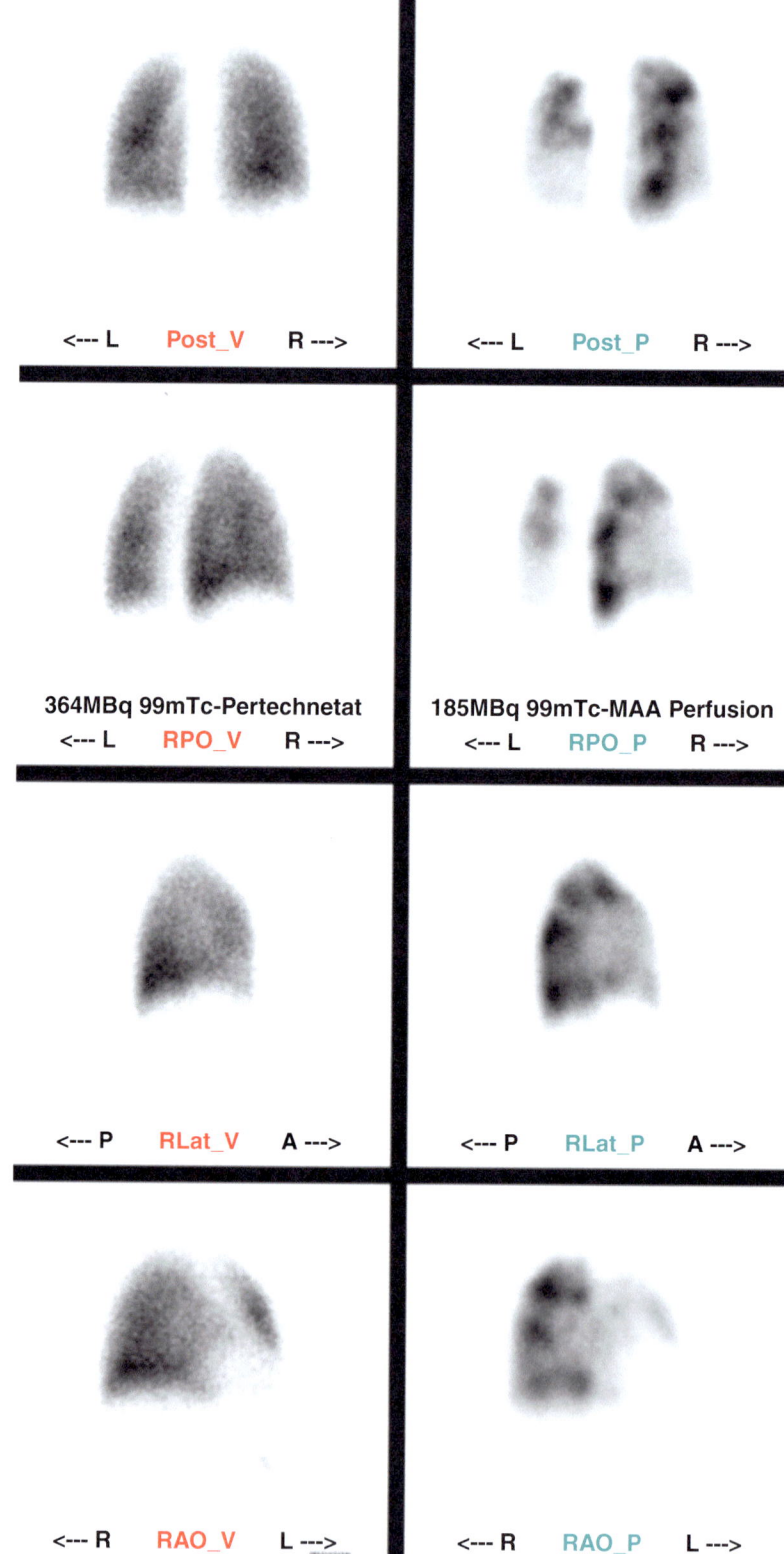

Literatur

Bals R, Vogelmeier C (2006) Lunge und Atmung. Klinische Pathophysiologie. Thieme, Stuttgart

Bickel-Schumacher C (2005) Veränderungen des pulmonalen Gasaustauschs und deren Hämodynamik während Ein-Lungen-Beatmung unter Almitrinbismesylat und Stickstoffmonoxid. Inaugural Dissertation Justus-Liebig-Universität Gießen

Galiè N et al (2015) 2015 ESC/ERS guidelines for the diagnosis and treatment of pulmonary hypertension: The Joint Task Force for the Diagnosis and Treatment of Pulmonary Hypertension of the European Society of Cardiology (ESC) and the European Respiratory Society (ERS): Endorsed by: Association for European Paediatric and Congenital Cardiology (AEPC), International Society for Heart and Lung Transplantation (ISHLT). Eur Respir J 46(4):903–975

Heath D (1993) The pathology of pulmonary hypertension. Eur Respir Rev 3:555–558

Kleen M (1999) Heterogenität der pulmonalen Perfusion. Intensivmed 36:250–259

Kovacs G, Berghold A, Scheidl S, Olschewski H (2009) Pulmonary arterial pressure during rest and exercise in healthy subjects: a systematic review. Eur Respir J 34(4):888–894

Olschewski H, Seeger W, Grimminger F (1999) Physiologie und Pathophysiologie der pulmonalen Zirkulation. Internist 40:696–709

Olschewski H, Olschewski A, Rose F et al (2001) Physiologic basis for the treatment of pulmonary hypertension. J Lab Clin Med 138:287–297

Orth M, Rasche K, Schultze-Weringhaus G (1990) Chronisches Cor pulmonale. Internist 40:722–728

Pietra GG, Edwards WD, Kay JM, Rich S, Kernis J, Schloo B, Ayres SM, Bergofsky EH, Brundage BH, Detre KM et al (1989) Histopathology of primary pulmonary hypertension. Circulation 80:1198–1206

Rich S (1998) Clinical insights into the pathogenesis of primary pulmonary hypertension. Chest 114:237–241

Riley MS, Porszasz J, Engelen MPKJ, Brundage BH, Wasserman K (2000) Gas exchange responses to continuous incremental cycle ergometry exercise in primary pulmonary hypertension in humans. Eur J Appl Physiol 83:63–70

Simmoneau G et al (2019) Haemodynamic definitions and updated clinical classification of pulmonary Hypertension. Eur Respir J 53(1):1801913

Weissmann N (2002) Vascular effects of alveolar hypoxia – sensing and signal transduction mechanisms. Pneumologie 56(8):511–513

Wilkens H (2004) Pulmonale Hypertonie. Pathophysiologie und aktuelle medikamentöse Therapiekonzepte. Anaesthesist 53:734–740

Teil II

Krankheitslehre – Pathologie

Krankheitslehre

10

Jörg Steier

Inhaltsverzeichnis

Krankheiten der Atemwege und Lunge gewinnen eine zunehmende Bedeutung. Im Gegensatz zu vielen anderen chronischen Krankheiten treten einige **Atemwegs-** und **Lungenerkrankungen** nicht erst im fortgeschrittenen Alter auf, sondern betreffen bereits Kinder. Schon 10 % der Kinder haben Asthma bronchiale oder ein nachweislich überempfindliches Bronchialsystem (DeTurk und Cahalin 2004).

Es wird angenommen, dass mindestens 3,3 % der westlichen Bevölkerung an COPD leidet und 400.000 Menschen jährlich an COPD sterben (Global Initiative for Chronic Obstructive Lung Disease 2013; Abholz et al. 2007; Barnes 2010; Stang et al. 2000b; Lopez et al. 2006; Murray und Lopez 1996; World Health Report 2000). Statistisch betrachtet liegt die COPD nach gegenwärtigem Wissensstand auf dem 4. Platz der ein-

J. Steier (✉)
Guy's & St Thomas' NHS Foundation Trust, King's College London, London, Großbritannien
e-mail: Joerg.Steier@gstt.nhs.uk

© Der/die Autor(en), exklusiv lizenziert an Springer-Verlag GmbH, DE, ein Teil von Springer Nature 2022
J. Steier, A.-K. Rausch-Osthoff (Hrsg.), *Physiotherapie bei chronisch-obstruktiven Atemwegs- und Lungenerkrankungen*, https://doi.org/10.1007/978-3-662-63613-8_10

tretenden Todesursachen weltweit und wird voraussichtlich im ersten Viertel des nächsten Jahrhunderts den 3. Platz einnehmen (Global Initiative for Chronic Obstructive Lung Disease 2013; Abholz et al. 2007; Barnes 2010; Stang et al. 2000b; Lopez et al. 2006; Murray und Lopez 1996; World Health Report 2000); dies gilt für Zeiten ohne Pandemien.

Aktuell wird etwa ein Drittel aller Arbeitsunfähigkeitstage durch Atemwegs- und Lungenerkrankungen ausgelöst. In der 10. Revision der „Internationalen Klassifikation der Krankheiten und verwandter Gesundheitsprobleme" (ICD/ICF, International Statistical Classification of Diseases and Related Health Problems, herausgegeben von der World Health Organisation [WHO], Version 2013) werden die Krankheitsbilder des Atmungssystems unter verschiedenen Blickwinkeln betrachtet.

Krankheitsbilder des Atmungssystems (Einteilung der WHO)
- Anatomisch (obere/untere Atemwege)
- Pathologisch-anatomisch (das Interstitium betreffend oder purulente bzw. nekrotisierende Erkrankungen)
- Nach Aktualität (akute/chronische Krankheiten)
- Pathogenetisch (Ursachen, z. B. exogene Substanzen)
- Klinisch (z. B. Pneumonie)

10.1 Atemwegs- und Lungenerkrankungen

Krankhafte Veränderungen im Bereich des respiratorischen Systems führen häufig zu Störungen der Lungenbelüftung. Man unterscheidet **drei Formen** von Lungenfunktionsstörungen:

1. Restriktive Funktionsstörungen.
2. Obstruktive Funktionsstörungen.
3. Gemischte Störungsformen.

10.1.1 Restriktive Lungenerkrankungen

Als restriktive Lungenerkrankungen („restriction", Einschränkung) werden Situationen bezeichnet, bei denen die **Ausdehnungsfähigkeit** des Lungen-Thorax-Zwerchfell-Systems **eingeschränkt** ist, z. B. bei

- pathologischen Veränderungen des Lungenparenchyms (Lungenfibrose),
- Asbestose,
- Thoraxwanddeformitäten,
- starker Krümmung der Wirbelsäule (Skoliose; behindert die mechanische Entfaltung der Lungen),
- Verwachsungen der Pleurablätter.

Restriktive Lungenerkrankungen gehen mit einer **Einschränkung der Totalkapazität** der Lungen einher. Unter restriktiven Lungenerkrankungen versteht man Krankheitsbilder, bei denen das gesunde Lungenparenchym zerstört und das Bindegewebe im Lungengerüst durch Einlagerung von Kollagen (Eiweißkörper) krankhaft verändert ist. Diese Lungenveränderungen haben eine **Reduktion der Alveolarfläche** zur Folge. Durch das veränderte Lungengewebe kommt es zu einer Störung der Versorgung des Körpers mit Sauerstoff. Die **Ursachen** der restriktiven Lungenerkrankungen sind vielschichtiger Natur. So können u. a. durch die Einwirkung von Umweltgiften, Ernährungsproblemen, psychischen Erkrankungen, Verletzungen, muskulärer Überbelastung, Medikamente, Mikroorganismen oder Entzündungen entstehen. Die Ursachen werden in vier Gruppen unterteilt, wie in der folgenden Übersicht dargestellt.

Mögliche Ursachen restriktiver Lungenerkrankungen
- **Extrathorakale Restriktion**: Adipositas, Hypomobilität der Haut
- **Pulmonale/pleurale Restriktion**: Lungenstauung, Lungenresektion, Lungenfibrose, Pleuraschwarte, Pleuraerguss

- **Muskuloskelettale Restriktion**: Kyphoskoliose, Skoliose, Zwerchfellhochstand, Thoraxdeformitäten, Hypertonus der abdominalen Muskulatur, neuromuskuläre Störungen der Atemmuskulatur
- **Systemische Restriktion**: Morbus Parkinson, Morbus Bechterew, Morbus Scheuermann

10.1.2 Obstruktive Lungenerkrankungen

Obstruktive Lungenerkrankungen ("obstruction", Verstopfung) sind dadurch charakterisiert, dass die zuleitenden Atemwege eingeengt und damit die Strömungswiderstände erhöht sind. Obstruktionen liegen vor bei

- Schleimansammlungen (Asthma bronchiale),
- Schleimhautödem,
- Spasmen der Bronchialmuskulatur (spastische Bronchitis),
- exspiratorischer Kollaps der Bronchien/Trachea (COPD).

Wenn die Atemwege verstopft oder aus anderen Gründen eingeengt sind, wird die Atmung behindert, und es entsteht eine obstruktive Lungenerkrankung. Obstruktive Ventilationsstörungen resultieren aus einer Lumeneinschränkung der Atemwege und den dadurch bedingten erhöhten Strömungswiderständen (Abb. 10.1).

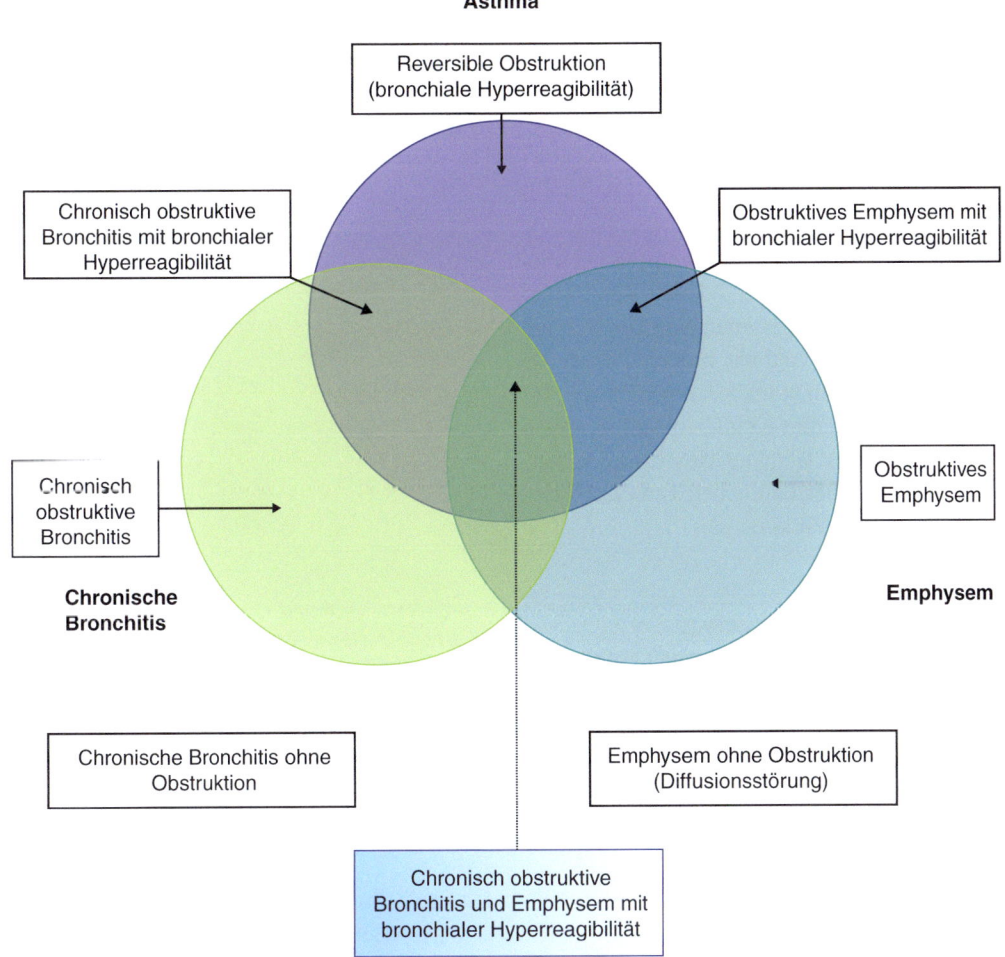

Asthma

Reversible Obstruktion (bronchiale Hyperreagibilität)

Chronisch obstruktive Bronchitis mit bronchialer Hyperreagibilität

Obstruktives Emphysem mit bronchialer Hyperreagibilität

Chronisch obstruktive Bronchitis

Chronische Bronchitis

Obstruktives Emphysem

Emphysem

Chronische Bronchitis ohne Obstruktion

Emphysem ohne Obstruktion (Diffusionsstörung)

Chronisch obstruktive Bronchitis und Emphysem mit bronchialer Hyperreagibilität

Abb. 10.1 Grafische Darstellung der wichtigsten obstruktiven Lungenerkrankungen. (Modifiziert nach Gabler-Sandberger 2001)

10.1.3 Mischformen

Viele Lungenerkrankungen weisen je nach Stadium und Ausmaß **Aspekte** einer obstruktiven und einer restriktiven Erkrankung auf. Diese Erkrankungen resultieren in einer gemischten Ventilationsstörung.

10.2 Asthma bronchiale

Asthma bronchiale ist eine **chronische Entzündung** und **Überempfindlichkeit der Bronchialäste**, deren wesentliche **Charakteristika** die bronchiale Hyperreagibilität und variable Atemwegsobstruktion sind. Die Schleimhaut der Bronchien reagiert auf verschiedene Reize mittels Schwellung, die glatte Muskulatur der Bronchien kann zu einer Verkrampfung und Verengung der Atemwege führen. Zudem produziert die Lunge zähes Sekret. Klinisch imponieren **wiederholte Zustände** mit:

- Dyspnoe,
- Angst und/oder
- trockenem Reizhusten.

Besonders in den frühen Morgenstunden und/ oder bei Kontakt mit verschiedenen Reizstoffen oder Allergenen kann Asthma ausgelöst werden. Charakteristisch für Asthma bronchiale ist das Fehlen von Symptomen im beschwerdefreien Intervall. Bei schwererem Krankheitsverlauf treten gehäuft oder sogar ständige Beschwerden auf, und es kann zu einer deutlichen Einschränkung der Leistungsfähigkeit kommen.

10.3 Chronic Obstructive Pulmonary Disease (COPD)

Das Akronym **COPD** leitet sich aus dem Englischen ab und steht für **Chronic Obstructive Pulmonary Disease** (Lacasse et al. 2006; Ries et al. 2007; Vogelmeier et al. 2007).

▶ **COPD** Der Begriff COPD beschreibt eine chronisch-progrediente Lungenkrankheit mit einer Obstruktion, die nach Gabe von Bronchodilatatoren und/oder Glukokortikoiden nicht vollständig reversibel ist, und der in wechselndem Ausmaß eine chronische Bronchitis, Bronchiolitis oder ein Lungenemphysem zugrunde liegt (Vogelmeier et al. 2007; Fischer et al. 2007).

Die **Diagnose COPD** besteht aus zwei Komponenten. Sie umfasst **Atemwegserkrankungen** bedingt durch:

- ein Lungenemphysem, eine morphologische Diagnose, und
- eine chronische Bronchitis, eine funktionelle Diagnose (Abb. 10.2) (Wilkens und Sybrecht 2001).

In die Diagnose COPD werden andere Ursachen einer chronischen Atemwegsobstruktion wie z. B. Asthma, Mukoviszidose, Bronchiektasie und Bronchiolitis obliterans nicht miteinbezogen.

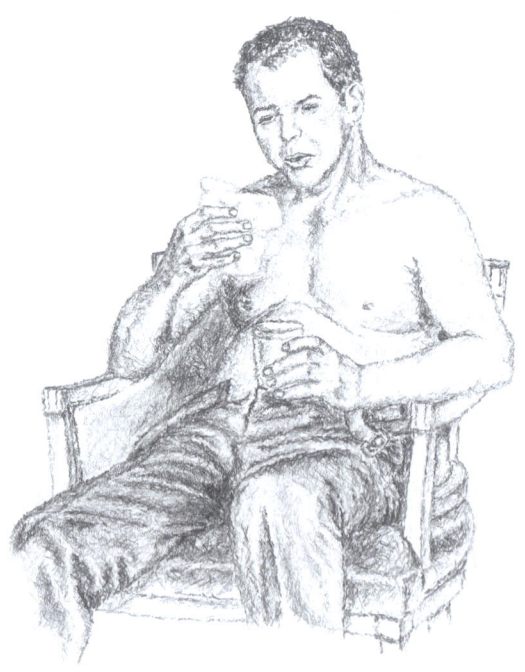

Abb. 10.2 Beispiel eines Patienten mit einer chronischen Bronchitis

10.3.1 Differenzialdiagnosen

In fortgeschrittenen Stadien der Erkrankung scheint die **Unterscheidung** zwischen chronisch **obstruktiver Bronchitis** und **Lungenemphysem** mittels differenzierter Lungenfunktionsanalyse und bildgebender Diagnostik sinnvoll, dies ist auch sinnvoll im Hinblick auf die optimale Nutzung geeigneter Therapieoptionen. Klinisch bedeutsam ist auch die **Differenzierung** zwischen **COPD** und **Asthma**, da Ursachen, Behandlung, Patientenpopulation und Prognose beider Krankheitsbilder unterschiedlich sind. In Tab. 10.1 sind die klinischen Zeichen bei Asthma bronchiale und COPD einander gegenübergestellt.

▶ Normale FEV_1/VC-Werte schließen die Diagnose COPD in der Regel aus, nicht jedoch die chronische, nichtobstruktive Bronchitis (Kardos et al. 2004; Leitlinien der Deutschen Atemwegsliga und der Deutschen Gesellschaft für Pneumologie zur Diagnostik und Therapie von Patienten mit Chronisch Obstruktiver Bronchitis und Lungenemphysem (COPD) 2002).

10.3.2 Symptome der COPD

Aus pathophysiologischer Sicht ist die COPD durch eine chronisch-progressive **exspiratori-** **sche Flussbehinderung** charakterisiert, verursacht durch chronische endo- und exobronchiale Obstruktionen der unteren Atemwege. Daraus resultiert eine exzessive **Belastung der inspiratorischen Muskulatur** bei gleichzeitiger Minderung der Funktionsfähigkeit und Belastbarkeit. Für den Patienten ist zumeist die Ruhe- oder Belastungsdyspnoe das Kardinalsymptom, wobei chronischer Husten und Sputum ebenfalls charakteristisch sind.

In **fortgeschrittenen Stadien** der Erkrankung besteht nicht nur eine progrediente Einschränkung der Lungenfunktion, sondern mit zunehmendem Schweregrad auch eine prognostisch bedeutsame Gasaustauschstörung mit wechselnd ausgeprägter Hypoxämie und Hyperkapnie (Casaburi und Petty 1993; Ries et al. 1995). Bei **mittelschwerer Erkrankung** können folgende **Kennzeichen der Obstruktion** feststellbar sein (Leitlinien der Deutschen Atemwegsliga und der Deutschen Gesellschaft für Pneumologie zur Diagnostik und Therapie von Patienten mit Chronisch Obstruktiver Bronchitis und Lungenemphysem (COPD) 2002):

- verlängertes Exspirium,
- Giemen,
- Pfeifen und
- Brummen, auch eine
- Lungenüberblähung mit
- tief stehendem Zwerchfell und
- hypersonorem Klopfschall.

Tab. 10.1 Differenzialdiagnostik: Asthma bronchiale und COPD

Klinische Zeichen	Asthma bronchiale	COPD
Hauptbeschwerden	Episodische anfallsartige Dyspnoe (häufig nachts)	Belastungsdyspnoe, Ruhedyspnoe (besonders tagsüber)
Allergie	Häufig	Selten
Alter bei Erstdiagnose	Meist Kindheit/Jugend	Meist nach dem 40. Lebensjahr
Ansprechen auf Kortikosteroide	Regelhaft vorhanden	Gelegentlich
Funktionell	Asthma bronchiale	COPD
Hyperreagibilität	Immer	Manchmal
Obstruktion	Intermittierend/variabel	Persistierend/geringe Variabilität
Raucherstatus	Nichtraucher>Raucher	Nichtraucher<<Raucher
Reversibilität der Obstruktion	Gut (meist Δ >15 % des Ausgangs-FEV_1)	Schlecht (meist Δ <15 % des Ausgangs-FEV_1)
Verlauf	Variabel/episodisch	Meist progressiv/progredient

10.3.3 Schweregradeinteilung der COPD

Eine obstruktive Funktionsstörung lässt sich auf einfache Weise durch die Messung der **Sekundenkapazität** (FEV$_1$) mittels Tiffeneau-Test erfassen.

▶ **Sekundenkapazität** Unter Sekundenkapazität (FEV$_1$) versteht man das Volumen, das innerhalb einer Sekunde forciert ausgeatmet werden kann.

Für die **Schweregradeinteilung** der COPD liegen nationale (Vogelmeier et al. 2007) und internationale (Global Initiative for Chronic Obstructive Lung Disease (GOLD); Nici et al. 2006; Ries et al. 2007) Empfehlungen vor, die sich an spirometrischen Daten (Tab. 10.2), besonders an der FEV$_1$ und klinischen Befunden wie Rechtsherzinsuffizienz und Hypoxämie orientieren. Am weitesten verbreitet ist eine Schweregradeinteilung, die von der Global Initiative for Obstructive

Lung Disease (GOLD) vorgeschlagen wurde (Global Initiative for Chronic Obstructive Lung Disease (GOLD)); Pauwels et al. 2001). Diese Klassifikation unterteilt die COPD in vier Schweregrade, die als **GOLD-Stadium I–IV** bezeichnet werden.

▶ Ab Stadium II handelt es sich um eine progrediente, chronisch-obstruktive Atemwegserkrankung mit hoher Morbidität und je nach Schweregrad mit stark zunehmender Mortalität (Lacasse et al. 2006; Ries et al. 2007; Vogelmeier et al. 2007).

Neben der COPD-Schweregradeinteilung (I–IV) hat die GOLD-Initiative begonnen eine Beurteilung vorzunehmen, die sich auf Symptomen (MRC Dyspnoea Scale) und Exazerbationsrate (pro Jahr) stützt (A, B, C, D). Empfehlungen bezüglich der medikamentösen Therapie und prognostische Aussagen lassen sich hierdurch besser treffen.

10.3.4 COPD Assessment Test™

Der COPD Assessment Test™ (CAT) ist ein Fragebogen, der von den Patienten eigenständig ausgefüllt werden kann (Jones et al. 2009) (siehe https://www.catestonline.org/hcp-homepage.html). Der Test besteht aus 8 Fragen zum Schweregrad der einzelnen Symptome, die man für jede Frage auf einer Skala von 0–5 einschätzen muss. Der acht Punkte umfassende Fragenkatalog wurde von internationalen Experten erarbeitet und validiert (Jones et al. 2009, 2011a, b). Neben den typischen Symptomen eines COPD-Patienten, wie Husten und Atemnot, fließen auch die individuellen Tagesaktivitäten, die Lebensqualität und die subjektiv verfügbare Lebensenergie in die Beurteilung ein. Das GOLD-Update 2011 beschreibt vier Schweregrade der COPD (A, B, C, D) basierend auf der Klassifikation der Schweregradeinteilung der COPD nach GOLD (Tab. 10.2), auf der Häufigkeit von Exazerbationen und auf dem Ergebnis des CAT (Abb. 10.3).

Tab. 10.2 Schweregradeinteilung der COPD nach GOLD[a]

Schweregrad	Charakteristikum: Luftwegverstopfung
0: Risikogruppe	Normale Spirometrie Chronische Symptome (Husten, Auswurf)
I: Leichtgradig	FEV$_1$/VC <70 % FEV$_1$ >80 % vom Soll Mit/ohne chronische Symptome (Husten, Auswurf)
II: Mittelgradig	FEV$_1$/VC <70 % 50 % <FEV$_1$ <80 % vom Soll Mit/ohne chronische Symptome (Husten, Auswurf)
III: Schwer	FEV$_1$/VC <70 % 30 % <FEV$_1$ <50 % vom Soll Mit/ohne chronische Symptome (Husten, Auswurf)
IV: Sehr schwer	FEV$_1$/VC <70 % FEV$_1$ <30 % vom Soll oder FEV$_1$ <50 % vom Soll plus chronische respiratorische Insuffizienz[b]

[a]Für die Schweregradeinteilung gelten die Messwerte der FEV$_1$ nach Bronchodilatation
[b]paO$_2$ <8,0 kpa (60 mmHg) mit/ohne paCO$_2$ >6,7 kpa (50 mmHg) bei Atmung in Höhe des Meeresspiegels

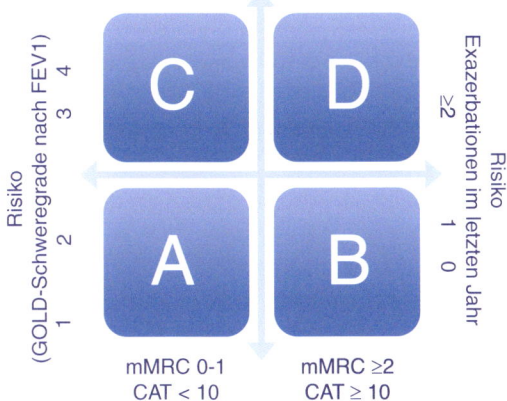

Abb. 10.3 Kombinierter COPD Assessment Test™ (CAT) nach GOLD 2011. *mMRC* modifizierte Medical-Research-Council-Dyspnoe-Skala

10.3.5 Ursachen der COPD

Häufigste **Ursache** der COPD ist das langjährige inhalative **Rauchen** diverser Tabakprodukte, doch sind auch **erbliche Faktoren** z. B. genetische Prädisposition (Alpha-1-Protease-Inhibitormangel) und **erworbene Faktoren,** wie berufsbedingte Stäube, allgemeine Luftverschmutzung und häufige Atemwegsinfektionen in der Kindheit, bekannt (Vogelmeier et al. 2007).

In **fortgeschrittenen COPD-Stadien** finden sich Hinweise auf eine **systemische Manifestation** der primären pulmonalen Erkrankung (Vogelmeier et al. 2007; Global Initiative for Chronic Obstructive Lung Disease (GOLD); Casaburi und Petty 1993). In diesen Stadien prägen muskulare, bindegewebige, ossäre, nutritive und psychische Veränderungen das klinische Bild und damit den Phänotyp des Patienten (Lacasse et al. 2006; Vogelmeier et al. 2007; Global Initiative for Chronic Obstructive Lung Disease (GOLD); Casaburi und Petty 1993; Ries et al. 1995). Außerdem lassen sich häufig kardiale und kardio-vaskuläre Komorbiditäten wie koronare Herzkrankheit, Herzinsuffizienz und Hypertonie nachweisen (Ries et al. 2007; Vogelmeier et al. 2007; Casaburi und Petty 1993).

10.3.6 Entwicklung der COPD

Die Erkrankten geraten bei fortschreitender COPD in eine **Inaktivitätsspirale**: Am Anfang steht eine zunehmende **Belastungsdyspnoe**, die über Bewegungsmangel eine langsam fortschreitende Dekonditionierung der Muskulatur bedingt. Aus dieser entwickelt sich wiederum eine progrediente Einschränkung der körperlichen Leistungsfähigkeit, die sich nachteilig auf das Berufs- und Privatleben und damit auf die allgemeine und organspezifische Lebensqualität auswirkt (Vogelmeier et al. 2007; Wasserman et al. 1987). Patienten mit COPD leiden unter Atemnot, die bei körperlicher Belastung zunimmt. Daher neigen sie dazu, körperliche Anstrengung in dem Maße zu meiden, wie die Atemnot bei Alltagsbelastungen zunimmt. **Körperliche Inaktivität** führt jedoch zu einer:

- Dekonditionierung des Herz-Kreislauf-Systems und der Muskulatur,
- Entwicklung von Osteoporose und
- Reduktion der koordinativen Fähigkeiten, die sich negativ auf den ursächlichen Bewegungsmangel auswirken (Vogelmeier et al. 2007).

Diese verhängnisvolle Inaktivitätsspirale endet in einer erheblichen körperlichen Schwächung mit negativen Auswirkungen auf die Lebensqualität (Kap. 28) und Morbidität der Erkrankten (Vogelmeier et al. 2007).

COPD-Leitlinien

Die publizierten **COPD-Leitlinien** geben nicht nur Empfehlungen zu Prävention und einer dem Schweregrad angepassten medikamentösen Stufentherapie (Vogelmeier et al. 2007; Global Initiative for Chronic Obstructive Lung Disease (GOLD); Ries et al. 1995; Nici et al. 2006); als essenzielle Komponente des komplexen Therapiekonzepts beinhalten alle aktuellen COPD-Leitlinien auch **Rehabilitationsmaßnahmen**, die von einem multidisziplinären Team durchge-

führt werden. Strukturierte Rehabilitationsprogramme für COPD-Patienten beinhalten **Module**
wie:

- Kraft- und Ausdauertraining,
- Atemgymnastik,
- Schulung und
- psychosoziale Unterstützung (Vogelmeier
  et al. 2007; Ries et al. 1995; Nici et al. 2006).

Zusätzlich zur Graduierung der Atemwegsobstruktion (I–IV) enthalten die neuesten Guidelines auch eine Einteilung entsprechend der Exazerbationsrate und der symptomatischen
Präsentation (A–D) (Global Initiative for Chronic Obstructive Lung Disease (GOLD)).

10.3.7 Faktoren der Atemwegsobstruktion

**Ursache für die progressive exspiratorische
Flusslimitation** bei COPD ist die Destruktion
des Lungenparenchyms mit Verlust der alveolären Septen, die zum exspiratorischen
Kollaps der kleinen Atemwege führt. Beim
Emphysem kommt es zu einer neutrophilen
Entzündung, die einen enzymatischen Abbau
der Alveolarwände bedingt. Dadurch kommt es
zum Verlust der elastischen Rückstellkräfte des
Lungenparenchyms. Da die Exspiration ständig gegen einen erhöhten Widerstand erfolgt,
tritt in fortgeschrittenen Stadien vielfach eine
Zunahme des Lungenvolumens (**Lungenüberblähung**) mit vergrößerter Residualkapazität
auf.

Die **wichtigste Ursache** einer Atemwegsobstruktion ist das **Exsudat** (auch **Mukus**, **Sputum**
oder **Bronchialsekret**) im Bronchiallumen. Dieses Exsudat besteht aus dickem Schleim, der
viele eosinophile Granulozyten und degeneriertes respiratorisches Epithel enthält. Zusätzlich
entstehen ein Ödem und eine eosinophile Infiltration von Mukosa und Submukosa.

Weitere zur Atemwegsobstruktion beitra-
gende **Faktoren** können sein:

- eine Verengung der Atemwege durch Hypertrophie der Bronchialmuskulatur,
- eine Verdickung der bronchialen Basalmembran oder
- eine Überempfindlichkeit der Atemwege.

Die charakteristischen Merkmale der häufigsten Atemwegsobstruktionen sind in folgender
Übersicht zusammengestellt.

**Charakteristische Zeichen einer
Atemwegsobstruktion**

- Verstärkte Schleimabsonderung/Sekret-
  bildung mit gesteigerter Viskosität
- Entzündung der Bronchialschleimhaut
  (Ödem) mit Schleimhauthypertrophie
  und Schleimdrüsenhyperplasie
- Verkrampfung der Bronchialmuskulatur
  (Bronchospasmus)
- Kollaps der Luftwege (Tracheobronchi-
  alkollaps)
- Verminderte Retraktionskraft des Lun-
  genparenchyms

10.3.8 Physiotherapeutische Behandlung bei chronischen Lungenerkrankungen

In den letzten Jahrzehnten wurde der physiothe-
rapeutischen Behandlung der COPD-
Erkrankungen durch eine evidenzbasierte Praxis
(Evidence Based Practice, EBP), qualitativ gute
Literatur und Fortbildungskurse viel Aufmerksamkeit geschenkt. Die Therapie beschränkt sich
nicht mehr nur auf Atemübungen, sondern das
Behandlungsspektrum wurde stark erweitert, und
Behandlungen werden auf die aktuelle spezifische Problematik des Patienten abgestimmt.
Gleichzeitig besteht Bedarf an Aufklärung in diesem Bereich, um die Effektivität der verschiedenen physiotherapeutischen Interventionen zu
überprüfen, zu dokumentieren und zu optimieren.

10.3.9 Akute Exazerbation

Die Schädigungen bei pulmonalen Erkrankungen sind meist irreversibel; der Verlauf ist progressiv mit häufigen **Schwächungen** (**Exazerbationen**), die sich mit relativen Erholungsphasen abwechseln. Häufig sind Atemwegsinfektionen die **Ursache** für eine akute Exazerbation (AE), bei vielen Patienten ist allerdings auch in der stabilen Periode eine Bakterienkolonisation nachweisbar. Häufige Exazerbationen führen zu einer schnelleren Insuffizienz der Atemmuskeln und einer schnelleren Reduktion des FEV_1. Die **Hauptsymptome** der Lungenerkrankungen,

- Dyspnoe,
- Einschränkung der kardiopulmonalen Ausdauerfähigkeit und
- übermäßige Sputumbildung,

sind während der akuten Exazerbation prominenter als sonst.

Hauptsymptome einer akuten Exazerbation
- Vermehrte Sekretmenge und/oder Sekretpurulenz
- Verschlechterung der obstruktiven Parameter
- Verschlechterung der respiratorischen Symptome
- Anhaltender, aber vorübergehender Krankheitszustand
- Zunahme von Husten und Dyspnoe

Eine optimale **Erholung** dauert mehrere Wochen, obwohl der FEV_1 schon früher seinen Ausgangswert wieder erreichen kann. Optimale Erholung bedeutet jedoch nicht, dass eine vollständige Genesung vorliegt. Treten vier oder mehr Exazerbationen im Jahr auf, so ist die Erholung vermutlich nicht mehr vollständig. Das Management der akuten Exazerbation orientiert sich v. a. am Schweregrad; dieser bedingt die Entscheidung über ambulante, stationäre oder Intensivtherapie (Schäfe et al. 2000).

Laut WHO treten akute Exazerbationen zahlenmäßig häufiger in fortgeschrittenen Krankheitsstadien auf, ab einer **FEV_1 <30 %** vom Sollwert teilweise mit lebensbedrohlichen Ausmaßen.

▶ **Akute Exazerbation** Eine akute Exazerbation (Martinez-Llorens et al. 2004) ist eine anhaltende Zustandsverschlechterung eines Patienten mit COPD aus einem stabilen Zustand heraus, die das Maß der täglichen Schwankungen übersteigt und eine Anpassung der Therapie notwendig macht. Eine akute Exazerbation ergibt sich aus der Verstärkung der spezifischen Symptome:

- verstärkte Schleimabsonderung,
- Entzündung und Schwellung der Bronchialschleimhaut (Ödem),
- Verkrampfung der Bronchialmuskulatur (Bronchospasmus),
  Kollaps der Luftwege.

10.3.10 Prävalenz der COPD

In den letzten 20–30 Jahren stiegen **Prävalenz** und **Mortalität** der COPD zunehmend an. Inzidenz und Prävalenz der COPD steigen mit zunehmendem Lebensalter, bei Männern stärker als bei Frauen. Man geht davon aus, dass mindestens 3,3 % der Bevölkerung an COPD leidet (Stang et al. 2000a). Großbritannien hat mit 50 Betroffenen auf 100.000 Männer die höchste Prävalenz in Europa (Young et al. 1999). In Deutschland lag die COPD bereits 1990 an 6. Stelle der europäischen Todesursachenstatistik (Young et al. 1999; Russi et al. 1997). Mittlerweile liegt Deutschland innerhalb der EU schon auf Rang 3. Je nach Quelle rangiert die COPD in der gesamten Weltstatistik derzeit auf Platz 4–6 der Todesursachen und wird Voraussagen zufolge in Zukunft den 3. Platz einnehmen (Young et al. 1999; Russi et al. 1997). In offiziellen deutschen Sterbestatistiken wird die COPD vermutlich aufgrund grober ICD-Kategorien etc. erheblich unterschätzt.

Literatur

Abholz H, Gillissen A, Magnussen H (2007) Nationale Versorgungsleitlinie COPD, Langfassung (Version 1.4). www.versorgungsleitlinien.de

Barnes PJ (2010) Chronic obstructive pulmonary disease: effects beyond the lungs. PLoS Med 7(3):e1000220

Casaburi R, Petty TL (1993) Principles and practice of pulmonary rehabilitation. Philadelphia

DeTurk WE, Cahalin LP (2004) Cardiovascular and pulmonary physical therapy: an evidence-based approach. The McGraw-Hill Companies; part 3, ch 9

Fischer J, Schnabel M, Sitter H (2007) Rehabilitation von Patienten mit chronisch obstruktiver Lungenerkrankung (COPD). S2-Leitlinie der Deutschen Gesellschaft für Pneumologie und Beatmungsmedizin (DGP) und der Deutschen Gesellschaft für Rehabilitationswissenschaften (DGRW). Pneumologie 61:233–248

Gabler-Sandberger E (2001) Antibiotikagebrauch und Resistenzen: Epidemiologische Arbeit muss gefördert werden. Dtsch Ärztebl 11:30–68

Global Initiative for Chronic Obstructive Lung Disease (updated 2013) Global strategy for the diagnosis, management and prevention of chronic obstructive pulmonary disease. NHLBI/WHO workshop report. Bethesda, National Heart, Lung and Blood Institute. www.goldcopd.com

Global Initiative for Chronic Obstructive Lung Disease (GOLD) (Global strategy for the diagnosis, management, and prevention of chronic obstructive pulmonary disease. Online Publikation; https://goldcopd.org/wp-content/uploads/2020/11/GOLD-REPORT-2021-v1.1-25Nov20_WMV.pdf

Jones PW, Harding G, Berry P, Wiklund I, Chen WH, Kline Leidy N (2009) Development and first validation of the COPD assessment test. Eur Respir J 34(3):648–654

Jones PW, Tabberer M, Chen WH (2011a) Creating scenarios of the impact of COPD and their relationship to COPD Assessment Test (CAT™) scores. BMC Pulm Med 11:42

Jones PW, Brusselle G, Dal Negro RW, Ferrer M, Kardos P, Levy ML et al (2011b) Properties of the COPD assessment test in a crosssectional European study. Eur Respir J 38(1):29–35

Kardos P, Cegla U, Gillissen A et al (2004) Leitlinie der Deutschen Gesellschaft für Pneumologie zur Diagnostik und Therapie von Patienten mit akutem und chronischem Husten. Pneumologie 58:570–602

Lacasse Y, Goldstein R, Lasserson TJ, Martin S (2006) Pulmonary rehabilitation for chronic obstructive pulmonary disease. Cochrane Database Syst Rev:CD003793

Leitlinien der Deutschen Atemwegsliga und der Deutschen Gesellschaft für Pneumologie zur Diagnostik und Therapie von Patienten mit Chronisch Obstruktiver Bronchitis und Lungenemphysem (COPD) (2002) Thieme, Stuttgart

Lopez AD, Shibuya K, Rao C, Mathers CD, Hansell AL, Held LS et al (2006) Chronic obstructive pulmonary disease: current burden and future projections. Eur Respir J 27(2):397–412

Martinez-Llorens JM, Orozco-Levi M, Masdeu MJ et al (2004) Global muscle dysfunction and exacerbation of COPD: a cohort study. Med Clin (Barc) 122(14):521–527

Murray CJL, Lopez AD (1996) The global burden of disease. Harvard University Press, Cambridge, MA

Nici L, Donner C, Wouters E et al (2006) American Thoracic Society/European Respiratory Society statement on pulmonary rehabilitation. Am J Respir Crit Care Med 173:1390–1413

Pauwels RA, Buist AS, Calverley PM, Jenkins CR, Hurd SS (2001) Global strategy for the diagnosis, management and prevention of chronic obstructive pulmonary disease. NHLBI/WHO Global Initiative for Chronic Obstructive Lung Disease (GOLD) Workshop summary. Am J Respir Crit Care Med 163:1256–1276

Ries AL, Kaplan RM, Limberg TM, Prewitt LM (1995) Effects of pulmonary rehabilitation on physiologic and psychosocial outcomes in patients with chronic obstructive pulmonary disease. Ann Intern Med 122:823–832

Ries AL, Bauldoff GS, Carlin BW et al (2007) Pulmonary rehabilitation: joint ACCP/AACVPR evidence-based clinical practice guidelines. Chest 131:4–42

Russi EW, Stammberger U, Weder W (1997) Lung volume reduction for emphysema. Eur Respir J 10:208–218

Schäfe H, Ewig S, Gillisse A (2000) Therapie der schweren Exazerbation bei chronisch obstruktiver Lungenerkrankung (COPD). Intensivmed 37:176–186

Stang P, Lydick E, Silberman C, Kempe A, Keating E (2000a) The prevalence of COPD. Chest 117:354–359

Stang P, Lydick E, Silberman C, Kempel AI, Keating E (2000b) The Prevalence of COPD. Chest 117:354–359

Vogelmeier C, Buhl R, Criee CP et al (2007) Leitlinien der Deutschen Atemwegsliga und der Deutschen Gesellschaft für Pneumologie und Beatmungsmedizin zur Diagnostik und Therapie von Patienten mit chronisch obstruktiver Bronchitis und Lungenemphysem (COPD). Pneumologie 61:1–40

Wasserman K, Hansen JE, Sue DY, Whipps BJ (1987) Principles of exercise testing and interpretation. Lea & Febiger, Philadelphia

Wilkens H, Sybrecht GW (2001) COPD: Stadiengerechte Therapie. Internist 42:1651–1664

World Health Report (2000) Geneva: World Health Organization. http://www. who.int/whr/2000/en/statistics. htm

Young J, Schmith AF, Hyde C (1999) Lung volume reduction surgery (LVRS) for chronic obstructive pulmonary disease (COPD) with underlying severe emphysema. Thorax 54:779–789

Chronische Überblähung bei COPD **11**

Jörg Steier

Inhaltsverzeichnis

Die Atmung ist die einzige Vitalfunktion, die **willkürlich** beeinflussbar ist. Für die Sauerstoffversorgung der peripheren Gewebe und die pH-Regulation des arteriellen Blutes ist nicht nur der Zustand von Lunge und Kreislauf entscheidend, sondern auch die Leistung der Atempumpe. Die Atempumpe erfordert eine koordinierte Zusammenarbeit aller neuromuskulären Einzelfacetten, und sie spielt eine wesentliche Rolle bei der Aufrechterhaltung der körpereigenen Homöostase.

> **Facetten des Gesamtapparates der Atempumpe**
> - Zentralnervöses Atemzentrum (Medulla oblongata)
> - Nerven (wichtigster Vertreter ist N. phrenicus)
> - Synapsen
> - Muskeln (Zwerchfell, Mm. scaleni, Interkostal- und Atemhilfsmuskulatur)
> - Knöcherner Thorax

J. Steier (✉)
Guy's & St Thomas' NHS Foundation Trust, King's
College London, London, Großbritannien
e-mail: Joerg.Steier@gstt.nhs.uk

© Der/die Autor(en), exklusiv lizenziert an Springer-Verlag GmbH, DE,
ein Teil von Springer Nature 2022
J. Steier, A.-K. Rausch-Osthoff (Hrsg.), *Physiotherapie bei chronisch-obstruktiven Atemwegs- und
Lungenerkrankungen*, https://doi.org/10.1007/978-3-662-63613-8_11

Entwicklung einer chronischen Überblähung
Aus pathophysiologischer Sicht ist die COPD charakterisiert durch eine chronisch progressive, exspiratorische Flussbehinderung, verursacht durch chronische endo- und exobronchiale Obstruktionen der unteren Atemwege.

Im **fortgeschrittenen Stadium** resultiert ein gestörter Gasaustausch durch:

- periphere Atemwegsobstruktion,
- Parenchymveränderungen (Zerstörung der Epithelzellen durch neutrophile Granulozyten als Folge der krankheitsbedingten Entzündungsprozesse) und
- Umbauprozesse im pulmonalen Gefäßsystem.

Dieser **emphysematöse Umbauprozess** kann wesentlich zur exspiratorischen Atemflusslimitation beitragen. Die Zerstörung der Alveolarwände ist mit einem Elastizitätsverlust des Parenchyms verbunden, sodass die erforderliche **alveolare Retraktionskraft** für die Exspiration vermindert ist und die Kompression der kleinen Atemwege durch das umgebende Parenchym begünstigt wird. Durch die **unvollständige Exspiration** verschiebt sich die Atemruhelage im inspiratorischen Reservevolumen zu höheren Volumina (O'Donnell et al. 2001; Benesch et al. 2004). Es kommt zu einer permanenten **Größenzunahme** (emphysematöse Überblähung der Lunge bzw. Überblähung; lat. Volumen pulmonum auctum) des lufthaltigen Lungenraumes distal der terminalen Bronchien („airtrapping"). Die strukturellen Schäden von Lunge und Atemwegen bewirken neben der Lungenüberblähung einen **chronischen Überblähungszustand (CHI)** des gesamten Atembewegungsapparates und einen **erhöhten intrinsischen PEEP** („positive end-expiratory pressure"). Es kommt zu einer massiven Einbuße der Leistungsfähigkeit des Patienten, was eine zusätzliche Abschwächung der Atemmuskulatur, Dyspnoe und tracheobronchiale Sputumretention bei unzureichendem Hustenstoß zur Folge hat (Köhler et al. 2000).

Zur Sicherstellung der zellulären Funktion vitaler Organe werden unbewusst **Kompensationsmechanismen** initiiert. Eine bestehende Hypoxämie führt zu Immobilisation und Bewegungsmangel, was zu einer physischen Dekonditionierung führt und eine weitergehende Morbidität mit Einschränkung von Aktionsradius und Lebensqualität („quality of life") verursacht. Es kann notwendig sein, dass eine Sauerstofflangzeittherapie oder nichtinvasive Beatmung zum Einsatz kommen. Dies ist typischerweise notwendig, sobald der Patient ein chronisches hypoxisches oder hyperkapnisches Atemversagen entwickelt, was die Prognose schmälert und ein Fortschreiten der Erkrankung anzeigt.

Auch bei **Gesunden** gibt es viele verschiedene Faktoren, die den systemischen Sauerstofftransport beeinflussen. Man nimmt an, dass das maximale Herzschlagvolumen der wesentliche limitierende Faktor der Sauerstoffversorgung ist (Dempsey et al. 2000). Bei **Patienten mit COPD** ist dies anders, diese Patienten dekompensieren aufgrund eines Versagens der Atempumpe. Ziel dieses Kapitels ist es, den vielfachen Einfluss der chronischen Überblähung bei COPD-Patienten auf die Zwerchfellfunktion zu unterstreichen und systematisch darzustellen.

11.1 Unvollständige Exspiration

Die Retraktionskraft des Lungenparenchyms verleiht der gesunden Lunge die Fähigkeit, sich nach der Inspiration mit verhältnismäßig geringer Atemimpedanz zu verkleinern. Am Ende der Exspiration findet nur eine exzentrische Kontraktion der primären Inspirationsmuskeln statt. Die Atempumpe gelangt zurück in die **Atemruhelage**. Durch die unvollständige Exspiration verschiebt sich die **Atemruhelage in das inspiratorische Reservevolumen** (Abb. 11.1).

Verschiebt sich die Ruheatmung in das **inspiratorische Reservevolumen**, so steigt die funktionelle Residualkapazität auf Kosten der Vitalkapazität. Bleibt die Atmung in **Atemmittellage**, so steht für die Exspiration zu wenig Zeit zur Verfügung. Die unvollständige Exspiration führt zu **Airtrapping** und damit zu einer emphysematösen Überblähung der Lungen und des gesamten Atembewegungsapparates (O'Donnell et al. 2001; Benesch et al. 2004; Roca und Whipp 1997; Mertzlufft et al. 1998) (Abb. 11.2).

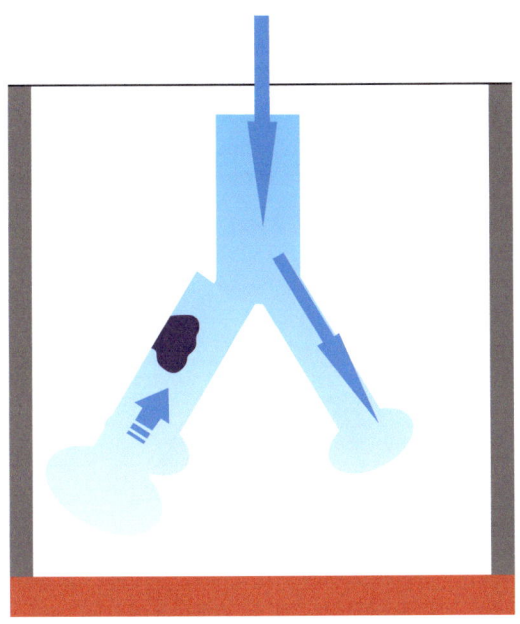

Abb. 11.1 Generierung eines intrinsischen PEEP („positive end-expiratory pressure") am Ende der Exspiration

11.2   Längenadaptation der Atemmuskeln

Bei **chronischer Hyperinflation** (**CHI**, lat. Volumen pulmonum auctum) kommt es zu einer Thoraxerweiterung in kranio- und lateroventrale Richtung (Fassthorax). Zusätzlich verkürzt sich die primäre und sekundäre Atemmuskulatur und das Zwerchfell flacht ab. Eine chronische Überblähung senkt die funktionelle Kraft des Zwerchfells in verstärktem Maß (Smith und Bellemare 1987).

Auswirkungen der chronischen Hyperinflation auf die Atemmuskulatur

Die Auswirkungen der chronischen Hyperinflation auf die respiratorische Muskulatur unterscheiden sich deutlich von denen der akuten (Goldspink et al. 1974). Goldspink et al. beobachteten, dass die **Adaptation der Sarkomere** bzgl. ihrer operationalen Länge bei einer chronischen Hyperinflation am signifikantesten ist (Goldspink et al. 1974):

Abb. 11.2 Druck-Volumen-Kurve des respiratorischen Systems. *VT* Tidalvolumen; *PEEP* positiver endexspiratorischer Druck. (Modifiziert nach Oczenski et al. 2005)

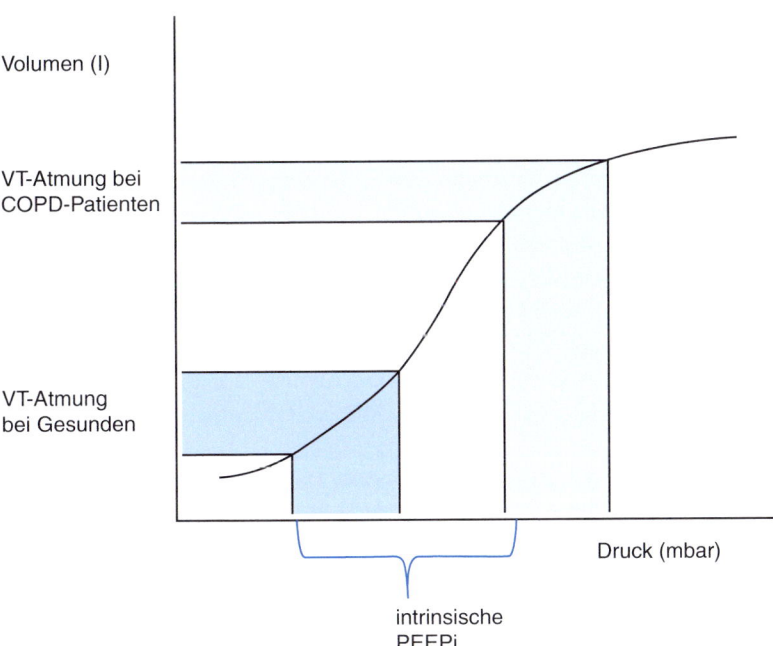

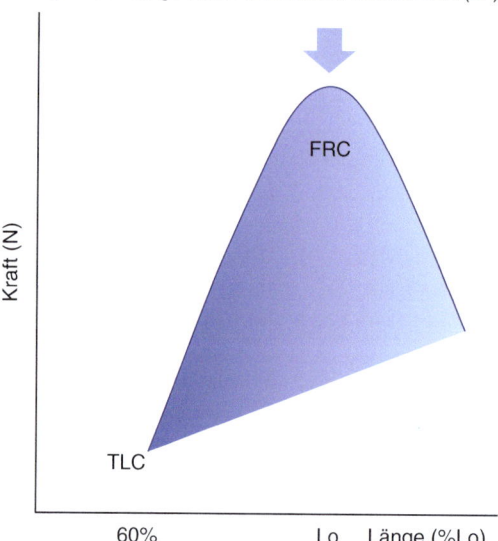

optimale Länge eines Muskels für Kontraktion (Lo)

Abb. 11.3 Effekt der akuten und chronischen Überblähung auf die maximale Zwerchfellkraft und die Länge der Sarkomere. *A* Ursprünglicher Zustand. *B* Akute Verkürzung des Muskels. *C* Chronisch verkürzter Muskel. Überlappung von Myosin- (*M*) und Aktinfilamenten (*Ac*) in den drei Zuständen. (Farkas 1991)

- Bei einer **chronischen Muskelverlängerung**, wie sie z. B. bei Herzdekompensation auftritt, werden zusätzliche Sarkomere so zu den Muskelfasern hinzugefügt, dass sich die Überlappung der Filamente innerhalb jedes Sarkomers nur minimal verändert (Goldspink et al. 1974).
- Bei einer **chronischen Muskelverkürzung** ist es genau umgekehrt. Mit der Verkürzung zeigt sich eine Reduktion der Anzahl seriell verknüpfter Sarkomere, sodass die Überlappung der Filamente unverändert bleibt (Köhler et al. 2000; Goldspink et al. 1974) (Abb. 11.3).

Dieses Phänomen ist unter dem Begriff **Längenadaptation** bekannt: Die gesamte Länge-Kraft-Kurve verschiebt sich zu einer kürzeren Länge hin (Abb. 11.3). Die Anpassung der Muskellänge findet nach etwa 4–6 Wochen statt (Farkas und Roussos 1983). Die **Längenadaptation** kann teilweise die Krafterzeugung des Zwerchfells wieder verbessern, was sich allerdings nachteilig auf die Zwerchfellbeweglichkeit auswirkt, die durch diesen Prozess erheblich reduziert ist. Bei einer chronischen Überblähung wird die Zu-

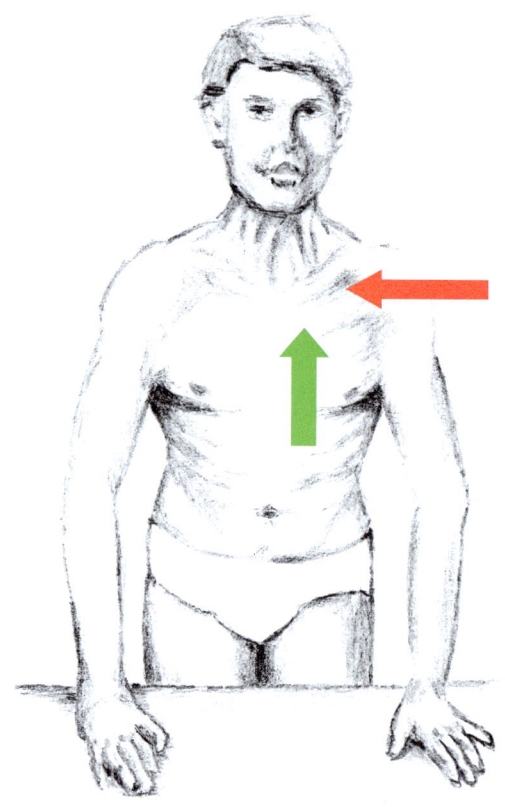

Abb. 11.4 Ein Patient mit Lungenemphysem verlängert die operationale Länge des M. pectoralis major (*grüner Pfeil*) und des M. pectoralis minor (*roter Pfeil*)

sammenarbeit der operationalen Länge und der optimalen Länge (Lo) aufrechterhalten. Sieck et al. zeigten, dass dieses Phänomen auch bei COPD-Patienten mit schwerer Überblähung besteht und diese befähigt, auch bei definierten Lungenvolumina einen **größeren negativen inspiratorischen Druck** aufzubauen als gesunde Personen (Sieck et al. 1998). Decramer berichtete jedoch, dass die Einflüsse für eine Zwerchfellverkürzung durch die Adaptation der Sarkomere z. T. wiederhergestellt werden können; Veränderungen der Geometrie und der Interaktion zwischen Zwerchfell und Thorax werden dadurch aber nicht ausgeglichen (Decramer 1993, 1997).

Kompensationsmechanismen
Patienten mit COPD nutzen bei **erhöhtem Sauerstoffbedarf** unbewusst, z. B. durch Anheben

der Schultern, den M. pectoralis minor (Schulterrelevation) und teilweise auch den M. pectoralis major (Schulterabduktion) als **Atemhilfsmuskeln** für die Inspiration (Abb. 11.4). Dabei wird durch eine passive Verlängerung der Muskeln die Überlappung von Aktin und Myosin zur Krafterzeugung optimiert. Diese Wirkung wird verstärkt, wenn der Schultergürtel durch Aufstützen der Arme angehoben und fixiert wird.

11.3 Kontraktur des Zwerchfells

Studien, die die Länge des Zwerchfells mittels Röntgenbild oder Computertomografie untersucht haben, verdeutlichen eine reduzierte Zwerchfelllänge bei Patienten mit COPD (Cassart et al. 1997). Die Verkürzung des Zwerchfells bei CHI zeigt sich bei allen Lungenvolumina und verursacht einen verringerten Positionswechsel und eine verminderte Atembewegung während des Atemzyklus (Walsh et al. 1992). Die geometrische Veränderung des Zwerchfells hat gravierende Auswirkungen auf Biomechanik und **Funktion** des Zwerchfells. Da das Zwerchfell wie ein Kolben arbeitet, deutet eine Verkürzung der Appositionszone auf ein kleineres Bewegungsausmaß hin; es wirkt sich jedoch nicht auf die maximale Kraft aus (Cassart et al. 1997). Die Appositionszone kann in Teilen sogar verschwinden, wenn das Zwerchfell abflacht (Cassart et al. 1997).

Anpassung des Zwerchfells bei chronischer Überblähung

Bei chronischer Überblähung ordnen sich die Fasern des Zwerchfells von einer **radialen in eine axiale Ausrichtung** (Tobin 1988) (Abb. 11.5). Dies hat zur Folge, dass die Muskelfasern des Zwerchfells die unteren Rippen mehr in Exspirations- als in Inspirationsstellung bewegen (Cassart et al. 1997).

▶ In fortgeschrittenem Stadium einer chronischen Überblähung findet eine Umgestaltung des Zwerchfells statt. Die Veränderung der Konfiguration der Atempumpe resultiert darin, dass sich der Muskel von einem Inspirationsmuskel in einen gewissermaßen nicht funktionsfähigen Exspirationsmuskel verwandelt.

Bei Patienten mit **schwerer CHI** tritt zusätzlich bei Inspiration eine nach innen gerichtete **Rotation der unteren Rippen** anstelle der normalen Bewegung in Richtung der Appositionszone auf (Gilmartin und Gibson 1984, 1986). Diese pathologische, nach medial gerichtete Bewegung ist bei COPD-Patienten deutlich sichtbar und ist als **Hoover-Zeichen** bekannt. Der durch die komprimierten Organe erhöhte intraabdominale Druck verleiht dem Centrum tendineum einen neuen Stützpunkt im Zentrum des Abdomens (Fulcrum). Dadurch findet automatisch ein **Umtausch** des biomechanischen

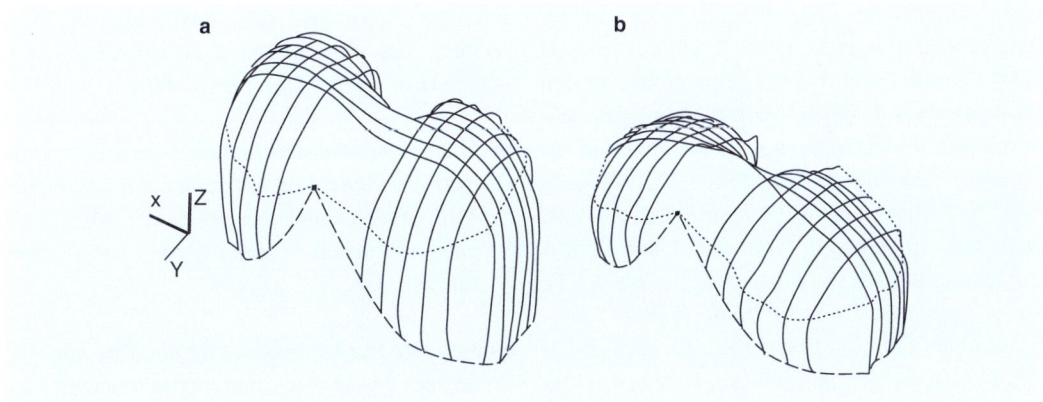

Abb. 11.5 3D-Rekonstruktion der Zwerchfellkuppel in verschiedenen Inspirationsvolumina: **a** in funktioneller Residualkapazität (FRC); **b** in totaler Lungenkapazität (TLC). (Gauthier et al. 1994)

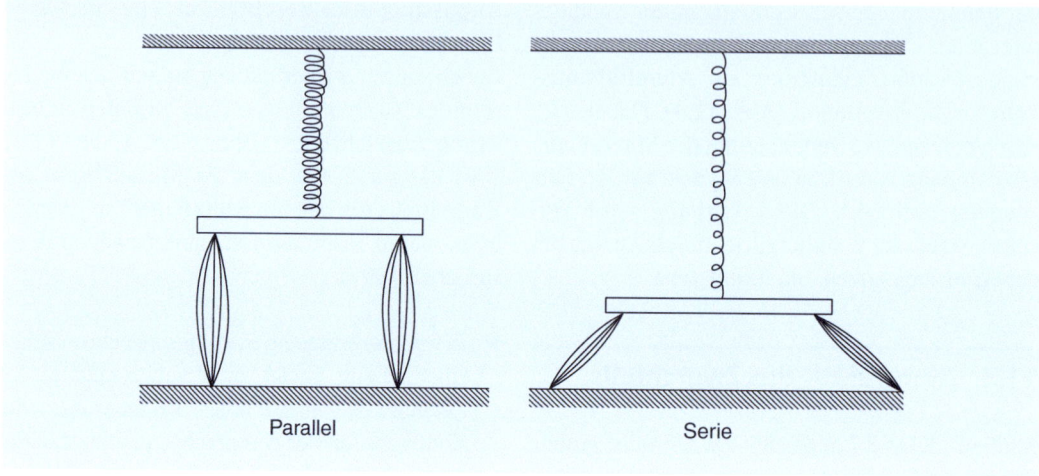

Abb. 11.6 Mechanisches Modell über die Veränderungen der beiden Zwerchfellanteile (Pars costalis und Pars cruralis) durch Hyperinflation. Die Fasern des Zwerch-fells ordnen sich von einer radialen (parallelen) in eine axiale (serielle) Richtung aus. (Macklem et al. 1983)

Punctum fixum (PF) und Punctum mobile (PM) statt.

Die Zwerchfellbewegung, die eine Ausdehnung des unteren Thorax bewirkt, wird nicht nur durch die Apposition, sondern auch durch die Insertion des Zwerchfells am unteren Thorax bedingt. Wie bereits oben erwähnt, richten sich die Fasern des Zwerchfells bei einer Thoraxüberblähung von radial nach axial aus (Tobin 1988) (Abb. 11.6). Macklem et al. vermuten, dass die Überblähung die mechanische Anordnung der Muskelfasern zwischen kruralem und kostalem Zwerchfellanteil verändert. Dies geschieht durch eine Konfigurationsänderung, die bewirkt, dass sich die Fasern in der Atemlage der funktionellen Residualkapazität (FRC) parallel und in der Atemlage der totalen Lungenkapazität (TLC) seriell anordnen, wodurch sich die Krafterzeugung des Zwerchfells ebenfalls vermindert (Macklem et al. 1983). In ihrer Hypothese gehen die Autoren davon aus, dass dies unabhängig von der Länge-Kraft-Beziehung der Muskulatur erfolgt (Abb. 11.3). Wenn die beiden Zwerchfellanteile (Pars costalis und Pars cruralis) in der FRC parallel und in der TLC seriell angeordnet sind, bedeutet das eine Reduzierung der Kraft durch Überblähung auf der Basis einer mechanischen Änderung

(Decramer 1997). Bestätigt wird diese Aussage durch Untersuchungen von Polkey et al., die nachweisen konnten, dass das Zwerchfell von COPD-Patienten, angepasst an den Grad der Überblähung, nicht schwach ist (Polkey et al. 1996).

11.4 Unspezifische Aktivierung der Atempumpe

Das Zwerchfell gilt als bedeutungsvollster **Inspirationsmuskel**; bei gesunden Probanden übernimmt der Muskel in Ruheatmung 70–80 % der gesamten Atemarbeit zur Überwindung der elastischen, der Strömungs- und Reibungswiderstände (Loring und De Troyer 1985).

▶ Eine Funktionsstörung des Zwerchfells kann trotz möglicher Verbesserung der Funktion der Mm. intercostales parasternales ($M_{IC(p)}$), zu einer chronisch respiratorischen Insuffizienz führen.

Folgen der Funktionsstörung des Zwerchfells Aufgrund der chronischen Veränderungen von Lunge und Atempumpe kommt es bei COPD-Patienten zu vielfältigen **Reaktionen**:

- **Blutgasveränderungen**:
  - Eine Einschränkung der Diffusionskapazität führt zu einer Absenkung des arteriellen O_2-Wertes (**Hypoxämie**).
  - Ein Funktionsverlust der Atempumpe kann zur Erhöhung des Kohlendioxidpartialdrucks (CO_2, **Hyperkapnie**) und damit verbunden zu einer Senkung des pH-Wertes des arteriellen Blutes führen.
- Durch atemmechanische Veränderungen durch die Lungenüberblähung werden erhöhte intrathorakale Druckschwankungen für die Atmung benötigt. Diese rufen eine **unspezifische körperliche Alarmreaktion** hervor, die kardiopulmonale, kardiovaskuläre, autonomnervale, hormonelle und zentralnervöse Veränderungen zur Folge hat.
- Bedingt durch die Hypoxie und die subjektive Empfindung von Dyspnoe, kommt es zu einer reflektorischen zentralnervösen **Sympathikusaktivierung**, die konsekutiv zu einer vermehrten Freisetzung von Katecholaminen (Adrenalin und Noradrenalin) aus dem Nebennierenmark führt.
- Neben der zentralen Interaktion medullärer (Medulla oblongata) und arterieller Chemorezeptoren spielen die sensorischen Afferenzen aus Lunge und Atemwegen eine bedeutende Rolle für die Rhythmogenese der Atmung und die Aktivität der respiratorischen Muskeln.

11.5 Morphologische und vasomotorische Veränderungen des Zwerchfells

Die Atemmuskeln entsprechen in ihrer Zusammensetzung embryologisch, morphologisch und funktionell der willkürlichen Skelettmuskulatur und bestehen entsprechend aus den drei Muskelfasertypen (Typ I, IIa und IIb). Das Zwerchfell ist ein hoch oxidativer Muskel mit hoher Kapillardichte, das bei gesunden Menschen sehr hohe Belastungen aushalten kann, bevor es Erschöpfungszeichen zeigt.

Vasomotorische Veränderungen
Höhere Belastungen der Atemmuskeln über längere Zeit bewirken eine Vasokonstriktion mit Abnahme des Blutflusses zu den arbeitenden Muskeln. Darüber hinaus findet in körperlichen Belastungssituationen eine Umverteilung des Blutflusses zu den arbeitenden Extremitätenmuskeln statt, die dem Zwerchfell einen ausreichenden Blutfluss entziehen („steal effect") (Dempsey et al. 2000). Als Folge der erhöhten Rekrutierung reagiert das Zwerchfell anfangs mit einer Hypertrophie. Daher macht sich die **respiratorische Insuffizienz** nur bei schwerer körperlicher Belastung bemerkbar (latente respiratorische Insuffizienz) (Köhler et al. 2001). Wird die Schwelle der maximalen Hypertrophie überschritten oder die Atemlast deutlich größer als die Atemmuskelkapazität, wird die **latente respiratorische Insuffizienz** manifest und führt bei COPD-Patienten im späten Stadium sogar in Ruhe zu einer gravierenden Leistungsminderung der Atempumpe.

Morphologische Veränderungen
- In den **Extremitäten** werden Muskelfasern Typ I (langsame Kraftentwicklung, ausdauernd, oxidativ und aerob) umstrukturiert zu Muskelfasern Typ II (schnelle Kraftentwicklung, leicht ermüdbar, wenig oxidativ), wodurch sich die Ausdauerleistung verringert.
- Im **Zwerchfell** findet eine umgekehrte Neugestaltung statt: Schnelle Typ-II-Fasern werden durch langsame Typ-I-Fasern ersetzt, was die Ausdauer verbessert, aber die zunehmende Schwäche von Zwerchfell und Atempumpe verstärkt.
- COPD-Patienten haben eine höhere **mitochondriale Dichte** (Dmit) als Patienten ohne Atemwegsobstruktion (Orozo-Levi et al. 1999). Mitochondrien arbeiten als Energiekraftwerke in Zellen, die viel Energie verbrauchen (z. B. Muskelzellen). Außerdem zeigt sich eine inverse Korrelation zwischen Obstruktionsgrad der Atemwege (repräsentiert durch FEV_1) und Dmit (Orozo-Levi et al. 1999).

11.6 Atemimpedanz bei COPD-Patienten

Die abnorme Erhöhung der Atemimpedanz (Atemwiderstand) findet sich bei den obstruktiven Ventilationsbehinderungen als häufige **Ursache einer Dyspnoe** (Gugger und Bachofen 2001). Ein drohendes Absinken der arteriellen O_2-Werte und Ansteigen der CO_2-Werte (wobei CO_2 ein deutlich höheres Stimulans ist als O_2) wird bei COPD-Patienten primär durch eine verstärkte Ventilation kompensiert (Lindemann 1998).

▶ Unter Ruhebedingungen beträgt der O_2-Verbrauch der Atemmuskulatur etwa 3–5 ml/min, dies entspricht 1–2 % des gesamten O_2-Verbrauchs im Körper (Oczenski et al. 2005). Bei schwerer COPD kann der O_2-Verbrauch für die Atemmuskulatur so hoch werden, dass die O_2-Versorgung des übrigen Organismus gefährdet wird.

Eine **Hyperinflation mit Zwerchfellabflachung und Muskelverkürzung** wirkt sich negativ aus. Sie führt zu

- erhöhten Atemwegsresistenzen,
- erhöhter Atemfrequenz,
- ungünstiger Faserlänge der Atemmuskulatur und letztendlich
- Atemimpedanz (Ogna und Domenighetti 2007).

Es muss weiterhin berücksichtigt werden, dass COPD Patienten ihre Atemmuskulatur verstärkt einsetzen müssen, um einen intrinsischen PEEP der vorausgegangenen unvollständigen Exspiration zu überwinden. Dies erfolgt bevor ein inspiratorischer Atemfluss zustande kommen kann. Die zusätzliche Aktivierung der Atemmuskeln ist bei COPD-Patienten mit **viel Atemarbeit** bzw. Atemenergie verbunden (Becker 2004), bedingt durch

- die vermehrte Totraumventilation,
- die Malnutrition,
- steroidinduzierte Muskelatrophien,
- den erhöhten Atemwegswiderstand,

- die durch entzündliche Prozesse reduzierte Elastizität des Lungenparenchyms (Compliance) und
- die nach innen gerichtete Retraktionskraft des Thorax.

Hinzu kommt, dass die elastische Kraft des Thorax abnimmt. Die durchschnittliche Atemimpedanz ist bei COPD-Patienten ungefähr 3-mal so groß wie bei gesunden Menschen (Laghi und Tobin 2003; Mador 1991).

11.7 Kompensationsmechanismen bei persistierender respiratorischer Insuffizienz

Eine lang anhaltende unspezifische Aktivierung der Atemmuskeln führt letztendlich zur Erschöpfung der Atemmuskeln und möglicherweise zum Versagen der Atempumpe. Bei Chronifizierung der Erkrankung kann das CO_2 infolge der alveolären Hypoventilation nur unzureichend abgeatmet werden, und es kommt neben der Hypoxämie auch zu einer Hyperkapnie (Erhöhung des $paCO_2$ >45 mmHg oder >6 kPa). Dies ist eine **chronisch respiratorische Globalinsuffizienz** („type II respiratory failure"). Die Erhöhung des arteriellen $paCO_2$ (Hyperkapnie) führt zu einer Senkung des arteriellen pH-Wertes (respiratorische Azidose), kann aber im weiteren Verlauf über die Niere ganz oder teilweise metabolisch kompensiert werden (Lindemann 1998).

In **fortgeschrittenen Stadien** treten infolge der ungenügenden Pumpleistung der Atemmuskulatur bzw. der alveolären Hypoventilation eine Hypoxämie und Hyperkapnie als Stimuli der Dyspnoe in den Vordergrund. Um lebensbedrohliche Störgrößen der veränderten arteriellen Blutgaswerte zu begrenzen, werden unbewusst **Kompensationsmechanismen** eingesetzt:

- die Reduzierung des Atemminutenvolumens bzw. eine adaptive Hypoventilation (AH) und
- die Immobilisation.

Diese sollen eine Entlastung der überforderten Atemmuskulatur und eine Regenerierung des

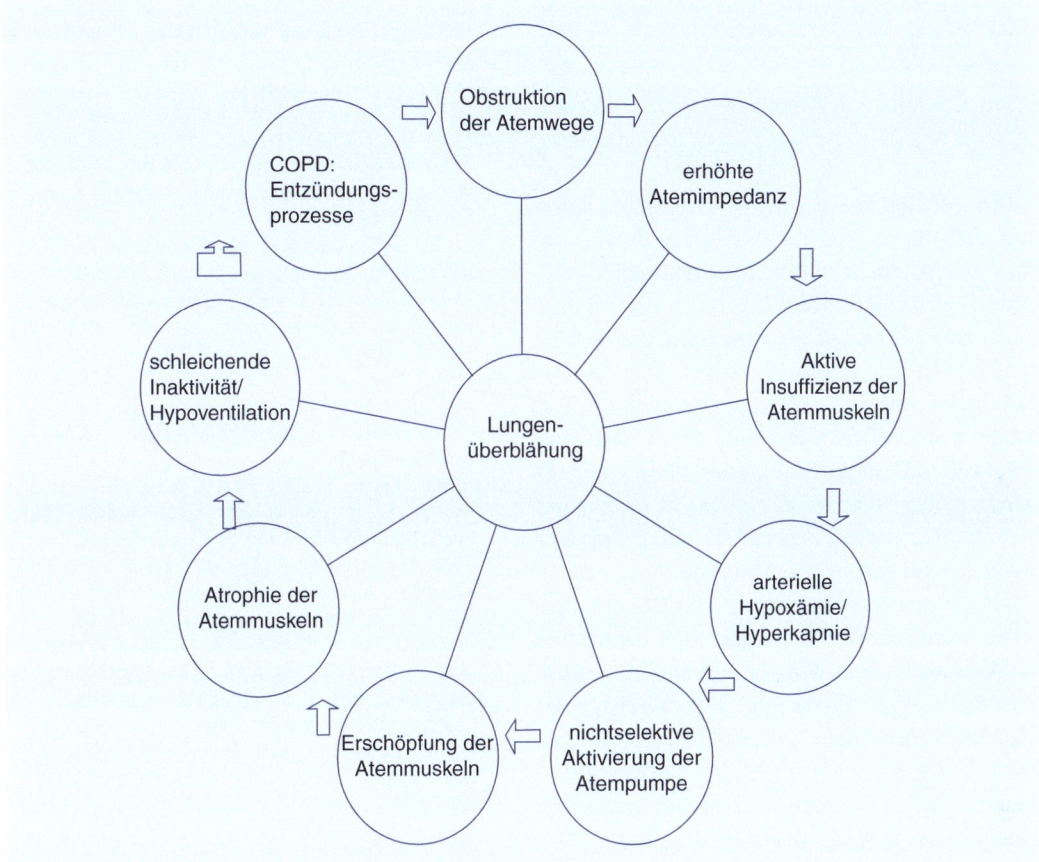

Abb. 11.7   Circulus vitiosus der Atempumpe bei COPD-Patienten

Energiespeichers bewirken (Köhler 2002; Köhler et al. 2001). Besonders bei älteren Patienten folgt eine **Dekonditionierung** der peripheren Skelett- und respiratorischen Muskulatur, was als wichtiges Glied eines **Circulus vitiosus** betrachtet werden kann (Köhler et al. 2000) (Abb. 11.7). Ebenfalls von großer Bedeutung sind die psychologischen und emotionellen Folgen der Dekonditionierung. Die Patienten leiden unter Angstzuständen und depressiven Verstimmungen, wobei respiratorische Beschwerden und emotionale Symptomatik sich gegenseitig nachteilig beeinflussen.

11.8   Zusammenfassung

Patienten mit COPD leiden hauptsächlich unter **zwei Faktoren**:

- Es besteht eine **Atemflusslimitierung** mit zunehmender dynamischer Überblähung unter Belastung.
- Es kommt zu einer **Gasaustauschstörung** bei verminderter Diffusionsfläche.

Anders als bei gesunden Menschen wird bei COPD-Patienten während Belastung die inspiratorische Kapazität (IC) nicht zum Atemzugvolumen rekrutiert, sondern diese nimmt durch die dynamische Überblähung kontinuierlich ab. Bei zunehmender ventilatorischer Belastung ist eine vollständige Exspiration nicht mehr möglich, wodurch das endexspiratorische Lungenvolumen (EELV) ansteigt. Dies hat Konsequenzen für die gesamte Atempumpe und gravierende Auswirkungen auf die allgemeine Leistungsfähigkeit der COPD-Patienten.

Die **Auswirkungen der Überblähung** auf die Biomechanik des Zwerchfells sind bei COPD-Patienten gut zu beobachten: Infolge der chronischen Überblähung kommt es zu einer Verkürzung der primären und sekundären Atemmuskeln, auch zu einer **Verkürzung** der Zwerchfellmuskulatur, einhergehend mit Zwerchfellabsenkung und -abflachung. Smith et al. weisen darauf hin, dass die resultierende **Kraftentwicklung** bei verkürzter Muskulatur vermindert ist (Smith und Bellemare 1987). Bei einer chronischen Verkürzung werden in Anpassung an die erhöhte Belastung seriell verknüpfte Sarkomere gebildet. Die Adaption der Sarkomere kann die Verkürzung der Zwerchfellmuskulatur nur teilweise kompensieren, da die Veränderungen der Geometrie und Interaktion zwischen Zwerchfell und Thorax nur unzureichend ausgeglichen werden.

Durch erhöhte Atemwegswiderstände, erhöhte Atemfrequenz und ungünstige Faserlänge der Atemmuskulatur wird die Atemarbeit negativ beeinflusst. Die zusätzliche Rekrutierung der Atemmuskeln ist bei COPD-Patienten mit hoher **Atemarbeit** bzw. hohem Energieaufwand verbunden: durch vermehrte Totraumventilation, Malnutrition, potenziell steroidinduzierte Muskelatrophie, erhöhte Atemwegswiderstände, reduzierte Elastizität des Lungenparenchyms (Compliance) und charakteristischerweise einer der inspiratorischen Atemmuskulatur entgegengesetzten Retraktionskraft des Thorax. Die durchschnittliche Atemarbeit ist bei COPD-Patienten ungefähr 3-mal so groß wie bei gesunden Menschen (Laghi und Tobin 2003; Mador 1991).

Literatur

Becker HF (2004) Bedeutung des Schlafs bei Patienten mit Lungenerkrankungen. Internist 45:1026–1034

Benesch L, Cordes C, Franz IW et al (2004) Chronisch-obstruktive Bronchitis und Emphysem (COPD): Umsetzungsempfehlung von Leitlinien. Herzmedizin 21:42–48

Cassart M, Pettiaux N, Gevenois PA, Paiva M, Estenne M (1997) Effect of chronic hyperinflation on diaphragm length and surface area. Am J Respir Crit Care Med 156:504–508

Decramer M (1993) Respiratory muscle interaction during acute and chronic hyperinflation. Arch Chest Dis 48:483–488

Decramer M (1997) Hyperinflation and respiratory muscle interaction. Eur Respir J 10:934–941

Dempsey JA, Sheel AW, Derschak PA, Harms CA (2000) Mögliche Einschränkungen der sportlichen Belastbarkeit durch das Atmungssystem. Dtsch Z Sportmed 51:318–326

Farkas G (1991) Functional characteristics of the respiratory muscles. Semin Respir Med 12:247–257

Farkas GA, Roussos C (1983) Diaphragm in emphysematous hamsters: sarcomere adaptability. J Appl Physiol 54:1635–1640

Gauthier AP, Verbanck S, Estenne M et al (1994) Three-dimensional reconstruction of the in vivo human diaphragm shape at different lung volumes. J Appl Physiol 76:495–506

Gilmartin JJ, Gibson GJ (1984) Abnormalities of chest wall motion in patients with chronic airflow obstruction. Thorax 39:264–271

Gilmartin JJ, Gibson GJ (1986) Mechanisms of paradoxical ribcage motion in patients with obstructive pulmonary disease. Am Rev Respir Dis 134:683–687

Goldspink G, Tabary C, Tabary JC, Tardiou G, Tardiou C (1974) Effect of denervation on the adaptation of sarcomere number and muscle extensibility to the functional length of the muscle. J Physiol 236:733–742

Gugger M, Bachofen H (2001) Dyspnoe Teil 1: Grundlagen und Pathophysiologie. Schweiz Med Forum Nr. 67

Köhler D (2002) Die überbewertete Hypoxämie. Pneumologie 56:408–412

Köhler D, Schönhofer B, Haidl P, Kemper P (2000) Ursache und Therapie der Hyperkapnie. Pneumologie 54:434–439

Köhler D, Greib C, Holland A, Schäfer H, von Wichert P (2001) Therapeutische Optionen bei chronisch ventilatorischer Insuffizienz. Internist 42:363–372

Laghi F, Tobin MJ (2003) Disorders of the respiratory muscles. Am J Respir Crit Care Med 168:10–48

Lindemann H (1998) Respiratorische Insuffizienz und Sauerstofftherapie. Monatsschr Kinderheilkd 146:896–903

Loring SH, De Troyer A (1985) Actions of the respiratory muscles. Lung Biol Health Dis 29:327–349

Macklem PT, Macklem DM, De Troyer A (1983) A model of inspiratory muscle mechanics. J Appl Physiol Respir Environ Exerc Physiol 55:547–557

Mador MJ (1991) Respiratory muscle fatigue and breathing pattern. Chest 100:1430–1435

Mertzlufft F, Biedler A, Risch A (1998) Invasives Monitoring des pulmonalen Gasaustausches. Intensivmed 35(I):36–42

O'Donnell DE, Revill SM, Webb KA (2001) Dynamic hyperinflation and exercise intolerance in chronic obstructive pulmonary disease. Am J Respir Crit Care Med 164:770–777

Oczenski W, Andel H, Werba A (2005) Atmen und Atemhilfen. Thieme, Stuttgart/New York

Ogna A, Domenighetti G (2007) Die nichtinvasive Beatmung als Therapie der akut respiratorischen Insuffizienz. Kardiovaskuläre Medizin 10:21–26

Orozo-Levi M, Gea J, Lioreta JL et al (1999) Subcellular adaptation of the human diaphragm in chronic obstructive pulmonary disease. Eur Respir J 13(2):371–378

Polkey MI, Kyroussis D, Hamnegard CH et al (1996) Diaphragm strength in chronic obstructive pulmonary disease. Am J Respir Crit Care Med 154(5):1310–1317

Roca J, Whipp BJ (1997) Clinical exercise testing with reference to lung diseases: indications, standardization and interpretation strategies. Eur Respir J 10:2662–2689

Sieck GC, Han YS, Prakash YS (1998) Cross-bridge cycling kinetics, actomyosin ATPase activity and myosin heavy chain isoforms in skeletal and smooth respiratory muscles. Comp Biochem Physiol B Biochem Mol Biol 119:435–450

Smith J, Bellemare F (1987) Effect of lung volume on in vivo contraction characteristics of human diaphragm. J Appl Physiol 62:1893–1900

Tobin MJ (1988) The respiratory muscles in disease. Clin Chest Med 9:263–286

Walsh JM, Webber CL Jr, Fahey PJ, Sharp JT (1992) Structural change of the thorax in chronic obstructive pulmonary disease. J Appl Physiol 72:1270–1278

Herzfunktion bei COPD-Patienten

12

Esther I. Schwarz und Jörg Steier

Inhaltsverzeichnis

E. I. Schwarz (✉)
Klinik für Pneumologie und Zentrum für Schlafmedizin, Universitätsspital Zürich, Zürich, Schweiz
e-mail: estherirene.schwarz@usz.ch

J. Steier
Guy's & St Thomas' NHS Foundation Trust, King's College London, London, Großbritannien
e-mail: Joerg.Steier@gstt.nhs.uk

Das Cor pulmonale (Kap. 9) bzw. die pulmonale Hypertonie WHO-Gruppe 3 mit konsekutiver Rechtsherzbelastung ist die direkte Folge einer chronisch obstruktiven Pneumopathie (COPD) mit beeinträchtigtem Gasaustausch und Atemmechanik. Herzinsuffizienz und COPD sind jedoch auch anderweitig vergesellschaftet, sei es aufgrund von gemeinsamen Risikofaktoren oder von postulierten systemischen Effekten der COPD, welche eine endotheliale Dysfunktion und Atherosklerose begünstigen. Zudem beeinflusst die kardio-pulmonale Interaktion Vor- und Nachtlast beider Ventrikel.

J. Steier, A.-K. Rausch-Osthoff (Hrsg.), *Physiotherapie bei chronisch-obstruktiven Atemwegs- und Lungenerkrankungen*, https://doi.org/10.1007/978-3-662-63613-8_12

In diesem Kapitel werden der Einfluss der COPD auf die Herzfunktion und das gleichzeitige Vorliegen und die Interaktion zwischen COPD und Herzinsuffizienz diskutiert. Auch werden pathophysiologische Effekte der Überblähung bei COPD auf den intrathorakalen Druck (ITP) – und damit Effekte auf den transmuralen Druck von intrathorakalen Gefäßen und Herz – und den alveolären Druck (p_{alv}) besprochen, welche den kardialen Output beeinflussen (Abb. 12.1).

> **Ursächliche Faktoren für eine Herzinsuffizienz bei COPD-Patienten**
> - Überblähung: Einfluss auf die rechtsventrikuläre Vorlast
> - Hypoxie, Hyperkapnie und Überblähung: Einfluss auf die rechtsventrikuläre Nachlast
> - Beeinträchtigung der Nachlast des linken Ventrikels
> - Arteriosklerose: Einfluss auf die systolische linksventrikuläre Dysfunktion
> - Störungen des autonomen Nervensystems

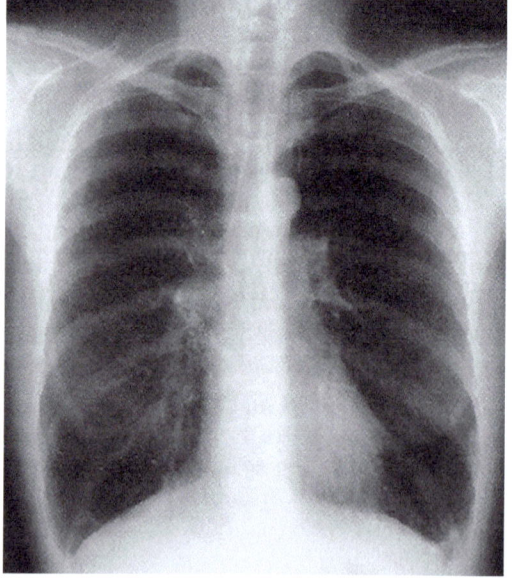

Abb. 12.1 Röntgenthorax, a.-p.-Ansicht: Überblähung bei Emphysempatient

12.1 Lungenüberblähung: Einfluss auf die rechtsventrikuläre Vorlast

Die **Überblähung bei COPD** führt zur **Erhöhung des intrathorakalen Drucks** (ITP) und zu einer Abnahme des Druckgradienten zwischen extra- und intrathorakaler Vene und rechtem Atrium (RA) und damit zu einer Abnahme des intrathorakalen Blutflusses. Dadurch wird konsekutiv der **venöse Rückstrom zum rechten Atrium reduziert**. Der erhöhte ITP bewirkt eine Steigerung des rechtsatrialen Drucks und eine relative **Abnahme der rechtsventrikulären Vorlast**. Das funktionell verminderte venöse Angebot führt zu einer verminderten Füllung des rechten Ventrikels und somit zu einem reduzierten rechtsventrikulären Auswurf bzw. einer Abnahme des rechtsventrikulären Schlagvolumens. Über den Frank-Starling-Mechanismus senkt dies den Cardiac Output. Übermäßige Rekrutierung der exspiratorischen Muskulatur, z. B. bei körperlicher Belastung oder als Folge einer exspiratorischen Flussbehinderung, führen jedoch zu erhöhten intrathorakalen (ITP) und abdominellen (IAP) Drücken. Der stark erhöhte IAP reduziert den venösen Rückfluss aus den unteren Extremitäten und führt zu einer verminderten rechtsventrikulären Vorlast (Stark-Leyva et al. 2000; Decramer et al. 1997). Zusätzlich wird der venöse Rückstrom durch eine Verlängerung der relativen Exspirationsdauer infolge der Atemwegsobstruktion behindert.

12.2 Hypoxie, Hyperkapnie und Lungenüberblähung: Einfluss auf die rechtsventrikuläre Nachlast

Der **Pulmonaliskreislauf** ist physiologischerweise ein **Niederdrucksystem**. Der normale mittlere pulmonal-arterielle Druck beträgt 14 ± 3 mmHg und der pulmonal-vaskuläre Widerstand ist ebenfalls tiefer als der systemische Gefäßwiderstand (Abb. 12.2).

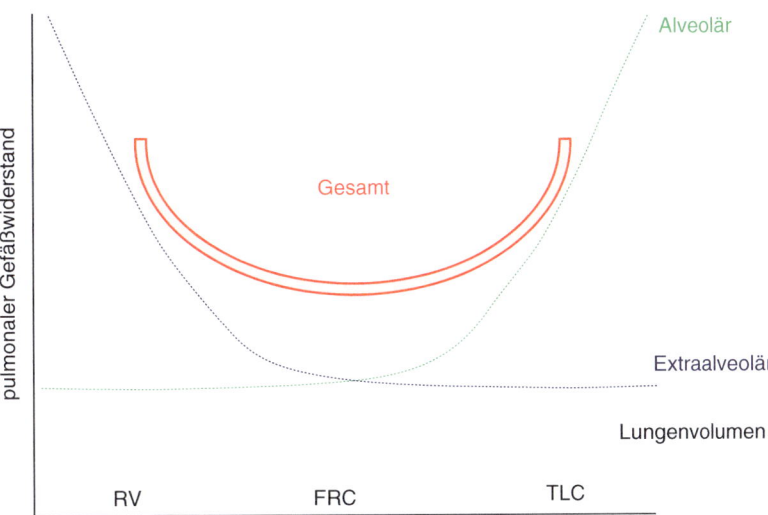

Abb. 12.2 Einfluss des Lungenvolumens auf den pulmonalen Gefäßwiderstand (PVR). *RV* Residualvolumen; *FRC* funktionelle Residualkapazität; *TLC* totale Lungenkapazität

12.2.1 Hypoxie

Eine Beeinträchtigung des Ventilations-Perfusions-Verhältnisses ist die wichtigste Ursache einer **Hypoxie** bei COPD. Eine Senkung des alveolaren Sauerstoffpartialdruckes (Hypoxie) hat eine **hypoxiebedingte Vasokonstriktion** (HPV, über den Euler-Liljestrand-Reflex) der pulmonal-arteriellen Gefäße zur Folge.

Die HPV ist physiologisch, denn die reflektorische Gefäßengstellung in hypoxischen Lungenarealen kann den Blutfluss besser ventilierten Arealen zuleiten bzw. den intrapulmonalen Rechts-Links-Shunt reduzieren. Bei genereller bzw. **chronischer alveolärer Hypoxie** führt die HPV zu einem signifikanten Anstieg des pulmonalen Gefäßdrucks, wobei eine klinisch bedeutsame hypoxische Vasokonstriktion ab einem $pO_2 < 60$ **mmHg** auftritt (Olschewski et al. 1990). Diese Veränderungen führen zu einer Verkleinerung des Gesamtgefäßquerschnitts und einer verminderten Reserve an rekrutierbaren perfusionsfähigen Kapillaren bei gesteigerter Herzauswurfleistung. Auf diese Weise kann eine **pulmonale Hypertonie** entstehen, die zu einer **Zunahme der rechtsventrikulären Nachlast** führt. Bei körperlicher Anstrengung und einer akuten Exazerbation bei COPD-Patienten kommt es zur Zunahme der Hypoxie und der pulmonalen Drucksteigerung. Im weiteren Krankheitsverlauf spielen Umbauprozesse der Pulmonalgefäßwände eine wichtige Rolle, die einen weiteren erhöhten pulmonal-arteriellen Gefäßwiderstand begünstigen. Dieser hat wiederum ein **Missverhältnis zwischen Ventilation und Perfusion** (V/Q-Mismatch) und eine Beeinträchtigung der links- und rechtsventrikulären Funktion zur Folge.

12.2.2 Hyperkapnie

Bei sehr schwerer COPD kann es neben der Hypoxämie auch zu Hyperkapnie bei chronischer alveolärer Hyperventilation kommen. Dies führt zu einer Hyperkapnie-bedingten pulmonal-arteriellen Drucksteigerung und einer **Erhöhung der rechtsventrikulären Nachlast** (Jörgensen et al. 2003). Kohlendioxid führt über die Aktivierung der arteriellen und zentralen Chemorezeptoren zu einem Anstieg des peripheren und pulmonal-arteriellen Widerstandes mit konsekutiver arterieller und pulmonaler Hypertonie (Aalkjaer und Poston 1996).

12.3 Rechtsherzversagen: Einfluss auf die linksventrikuläre Vorlast

Lungenerkrankungen können eine Auswirkung auf die Funktion des rechten und linken Ventrikels haben (Scharf et al. 2002; Vizza et al. 1998). Die Interdependenz der beiden Ventrikel hat aufgrund der seriellen Schaltung im gesamten Kreislauf eine große funktionelle Bedeutung. Als Folge des verminderten Schlagvolumens des rechten Ventrikels wird innerhalb kürzester Zeit indirekt auch das linksventrikuläre Schlagvolumen beeinflusst (Montes de Oca et al. 1996). Die Widerstandserhöhung im pulmonalen Kreislauf kann ein **Rechtsherzversagen** mit konsekutivem **Low-Cardiac-Output** auslösen. Die daraus resultierenden Entitäten können nachfolgend zum Kollaps des systemischen Kreislaufs führen. Akute **Kompensationsmechanismen** zur Stabilisierung des systemischen Blutdrucks wie der Frank-Starling-Mechanismus, die Aktivierung des sympathischen Nervensystems mit Zunahme der Herzfrequenz und Aktivierung des Renin-Angiotensin-Aldosteron-Systems führen zu einem Circulus vitiosus.

12.4 Einfluss der Überblähung auf die linksventrikuläre Nachlast und das ventrikuläre Coupling

Der **periphere Gefäßwiderstand** ist die Hauptdeterminante der LV-Nachlast. Der erhöhte ITP beeinflusst nicht nur den pulmonalen Kreislauf, sondern auch den systemischen. Butler postulierte, dass es infolge einer Lungenüberblähung zu einer direkten mechanischen Beeinflussung des linken Ventrikels (Abnahme der LV-Compliance) und des systemischen Gefäßwiderstandes kommen kann, sodass der linke Ventrikel dann bei vermindertem Volumenangebot ebenfalls eine verminderte Auswurfleistung aufweist (Montes de Oca et al. 1996). Van den Hout et al. untersuchten die atmungsbedingten Fluktuationen von **Aortendruck** und **LV-Schlagvolumen** („stroke volume", SV) bei COPD-Patienten (van den Hout et al. 2003). Sie stellten aufgrund des erhöhten exspiratorischen ITP eine deutliche atmungsbedingte Fluktuation (messbare Schwankungen) des Aortendrucks sowie eine signifikante Reduktion des LV-Schlagvolumens (SV) bei COPD-Patienten im Vergleich zu gesunden Probanden fest (Abb. 12.3).

Vizza et al. beschreiben eine reduzierte LV-Funktion aufgrund der direkten interventrikulären Beziehung (Vizza et al. 1998). Die **hämodynamische interventrikuläre Beziehung** zwischen rechtem (RV) und linkem Ventrikel (LV) ist dadurch bedingt, dass beide in Serie geschaltet sind. Beide interagieren über den systemischen (SVR) und pulmonalen (PVR) Gefäßwiderstand.

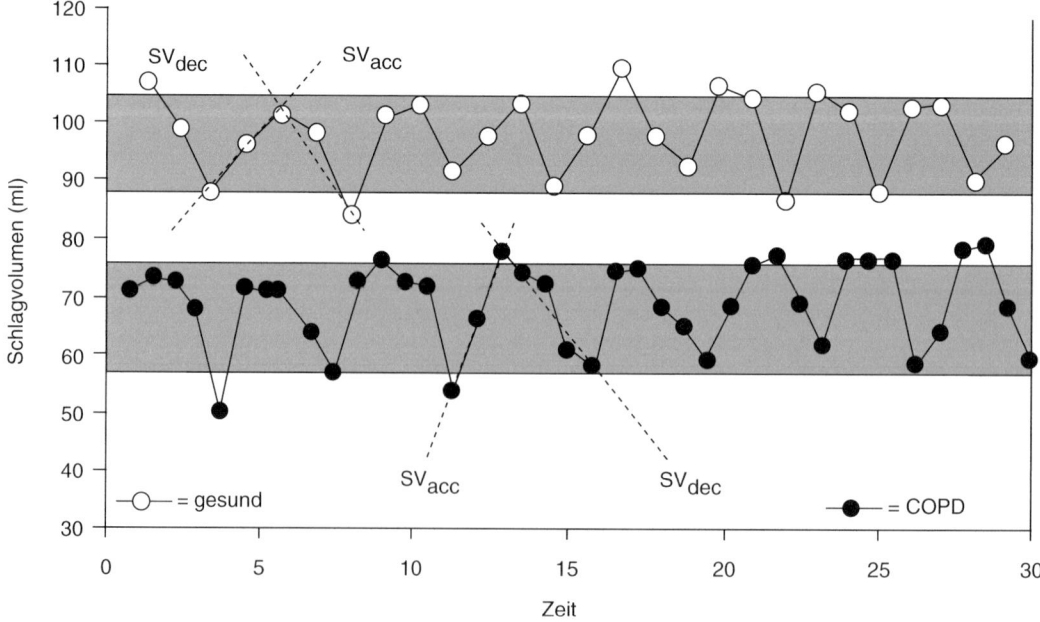

Abb. 12.3 Atmungsbedingtes LV-Schlagvolumen (*SV*) bei einem gesunden Probanden und einer 69-jährigen COPD-Patientin. *acc* Akzelerationszeit; *dec* Dezelerationszeit. (van den Hout et al. 2003)

Die mechanische Interaktion ist anatomisch durch das gemeinsame **interventrikuläre Septum** gegeben. Ein erhöhter RV-Druck als Folge des erhöhten Widerstandes in den pulmonalarteriellen Gefäßen kann sich auf das ventrikuläre Septum übertragen, und dieses verschiebt sich zum linken Ventrikel hin. Infolge verändert sich die linksventrikuläre Geometrie, besonders die (früh-)diastolische LV-Compliance wird reduziert (Rasche et al. 2007; Vizza et al. 1998). Des Weiteren führt eine evtl. **Hyperkapnie** bei COPD-Patienten über die Aktivierung der arteriellen und zentralen Chemorezeptoren zu einem Anstieg des peripheren Widerstandes (Rasche et al. 2007; Vizza et al. 1998). Dadurch wird der systemische Gefäßwiderstand erhöht, was zu einer Erhöhung der LV-Nachlast und zu einer Verschlechterung der kardialen Effizienz führt.

12.5 Arteriosklerose: Einfluss auf die systolische linksventrikuläre Dysfunktion

Epidemiologische Studien weisen darauf hin, dass die COPD ein unabhängiger Risikofaktor für eine erhöhte kardiovaskuläre Morbidität und Mortalität darstellt (McGarvey et al. 2007). In Observationsstudien war der Schweregrad der obstruktiven Ventilationsstörung bei COPD ein unabhängiger Prädiktor von kardiovaskulären Erkrankungen (Engström et al. 2010; Sin et al. 2005). Diese Assoziation zwischen COPD und kardiovaskulären Erkrankungen war auch nach Korrektur für den gemeinsamen Risikofaktor Rauchen noch vorhanden, sodass postuliert wurde, dass die COPD und ihre pathophysiologischen Folgen einen unabhängigen kardiovaskulären Risikofaktor darstellen (Curkendall et al. 2006; Sabit et al. 2010). Folgen der COPD wie Hypoxämie, oxidativer Stress und Entzündung können zur endothelialen Dysfunktion, der Vorstufe der Arteriosklerose, beitragen (Vita und Keaney 2002). Auch die reduzierte körperliche Aktivität ist ungünstig.

Die koronare Herzkrankheit ist eine häufige Komorbidität bei COPD und eine ischämische Kardiopathie ist eine häufige Ursache der Herzinsuffizienz bei COPD. Die häufigste **Ursache** für eine Störung der ventrikulären Funktion ist eine **koronare Ischämie**. Der altersbedingte Arterioskleroseprozess wird bei COPD-Patienten zusätzlich durch einen ungünstigen persönlichen Lebensstil mit gravierendem Bewegungsmangel gefördert. Weitere **Faktoren** wie fettreiche Ernährung, Diabetes mellitus oder Gicht können den Gesundheitsstatus bei COPD-Patienten zusätzlich stören und zu einem Übermaß freier Radikaler mit Zunahme inflammatorischer Mediatoren führen.

12.6 Störung des autonomen Nervensystems und Baroreflexsensitivität bei COPD

Systemische Erkrankungen gehen häufig mit **Störungen des autonomen Nervensystems** einher, insbesondere einer **Sympathikusaktivierung**. Die COPD führt zu einer neurohumoralen Aktivierung, die mit unerwünschten systemischen Effekten assoziiert ist. Eine Obstruktion der Atemwege zeigt sich bei COPD-Patienten folgendermaßen:

- **Blutgasveränderungen**:
  - Absenkung des arteriellen O_2-Wertes,
  - Steigerung des arteriellen CO_2-Wertes, damit verbunden
  - Senkung des pH-Wertes des arteriellen Blutes und
- abnormal erhöhte **intrathorakale Druckschwankungen**.

Diese Effekte können kardiopulmonale, kardiovaskuläre, autonome, hormonelle und zentralnervöse Veränderungen zur Folge haben. Durch **Hypoxie** kommt es zu einer reflektorischen **Sympathikusaktivierung**, die konsekutiv zu einer vermehrten Freisetzung von Katecholaminen (Adrenalin und Noradrenalin) aus dem Nebennierenmark führt. Die vermehrt zirkulierenden Katecholamine können zusätzlich das Myokard schädigen und haben einen trophischen Effekt. Es

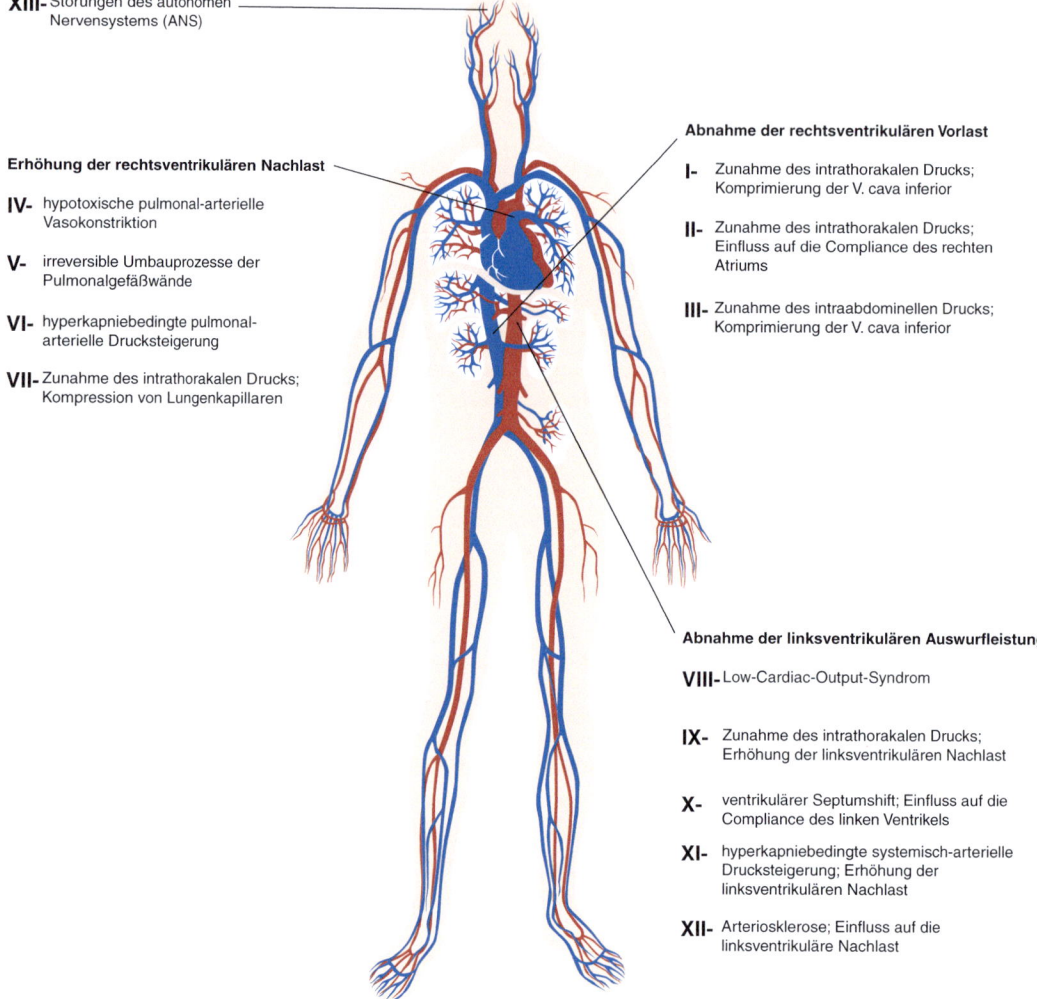

XIII- Störungen des autonomen
Nervensystems (ANS)

Erhöhung der rechtsventrikulären Nachlast

IV- hypotoxische pulmonal-arterielle
Vasokonstriktion

V- irreversible Umbauprozesse der
Pulmonalgefäßwände

VI- hyperkapniebedingte pulmonal-
arterielle Drucksteigerung

VII- Zunahme des intrathorakalen Drucks;
Kompression von Lungenkapillaren

Abnahme der rechtsventrikulären Vorlast

I- Zunahme des intrathorakalen Drucks;
Komprimierung der V. cava inferior

II- Zunahme des intrathorakalen Drucks;
Einfluss auf die Compliance des rechten
Atriums

III- Zunahme des intraabdominellen Drucks;
Komprimierung der V. cava inferior

Abnahme der linksventrikulären Auswurfleistung

VIII- Low-Cardiac-Output-Syndrom

IX- Zunahme des intrathorakalen Drucks;
Erhöhung der linksventrikulären Nachlast

X- ventrikulärer Septumshift; Einfluss auf die
Compliance des linken Ventrikels

XI- hyperkapniebedingte systemisch-arterielle
Drucksteigerung; Erhöhung der
linksventrikulären Nachlast

XII- Arteriosklerose; Einfluss auf die
linksventrikuläre Nachlast

Abb. 12.4 Einfluss der chronischen Lungenüberblähung auf die Herzfunktion bei COPD-Patienten

kommt zu einer Insuffizienz des autonomen Nervensystems, einer dauerhaft gestörten Balance zwischen Sympathikus und Parasympathikus und damit verbunden zu einer Störung der physiologischen Homöostase (Bartels et al. 2003). Auch Störungen der autonomen Herzmodulation (Herzfrequenzvariabilität, HRV) sowie eine gestörte Baroreflexsensitivität (BRS) werden bei COPD-Patienten beobachtet (Stewart et al. 1991; Volterrani et al. 1994) (Abb. 12.4).

12.7 Zusammenfassung

Die Überblähung ist bei COPD das Resultat statischer Veränderungen des Lungenparenchyms mit Verminderung der elastischen Rückstellkräfte und dynamischen Faktoren unter Belastung, wobei die erhöhten Widerstände in den Bronchiolen zu einer Flussverlangsamung führen, sodass die Ausatemperiode nicht ausreichend ist, um die Lungen wieder in die Atemruhelage zu bringen.

Bei der Mehrzahl der COPD-Patienten ist das Leiden an der Lungenüberblähung und dem sich allmählich einstellenden, erhöhten intrathorakalen Druck ausgeprägt: Der erhöhte intrathorakale Druck führt zu kardiovaskulären Beeinträchtigungen, Zunahme der intravasalen Drücke und verstärktem **Dyspnoeempfinden**. Der Organismus hat Schwierigkeiten, die genaue Ursache der subjektiven Dyspnoe zu identifizieren, und reagiert mit einer allgemeinen unspezifischen Aktivierung des sympathischen Nervensystems. Die intrathorakale Druckerhöhung beeinflusst nicht nur den pulmonalen Blutkreislauf, sondern auch den systemischen Kreislauf.

Multiple Faktoren wie

- Hypoxämie,
- Hyperkapnie,
- erhöhter intrathorakaler Druck,
- Arteriosklerose,
- ventrikulärer Septumshift,
- autonome Dysbalance und
- beeinträchtigte Baroreflexsensitivität

führen bei COPD-Patienten zu einer Reduzierung der Herzfunktion. Daraus resultiert eine Beeinträchtigung der Leistungsfähigkeit der Patienten, was eine zusätzliche Dekonditionierung und Zunahme der Dyspnoe zur Folge hat.

Eine Herzinsuffizienz findet sich zudem häufig als Komorbidität bei COPD, sei es als Folge einer ischämischen oder hypertensiven Kardiopathie oder einer anderen Grunderkrankung. Dabei ist es wichtig, bei akuten Exazerbationen oder Dyspnoezunahme sowohl die COPD als auch die Herzinsuffizienz und die kardiopulmonale Interaktion zu bedenken und einzubeziehen. Auch ist es wichtig, sicherzustellen, dass kardiovaskuläre Komorbiditäten bei COPD-Patienten adäquat behandelt werden.

Literatur

Aalkjaer C, Poston L (1996) Effects of pH on vascular tension: which are the important mechanisms? J Vasc Res 33:347–359

Bartels MN, Jelic S, Ngai P, Basner RC, DeMeersman RE (2003) High-frequency modulation of heart rate varia-

bility during exercise in patients with COPD. Chest 124:863–869

Curkendall SM, DeLuise C, Jones JK et al (2006) Cardiovascular disease in patients with chronic obstructive pulmonary disease, Saskatchewan Canada: cardiovascular disease in COPD patients. Ann Epidemiol 16:63–70

Decramer M, Gosselink R, Troosters T, Verschueren M, Evers G (1997) Muscle weakness is related to utilization of health care resources in COPD patients. Eur Respir J 10:417–423

Engström G, Melander O, Hedblad B (2010) Population-based study of lung function and incidence of heart failure hospitalisations. Thorax 65:633–638

van den Hout RJ, Lamb HJ, van den Aardweg JG et al (2003) Real-time MR imaging of aortic flow: influence of breathing on left ventricular stroke volume in chronic obstructive pulmonary disease. Radiology 229:513–519

Jörgensen K, Houlthz E, Westfelt U et al (2003) Effects of lung volume reduction surgery on left ventricular diastolic filling and dimensions in patients with severe emphysema. Chest 124:1863–1870

McGarvey LP, John M, Anderson JA et al (2007) Ascertainment of cause-specific mortality in COPD: operations of the TORCH Clinical Endpoint Committee. Thorax 62:411–415

Montes de Oca M, Rassulo J, Celli BR (1996) Respiratory muscle and cardiopulmonary function during exercise in very severe COPD. Am J Respir Crit Care Med 154:1284–1289

Olschewski H, Seeger W, Grimminger F (1990) Physiologie und Pathophysiologie der pulmonalen Zirkulation. Internist 40:696–709

Rasche K, Orth M, Kutscha A, Duchna HW (2007) Lungenerkrankungen und Herzfunktion. Internist 48:276–283

Sabit R, Thomas P, Shale DJ et al (2010) The effects of hypoxia on markers of coagulation and systemic inflammation in patients with COPD. Chest 138:47–51

Scharf SM, Lobal M, Keller C (2002) Hemodynamic characterization of patients with severe emphysema. Am J Respir Crit Care Med 166:314–322

Sin DD, Wu L, Man SF (2005) The relationship between reduced lung function and cardiovascular mortality: a population-based study and a systematic review of the literature. Chest 127:1952–1959

Stark-Leyva KN, Beck KC, Johnson BD (2000) Influence of expiratory loading and hyperinflation on cardiac output during exercise. J Appl Physiol 96:1920–1927

Stewart AG, Waterhouse JC, Howard P (1991) Cardiovascular autonomic nerve function in patients with hypoxaemic chronic obstructive pulmonary disease. Eur Respir J 4:1207–1214

Vita JA, Keaney JF (2002) Endothelial function: a barometer for cardiovascular risk? Circulation 106:640–642

Vizza CD, Lynch JP, Ochoa LL (1998) Right and left ventricular dysfunction in patients with severe pulmonary disease. Chest 113:576–583

Volterrani M, Scalvini S, Mazzuero G (1994) Decreased heart rate variability in patients with chronic obstructive pulmonary disease. Chest 106:1432–1437

Teil III

Assessments/Befunde

Anamnese (subjektiver Befund)

13

Nicola Greco

Inhaltsverzeichnis

Die komplexe Ätiopathogenese der chronisch-obstruktiven Lungenerkrankung (COPD) mit den vielen systemischen Auswirkungen und den von Patienten subjektiv unterschiedlich empfundenen Konsequenzen macht es schwierig, den aktuellen Status des Patienten zu erfassen und darzustellen. Eine sorgfältige Anamnese (von griech. „anamnêsis", Erinnerung) ist die Grundlage einer angemessenen physiotherapeutischen Intervention. In diesem Kapitel werden die zentralen Aspekte der Anamneseerhebung bei der chronisch-obstruktiven Lungenerkrankung (COPD) vorgestellt.

▶ **Tipp** Bei der Anamnese entscheidet sich das Vertrauensverhältnis zum Patienten. Bedingung für eine erfolgreiche Beziehungsgestaltung sind Achtsamkeit, Empathie, Sorgfalt, Akzeptanz und Zuwendung von Seiten des Therapeuten.

Ziele der Anamnese
- Aufbau einer „gleichberechtigten" Patienten-Therapeuten-Beziehung,
- Erfassen der funktionellen Probleme und deren Auswirkung im biopsychosozialen Umfeld,
- Hypothesenbildung und Clinical Reasoning,
- Entscheidung der Befund- (und Behandlungs-) strategie.

Voraussetzungen
- Achten Sie darauf, dass das Anamnesegespräch in einer ungestörten Atmosphäre stattfindet.
- Gespräch findet auf „Augenhöhe" statt.
- Nehmen Sie sich genügend Zeit und vermeiden Sie bewusst den Eindruck, dass Sie unter Zeitdruck stehen.
- Ermöglichen Sie es dem Patienten, sich Ihnen anzuvertrauen.

N. Greco (✉)
Team Innere Medizin-Pneumologie; Team Intensivmedizin, Physiotherapie Ergotherapie
Universitätsspital Zürich (PEU), Zürich, Schweiz
e-mail: nicola.greco@usz.ch

© Der/die Autor(en), exklusiv lizenziert an Springer-Verlag GmbH, DE,
ein Teil von Springer Nature 2022
J. Steier, A.-K. Rausch-Osthoff (Hrsg.), *Physiotherapie bei chronisch-obstruktiven Atemwegs- und Lungenerkrankungen*, https://doi.org/10.1007/978-3-662-63613-8_13

141

13.1 Praxis: Eingangsbefund

13.1.1 Einleitung

- Begrüßung (Name und Funktion) → erster Eindruck!
- Persönliche Daten des Patienten (Name, Geburtsdatum, Familienstand etc.).
- Erklärung des Assessmentablaufs (Ziel des Gesprächs).

13.1.2 Subjektive Einschätzung des Patienten (Hauptprobleme)

- Warum kommt der Patient zur Behandlung? Was ist das momentane Problem?
- Hat der Patient selbst eine Erklärung für seine Beschwerden?
- „Was stört Sie im Moment an Ihrer Situation am meisten?"

▶ **Tipp** Versuchen Sie, wenn immer möglich:

- das Gespräch „bewusst" zu planen.
- zu Beginn der Anamnese die Fragen „offen" zu gestalten (Pat. soll erzählen!) und im Verlauf mit „geschlossenen" Fragen zu ergänzen.
- „Patientensprache" anzuwenden: z. B. Kurzatmigkeit, Schmerz, Steifigkeit, Schwäche, Schleim, keine Lust, müde, keine Luft, die Beine wollen nicht mehr usw.
- systematisch vorzugehen.
- immer nur eine Frage zu stellen.
- keine Suggestivfragen zu stellen.
- regelmäßig zu paraphrasieren, um die Inhalte des Gesprächs auf ihre Korrektheit zu überprüfen.
- auf die nonverbalen Kommunikation des Patienten zu achten.

13.1.3 Übersicht der Symptome bei COPD

Initial- und Leitsymptome
- Atemnot (Dyspnoe) bei Belastung und/oder in Ruhe?
- Vermehrter Husten (akut/chronisch)?

- Auswurf (Sekret)?
- Einschränkung der Leistungsfähigkeit (Aktivität/Teilhabe) in Zusammenhang mit
  - respiratorischen Problemen,
  - Depression und/oder
  - Angst?

Weitere häufig auftretende Symptome
- Müdigkeit,
- Einschlafneigung,
- Konzentrationsstörungen,
- schlechter Allgemeinzustand,
- Kopfschmerzen,
- Unterschenkelödem,
- Fieber,
- Schwindel,
- Tremor,
- Schnarchen,
- Herzklopfen,
- Hämoptyse (Bluthusten),
- (Thoraxdeformitäten/-fehlstellungen),
- (Übergewicht),
- (Kachexie bzw. Sarkopenie).

Leitsymptom: Dyspnoe I (quantitativ)
- Akut, chronisch (langsam schleichende oder rasch auftretende Dyspnoe)?
- Fluktuierend, anfallsweise auftretende Dyspnoe?
- Sprechdyspnoe?
- Progrediente Dyspnoe?
- Paroxysmale nächtliche Dyspnoe?
- Dyspnoe im Liegen?
- Dyspnoe (Borg 0–10)?
- Ruhe- und Belastungsdyspnoe NYHA-Klassifikation:
  - Grad I: Dyspnoe ausschließlich bei größeren körperlichen Anstrengungen wie bei Bergaufgehen, schnellem Gehen auf gerader Strecke oder bei Treppensteigen?
  - Grad II: Dyspnoe bereits bei geringer körperlicher Anstrengung wie beim langsamen Gehen auf ebener Strecke?
  - Grad III: Dyspnoe bereits bei geringen körperlichen Anstrengungen wie leichten Verrichtungen im Haushalt oder An- und Auskleiden?
  - Grad IV: Dyspnoe in Ruhe (Ruhedyspnoe)?

Leitsymptom: Dyspnoe II (qualitativ)

- Lufthunger (ich bekomme nicht genügend Luft)?
- Engegefühl (Gefühl, nicht durchatmen zu können)?
- Erhöhter Atemaufwand (Atemanstrengung)?

Leitsymptom: Husten (qualitativ/quantitativ)

- Lässt sich das erstmalige Auftreten des Hustens mit einem spezifischen Zeitpunkt in Verbindung bringen?
- Wie oft, wie lange? Subakut (Dauer: 3–8 Wochen), chronisch (Dauer: >8 Wochen)?
- Periodizität: rezidivierend oder Jahreszeiten abhängig?
- Qualität (produktiv/unproduktiv) oder Reizhusten?
- Keuchhusten: stakkatoartige Hustenanfälle, die von geräuschvollem, pfeifendem Einatmen gefolgt werden?
- Zeitlicher Verlauf?
- Nächtliche Hustenattacken?
- Lässt sich morgendlicher Husten auf eine nächtliche Akkumulation des Schleims zurückführen?
- Steht ein beim Hinlegen auftretender Husten mit einer Herzinsuffizienz in Verbindung?
- Hämoptoe (Bluthusten)?
- Lindernde/verschlimmernde Umstände?
- Abhusten geht leicht/schwierig/täglich wechselnd?
- Abhusten mit Schmerzen verbunden?
- Verdacht auf Fremdkörperaspiration?
- Husten bei körperlicher Belastung oder externen Reizen (z. B. kalte Luft, Rauchen, Allergie)?
- Hartnäckiger, nichtanfallartiger, unproduktiver Husten und Kurzatmigkeit (Linksherzinsuffizienz)?

Leitsymptom: Auswurf I (quantitativ)

- Häufigkeit (innerhalb 24 h)?
- Menge an Sekret pro Zeitraum?

Leitsymptom: Auswurf II (qualitativ)

- Viskosität des Sekrets: wässrig/zäh/schäumend?
  - Farbe des Sekrets: weiß/gelb/grün/braun/leichte Hämoptoe/dunkelrot?
  - Mukoid: klar, weiß oder grau (Lungenödem)?
  - Mukopurulent: gelb-grün (Schleim eitrig)?
  - Purulent bis eitrig: gelb-grün oder braun (hauptsächlich Eiter)?
  - Schmutzig braun: COPD, Raucher?
- Abhusten geht: leicht/schwierig/täglich wechselnd?
- Abhusten mit Schmerzen verbunden?

Leitsymptom: Einschränkung der Leistungsfähigkeit

Was ist Ihrer Meinung nach die Ursache Ihrer Belastungsintoleranz?

- Kraft der Beine,
- Luftnot/Atembeschwerden,
- Herz/Kreislauf,
- Schmerzen,
- Motivation,
- Angst.

Symptomverhalten

- **Auslösende bzw. lindernde Aktivitäten/Stellungen:**
  - Symptome verstärkende Aktivitäten/Stellungen? Ist ein Abbruch der Tätigkeit notwendig?
  - Symptome vermindernde Aktivitäten/Stellungen? Wie lange?
- **24-Stunden-Verhalten:**
  - Morgens: beim Aufwachen, Aufstehen?
  - Tagsüber: während der Arbeit, im Haushalt, beim Sport?
  - Abends: beim Lesen, Fernsehen?
  - Nachts: beim Einschlafen, Erwachen in der Nacht, Schlafposition?
  - Wie stark ist der Patient durch das Problem im Alltag eingeschränkt?

- Wie verhalten sich die Symptome in Ruhe, bei Aktivitäten und in gehaltenen Positionen?
- Konstanz, Häufigkeit und Dauer der beschriebenen Symptome?
- Stärke der Symptome und deren Irritierbarkeit?

Stärke/Intensität

„Eine kleine Aktivität löst so starke Symptome aus, dass diese abgebrochen werden muss."

Irritierbarkeit

„Eine kleine Aktivität löst starke Symptome aus, die lange bleiben."

In der pulmonalen Rehabilitation ist es wünschenswert, das individuelle Risiko des Patienten einfach und trotzdem möglichst präzise abzuschätzen. Prädisponierende Faktoren für sekundäre Pneumonien bzw. Exazerbationen sind pulmonale Grunderkrankungen wie COPD, Mukoviszidose oder Bronchiektasen.

Perpetuierende Faktoren

Das heißt Umstände oder Belastungen, die eine Lungenerkrankung aufrechterhalten, obwohl diese gut behandelt wird? Perpetuierende Faktoren können z. B. sein:

- Körperhaltung,
- veränderter Lebensstil,
- Krankheit (Virus),
- Inaktivität,
- Übermüdung,
- physischer oder psychischer Stress,
- soziale/familiäre Situation,
- Kälte/Feuchtigkeit usw.

Exazerbation

- Wann trat die erste Exazerbation auf?
- Details der ersten Exazerbation?
- Wie oft kam es seit der ersten Exazerbation zu weiteren Exazerbationen?
- Wie lange dauerten diese an? War eine Behandlung nötig und half diese?
- Tauchen die Exazerbationen regelmäßig/unregelmäßig auf?
- Haben sich die Exazerbationen bzgl. Intensität, Stärke, Länge, Symptomausbreitung verändert?

- Wie ist die aktuelle Exazerbation verglichen mit der vorherigen?
- Wie ist es jeweils zwischen den Exazerbationen?
- Wie sah das Management früherer Exazerbationen aus?
- Wie ist der geschichtliche Zusammenhang der verschiedenen Symptome?
- Passt der Auslöser mit dem jetzigen Problem zusammen? Jetziges Stadium/jetzige Stabilität des Problems?

13.2　Erwartung des Patienten

Überdies bietet die Anamnese Gelegenheit, die Erwartungen des Patienten an die Therapie abzuklären und festzustellen.

Weiterführende Literatur

Bickley LS (2000) Bates' großes Untersuchungsbuch. 3. Auflage, Georg Thieme Verlag Stuttgart, New York 3-13-117633-4

Block B (2006) POL-Leitsymptome Respiratorisches System. Georg Thieme Verlag Stuttgart, New York 3-13-142841-4

Halpern J (2003) What is clinical empathy? J Gen Intern Med. Aug;18(8):670-4. https://doi.org/10.1046/j.1525-1497.2003.21017.x. PMID: 12911651; PMCID: PMC1494899

Lumb A (2019) Nunn & Lumb - Fisiologia della respirazione applicata alla pratica clinica. Edra 978-88-214-2939-2

Ohm F, Vogel D, Sehner S, Wijnen-Meijer M, Harendza S (2013) Details acquired from medical history and patients' experience of empathy--two sides of the same coin. BMC Med Educ. 9;13:67. https://doi.org/10.1186/1472-6920-13-67. PMID: 23659369; PMCID: PMC3661386.

Palange P, Simonds AK (2013) ERS Handbook of Respiratory Medicine. The European Respiratory Society 978-1-84984-079-8

Schenker MA (2002) Analytische Atemphysiotherapie. Edition Phi 978-3-905614-00-8

Van Gestel JR, Teschler H (2010) Physiotherapie bei chronischen Atemwegs-und Lungenerkrankungen, Evidenzbasierte Praxis. Springer Verlag Berlin, Heidelberg New York ISBN 978-3-01434

West JB (2013) Pulmonary Pathophysiology. The Essentials. Lippincott Williams & Wilkins 978-1-4511-0713-5

Zinn W (1993) The Empathic Physician. Arch Intern Med. 153(3):306–312. https://doi.org/10.1001/archinte.1993.00410030022004

14

Untersuchung Thorax und Abdomen

Daniela Bruckmüller und Ingrid Schmidt

Inhaltsverzeichnis

Inspektion und Palpation des Thorax und Abdomens gehören zu den Grundlagen der respiratorischen Befunderhebung und spielen im physiotherapeutischen Prozess eine essenzielle Rolle.

14.1 Allgemeine Grundsätze

Eine korrekt durchgeführte Inspektion und Palpation erfordert einen freien Blick auf die zu untersuchenden Regionen: Thorax, Hals/Nacken, Schultergürtel und Abdomen.

Die Inspektion und Palpation der ventralen Seite wird idealerweise in entspannter Rückenlage durchgeführt. Die Befundaufnahme der dorsalen Seite sollte in sitzender oder stehender Position vorgenommen werden. Es ist darauf zu achten, dass der Patient seine natürliche Haltung einnehmen kann und optimal positioniert ist.

Die klinische Untersuchung des Thorax ist vergleichender Natur – jeder Bereich einer Seite sollte mit der gleichen Region der anderen Seite verglichen werden.

▶ Durch eine ungünstige Positionierung des Patienten kann eine aussagekräftige Inspektion und Palpation nur eingeschränkt durchgeführt werden.

14.2 Inspektion des Thorax

Die Inspektion des Thorax liefert Informationen zur Beurteilung der Thoraxform und zum Assessment des Atemmusters.

D. Bruckmüller (✉) · I. Schmidt
Klinik Floridsdorf, Wiener Gesundheitsverbund,
Wien, Österreich
e-mail: daniela.bruckmueller@gesundheitsverbund.at;
ingrid.schmidt@gesundheitsverbund.at

© Der/die Autor(en), exklusiv lizenziert an Springer-Verlag GmbH, DE,
ein Teil von Springer Nature 2022
J. Steier, A.-K. Rausch-Osthoff (Hrsg.), *Physiotherapie bei chronisch-obstruktiven Atemwegs- und
Lungenerkrankungen*, https://doi.org/10.1007/978-3-662-63613-8_14

14.2.1 Thoraxform

Bei den meisten gesunden Personen entspricht
die Thoraxform dem athletischen oder astheni-
schen Typ, dabei sind die Symmetrie und ein epi-
gastrischer Winkel (Angulus infrasternalis) von
90° Hauptmerkmale. Gebildet wird der epigastrische Winkel durch das Zusammentreffen des
rechten und linken Rippenbogens am Processus
xiphoideus (Simmons 2012).

Thoraxdeformitäten

Leichte Deformitäten des Thorax, wie z. B. eine
leichte Kyphose oder eine geringgradige Skoliose,
sind häufig zu beobachten und haben keine Auswirkungen auf die respiratorischen Funktionen.

Eine schwere **Kyphoskoliose** hingegen verursacht eine restriktive Ventilationsstörung und
kann zu einer progredienten respiratorischen Insuffizienz führen.

Unter einer **Trichterbrust** (Pectus excava-
tum) versteht man eine Verformung des Brustkorbes mit dem Kennzeichen einer trichterförmiger
Eindellung des kaudalen Sternumanteils und der
angrenzenden Rippen. In sehr schwerwiegenden
Fällen sind sowohl das gesamte Sternum als auch
der knorpelige Rippenanteil abgesenkt. Bei einer **Hühnerbrust** (Pectus carinatum) wiederum
entwickelt sich das Sternum und die angrenzenden Rippen nach ventral, allerdings meist ohne
krankheitsrelevanten Belang.

Der **Glockenthorax** beschreibt eine glocken-
artige Verformung des Thorax, die z. B. bei Ra-
chitis, Osteomalazie oder aufgrund von extrem
schwacher Bauchmuskulatur vorkommen kann.
Die Thoraxwand wird dabei durch den Ansatz
des Zwerchfells nach innen gezogen – eine konsekutive Weitstellung des Thorax im kaudalen
Bereich ist die Folge.

Deformationen mit **Einziehungen einer
Brustkorbseite** (Hemithorax) treten u. a. nach
Entfernungen einer Lungenhälfte (Pneumek-
tomie), bei Pleuraschwarten oder bei Rippen-
resektionen auf (Simmons 2012; Thomas und
Maxwell 2016).

Thorax bei COPD-Patienten

Patienten mit chronisch-obstruktiver Lungenerkrankung (COPD) entwickeln mitunter gravierende Haltungsabweichungen und Bewegungseinschränkungen. Aufgrund des Elastizitätsverlustes
und Überblähung der Lunge kommt es zu einer
konsekutiven Umformung des Thorax. In den
meisten Fällen sind diese allerdings symmetrisch
konfiguriert:

- Der Brustkorb befindet sich in einer fast fixierten Inspirationsstellung.
- Der sagittale Thoraxdurchmesser ist verlängert
  und der Thoraxquerschnitt nicht mehr oval sondern rund – man spricht von einem **Fassthorax**.
- Das Sternum steht höher, die Rippen verlieren
  ihren üblichen 45°-Winkel und verlaufen fast
  horizontal. Die Interkostalräume verbreitern
  sich dabei.
- Die obere Thoraxapertur verlagert sich nach
  kranial. Die maximale laryngeale Distanz –
  der Abstand zwischen Manubrium sterni und
  dem Oberrand des Schildknorpels (Cartilago
  cricoidea) – nimmt ab. Normwert für die maximale laryngeale Distanz beträgt 3–4 Finger-
  breiten. Bei Patienten mit COPD kann sich
  dieser Abstand bis auf Null reduzieren.
- Durch die Überblähung der Lunge senkt sich
  das Zwerchfell (Diaphragma) nach kaudal ab
  und befindet sich dadurch in einer ungünstigen Ausgangsposition als Inspirationsmuskel.
  Bei schweren Lungenüberblähungen flacht
  das Zwerchfell völlig ab und kann sogar leicht
  nach kaudal gekrümmt sein. In dieser Position
  wird bei Kontraktion in der Inspiration eine
  laterale Einziehung der unteren Thoraxapertur
  sichtbar – das **Hoover-Zeichen**.
- Die **sekundäre Atemmukulatur** wird rekrutiert. Durch eine vermehrte Belastung der
  Atemhilfsmuskulatur kommt es zu muskulären Dysbalancen.
- Supraklavikuläre oder muskuläre Einziehungen (interkostal, jugulär, thorakal oder epigastrisch) entstehen durch einen unzureichenden
  Tonus der inspiratorisch wirkenden Muskulatur (Abb. 14.1).
- Das Abstützen des Schultergürtels begünstigt
  die Wirkung der Atemhilfsmuskulatur und
  wird meistens von stark dyspnoischen Patienten mit COPD durchgeführt (Holland und Alison 2016; Maitre et al. 1995; Olschewski und
  Speich 2020; Sharp et al. 1968).

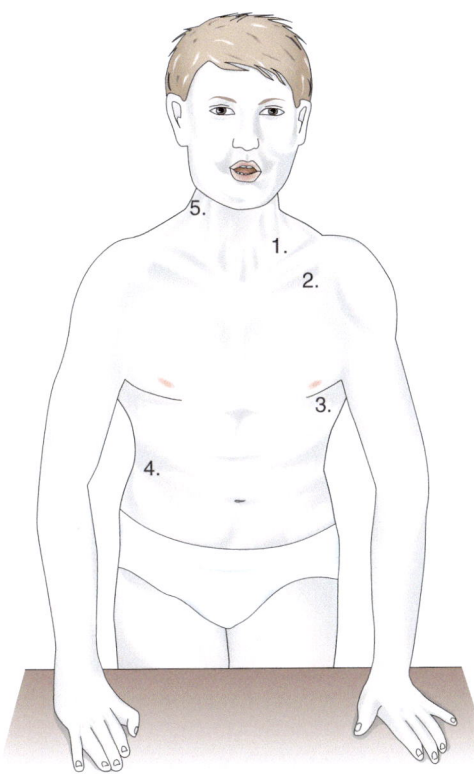

Abb. 14.1 Patient mit COPD: Einziehungen (suprakla-vikulär, thorakal, jugulär, interkostal, epigastrisch) und Einsatz der Atemhilfsmuskulatur im Bereich des Schultergürtels und Halses

▶ **Tipp** Die Tendenz zu einem Fassthorax kann ebenfalls bei älteren Personen mit thorakaler Kyphose beobachtet werden und ist in diesem Fall ein normaler Alterungsprozess und kein Zeichen einer COPD.

14.2.2 Atemmuster

Zur vollständigen Befunderhebung des Atemmusters zählt das Assessment der Atemfrequenz, der Atemtiefe, des Atemrhythmus und der Atembewegung (Kap. 16).

Palpation des Thorax

Das Atemmuster wird nach der Inspektion ebenfalls mittels Palpation beurteilt.

Für die Palpation legt der Untersucher beide Hände, zuerst ventral und danach dorsal, ent-

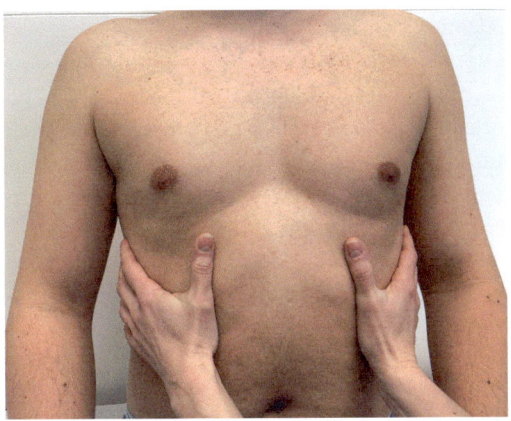

Abb. 14.2 Palpation des Thorax von ventral

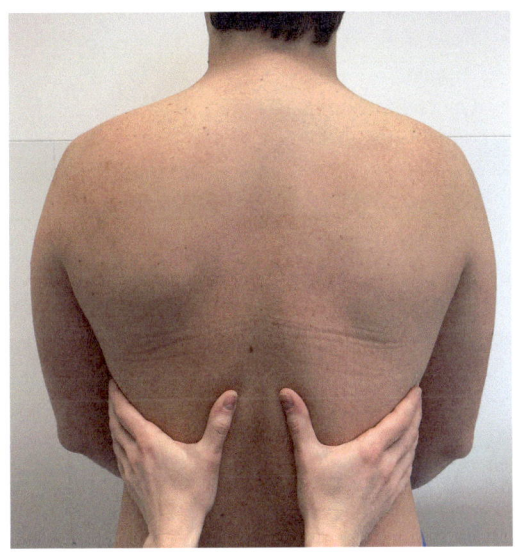

Abb. 14.3 Palpation des Thorax von dorsal

lang der Rippenbögen über die vorderen bzw. hinteren Segmente der Lungenbasen, dabei sollten sich die beiden Daumen auf der anterioren Mittelinie fast berühren. Der Patient wird angewiesen tief ein- und auszuatmen (Abb. 14.2 und 14.3).

Hierbei wird die Beurteilung der Atmung v. a. in ihrer Symmetrie und Synchronie durch die Palpation der entsprechenden Bereiche unterstützt, da eine seitendifferente Atemexkursion besser fühl- als sichtbar ist. Ebenfalls kann eine erste Begutachtung der Atemmuskulatur vorgenommen werden (Olschewski und Speich 2020).

Atemexkursion

Die Atemexkursion erfolgt physiologisch symmetrisch und kann mittels eines Maßbandes beurteilt werden. Der Thoraxumfang wird während In- und Expiration auf Höhe des 4. Interkostalraums (4. ICR) gemessen. Die gemessene Differenz sollte mindestens 5 cm betragen.

Eine eingeschränkte Atemexkursion kann u. a. beobachten werden bei (Thomas und Maxwell 2016):

- Pneumothorax,
- Pleuraerguss,
- Pleuraschwarte,
- Atelektasen,
- Lungenfibrose,
- Frakturen im Bereich des Thorax oder der Rippen,
- Querschnittlähmung,
- schmerzbedingt (z. B. postoperativ),
- verminderter Thoraxbeweglichkeit (z. B. Morbus Bechterew).

▶ **Tipp** Das gleichmäßige Weit- und Engwerden der Interkostalräume bei In- und Exspiration fehlt bei Hypomobilität bzw. Blockierung der Rippen.

Atemsymmetrie

Die Atembewegung erfolgt physiologisch immer symmetrisch auf beiden Thoraxhälften, in unterschiedlichem Ausmaß und in mehreren Ebenen (Kap. 15).

Eine Asymmetrie der Atmung mit einer einseitigen Einschränkung der Thoraxbewegung findet man u. a. bei (Keilty 2016; Rutishauser 1999):

- Pleuraschwarte,
- Pleuraerguss,
- unilateraler Zwerchfelllähmung,
- Lungenresektion,
- Totalatelektase,
- Pneumothorax,
- reflektorischer Schmerzhemmung (Pleuritis, Rippenfraktur).

Atemsynchronie

Eine physiologische Ruheinspiration ist gekennzeichnet durch eine kleine koordinierte Erweiterung des anteroposterioren, transversalen und vertikalen Thoraxdurchmessers. Die Zunahme des vertikalen Brustkorbdurchmessers wird durch die Kontraktion des Zwerchfells und der damit verbundenen Kaudalisierung Richtung Abdomen erreicht, was wiederum zu Vorwölbung der Bauchwand führt. Die Bewegung der Bauchdecke während dem Atemzyklus ist physiologisch synchron mit der Ausdehnung des kaudalen Brustkorbanteiles.

Eine nichtsynchrone Atembewegung von Abdomen und Thorax wird **paradoxe Atmung** genannt. Während der Inspiration kommt es hierbei zu einer Einwärtsbewegung des Brustkorbes und einer verstärkten Auswärtsbewegung des Abdomens. Eine Ermüdung des Zwerchfells, durch andauernde erhöhte Atemarbeit, und eine zusätzliche Überblähung der Lunge sind häufige Ursachen für eine paradoxe Atmung. Oftmals tritt sie bei exazerbierter COPD oder schwerem Asthma auf (Olschewski und Speich 2020).

▶ Paradoxe Atmung ist ein Zeichen respiratorischer Erschöpfung und neben der Atemfrequenz und dem subjektiven Empfinden des Patienten einer der vielen Parameter bei der Indikationsstellung zur Notwendigkeit einer maschinellen Beatmung.

Sekundäre Atemmuskulatur

Das Diaphragma ist der Hauptatemmuskel und führt zusammen mit den Mm. intercostales externi während der Ruheatmung die Inspiration durch. Bei forcierter Einatmung unterstützen die inspiratorisch wirkenden sekundären Atemmuskeln. Dazu zählen u. a. die Mm. scaleni, der M. sternocleidomastoideus und auch die Mm. pectorales.

Die Exspiration in Ruhe ist ein passiver Prozess und benötigt unter physiologischen Bedingungen keine Muskelanstrengung. Forcierte Exspiration, wie z. B. beim Niesen, Husten oder bei körperlicher Anstrengung, wird durch die

Mm. intercostales interni und die Bauchmuskulatur hervorgerufen (Campbell 1969; Maitre et al. 1995).

▶ In Ruheatmung eingesetzte sekundäre Atemmuskulatur ist ein Zeichen einer erhöhten Atemanstrengung.

Eine pathologische Belastung, z. B. durch andauernde, erhöhte Atemarbeit wie bei COPD-Patienten, führt zu einer Überlastung der sekundären Atemmuskulatur. Eine vermehrte Ruhespannung – Hypertonus – ist die Folge (Kap. 18).

14.3 Inspektion und Palpation des Abdomens

Bei der Inspektion betrachtet man die Konturen des Abdomens.

Sowohl Adipositas als auch **Kachexie** beeinträchtigen die respiratorische Situation. Untergewichtige Patienten sind schwächer und ermüden leichter – dies trifft ebenso auf die Atemmuskulatur zu.

Ein vermehrtes Bauchvolumen bzw. eine **Adipositas per magna** kann wiederum durch eine Erhöhung des intraabdominellen Druckes einen konsekutiven Zwerchfellhochstand mit Kompression der unteren Lungenabschnitte und weiterführend eine Hypoventilation verursachen.

Die Palpation des Abdomens wird systematisch durchgeführt. Dabei wird der Bauch durch zwei gedachte Linien, die im Nabel senkrecht zueinander stehen, in **vier Quadranten** eingeteilt:

- rechter oberer Quadrant (ROQ),
- linker oberer Quadrant (LOQ),
- rechter unterer Quadrant (RUQ),
- linker unterer Quadrant (LUQ).

Das Abdomen sollte bei Palpation weich und unempfindlich imponieren.

Ein hartes, aufgeblähtes oder schmerzhaftes Abdomen beeinträchtigt die Atemfunktion. Dieser erhöhte Widerstand für das Diaphragma führt zu einer erhöhten Atemarbeit sowie zu einer Reduktion der Atemzugvolumina (Nici et al. 2006; Reber 2005; Thomas und Maxwell 2016).

Literatur

Campbell EJM (1969) Physical signs of diffuse airways obstruction and lung distension. Thorax 24:1–3

Holland A, Alison J (2016) Respiratory diseases. In: Main E, Denehy L (Hrsg) Cardiorespiratory physiotherapy – adults and paediatrics, 5. Aufl. Elsevier, Edinburgh/London/New York/Oxford/Philadelphia/St. Louis/Sydney/Toronto

Keilty S (2016) Clinical assessment – the acutely ill or deteriorating patient. In: Main E, Denehy L (Hrsg) Cardiorespiratory physiotherapy – adults and paediatrics, 5. Aufl. Elsevier, Edinburgh/London/New York/Oxford/Philadelphia/St.Louis/Sydney/Toronto

Maitre B, Similowski T, Derenne J-P (1995) Physical examination of the adult patient with respiratory diseases: inspection and palpation. Eur Respir J 8:1584–1593

Nici L, Donner C, Wouters E, Zuwallack R, Ambrosino N, Bourbeau J, Carone M, Celli B, Engelen M, Fahy B, Garvey C, Goldstein R, Gosselink R, Lareau S, MacIntyre N, Maltais F, Morgan M, O'Donnel D, Prefault C, Reardon J, Rochester C, Schols A, Singh S, Troosters T (2006) American Thoracic Society/European Respiratory Society Statement on Pulmonary Rehabilitation. Am J Respir Crit Care Med 173:1390–1413

Olschewski H, Speich R (2020) Schlüssel zur Diagnostik in der Pneumologie – Bedeutung von Anamnese und klinischer Untersuchung. Pneumologe 17:135–149

Reber A (2005) Atemwege und respiratorische Funktion bei Adipositas – Anästhesiologische und intensivmedizinische Aspekte und Empfehlungen. Anaesthesist 54:715–727

Rutishauser M (1999) Anamnese und klinische Untersuchung. In: Rieger C, von der Hardt H, Sennhauser FH, Wahn U, Zach M (Hrsg) Pädiatrische Pneumologie, 2. Aufl. Springer, Berlin/Heidelberg

Sharp JT, van Lith P, Nuchpragoon CV, Briney R, Johnson FN (1968) The thorax in chronic obstructive lung disease. Am J Med 44:39–46

Simmons P (2012) History and physical examination. In: Hess D, MacIntyre N, Mishoe S, Galvin W, Adams A (Hrsg) Respiratory care: principles and practice, 2. Aufl. Jones & Bartlett Learning, Portland

Thomas A, Maxwell L (2016) Clinical Assessment – Adults. In: Main E, Denehy L (Hrsg) Cardiorespiratory physiotherapy – adults and paediatrics, 5. Aufl. Elsevier, Edinburgh/London/New York/Oxford/Philadelphia/St.Louis/Sydney/Toronto

Thoraxmobilität

15

Tamara Cerini

Inhaltsverzeichnis

Die Thoraxmobilität beeinflusst das Lungenvolumen und seine Funktionalität. Die Stärke der Atemmuskulatur, v. a. das Zwerchfell, ist einer der Faktoren, die die Beweglichkeit des Thorax bestimmen. Dementsprechend kann ein direkter Zusammenhang zwischen Atemmuskelkraft, Thoraxbeweglichkeit und Lungenfunktion bestehen. Mobilität und Flexibilität des Thorax können daher eine Voraussetzung für eine effektive alveoläre Ventilation sein. Maximaler Inspirationsdruck (MIP) und maximaler Exspirationsdruck (MEP) korrelieren signifikant mit der Thoraxmobilität und der Stärke des Zwerchfells. Ungünstige MIP und MEP sind Prädiktoren für einen ineffizienten Husten und damit eine ineffiziente Atemwegsreinigung. Dies bedeutet, dass eine verminderte Thoraxmobilität für eine effektive Sekretolyse und Sekrettransport von Bedeutung ist.

Strukturelle Veränderungen sind mit dem Altern verbunden, wie z. B. eine Erhöhung der Steifheit des Thorax aufgrund der Verkalkung von Knorpel und Kostovertebralgelenken. Patienten mit chronisch obstruktiven Erkrankungen haben aufgrund der Hyperinflation der Lunge und des Kraftverlusts des Zwerchfells eine zusätzlich eingeschränkte Brustbeweglichkeit (Gosker et al. 2000; Padkao und Boonla 2020).

Ein mobiler Thorax ist **Voraussetzung** für eine/n optimale/n

- alveoläre Ventilation,
- effektive Sekretolyse und Sekrettransport,
- Zwerchfellbewegung,
- Lungenfunktion.

Klinisch können Patienten mit COPD mit schlechter Körperhaltung und zunehmender

T. Cerini (✉)
SOS Oxygene SA, Bern, Schweiz

J. Steier, A.-K. Rausch-Osthoff (Hrsg.), *Physiotherapie bei chronisch-obstruktiven Atemwegs- und Lungenerkrankungen*, https://doi.org/10.1007/978-3-662-63613-8_15

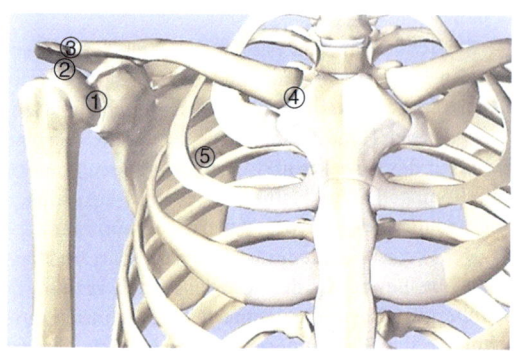

Abb. 15.1 Gelenkkomplex des Thorax und des Schulter-gürtels. *1* Art. glenohumeralis; *2* subakromiales Nebenge-lenk; *3* Art. acromioclavicularis (AC); *4* Art. sternoclavi-cularis (SC); *5* skapulothorakales Gleitlager. (Lindel 2006)

Thoraxsteifheit von spezifischen dynamischen Übungen und manueller Therapie profitieren.

Zur Mobilisation der Gelenke von Thorax und Schultergürtel werden **dynamische Übungen** und Techniken der **manuellen Therapie** einge-setzt (Abb. 15.1).

▶ **Manuelle Therapie** Die manuelle Therapie ist eine physiotherapeutische Intervention, die in Ver-bindung mit aktiver Therapie eingesetzt werden kann, um das normale Gelenkbewegungsausmaß möglichst zu verbessern, Schmerzen zu lindern und somit die Funktionsfähigkeit zu optimieren (Clarke et al. 2019).

15.1   Hypomobilität des Thorax

Die COPD ist gekennzeichnet durch eine Zu-nahme des Restvolumens mit anschließender Überinflation der Lunge, Erweiterung der Brust-wand und Verringerung der optimalen Atemmus-kelfunktion. Eine Überinflation der Lunge und ineffiziente Atemmuskelarbeit mit daraus folgen-der Erweiterung des Thorax können bei COPD-Patienten zu schwerwiegenden Haltungs-/Bewegungsabweichungen und Funktionsstörun-gen führen.

Auswirkungen der Lungenüberblähung auf die Statik
Im Normalfall ist der Überblähungszustand des Thorax **ossär** und **muskulär symmetrisch** konfi-guriert. Es kommt zu einer

- Thoraxerweiterung in Inspirationsstellung (kranio- und lateroventrale Richtung, Fasstho-rax) und
- Verkürzung der primären und sekundären Atemmuskeln.

Auf Verkürzung reagieren die **primären** und **sekundären Atemmuskeln** häufig mit

- Hypertonus,
- Kontraktur und
- Muskelatrophie (Kap. 18),

was wiederum weitere Thoraxdeformitäten begünstigt. Infolge der Inspirationsstellung wird das Gewicht des Thorax vermehrt in ventrale und kraniale Richtung verlagert. Es entwickelt sich eine **Fehlstatik** mit

- Thoraxdeformierung,
- eingeschränkter Thoraxdehnbarkeit (Compli-ance),
- horizontal verlaufenden dorsalen Rippenan-teilen und
- erweiterten Interkostalräumen.

Die **statischen Veränderungen** zeigen sich v. a. durch eine

- verstärkte thorakale Kyphose (Rundrücken; dorsal konvexe Wirbelsäulenkrümmung in sa-gittaler Ebene),
- Vergrößerung des sagittalen bzw. sternoverte-bralen Thoraxdurchmessers,
- Vergrößerung des Retrosternalraumes und
- Protraktion/Innenrotation der Schultern.

Bei **fortgeschrittener Kyphose** kommt es meist zu

- schmerzhaften muskulären Dysbalancen (Mus-kelverkürzungen und -abschwächungen),

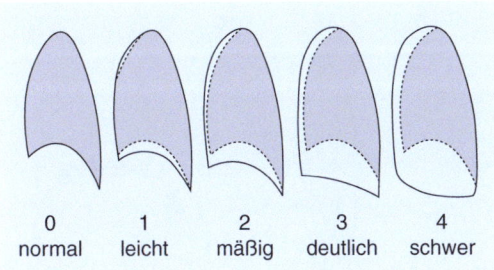

Abb. 15.2 Gradierung und bildliche Darstellung der chronischen Lungenüberblähung, basierend auf radiologischen Kriterien. (Modifiziert nach Engelmann (Erscheinungsjahr n. bek.); Slone und Gieranda 1996)

- segmentalen Dysfunktionen und
- degenerativen Veränderungen, verbunden mit
- myofaszialen Reizsyndromen (Kap. 8).

In der folgenden Übersicht sind die Schweregrade einer Lungenüberblähung definiert und in Abb. 15.2 dargestellt.

Schweregrade der Lungenüberblähung
- Grad 0: Normal
- Grad 1: Leichter Verlust der kranialen Konvexität des Zwerchfells, leichte Zwerchfellabflachung
- Grad 2: Mäßige Zunahme der Thoraxdiameter, Zwerchfellabflachung und -absenkung um 2–3 cm
- Grad 3: Deutlich erkennbare Zunahme der Thoraxdurchmessers in beiden Ebenen, Zwerchfellabsenkung >3 cm; Zwerchfell steht fast horizontal
- Grad 4: Schwere kranial-konkave Verformung der Zwerchfellkonturen und Aufhebung des Sinus, maximale Überblähung des Thorax

---

15.2 Praxis: P/E-Untersuchung der BWS-Beweglichkeit

Für eine physiotherapeutische Diagnose wird die Beweglichkeit der Brustwirbelsäule untersucht;

Quantität und Qualität aktiver und passiver Bewegungen werden so weit wie möglich bewertet und gemessen. Weiterhin werden auch die Schmerzqualität und -quantität während der Bewegung berücksichtigt, z. B. Schmerzen am Ende einer Bewegung (EOR, End of Range) oder Schmerzen während der gesamten Bewegung (ROM, Range of Motion).

▶ **Cave** Bei Metastasen, entzündlichen/degenerativen Prozessen, Frakturen oder nach Herz- und Lungenoperationen sowie Transplantationen sind manualtherapeutische Techniken und endgradige Bewegungsausschläge z. T. kontraindiziert! Eine ärztliche Abklärung ist notwendig!

15.2.1 Allgemeine BWS- und Thoraxmobilitätsprüfung

In den nachfolgenden Untersuchungen wird der Bereich definiert, der die Symptome des Patienten wie z. B **eingeschränkte Beweglichkeit** oder **Schmerz reproduziert** und einen groben Eindruck von der allgemeinen Mobilität des Patienten gibt (Abb. 15.3).

Finger-Boden-Abstand

Allgemeine Wirbelsäulenbeweglichkeitstests
- Finger-Boden-Abstand
- Ott-Zeichen
- Schober-Zeichen

Der Finger-Boden-Abstand wird mittels **Vorneigen der gesamten Wirbelsäule** (Abb. 15.3) getestet. Gemessen wird der Abstand zwischen Fingerspitzen und Boden, entweder mit cm-Angabe oder der Angabe, bis wohin die Finger reichen: bis zum Knie, Tibiamitte usw. Beim Vorneigen ist auch die Beugung in den Hüftgelenken zu berücksichtigen.

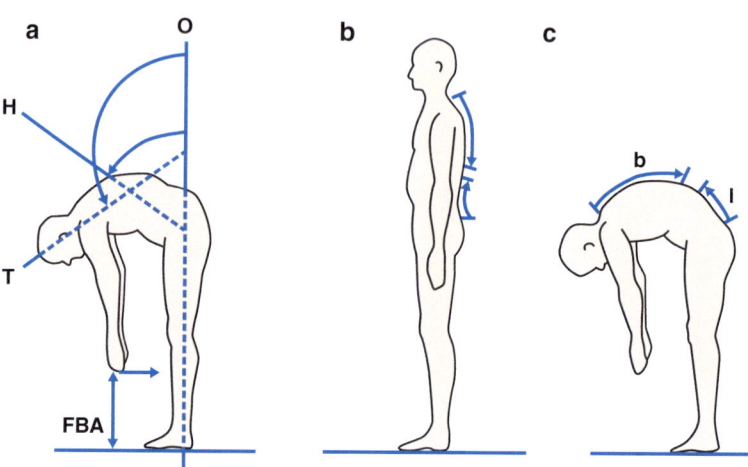

Abb. 15.3 Allgemeine WS-Beweglichkeitstests. **a** Messung des Finger-Boden-Abstandes (*FBA*). *H* Bewegung im Hüftgelenk; *T* Bewegung in Hüftgelenk und Wirbelsäule. **b** Wirbelsäulenflexion nach Ott. **c** Messung der Wirbelsäulenflexion nach Schober

Ott-Zeichen

Die thorakale Ott-Messung dient als **Maß für die Divergenz der BWS-Dornfortsätze**. Bei Flexion beträgt der Abstand normalerweise 30–33 cm. Im Stehen wird von der Dornfortsatzspitze C7 (Markierung I) 30 cm kaudal eine zweite Markierung (Markierung II) gesetzt. In maximaler Rumpfflexion wird der Abstand zwischen Markierung I und II erneut gemessen. Bei Flexion vergrößert sich der Abstand um 2–4 cm; bei maximaler Extension verringert sich der Abstand um 1–2 cm. Man protokolliert z. B.: Ott 30/32/29 cm.

Schober-Zeichen

Das Schober-Zeichen wird für die **Lendenwirbelsäule** ermittelt: Ein Punkt (Markierung I) wird über dem Dornfortsatz S1, ein zweiter (Markierung II) 10 cm weiter kranial markiert. In maximaler Rumpfflexion wird der Abstand zwischen Markierung I und II erneut gemessen. Bei Vorneige verschieben sich die Hautmarken bis zu ca. 15 cm. Im Protokoll wird der Befund folgendermaßen festgehalten: Schober LWS 10/15 cm. Man protokolliert: Schober 10/15/9 cm.

15.2.2 Spezifische BWS- und Thoraxmobilitätsprüfung

Bei der physiotherapeutischen Untersuchung werden alle Strukturen, die an der BWS-Bewegung beteiligt sind, auf **Bewegungsquali-** tät und **Schmerzprovokation** getestet. Für die Ermittlung der BWS-Beweglichkeit gibt es zahlreiche aktive und passive Untersuchungsmöglichkeiten.

Aktive und passive Untersuchung
1. Physiologische **anguläre Bewegungen**
   - Extension
   - Flexion
   - Lateralflexion
   - Rotation
2. Beweglichkeit der **Brustwirbelsäulensegmente**
   - PAIVM: Passive akzessorische intervertebrale Beweglichkeit (Traktion und Translation)
   - PPIVM: Passive physiologische intervertebrale Beweglichkeit

---

Anguläre Bewegungen können in verschiedenen Ausgangsstellungen entweder **belastet** (Stand, Sitzen) oder **unbelastet** (hubfrei, Seitenlage) durchgeführt werden. Bei den **PAIVM** werden Quantität und Qualität der passiven intervertebralen Zusatzbewegungen und Schmerzprovokation getestet (Abb. 15.4).

Bewertung der Bewegung

In Tab. 15.1 sind die aktiven und passiven Bewegungsausmaße zugeordnet und definiert.

Spezifische Beweglichkeitstests für die Brustwirbelsäule

Spezifische Untersuchung der BWS-Beweglichkeit

1. Aktive/passive physiologische Bewegungen
   - Flexion/Extension
   - Lateralflexion (30–40°/0/30–40°)
   - Rotation (30°/0/30°)
2. (Aktive)/passive physiologische intervertebrale Bewegungen (PPIVM)
3. Passive akzessorische intervertebrale Bewegungen (PAIVM)

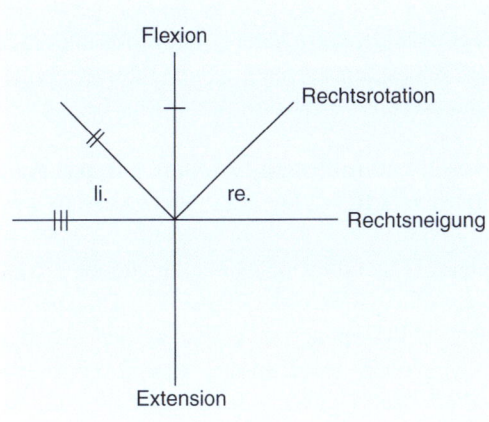

Abb. 15.4 Beispielhaftes Dokumentationsschema. Durch die Anzahl der Querstriche in den Richtungsbalken wird das Ausmaß der Blockierung von leicht bis stark beschrieben. (Neumann 2003)

Die physiologischen Bewegungen in Lateralflexion, Rotation, Flexion und Extension werden zuerst **aktiv** ausgeführt, um das **Gesamtbewegungsausmaß** (ROM) zu erfassen und zu dokumentieren. Das **Endgefühl** am Bewegungsende wird beurteilt, indem die aktive Bewegung durch eine **Überdruckkomponente** ergänzt wird (aktiv mit passivem Überdruck, „overpressure"). Dabei wird geprüft, ob sich das Gelenk passiv bis zum Bewegungsende bewegen lässt (EOR). Der Therapeut steht seitlich und kontrolliert, dass sich die Lendenwirbelsäule (LWS) nicht mitbewegt. Bei Bedarf kann die LWS mit manuellem Druck auf die Processi spinosi (Ps) ventral fixiert werden.

Aktive/passive physiologische Bewegungen

Die physiologischen Bewegungen werden i. d. R. langsam ausgeführt, damit die Qualität der Bewegung über den gesamten Bewegungsweg und das Bewegungsendgefühl leicht erfasst werden können. Die Bewegungen werden in eine obere (C7–Th4) und untere Komponente (Th4–Th11) eingeteilt. Getestet wird im Sitzen oder in Seitenlage.

Aktive Extension/Flexion (C7–Th4) Der Patient sitzt. Der Therapeut legt die Fingerspitzen zwischen die Ps der BWS und palpiert den Abstand. Er fordert den Patienten auf, sich während einer tiefen Inspiration von den Fingerspitzen weg zu bewegen (Extension) bzw. sich während einer tiefen Exspiration zu den Fingerspitzen hin zu bewegen (Flexion) (Abb. 15.5 und 15.6).

Tab. 15.1 Einteilung des Bewegungsausmaßes der physiologischen und akzessorischen Testungen. (Modifiziert nach Lindel 2006)

Grad	Bewegungsausmaß	Definition	Notation
0	Keine Beweglichkeit	Ankylose	-
1	Sehr eingeschränkte Beweglichkeit	Hypomobilität	II–III
2	Wenig eingeschränkte Beweglichkeit	Hypomobilität	I–II
3	Physiologische Beweglichkeit	Normomobilität	0
4	Etwas hypermobil	Hypermobilität	-I
5	Sehr hypermobil	Hypermobilität	-II
6	Völlig instabil	Instabilität	-III

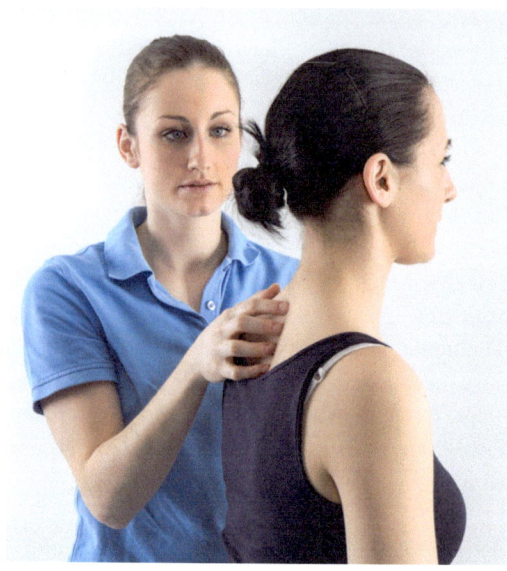

Abb. 15.5 Aktive BWS-Flexion/-Extension C7–Th4 im Sitz

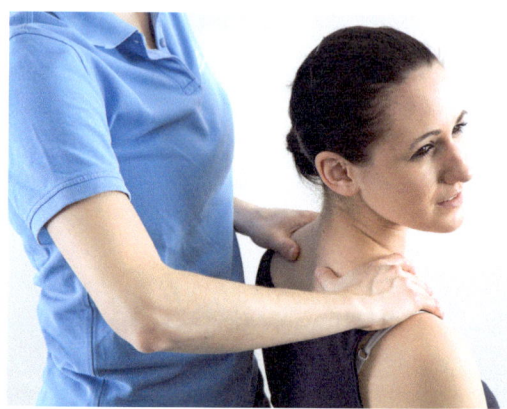

Abb. 15.7 Aktive Lateralflexion/Rotation C7–Th4

pierende Finger des Therapeuten fühlt die Bewegung zwischen zwei benachbarten Ps und palpiert den Abstand. Der obere Dornfortsatz bewegt sich zuerst, und der dann folgende Bewegungsbeginn des unteren Dornfortsatzes lässt das Bewegungsausmaß dieser Intervertebralebene erkennen (Abb. 15.7).

Aktive Lateralflexion/Rotation mit passivem Überdruck (C7–Th4) Der Patient sitzt. Er wird aufgefordert, den Kopf in beidseits zur Seite zu neigen (Lateralflexion) bzw. zu drehen (Rotation). Der palpierende Finger des Therapeuten fühlt die Bewegung zwischen zwei benachbarten Ps. Der obere Dornfortsatz bewegt sich zuerst, und der nachfolgende Bewegungsbeginn des unteren Dornfortsatzes zeigt das Bewegungsausmaß dieser Intervertebralebene. Für den passiven Überdruck umfasst der Therapeut den Kopf des Patienten und neigt ihn zur Seite (Lateralflexion) bzw. dreht ihn (Rotation) (Abb. 15.8).

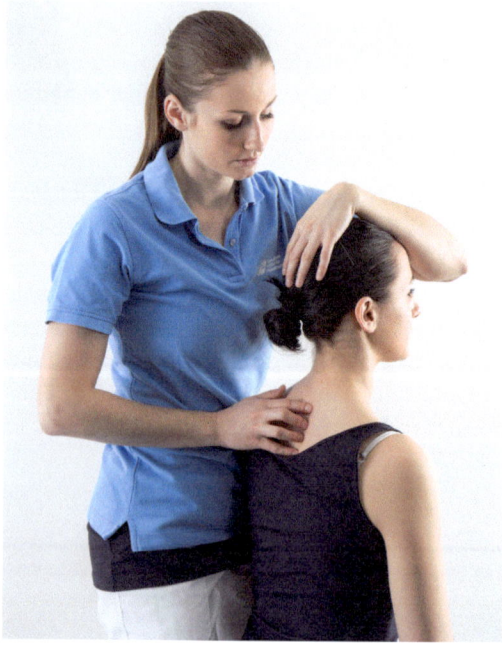

Abb. 15.6 Passive BWS-Flexion/-Extension C7–Th4 im Sitz

Aktive Lateralflexion und Rotation (C7–Th4) Der Patient sitzt. Er wird aufgefordert, den Kopf nach rechts und links zu neigen (Lateralflexion) bzw. zu drehen (Rotation). Der pal-

Aktive Extension/Flexion (Th4–Th11) Der Patient sitzt (belastete Mobilisation) oder liegt in Seitenlage (unbelastete Mobilisation, Abb. 15.14). Im Sitzen legt der Patient Arme und Kopf auf den Oberschenkel des Therapeuten. Der Therapeut legt die Fingerspitzen auf die Ps der BWS und fordert den Patienten auf, sich während einer tiefen Inspiration von den Fingerspitzen weg zu bewegen (Extension) bzw. sich während einer tiefen Exspiration zu den Fingerspitzen hin zu bewegen (Flexion) (Abb. 15.9).

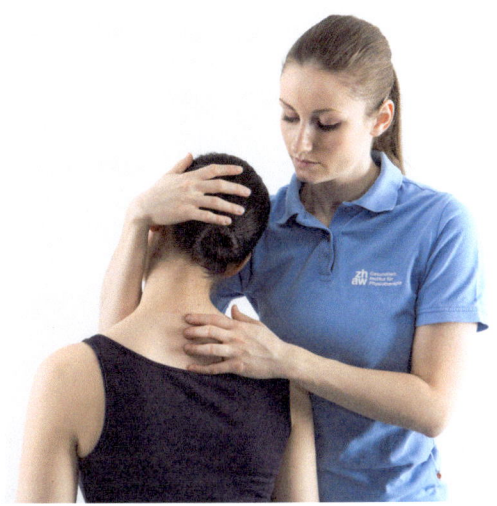

Abb. 15.8 Aktive Lateralflexion/Rotation C7–Th4 mit passivem Überdruck

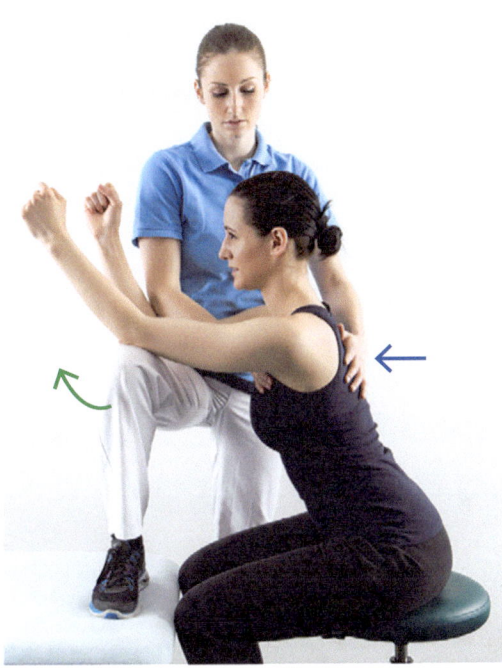

Abb. 15.10 Aktive Extension Th4–Th11 mit passivem Überdruck. *Blauer Pfeil* Extension bei tiefer Inspiration. *Grüner Pfeil* Außenrotation des auf der Behandlungsliege stehenden Beins des Therapeuten

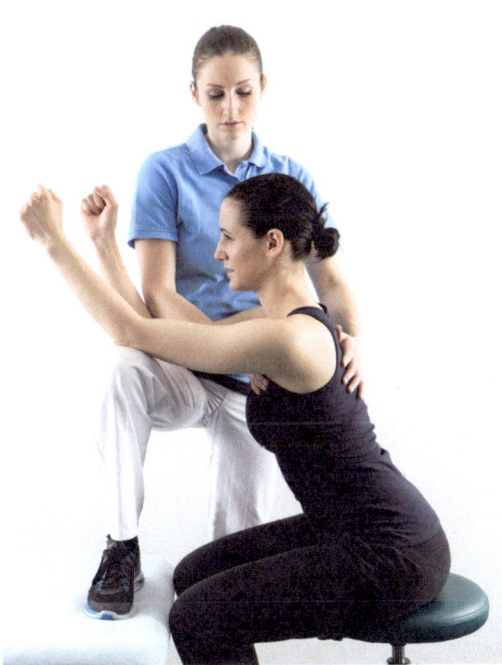

Abb. 15.9 Aktive Extension/Flexion Th4–Th11

Aktive Extension/Flexion mit passivem Überdruck (Th4–Th11) (30°) Der Patient sitzt; er hat die Arme auf den Oberschenkel des Therapeuten abgelegt. Der Therapeut steht leicht seitlich neben dem Patienten und hat seinen Fuß auf einem Hocker (Behandlungsbank) vor dem Pati-

enten abgestellt. Bewegt der Patient während einer tiefen Inspiration aktiv in **BWS-Extension**, gibt der Therapeut in Höhe der Ps mit der Handwurzel einen Überdruck nach ventral (Extension). Durch eine Außenrotation seines auf dem Hocker stehenden Beins kann der Therapeut die BWS des Patienten weiter in Extension bewegen (Abb. 15.10)

Die **BWS-Flexion** wird im Sitzen ausgeführt. Während einer tiefen Exspiration wird der Patient aufgefordert, sich zu den Fingerspitzen des Therapeuten hin zu bewegen (Flexion). Der Patient hält die Arme vor dem Thorax verschränkt, die Hände liegen jeweils auf der gegenüberliegenden Schulter. Anschließend kann der Therapeut einen Überdruck („overpressure") an der oberen Brustwirbelsäule in Flexion geben (Abb. 15.11).

Aktive Lateralflexion/Rotation (Th4–Th11) Der Patient sitzt. Er kann die Hände auf seinen Oberschenkeln ablegen, oder er hält die

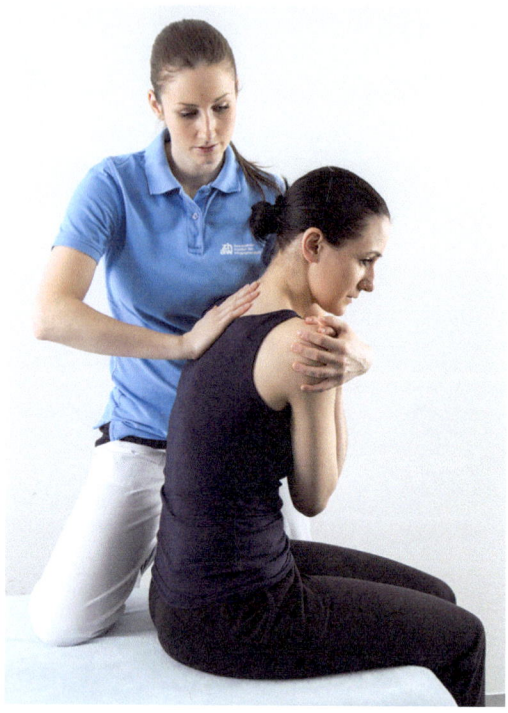

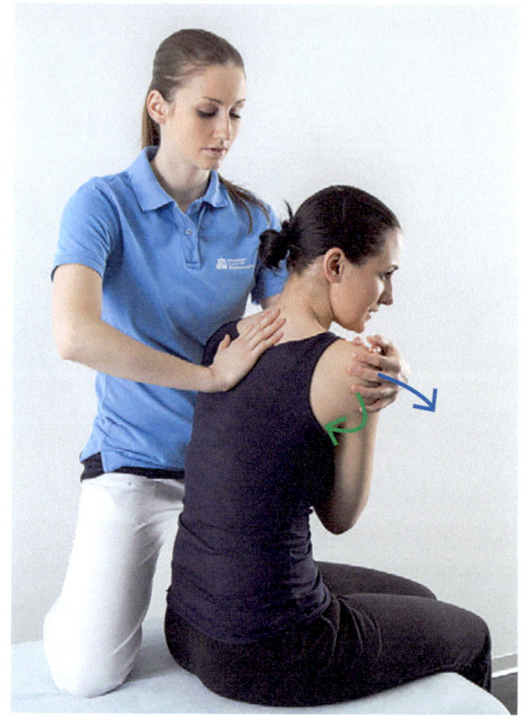

Abb. 15.11 Aktive Flexion Th4–Th11 mit passivem Überdruck. Mobilisation der Brustwirbelsäule nach dorsal (Flexion) bei aktiver Flexionsbewegung während tiefer Exspiration

Abb. 15.12 Aktive Lateralflexion/Rotation Th4–Th11. *Blauer Pfeil* Lateralflexion. *Grüner Pfeil* Rotation

Arme vor dem Thorax verschränkt und die Hände liegen jeweils auf der gegenüberliegenden Schulter. Der Patient wird aufgefordert, Kopf und Brustwirbelsäule während einer tiefen Inspiration zur Seite zu neigen (Lateralflexion). Als Nächstes soll er die Brustwirbelsäule während einer tiefen Exspiration in die gleiche Richtung drehen (Rotation) (Abb. 15.12).

Aktive Lateralflexion/Rotation mit passivem Überdruck (Th4-Th11) Der Patient sitzt. Er hält die Arme vor dem Thorax verschränkt, die Hände liegen jeweils auf der gegenüberliegenden Schulter. Der Patient wird aufgefordert, Kopf und BWS während einer tiefen Inspiration zur Seite zu neigen (Lateralflexion). Anschließend gibt der Therapeut an der oberen BWS einen Überdruck in die Lateralflexion. Als Nächstes soll der Patient die BWS während einer tiefen Exspiration zur gleichen Seite drehen (Rotation). Ergänzend gibt der Therapeut an der

oberen BWS Überdruck in die Rotation (Abb. 15.13).

(Aktive)/passive physiologische intervertebrale Bewegungen (PPIVM)
Die physiologischen intervertebralen Bewegungen der Brustwirbelsäule werden ebenfalls in eine obere (C7–Th4) und untere Komponente (Th4–Th11) unterteilt. Die Ausgangsstellung für die Testung ist entweder im Sitzen oder in Seitenlage. Die physiologischen intervertebralen Bewegungen der BWS werden **zuerst aktiv** und anschließend **aktiv mit passivem Überdruck** („overpressure") ausgeführt, um die Gesamtbeweglichkeit zu prüfen. Der Überdruck entsteht, indem der Therapeut entweder den kaudalen Ps fixiert oder den kranialen Ps des BWS-Segments bewegt. Der Finger des Therapeuten palpiert die Bewegung zwischen zwei benachbarten Ps. Der obere Ps bewegt sich zuerst; der dann folgende Bewegungsbeginn des unteren Ps zeigt das Bewegungsausmaß der jeweiligen Intervertebralebene.

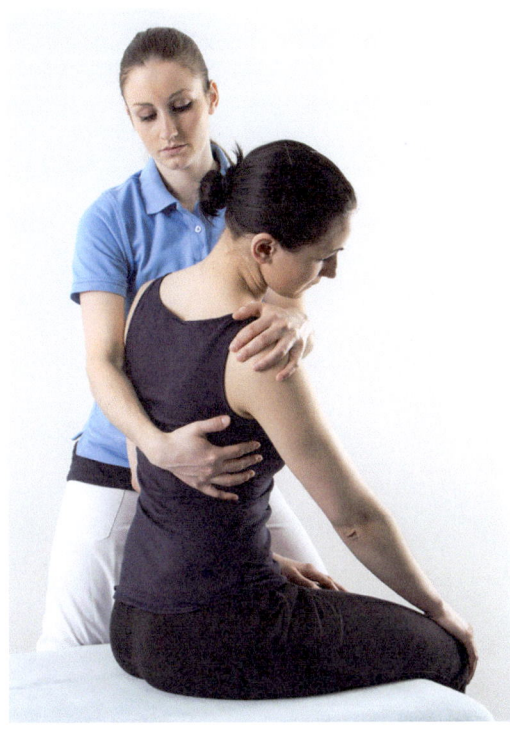

Abb. 15.13 Aktive Lateralflexion/Rotation Th4–Th11 mit passivem Überdruck

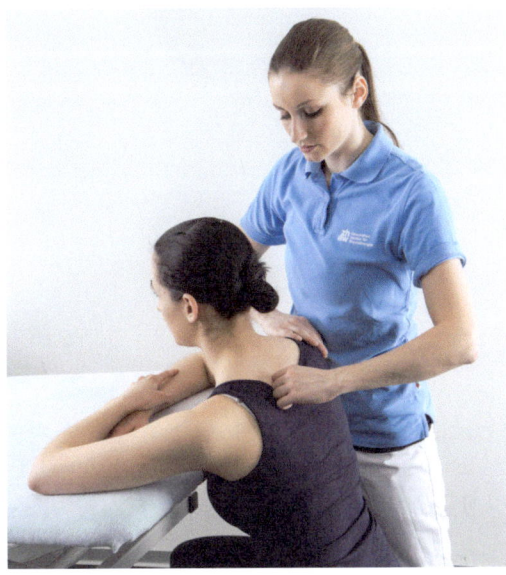

Abb. 15.14 Test der physiologischen intervertebralen Bewegungen (PIVM) in den Segmenten C7–Th4

Physiologische intervertebrale Bewegungen (C7–Th4) Der Therapeut legt die Fingerspitzen auf die Ps der BWS und fordert den Patienten auf, den Kopf in die jeweils angegebene Richtung zu bewegen – in Rotation, Lateralflexion, Flexion und Extension:

- Bei **Rotation** dreht sich der kraniale Ps über den kaudalen hinweg.
- Bei **Lateralflexion** bildet sich ein Knick zwischen den Ps.
- Bei **Flexion/Extension** vergrößert/verkleinert sich der Abstand zwischen den Ps (Abb. 15.14).

Physiologische intervertebrale Bewegungen (Th4–Th11) Der Therapeut legt die Fingerspitzen auf die Ps der BWS und fordert den Patienten auf, in Rotation, Lateralflexion, Flexion und Extension zu bewegen (Abb. 15.15).

Passive akzessorische intervertebrale Bewegungen (PAIVM)
Bei den passiven akzessorischen intervertebralen Bewegungen (PAIVM) werden **Traktion** und **Translation** unterschieden (Abb. 15.16):

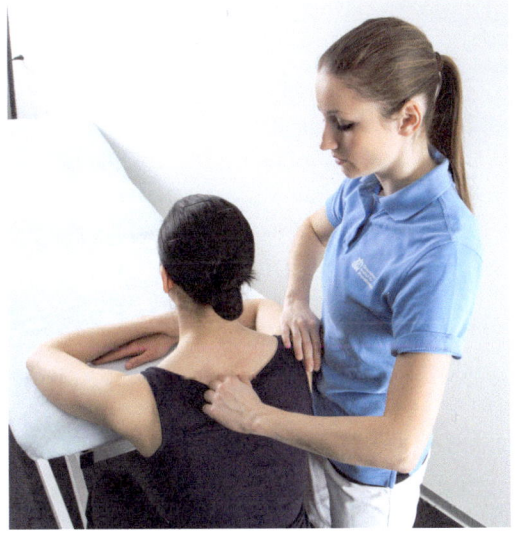

Abb. 15.15 Test der physiologischen intervertebralen Bewegungen (PIVM) in den Segmenten T4–Th11. Gibt der Therapeut passiven Überdruck, wird der kaudale Proc. spinosus des BWS-Segments fixiert

- Bei der **Traktion** werden die Gelenkpartner durch manuellen Zug voneinander entfernt, was zu Druckminderung, Entlastung und manchmal auch zu Schmerzlinderung führt.
- Beim **translatorischen Gleiten** werden die Gelenkpartner parallel gegeneinander ver-

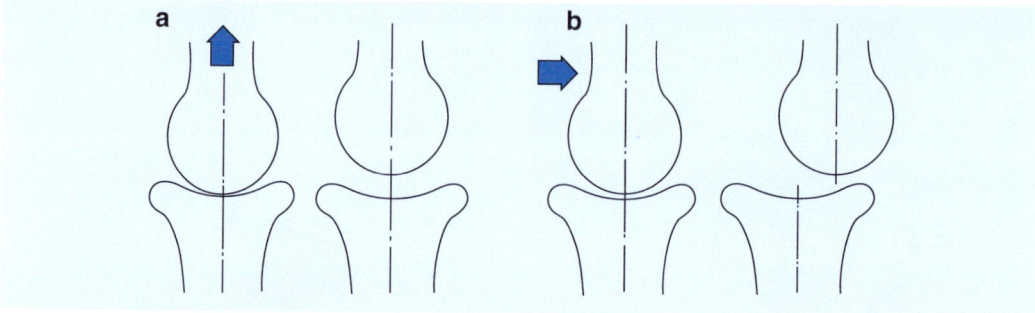

Abb. 15.16 Passive akzessorische intervertebrale Bewegungen (PAIVM). **a** Traktion, **b** Translation

schoben, um das verloren gegangene Gelenk-spiel zu testen.

Für beide Techniken wurden spezielle Griffe entwickelt, die der Patient nicht selbst ausführen kann. Die Griffe entsprechen der Form und Be-wegungseinschränkung des Gelenks.

Hauptbewegungen

> **Passive akzessorische intervertebrale Bewegungen (PAIVM) (Abb. 15.17)**
>
> 1. Zentraler posteroanteriorer vertebraler Druck auf den Proc. spinosus (pa)
> 2. Unilateraler posteroanteriorer vertebra-ler Druck auf den Proc. transversus (pau)
> 3. Transversaler vertebraler Druck homo-lateral auf den Proc. spinosus (tr)
> 4. Unilaterale posteroanteriore kostale Be-wegung der Rippe (parip)

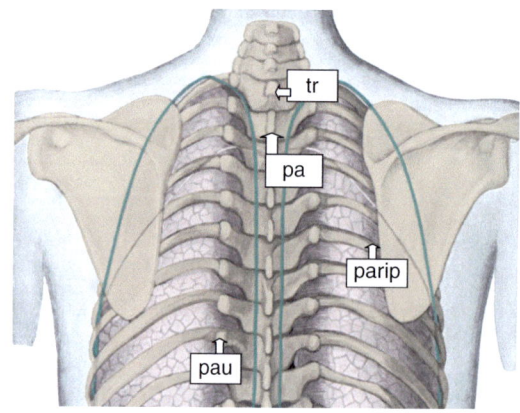

Abb. 15.17 Passive akzessorische intervertebrale Bewe-gungen (PAIVM). Die zu untersuchenden Hauptbewegun-gen in der Brustwirbelsäule sind: *pa* Zentraler posteroan-teriorer vertebraler Druck, *pau* unilateraler posteroanteriorer vertebraler Druck; *tr* transversaler verte-braler Druck; *parip* unilaterale posteroanteriore kostale Bewegung auf der Rippe

Bewegungsausführung

• Für den **zentralen posteroanterioren verteb-ralen Druck** (pa) legt der Therapeut die Dau-menkuppe direkt auf den Ps, und drückt wäh-rend der Exspiration aktiv mit dem Daumen nach ventral. Gleichzeitig fixiert er mit der Handwurzel seiner anderen Hand den Thorax in Höhe des Sternums (Abb. 15.18).

• Für den **unilateralen posteroanterioren ver-tebralen Druck** (pau) legt der Therapeut seine Daumenkuppe direkt auf den Proc. transversus und drückt während der Exspira-tion nach ventral (Abb. 15.19).

• Für den **transversalen vertebralen Druck** homolateral legt der Therapeut seine Dau-menkuppen auf den Proc. spinosus und drückt während der Exspiration nach heterolateral (Abb. 15.20).

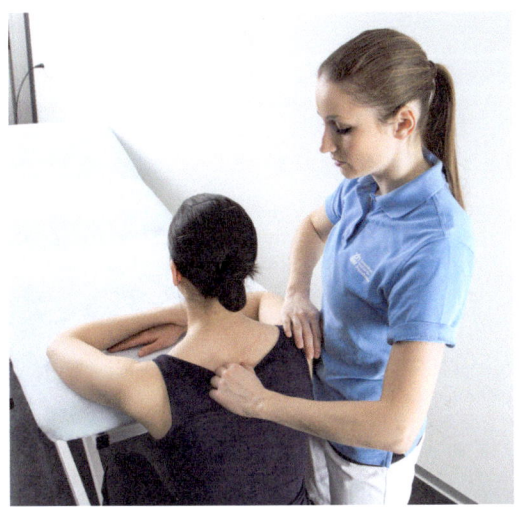

Abb. 15.18 Passive akzessorische intervertebrale Bewegungen (PAIVM): Zentraler posteroanteriorer vertebraler Druck auf den Proc. spinosus (pa)

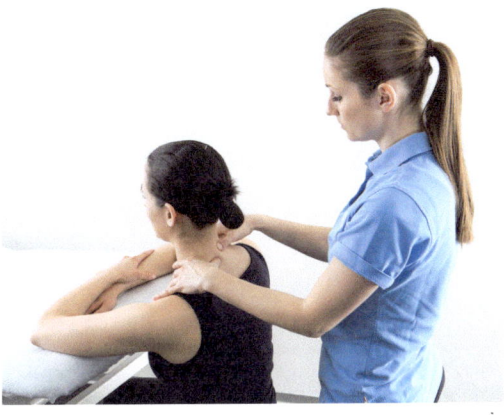

Abb. 15.20 Passive akzessorische intervertebrale Bewegungen (PAIVM): Transversaler vertebraler Druck homolateral auf den Proc. spinosus (tr)

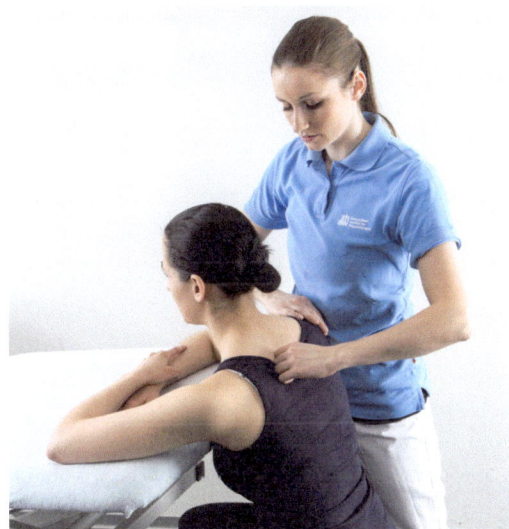

Abb. 15.19 Passive akzessorische intervertebrale Bewegungen (PAIVM): Unilateraler posteroanteriorer vertebraler Druck auf den Proc. transversus (pau)

- Für die **unilaterale posteroanteriore kostale Bewegung** platziert der Therapeut Daumenkuppen oder Kleinfingerkante auf der Rippe und drückt diese während der Exspiration nach ventral (Abb. 15.21).

Untersuchung der Rippenbeweglichkeit

Typisches Symptom bei **Hypomobilität** bzw. Fehlstellung der Rippen ist ein lokal spürbarer Schmerz, der bei jeder Atembewegung verstärkt wird. Zudem wird ein Schmerz zwischen den Schulterblättern angegeben, der möglicherweise segmental auch nach ventral ziehen kann. Besonders bei tiefer Inspiration und Husten entstehen Schmerzen. Meist hat der Patient ein flaches Atemmuster. Es ist häufig schwer einzuschätzen, ob Schmerzen oder Atemnot vom Intervertebral-, Kostovertebral- oder Kostotransversalgelenk ausgehen.

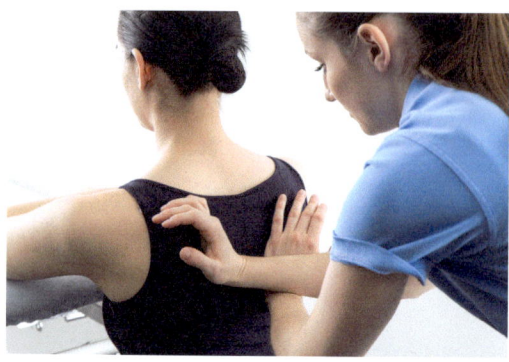

Abb. 15.21 Passive akzessorische intervertebrale Bewegungen (PAIVM): Unilaterale posteroanteriore kostaler Druck auf die Rippe (parip)

Literatur

Clarke S, Munro PE, Lee AL (2019) The role of manual therapy in patients with COPD. Healthcare (Basel, Switzerland) 7(1). https://doi.org/10.3390/healthcare7010021

Engelmann C (n. bek.) Chirurgische Therapie des Lungenemphysems im Endstadium der chronisch obstruktiven Lungenkrankheit (COPD)? Surgical treatment of lung emphysema with endstage lung disease? Caduceus News

Gosker HR, Wouters EF, van der Vusse GJ, Schols AM (2000) Skeletal muscle dysfunction in chronic obstructive pulmonary disease and chronic heart failure: underlying mechanisms and therapy perspectives. Am J Clin Nutr 71(5):1033–1047. https://doi.org/10.1093/ajcn/71.5.1033

Lindel K (2006) Muskeldehnung. Springer, Heidelberg

Neumann HD (2003) Manuelle Medizin. Springer, Heidelberg

Padkao T, Boonla O (2020) Relationships between respiratory muscle strength, chest wall expansion, and functional capacity in healthy nonsmokers. J Exerc Rehabil 16(2):189–196. https://doi.org/10.12965/jer.2040080.040

Slone RM, Gieranda DS (1996) Radiology of pulmonary emphysema and lung volume reduction surgery. Semin Thorac Cardiovasc Surg 8:61–82

Atemmuster

16

Barbara Weinhofer und Ingrid Schmidt

Inhaltsverzeichnis

Im folgenden Kapitel wird auf den Befundparameter Atemmuster eingegangen sowie auf dessen atemphysiotherapeutisches Assessment und auf die Behandlungsmöglichkeiten.

B. Weinhofer (✉)
Klinik Penzing, Wiener Gesundheitsverbund, Wien, Österreich
e-mail: barbara.weinhofer@gesundheitsverbund.at

I. Schmidt
Klinik Floridsdorf, Wiener Gesundheitsverbund, Wien, Österreich
e-mail: ingrid.schmidt@gesundheitsverbund.at

Um das Atemmuster vollständig erfassen zu können, sind folgende Kriterien in der Befunderhebung, im Rahmen der Inspektion und Palpation, zu analysieren:

- Atemfrequenz (AF),
- Atemtiefe/Atemzugvolumen (AZV),
- Atemrhythmus,
- Atembewegungen.

16.1 Atemfrequenz

Unter Atemfrequenz (AF) versteht man die Anzahl der Atemzüge/Minute. Die Atemfrequenz ist sehr individuell, vom Lebensalter und der körperlichen Belastung abhängig (Menche 2021).

Die Normwerte einer physiologischen Atemfrequenz sind in Tab. 16.1 zusammengefasst.

Die Steuerung der Atemfrequenz erfolgt im Atemzentrum des Zentralnervensystems und ist von physiologischen und psychischen Parametern abhängig (Menche 2021; Oczenski 2017).

Eine Veränderung der Atemfrequenz kann physiologisch sein (Stress, körperlicher Belastung) oder kann durch pathologische Veränderungen bzw. akute oder chronische Erkrankungen des respiratorischen Systems hervorgerufen werden. Dabei kann eine Steigerung oder Verminderung der Atemfrequenz beobachtet werden:

- **Eupnoe**: physiologische Ruheatmung mit normaler Atemfrequenz und Atemtiefe. Die physiologische AF beträgt beim Erwachsenen zwischen 12–20 Atemzüge/min.
- **Bradypnoe**: verlangsamte Atmung; Atemfrequenz <10 Atemzüge/min.
- **Tachypnoe**: gesteigerte, rasche und flache Atmung. Die Atemfrequenz beträgt >20 Atemzüge/min. Vorkommen: z. B. bei Zwerchfellparese, Dyspnoe (Ruhe/Belastung), Exazerbationen einer COPD, akutem Asthmaanfall, Lungenfibrose.

▶ Tachypnoe tritt bei gesteigertem O_2-Bedarf oder bei erhöhter CO_2-Abatmung auf → mögliche drohende respiratorische Insuffizienz!!

Tab. 16.1 Altersabhängige Normwerte der physiologischen Atmung

Lebensabschnitt	Atemzüge/min
Neugeborenes	40–45
Säugling	35–40
Kleinkind	20–30
Schulkind	16–25
Erwachsener	12–20

- **Apnoe**: Atemstillstand, Aussetzen der Atmung von mehreren Sekunden bis Minuten.

  Vorkommen: z. B. bei hoher Querschnittslähmung (oberhalb C4).

▶ Eine erhöhte Atemfrequenz kann mit einer inhomogenen Ventilation einzelner Lungenabschnitte einhergehen. Das betrifft v. a. obstruktive Atemwegsabschnitte und die Lungenbasen.

16.2 Atemzugvolumen

Das Volumen, das ein- und ausgeatmet wird, wird als Atemzugvolumen (AZV) oder Tidalvolumen (VT) bezeichnet. Das ventilierte Volumen beträgt in Ruhe ca. 500 ml und bestimmt somit die Atemtiefe (Oczenski 2017).

Um das Atemzugvolumen an das Körpergewicht anzupassen, kann man mit 6–8 ml/kg KG (Idealgewicht) rechnen (Oczenski 2017).

▶ Der anatomische Totraum beträgt ca. 150–200 ml und umfasst Nasen-/Rachenraum, Trachea, Bronchien und Bronchiolen → keine Teilnahme am Gasaustausch (Oczenski 2017).

Physiologisch sind regelmäßige und gleich tiefe Atemzüge. Die Atemtiefe bzw. das Atemzugvolumen können willkürlich oder unwillkürlich gesteigert oder verringert werden und nehmen physiologisch bei körperlicher Aktivität zu.

Atemfrequenz und Atemzugvolumen sind möglichst ökonomisch aufeinander abgestimmt. Das Produkt aus AF und AZV ergibt das Atemminutenvolumen (AMV). Dieses beträgt beim gesunden Erwachsenen in Ruhe ca. 7 l/min und wird bei körperlicher Belastung gesteigert (Menche 2021).

Von einer flachen Atmung spricht man, wenn das Atemzugvolumen erniedrigt ist, z. B. im Rahmen einer schmerzbedingten Schonatmung. Die Folge ist eine reduzierte Ventilation mit der Gefahr der Ausbildung von Minderbelüftungsarealen und Atelektasen v. a. in den basalen Lungenabschnitten.

Wenn bei erniedrigtem Atemzugvolumen zusätzlich die Atemfrequenz gesteigert ist, sodass neben einer flachen auch eine schnelle Atmung vorliegt, wird dies als **Rapid Shallow Breathing** (RSB) bezeichnet (Kroegel 2014).

▶ Das Rapid Shallow Breathing ist ein wichtiger Hinweis für eine Überlastung der Atempumpe und ein drohendes Atempumpversagen → Entlastung der Atempumpe notwendig (Kroegel 2014)!

Die **Hypoventilation** ist gekennzeichnet durch eine verminderte Atemtiefe und/oder verlangsamte Atmung. Die Folge ist die Ausbildung einer Hyperkapnie mit Entstehung einer respiratorischen Azidose. Das kann potenziell lebensbedrohlich sein und eine Beatmung erforderlich machen (Teschler 2009). Außerdem begünstigt eine fehlende Atemtiefe die Entstehung von vorwiegend basalen Minderbelüftungsarealen. Vorkommen: z. B. bei Atemmuskelschwäche, obstruktiven und restriktiven Lungenerkrankungen, Adipositas per magna.

Bei der **Hyperventilation** handelt es sich um eine vertiefte und/oder beschleunigte Atmung, die meist mit einem Abfall des CO_2-Werts im Blut einhergeht. Diese Atemform ist häufig bei Erkrankungen des Stoffwechsels, der Psyche und des Zentralnervensystems anzutreffen, aber auch bei Asthma-Patienten zu beobachten (Boulding et al. 2016; Teschler 2009).

16.3 Atemrhythmus

Die Atmung erfolgt einem regelmäßigen Rhythmus, der sich in 3 Teile gegliedert (Schenker 2000):

- Inspiration,
- Exspiration,
- endexspiratorische Pause.

Ein- und Ausatmung stehen in einem Zeitverhältnis 1:2 (Schenker 2000).

Ein verändertes Inspirations-Exspirations-Verhältnis (I:E) kann auf eine mögliche Ventilationsstörung hinweisen (Schenker 2000):

- I:E= 1 : 3–5 → z. B. obstruktive Ventilationsstörung.
- I:E= 1 : 1 → z. B. restriktive Ventilationsstörung.

16.4 Atembewegung/Atemtypen

Die Atembewegungen kommen primär durch Muskelaktivität der Atemmuskulatur zustande. Diese erfolgen in unterschiedlichem Ausmaß und in mehreren Ebenen.

Bei einem physiologischen Atemzug in Ruhe wird vorwiegend über das Zwerchfell geatmet (Hagmann et al. 2011). Dabei kommt es zu einer symmetrischen, gleichmäßigen Ausdehnung des unteren Brustkorbs nach lateral, ventral und dorsal. Die Bauchwand wölbt sich dabei nach vorne und das Sternum bewegt sich mit den Rippen nach ventral (Hagmann et al. 2011; Perri und Halford 2004).

▶ Die Ausdehnung des Thorax erfolgt dreidimensional: anterior-posterior, transversal und vertikal (Perri und Halford 2004).

Daher ergeben sich drei physiologische Atembewegungen während eines Atemzuges:

- abdominelle Bewegung,
- kosto-laterale Bewegung,
- sternale/thorakale Bewegung.

Im Allgemeinen werden Zwerchfell- und Brustatmung miteinander kombiniert. Man spricht daher auch von einer Mischatmung.

▶ Eine ökonomische und effiziente Atmung erfordert eine Koordination zwischen dem Diaphragma, der Bauchmuskulatur und der Interkostalmuskulatur (Boulding et al. 2016).

Abweichungen der physiologischen Atembewegungen betreffen Brustkorb und/oder Bauchwand. Dabei können folgende Veränderungen auftreten (Boulding et al. 2016; Thomas und Maxwell 2016; Vidotto et al. 2019):

- Bei der **auxillären Atmung** kommt es zu einem verstärkten Einsatz der Atemhilfsmuskulatur. Diese tritt v. a. bei Dyspnoe (Ruhe/Belastung) auf. Typisch dabei ist das Abstützen der Arme, um die inspiratorischen Atemhilfsmuskeln zu aktivieren. Ebenfalls kann ein verstärkter Einsatz der Bauchmuskulatur bei der Exspiration auftreten.
  Vorkommen: z. B. bei (massiver) Atemanstrengung bei exazerbierter COPD oder akutem Asthmaanfall.
- **Asymmetrie**: Die Atembewegungen auf einer Brustkorbseite sind reduziert oder verstärkt im Vergleich zur kontralateralen Seite.
  Vorkommen: z. B. bei Totalatelektase, Hämatothorax, Pneumothorax.
- **Einziehungen**: Interkostale Einziehungen kommen aufgrund veränderter thorakaler Druckverhältnisse bei der Inspiration zustande und werden häufig bei vermehrter Atemarbeit gegen einen hohen Atemwegswiderstand beobachtet. Einziehungen können auch am Jugulum und supraklavikulär beobachtet werden.
  Vorkommen: z. B. bei COPD/Emphysem, Exazerbationen, Dyspnoe, akutem Asthmaanfall, beidseitiger Phrenikusparese.
- **Hoover-Zeichen**: Es handelt sich um eine paradoxe Atembewegung im unteren, lateralen Thoraxbereich bei der Inspiration. Die unteren Rippen werden bei der Inspiration nach einwärts gezogen, da das abgeflachte Zwerchfell sich nicht weiter nach kaudal bewegen kann.
  Vorkommen: z. B. bei Hyperinflation mit chronischer Atemflusslimitierung bei COPD/Emphysem.
- **Thorakale Atmung,** auch apikale Atmung genannt, tritt auf, wenn die Atembewegungen des oberen Brustkorbabschnitts bei fehlender lateraler Ausdehnung überwiegen.
  Vorkommen: z. B. bei Asthmatiker, COPD, Adipositas.

16.5 Pathologische Atembewegungen bei akuter respiratorischer Insuffizienz

Bei einer akuten respiratorischen Insuffizienz finden sich folgende pathologische Atembewegungen (Matthys und Würtemberger 2009):

- **Paradoxe Atmung/Schaukelatmung**: Dabei kommt es zu einer Umkehrung der normalen Atembewegungen. Der Brustkorb bewegt sich bei der Einatmung nach innen und der Bauch wölbt sich vor. Bei der Ausatmung dehnt sich der Brustkorb aus und der Bauch sinkt ein (Abb. 16.1).
  Vorkommen: z. B. bei Zwerchfelllähmung, neuromuskulären Erkrankungen, respiratorischer Erschöpfung bei obstruktiven und restriktiven Lungenerkrankungen.
- **Respiratorischer Alternans**: ist ein rasches Abwechseln von Brust- und Bauchatmung. Er ist ein klinisches Zeichen für eine Erschöpfung der Atemmuskulatur.
  Vorkommen: z. B. bei respiratorischer Erschöpfung bei obstruktiven und restriktiven Lungenerkrankungen.

16.6 Pathologische Atemmuster

Bestimmte Krankheitszustände führen zu Störungen der Atemregulation mit dem Auftreten von pathologischen Atemmustern. Sie können Rückschlüsse auf die zugrunde liegende Problematik geben (Kroegel 2014; Matthys und Würtemberger 2009; Oczenski 2017).

Krankhafte Atemmuster zeigen eine Veränderung in der Atemtiefe, Atemfrequenz und im Atemrhythmus. Diese können unterschiedlich stark ausgeprägt sein (Abb. 16.2) (Kroegel 2014; Matthys und Würtemberger 2009; Oczenski 2017).

- **Biot-Atmung**: Periodisch tiefe Atemzüge mit plötzlich auftretenden Atempausen (Apnoen). Dieses Atemmuster tritt häufig bei Hirnschädigungen auf.

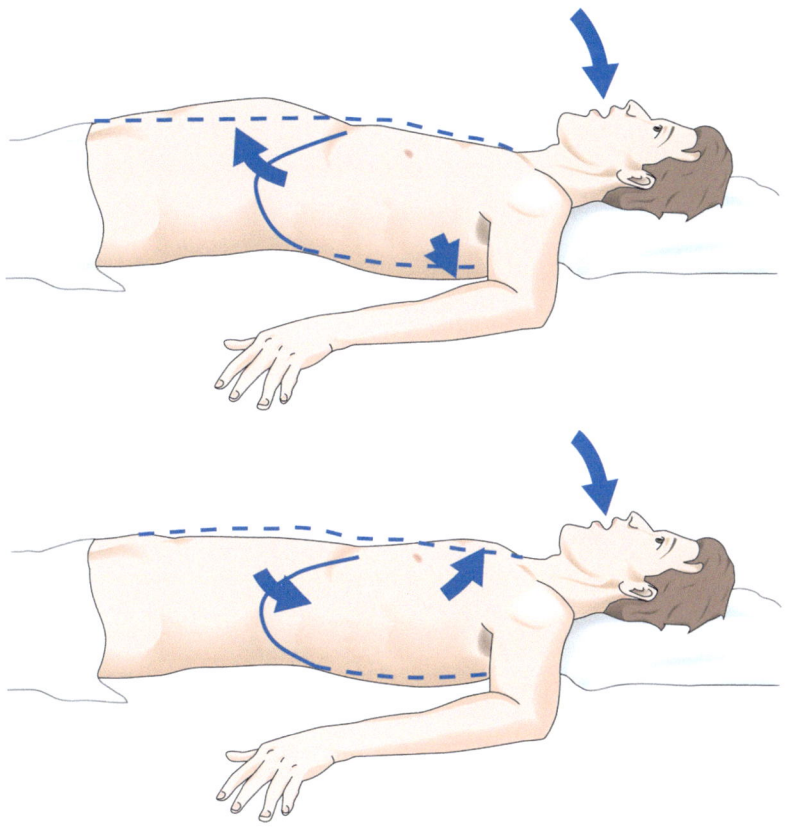

Abb. 16.1 Paradoxe Atmung. (Modifiziert nach DeTurk und Cahalin 2004)

- **Cheyne-Stokes-Atmung**: An- und abschwellende Atemzüge mit zwischenzeitlich auftretenden Apnoephasen. Auftreten bei Herzinsuffizienz, Intoxikationen, Atemdepression durch Sedierung.
- **Kußmaul-Atmung**: Regelmäßige Atemzüge mit abnormer Atemtiefe und normaler oder erniedrigter Atemfrequenz. Tritt als respiratorische Kompensation einer metabolischen Azidose auf.
- **Schnappatmung**: Kurze, krampfartige Atemexkursionen die präterminal auftreten.

16.7 Atemphysiotherapeutisches Assessment

Die Erfassung und Erhebung von Veränderungen des Atemmusters sind im Rahmen der Befundaufnahme essenziell, um die respiratorische Situation/Problematik des Patienten erfassen zu können.

Diese Erkenntnisse sind zu berücksichtigen und in weiterer Folge wichtig in der Therapieplanung, bei der Auswahl der Therapiemaßnahmen und Therapiedurchführung.

▶ Die wichtigsten Befundinstrumente zur Beurteilung des Atemmusters sind die Inspektion und die Palpation.

Die erste Beurteilung der Atmung erfolgt im Rahmen der Inspektion, wenn der Therapeut das erste Mal auf den Patienten trifft. Diese Beobachtungen können bereits einen Aufschluss über dessen respiratorische Situation geben. Außerdem soll die Beurteilung der Atembewegungen beim Initialkontakt durch den Therapeuten unauffällig erfolgen, um den Patienten nicht zu modulieren.

Bei der weiterführenden Befundung des Atemmusters ist es wichtig, dass der Patient gut positioniert ist, denn die Lagerung kann die Atembewegungen beeinflussen. Die Beurteilung erfolgt in Ruhe im Sitzen und/oder Rückenlage

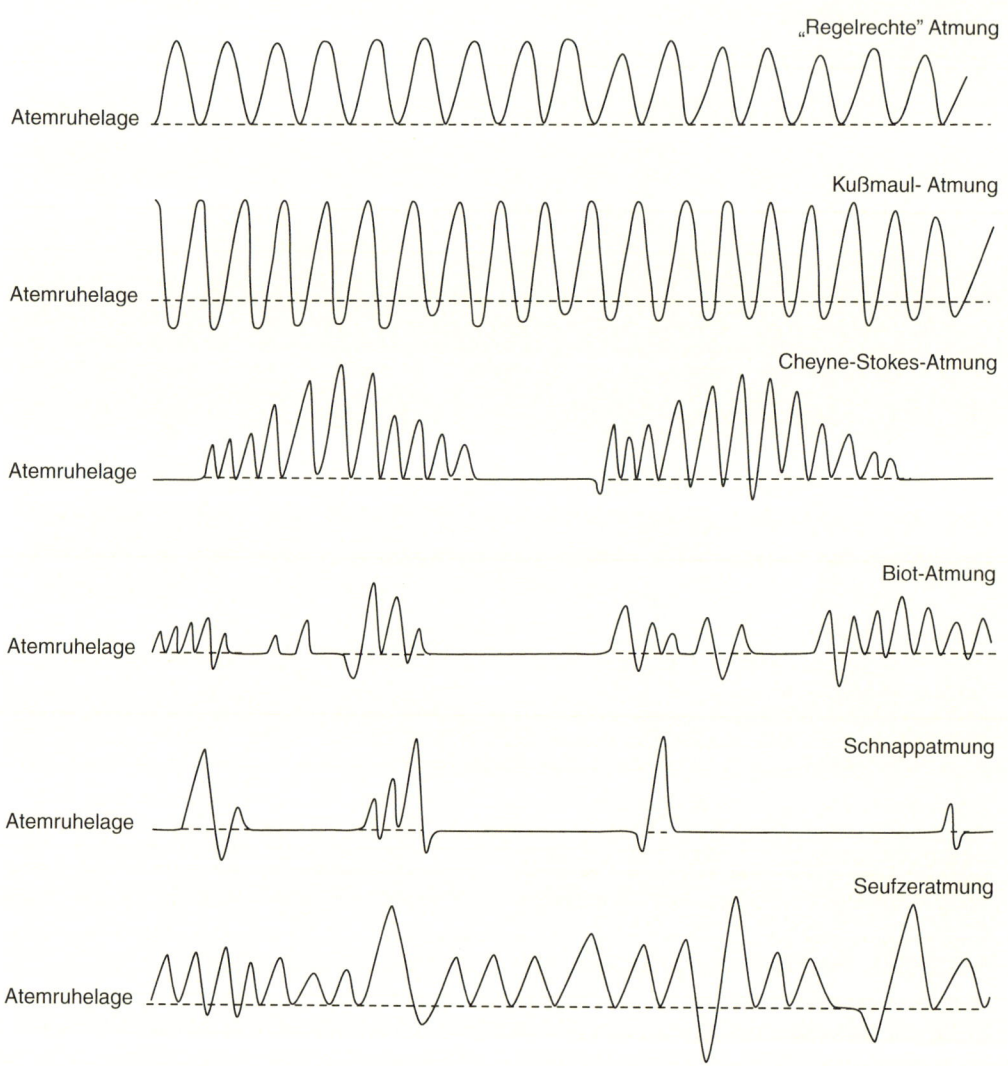

Abb. 16.2 Spirogramme der „regelrechten" Atmung und verschiedener pathologischer Atemmuster. (Aus Matthys und Würtemberger 2009)

sowie bei Bewegung (z. B. gehen), da sich das Atemmuster bei unterschiedlichen Positionen sowie bei körperlicher Aktivität verändern kann.

▶ Durch eine schlechte Position im Bett können die Atmung und Atembewegungen des Patienten nur eingeschränkt beobachtet werden, außerdem kann durch eine schlechte Position das Atemmuster verändert sein.

Bei der Inspektion und Palpation werden folgende Kriterien beurteilt:

- Atemfrequenz, Atemtiefe.
- Inspirations-, Exspirationsphase, Inspirations-Exspirations-Verhältnis.
- Atembewegung: sternal, thorakal, abdominal mit

- Bewegungsausmaß,
- Symmetrie,
- Timing.

- Atemhilfsmuskeleinsatz (inspiratorisch/exspiratorisch).
- Einziehungen (interkostal, jugular, supraklavikulär, Hoover-Zeichen).
- Pathologisches Atemmuster, Erschöpfungszeichen.

▶ **Cave** Beim Anzeichen einer respiratorischen Erschöpfung ist jede Belastung des Patienten zu vermeiden (Notfall/Beatmung)!

▶ **Cave** Das Atemmuster ist durch atemtherapeutische Techniken nicht zu beeinflussen!

16.8 Atemphysiotherapeutische Behandlung des Atemmusters

Da Veränderungen des Atemmusters bei Patienten mit chronischen Atemwegs- und Lungenerkrankungen häufig bereits längerfristig bestehen, ist eine Änderungen des Atemmusters oft nur durch langfristiges Üben und Wiederholen beeinflussbar.

Ob und welche Atemtechnik beim Patienten zum Einsatz kommt, hängt von der respiratorischen Problematik ab. Daher ist eine ausfuhrliche Befunderhebung sowie die Kenntnisse der Physiologie und Pathophysiologie des respiratorischen Systems unumgänglich, um die Zusammenhänge zwischen respiratorischer Erkrankung und Auswirkungen auf das Atemmuster herstellen zu können. Nur so können eine individuelle Therapieplanung und Zielformulierung sowie Therapiedurchführung ermöglicht werden.

▶ Die zu erlernende Atemtechnik muss auf das Krankheitsbild abgestimmt werden!

Atemtechniken, die bei Patienten mit respiratorischen Erkrankungen zum Einsatz kommen, zielen darauf ab, die Symptome zu lindern und die erkrankungsbedingten, nachteiligen, pathophysiologischen Effekte zu reduzieren (Gosselink 2004).

Die Auswirkungen von Atem(kontroll)techniken sind (Borge et al. 2014; Gosselink 2004; Ubolnuar et al. 2019):

- Reduktion der Atemarbeit,
- Reduktion der Dyspnoe,
- Reduktion der dynamischen Hyperinflation,
- Verbesserung der Ventilation und Oxygenierung,
- Verbesserung der Kraft und Ausdauer der Atemmuskulatur sowie der allgemeinen Leistungsfähigkeit und
- Verbesserung der Lebensqualität.

Die Begriffe Atemkontrolle und Zwerchfellatmung werden häufig synonym verwendet. Es gibt jedoch zwei unterschiedliche Definitionen (Bott et al. 2009).

▶ Bei allen chronischen Atemwegs- und Lungenerkrankungen ist das primäre atemtherapeutische Ziel: das Erlernen der Atemkontrolle!

16.8.1 Atemkontrolle

Die Atemkontrolle zielt darauf ab, ein normales Atemzugvolumen und eine normale Atemfrequenz wiederherzustellen. Es wird dabei die Atmung in ein effizientes Atemmuster gebracht und der Atemhilfsmuskeleinsatz reduziert.

Die Anwendung der Atemkontrolle kann auch bei der Behandlung von Atemnot helfen, indem die Geschwindigkeit des Luftstroms verringert und dadurch eine homogene Ventilation gefördert werden. Durch eine kontrollierte Atmung kann eine Hyperventilation sowie eine Hyperinflation und die damit verbundenen Symptome verhindert werden, indem auf eine entspannte und verlängerte Exspiration sowie auf die Herstellung einer normalen Atemtiefe geachtet werden (Gosselink 2003).

Die Technik der Atemkontrolle wird am häufigsten verwendet, um sich von einer Atemnot zu erholen. Es ist auch wichtig, auf die Verwendung der Atemkontrolle während körperlicher Aktivitäten und beim Training zu achten, denn die Atmung muss bei akuten und chronischen Lungenerkrankungen so effizient wie möglich sein, um Hyperventilation oder dynamische Hyperinflation zu vermeiden.

16.8.2 Zwerchfellatmung

Bei der Anwendung der Zwerchfellatmung werden die Bauchbewegungen bei der In- und Exspiration betont, dabei werden die Brustwandbewegungen so weit wie möglich reduziert. Die lange, langsame und tiefe Inspiration wird gefördert. Dabei wird das Atemzugvolumen erhöht, um die Atemfrequenz zu verlangsamen.

Bei schwerer chronisch obstruktiver Lungenerkrankung (COPD) kann eine absichtliche Erhöhung des Atemzugvolumens die Lungenhyperinflation erhöhen. Das begünstigt die Entstehung einer asynchronen Brustkorbbewegung sowie einer ungleichmäßigen Luftverteilung in der Lunge. Das führt zu einer Erhöhung der Atemarbeit und der Dyspnoe (Cahalin und Braga 2002; Gosselink 2004; Vitacca et al. 1998).

Die routinemäßige Anwendung der Zwerchfellatmung ist daher bei Patienten mit schwerer COPD und bei Patienten mit einem Lungenemphysem, die zu einer raschen Hyperinflation neigen, nicht zu empfehlen. Sie kann jedoch bei restriktiven Lungenerkrankungen ihre Anwendung finden, um die Atemtiefe zu fördern.

16.8.3 Lippenbremse

Die Anwendung der Lippenbremse hat sich bei Patienten mit obstruktiven Atemwegserkrankungen bewährt (Gosselink 2004).

Der Patient führt eine verlängerte Exspiration durch die halb geöffneten Lippen durch, wodurch ein exspiratorischer Munddruck von etwa 5 cm H_2O induziert wird (Gosselink 2003). Einige COPD-Patienten wenden die Technik auch instinktiv an.

Durch die Anwendung der Lippenbremse wird eine Schienung und ein Offenhalten der Atemwege gewährleistet und ein Atemwegskollaps verhindert. Daher wird die Exspiration bei obstruktiven Lungenerkrankungen erleichtert.

Die Abnahme der Atemfrequenz führt zu einer Verlängerung der Exspirationszeit und zu einer Zunahme des Atemzugvolumens, was wiederum zu einer Verbesserung der alveolären Ventilation und zu einer Reduktion der Hyperinflation beiträgt (Main und Williams 2016).

Durch die Anwendung der Lippenbremse wird die Dyspnoe bei Patienten mit obstruktiven Lungenerkrankungen in Ruhe und bei Belastung reduziert und es ist eine Verbesserung im Gasaustausch zu verzeichnen (Borge et al. 2014; Gosselink 2003).

16.8.4 Entspannungstechniken

Entspannungstechniken, wie beispielsweise die progressive Muskelrelaxation oder das autogene Training, führen zu einer Abnahme der Atemfrequenz. Im weiteren Verlauf wird dadurch das Atemzugvolumen erhöht. Somit tragen Entspannungsübungen zu einer Verbesserung der Atemeffizienz bei (Gosselink 2004).

Position und Haltung
Die Position des Körpers hat sowohl auf das Atmungsmuster als auch den Einsatz der beteiligten Atem(hilfs)muskulatur einen großen Einfluss. Durch das Einnehmen einer atemerleichternden Körperposition wird das Gewicht des Brustkorbs und des Schultergürtels abgegeben. Die Atemhilfsmuskulatur wird dabei entlastet, die Zwerchfellfunktion wird verbessert, die thorakoabdominelle Atembewegung wird gefördert und die Dyspnoe wird dadurch verringert. Somit ist eine effektivere Atmung möglich (Gosselink 2003; Main und Williams 2016).

Haltungen zur Verbesserung des Atemmusters: sitzende Position mit abgestützten Armen (Kutschersitz), hohe Seitenlage, Langsitz, Stand mit nach vorne gelehntem Oberkörper oder Torwartstellung.

Das Erlernen der richtigen Atemtechnik erfordert für Patient und Therapeut Geduld, da sich eine langjährige Gewöhnung an ein pathologisches Atemmuster nur sehr schwer und langsam – durch intensives Einüben – korrigieren lässt. Außerdem ist eine regelmäßige Kontrolle der Atem(kontroll)technik in Ruhe und bei körperlicher Betätigung durch den Therapeuten notwendig.

Eine wichtige Voraussetzung für das Einüben ist, dass dem Patienten die Pathophysiologie seiner respiratorischen Problematik verständlich gemacht wird.

Literatur

Borge CR, Hagen KB, Mengshoel AM, Omenaas E, Moum T, Wahl AK (2014) Effects of controlled breathing exercises and respiratory muscle training in people with chronic obstructive pulmonary disease: results from evaluating the quality of evidence in systematic reviews. BMC Pulm Med 21(14):184

Bott J, Blumenthal S, Buxton M, Ellum S, Falconer C, Garrod R, Harvey A, Hughes T, Lincoln M (2009) Guidelines for the physiotherapy management of the adult, medical, spontaneously breathing patient. Thorax 64(Suppl I):i1–i51

Boulding R, Stacey R, Niven R, Fowler SJ (2016) Dysfunctional breathing: a review of the literature and proposal for classification. Eur Respir Rev 25(141):287–294

Cahalin LP, Braga M (2002) Efficacy of diaphragmatic breathing in persons with Copd: a review of the literature. J Cardpulm Rehabil 22:7–21

DeTurk WE, Cahalin LP (2004) Cardiovascular and pulmonary physical therapy: an evidence-based approach. The McGraw-Hill Companies, New York part 3, ch 9

Gosselink R (2003) Controlled breathing and dyspnea in patients with COPD. J Rehabil Res Dev 40(5):25–34

Gosselink R (2004) Breathing techniques in patients with chronic obstructive pulmonary disease (COPD). Chronic Respir Dis 1:163–172

Hagmann C, Janson C, Emtner M (2011) Breathing retraining: a five year follow up of patients with dysfunctional breathing. Respir Med 105(8):1153–1159

Kroegel C (2014) Prinzipien der pneumologischen Diagnostik. In: Kroegel C, Costabe U (Hrsg) Klinische Pneumologie: Das Referenzwerk für Klinik und Praxis. Thieme, Stuttgart

Main E, Williams M (2016) Physiotherapy interventions. In: Main E, Denehy L (Hrsg) Cardiorespiratory physiotherapy, 5. Aufl. Elsevier, Edinburgh

Matthys H, Würtemberger G (2009) Diagnostik. In: Matthys H, Seeger W (Hrsg) Klinische Pneumologie, 3. Aufl. Springer, Heidelberg

Menche N (2021) Anatomie und Physiologie: Weisse Reihe. Atmungssystem, 11. Aufl. Urban und Fischer, München

Oczenski W (2017) Physiologie des Respirationstrakts. Atem- Atemhilfen, 10. überarbeitete Aufl. Thieme, Stuttgart

Perri MA, Halford E (2004) Pain and faulty breathing: a pilot study. J Bodyw Mov Therapy 8(4):297–306

Schenker MA (2000) Inspektion und Palpation. Analytische Atemphysiotherapie. Edition Phi, Bern

Teschler H (2009) Atemwegsregulationskrankheiten. In: Matthys H, Seeger W (Hrsg) Klinische Pneumologie, 3. Aufl. Springer, Heidelberg

Thomas A, Maxwell LJ (2016) Clinical assessment. In: Main E, Denehy L (Hrsg) Cardiorespiratory physiotherapy, 5. Aufl. Elsevier, Edinburgh

Ubolnuar N, Tantisuwat A, Thaveerathitam P, Lertmaharit A, Kruapanich C, Mathiyakom W (2019) Effects of breathing exercises in patients with Copd: systematic review and meta-analysis. Ann Rehabil Med 43(4):509–523

Vidotto LS, de Carvalho CRF, Harvey A, Jones M (2019) Dysfunctional breathing: what do we know. J Bras Pneumol 45(1):1–9

Vitacca M, Clini E, Bianchi L, Ambrosino N (1998) Acute effects of deep diaphragmatic breathing in COPD patients with chronic respiratory insufficiency. Eur Respir J 11(2):408–415

Untersuchung der Gefäße

17

Esther I. Schwarz

Inhaltsverzeichnis

In diesem Kapitel wird die Untersuchung von peripheren Gefäßen erläutert. Es wird postuliert, dass mit der COPD einhergehende Entzündungsprozesse auch auf die Gefäße wirken. Infolge der Entzündungsprozesse kommt es zu endothelialer Dysfunktion sowie vaskulärem Remodeling mit Elastizitätsverlust und Rigidität der Arterien, Verdickung der Arterienwände und im Verlauf zum Vollbild der Arteriosklerose (Corretti et al. 2002; Eickhoff et al. 2008; Maclay et al. 2007, 2009). Erhöhte arterielle Steifigkeit und endotheliale Dysfunktionen stehen mit dem Vorliegen und dem Schweregrad kardiovaskulärer Erkrankungen in Zusammenhang und führen zu einer hohen kardiovaskulären Morbidität und Mortalität von Patienten mit COPD. Die Arteriosklerose kann sich an unterschiedlichen Abschnitten des arteriellen Gefäßsystems zeigen. Eine periphere arterielle Verschlusskrankheit (pAVK) wird bei COPD häufig beobachtet. Als pAVK bezeichnet man die arteriosklerotisch bedingte Verengung der peripheren Gefäße, insbesondere der unteren Extremität.

17.1 Messung der Endothelfunktion peripherer Arterien

Die endotheliale Dysfunktion ist eine potenziell reversible Vorstufe der vaskulären Schädigung bzw. der Arteriosklerose. Es gibt verschiedene Methoden zur Beurteilung der Endothelfunktion

E. I. Schwarz (✉)
Klinik für Pneumologie und Zentrum für
Schlafmedizin, Universitätsspital Zürich,
Zürich, Schweiz
e-mail: estherirene.schwarz@usz.ch

© Der/die Autor(en), exklusiv lizenziert an Springer-Verlag GmbH, DE,
ein Teil von Springer Nature 2022
J. Steier, A.-K. Rausch-Osthoff (Hrsg.), *Physiotherapie bei chronisch-obstruktiven Atemwegs- und
Lungenerkrankungen*, https://doi.org/10.1007/978-3-662-63613-8_17

von peripheren Gefäßen, die mehrheitlich in der Forschung angewendet werden, jedoch Einblick in die Mechanismen der vaskulären Schädigung bei COPD gegeben haben. Die **Flow-Mediated Dilatation (FMD)** der Arteria brachialis ist eine validierte Methode zur Beurteilung der **Endothelfunktion** und basiert auf der Freisetzung von NO als Antwort auf Shear Stress (Corretti et al. 2002). Weitere Methoden zur Beurteilung der Endothelfunktion des peripheren Gefäßbettes sind die venöse Okklusionsplethysmografie (VOP), die periphere arterielle Tonometrie (PAT) und die Laser-Doppler-Flowmetrie der Haut. Der gemeinsame Nenner dieser Methoden ist die Provokation von NO-Freisetzung der Endothelzellen.

17.2 Untersuchung des peripheren Gefäßsystems

Direkt der einfachen klinischen Untersuchung zugänglich sind jedoch Inspektion, Palpation und Auskultation der peripheren Gefäße. Es können an den peripheren Gefäßen obliterierende oder seltener dilatierende Formen der Arteriosklerose, vasospastische Erkrankungen, Venenthrombosen, venöse Insuffizienz oder Lymphödeme auftreten. Bei der Untersuchung des peripheren Gefäßsystems ist zwischen der **Untersuchung von Arterien, Venen und Lymphbahnen** zu unterscheiden. Die allgemeine körperliche Untersuchung der Arterien beinhaltet die Beurteilung der Durchblutung, die Inspektion der Haut auf Verletzungen und Ulzera, die Prüfung der Arterienpulse und in Bezug auf die pAVK die Ermittlung der schmerzfreien Gehstrecke. Bei der Untersuchung der Venen ist auf deren Füllungszustand, mögliche Ausbildung von Krampfadern (Varizen), und evtl. Schmerzen und Schwellungszustände zu achten. Bei chronischem Venenleiden können zusätzlich Veränderungen der zugehörigen Haut und Weichteile mit vermehrter Pigmentierung auftreten.

17.3 Periphere arterielle Verschlusskrankheit (pAVK)

Unter **pAVK** versteht man in der Regel arteriosklerotisch bedingte, meist stenosierende Veränderungen der Extremitäten-versorgenden Arterien. Nicht alle Patienten sind symptomatisch und die pAVK ist unterdiagnostiziert. Eine gute Untersuchung der peripheren Gefäße kann einen Hinweis darauf geben und Anlass zu entsprechenden angiologischen Untersuchungen sein. Die pAVK ist ein **Marker für generalisierte Arteriosklerose** auch in anderen Gefäßregionen. Die kardiovaskuläre Mortalität von Patienten mit pAVK ist deutlich erhöht.

Neben der klinischen Untersuchung ist auch die Anamneseerhebung relevant; es sollten die kardiovaskulären Risikofaktoren, vorbestehende koronare oder zerebrovaskuläre Erkrankungen, die typischen Symptome der pAVK und die schmerzfreie Gehstrecke erfasst werden. Das Leitsymptom der pAVK ist der krampfartige Schmerz beim Gehen, die **Claudicatio intermittens**, die in Ruhe wieder verschwindet.

Fontaine-Klassifikation der pAVK
Anhand der Symptomatik wird die pAVK in 4 Stadien nach Fontaine eingeteilt:

- Stadium I: Objektiv messbare arterielle Durchblutungsstörung ohne subjektive Symptome
- Stadium II: Claudicatio intermittens mit schmerzfreier Gehstrecke von >200 m (IIa) oder <200 m (IIb)
- Stadium III: Ruheschmerz
- Stadium IV: Akrale Nekrosen

17.3.1 Inspektion der Haut

Mit der allgemeinen Inspektion des Patienten wird die normale, mangelhafte oder übermäßige

Tab. 17.1 Leitsymptome bei chronischen arteriellen und venösen Durchblutungsstörungen

	Arteriell	Venös
Lokalisation evtl. Hautdefizite	Zehen, Füße, Schienbein	Innen-/Außenknöchel
Haut der Umgebung	Atrophie, Nekrose, Gangrän	Hyperpigmentiert, fibrotisch
Sensorik	Anfangs Belastungsschmerz, später auch Ruheschmerzen, Dys- und Parästhesien (Kribbeln, Taubheitsgefühl, Ameisenlaufen, eingeschränkte Schmerzempfindung)	Starkes Spannungsgefühl, Juckreiz
Gangrän	Kann vorhanden sein	Fehlt
Begleitsymptomatik	Abgeschwächte bzw. fehlende periphere Pulse, trophische Störungen, Minderdurchblutung mit Blässe und Kältegefühl Belastungsinsuffizienz, vermehrte Hornhautabstoßung, Muskelkrämpfe	Ödem, Hyperpigmentierung mit abwechselnd weißen Hautflächen (Atrophie blanche), Stauungsdermatitis, evtl. Zyanose, Wadenkrämpfe, pathologische Verhärtung des Gewebes (Induration)

Durchblutung der Haut besonders an den unteren Extremitäten erfasst. Es ist bei der **pAVK** v. a. auf Veränderungen der Hautfarbe und der Temperatur im Seitenvergleich sowie auf Veränderungen der Trophik (Haare, Nägel, Hautläsionen) zu achten. Bei **venösen** Durchblutungsstörungen ist die Haut der betroffenen Extremität blau-rot (**livide**) verfärbt und warm bis überwärmt.

In Tab. 17.1 findet sich ein Überblick über die Differenzierung zwischen arteriellen und venösen Durchblutungsstörungen.

17.3.2 Pulsqualität

Der Puls kommt durch das Anstoßen der „systolischen Blutwelle" an die Arterienwand zustande. Er kann an bestimmten Gefäßen mit den Fingerkuppen palpiert werden. Unter Pulsqualität versteht man die Beschaffenheit des Pulses. Normalerweise zählt man die Pulsschläge in 15 s und multipliziert sie mit 4, während bei einer Arrhythmie oder einer Pulsfrequenz unter 50 Schläge/min (Bradykardie) eine volle Minute gezählt werden sollte. Die bei jungen (und bei „vegetativ" erregbaren) Menschen gefundene respiratorische Arrhythmie, charakterisiert durch Frequenzzunahme bei Inspiration und Frequenzabnahme bei Exspiration, hat keinen Krankheitswert.

Durchschnittlicher Ruhepuls
- Säuglinge: ca. 140/min
- Kinder: ca. 100/min
- Jugendliche: ca. 85/min
- Erwachsene: ca. 70/min
- Senioren: ca. 90/min
- Ausdauersportler: zwischen 32/min und 45/min

Man unterscheidet z. B. einen hohen und harten Puls (Pulsus celer et altus) bei Aorteninsuffizienz (unvollständiger Schluss der Aortenklappe) von einem niedrigen und trägen Puls (Pulsus parvus et tardus) bei Aortenstenose (Verengung der Aortenklappe). Tab. 17.2 gibt einen Überblick der verschiedenen Pulsqualitäten.

Weitere Palpationsstellen des Pulses befinden sich (Abb. 17.1 und 17.2):

- an der Halsschlagader (Arteria carotis),
- an der Schläfe (Arteria temporalis),
- am Handgelenk unterhalb des Daumenballens (Arteria radialis),
- am Oberarm (Arteria brachialis),
- in der Kniekehle (Arteria poplitea),
- am vorderen Fußrücken (Arteria dorsalis pedis),
- an der Knöchelinnenseite (Arteria tibialis posterior).

Tab. 17.2   Pulsqualitäten im Überblick

Herzrhythmus	Pulsus regularis (rhythmischer Puls)
	Pulsus irregularis (unregelmäßiger, arrhythmischer Puls) z. B. bei Extrasystolen, AV-Block, Vorhofflimmern, Vorhofflattern
	Pulsus irregularis respiratorius (arrhythmischer Puls mit ansteigender Frequenz und Verminderung der Amplitude bei Einatmung und Pulsverlangsamung mit Vergrößerung der Pulsamplitude bei der Ausatmung) physiologisch bei deutlicher Ansprechbarkeit auf Vaguserregungen
	Pulsus paradoxus (pathologischer Abfall der Blutdruckamplitude >10 mmHg mit Abnahme der Pulsfrequenz während der Inspiration): z. B. bei Vagusreizung, Perikarderguss, Spannungspneumothorax und bei schweren Asthmaanfällen
Amplitude des Pulses	Pulsus magnus (hochamplitudiger Puls) z. B. bei physischer Belastung, bei ausgeprägter Arteriosklerose und bei Aorteninsuffizienz
	Pulsus parvus (niedrigamplitudiger Puls) z. B. bei Aortenstenose
	Pulsus durus (hart schlagender Puls) z. B. bei arterieller Hypertonie
	Pulsus mollis (weich schlagender Puls) z. B. bei arterieller Hypotonie
	Pulsus alternans (Wechsel von starken und schwachen Pulsschlägen) bei Herzinsuffizienz
	Pulsus bigeminus (regelmäßiger Wechsel von hartem und weichem Puls) typisch für Bigeminus (abwechselnd Extrasystolen und normale Herzschläge)
Anstiegssteilheit des Pulses	Pulsus celer (Puls mit hoher Anstiegssteilheit)
	Pulsus tardus (Puls mit niedriger Anstiegssteilheit)
	Pulsus vibrans (schwirrender Puls) in der A. carotis typisch für Aortenstenose
Extreme eines Pulses	Pulsus celer, altus, durus (schneller, hoher harter Puls) z. B. bei Aorteninsuffizienz
	Pulsus tardus, parvus, mollis (langsamer, kleiner weicher Puls) z. B. bei Aortenstenose

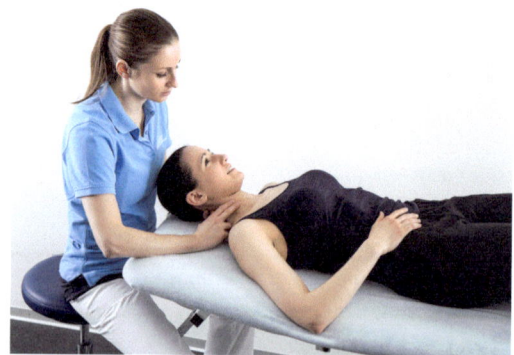

Abb. 17.1   Palpation der Arteria carotis: Mit Zeige-, Mittel- und Ringfinger einer Hand kann man seitlich am medialen Rand des M. sternocleidomastoideus den Puls der A. carotis tasten. Die A. carotis ist 2–3 Querfinger seitlich vom Schildknorpel („Adamsapfel") des Patienten lokalisiert

17.3.3 Palpation der Pulse bei pAVK

Da die pAVK ein Hinweis für eine generalisierte Arteriosklerose ist, sollten alle zugänglichen Gefäßregionen untersucht werden. Der Blutdruck sollte an beiden Armen gemessen und die Pulse an oberen und unteren Extremitäten palpiert werden. Fehlende Pulse weisen auf eine Obstruktion proximal hin. Eine verbreiterte oder verstärkte Pulsation kann auf eine aneurysmatische Erweiterung hinweisen (z. B. popliteal).

17.3.4 V. jugularis externa und interna

Auch der Untersuchung des venösen Systems kommt in der klinischen Untersuchung eine

Abb. 17.2 Arterien

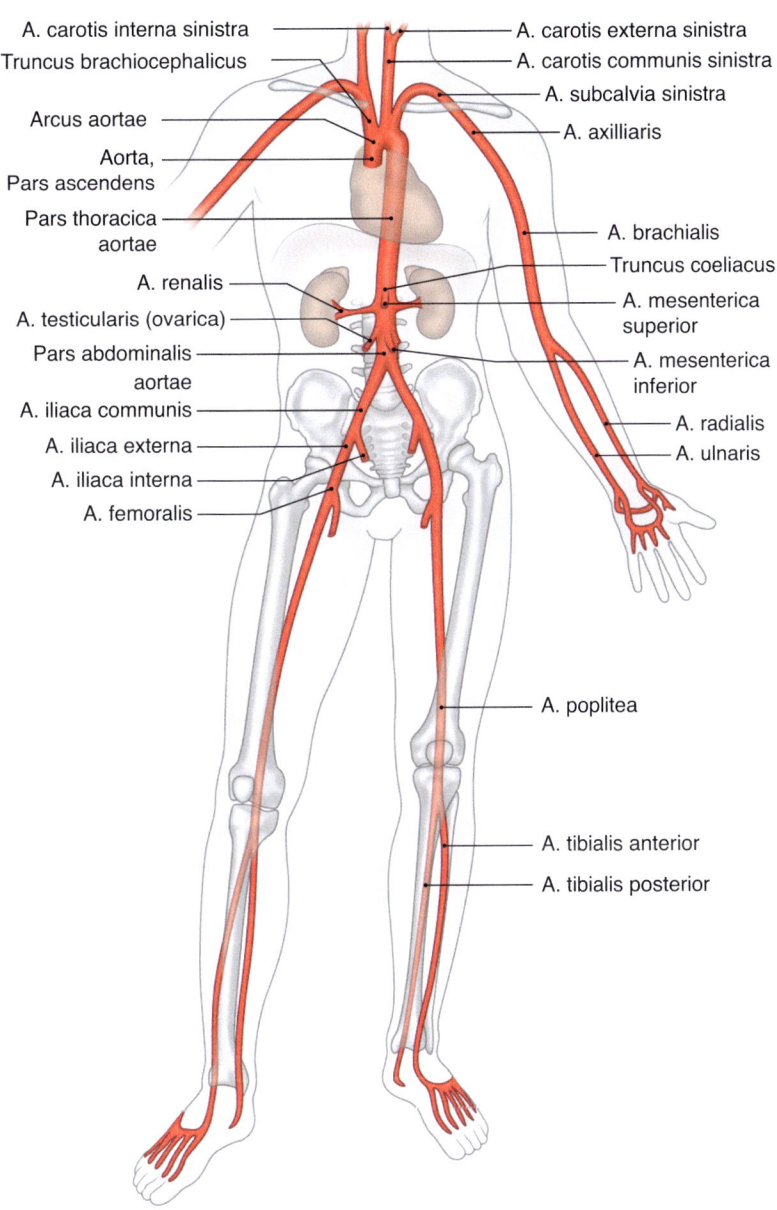

A. carotis interna sinistra
Truncus brachiocephalicus
Arcus aortae
Aorta, Pars ascendens
Pars thoracica aortae
A. renalis
A. testicularis (ovarica)
Pars abdominalis aortae
A. iliaca communis
A. iliaca externa
A. iliaca interna
A. femoralis

A. carotis externa sinistra
A. carotis communis sinistra
A. subclavia sinistra
A. axilliaris
A. brachialis
Truncus coeliacus
A. mesenterica superior
A. mesenterica inferior
A. radialis
A. ulnaris

A. poplitea

A. tibialis anterior
A. tibialis posterior

wichtige Rolle zu, sei es zur Beurteilung einer chronisch venösen Insuffizienz oder bei Verdacht auf Venenthrombose oder insbesondere zur Beurteilung von Volumenstatus oder Rechtsherzbelastung. Die V. jugularis interna liegt unter dem medialen Rand des M. sternocleidomastoideus. Am besten lässt sie sich neben oder zwischen dem klavikulären und sternalen Ansatz bei entspannter Haltung des Kopfes beobachten.

Gestaute Halsvenen
Je nach Körperlage ist der Füllungszustand der Vv. jugulares sehr variabel. Im Liegen oder in Kopftieflage sind die Gefäße normalerweise gut gefüllt. Im Sitzen sind die Gefäße blutleer bzw. kollabiert. Sind die Vv. jugulares auch im Sitzen gefüllt, so spricht man von einer Halsvenenstauung. Dies ist ein typisches Symptom einer Rechtsherzinsuffizienz. Beim sog. Rückwärtsversagen,

d. h. einer pulmonalen Hypertonie infolge Links-herzinsuffizienz – und auch bei anderen Formen der pulmonalen Hypertonie – steigt der Druck nicht nur im rechten Ventrikel, sondern auch im rechten Atrium an, wodurch es über die V. cava superior zu einer Stauung der Vv. jugulares kommt. Besteht die Jugularvenenstauung im Lie-gen, so richtet man den Oberköper des Patienten schrittweise auf und misst den Winkel zur Hori-zontalen, in der die Stauung verschwindet.

Abstand vom Manubrium sterni zur Höhe der gestauten Halsvene

Die Differenzierung, ob eine gestaute Jugularis-vene als Folge eines erhöhten Drucks im pulmo-nalen Kreislauf oder eines allgemein erhöhten zentralvenösen Drucks zustande gekommen ist, erfolgt bei einem halbsitzenden Patienten (Win-kel ca. 45°) zunächst rein visuell. Der Abstand vom Manubrium sterni zur Höhe der gefüllten Vena jugularis externa sollte in dieser Position normalerweise nicht mehr als 3 cm betragen (Abb. 17.3). Ist der Abstand jedoch größer, so liegt ein erhöhter zentralvenöser Druck vor.

Positiver Jugularispuls

Die V. jugularis interna (Abb. 17.4) stellt die kür-zeste Verbindung zum rechten Atrium dar und ist zur Beurteilung des Venenpulses besser geeignet als die V. jugularis externa. Jugularispulse sind fortgeleitete herzsynchrone Druck- und Volu-

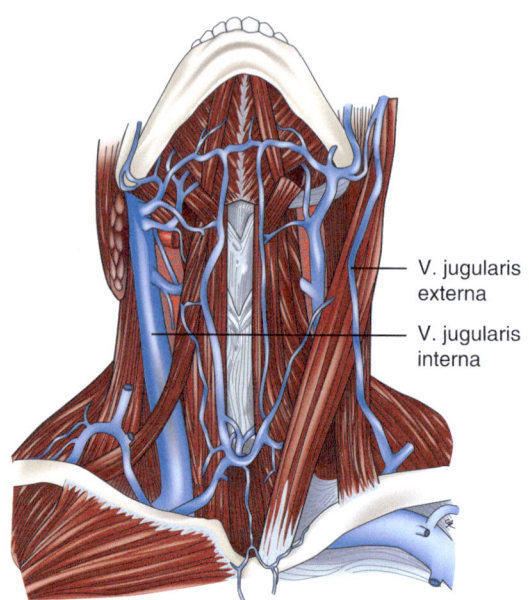

V. jugularis externa
V. jugularis interna

Abb. 17.4 Anatomische Darstellung der V. jugularis

menschwankungen, die v. a. im rechten Atrium entstehen und die dortigen Druckverhältnisse wiedergeben. Ein deutlich sichtbarer Venenpuls am Hals muss vom Karotispulsieren unterschie-den werden. Der Venenpuls ist bei einer Trikuspi-dalinsuffizienz zu beobachten. Die Druckampli-tude des Venenpulses entsteht dadurch, dass bei jeder Systole Blut aus dem rechten Ventrikel durch die insuffiziente Trikuspidalklappe in die großen Venen zurückgepumpt wird (Tab. 17.3).

Hepatojugulärer Reflux

Zur Untersuchung einer latenten Rechtsherz-insuffizienz kann der hepatojuguläre Reflux (HJR) herangezogen werden. Zu beachten ist, dass dieser Test ausschließlich von Ärzten durch-geführt werden darf. Als hepatojugulären Reflux bezeichnet man eine Stauung der Vena jugularis externa, die bei Druck auf die gestaute Leber im Rahmen einer Rechtsherzinsuffizienz festgestellt werden kann. Der rechte Ventrikel reagiert auf das erhöhte Volumenangebot mit einem Anstieg des diastolischen Drucks, wodurch sich der zent-ralvenöse Druck erhöht. Ein hepatojugulärer Re-flux wird bei einem erhöhten Druck im rechten Vorhof bei Rechtsherzinsuffizienz beobachtet.

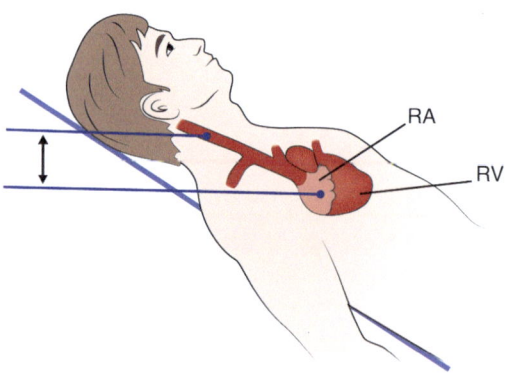

RA
RV

Abb. 17.3 Lewis-Methode: Das Messen des Abstands vom Manubrium sterni zur Höhe der gestauten Jugularis-vene: *RA* rechtes Atrium; *RV* rechter Ventrikel

Tab. 17.3 Differenzierung zwischen Jugularis- und Karotispuls

Jugularispuls	Karotispuls
Kein Puls tastbar	Puls tastbar
Lässt sich palpatorisch unterdrücken	Lässt sich palpatorisch nicht unterdrücken
Druck- und Durchmesserschwankungen der Vena jugularis bei der Atmung: Steigerung bei der Exspiration, Absenkung bei der Inspiration	Keine atmungsbedingten Druck- und Durchmesserschwankungen der A. carotis
Haltungsbedingte Druck- und Durchmesserschwankungen der Vena jugularis: Steigerung im Liegen, Absenkung im Stehen	Keine haltungsbedingten Druck- und Durchmesserschwankungen der A. carotis
Pro Herzzyklus 2 Pulse	Pro Herzzyklus 1 Puls
Druck- und Durchmesserschwankungen der Vena jugularis bei Drucksteigerung im Abdomen	Keine Druck- und Durchmesserschwankungen der A. carotis bei Drucksteigerung im Abdomen

Literatur

Corretti MC, Anderson TJ, Benjamin EJ et al (2002) International Brachial Artery Reactivity Task Force. Guidelines for the ultrasound assessment of endothelial-dependent flow-mediated vasodilation of the brachial artery: a report of the Brachial Artery Reactivity Task Force. J Am Coll Cardiol 39:257–265

Eickhoff P, Valipour A, Kiss D, Schreder M, Cekici L, Geyer K, Kohansal R, Burghuber O (2008) Determinants of systemic vascular function in patients with stable COPD. Am J Respir Crit Care Med 178: 1211–1218

Maclay JD, McAllister DA, Macnee W (2007) Cardiovascular risk in chronic obstructive pulmonary disease. Respirology 12:634–641

Maclay JD, McAllister DA, Mills NL, Paterson FP, Ludlam CA, Drost EM, Newby DE, MacNee W (2009) Vascular dysfunction in chronic obstructive pulmonary disease. Am J Respir Crit Care Med 180:513–520

Hypertonus und Längenminderung der sekundären Atemmuskeln

18

Petra Schandl-Freimüller und Ingrid Schmidt

Inhaltsverzeichnis

Die sekundäre Atemmuskulatur spielt eine nicht zu unterschätzende Rolle für die Atemmechanik des Menschen. Vor allem bei Veränderungen der Compliance von Thorax und Lunge ändern sich nicht nur die mechanischen Gegebenheiten für das Zwerchfell, sondern auch für die sekundäre Atemmuskulatur. Besonders bei chronischen pulmonalen Krankheitsbildern beobachtet man eine zunehmende Relevanz der Atemhilfsmuskulatur, um Ein- und Ausatmung aktiv zu unterstützen. Mit der neuen Anforderung entstehen auch intramuskulär neue Längen- und Spannungsverhältnisse auf Basis propriozeptiver Rückkopplungssysteme. Bei dauerhaftem Bestehen der vermehrten Anforderung, im Sinne einer Fehl- oder Überbelastung reagiert die quergestreifte Muskulatur mit Dysbalance. In diesem Kapitel werden die unterschiedlichen Formen der

P. Schandl-Freimüller (✉) · I. Schmidt
Klinik Floridsdorf, Wiener Gesundheitsverbund,
Wien, Österreich
e-mail: petra.schandl-freimueller@
gesundheitsverbund.at;
ingrid.schmidt@gesundheitsverbund.at

© Der/die Autor(en), exklusiv lizenziert an Springer-Verlag GmbH, DE,
ein Teil von Springer Nature 2022
J. Steier, A.-K. Rausch-Osthoff (Hrsg.), *Physiotherapie bei chronisch-obstruktiven Atemwegs- und Lungenerkrankungen*, https://doi.org/10.1007/978-3-662-63613-8_18

muskulären Dysbalance und deren Auswirkungen dargestellt. Weiter werden Ursachen für muskuläre Dysbalance der Atemhilfsmuskulatur aufgezeigt und in Bezug zu gängigen pulmonalen Krankheitsbildern gesetzt. Ein anschaulicher Praxisteil geht auf die Untersuchungs- und Behandlungsmöglichkeit ein.

18.1 Definition Muskeldysfunktion

Muskuläre Dysbalance bezeichnet ein Ungleichgewicht im Zusammenspiel verschiedener Muskeln. Sie ist eine Reaktion der quergestreiften Muskulatur auf Fehl- und Überbelastung sowie Inaktivität. Durch propriozeptive Informationen über Muskelspindeln und den Golgi-Sehnenapparat werden Spannungsverhältnisse am Muskel- über Rückenmarksreflexe konsequent an veränderte Situationen angepasst (Brandes et al. 2019). Ein verändertes Zusammenspiel von Agonisten und Antagonisten beeinträchtigt die Arthrokinematik angrenzender Gelenke, und bewirkt bei längerem Bestehen auch statische Veränderungen am Halteapparat. Statische Veränderungen am Halteapparat können allerdings auch ursächlich für das Entstehen von muskulärer Dysbalance sein. Während tonische Muskeln auf einen inadäquaten Belastungsreiz eher mit einem Hypertonus oder einer Verkürzung reagieren, so ist in der klinischen Beobachtung von phasischer Muskulatur eher eine Atrophie zu bemerken (Abb. 18.1) (Lindel 2006).

muskulatur zeigt sich strukturell betrachtet eine andere Faserzusammensetzung als an der primären Atemmuskulatur. Diese weist wesentlich mehr ermüdungsfreie Muskelfasern als die sekundäre Atemmuskulatur auf (Sieck et al. 2013). In der klinischen Untersuchung von Patienten mit chronischer respiratorischer Problemstellung finden sich vorwiegend Hypertonus und Längenveränderungen. Diese lassen sich durch deren Lage und Funktion erklären. Durch gezielte physiotherapeutische Maßnahmen können muskuläre Dysbalancen ausgeglichen oder reduziert werden. In welcher Form muskuläre Dysbalancen vorliegen, hängt vom jeweiligen Krankheitsbild ab. In der klinischen Untersuchung von Patienten mit pulmonaler Problemstellung zeigt sich allerdings kein einheitliches Bild im Bezug darauf, welche Muskeln einen Hypertonus oder eine Längenveränderung aufweisen. Dies ist v. a. durch die unterschiedliche konstitutionelle Verfassung der Patienten zu erklären. Weiter gibt es unterschiedliche Strategien, mit der veränderten pulmonalen Situation umzugehen, wodurch sich muskuläre Dysbalancen nicht einheitlich darstellen. Dennoch kann man festhalten, dass sich muskuläre Dysbalancen bei restriktiven und obstruktiven Erkrankungen aufgrund der unterschiedlichen Pathophysiologie anders darstellen.

Muskuläre Dysbalance der sekundären Atemmuskulatur
Die inspiratorische Atemhilfsmuskulatur – allen voran Mm. scaleni, M. sternocleidomastoideus und Mm. pectorales – gehören vorwiegend zur Kategorie der globalen Mobilisatoren. Dies trifft auch auf die angrenzende Nackenmuskulatur zu, welche primär keine Funktion für den Respirationsvorgang hat. An der Sekundären Atem-

18.2 Veränderungen der sekundäre Atemmuskulatur bei unterschiedlichen Krankheitsbildern

18.2.1 Obstruktive Lungenerkrankungen

Lungenerkrankungen, bei denen die dynamische Hyperinflation und die Zunahme des Restlungenvolumens im Vordergrund stehen, wird die passive Exspiration aktiv unterstützt. Die aktive Aus-

Merkmal	Globale Mobilisatoren	Globale Stabilisatoren	Lokale Stabilisatoren
Fasertyp	Typ IIb	Typ I and IIa	Typ IIb
Faserverlauf	Oberflächlich lang	Oberflächlich lang	Tief kurz
Funktion	Bewegungseinleitung	Posturale Kontrolle	Segmentale Stabilisatoren
Dysfunktion	Hypertonus/Kontrakur	Atrophie/Hemmung	Atrophie/Hemmung

Abb. 18.1 Muskuläre Eigenschaften und zu erwartende Dysfunktionen. (Modifiziert nach Comerford und Mottram 2001)

atmung wird hierbei durch die parasternale Muskulatur und die Mm. intercostales interni forciert, welche eher mit einem Hypertonus reagieren. Die Hyperinflation bewirkt hierbei ein äußerst ungünstiges Kraft-Längen-Verhältnis der externen Interkostalmuskulatur. Ein Kräfteverlust der Mm. intercostales externi ist die Folge, wodurch wenig Lungenvolumen verschoben werden kann. Mit Zunahme der Überblähung verliert nicht nur die externe Interkostalmuskulatur an Kraft, auch die Faserausrichtung des Diaphragmas ändert sich. Die Zwerchfellkuppelung nimmt ab, wodurch weniger Luftvolumen verschoben werden kann. Die Sekundäre Atemmuskulatur – allen voran die Mm. scaleni und der M. sternocleidomastoideus – werden verstärkt eingesetzt, um das Atemzugvolumen zu verschieben (De Troyer et al. 2005; Laghi und Tobin 2003). Diese Muskeln reagieren mit Hypertonus und Längenveränderung bedingt durch Überbelastung. Weiter ist zu vermuten, dass Faktoren wie oxidativer Stress, Hyperkapnie und erhöhter Einatemwiderstand auch eine vermehrte Ansteuerung der Skalenusgruppe bewirken (Courtney 2009). Es kann bei COPD-Patienten mit schwerer Atemwegsobstruktion auch zu einer Hypertrophie des M. latissimus dorsi kommen (Orozco-Levi 2003) und ggf. kann auch ein Hypertonus gefunden werden. Klinisch lässt sich der Zusammenhang der vermehrten Aktivierung der Mm. scaleni und des M. sternocleidomastoideus mit darauf aufbauender Tonuserhöhung auch bei Patienten mit passageren reversiblen obstruktiven Veränderungen feststellen. Beispielsweise finden sich Veränderungen des Muskeltonus an diesen Mus-

kelgruppen auch bei Patienten mit unkontrolliertem Asthma bronchiale. Die sekundäre Atemmuskulatur dient hierbei dazu, Lungenvolumen durch Erweiterung der oberen Thoraxapertur zu verschieben. Bei Patienten mit obstruktiven Lungenerkrankungen sollte auch die angrenzende Nacken- und Thoraxmuskulatur befundet werden, da hier auch mit einer Spannungserhöhung, bedingt durch Haltungsveränderung und Dyspnoe, gerechnet werden kann. Welche Relevanz die Behandlung der Nackenmuskulatur bei chronisch obstruktiven Patienten hat, zeigt eine Studie, welche eine 3-mal höhere Wahrscheinlichkeit für die Entstehung von chronischem Nackenschmerz bei hypertoner Nackenmuskulatur nachweisen konnte. Schmerzzustände an der Nackenmuskulatur wirken sich in weiterer Folge negativ auf die Atemmechanik aus (Ghanbari et al. 2012).

18.2.2 Restriktive Lungenerkrankun gen

Restriktive Lungenerkrankungen sind dadurch gekennzeichnet, dass die Dehnfähigkeit (Lungencompliance) abnimmt. Diese Veränderung stellt eine neue Anforderung an die primäre und sekundäre Atemmuskulatur und verursacht oft eine Tonuserhöhung der inspiratorischen Atemhilfsmuskulatur, um ausreichend Atemzugvolumen zu verschieben. Die vermehrte Anforderung an die Muskulatur muss nicht zwingend in einen Hypertonus münden, sondern kann sich zu Beginn einer restriktiven Erkrankung auch nur durch eine Kraftzunahme der sekundären Einatemmuskeln bemerkbar machen. Mit einer Tonuserhöhung oder Längenänderung sollte immer dann gerechnet werden, wenn die Lungenrestriktion eine extrathorakale Ursache hat und mit Haltungsveränderungen am Bewegungsapparat einhergeht (z. B. Kyphose). Bei kyphotischen Patienten werden Spannungszunahmen vorwiegend in den Mm. pectorales, Mm. scaleni, M. sternocleidomastoideus und teilweise im M. rectus abdominis gefunden. Die Rückenmuskulatur passt sich an die neue Statik an und reagiert mit einem verringerten Muskeltonus. Bei Patienten mit Lungenfibrose treten Spannungserhöhungen auch in der Bauchmuskulatur und im M. latissimus dorsi bedingt durch unproduktiven Reizhusten auf.

▶ Da Ausmaß und Verteilung der muskulären Dysbalance individuell sehr unterschiedlich ausgeprägt sein kann, sollten die einzelnen Muskelgruppen genau untersucht werden. Die Differenzierung von Hypertonus und struktureller Längenminderung ist für die weitere Behandlungsplanung entscheidend. Die in der Anamnese erhobenen subjektiven Beschwerden des Patienten können dabei wichtige Hinweise liefern. In der Befunderhebung der Sekundäre Atemmuskulatur sollte v. a. bei chronischen Krankheitsverläufen sorgfältig abgewogen werden, ob eine Tonuserhöhung sinnvoll und nachhaltig behandelt werden kann.

18.3   Hypertonus und Längenveränderungen der Muskulatur

Hypertonus wird als eine Spannungserhöhung in der Muskulatur definiert. Dabei spielen aktiver und passiver Muskeltonus eine wichtige Rolle.

18.3.1 Hypertonus

Der aktive Muskeltonus beschreibt die Muskelspannung zur Sicherung der willentlichen Motorik. Im Ruhezustand verfügt der Muskel allerdings auch über eine Grundspannung. Diese wird als passiver Muskeltonus bezeichnet. Dieser To-

nus ergibt sich durch die viskoelastischen Eigenschaften des Gewebes und wird durch Myofibroblastenaktivität im Bindegewebe des Muskels erzeugt (Lindel 2006). Bei vermehrter Myofibroblastenaktivität reagiert der Muskel mit Steifigkeit, wodurch der Ruhetonus steigt und das Gewebe vermehrt kontrahiert wird. Ursächlich für die Aktivierung der Myofibroblasten sind vorwiegend Entzündungsmediatoren und freie Radikale (Schleip et al. 2005, 2006).

Die Unterscheidung zwischen aktivem und passivem Muskeltonus ist v. a. in der Therapie relevant, da sich die Behandlung von Bindegewebe und Muskulatur grundlegend unterscheidet. Funktionelle Spannungsänderungen innerhalb der Muskulatur können, aber müssen nicht, mit einer strukturellen Verkürzung bzw. Abnahme der funktionellen Länge einhergehen. Janda beschreibt hierbei myofasziale Triggerpunkte in einem verspannten Muskelbündel (Smolenski et al. 2020). Bei hypertonen Längenminderungen können die Myosinköpfe innerhalb der kontraktilen Einheit durch eine Abtransportstörung von intrazellulärem Kalzium nicht vollständig entspannen. Bei dieser Form der Tonusveränderung ist jedoch noch keine EMG-Aktivitätserhöhung nachweisbar. Werden verstärkt Aktionspotenziale vom zentralen Nervensystem gesendet, kommt es zu einem vermehrten Ineinandergleiten der Muskelfilamente, um eine bessere Kraftentwicklung auf die gesetzte Anforderung zu gewährleisten. Geschieht die Aktivierung nicht im vollen möglichen Bewegungsumfang, so reagiert der Muskel mit Tonuserhöhung oder Verspannung (Van den Berg 2016).

18.3.2 Reflektorische Längenminderungen

Längenminderungen an der Muskulatur sind muskuläre Verkürzungen, deren Ursache in einem Schmerzgeschehen liegt oder einem Organsystem zugeordnet ist. Ausgelöst werden sie durch nozizeptive Afferenzen aus Gelenken, Haut und Muskulatur oder inneren Organen. Beispielsweise führen ischämische Gewebeveränderungen zu einer Tonuserhöhung in der Muskulatur. Angst, chronische Schmerzen und psychische Stresssituationen können über das limbische System und die herabgesetzte Reizschwelle der α-Motorneuronen eine Tonusveränderung auslösen (Lindel 2006). Die gesteigerte sympathische Reflexaktivität könnte darüber hinaus auch für die Sensitivierung der Nozizeptoren verantwortlich sein und reflektorische Längenminderungen begünstigen. Störungen im Säure-Basen-Haushalt (Hypoxämie und Hyperkapnie) können über Chemorezptoren zu einer Stimulation des vegetativen Nervensystems führen (Sasano et al. 2002; Barthels et al. 2000) Vor allem durch Hypoxie und der damit verbundenen Dyspnoe (Kap. 22) kommt es zu einer reflektorischen zentralnervösen Sympathikusaktivierung (Heidl et al. 2001) und Längenminderungen an Zielmuskulatur verstärken.

▶ Besonders bei Patienten mit chronischen Erkrankungen, ist die reflektorische Erhöhung der Muskelspannung ein lebensnotwendiger Mechanismus des Körpers, um die alveoläre Ventilation zu sichern. Beispielsweise konnte bei COPD-Patienten im fortgeschrittenen Stadium eine 70 % höhere EMG-Aktivität am Diaphragma gemessen werden als bei gesunden Probanden vergleichbaren Alters (De Troyer et al. 1997). Um einer Überlastung der Atemmuskelpumpe und damit einer respiratorischen Insuffizienz entgegenzuwirken, werden die gesamte Atemmuskulatur und somit auch die inspiratorische Atemhilfsmuskulatur im Sinne eines unspezifischen Arousal aktiviert. Unter Arousal versteht man in diesem Zusammenhang eine über das zentrale Nervensystem vermittelte, gesteigerte Erregbarkeit der Muskulatur. Die Muskulatur weist eine erhöhte Grundspannung auf und befindet sich in einer erhöhten Reaktionsbereitschaft, wodurch Hypertonus entsteht.

18.3.3 Strukturelle Verkürzungen

Bei strukturell verkürzten Muskeln ist die Erhöhung des Widerstandes vorwiegend auf eine Spannungserhöhung im Bindegewebe zurückzuführen. Das Gewebe verliert an viskoelastischer Dehnfähigkeit, was vorwiegend durch einen Ver-

lust an Grundsubstanz zu erklären ist. Eine veränderte Ausrichtung der kollagenen Fasern und Crosslinkbildung sind die Folge. Unter Crosslinks versteht man Verklebungen des Bindegewebes welche eine strukturelle Verkürzung und Umstrukturierung am Endomysium verursachen. Diese Veränderungen sind in erster Linie bei Immobilisation zu finden, da die Entfaltung des kollagenen Netzwerks gestört ist und der Muskel an Länge verliert. Diese Form der Muskelverkürzung ist revidierbar, sofern das Bindegewebe in eine endgradige Position gebracht wird. In der endgradigen Position wird die Kollagensynthese angeregt und Crosslinks können gelöst werden (Van den Berg 2016).

18.4 Differenzialuntersuchung – Hypertonus oder strukturelle Längenminderung

Für die palpatorische Untersuchung sollte sich der zu untersuchende Muskel in einer entspannten Position befinden. Während des Untersuchungsvorgangs sollten 2–3 Finger des Behandlers derselben Hand verwendet werden, um das Ergebnis nicht zu verfälschen. Zunächst reicht der Auflagedruck der Finger aus, um die oberflächlichen Schichten zu palpieren. Bei zunehmendem Druck gewinnt der Behandler einen Eindruck über in der Tiefe liegende Schichten und über die Gewebespannung. Typisch für den Muskel sind seine prallelastische Konsistenz und der federnde Widerstand bei Erhöhung des Palpationsdruckes. Ein hypertoner Muskel imponiert in der klinischen Untersuchung deutlich „strähniger", im Sinne eines Faserbündels und weniger prall. Wird der Palpationsdruck erhöht, regiert der hypertone Muskel mit einer deutlichen Tonuserhöhung und einem weniger elastischen Widerstand und/oder einer Abwehrspannung. Vermutet man eine Tonuserhöhung, kann der Muskel auf Triggerpunkte untersucht werden. Diese erscheinen als linsengroße Knötchen innerhalb eines verspannten Bündels und sind für den Patienten meist schmerzhaft. Ebenso kann bei Erhöhung des Palpationsdruckes quer zum Faserverlauf ein

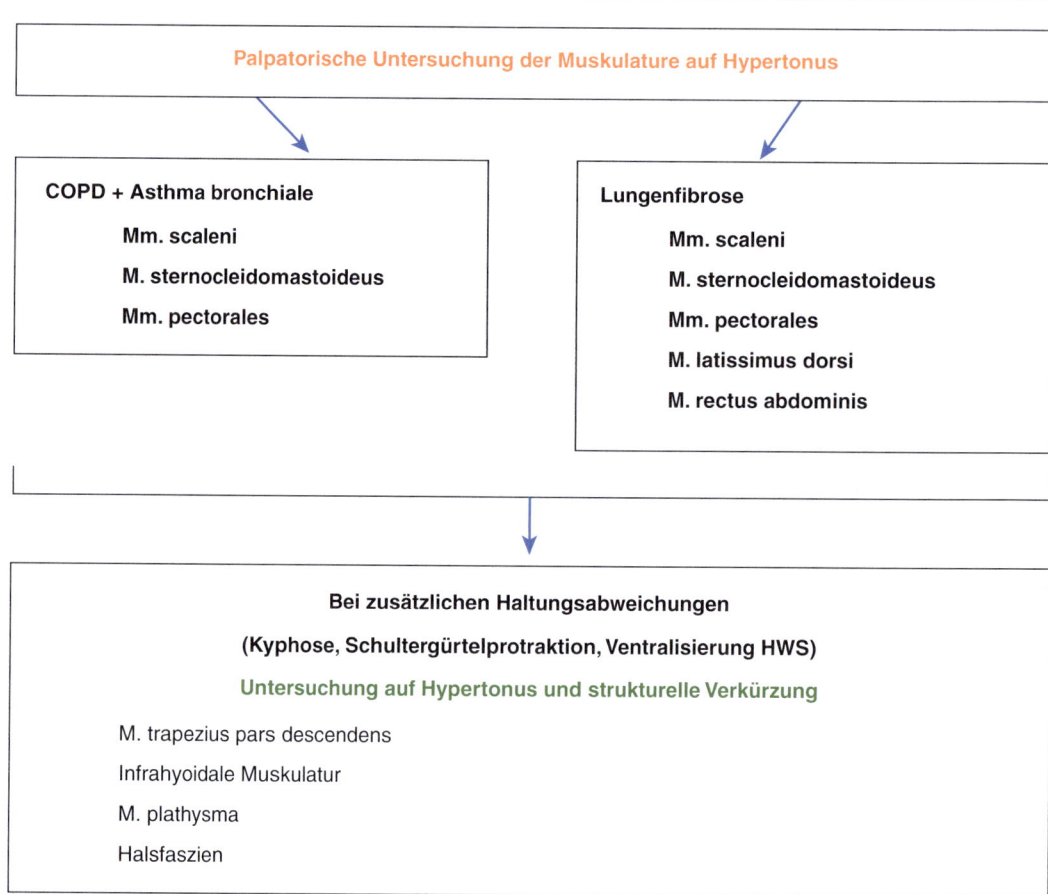

Abb. 18.2 Untersuchung der sekundären Atemmuskulatur bei pulmonalen Krankheitsbildern

Weggleiten der Fasern und ein Muskelzucken (= Twitch-Reaktion) erzeugt werden (Smolenski et al. 2020). Da man bei der Palpation auch die bindegewebigen Anteile und somit Spannungsverhältnisse miterfasst, ist es zusätzlich notwendig, eine funktionelle Untersuchung durchzuführen (Abb. 18.2). Handelt es sich um eine strukturelle Verkürzung, ändert sich nach isometrischer Anspannung und Entspannung des zu testenden Muskels das Endgefühl am Bewegungsende nicht, es ist weiterhin fest-elastisch. Kommt es zu einer Erweiterung des Bewegungsradius und einem weich-elastischen Endgefühl kann von einer hypertonen Längenminderung ausgegangen werden (Lindel 2006).

18.5 Therapeutischer Ansatz

Verkürzungen in der Muskulatur, welche sich durch Crosslinkbildung kennzeichnen, sollten mit passiven Dehntechniken und Faszientechniken behandelt werden. Die Dehnreize, die dabei gesetzt werden, sollten am schmerzfrei erreichbaren Bewegungsende gesetzt werden und über einen längeren Zeitraum konstant gehalten werden. Dadurch kann es zu einer Längenzunahme am Muskelbauch kommen.

Obwohl der Muskel auch bei hypertonen und reflektorischen Längenminderungen kürzer ist, wäre es kontraproduktiv eine passive Dehnung vorzunehmen. Patienten mit Tonuserhöhung, welche durch vermehrte Aktionspotenziale und/oder sympathische Aktivierung vermittelt ist, würden bei passiven Dehntechniken eher mit Schmerz und erneuter Kontraktion reagieren. Besonders bei Patienten, bei denen die überproportionale Muskelaktivierung der sekundären Atemmuskulatur auf einem ventilatorischen Erfordernis beruht, finden sich selten bindegewebige Veränderungen. Anders ist dies bei Patienten, bei welchen es bereits zu statischen Veränderungen am Halteapparat gekommen ist (z. B. Kyphose oder Haltungsabweichungen in der Halswirbelsäule, bedingt durch Schonhaltung oder atemerleichternde Positionen). Wird ein Hypertonus ohne strukturelle Verkürzung gefunden, besteht der therapeutische Ansatz eher in einer Detonisierung der betroffenen Muskeln. Die hier angeführten Techniken haben sich in der Praxis bewährt und sollten an den erhobenen Befund angepasst werden (Abb. 18.3, 18.4, 18.5, und 18.6).

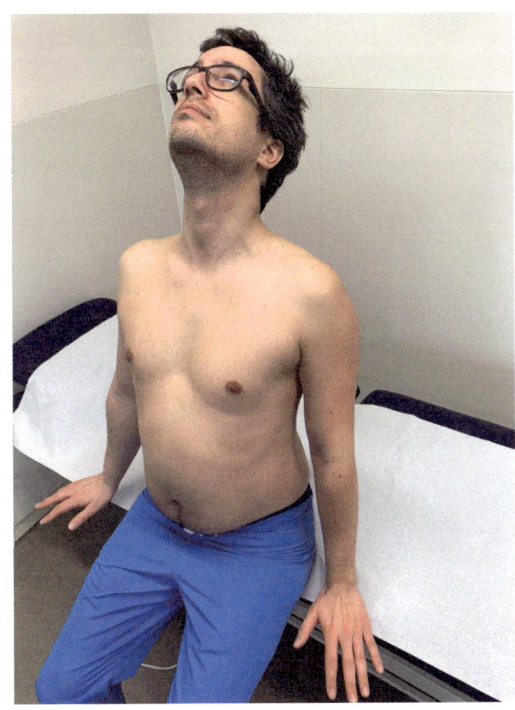

Abb. 18.4 Dehntechniken hyoidale Muskulatur. Der Patient sitzt und wird angeleitet den Kopf in den Nacken zu legen. Die Schultern werden nach kaudal abgesenkt. Der Bauch wird bei der Einatmung nach ventral geschoben, bis ein Zug spürbar ist, und über mehrere Atemzyklen gehalten

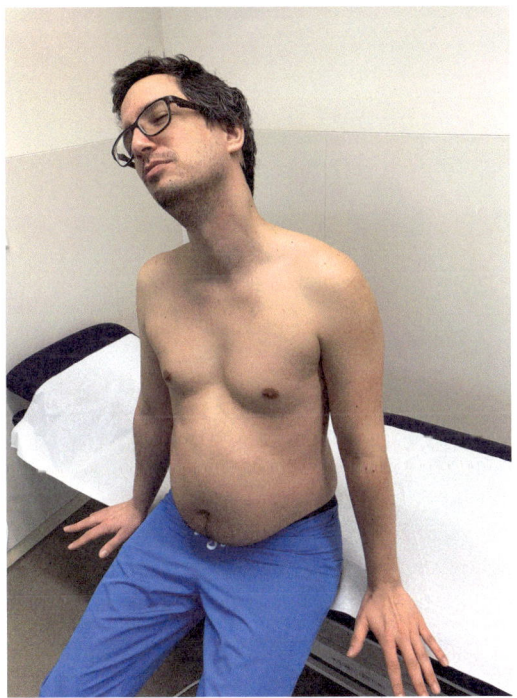

Abb. 18.3 Dehntechniken M. sternocleidomastoideus. Der Patient sitzt und wird angeleitet, den Kopf zu einer Schulter zu neigen und im Anschluss zur Gegenseite zu drehen. Die Arme liegen beidseits am Körper an und werden nach kaudal geschoben. Der Bauch soll bei der Einatmung nach ventral gestreckt werden, um den Faszienzug zu verstärken. Wichtig hierbei ist es, die Dehnung langsam im schmerzarmen Bereich durchzuführen und für mehrere Atemzyklen zu halten

Der zugrunde liegende Wirkmechanismus bei dieser Art der Behandlung besteht darin, durch eine Mehrdurchblutung einen Abtransport intramuskulärer Kalziumionen zu fördern oder durch lokale Techniken Histaminfreisetzung über die Mastzellen zu erreichen. Histamin fördert wiederum die lokale Durchblutung und begünstigt den Muskelstoffwechsel. Alternativ zu den hier angeführten Techniken können auch postisometrische Relaxation, Aktivierung der Antagonisten oder Wärmeapplikationen einen Benefit bringen (Van den Berg 2016).

Zusammenfassend kann festgehalten werden, dass die Anwendung von Entspannungstechniken und Triggerpunktbehandlungen (Abb. 18.7 und 18.8) positive Effekte auf die hypertone Muskulatur haben und sich positiv auf die Atemmechanik auswirken können. Beispielweise konnte an einer Gruppe von COPD Patienten nachgewiesen werden, dass eine postisometrische Relaxation der Mm. pectorales zu einer Zu-

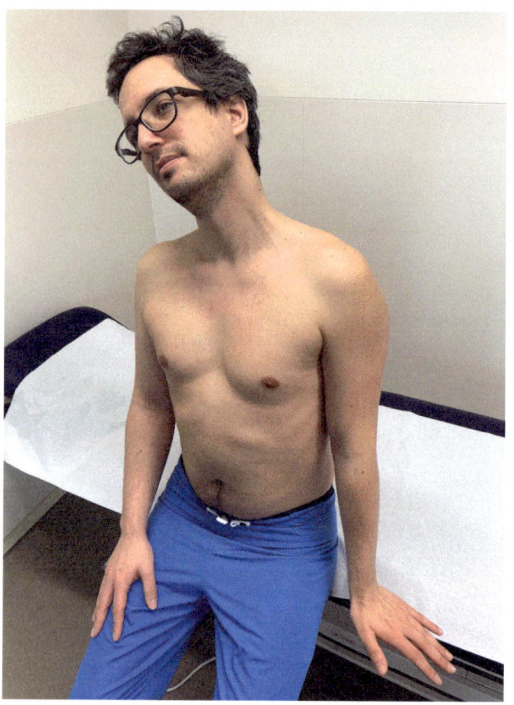

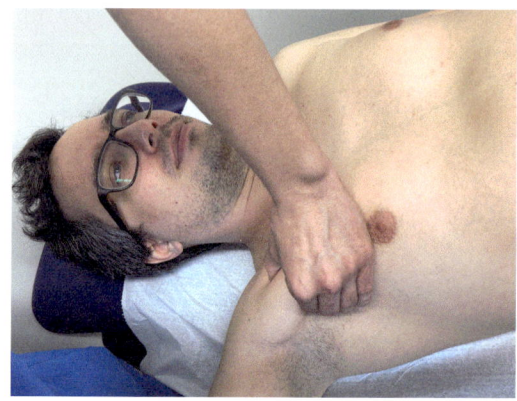

Abb. 18.7 Triggerpunktbehandlung M. pectoralis major. Ausgangsstellung: Rückenlage – der Therapeut führt den Arm des Patienten in Abduktion, bis sich eine sanfte Dehnung einstellt. Die Triggerpunkte werden gesucht und so lange gehalten, bis die Spannung nachlässt

Abb. 18.5 Dehntechniken M. trapezius. Der Patient sitzt und neigt den Kopf zu einer Schulter. Die Schulter der Gegenseite wird nach kaudal geschoben. Der Bauch wird bei der Einatmung nach ventral geschoben, bis ein Zug spürbar ist, und über mehrere Atemzyklen gehalten. Lässt die Spannung nach, kann die Dehnposition in der Ausatmung korrigiert werden und eine neue, schmerzarm erreichbare Ausgangsstellung eingenommen werden

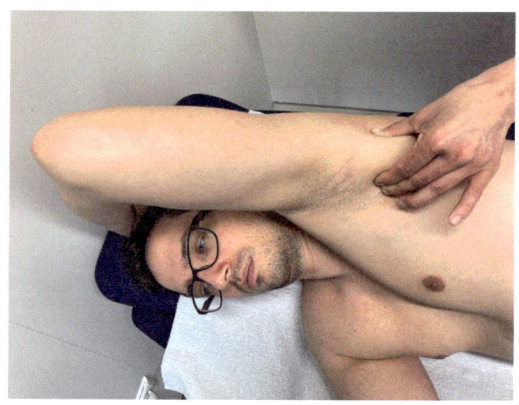

Abb. 18.8 Triggerpunkte M. latissimus dorsi. Ausgangsstellung: Seitenlage – der Therapeut führt den Arm des Patienten in Abduktion, bis sich eine sanfte Dehnung einstellt. Die Triggerpunkte werden gesucht und so lange gehalten, bis die Spannung nachlässt

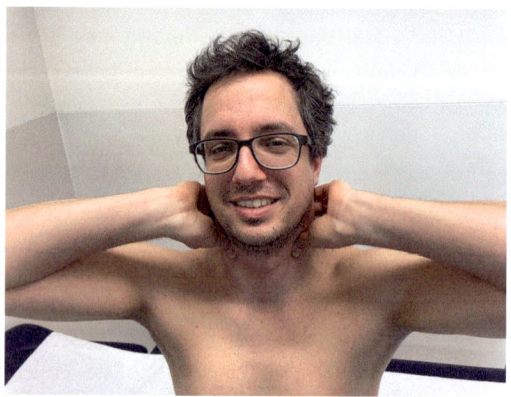

nahme der Vitalkapazität und einer Reduktion der Dyspnoe führt (Putt et al. 2008). Bei zusätzlichen myofaszialen Schmerzzuständen der angrenzenden Nacken- und Thoraxmuskulatur sollte mit Dehntechniken und/oder Faszientechniken behandelt werden, da der Schmerz per se die Atemmechanik über das vegetative Nervensystem negativ beeinflusst (Abb. 18.5 und 18.6).

Abb. 18.6 Dehntechnik Mm. scaleni. Ausgangsstellung: Sitz – der Patient legt den Kopf in den Nacken. Er wird angeleitet, den Muskel sanft nach vorne zu dehnen

18.5.1 Faszientechniken zur Selbstbehandlung

Besonders für Patienten mit chronischer Symptomatik ist die Selbstbehandlung ein wichtiger Schritt zur langfristigen Kontrolle der Schmerzproblematik. Die an dieser Stelle erwähnten Übungen haben sich in der Praxis bewährt, erheben aber keinesfalls den Anspruch auf Vollständigkeit (Abb. 18.4).

18.5.2 Muskelentspannungstechniken zur Selbstbehandlung

In der Muskulatur von Patienten mit chronischen respiratorischen Krankheitsbildern zeigen sich vermehrt Schmerzzustände, welche für den Patienten massive Beeinträchtigungen bedeuten und teilweise auch Angstzustände verstärken. Besondere Bedeutung hat hier beispielsweise der M. sternocleidomastoideus (Abb. 18.3).

Literatur

Barthels M, Gonzales J et al (2000) Oxygen supplementation and cardio-autonomic modulation in COPD. Chest 118:691–696

Brandes R, Lang F, Schmidt R (Hrsg) (2019) Physiologie des Menschen, 32. Aufl. Springer, Heidelberg

Comerford MJ, Mottram SL (2001) Movement and stability dysfunction – contemporary developments. Man Ther 6(1):15 26

Courtney R (2009) The functions of breathing and its dysfunctions and their relationship to breathing therapy. Int J Osteopath Med 12:78–85

De Troyer A, Leeper JB, McKenzie DK, Grandevia SC (1997) Neural drive to the diaphragm in patients with severe COPD. Am J Respir Crit Care Med 155:1335–1340

De Troyer A, Kirkwood PA et al (2005) Respiratory action of the intercostal muscles. Physiol Rev 85:717–756

Ghanbari B, Holsti L et al (2012) Pain in people with chronic obstructive pulmonary disease (COPD). Respir Med 106(7):998–1005

Heidl S, Lehnert M et al (2001) Marked sympathetic activation in patients with chronic respiratory failure. Am J Respir Crit Care Med 164:597–601

Laghi F, Tobin MJ (2003) Disorders of the respiratory muscles. Am J Respir Crit Care Med 168:10–48

Lindel K (2006) Muskeldehnung. Kolster BC, Van den Berg F, Wolf U (Hrsg) Springer, Heidelberg

Orozco-Levi M (2003) Structure and function of the respiratory muscles in patients with COPD: impairment or adaptation? Eur Respir J 22(Suppl. 46):41s–51s

Putt MT, Watson M et al (2008) Muscle stretching technique increases vital capacity and range of motion in patients with chronic obstructive pulmonary disease. Arch Phys Med Rehabil 89:1103–1107

Sasano N, Vesely A, Hayano J et al (2002) Direct effect of $PaCO_2$ on respiratory sinus arrhythmia in conscious humans. Am J Physiol Heart Circ Physiol 282:973–976

Schleip R, Klingler W et al (2005) Active fascial contractility; Fascia may be able to contract in a smooth muscle-like manner and thereby influence musculoskeletal dynamics. Med Hypotheses 65(2):273–277

Schleip R, Naylor IL et al (2006) Passive muscle stiffness may be influenced by active contraction of intramuscular connective tissue. Med Hypotheses 66(1):66–71

Sieck G, Ferreira L et al (2013) Mechanical properties of respiratory muscles. Compr Physiol 3(4):1553–1567

Smolenski UC, Buchmann J et al (2020) Janda, Manuelle Muskelfunktionsdiagnostik Theorie und Praxis, 6. Aufl. Elsevier GmbH, München

Van den Berg F (Hrsg) (2016) Angewandte Physiologie 1- Das Bindegewebe des Bewegungsapparates verstehen und beeinflussen, 4. Aufl. Georg Thieme Verlag, Stuttgart/New York

Lungenfunktion und Blutgasanalyse

Noriane A. Sievi und Dario Kohlbrenner

Inhaltsverzeichnis

Im folgenden Kapitel werden die Durchführung und Interpretation der Lungenfunktion und der Blutgasanalyse erklärt. Die beiden Untersuchungen stehen in enger Verbindung und ergänzen sich in ihrer diagnostischen Aussage.

Ergänzende Information Die elektronische Version dieses Kapitels enthält Zusatzmaterial, auf das über folgenden Link zugegriffen werden kann [https://doi.org/10.1007/978-3-662-63613-8_19]. Die Videos lassen sich durch Anklicken des DOI Links in der Legende einer entsprechenden Abbildung abspielen, oder indem Sie diesen Link mit der SN More Media App scannen.

N. A. Sievi (✉) · D. Kohlbrenner
Universitätsspital Zürich, Zürich, Schweiz
e-mail: Noriane.Sievi@usz.ch;
dario.kohlbrenner@usz.ch

19.1 Lungenfunktion

Im Rahmen der Messung der Lungenfunktion können drei Messverfahren unterschieden werden. Die Spirometrie gibt Auskunft über die dynamischen Lungenvolumina. Für schnell verfügbare Werte, z. B. als Verlaufsparameter im praktischen Alltag, stehen portable Lösungen zur Verfügung. Die Spirometrie kann durch eine Bodyplethysmografie ergänzt werden. Diese liefert Informationen zu den statischen Lungenvolumina. Zudem kann eine Diffusionsmessung durchgeführt werden, welche Auskunft zum Gasaustausch gibt. Alle Lungenfunktionswerte sind abhängig von Alter, Geschlecht, Körpergröße und Ethnizität. Aus diesem Grund werden die Absolutwerte zusätzlich in Prozent vom Soll

J. Steier, A.-K. Rausch-Osthoff (Hrsg.), *Physiotherapie bei chronisch-obstruktiven Atemwegs- und Lungenerkrankungen*, https://doi.org/10.1007/978-3-662-63613-8_19

des Referenzwertes angegeben (Quanjer et al. 2012; Stanojevic et al. 2017).

Kontraindikationen für eine Lungenfunktionsprüfung
Absolute Kontraindikationen

- Akuter Herzinfarkt
- Unbehandelte Lungenembolie
- Dekompensierte Herzinsuffizienz

Relative Kontraindikationen

- Pneumothorax
- Nach Abdomen-, Thorax-, Augen-, Hirn- und Ohrenoperationen (Rücksprache mit Operateur)
- Hämoptoe
- Fortgeschrittene Schwangerschaft

19.1.1 Spirometrie

Die Spirometrie, auch „kleine Lungenfunktion" genannt, wird mithilfe von Strömungs- oder Volumensensoren durchgeführt. Dabei werden Lungenvolumina und Atemstromstärken gemessen und grafisch

in einer Fluss-Volumen-Kurve (oder Spirogramm) als Funktion der Zeit dargestellt. Die Spirometrie dient der quantitativen Erfassung der dynamischen Lungenvolumina sowie Atemflüssen im Mund. Die Aussagekraft der Spirometrie ist von der Mitarbeit des Patienten und der Qualität der Instruktion durch den Untersucher abhängig. Die Spirometrie wird gemäß Richtlinien der ERS/ATS (European Respiratory Society/American Thoracic Society) durchgeführt (Graham et al. 2019). Es ist deshalb essenziell, die Patienten sorgfältig über den Ablauf zu instruieren und während der Durchführung anzufeuern.

Anhand der Fluss-Volumen-Kurve und den quantitativen Werten können die beiden Hauptgruppen der Lungenerkrankungen (Obstruktion und Restriktion) differenziert und deren Verlauf kontrolliert werden (Abb. 19.1).

Diagnostische Charakteristika in der Spirometrie
Obstruktive Ventilationsstörung

- Die exspiratorische Fluss-Volumen-Kurve ist konkav geformt.
- Bei schwerer Obstruktion ist endexspiratorisch ein Plateau sichtbar.

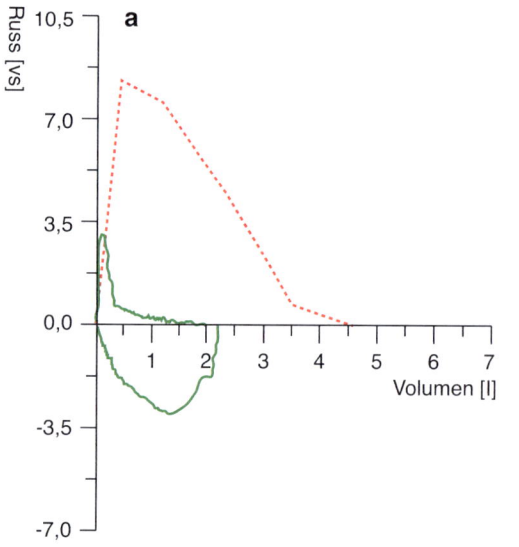
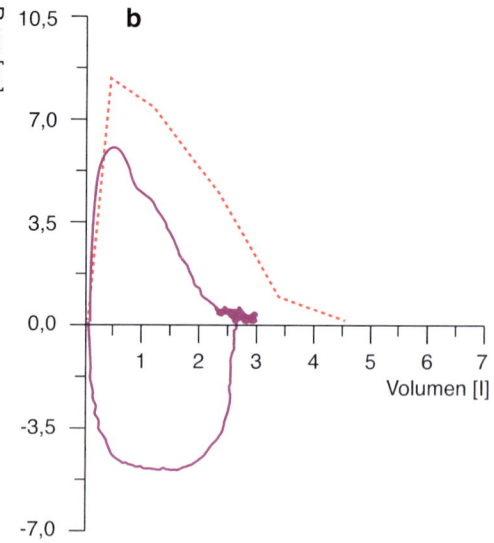

Abb. 19.1 Spirometrie. Charakteristische Druck-Fluss-Kurven mit Abbildung einer obstruktiven (**a**) und restriktiven (**b**) Ventilationsstörung

- Schweregradeinteilung der obstruktiven Ventilationsstörung anhand des FEV_1 (forcierte endexspiratorische Einsekundenkapazität) nach GOLD-Kriterien (Global Initiative for Chronic Obstructive Lung Disease 2021).
- Beurteilung der Reversibilität der obstruktiven Ventilationsstörung (Ansprechen auf Bronchospasmolyse) zur Differenzierung zwischen COPD und Asthma.

Restriktive Ventilationsstörung

- Die Form der Fluss-Volumen-Kurve ist erhalten.
- Fehlendes Volumen ist am Ende der Inspiration und Exspiration sichtbar.
- Schweregradeinteilung der restriktiven Ventilationsstörung anhand der FVC (forcierte Vitalkapazität) ist möglich, benötigt aber Bestätigung durch eine Bodyplethysmografie.

19.1.2 Bodyplethysmografie

Die Bodyplethysmografie oder „große Lungenfunktion" ermöglicht im Vergleich zur Spirometrie auch die Darstellung von komplexen und kombinierten Ventilationsstörungen durch die Bestimmung der statischen Lungenvolumina. Neben den Messgrößen der Spirometrie wird der Atemwegswiderstand, das intrathorakale Gasvolumen und die daraus ableitbaren Messgrößen erhoben und grafisch als Druck-Fluss-Kurve (oder Atemschleife) ausgegeben (Abb. 19.2). Die Steilheit und Form der Atemschleife ist ein Marker für obstruktive Ventilationsstörungen. Die Bodyplethysmografie wird in einer geschlossenen, druckkalibrierten Kammer durchgeführt und kann so die nicht der Ein- und Ausatmung zugänglichen Volumina messen. Die Messung erfolgt in Ruheatmung und ist somit weitgehend mitarbeitsunabhängig. Die Durchführung erfolgt gemäß ATS/ERS-Richtlinien (Wanger et al. 2005).

Diagnostische Charakteristika in der Bodyplethysmografie
Obstruktive Ventilationsstörung

- Die Steigung der Druck-Fluss-Kurve ist abgeflacht.
- Bei einem Lungenemphysem ähnelt die Druck-Fluss-Kurve einem Golfschläger.
- Schweregradeinteilung des Emphysems anhand des Verhältnis RV/TLC (Residualvolumen/Totalkapazität).
- Beurteilung der Reversibilität der obstruktiven Ventilationsstörung (Ansprechen auf Bronchospasmolyse) zur Differenzierung zwischen COPD und Asthma.

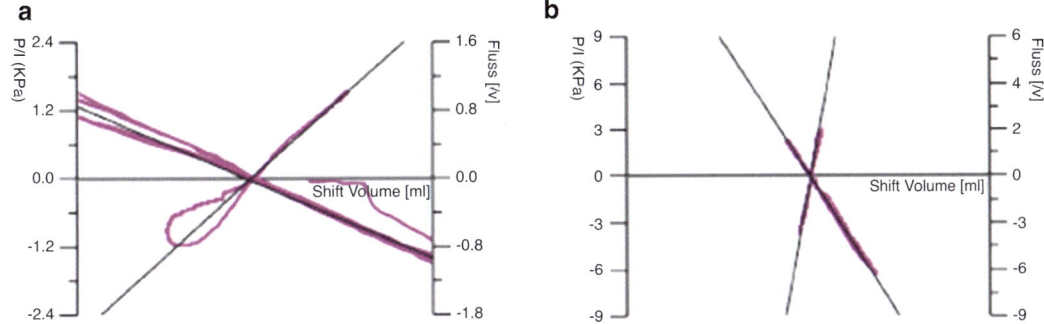

Abb. 19.2 Bodyplethysmografie. Charakteristische Druck-Fluss-Kurven mit Abbildung einer obstruktiven (**a**) und restriktiven (**b**) Ventilationsstörung

> **Restriktive Ventilationsstörung**
>
> - Die Steigung der Druck-Fluss-Kurve ist normal.
> - Schweregradeinteilung der restriktiven Ventilationsstörung anhand IVC (inspiratorische Vitalkapazität) oder TLC.

19.1.3 Diffusionskapazität

Die Messung der Diffusionskapazität widerspiegelt den Gasaustausch in der Lunge, d. h., die Fähigkeit Sauerstoff aus der Inspiration in den Körper aufzunehmen. Zur Messung der Diffusionskapazität atmet der Patient ein Luftgemisch mit einer bestimmten Menge an Kohlenstoffmonoxid (CO) ein und wieder aus. Um die CO-Aufnahme zu ermöglichen, ist eine Atempause nach voller Inspiration notwendig. Dies macht die Qualität der Untersuchung mitarbeitsabhängig. Da CO sich im Körper ähnlich verhält wie Sauerstoff, gibt die Differenz zwischen den CO-Konzentrationen in der Ein- und Ausatemluft Aufschluss über die Diffusionskapazität der Lunge. Der Transferfaktor für CO (TLCO) der Lunge entspricht der CO-Gasmenge, die pro Zeiteinheit und Partialdruckdifferenz zwischen Alveolarluft und pulmonalem Kapillarblut durch die alveolo-kapilläre Membran diffundiert und ist abhängig von der Gasaustauschfläche, der Diffusionsstrecke und der Lungenperfusion. Sie ist ein Maß für das Austauschvermögen zwischen Alveolarraum und Hämoglobin. Der Transferkoeffizient für CO (KCO) beschreibt das Austauschvermögen pro Lungeneinheit und ist damit ein für das Alveolarvolumen korrigierter Parameter. Die Messung der Diffusionskapazität wird gemäß ERS/ATS-Richtlinien durchgeführt (Graham et al. 2017). Diffusionskapazitätsmessungen sind v. a. angezeigt in der Diagnose und Verlaufskontrolle von interstitiellen Lungenerkrankungen, Lungenemphysem, pulmonal-arterieller Hypertonie, Lungenembolien und bei Tabakkonsum.

19.1.4 Übersicht über relevante Lungenfunktionsparameter

Tab. 19.1 gibt eine Übersicht über die relevantesten messbaren Parameter. Abb. 19.3 und Video 19.1 zeigen die praktische Durchführung aller Messungen.

19.1.5 Messung der Lungenfunktion in der Praxis

Handspirometrie

Portable Handspirometer werden von verschiedenen Herstellern angeboten und bieten sich für häufige Messungen im klinischen (physiotherapeutischen) Alltag an. Die Messungen sind einfach durchführbar und geben die Parameter FEV_1 (Einsekundenkapazität) und FVC (forcierte Vitalkapazität) (manche Software erlaubt auch die Erfassung der VC) aus. Um reproduzierbare Werte zu erhalten, ist es wichtig, auf eine gute Durchführung zu achten und den Patienten anzufeuern (Abb. 19.4, Video 19.2):

- Aufrechter Sitz, nicht angelehnt,
- Verwendung einer Nasenklammer,
- langsame maximale Inspiration,
- Mundstück gut mit den Lippen umschließen,
- maximale, forcierte Exspiration für mind. 6 s.

Für eine aussagekräftige Handspirometrie werden drei vergleichbare Manöver benötigt.

Peak-Flow-Messung

Das Peak-Flow-Gerät gibt den Parameter PEF aus und ist ein beliebtes Instrument zum Heimmonitoring und zur täglichen Dokumentation bei Betroffenen mit Asthma bronchiale. Die Durchführung ist identisch zur Handspirometrie, jedoch muss nicht auf eine 6 s lange Exspiration geachtet werden (Abb. 19.5, Video 19.3). Die Messung wird 3-mal wiederholt und der Maximalwert zur Dokumentation verwendet.

Tab. 19.1 Übersicht der Lungenfunktionsparameter geordnet nach Messverfahren

Kenngröße	Einheit	Beschreibung	Restriktive Ventilationsstörung	Obstruktive Ventilationsstörung
Spirometrie				
Tidalvolumen (VT)	L*min^{-1}	Atemzugvolumen bei der Ruheatmung	Normal	Normal
Vitalkapazität (VC)	Liter und % vom Sollwert	Volumendifferenz zwischen langsamer maximaler In- und Exspiration. Entspricht dem maximal „bewegbaren" Lungenvolumen	↓	Normal oder ↓
Forcierte Vitalkapazität (FVC)	Liter und % vom Sollwert	Identisch zu VC, jedoch unter forcierter Atmung	↓	Normal oder ↓
Einsekundenkapazität (FEV$_1$)	Liter und % vom Sollwert	Volumen, welches innerhalb der ersten Sekunde einer maximalen forcierten Exspiration ausgeatmet wird	Normal oder ↓	↓
Relative Einsekundenkapazität/Tiffeneau-Wert (FEV$_1$/FVC)	Verhältnis und % vom Sollwert	Anteil der FVC, der in der 1. Sekunde einer maximalen Ausatmung ausgeatmet wird	Normal oder ↑	↓ <0,7
Maximaler expiratorischer Spitzenfluss/Peak Flow (PEF)	L*s^{-1} und % vom Sollwert	Maximaler Atemfluss bei forcierter Exspiration Repräsentiert v. a. Atemwegswiderstand in den großen Atemwegen	Normal	↓
Inspiratorisches Reservevolumen (IRV)	Liter und % vcm Sollwert	Volumen, welches nach normaler Inspiration noch maximal eingeatmet werden kann Differenz zwischen normaler und maximaler Inspiration	↓	Normal oder ↓ bei Emphysem
Exspiratorisches Reservevolumen (ERV)	Liter und % vom Sollwert	Volumen, welches nach normaler Exspiration noch maximal ausgeatmet werden kann. Differenz zwischen normaler und maximaler Exspiration	↓	Normal oder ↓
Bodyplethysmografie				
Atemwegswiderstand (RAW)	kPa*s/L	Alveolardruckdifferenz in Abhängigkeit der Atemströmungsgeschwindigkeit Maß für Widerstand der Atemwege	Normal	↑
Totale Lungenkapazität (TLC)	Liter und % vom Sollwert	Gesamtlungenvolumen bei maximaler Inspiration	↓	Normal oder ↑
Residualvolumen (RV)	Liter und % vom Sollwert	Volumen, das nach maximaler Exspiration in der Lunge verbleibt	↓	Normal oder ↑

(Fortsetzung)

Tab. 19.1 (Fortsetzung)

Kenngröße	Einheit	Beschreibung	Restriktive Ventilationsstörung	Obstruktive Ventilationsstörung
Verhältnis Residualvolumen zu totaler Lungenkapazität (RV/TLC)	% und % vom Sollwert	Prozentanteil des Reservevolumens an der totalen Lungenkapazität	↓	Normal oder ↑
Funktionelle Residualkapazität (FRC)	Liter und % vom Sollwert	Volumen, das nach einer normalen Exspiration noch in der Lunge bleibt. Lungenvolumen der Atemmittellage. $FRC = ERV + RV$	Normal oder ↓	↑ bei Emphysem
Intrathorakales Gasvolumen (iTGV)	Liter und % vom Sollwert	Volumen, das nach einer normalen Exspiration in der Lunge bleibt. Entspricht beim Gesunden der FRC. Erfasst auch Luftmengen, die keine tracheobronchiale Verbindung aufweisen (z. B. Pneumothorax)	Normal oder ↓	↑
Diffusionskapazität				
Transferfaktor für Kohlenmonoxid (TL$_{CO}$)	ml/mmHg/min und % vom Sollwert	Gasmenge, die pro Zeiteinheit und Partialdruckdifferenz (Alveolarluft–Kapillarluft) ins Blut diffundiert	↓	↓ bei Emphysem
Transferkoeffizient für Kohlenmonoxid (KCO)	ml/mmHg/min und % vom Sollwert	Effizienz der Diffusion ins Blut korrigiert für das verfügbare Alveolarvolumen. $KCO = TLCO/TLC$	Normal oder ↓	→

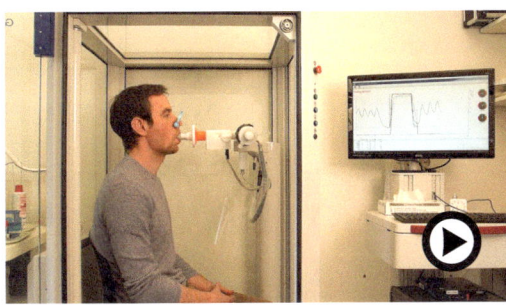

Abb. 19.3 Durchführung einer Spirometrie, Bodyplethysmografie und Diffusionsmessung
(▶ https://doi.org/10.1007/000-7pe)

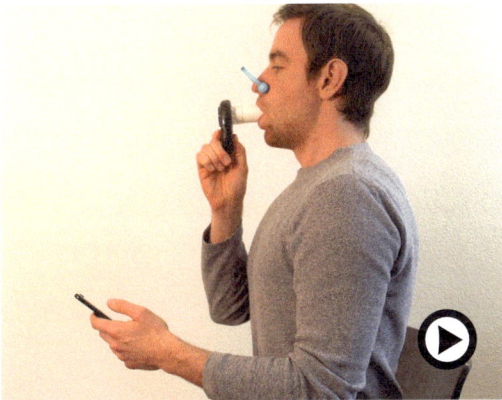

Abb. 19.4 Handspirometrie
(▶ https://doi.org/10.1007/000-7pd)

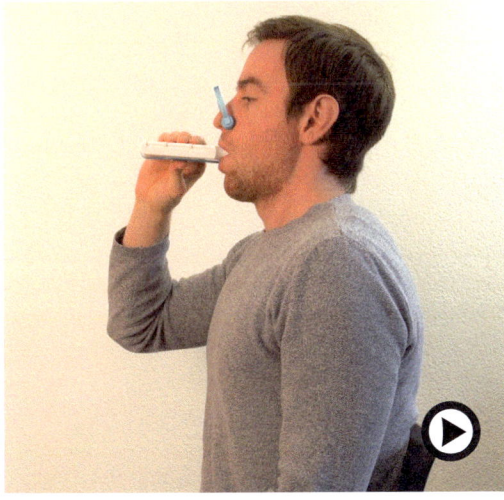

Abb. 19.5 Peak-Flow-Messung
(▶ https://doi.org/10.1007/000-7pf)

19.2 Blutgasanalyse

Blutgasanalysen (BGA) können für arterielles und venöses Blut erstellt werden. Sie geben Aufschluss über die Gaszusammensetzung und den Säure-Basen-Haushalt des Blutes und wiederspiegeln die Leistungsfähigkeit des Gasaustausches im Lungeninnern. In der Praxis wird überwiegend die arterielle Blutgasanalyse verwendet, da sie für Diagnose und Differenzierung wichtige Informationen liefert. Dieses Kapitel fokussiert auf die Messung der Gase, Details zum Säure-Basen-Haushalt finden sich in Kap. 3.

Für die Entnahme von Blut zur Blutgasanalyse gibt es drei Möglichkeiten:

- **Arterielle Blutgasanalyse (ABGA)**: Punktion der Arteria radialis auf Handgelenkshöhe. Diese Variante ist der Goldstandard für die Messung von O_2 und CO_2.
- **Kapilläre Blutgasanalyse**: Punktion des hyperämisierten Ohrläppchens mit einer Lanzette. Diese Methode gewinnt arterialisiertes Blut und wird primär bei Leistungstests wie Spiroergometrien und im Sport benutzt. Sie hat den Vorteil, dass repetitive Proben entnommen werden können und so z. B. das Verhalten von Laktat unter Belastung beobachtet werden kann. Die Werte für O_2 und CO_2 können deutlich von der ABGA abweichen.
- **Gemischt-venöse Blutgasanalyse**: Blutentnahme aus dem Pulmonaliskatheter. Die Analyse erlaubt keine Aussage über pO_2 und pCO_2, jedoch über Parameter des Säure-Basen-Haushalts.
- **Venöse Blutgasanalyse**: Punktion einer peripheren Vene oder über einen Zentralvenenkatheter (im stationären Setting). Diese Methode erlaubt keine klinisch relevante Aussage über O_2 und CO_2, jedoch über Parameter des Säure-Basen-Haushalts.

Bei allen Entnahmemethoden ist es wichtig zu notieren, ob eine zusätzliche Sauerstoffgabe oder Beatmung während der Entnahme angewendet wurde und wie stark diese war (z. B. Anzahl Liter/Minute).

Tab. 19.2 Normwerte der arteriellen und venösen Blutgase (BGA) unter Raumluft

Terminologie von Sauerstoffwerten

- **SO$_2$**: Sauerstoffsättigung des Blutes allgemein
- **SaO$_2$**: Sauerstoffsättigung des arteriellen Blutes, gemessen mittels ABGA
- **SpO$_2$**: Sauerstoffsättigung des arteriellen Blutes, nichtinvasiv gemessen mittels Pulsoxymetrie
- **paO$_2$**: Sauerstoffpartialdruck im arteriellen Blut, gemessen mittels ABGA
- **AaDO$_2$**: Alveolo-arterielle Druckdifferenz

Parameter	Arterien	Venen
paCO$_2$	32–45 mmHg/4,3–6,0 kPa	37–50 mmHg/4,9–6,7 kPa
paO$_2$	65–100 mmHg/8,7–13,3 kPa	36–44 mmHg/4,8–5,9 kPa
SpO$_2$	95–98,5 %	70–80 %
AaDO$_2$	2,5 + 0,21 × Alter in Jahren kPa	Nicht berechnbar

19.2.1 Indikation für eine arterielle Blutgasanalyse

Die arterielle Blutgasanalyse wird sowohl zur Diagnosestellung, als auch zur Verlaufskontrolle häufig eingesetzt. In Akutsituationen, z. B. auf Intensivstationen, können mehrmals täglich Analysen notwendig sein.

Indikationen für eine Blutgasanalyse

- Diagnostik/Differenzierung kardiovaskulärer und pulmonaler Erkrankungen
- Abgrenzung der respiratorischen Partialinsuffizienz zur respiratorischen Globalinsuffizienz
- Verlaufskontrolle chronischer pulmonaler Erkrankungen
- Intensiv- und Notfallmedizin
- Überwachung einer Beatmungs- oder Sauerstofftherapie

19.2.2 Interpretation von Blutgaswerten

In Tab. 19.2 sind die Normwerte der Blutgase in den Arterien und Venen aufgeführt (Davis et al. 2013).

Die ABGA erlaubt die Einteilung in die respiratorische Partialinsuffizienz (auch hypoxämische respiratorische Insuffizienz) und die respiratorische Globalinsuffizienz (auch hyperkapnische respiratorische Insuffizienz). Wenn eine respiratorische Globalinsuffizienz besteht, kann eine unkontrollierte Sauerstoffgabe zur lebensgefährlichen CO$_2$-Narkose führen.

▶ **Respiratorische Insuffizienz Respiratorische Partialinsuffizienz:** paO$_2$ <65–70 mmHg/8,7–9,3 kPa, paCO$_2$ ist im Normbereich.
Respiratorische Globalinsuffizienz: paO$_2$ <65–70 mmHg/8,7–9,3 kPa und paCO$_2$ >45 mmHg/>6 kPa.

Die Werte für paO$_2$ werden auch zur Festlegung einer zusätzlichen Sauerstoffgabe benutzt. In diesem Falle werden regelmäßige Verlaufskontrollen der ABGA vorgenommen, um die Supplementation optimal zu dosieren und eine Akkumulation von CO$_2$ frühzeitig zu erkennen.

▶ **Wichtig** Eine Sauerstoffsupplementation unter Belastung ist angezeigt, wenn der paO$_2$ unter Belastung ≤53 mmHg/≤7 kPa beträgt (unter Raumluft).
Eine Dauersauerstoffsupplementation ist angezeigt, wenn der paO$_2$ in Ruhe ≤55 mmHg/≤7,3 kPa beträgt (unter Raumluft).

Die ABGA ergänzt die Lungenfunktionsanalyse und die Diffusionsmessung. Informationen zur Differenzialdiagnostik mithilfe der ABGA finden sich in Kap. 3.

Literatur

Davis MD, Walsh BK, Sittig SE, Restrepo RD (2013) AARC clinical practice guideline: blood gas analysis and hemoximetry. J Respiratory Care 58(10):1694–1703. https://doi.org/10.4187/respcare.02786

Global Initiative for Chronic Obstructive Lung Disease (2021). Global strategy for the diagnosis, management, and prevention of chronic obstructive pulmonary disease (2021 Report)

Graham BL, Brusasco V, Burgos F, Cooper BG, Jensen R, Kendrick A, Wanger J (2017) 2017 ERS/ATS standards for single-breath carbon monoxide uptake in the lung. European Respiratory Journal 49(1). https://doi.org/10.1183/13993003.00016-2016

Graham BL, Steenbruggen I, Miller MR, Barjaktarevic IZ, Cooper BG, Hall GL, Thompson BR (2019) Standardization of spirometry 2019 update. An official American Thoracic Society and European Respiratory Society Technical Statement. Am J Respir Crit Care Med 200(8):e70–e88. https://doi.org/10.1164/rccm.201908-1590ST

Quanjer PH, Stanojevic S, Cole TJ, Baur X, Hall GL, Culver BH, Initiative ERSGLF (2012) Multi-ethnic reference values for spirometry for the 3-95-yr age range: the global lung function 2012 equations. European Respiratory Journal 40(6):1324–1343. https://doi.org/10.1183/09031936.00080312

Stanojevic S, Graham BL, Cooper BG, Thompson BR, Carter KW, Francis RW, Hall GL (2017) Official ERS technical standards: Global Lung Function Initiative reference values for the carbon monoxide transfer factor for Caucasians. European Respiratory Journal 50(3). https://doi.org/10.1183/13993003.00010-2017

Wanger J, Clausen JL, Coates A, Pedersen OF, Brusasco V, Burgos F, Viegi G (2005) Standardisation of the measurement of lung volumes. European Respiratory Journal 26(3):511–522. https://doi.org/10.1183/09031936.05.00035005

Herz- und Lungenauskultation, Perkussion und Stimmfremitus

Thomas Riegler

Inhaltsverzeichnis

In diesem Kapitel werden die Auskultation von Herz und Lunge, die Perkussion und der Stimmfremitus erklärt. Grundlage hierfür ist die genaue Kenntnis der Anatomie.

Ergänzende Information Die elektronische Version dieses Kapitels enthält Zusatzmaterial, auf das über folgenden Link zugegriffen werden kann [https://doi.org/10.1007/978-3-662-63613-8_20]. Die Videos lassen sich durch Anklicken des DOI Links in der Legende einer entsprechenden Abbildung abspielen, oder indem Sie diesen Link mit der SN More Media App scannen.

T. Riegler (✉)
Zürcher Hochschule für Angewandte Wissenschaften, Dep. Gesundheit, Institut für Physiotherapie, Winterthur, Schweiz
e-mail: riel@zhaw.ch

Die **Anatomie in vivo** ist die direkteste Untersuchungsmethode der Morphologie. Im Folgenden sind die Lungengrenzen in einer nutzbaren Weise als charakteristische Strukturen (**Orientierungspunkte**, „landmarks") dargestellt. Die Einhaltung der Orientierungspunkte für die Lungengrenzen bedarf einer hohen Präzision, denn sie sind für Auskultation und Perkussion von wesentlicher Bedeutung. Sie können anhand der sog. **Längsachsen** (virtuelle Achsen) exakt bestimmt werden:

- Die **Medioklavikularlinie (MKL)** ist eine gedachte Längsachse, die senkrecht durch die Mitte der Klavikula läuft.
- Die **Medioaxillarlinie (MAL)** ist eine gedachte Längsachse, die durch die Mitte der Axilla läuft.

J. Steier, A.-K. Rausch-Osthoff (Hrsg.), *Physiotherapie bei chronisch-obstruktiven Atemwegs- und Lungenerkrankungen*, https://doi.org/10.1007/978-3-662-63613-8_20

- Die **Sternallinie (STL)** ist eine gedachte Längsachse, die am Sternumrand verläuft.
- Die **Parasternallinie (PL)** ist eine gedachte Längsachse, die zwischen Sternallinie und Medioklavikularlinie verläuft.
- Die **Mamillarlinie (ML)** ist eine gedachte Längsachse, die senkrecht durch die Mamillen läuft.
- Die **Skapularlinie (SKL)** ist eine gedachte Längsachse, die senkrecht durch den Angulus inferior scapulae läuft.

Die Anatomie in vivo der Lunge erfordert die exakte Kenntnis der ex- und inspiratorischen Lungengrenzen (Abb. 20.1, 20.2, 20.3 und 20.4).

20.1 Auskultation der Lungengeräusche

Die Auskultation der Lunge ist eine wichtige und einfach zu handhabende diagnostische Methode in der physiotherapeutischen Behandlung lungenerkrankter Patienten. Sie liefert direkte Infor-

mationen über die **Struktur des Lungengewebes**, die mit keiner anderen Methode so einfach und v. a. nicht-invasiv zu erreichen sind.

Die **Veränderungen der Lungengeräusche** stehen in direkter Beziehung zu den pathologischen Veränderungen des Lungengewebes. Daher hat die Auskultation gerade in der physiotherapeutischen Praxis und in der praktischen Medizin einen hohen Stellenwert und gilt neben Lungenfunktionstest und Thoraxröntgenaufnahme als **Standardmethode** für die Erkennung und Überwachung von chronischen Lungenerkrankungen. Geräusche, die beim Atmen in der Lunge und den angrenzenden Geweben entstehen, können mit einem Stethoskop abgehört werden, manchmal auch direkt, indem man ein Ohr auf den Oberkörper des Patienten legt (Abb. 20.5).

▶ Mithilfe eines Stethoskops lassen sich mögliche krankhafte Geräusche bzw. atemstrombedingte Nebengeräusche beim Patienten feststellen.

Mittels Lungenauskultation während der In- und Exspiration können charakteristische Be-

Abb. 20.1 Darstellung der linken Lunge inkl. Landmarks: *LOL* Linker Oberlappen; *LUL* Linker Unterlappen. *PS* Proc. spinosus. (Tillmann 2005)

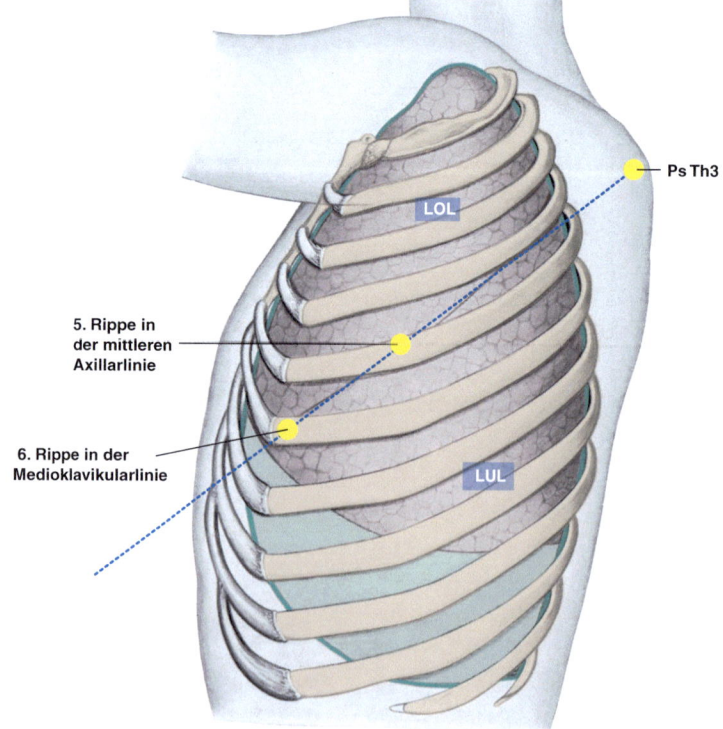

Ps Th3

LOL

5. Rippe in der mittleren Axillarlinie

6. Rippe in der Medioklavikularlinie

LUL

Abb. 20.2 Darstellung der rechten Lunge inkl. Landmarks. *ROL* Rechter Oberlappen; *RUL* Rechter Unterlappen; *RML* Rechter Mittellappen; *Ps* Proc. spinosus. (Tillmann 2005)

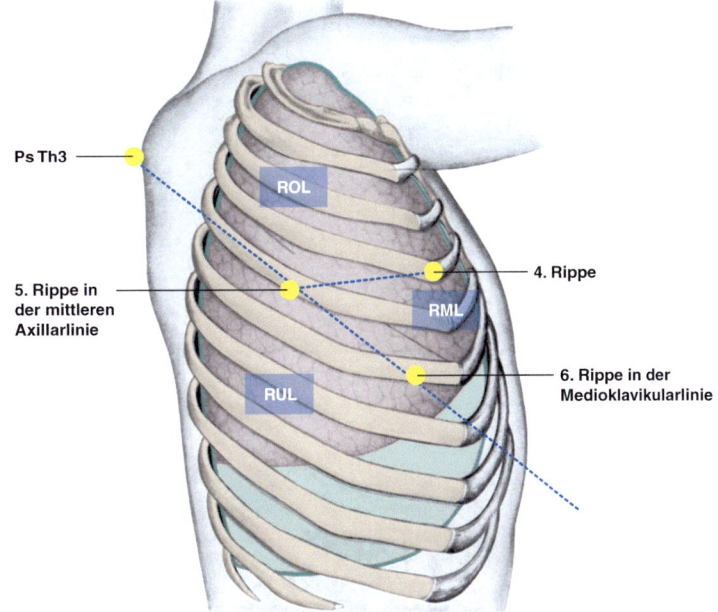

Lungengrenze ventral

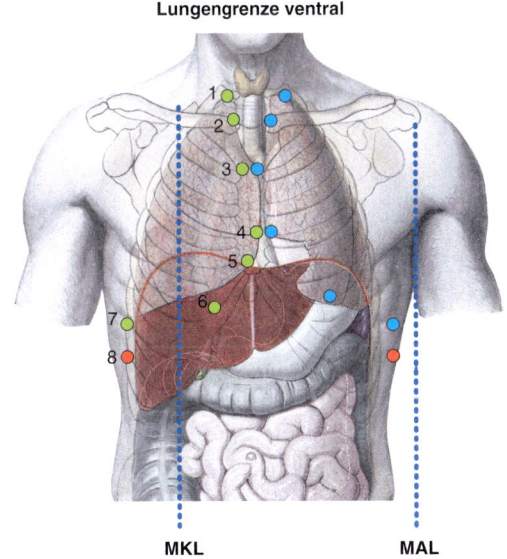

MKL   MAL

Abb. 20.3 Darstellung der ventralen Lungenareale inkl. Landmarks. *Grün* Lungengrenze (*rechts*). *Blau* Lungengrenze (*links*). *Rot* Lungengrenze nach tiefer Inspiration. *1* Die Lungenapex übersteigt das mediale Sternumdrittel um 2–4 cm. *2* 2 cm lateral vom Sternoklavikulargelenk. *3* Kostosternalgelenk II. *4* Kostosternalgelenk IV. *5* Kostosternalgelenk VII – Synchondrosis xyphosternalis (nur rechts). *6* Die untere Lungengrenze befindet sich in Höhe der Kreuzung 6. Rippe mit Medioklavikularlinie (*MKL*). *7* Die untere Lungengrenze befindet sich in Höhe der Kreuzung 8. Rippe mit Medioaxillarlinie (*MAL*). *8* Bei tiefer Inspiration kann sie sich bis zur Kreuzung 10. Rippe mit der Medioaxilarlinie (*MAL*) entfalten. (Tillmann 2005)

Lungengrenze dorsal

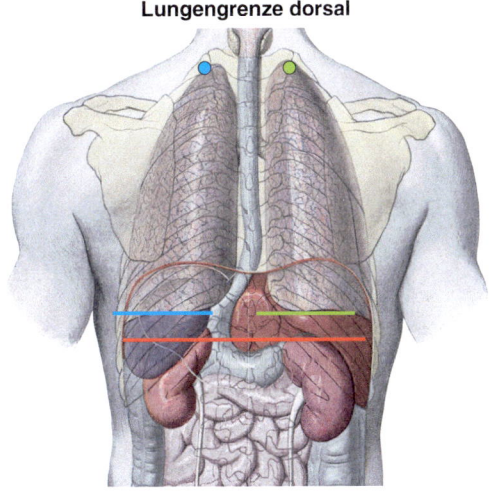

Abb. 20.4 Darstellung der dorsalen Lungenareale inkl. Landmarks. *Grün* Lungengrenze (*rechts*). *Blau* Lungengrenze (*links*). *Rot* Lungengrenze nach tiefer Inspiration. Die untere Lungengrenze befindet sich in Höhe des Proc. spinosus des 10. Brustwirbels. Bei tiefer Inspiration kann die Lunge sich bis zum Proc. spinosus des 12. Brustwirbels entfalten. Der Lungenhilus befindet sich auf Höhe des Proc. spinosus des 4. Brustwirbels. (Tillmann 2005)

funde für die Diagnosestellung ermittelt werden. Die unterschiedlichen Quantitäten und Qualitäten der Atemgeräusche ergeben sich in besonders durch die unterschiedliche **Vibrationsanzahl der Grundtöne/Sekunde**.

▶ Die Atemgeräusche werden in zwei Hauptgruppen eingeteilt: in physiologische Atem

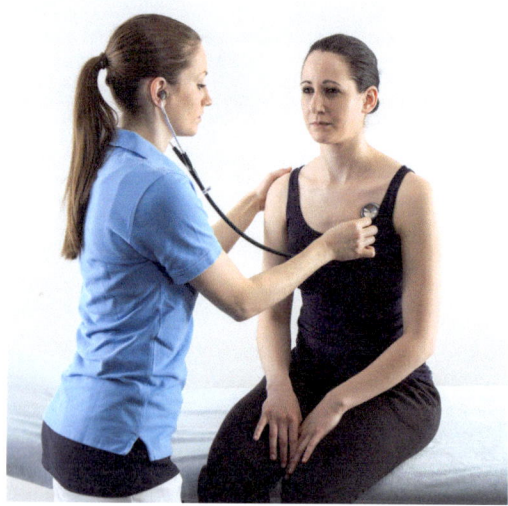

Abb. 20.5 Auskultation mit Stethoskop. Bitten Sie den Patienten mit offenem Mund regelmäßig, aber nicht zu schnell, durchzuatmen

geräusche und in Nebengeräusche (Abb. 20.6). Atem- und Nebengeräusche enthalten wichtige diagnostische Informationen.

20.1.1 Physiologische Atemgeräusche

Zu den physiologischen Atemgeräuschen (AG) gehören

- die zentralen Atemgeräusche und
- die peripheren Atemgeräusche.

Die trachealen Atemgeräusche klingen schärfer (Frequenz 100–5000 Hz) und heller als die vesikulären Atemgeräusche (Frequenz 100–600 Hz) (Sarkar et al. 2015).

Zentrale Atemgeräusche
Diese Geräusche, auch **tracheale oder bronchiale Atemgeräusche** genannt, besitzen hohe sowie tiefe Frequenzen, sind leicht hörbar, sobald man das Stethoskop über der Trachea aufsetzt. Der Patient soll hierbei mit offenem Mund ein und ausatmen. Zentrale Atemgeräusche entstehen durch hohe Strömungsgeschwindigkeiten und turbulenten Luftfluss in den zentralen Atem-

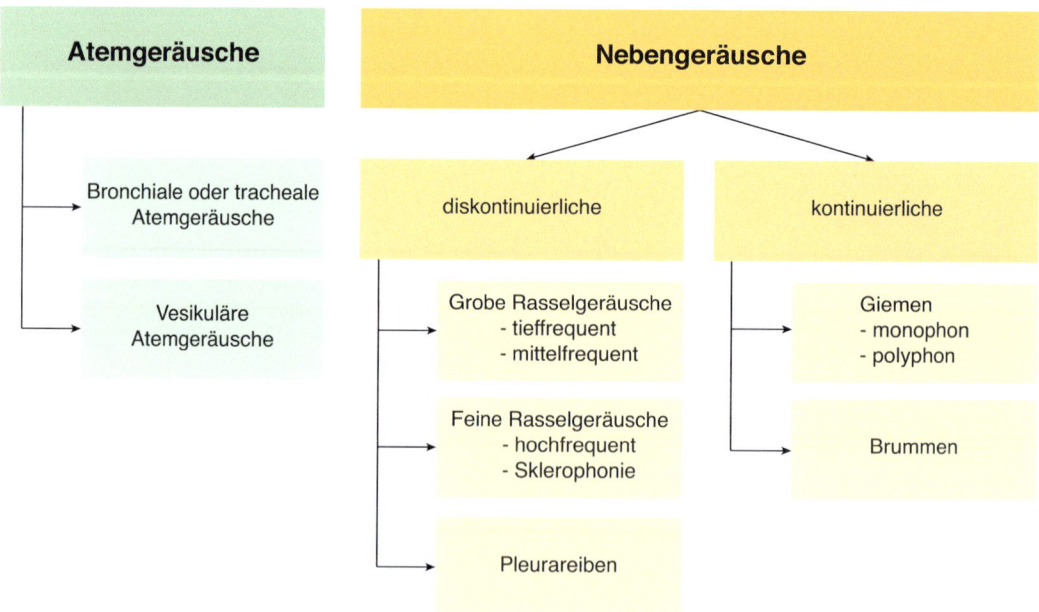

Abb. 20.6 Übersicht der Geräusche bei der Lungenauskultation

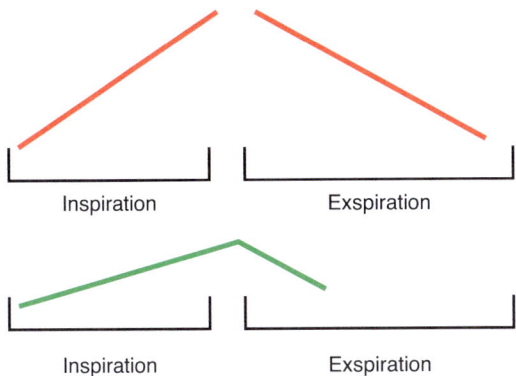

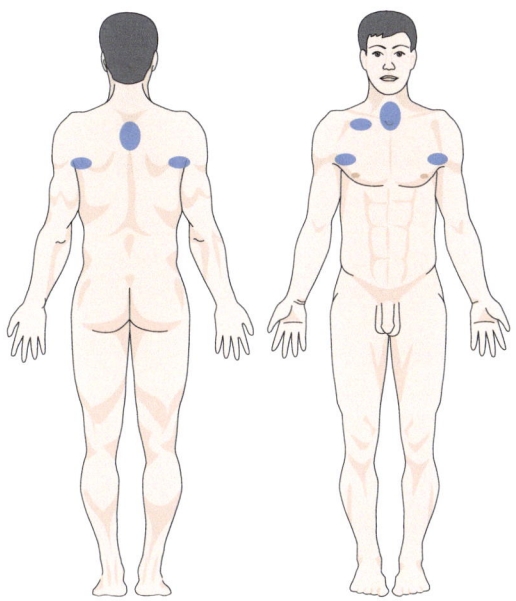

Abb. 20.7 Charakterisierung der Atemgeräusche. Das zentrale Atemgeräusch (*rot*) ist laut, hat einen steilen Anstieg, eine hörbare postinspiratorische Pause und eine länger hörbare Exspiration als Inspiration. Das periphere Atemgeräusch (*grün*) ist deutlich leiser, dumpfer mit einer gut wahrnehmbaren Inspiration, jedoch ohne wahrnehmbare postinspiratorische Pause und deutlich verkürzt hörbarer Exspiration. (Mod. nach Sarkar et al. 2015)

Abb. 20.8 Auskultationsstellen der trachealen (*großer Kreis*) und bronchialen Atemgeräusche (*kleine Kreise*)

wegen (große Bronchien und Trachea). Es ist direkt über der Trachea, dem Manubrium/Sternum und dorsal von C7–Th3 zu hören (Sarkar et al. 2015). Das zentrale Atemgeräusch hat eine gut wahrnehmbare **postinspiratorische Pause**, die das **In-** und **Exspirium abgrenzt** (Abb. 20.7 und 20.8).

Periphere Atemgeräusche

Die peripheren Atemgeräusche, auch **normales, oder vesikuläres Atemgeräusch** (lat. Vesiculi, kleines Bläschen) genannt, sind über die Gas austauschende Lungenfläche, also über den peripheren Alveolarbezirken wahrzunehmen. Da das periphere Atemgeräusch durch die Übertragung des zentralen Atemgeräuschs entsteht, ist in der Lungenperipherie nur noch ein leises, dumpfes, hauchendes Geräusch auskultierbar, da die lufthaltige Lunge die hohen Geräuschfrequenzen wegfiltriert. Das normale periphere Atemgeräusch ist durch ein **lautes** und **gut abgegrenztes Inspirium**, aber ein **schlecht abgrenzbares Exspirium (kurzer und leiser) ohne hörbare postinspiratorische Pause** gekennzeichnet (Sarkar et al. 2015). Periphere Atemgeräusche sind an allen Stellen der Lunge auskultierbar, **au-**

ßerhalb der Auskultationsstellen der zentralen Atemgeräusche (Abb. 20.7 und 20.8).

Der Übergang zwischen **vesikulären und bronchialen Atemgeräuschen** ist fließend. Das daraus resultierende Atemgeräusch wird als bronchovesikulär bezeichnet.

Pathologie

Die physiologischen Atemgeräusche können auf vier Arten pathologisch verändert sein – fehlend, abgeschwächt, verstärkt und Bronchialatmen. Sie werden im Seitenvergleich beurteilt, oder zur erwarteten Norm verglichen.

Abgeschwächte bis fehlende Atemgeräusche entstehen durch verminderte Übertragung des zentralen Atemgeräuschs über das Lungengewebe in die Lungenperipherie. **Abgeschwächte Atemgeräusche** können durch Hypoventilation, Emphysem, (Teil-)Atelektasen und Adipositas entstehen. **Fehlende Atemgeräusche** können z. B. aufgrund von Pleuraerguss und Pneumothorax vorkommen. **Verstärkte Atemgeräusche**, bis hin zum **Bronchialatmen (auch Kompressionsatmen)**, entstehen durch verbesserte

Schallübertragung über das Lungengewebe, wie z. B. bei Bronchitis, Lungenödem und Pneumonie. Das Bronchialatmen ist ein zentrales Atemgeräusch, das in der Lungenperipherie auskultiert wird (also am falschen Ort) (Sarkar et al. 2015).

▶ **Cave**
Ein in der Lungenperipherie auskultierbares zentrales Atemgeräusch ist generell pathologisch.

Auskultation
Auskultieren Sie bitte die ventralen und dorsalen Lungenabschnitte (Abb. 20.8) und dokumentieren Sie die Ergebnisse im Auskultationsprotokoll (Abb. 20.14)!

Der Patient soll tief durch den geöffneten Mund ein- und ausatmen:

• während mindestens eines ganzen (Ruhe-) Atemzyklus und
• bei forcierter In- und Exspiration.

(Aufpassen: **Hyperventilationsgefahr!**)

Reihenfolge der Auskultation
Die Lunge wird dorsal und ventral im **Seitenvergleich** abgehört:

• im Ober-, Mittel- und Unterfeld medial,
• im Unterfeld zusätzlich lateral.

Achten Sie ventral v. a. auf die Lungenspitzen im Jugulum und auf den rechten Mittellappen (v. a. mittlere Axillarlinie)!

20.1.2 Nebengeräusche

Von den physiologischen zentralen und peripheren Atemgeräuschen sind die **Nebengeräusche** zu differenzieren, die immer als pathologisch gelten. Sie treten zusätzlich zu den physiologischen Atemgeräuschen auf und werden in zwei Arten aufgeteilt:

• Die **kontinuierlichen** Nebengeräusche erscheinen als Giemen (Pfeifen) und Brummen (Rhonchus). In den oberen Atemwegen kann es zum Entstehen eines Stridors kommen

(z. B. durch Larynxödeme, oder trachealen Verengungen), der aber bereits mit freiem Ohr hörbar ist.
• Die **diskontinuierlichen** Nebengeräusche erscheinen als Rasselgeräusche und Pleurareiben.

Kontinuierliche Nebengeräusche
Giemen (Pfeifen) und Brummen
Giemen (Pfeifen) und **Brummen** sind meist in allen Atemphasen hörbar und entstehen bei einer partiellen Obstruktion des Bronchiallumens durch zähe Schleimfäden, Schwellung der Bronchialschleimhaut, Bronchospasmus oder dynamische Kompression der Atemwege. Die Geräusche treten auf, wenn beim Atmen zähe Schleimfäden oder Bronchialwände durch den Luftstrom in Schwingung versetzt werden. Sie präsentieren sich als ein melodiöser Ton wie Giemen (Pfeifen) (Schwingungen höherer Frequenz >400 Hz in den peripheren Atemwegen) oder Brummen (Schwingungen niedrigerer Frequenz <200 Hz in den zentraleren Atemwegen). Bitte beachten Sie: Nebengeräusche können nach dem Husten verschwinden. Bei Nebengeräuschen den Patienten ggf. Husten lassen und erneut auskultieren.

▶ Giemen (Pfeifen) und Brummen sind mono- oder polyphone musikalische Geräusche mit verschiedensten Frequenzen, die länger als 250 ms andauern und während In- und Exspirium auftreten können.

Diskontinuierliche Nebengeräusche
Rasselgeräusche (feine und grobe Krepitationen)
Rasselgeräusche (RG) sind kurze explosionsartige Geräusche, die in ihrer **Frequenz (Tonhöhe)**, dem **Auftreten während der Inspiration**, **Lageabhängigkeit** und **Therapieabhängigkeit** unterschieden werden können.
Anhand der **Frequenz** wird differenziert in:

• **Tieffrequente Rasselgeräusche** entsprechen groben Rasselgeräuschen und entstehen in den zentralen Teilen des Atemwegs, wo Knorpelspangen für viel Stabilität sorgen (etwa bis 8. Generation). Diese Rassegeräusche entstehen durch Bläschenbildung in zentral liegendem Sekret (Piirila und Sovijarvi 1995).

- **Mittelfrequente Rasselgeräusche** entsprechen mittelblasigen Rasselgeräuschen und entstehen in den mittleren Teilen des Atemtrakts, wo Knorpeleinlagerungen Richtung Alveole immer kleiner werden (ca. 9.–16. Generation). Diese Bereiche des Atemwegs können bereits komprimiert und durch Sekret verklebt werden. Durch die Inspiration werden die Atemwege wieder geöffnet und die Wasserstoffbrücken des Sekrets werden zerrissen bzw. zerplatzen (Almeida et al. 2013).

- **Hochfrequente Rasselgeräusche** entsprechen feinblasigen Rasselgeräuschen und entstehen in der Lungenperipherie, wo bereits Gasaustausch stattfinden kann und sich die Zusammensetzung der Zelltypen funktionell verändert (ca. ab 17. Generation). Diese Geräusche entstehen durch die Eröffnung kollabierter Alveolen, die durch Inspiration schnell eröffnet werden (Forgacs 1969; Sarkar et al. 2015). Eine Sonderform der hochfrequenten Rasselgeräusche ist die Sklerophonie, die auch als Velcro-Rasselgeräusche oder Fibroseknistern bezeichnet wird. Dies sind sehr deutliche, endinspiratorische Rassegeräusche, die bei Lungenfibrose auftreten und charakteristisch einem öffnenden Klettverschluss ähneln (Füeßl und Middeke 2018).

Inspirationsphase: Die RG treten überwiegend in der Inspirationsphase auf und können über das zeitliche Auftreten zusätzlich unterschieden werden. So sind zentral entstehende Rasselgeräusche eher früh bis hin zu zufällig während der Inspirationsphase auftretend. Peripher entstehende Rasselgeräusche hingegen treten im letzten Drittel der Inspiration auf (Sarkar et al. 2015).

Lageabhängigkeit: Rasselgeräusche, die ihr Geräuschcharakteristikum (Dichte, Ton, Auftreten) bei einem Positionswechsel von z. B. Sitz in Seitenlage verändern, werden als „lageabhängig" bezeichnet. Eine Veränderung des RG in Seitenlage indiziert, dass der Entstehungsort in den distalen (ab 9. Generation) oder peripheren Atemwegen (ab 17. Generation) ist (Postiaux 2016).

Therapieabhängigkeit: Geräusche, die mittels Hustens oder Huffings in ihrem Geräuschcharakteristikum verändert werden, können indizieren, dass ihr Entstehen eher in den zentralen Atemwegen liegt. Kann ein RG mittels LEGOS (langsame Exspiration, Glottis offen, Seitenlage; Abschn. 32.4.3) verändert werden, deutet dies auf die distalen Atemwege hin. Peripher entstehende RG sind in der Regel nicht therapieabhängig (Postiaux 2016).

Pleurareiben Die Reibung der entzündlich infiltrierten Pleurablätter (durch fibrinöses Exsudat) verursacht ein Reibegeräusch, das mit Schritten im Neuschnee oder Lederknarren vergleichbar ist. Dieses Geräuschphänomen ist am besten **endinspiratorisch**, häufig auch während des ganzen Atemzyklus hörbar. In der Regel ist Pleurareiben im akuten Stadium von pleuritischen Schmerzen begleitet, im chronischen Stadium jedoch schmerzlos (Sarkar et al. 2015).

Klinische Muster

- Lungenauskultation: guter Prädiktor für eine obstruktive Ventilationsstörung
- Stridor-Trachea, große Bronchien: Stenose der zentralen Atemwege, Pseudokrupp, Krupp, Tracheomalazie
- Kontinuierliche Nebengeräusche (Brummen): Tracheitis, Tracheobronchitis, (Asthma), Bronchitis
- Kontinuierliche Nebengeräusche (Giemen): Asthma, COPD, Bronchitis, Linksherzinsuffizienz
- Diskontinuierliche Nebengeräusche – größere Bronchien (tieffrequent): Bronchiektasen
- Diskontinuierliche Nebengeräusche – kleine Bronchien (mittelfrequent): Bronchitis
- Diskontinuierliche Nebengeräusche – Bronchiolen/Alveolen (hochfrequent): Pneumonie, chronische Lungenstauung durch Linksherzinsuffizienz, Lungenfibrose

20.2   Perkussion der Lunge

Unter Perkussion versteht man in der Medizin
das zu diagnostischen Zwecken durchgeführte
Abklopfen der Körperoberfläche. Dabei wird
das darunterliegende Gewebe in Schwingung
versetzt. Die daraus resultierenden Schallqualitäten geben Aufschluss über den Zustand des
Gewebes. Die Eindringtiefe des Perkussionshalls
wird auf ca. 5–7 cm begrenzt (Yernault und Bohadana 1995).

Anhand der perkutorischen Lungenuntersu-
chung werden **zwei Aspekte überprüft**:

- **Abgrenzende Perkussion**: Abgrenzung von
  Lungengewebe gegenüber benachbarten Organen.
- **Vergleichende Perkussion**: Prüfen des Luft-
  gehalts der Lunge durch Vergleichen kor-
  respondierender Lungenabschnitte. Bei der
  vergleichenden Perkussion untersucht man jeweils die einander entsprechenden Stellen der
  beiden Thoraxseiten.

Mittels vergleichender und abgrenzender Perkussion können **abgeschätzt** werden:

- Größe der Lunge,
- Lage der Lunge,
- Abgrenzung von luft- und nichtlufthaltigen
  Organen (Lunge – Leber, Lunge – Herz) und
- Dichte bzw. Luftgehalt der Lunge.

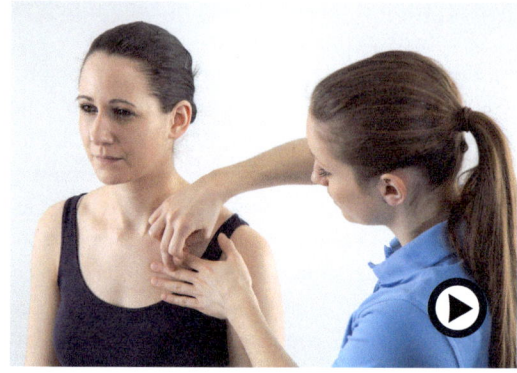

Abb. 20.9 Praktische Durchführung der Perkussion
(▶ https://doi.org/10.1007/000-7pg)

Handhaltung bei der Perkussion
Handhaltung
- Linker Mittelfinger als Plessimeter
- Rechter Mittelfinger als Hammer

Wichtig: Perkussionsschläge locker aus
dem Handgelenk
Häufige Anfängerfehler

- Zaghafte Schläge bei steif gehaltenem
  Handgelenk
- Zaghafte Schläge aus dem Fingergrund-
  gelenk
- Zu wenig Anpressdruck des Fingers, der
  als Plessimeter fungiert

20.2.1   Praktische Durchführung der Perkussion

Die am häufigsten angewandte Methode ist die
Finger-Finger-Methode: Der Mittelfinger der
nichtdominanten Hand des Untersuchers wird
überstreckt und parallel zu den Interkostalräumen fest auf die Thoraxwand des Patienten gelegt
(Plessimeterfinger). Die Spitze des Mittelfingers
der anderen Hand wird dann leicht gekrümmt in
schnellen, kurzen Bewegungen aus dem Handgelenk heraus auf den Plessimeterfinger geklopft
und rasch zurückgezogen (Abb. 20.9).

Abgrenzende Perkussion
Als erstes werden die **unteren Lungengrenzen** bestimmt (Kap. 14). Dazu wird die ventrale Lungen-Leber-Grenze in der rechten Medioklavikularlinie (MKL) in kaudaler Richtung
perkutiert, bis der Schall gedämpft tönt. Physiologischerweise verläuft die ventrale Lungen-Leber-Grenze in Höhe des Interkostalraumes
zwischen 6. und 7. Rippe. Dann werden dorsal
die kaudalen Grenzen in der Interskapularlinie
und lateral in den Axillarlinien festgelegt.

Die Perkussion zeigt folgenden **Verlauf der
Lungengrenzen**:

- 6. Rippe in der Medioklavikularlinie (MKL),
- 8. Rippe in der vorderen Axillarlinie (VAL),
- 9. Rippe in der Skapularlinie (SKL) und
- 11. Brustwirbel direkt neben der Wirbelsäule.

▶ Auf der rechten Thoraxseite liegen die Lungengrenzen durchschnittlich 1–2 cm höher als auf der linken, weil die Leber das Zwerchfell nach oben drängt.

Verschieblichkeitstest der unteren Lungengrenzen

Um die respiratorische Verschieblichkeit der unteren Lungengrenzen zu prüfen, lässt man den Patienten nach tiefer In- und Exspiration den Atem anhalten. In den Atempausen bestimmt man den Stand der Lungengrenzen und zwar in den Interskapularlinien (zwischen Skapula und Wirbelsäule).

▶ Die Verschieblichkeit der unteren Lungengrenzen beträgt normalerweise 5–6 cm. Am größten ist der Unterschied zwischen extremer In- und Exspiration in der Axillarlinie (bis zu 10 cm). Zu beachten ist, dass die rechte Lunge etwas höher steht (wegen der darunter liegenden Leber). Der Bereich zwischen Inspiration und Exspiration entspricht dem Komplementärraum.

Befundinterpretation

- Tief stehende, wenig bewegliche dorsale Lungengrenzen finden sich bei Lungenüberblähung.
- Eine Verlagerung der Lungengrenzen nach kranial tritt dann auf, wenn das Zwerchfell durch schrumpfende Prozesse im Thorax hochgezogen oder durch intraabdominale Prozesse hochgedrückt wird. Bei einer Nervus-phrenicus-Lähmung steht das Zwerchfell ebenfalls hoch.
- Die basale Dämpfung kann auch ein Hinweis auf einen Pleuraerguss sein. Flüssigkeit im Pleuraspalt kann erst bei einer Menge von mehr als 300 ml perkutorisch erfasst werden.[1]

---

[1]Sollten bei einer anatomischen Darstellung der Lungen keine Angaben bezüglich In- und Exspirationsstellung gemacht werden, trifft immer die Exspirationsstellung zu.

Abgrenzende Perkussion

Führen Sie bitte eine **abgrenzende Perkussion** über den verschiedenen Lungenarealen durch (ventral/dorsal, links/rechts) und zeichnen Sie die Grenzen ein! Stellen Sie fest:

- Lage bzw. Grenzen der Lunge,
- Abgrenzung der Lunge zu Ende der Ex-/Inspiration,
- Lunge-Leber-Übergang,
- Lunge-Herz-Übergang.

Vergleichende Perkussion

Nach Durchführung der **abgrenzenden Perkussion** wird die seitenvergleichende Perkussion ausgeführt.

Befundinterpretation

Qualitäten des Klopfschalls

Beim Klopfschall unterscheidet man vier Schallqualitäten (Füeßl und Middeke 2018):

1. Gedämpfter Klopfschall (dichtes Gewebe, Leber)
2. Sonorer Klopfschall (lufthaltiges Gewebe, Lunge)
3. Hypersonorer Klopfschall (stark lufthaltiges Gewebe)
4. Tympanitischer Klopfschall (Luft im Magen-Darm-Trakt)

Gedämpfter Klopfschall Eine **Dämpfung** ist vorhanden, wenn sich kein lufthaltiges Gewebe unter der Thoraxwand befindet, bei

- Pleuraerguss,
- Pleuraschwarte,
- Konsolidation von Lungenparenchym.

Hypersonorer Klopfschall Ein hypersonorer Klopfschall findet sich bei

- vermehrtem intrathorakalen Luftgehalt,
- Lungenemphysem (beidseitig) und
- Pneumothorax (einseitig).

Sonorer Klopfschall Ein sonorer Klopfschall findet sich bei

- gesunden Lungen mit normalem Luftgehalt.

Tympanitischer Klopfschall Ein tympanitischer Klopfschall findet sich bei

- gesunden gasgefüllten Organen des **Tractus digestivus** (Darm, Magenblase).

Vergleichende Perkussion

Führen Sie bitte eine **vergleichende Perkussion** über den verschieden Lungenarealen durch und stellen Sie fest, ob die intrathorakalen Gewebestrukturen luftgefüllt, flüssigkeitsgefüllt oder solide sind! Die Klangqualitäten unterscheiden sich hinsichtlich

- Frequenz (hoch/tief),
- Intensität (laut/leise),
- Dauer und
- Klangqualität (gedämpft/sonor/hypersonor/tympanitisch).

Dokumentieren Sie Ihre Ergebnisse bitte im Perkussionsprotokoll (Abb. 20.14)!

In der folgenden Übersicht sind die Klopfschallbefunde möglichen Krankheitsbildern zugeordnet.

Akustische Befunde (Abb. 20.10) und mögliche Ursachen

Normaler Klopfschall: laut, lang, tief (L/L/T)

- Seitengleich sonorer Klopfschall
- Atemabhängige Verschiebbarkeit des Zwerchfells von etwa 5–6 cm
- Gesunde Lunge

Gedämpfter (hyposonorer) Klopfschall: leise, kurz, hoch (L/K/H)

- Pneumonie
- Infiltration
- Erguss
- Pleuraschwarte
- Atelektasen

Dämpfung, Schenkelschall

- Normal über luftleerem Gewebe wie Leber, Herz, Muskulatur
- Pathologisch über der Lunge: krankhafte Veränderungen wie Infiltration, Tumor, Pleuraerguss, Pleuraschwarte

Hypersonorer Klopfschall: lauter, länger, tiefer als normal

- Vermehrter Luftgehalt im Thorax
- Lungenemphysem, Pneumothorax

Tympanitischer Klopfschall: hohler, fast musikalischer paukenähnlicher Klang

- Harmonische Schwingungen
- Klopfschall über luftgefüllten Organen
- Normal über Magenblase; laut durch Luftblasenbildung im Magen

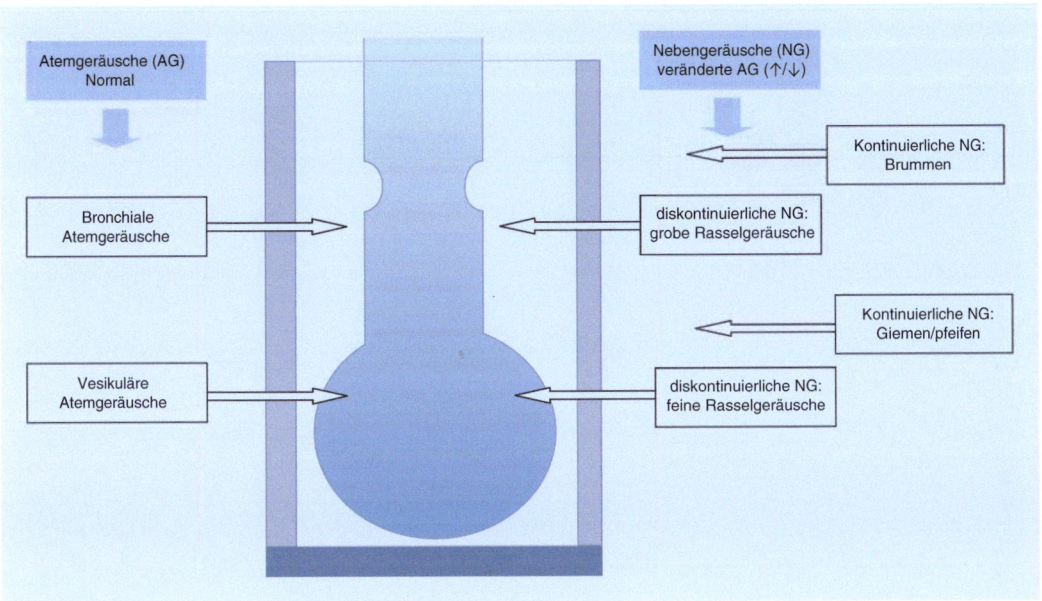

Abb. 20.10 Schematische Darstellung der Atemgeräusche (AG) und Nebengeräusche (NG): *Links* physiologische AG, *rechts* pathologische NG (diskontinuierliche und kontinuierliche) und AG (lauter, leiser, fehlend). (van Gestel 2009)

Tab. 20.1 Klinische Muster bei (chronischen) Lungenerkrankungen. (van Gestel 2009)

	Pneumothorax	Atelektasen	Pneumonie	Bronchitis	Emphysem	Pleuraerguss	Asthma
Auskultation	Fehlend/ abgeschwächt	Fehlend/ abgeschwächt Feine RG nach einer tiefen Inspiration	Initial RG fein Später RG grob	Abgeschwächt Pfeifen RG grob Verlängertes Exspirium	Abgeschwächt Pfeifen Verlängertes Exspirium	Abgeschwächt/ fehlend RG fein-mittel	Verstärkt Giemen, Pfeifen
Perkussion	Hypersonor	Dämpfung	Normal oder Dämpfung	Hypersonor Resonant Zwerchfell tief	Hypersonor Resonant Zwerchfell tief	Dämpfung	Hypersonor Resonant
Stimmfremitus	Fehlend/ abgeschwächt	Fehlend/ abgeschwächt	Verstärkt	Normal	Abgeschwächt	Fehlend/ abgeschwächt	Abgeschwächt
Lungenfunktion	VC (l) geringer	VC (l) geringer	FEV_1 (%-Soll) geringer VC (l) geringer	FEV_1 (%-Soll) geringer TLC (l) vergrößert	FEV_1 (%-Soll) geringer TLC (l) vergrößert	VC (l) geringer	FEV_1 (%-Soll) geringer

In Tab. 20.1 sind die Lungenbefunde verschiedener Lungen- und Atemwegserkrankungen übersichtlich zusammengefasst, in Abb. 20.11 werden Wirkprinzipien aus der Atemphysiotherapie vorgestellt.

20.3 Stimmfremitus

Stimmfremitus ist die **palpierbare Vibration der Thoraxwand**, die bei niederfrequenter tiefer Phonation auftritt. Die Handflächen (auch mit

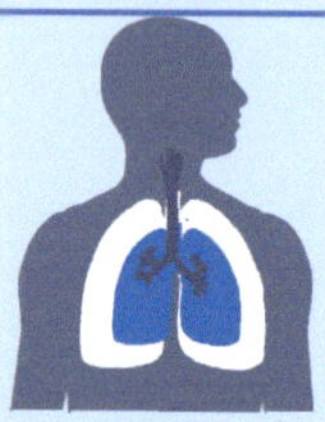

Atemwege		Die Lösung des Sekrets erfolgt vor allem durch (s. auch Kap. 32)
0 extrathorakale Atemwege		das „Abhusten ohne Inspiration"
1- 8 zentrale Atemwege	- tieffrequente Rasselgeräusche - lageunabhängig, therapieabhängig - zu beeinflussen durch forcierte Exspiration - Brummen	das "Flow-Prinzip"
9-16 distale Atemwege	- mittelfrequente Rasselgeräusche - lageabhängig, therapieabhängig	das "Flow-/Druck-Prinzip"
17-23 periphere Atemwege	- hochfrequente Rasselgeräusche - lageabhängig, therapieunabhängig - nicht zu beeinflussen durch forcierte Exspiration - Giemen	das "Offenhalten/ Wiedereröffnen der Alveolen" und "end-expiratory pressure" (positiver Druck auch nach Exspiration)

Abb. 20.11 Klinische Muster und zugeordnete Prinzipien aus der Atemphysiotherapie. (Modifiziert nach Postiaux 1990)

Handaußenkanten gut möglich) werden leicht an die Thoraxwand angelegt, und der Patient wird aufgefordert, mit möglichst tiefer Stimme „99" zu sagen. Das lufthaltige Lungenparenchym leitet die Schwingungen nur schlecht weiter, ebenso wie es das Bronchialatmen mehr oder weniger absorbiert (Abb. 20.12).

Befundinterpretation (Füeßl und Middeke 2018):

- Der Stimmfremitus ist überall dort **verstärkt**, wo auch Bronchialatmen und Bronchophonie vorhanden sind, d. h., wo die Lungen den Schall gut leiten. Dies ist der Fall, wenn das Lungengewebe infiltriert ist, z. B. bei Pneumonie.

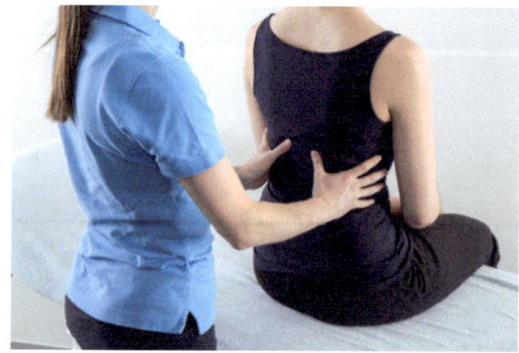

Abb. 20.12 Durchführung des Stimmfremitus. Der Therapeut legt die Handflächen oder Handaußenkanten leicht an die Thoraxwand an, und der Patient soll mit möglichst tiefer Stimme „99" sagen

- Der Stimmfremitus ist **abgeschwächt**, wenn die Schallleitung durch Flüssigkeit oder Luft zwischen den Pleurablättern behindert wird, z. B. bei Pleuraerguss, Pleuraschwarte oder Pneumothorax.

20.4 Bronchophonie

Unter Bronchophonie versteht man ein Untersuchungsverfahren der Lunge, das bei der allgemeinen körperlichen Untersuchung angewendet werden kann. Bronchophonie oder Bronchialstimme kann mittels Auskultation erfasst werden. Hierfür spricht der Patient geflüsterte hochfrequente Töne (meistens das Wort „66"). Dies wird über die Brustwand bei Verdichtung des zwischenliegenden Lungengewebes deutlich weitergeleitet (Füeßl und Middeke 2018):

- Normal kann nichts gehört werden.
- Bei Verdichtung des Lungengewebes (Pneumonie, Atelektase) wird ein hochfrequentes Geräusch auskultierbar.

20.5 Auskultation des Herzens

Die Herzauskultation ist das Abhören der Herztöne bzw. -geräusche mit dem Stethoskop. Durch eine Herzauskultation können unregelmäßige Herzaktionen, Herzgeräusche, z. B. aufgrund von Herzklappenfehlern, pathologischen Verbindungen (Shunts) bzw. Septumdefekten, Perikarderkrankungen, und veränderte oder pathologische Herztöne festgestellt werden. Zu beachten ist, dass die Intensität der Herztöne durch Adipositas, Lungenemphysem oder einen Perikarderguss abgeschwächt ist.

20.5.1 Herztöne

Herztöne sind die während eines Herzschlagzyklus entstehenden hörbaren Schwingungen (15–400 Hz), die auf den Thorax übertragen

werden. **Physiologische Herztöne** sind der 1. und der 2. Herzton. Das Herz erzeugt bei jedem Herzschlagzyklus **vier Töne**. Da jedoch je zwei Herztöne zusammenfallen, sind von den vier Herztönen nur zwei mit dem Stethoskop hörbar:

- ein niederfrequenter (25–45 Hz), etwas längerer (0,15 s) **1. Herzton** und
- ein eher hochfrequenter (um 50 Hz), kürzerer (0,12 s) **2. Herzton**.

Auskultationsstellen

Die Auskultation wird an verschiedenen Stellen über dem Herzen durchgeführt. Die Geräusche, die an den Herzklappen und in anderen Herzregionen entstehen, werden vorwiegend „stromabwärts" weitergeleitet. Die fünf Auskultationsstellen, an denen man **Herzklappengeräusche** am besten hört, sind in folgender Übersicht zusammengestellt (Abb. 20.13).

Auskultation des Herzens
- Mitralklappe: über der Herzspitze (5. ICR Medioklavikularlinie)
- Trikuspidalklappe: zwischen 4. ICR am rechten Sternumrand
- Aortenklappe: im 2. ICR am Sternumrand rechts bis Sternummitte
- Pulmonalklappe: am linken Sternumrand im 2. ICR
- Angeborene Herzfehler und akzidentelle Geräusche: über dem Erb-Punkt (zentraler Auskultationspunkt) am linken Sternumrand im 3. ICR

Praktische Durchführung

Als erstes wird geprüft, ob der Herzschlag rhythmisch ist. Eine Hilfe ist das gleichzeitige Mitfühlen des Radialpulses. Die **respiratorische (Sinus)Arrhythmie** (RSA) (Abschn. 8.5), d. h., eine geringgradige atemsynchrone Verlangsamung bzw. Beschleunigung der Herztätigkeit ist physiologisch und wird nicht als pathologische Arrhythmie gewertet.

Abb. 20.13 Darstellung der präkordialen Auskultationsbereiche. *ICR* Interkostalraum. (Tillmann 2005)

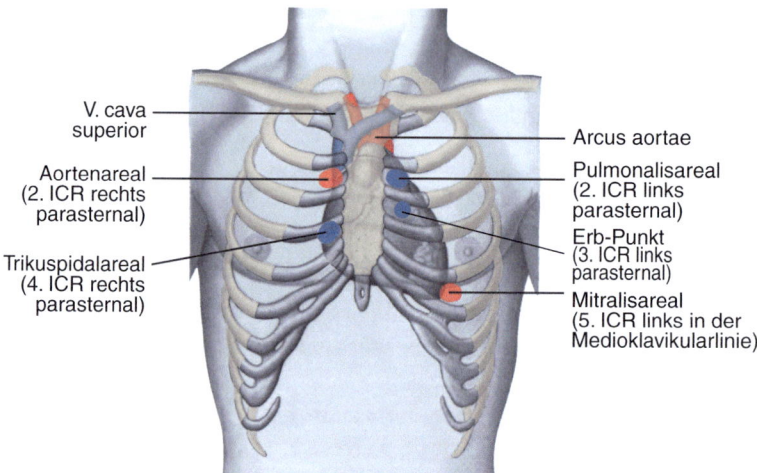

V. cava superior

Aortenareal (2. ICR rechts parasternal)

Trikuspidalareal (4. ICR rechts parasternal)

Arcus aortae

Pulmonalisareal (2. ICR links parasternal)

Erb-Punkt (3. ICR links parasternal)

Mitralisareal (5. ICR links in der Medioklavikularlinie)

▶ Die Ruheherzfrequenz schwankt bei gesunden Menschen zwischen 60–80 Schlägen/min. Frequenzen <60 werden als bradykard und Frequenzen >100 als tachykard bezeichnet.

Praktische Hinweise für die Herzauskultation

- Die Untersuchung ist in einem möglichst ruhigen Raum durchzuführen.
- Der Patient liegt auf dem Rücken mit leicht erhöhtem Oberkörper (ca. 30°).
- Sitzen bei übergebeugtem Oberkörper verbessert die Schallleitung von der Aortenklappe.
- In der linken Seitenlage werden Geräuschphänomene, die von der Mitralklappe ausgehen, verstärkt.
- Die genaue zeitliche Zuordnung eines Tons/Geräusches zu einer bestimmten Herzaktionsphase wird durch gleichzeitige Inspektion/Palpation z. B. des Karotis-/Radialpulses oder Herzspitzenstoßes wesentlich erleichtert.
- Der Ort der größten Lautstärke (Punktum maximum) zeigt an, wo der Ton/das Geräusch entsteht.

Der 1. Herzton

Der 1. Herzton entsteht zu **Beginn der Ventrikelsystole**, wenn sich mit Schluss der Segelklappen zwischen Herzvorhöfen und Herzkammern (AV-Klappen) das Ventrikelmyokard ruckartig um das inkompressible enddiastolische Blutvolumen anspannt. Dadurch gerät das gesamte System, Myokard und eingeschlossenes Blut, in Schwingung (**Anspannungston**). Der erste Herzton hat einen dumpfen Schallcharakter, sein Punktum maximum der Hörbarkeit ist in der Herzspitzengegend.

▶ Es ist hilfreich, gleichzeitig mit der Auskultation des Herzens die A. carotis communis zu palpieren, denn 1. Herzton und Pulswelle kommen annähernd gleichzeitig. Bei normaler Herzfrequenz ist der Abstand zwischen 1. und 2. Herzton (Systole) deutlich kürzer als der Abstand zwischen 2. und nächstfolgendem 1. Herzton (Diastole).

Der Beginn des Herzspitzenstoßes ist annähernd gleichzeitig mit dem 1. Herzton.

Hämodynamik des 1. Herztons Der 1. Herzton entspricht im Wesentlichen den Vibrationen, die bei der brüsken Spannung der Kammermuskulatur um das inkompressible Blut entsteht (**Mus-**

kelanspannungston), weniger dem Geräusch, das beim eigentlichen Klappenschluss entsteht. Zeitlich fällt der 1. Herzton ungefähr mit dem Schließen der Mitral- und der Trikuspidalklappe zusammen. Der Mitralanteil (M1) kommt vor dem Trikuspidalanteil (T1), da die linksventrikuläre Systole kurz vor der rechtsventrikulären beginnt.

Charakter des 1. Herztons Der 1. Herzton ist dumpf. Er klingt über der Herzspitze lauter und dauert länger (etwa 0,14 s) als der 2. Herzton. Er kann physiologisch eng gespalten sein.

Auskultation des 1. Herztons Der 1. Herzton ist am besten über der **Herzspitze** zu hören. Die **Lautstärke** des 1. Herztons ist **abhängig** von der

- Stellung der Atrioventrikularklappen zu Beginn der Systole,
- Geschwindigkeit und Kraft der Klappenanspannung und
- Beschaffenheit der Klappensegel.

Der 2. Herzton

Der 2. Herzton entsteht am **Ende der Ventrikelsystole** und macht im Normalfall einen einheitlichen, kurzen, jedoch hellen bzw. hohen Schalleindruck. Die Stelle, wo er am lautesten zu hören ist, liegt über der **Herzbasis**. Meist ist der 2. Herzton über der Herzspitze lauter zu hören als der 1. Herzton über der Basis. Der 2. Herzton entsteht durch Schluss der Aorten- und Pulmonalklappe.

Hämodynamik des 2. Herztons Der 2. Herzton entsteht durch die Vibration der Blutsäule in den Gefäßen unmittelbar nach Schluss der Taschenklappen zu Ende der Systole (**Klappenschlusston**). Das Blut prallt sozusagen beim Versuch, zum Herzen zurückzufließen, auf die geschlossenen Taschenklappen. Der Aortenanteil (A2, Schluss der Aortenklappe) liegt zeitlich vor dem Pulmonalanteil (P2, Schluss der Pulmonalklappen). Der 2. Herzton definiert das Ende der Systole und den Beginn der Diastole.

Charakter des 2. Herztons Der 2. Herzton ist schärfer, lauter und kürzer (0,11 s) als der 1. Herzton. Inspiratorisch kann er physiologisch gespalten sein.

Auskultation des 2. Herztons Der **Aortenklappenschluss** (A2) ist normalerweise über dem gesamten Präkordium zu hören. Sein Punktum maximum ist über dem **2. ICR rechts**. Der an der Herzspitze auskultierbare 2. Herzton entspricht vorwiegend dem Aortenklappenschluss. Den **Pulmonalklappenschluss** (P2) hört man am besten über dem **2. ICR links**. Der 2. Herzton ist über der Herzbasis lauter als über der Herzspitze.

Spaltung der Herztöne

Zusätzlich können **Extratöne** auftreten. Bei verschiedenen kardiologischen Krankheitsbildern kann es zu einer **zeitlichen Trennung** von Aortenklappen- und Pulmonalklappenschlusston kommen:

- Ist das Intervall kleiner als 0,06 s, spricht man von einem **gespaltenen Herzton**,
- ist es größer als 0,06 s von einem **gedoppelten zweiten Herzton**.

Da die Systole im rechten Ventrikel etwas länger dauert als im linken, kann besonders bei Kindern und Jugendlichen gelegentlich ein gespaltener 1. Herzton auftreten. Ein gespaltener 1. Herzton ist meist **akzidentell**, kommt aber auch bei pulmonaler Hypertonie vor. Eine über einen längeren Zeitraum hinweg auftretende oder fixierte Spaltung des 1. Herztones kann Zeichen einer Herzkrankheit, wie zum Beispiel einem Vorhofseptumdefekt oder einem vollständigen Rechtsschenkelblock, sein.

Ein **physiologischer** gespaltener 2. Herzton variiert bei der Atmung: Zunahme bei tiefer Inspiration, Abnahme bei Exspiration. Bei der Inspiration zieht sich das Zwerchfell zusammen und senkt sich um bis zu 10 cm nach kaudal zum Abdomen hin. Die damit verbundene Zunahme des intraabdominalen Drucks sowie die entsprechende Abnahme des intrathorakalen Drucks führen zu einem verstärkten venösen Rückfluss vom systemischen Kreislauf zurück in die rechte Herzhälfte. Der rechte Herzventrikel braucht für das Pumpen der größeren Blutmenge hierdurch länger. Dementsprechend erfolgt das Schließen der Pulmonalklappe im Vergleich zum Schließen der Aortenklappe etwas verzögert. Ein gespaltener 2. Herzton gilt als **pathologisch**, wenn er atemunabhängig, breit und fixiert ist. Er entsteht durch den verzögerten Pulmonalklappenschluss als Zeichen der rechtsventrikulären Druck- oder Volumenbelastung beim Rechtsherzversagen, beim Vorhofseptumdefekt, beim Ventrikelseptumdefekt und bei der Pulmonalstenose. Ebenfalls kann er durch ein vorzeitiges Auftreten des Aortenklappenschlusses bei der Mitralinsuffizienz vorkommen.

Eine **paradoxe Spaltung** entsteht durch den verzögerten Aortenklappenschluss als Zeichen der linksventrikulären Druck- oder Volumenbelastung: Die Aortenklappe schließt sich später als die Pulmonalklappe. Eine paradoxe Spaltung lässt sich bei Patienten mit schwerer Aortenstenose, offenem Ductus Botalli, Ausflussbehinderung mit verlängerter Austreibungszeit in dem linken Ventrikel sowie starker Überbelastung des linken Ventrikels wie bei einem großen Ductus arteriosus persistens feststellen. Bei der Inspiration wird die paradoxe Spaltung enger bzw. kann völlig verschwinden, bei der Exspiration breiter.

Der 3. Herzton

Der 3. Herzton ist ein sensitiver Parameter zur Beurteilung einer Herzinsuffizienz. Er tritt 0,12–0,16 s nach dem 2. Herzton auf und entsteht durch rasche Füllung des Ventrikels in der frühdiastolischen Phase, wenn das Blut in die linke Herzkammer strömt (Füllungston). Durch die plötzliche Expansionsbegrenzung des linksventrikulären Myokards bilden sich niederfrequente Schwingungen, die dumpf und leise hörbar werden und die mit dem Stethoskop v. a. im Bereich der **Herzspitze** als 3. Herzton wahrgenommen werden können:

- Bei **Kindern** und **Jugendlichen** ist der 3. Herzton wegen der günstigen Schalleitungsbedingungen über der Herzspitze meist hörbar, hat jedoch keine pathologische Bedeutung.

- Bei **Erwachsenen** kann ein 3. Herzton auf eine Funktionsstörung des linken Ventrikels oder eine Mitralklappeninsuffizienz hinweisen. Häufig stimmt der Auskultationsbefund mit dem Wert des B-Typ-natriuretischen Peptids (BNP) überein, dessen Anstieg ein wichtiger Laborparameter für die Herzinsuffizienz ist.

Der 4. Herzton

Der 4. Herzton tritt 0,08–0,12 s vor dem 1. Herzton auf und wird präsystolisch durch die Vorhofkontraktion bei linksventrikulärer Hypertrophie hervorgerufen (**Vorhofton**). Der Vorhofton ist am besten über der **Herzspitze** zu finden. Der 3. und 4. Herzton wird nur dann hörbar, wenn unter pathologischen Bedingungen die Auslösemechanismen verstärkt sind.

Auskultation des Herzens

Auskultieren Sie bitte an zwei Probanden mittels Stethoskop die **Geräusche** über

- Aortenklappe,
- Pulmonalklappe,
- Mitralklappe,
- Trikuspidalklappe und
- dem zentralen Auskultationspunkt.

Für Aorten- und Mitralklappe ist der Ort der größten Lautstärke (Punktum maximum) durch Anlegen der Membranseite des Stethoskops zu bestimmen. Außerdem sollen **Rhythmus** und **Frequenz** angegeben und **1.** und **2. Herzton** erkannt werden. Eventuell vorhandene Herzgeräusche können am besten an den Auskultationsstellen von Aorten- und Mitralklappe wahrgenommen werden (Abb. 20.13). Weiterhin achten Sie bitte auf: Pulsdefizit (= Differenz zwischen auskultierter und an der A. radialis gemessener Herzfrequenz), Lautstärke und Charakter der Herztöne, gespaltene/zusätzliche Herztöne, pathologische Geräusche.

Abb. 20.14 Protokoll Auskultation, Perkussion und Stimmfremitus

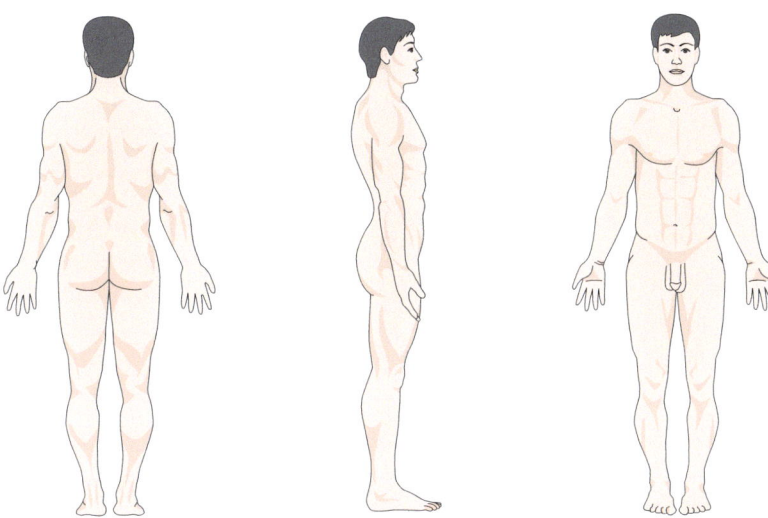

Dokumentieren Sie Ihre Ergebnisse bitte im Protokoll (Abb. 20.14)!

Herzgeräusche
Herzgeräusche sind krankhafte Strömungs- bzw. Klappengeräusche, verursacht durch Klappenstenosen, -insuffizienzen und Shunts. Zur Einordnung der Strömungs- bzw. Klappengeräusche in die funktionelle Herzaktion und einer Zuordnung zu einem anatomischen Äquivalent wird die Unterteilung von einem Herzgeräusch während der Diastole und der Systole verwendet: Ein **Systolikum** tritt während der Systole, ein **Diastolikum** hingegen während der Diastole auf.

Systolikum Ein systolisches Herzgeräusch kann insbesondere bei Jugendlichen, Schwangeren und bei Aufregung oder nach körperlicher Belastung physiologisch sein. Meistens sind sie pathologisch und werden durch Schlussunfähigkeit (Insuffizienz) der Atrioventrikularklappen (Mitralinsuffizienz, Trikuspidalinsuffizienz) oder Öffnungsbehinderung bzw. Verengung (Stenose) der Taschenklappe (Aortenstenose, Pulmonalstenose) verursacht.

Diastolikum Ein diastolisches Geräusch weist immer auf einen pathologischen Prozess am Herzen hin und entsteht bei Insuffizienz der Taschenklappe (Aorteninsuffizienz, Pulmonalinsuffizienz) mit retrogradem Fluss oder bei Stenose der Atrioventrikularklappen (Mitralstenose, Triku-

spidalstenose) mit Turbulenzen bei anterograder Füllung.

20.6 Präkordiale Palpation des Herzspitzenstoßes

Der **Herzspitzenstoß** ist das Anstoßen der Herzspitze an die vordere Thoraxwand bei jedem Herzschlag während der Systole. Der Herzspitzenstoß ist fühlbar, bei schlanken Menschen z. T. sogar sichtbar. Die genaue Lokalisation dieser tastbaren Erschütterung der Brustwand ist abhängig von der Konstitution, Größe des Herzens, Schlagvolumen, Austreibungsgeschwindigkeit, Thoraxwanddicke und Lungenüberlagerung. Der Herzspitzenstoß wird am liegenden Patienten links im **5. Interkostalraum (ICR) in der Medioklavikularlinie (MKL)** mit der flachen Hand getastet. Der **Herzspitzenstoß** ist „schwach, kurz". Eine Verlagerung des Herzspitzenstoßes nach lateral kann im Rahmen einer Hypertrophie des linken Ventrikels erfolgen; außerdem kann er bei Rechtsherzbelastung proximal abweichen.

Messung des Herzspitzenstoßes
- Ertasten des 5. ICR links
- Zur Seite bis ca. einen Querfinger medial der Medioklavikularlinie
- Herzspitzenstoß kann in unterschiedlichen Positionen ertastet werden

Tab. 20.2 Untersuchung des Herzspitzenstoßes

Herzspitzenstoß	Pathologie
Hypokinetisch: sehr schwach – fehlend[a]	Perikarderguss
	Adipositas
	Lungenemphysem, Fassthorax
	Schock
Hebend: kräftig, lang, meist >2 Finger breit	Linksherzhypertrophie
	Hypertonie
	Aortenstenose
Hyperkinetisch (schleudernd): kräftig aber kurz	Aorteninsuffizienz
	Hyperthyreose
	Anämie
	Ventrikelseptumdefekt
	Mitralinsuffizienz
	Offener Ductus arteriosus
Systolisches Schwirren, endsystolisch kurzes Anschlagen, systolische Pulsation im 2. & 3. ICR links parasternal	Pulmonale Hypertonie (mit der Handinnenfläche)
	Pulmonalstenose
Lage nach lateral-kaudal verlagert	Zwerchfellhochstand
	Linksherzhypertrophie
	Sportlerherz
Lage nur links parasternal	Rechtsherzhypertrophie
Präkardiales Reiben oder Schaben	Trockene Perikarditis

[a]dies wird auch „negativer Herzspitzenstoß" genannt

Tab. 20.2 gibt einen umfassenden Überblick über die Untersuchung des **Herzspitzenstoßes**.

20.7 Zusammenfassung

Bei Patienten mit **geringer Ausprägung der COPD** kann die körperliche Untersuchung unauffällig sein. Bei schwerer und sehr **schwerer COPD** sind die physischen Zeichen bereits spezifischer und sensitiver und sollten daher erkannt werden. Das normale Atemgeräusch ist abgeschwächt, die Herztöne sind leiser. Typischerweise kommt es zu einem verlängerten Exspirium

und zu Giemen, Pfeifen und Brummen (v. a. bei forcierter Exspiration und während einer akuten Exazerbation). Bei fortschreitender Erkrankung können Zeichen der Lungenüberblähung mit tief stehender, schlecht verschieblicher Lungenbasis und hypersonorem Klopfschall festgestellt werden. Klinisch äußert sich die Lungenüberblähung häufig durch einen Fassthorax, den Einsatz der Atemhilfsmuskulatur (v. a. bei akuter Exazerbation) und einen verkürzten Kinn-Jugulum-Abstand. Während akuter entzündlicher Exazerbationen können auch Rasselgeräusche als Ausdruck der Sekretion in den Bronchien nachgewiesen werden.

Literatur

Almeida AB, Buldyrev SV, Alencar AM (2013) Crackling sound generation during the formation of liquid bridges: A lattice gas model. Phys A: Statis Mech Appl 392(16):3409–3416. https://doi.org/10.1016/j.physa.2013.03.038

Forgacs P (1969) Lung sounds. Br J Dis Chest 63(1): 1–12

Füeßl H, Middeke M (2018) Duale Reihe Anamnese und Klinische Untersuchung (6. aktualisierte Aufl.). Thieme, Stuttgart

Füeßl HS, Middeke M (2005) Anamnese und klinische Untersuchung. Thieme, Stuttgart

Piirila P, Sovijarvi AR (1995) Crackles: Recording, analysis and clinical significance. Eur Respir J 8(12): 2139–2148

Postiaux G (1990) Kinésithérapie respiratoire et auscultation pulmonaire. De Boeck, Bruxelles

Postiaux G (2016) Kinésithérapie et bruits respiratoires. De Boeck, Bruxelles

Sarkar M, Madabhavi I, Niranjan N, Dogra M (2015) Auscultation of the respiratory system. Ann Thorac Med 10(3):158–168. https://doi.org/10.4103/1817-1737.160831

Tillmann (2005) Atlas der Anatomie. Springer, Heidelberg

Yernault JC, Bohadana AB (1995) Chest percussion. Eur Respir J 8(10):1756–1760. https://doi.org/10.1183/09031936.95.08101756

Hustenassessment

21

Barbara Lüscher

Inhaltsverzeichnis

Husten ist ein nachgeschalteter **Reinigungsmechanismus** des Tracheobronchialsystems und tritt dann auf, wenn ein **Ungleichgewicht** entsteht zwischen

- Sekretproduktion (z. B. bei CF- und COPD-Patienten) und
- Sekretclearance (z. B. bei Patienten mit primär gestörtem mukoziliären Clearancemechanismus) und bei
- hoch viskösem Sekret.

Sekretanschoppung in den Bronchien ist ein optimaler Nährboden für Infektionen und Atelektasenbildung was sich negativ auf die Gesundheitsprognose von Patienten mit chronisch pulmonaler Pathologie auswirkt. Unökonomischer, ineffektiver Husten ist kräfteraubendr schwächt chronisch kranke Menschen zusätzlich und wird als quälend empfunden. Insuffizienter Husten wird auch als unproduktiver Husten oder je nach Ausprägung auch als Krampfhusten bezeichnet. Ist der Husten erfolgreich, spricht man von produktivem Husten. Der Husten ist nur dann ökonomisch bzw. kräfteschonend, wenn alle Hustenphasen korrekt ablaufen. Physiotherapeutische Interventionen, um die einzelnen Hustenphasen zu optimieren, werden in Kap. 32 beschrieben.

B. Lüscher (✉)
Zürcher Hochschule für Angewandte Wissenschaften,
Dep. Gesundheit, Institut für Physiotherapie,
Winterthur, Schweiz
e-mail: barbara.luescher@zhaw.ch

© Der/die Autor(en), exklusiv lizenziert an Springer-Verlag GmbH, DE,
ein Teil von Springer Nature 2022
J. Steier, A.-K. Rausch-Osthoff (Hrsg.), *Physiotherapie bei chronisch-obstruktiven Atemwegs- und Lungenerkrankungen*, https://doi.org/10.1007/978-3-662-63613-8_21

▶ **Hustenassessment** Das Hustenassessment beantwortet folgende Frage: Ist der Hustenstoß suffizient für ein ökonomisches Eliminieren von Sekret? Falls die Antwort „Nein" ist: Welcher Faktor limitiert den Hustenstoß, sodass das Sekret nicht bzw. unzureichend mobilisiert und expektoriert werden kann?

21.1 Hustenphasen

Hustenphasen (Hietpas et al. 1979; Bach 1993, 1997; Primiano 1982; Kardos et al. 2004) (Abb. 21.1)

- **Phase I**: Tiefe Inspiration
- **Phase II**: Vollständiger Glottisschluss zur Erhöhung des interthorakalen Drucks durch Kontraktion aller exspiratorisch wirkenden Muskulatur
- **Phase III**: Explosive Glottisöffnung, Akzeleration: Anstieg des extrabronchialen Drucks, Entstehen der dynamischen Kompression des Tracheobronchialbaumes und Expektoration (Luftstromgeschwindigkeit >2,7 l/s)

In der folgenden Übersicht sind die **Voraussetzungen für einen produktiven Husten** aufgeführt (Hietpas et al. 1979; Bach 1993; Bach et al. 1997; Primiano 1982; Kardos et al. 2004) (Abb. 21.1). Das Husten**assessment** prüft das Vorhandensein der Voraussetzungen.

Voraussetzungen für produktives Husten (Kardos et al. 2004; DeTurk und Cahalin 2004; Schmidt 2008)

1. Niedrige Viskosität und Oberflächenspannung des Sekrets
2. Ausreichende (IV)/Inspirationstechnik (>1500 ml)
3. Vollständiger Glottisschluss
4. Kräftiger Exspirationsstoß (Forced Expiratory Capacity, FEC) (>160 l/min, FEV_1 >60 % des VK-Sollwertes, PEF >2,7 l/s)
5. Kein Risiko für einen Tracheobronchialkollaps (TBK)

21.2 Hustenassessment

Die fünf oben erwähnten Voraussetzungen für produktives Husten müssen sorgfältig untersucht werden, damit die Hustenkapazität des Betroffenen korrekt eingeschätzt werden kann. Die Resultate geben den Hinweis, an welchen Parametern physiotherapeutisch gearbeitet werden muss, um die Husteneffektivität des Patienten gezielt zu steigern.

21.2.1 Analyse des Bronchialsekrets

Durch den krankheitsbedingten Entzündungsprozess bildet sich in den meisten Fällen ein zähes/ visköses Sputum, das sich in den Bronchien ansammelt und den zahlreichen Keimen, die über die Luft eingeatmet werden, einen idealen Nähr-

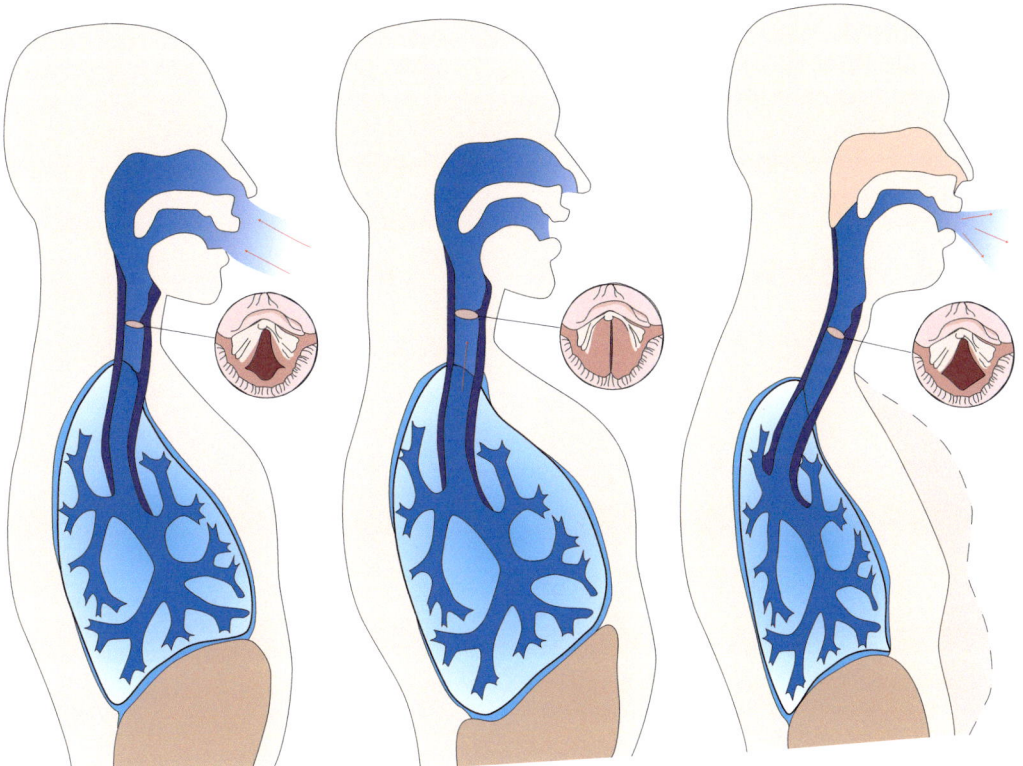

Abb. 21.1 Biomechanik des Hustens: *1* Inspiration. *2* Glottisschluss und Kompression. *3* Expulsion und Akzeleration

boden bietet (Kap. 7). Bei einer sogenannten **Sekundärinfektion** wird die Viskosität des Sputums durch das Kernmaterial (DNA) abgestorbener Abwehrzellen zusätzlich erhöht. Das zähflüssige Sputum führt zu einer Einengung/Obstruktion der Luftwege mit möglichen unerwünschten Folgen wie Bronchitis, Pneumonie, Atelektasen und Bronchiektasen. Diese können bei der Inspektion und Auskultation teilweise diagnostiziert werden (Bartlett 1973; Marini 1984; Bekkering et al. 1998).

Interpretation des Bronchialsekrets
Bei zahlreichen Lungenerkrankungen wird vermehrt Sekret gebildet, oft mit Veränderungen dessen Beschaffenheit. Neben **Menge, Farbe** und **Geruch** sind mögliche **Beimengungen** bedeutsam. Vor allem die Menge und die Viskosität spielen bei der Diagnostik und in Folge bei der Wahl der physiotherapeutischen Interventionen (Kap. 32) eine entscheidende Rolle. Häufig ist die Mengeneinschätzung des Patienten nicht zuverlässig, sie wird eher überschätzt. Außerdem ist es schwierig, zwischen Bronchialsekret und Speichel zu differenzieren. Trockenes, hochviskköses Sekret ist in der Regel dunkler und kann auch ohne Infektion gelblich-grün wirken. Die Farbe allein ist daher kein sicheres Indiz für das Vorhandensein einer Infektion (Altiner et al. 2009) (Abb. 21.2).

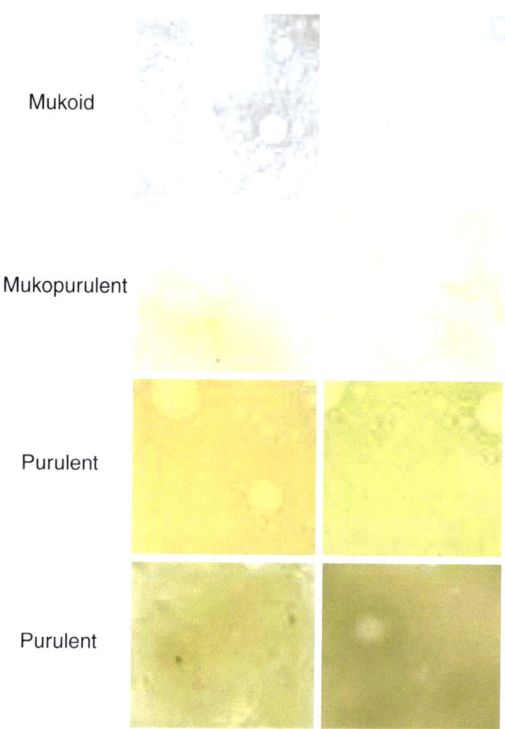

Mukoid

Mukopurulent

Purulent

Purulent

Abb. 21.2 Hustenassessnet: Analyse der Farbe des Bronchialsekrets. Mukoid=Sputum (S.) ist klar oder weiss und schaumig; Mukopurulent=S. ist etwas visköser und trüb/undurchsichtig; purulent=S. hat einen gelblichen oder grünlichen Farbton, Abklärungen wegen Infektionsgefahr nötig; purulent=S. dunkelgrün hochviskös: eitrige Infektion vorhanden (© Chest Heart & Stroke Scotland, mit freundlicher Genehmigung)

Interpretation des Bronchialsekrets

- **Mukös**: Entspricht dem Sekret bei einer chronischen Bronchitis. Der Auswurf ist schleimig, zäh, glasig, weißlich.
- **Dünnflüssig, schaumig, serös**: Bei hohem Flüssigkeitsgehalt des Sekrets, z. B. bei Lungenödem, auch Speichelbeimengung möglich.
- **Purulenter oder putrider Auswurf** (gelbliche oder grüne Verfärbung, eitrig): Bei bakteriellen und viralen Infektionen/Pneumonie meist mit Fieber und Brustschmerzen verbunden, bei einem Nichtraucher Verdacht auf Bronchiektasen (Thiel et al. 2017), aber auch bei As-

thma oder eosinophiler Bronchitis (Färbung durch eosinophile Granulozyten).
- **Blutig, rot, zähflüssig**: Bei schwerer Pneumonie.
- Verbunden mit Atemnot ist **Bluthusten (Hämoptoe)** ein alarmierendes Symptom: Bei Infektionen, Nekrosen, Tumoren, Bronchiektasen, Gerinnungsstörung, Systemerkrankung. Rote Färbung bedeutet eine akute, frische Blutung; bräunlich schwarze Färbung bedeutet geronnenes, „altes" Blut.
- **Geringe und kurzfristige Blutbeimengungen**: Bei starkem Husten können im Auswurf frische Blutspuren sichtbar sein, wenn die Bronchialschleimhaut stark gereizt ist.
- **Bronchialausguss**: Diese als „mucoid impaction" beschriebene, gelatineartige Veränderung tritt als sehr seltene Komplikation bei zystischer Fibrose, Asthma bronchiale oder obstruktiver Bronchitis auf, sie setzen sich u. a. aus Fibrin und Muzin zusammen. Das expektorierte Material hat exakt die Form der verlegten Bronchien.

21.2.2 Ausreichende Inspirationskapazität (>1500 ml)

Nach der Inspiration von variabler Tiefe, jedoch mindestens 1,5 l Inspirationsvolumen, beginnt bei verschlossener Glottis der Druckaufbau für den suffizienten Hustenstoß.

Ein zu **geringes Atemzugvolumen** (IVC <1500 ml) (Abb. 21.3) führt zu Sekretretention und stellt ein hohes Pneumonierisiko dar (Schmidt 2008). Eine inadäquate pulmonale Sekretclearance kann die Folge einer unzureichenden Inspirationskapazität bei Patienten mit einer restriktiven Ventilationsstörung oder mit progressiver inspiratorischer Muskelschwäche sein, z.B.

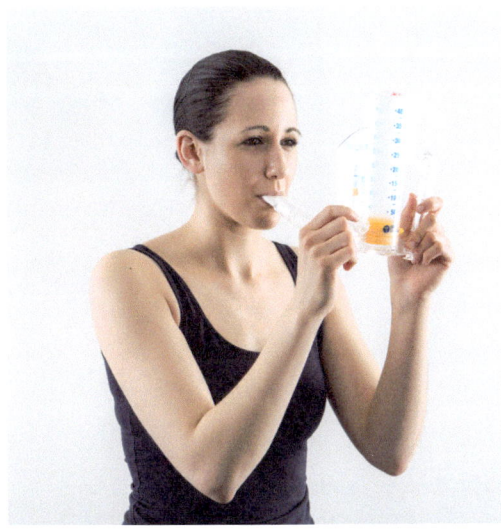

Abb. 21.3 Hustenassessment: Geprüft wird, ob die Inspirationskapazität ausreicht. Als Kriterium gilt: IVC >1500 ml. Wenn keine Spirometrie vorliegt, kann die ungenaue Messung mit dem Incentive Spirometer durchgeführt werden

Muskeldystrophie bei Muskeldystrophie o. ä. Zusätzliche Faktoren, die zu einer unzureichenden Inspirationskapazität führen, sind u. a. eine verminderte Beweglichkeit des Thorax (z. B. durch Skoliose, großflächige Verbrennung des Thorax/Abdomen, Rigid Spine oder durch eine mögliche Zwerchfellschwäche).

Der Einsatz der inspiratorischen Atemhilfsmuskeln oder andere Kompensationsmechanismen wie auffallende Wirbelsäulenextension (BWS und HWS) oder kaum erkennbare Ventilationsbewegung können auf eine **unzureichende Inspirationskapazität** hindeuten. (Kap. 32).

Befundanalyse
Zu prüfen ist das **inspiratorische Atemverhalten**:

- Beurteilung des Atemmusters: Ausmaß, Lokalisation, Symmetrie und Kompensationen.

- Setzt der Patient inspiratorische Atemhilfsmuskeln ein?
- Ist die IVC ausreichend ($\geq$1500 ml)?
- Hat der Patient ein Vermeidungsverhalten (z. B. Schmerzen bei der Inspiration nach einem thoraxchirurgischen Eingriff)?
- Gibt es Anzeichen von Atemmuskelschwächen (Nebendiagnosen)?

21.2.3 Vollständiger Glottisverschluss

Die **Glottis** oder Stimmritze (Rima glottidis) liegt im Kehlkopf und wird durch die beiden Stimmbänder gebildet (Abb. 21.4). Durch die Spannung der Stimmbänder und Taschenfalten (vollständiger Glottisverschluss) kann die Trachea luftdicht verschlossen werden. In der Stimmtherapie bezeichnet man den Verschluss der Glottis, während dem die exspiratorische Atemhilfsmuskulatur aktiv ist, als **Überdruckventil** (Thiel et al. 2017).

Um für die explosionsartige Expektoration des Sekretes ausreichenden Flow von über **2,7 l/s** zu erreichen, muss die Glottis luftdicht verschlossen werden, während gleichzeitig die exspiratorische Atemhilfsmuskulatur aktiviert wird, dadurch erhöht sich der intrathorakale Druck bis auf 300 cmH$_2$O. Um ausreichenden intrathorakalen Druck zu erzeugen, muss die Glottis während mindestens 0,2 s vollständig geschlossen bleiben. Bei **unvollständigem Glottisverschluss** kann der Druck nur unzureichend aufgebaut werden, der Husten ist dadurch unproduktiv.

Durch eine chronische Lungenkrankheit kann die Glottis rigide werden, was zu einem **unvollständigen Glottisverschluss** führen kann, und somit der Husten und die mukoziliäre Clearance insuffizient werden. Die krankheitsbedingte Veränderung des Kehlkopfes kann auch die Ursache für die undeutliche Sprache von Lungenpatienten sein. Die Stimme ist meist rau, zittrig, behaucht oder leise.

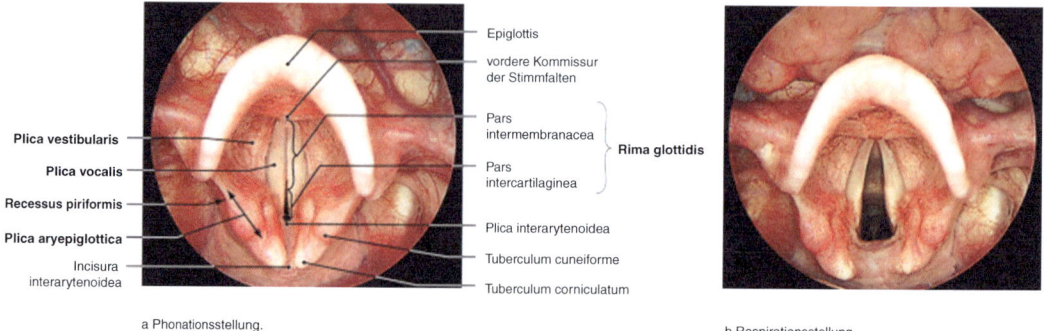

a Phonationsstellung.

b Respirationsstellung.

Abb. 21.4 ab Lupenendoskopische Aufnahmen des Kehlkopfes von oben: in Phonationsstellung (**a**) und in Respirationsstellung (**b**)

Befundanalyse

Zu prüfen ist, ob ein vollständiger Glottisschluss möglich ist, es darf dabei keine „Restluft" austreten. Dies kann ventrolateral des Schildknorpels während einer Exspiration auskultatorisch festgestellt werden. Es kann auch ein Stimmtest durchgeführt werden, in dem man den Patienten auffordert, während des **deutlichen Sprechens** eines Lautes die Stimme **staccato**, also vollständig, zu unterbrechen, z. B. so: „Ha – ha – ha – ha". Wenn die Glottis dabei nur unvollständig schließt, ist das durch unklare „Lautgrenzen" zu erkennen.

- Ist mit dem Stethoskop ein Glottisverschluss deutlich wahrnehmbar? (Als „Knacklaut" hörbar beim Öffnen der Glottis, vergleichbar mit dem „a" bei „aber" oder „u" bei „beurteilen").
- Ist der Glottisverschluss nach einer normalen sowie einer tiefen Inspiration möglich? (Druckunterschiede, die auf die Glottis wirken).
  - Ist der Glottisverschluss während einer normalen Exspiration möglich?
  - Hält der Glottisverschluss nach der Inspiration der Aktivität der Bauchmuskulatur stand? (z. B. bei Druckaufbau durch die Bauchmuskulatur wie beim Pressen mit oder ohne zusätzlicher leichter Wirbelsäulenflexion).

21.2.4 Ausreichend kräftiger Atemstoß (>160 l/min, FEV$_1$ >60 % des VK-Sollwertes, PEFR >2,7 l/s)

Um einen kräftigen Hustenstoß zu ermöglichen, ist eine suffiziente exspiratorische Atemhilfsmuskulatur nötig, um bei geschlossener Glottis einen ausreichenden intrathorakalen Druck aufzubauen. Bei der Öffnung der Glottis kommt es zum explosiven Ausströmen der Luft aus den Lungen (**Akzeleration**). Die Lunge entleert sich dadurch explosionsartig, um Fremdpartikel und Sekret aus dem zentralen Bronchialsystem zu entfernen. Dabei muss eine hohe **Strömungsgeschwindigkeit von bis zu 360–500 l/min** Spitzenfluss erreicht werden. Die minimal effektive Strömungsgeschwindigkeit sollte bei über 160 l/min liegen (Schmidt 2008) (Abb. 21.5). Eine **Schwäche der exspiratorischen Atemhilfsmuskulatur** – in erster Linie des M. transversus abdominis (M$_{TA}$) und M. latissimus dorsi (M$_{LD}$) – führt zum insuffizienten Hustenstoß. Patienten mit **neuromuskulären Erkrankungen**, wie z. B. verschiedenste Arten der Muskeldystrophie, multiple Sklerose, amyotrophe Lateralsklerose u. a., sind daher häufig von vielfältigen Komplikationen des respiratorischen Systems betroffen. Deshalb ist es wichtig, dass man als Physiotherapeutin neben

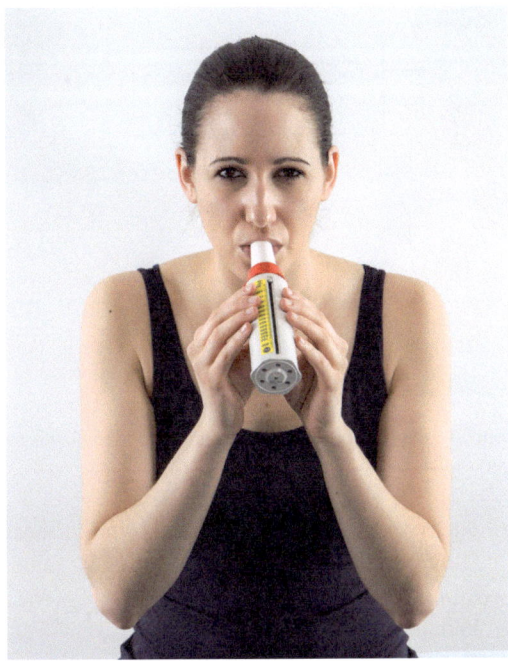

Abb. 21.5 Hustenassessment: Untersuchung der Exspirationsflussgeschwindigkeit anhand der Peak-Flow-Werte. Als Kriterium gilt: PEF >2,7 l/s bzw. 160 l/min

weiteren atemtherapeutischen Techniken auch hustenunterstützende Techniken beherrscht (Abschn. 32.3).

Aus einer **Ventilationsstörung** aufgrund von progressiver exspiratorischer Muskelschwäche resultieren:

- Lungenüberblähung,
- ineffektiver Hustenstoß und somit
- inadäquate pulmonale Sekretclearance.

Zusätzliche Faktoren für Störungen der Exspiration sind verminderte elastische Rückstellkräfte von Lungengewebe und Thoraxwand oder eine Obstruktion der Atemwege.

Ein exzessiver Einsatz bzw. ein hoher Tonus der exspiratorischen Atemhilfsmuskeln (M_{TS}, M_{LD}) und/oder Wirbelsäulenflexion (LSW und BWS während der Exspiration) können auf **Kompensationsmechanismen** bei verminderten Exspirationskapazität hinweisen.

Durch den intrathorakalen Druckaufbau (Pressen) bei der Exspiration wird ein hoher extrabronchialer Druck auf die Bronchien ausgeübt,

was zu einem **tracheobronchialen Kollaps (TBK)** führen kann. Daher hat ein übermäßiger Exspirationshilfsmuskeleinsatz bei COPD-Patienten häufig den gegenteiligen Effekt und kann zu **Sekretretention** führen, nämlich dann, wenn der TBK proximal des Sekretes zu liegen kommt.

Befundanalyse

- Untersuchung des **Hustenstoßes** (Atemstoß) anhand der Peak-Flow-Werte. Als Kriterium gilt: PEF >2,7 l/s bzw. 160 l/min).
- Setzt der Patient übermäßig **exspiratorische Atemhilfsmuskeln** ein?
- Kompensiert der Patient die Exspiration über **Wirbelsäulenflexion**?
- Bringt die Unterstützung der Exspiration über eine **manuelle Thorax-** oder **Abdomenkompression** bzw. eine **manuelle Hustenunterstützung** eine Verbesserung?
- Hat der Patient **Schmerzen bei der forcierten Exspiration** oder **ein Vermeidungsverhalten** (z. B. nach thoraxchirurgischen Eingriffen)?

21.2.5 Kein Risiko für einen Tracheobronchialkollaps

Beim Husten kommt es zu hoher Flussgeschwindigkeit der ausgeatmeten Luft, die zwar für die Mobilisation des Sekrets nötig ist, aber bei COPD-Patienten mit instabilen Atemwegen (tracheobronchiale Instabilität) zu einem tracheobronchialen Kollaps (TBK) mit Einschließen der Luft („airtrapping") führen kann (Abb. 21.6) (Kap. 32). Je fortgeschritener das Krankheitsstadium, desto grösser das Risiko eines TBK. Daher ist es wichtig, dass die Therapeutin die Gefahr eines Kollapsrisikos korrekt deuten kann bzw. den TBK erkennt und die Sekretolysemaßnahmen und deren Dosierung darauf abstimmt.

Spontane Lippenbremse/Husten mit geschlossenem Mund
Patienten mit tracheobronchialer Instabilität setzen bei Ruheatmung nicht selten unbewusst die **Lippenbremse** ein („resting pursed lips

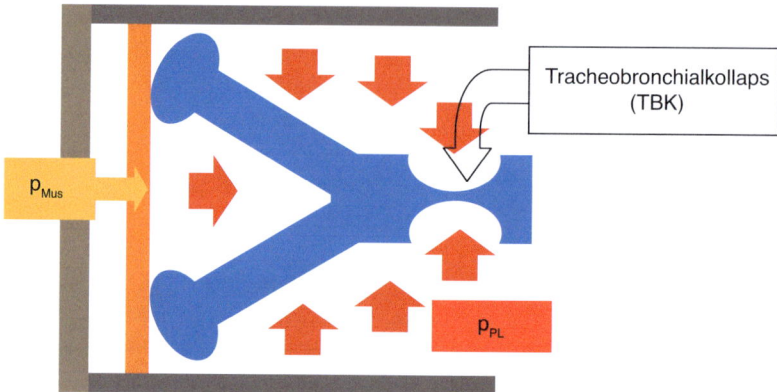

Abb. 21.6 Auskultatorisch kann die Gefahr eines Tracheobronchialkollapses eingeschätzt werden. p_{Mus} Druck der interkostalen und abdominalen Muskulatur und anderen extrabronchialen Rückstellkräften; p_{Pl} pleuraler Druck

breathing"). Bei **forcierter Exspiration**, z. B. beim Husten, Niesen oder Lachen, wird anstelle der Lippenbremse entweder der **Mund geschlossen**, die **Zunge zwischen die Lippen** gestossen oder gar die **Hände als externe Stenose** auf den Mund gedrückt (Husten mit geschlossenem Mund, „closed mouth cuffing"). Alle diese Hilfsmechanismen bewirken eine intrabronchiale Druckerhöhung zur Verschiebung des Equal Pressure Point (EPP) (Kap. 32) nach zentral, wodurch ein TBK vermieden oder zumindest hinausgezögert werden kann.

Befundanalyse
Zu **prüfen** ist:

- Verwendet der Patient bei einer forcierten Exspiration spontan die Lippenbremse?
- Verschließt der Patient bei einer forcierten Exspiration mit Hilfe der Zunge oder der Hand spontan den Mund?

- Ist bereits bei der Ausatmung mit offener Glottis ein Pfeifen/Giemen als Indiz einer bronchialen Instabilität festzustellen? (Auskultation)

▶ **Cave** Atemtechniken mit deutlichen Bronchialkaliberschwankungen und hohem exspiratorischen Flow sind bei fortgeschrittenen COPD-Patienten kontraindiziert.

Hustenassessment
Erstellen Sie bitte ein Hustenassessment (Tab. 21.1)! Das Ziel ist es, die Ursache für unproduktiven Husten anhand der 5 Stufen zu eruieren.

Im Hustenassessment-Protokoll in Tab. 21.1 ist eine Übersicht für produktiven Husten und unterstützende Maßnahmen zusammengestellt.

Tab. 21.1 Protokoll: Hustenassessment

Zu überprüfende Voraussetzungen für produktives Husten	Befund	(Atemtherapeutische) Maßnahmen bei positiven Befundergebnissen Kpt 29 ff
1. Sekret		
Viskosität des Sekrets	Zäh, hoch visköses Sekret →	Ausreichende Flüssigkeitszufuhr Viel körperliche Bewegung Medikamentös: Bronchodilatatoren, Mukolytika, Sekretolytika Inhalation feuchter Atemluft
2. Inspiration		
Ausreichende IVK?	>1500 ml →	Atemtherapeutische Maßnahmen
Schmerzen bei (vertiefter) Inspiration?	Ja/nein/teilweise →	Narbenschutz (Kompression)
Inspiration langsam mit Glottisschluss	Ja/nein/teilweise →	Inspirationstechnik verbessern
Einsatz der Atemhilfsmuskeln?	M_{SC}, M_{PM} →	Atemtherapie: Voraussetzungen der Inspiration optimieren, Entlastungsstellungen
Kompensation durch Extension der Wirbelsäule?	HWS/BWS →	Atemtherapie: Voraussetzungen der Inspiration optimieren
Atemlokalisation optimal?	Volle Thoraxbeweglichkeit ausschöpfen	Atemtherapeutische Maßnahmen
3. Glottisverschluss		
Qualität der Stimme?	Rau, behaucht, verminderte Lautstärke →	V. a. Glottisverschlusstraining und Stimme (Lautstärke und Variabilität)
Ist ein Glottisverschluss möglich?	Ja/nein/teilweise →	Glottisverschlusstraining
4. Forcierte Exspiration		
Ausreichender Atemstoß?	>160 l/min PEFR >2,7 l/s →	1. Vollständige Inspiration (evtl. mittels Bagging) 2. Manuelle Kompression des Thorax (als Hilfsmittel: langes Tuch)
Einsatz der Atemhilfsmuskeln?	M_{TA}, M_{LD}, M_{QL} →	Dosierter Einsatz und Aufbau der Spannung
Kompensation durch Flexion der Wirbelsäule?	BWS/LWS/Hüfte →	Manuelle Kompression des Thorax im Liegen (Rumpfstabilität)
Manuelle Kompression wirkungsvoll	Ja/nein/teilweise →	Manuelle Kompression des Thorax
Schmerzen bei (kräftiger) Exspiration?	Ja/nein/teilweise →	Je nach Ursache der Schmerzen leichte Kompression auf die Wunde mit Händen/Armen od. Tuchrolle
5. Risiken für einen Tracheobronchialkollaps		
Spontane Lippenbremse?	Ja/nein/teilweise →	Huffing statt Husten Positiver exspiratorischer Druck (PEP)
Closed mouth Coughing?	Ja/nein/teilweise →	Huffing statt Husten Positiver exspiratorischer Druck (PEP)
Indizien eines TBK vorhanden?	Ja/nein →	Huffing statt Husten Positiver exspiratorischer Druck (PEP)

BWS/LWS Brust-/Lendenwirbelsäule; *IVK* inspiratorische Vitalkapazität; M_{LD} M. latissimus dorsi; M_{QL} M. quadratus lumborum; M_{RA} M. rectus abdominis; M_{TA} M. transversus abdominis; M_{PM} Mm. pectorales major & minor; M_{SC} M. sternocleidomastoideus; *PEFR* Peak Expiratory Flow Rate; *PIP* postinspiratorische Pause; *TBK* Tracheobronchialkollaps; Bagging: Erhöhen der der IVK mittels Ambu-Beutel

Literatur

Altiner A, Wilm S, Däubener W, Bormann C, Pentzek M, Abholz H-H, Scherer M (2009) Sputum colour for diagnosis of a bacterial infection in patients with acute cough. Scand J Prim Health Care 27(2):70–73

Bach JR (1993) Mechanical insufflation-exsufflation: comparison of peak expiratory flows with manually assisted and unassisted coughing techniques. Chest 104:1553–1562

Bach JR, Ishikawa Y, Kim H (1997) Prevention of pulmonary morbidity for patients with Duchenne Muscular Dystrophy. Chest 12:1024–1028

Bartlett RH (1973) Respiratory maneuvers to prevent postoperative pulmonary complications. A critical review. JAMA 224:1017–1021

Bekkering GE, Hendriks HJM, Chadwick-Staver RMV, Paterson WJ (1998) Guidelines for physiotherapeutic management in chronic obstructive pulmonary disease (COPD). Nederlands Paramedisch Instituut, Amersfoort

DeTurk WE, Cahalin LP (2004) Cardiovascular and pulmonary physical therapy: an evidence-based approach. The McGraw-Hill Companies, New York part 3, ch 9

Hietpas BG, Roth RJ, Jensen WM (1979) Huff coughing and airway patency. Respir Care 24:710–713

Kardos P, Cegla U, Gillissen A et al (2004) Leitlinie der Deutschen Gesellschaft für Pneumologie zur Diagnostik und Therapie von Patienten mit akutem und chronischem Husten. Pneumologie 58:570–602

Marini JJ (1984) Postoperative atelectasis: pathophysiology, clinical importance and principles of management. Respir Care 29:516–522

Primiano FP (1982) Theoretical analysis of chest wall mechanics. J Biomech 15(12):919–931

Schmidt I (2008) Assisted cough – Physiotherapie zur Verbesserung der Sekretexpektoration. Pneumologie 62:23–27

Thiel MM, Wanke M, Weber S (2017) Stimmtherapie mit Erwachsen, 6. Aufl. Springer, Berlin

Dyspnoe und Ermüdung

22

Alexander Müller und Ingrid Schmidt

Inhaltsverzeichnis

22.1 Dyspnoe

Etymologie und Definition

Das Wort Dyspnoe leitet sich von den griechischen Wörtern „dys" (= schlecht) und „pnoe" (= Atmung, Atemzug) ab. Im deutschen Sprachgebrauch wird Dyspnoe zumeist mit „Atemnot" übersetzt, wobei auch andere Begriffe wie „Kurzatmigkeit" oder „Luftnot" in Verwendung sind. Die American Thoracic Society (ATS) definiert Dyspnoe als eine „subjektiv unangenehme Empfindung der Atmung, welche qualitativ unterschiedlich und verschieden stark ausgeprägt sein kann" (ATS 1999). Diese Definition enthält bereits einige wichtige Informationen zur Dyspnoe. Da es sich bei der Dyspnoe, ähnlich wie beim Schmerz, um ein subjektiv wahrgenommenes Symptom handelt, kann die Intensität und Qualität der Dyspnoe auch nur vom Patienten selbst

beurteilt werden. Die Wahrnehmung von und Belastung durch Dyspnoe kann interindividuell sehr unterschiedlich sein und muss nicht direkt mit dem Schweregrad der möglicherweise zugrunde liegenden Erkrankung zusammenhängen (Boulding et al. 2016).

▶ Der Schweregrad der subjektiv wahrgenommenen Atemnot muss nicht direkt mit dem Schweregrad der möglicherweise zugrunde liegenden Erkrankung zusammenhängen!

Je nach Ursache und Konstitution des Patienten kann die Atemnot nur bei Belastung (= belastungsabhängige Dyspnoe) oder bei schwerwiegenderen Erkrankungen auch schon im Ruhezustand auftreten.

Ursachen von Dyspnoe

Atemnot kann eine Vielzahl verschiedener Ursachen haben. In ca. 90 % der Fälle sind Erkrankungen des kardiorespiratorischen Systems für die empfundene Dyspnoe verantwortlich (Coccia et al. 2016). Daneben existieren jedoch auch an-

A. Müller (✉) · I. Schmidt
Klinik Floridsdorf, Wiener Gesundheitsverbund,
Wien, Österreich
e-mail: office@physiomueller.at;
ingrid.schmidt@gesundheitsverbund.at

J. Steier, A.-K. Rausch-Osthoff (Hrsg.), *Physiotherapie bei chronisch-obstruktiven Atemwegs- und Lungenerkrankungen*, https://doi.org/10.1007/978-3-662-63613-8_22

dere physiologisch begründbare Ursachen wie beispielsweise eine Anämie oder eine akute Niereninsuffizienz. Seit einigen Jahren hat jedoch auch das Forschungsfeld der medizinisch nicht erklärbaren Atemnot (engl. „medically unexplained dyspnea", MUD) immer mehr an Bedeutung gewonnen. So können physische Ursachen (z. B. Übergewicht, Dekonditionierung) sowie psychoemotionale Faktoren für das subjektive Empfinden von Atemnot verantwortlich sein, auch wenn sich keine diagnostizierbare Erkrankung nachweisen lässt. Daten aus epidemiologischen Studien zeigen außerdem, dass die Prävalenz von Dyspnoe mit zunehmendem Lebensalter deutlich ansteigt, und dass Frauen häufiger von Dyspnoe betroffen sind als Männer (Currow et al. 2009; Figarska et al. 2012).

Die folgende Übersicht stellt mögliche Ursachen von Atemnot dar.

Mögliche Ursachen von Dyspnoe (Coccia et al. 2016)

- **Respiratorische Erkrankungen**
  - Obstruktive Lungenerkrankungen (z. B. COPD, Asthma bronchiale, zystische Fibrose)
  - Restriktive Lungenerkrankungen (z. B. Lungenfibrose, Pneumonie, Pneumothorax)
  - Vaskuläre Lungenerkrankungen (z. B. pulmonale Hypertension, Lungenembolie)
- **Kardiale Erkrankungen**
  - Herzrhythmusstörungen
  - Chronische und akute Herzinsuffizienz
  - Erkrankungen der Koronargefäße (z. B. KHK, Myokardinfarkt)
  - Kardiomyopathien (z. B. Myokarditis)
  - Erkrankungen des Perikards (z. B. Perikarditis, Perikarderguss, Perikardtamponade)
  - Kongenitale Herzfehler (z. B. Ventrikelseptumdefekt, persistierendes Foramen ovale)

- **Andere medizinische Ursachen**
  - Anämie
  - Aszites
  - Gastroösophagealer Reflux
  - Übergewicht
  - Dekonditionierung (z. B. nach ICU-Aufenthalt)
  - Neuromuskuläre Erkrankungen (z. B. amyotrophe Lateralsklerose)
- **Psychoemotionale Ursachen**
  - Depression
  - Angststörungen
  - Panikattacken
  - Stress, Burn-out

(Patho-)physiologische Mechanismen von Dyspnoe

Neben einer Vielzahl an möglichen Ursachen, gibt es auch verschiedene pathophysiologische Mechanismen, die für die Empfindung von Dyspnoe verantwortlich sein können.

Grundsätzlich lässt sich festhalten, dass das Empfinden von Atemnot in vielen Fällen durch sensorische Reize getriggert wird und reaktiv mit einer Steigerung der Atemtiefe und Atemfrequenz einhergeht, welche dann als angestrengte Atmung wahrgenommen wird. Verschiedene biochemische und mechanische Afferenzen stimulieren dabei die atemregulierenden Zentren im Zentralnervensystem und bewirken dadurch die Steigerung des Atemtriebs. Tab. 22.1 bietet einen Überblick über sensorische Reize, die zu einer Steigerung des Atemantriebs führen können.

Die in Tab. 22.1 dargestellten Stimuli und die darauf reaktiv folgende Steigerung des Atemantriebs sind physiologische Mechanismen, die auch beim Gesunden die Atmung je nach Bedarf regulieren. So kommt es beispielsweise beim Sport zu einem höheren O_2-Bedarf und einer vermehrten Produktion von CO_2 in der Skelettmuskulatur. Hierdurch werden die zentralen und peripheren Chemorezeptoren getriggert und die Atmung vertieft, um dem erhöhten respiratorischen Bedarf zu entsprechen. Diese Steigerung des Atemantriebs wird noch nicht zwangsweise

Tab. 22.1 Afferente Sensoren und Stimuli für den Atemantrieb. (Parshall et al. 2012)

Afferente Sensoren	Stimuli
Zentrale Atemzentren (Chemorezeptoren) der Medulla oblongata	Hyperkapnie, Hypoxämie
Primär motorischer Kortex	Willkürlicher Atemantrieb
Limbisches System	Emotionen
Periphere Chemorezeptoren in Sinus caroticus und Aorta	Hyperkapnie, Hypoxämie
Langsam adaptierende Dehnungsrezeptoren der Lunge	Ausdehnungsgrad der Lunge
Schnell adaptierende Dehnungsrezeptoren der Lunge	Alveolarkollaps, schnelle Hyperinflation
C-Fasern in den Atemwegen	Inhalative Noxen und Fremdkörper
Flow-Rezeptoren der oberen Bronchien	Kalte Luft, Abkühlen der Mukosa der Atemwege
Mechanorezeptoren der Atemmuskulatur	Muskelbewegungen während der Atmung
Mechanorezeptoren in Herz- und Gefäßsystem	Ausdehnung der Strukturen des Herz- und Gefäßsystems

als belastend empfunden, da es sich hierbei um eine vom Sporttreibenden erwartete und durchaus gewünschte Reaktion handelt.

Belastend wird der gesteigerte Atemantrieb v. a. dann, wenn er schon bei Alltagsaktivitäten oder gar in Ruhe auftritt. Dies ist bei fortgeschrittenen chronischen Lungenerkrankungen häufig der Fall. Die metabolische Anforderung des Körpers ist in diesen Situationen zwar nicht erhöht, wie etwa beim Sport, trotzdem reichen die respiratorischen Kapazitäten der Patienten nicht aus, um ausreichend Luft zu bekommen.

Hierbei ist es noch einmal wichtig, zu erwähnen, dass nicht immer objektive erklärbare (patho-)physiologische Mechanismen hinter der subjektiven Empfindung von Atemnot stecken müssen. Auch emotionale und psychologische Faktoren (z. B. bei Panikattacken oder Depressionen) können eine Rolle spielen.

▶ Dyspnoe wird dann empfunden, wenn die metabolischen Anforderungen die respiratorischen Reserven des Körpers an ihre Grenzen bringen. Die subjektive Belastung

durch Dyspnoe ist dabei abhängig von der Konstitution des Menschen. Ein gesteigerter Atemantrieb bei starken körperlichen Belastungen (z. B. ein Marathonlauf) ist eine physiologische Reaktion und wird daher emotional auch nicht als belastend empfunden.

Akute vs. chronische Dyspnoe

Je nach Ursache kann Atemnot sowohl akut als auch chronisch auftreten. Von chronischer Dyspnoe wird gesprochen, wenn die Symptome für mehr als einen Monat bestehen (Karnani et al. 2005). Dabei ist es nicht entscheidend, ob die Dyspnoe nur in Ruhe oder bei Belastung auftritt. Auch belastungsabhängige Dyspnoe mit Symptomfreiheit in Ruhe kann als chronisch eingestuft werden.

Akute Dyspnoe kann ein Anzeichen für akute schwerwiegende und potenziell lebensbedrohliche Krankheitszustände sein (z. B. Myokardinfarkt, Lungenembolie) und bedarf daher immer sofortiger medizinischer Abklärung. Chronische Dyspnoe tritt v. a. bei chronischen Erkrankungen auf (z. B. Herzinsuffizienz, COPD), wobei sich die Symptomlast je nach Krankheitsverlauf stabil verhalten oder auch progredient verschlechtern kann. Bei gut greifender Therapie kann sich auch eine Symptomlinderung einstellen. Diese ist bei chronischen Erkrankungen das oberste Ziel der respiratorischen Physiotherapie.

In jedem Fall ist es wichtig, bei Patienten, welche mit Atemnot vorstellig werden, den Grundzustand in Bezug auf die Dyspnoe abzutragen. Das Wissen über mögliche vorbestehende chronische Atemnot hilft dabei, die zugrundeliegende Ursache für die aktuell akut auftretenden Beschwerden zu definieren und potenzielle Red Flags (z. B. akuter Myokardinfarkt, akute Lungenembolie etc.) für die Therapie zu erkennen.

Patientenbeispiele

Beispiel 1: Ein junger Patient klagt über akute, schwere Luftnot. Anamnestisch gibt der Patient keine chronischen Beschwerden an. In diesem Fall könnte eine akute Erkrankung (z. B. Pneumothorax) für die Dyspnoe verantwortlich sein. Eine sofortige medizinische Abklärung ist unbedingt erforderlich.

Beispiel 2: Eine ältere Patientin zeigt ein angestrengtes Atemmuster und berichtet davon, schwer Luft zu bekommen. Eine COPD IV mit chronischer Atemnot bei Alltagsaktivitäten ist vorbekannt. In diesem Fall kann eine entsprechende physiotherapeutische Intervention Linderung bringen. Eine akute Abklärung der Beschwerden ist wahrscheinlich nicht notwendig. ◄

Dyspnoeassessment

Wie zuvor bereits beschrieben, handelt es sich bei Dyspnoe um ein subjektiv wahrgenommenes Symptom, was die Objektivierbarkeit und Messbarkeit der Atemnot für Physiotherapeuten und Angehörige anderer medizinischer Berufsgruppen erschwert.

Bei akut auftretender Dyspnoe bilden die Inspektion und Evaluierung des Atemmusters eine erste Möglichkeit, um den Schweregrad der Atemnot zu beurteilen. Hierbei wird nach Zeichen erhöhter Atemarbeit und Atemanstrengung gesucht.

Typische Zeichen erhöhter Atemanstrengung
- Mundatmung
- Atmung deutlich hörbar
- Tachypnoe (Atemfrequenz >25/min)
- Abstützen der Arme, vorgebeugte Körperhaltung
- Einsatz der Atemhilfsmuskeln (Mm scaleni, M sternocleidomastoideus)
- Zeichen von Stress (Schwitzen, Zittern, Unruhe)

Zusätzlich zur Evaluierung des Atemmusters können je nach Verfügbarkeit medizinische Messparameter herangezogen werden, um mögliche bedrohliche Krankheitszustände frühzeitig zu erkennen. Hierzu zählen beispielsweise die Pulsoxymetrie, die Auskultation der Lunge sowie die Kontrolle von Herzfrequenz und Blutdruck. Bei

Tab. 22.2 Borg-CR10-Dyspnoe-Skala. (Hareendran et al. 2012; frei übersetzt)

Schweregrad	Intensität der Dyspnoe
0	Überhaupt keine Atemnot
1	Sehr wenig Atemnot
2	Leichte Atemnot
3	Mäßig starke Atemnot
4	Relativ starke Atemnot
5	Starke Atemnot
6	
7	Sehr starke Atemnot
8	
9	
10	Extrem starke Atemnot (fast maximal)

Auffälligkeiten können weitere diagnostische Schritte (z. B. Thoraxröntgen, Computertomografie, arterielle Blutgasanalyse) indiziert sein. Es ist jedoch nochmals anzumerken, dass Atemnot auch auftreten kann, wenn keine direkte medizinische Ursache feststellbar ist. In diesem Fall sollte der Patient mit seinen Symptomen unbedingt trotzdem ernst genommen und weiter untersucht werden.

Neben der körperlichen Untersuchung ist eine umfangreiche Anamnese wichtig, um die möglichen Ursachen und die Charakteristika von Dyspnoe zu identifizieren. Neben dem Zeitpunkt und der Situation des Auftretens der Symptome sollte nach Vorerkrankungen gefragt werde, die ursächlich sein könnten. Zur Abschätzung der Intensität von Dyspnoe stehen verschiedene Assessments zur Verfügung.

Die am häufigsten genutzte Skala zur Quantifizierung der Intensität von Atemnot ist die modifizierte Borg-Skala (Borg CR-10), die anhand einer numerischen Ratingskala den Schweregrad der Atemnot beurteilt (Tab. 22.2). Die Borg-Skala wird primär genutzt um den Ist-Zustand der Atemnot, beispielsweise bei körperlicher Belastung oder bei akut auftretenden Atemnotzuständen zu ermitteln.

Zur Beurteilung von chronischer Dyspnoe eignet sich die modifizierte Medical-Research-Council (mMRC)-Skala (Tab. 22.3). Diese beurteilt den Schweregrad der Dyspnoe anhand verschiedener Alltagssituationen.

Sowohl die Borg-Skala als auch die mMRC-Skala berücksichtigen nur eine Dimension von Dyspnoe, nämlich die Intensität. Ausgehend von

Tab. 22.3 mMRC-Dyspnoe-Skala. (Launois et al. 2012)

Schweregrad	Definition
0	Nie Atemnot, außer bei starker körperlicher Anstrengung
1	Atemnot beim schnellen Gehen oder beim Bergaufgehen mit leichter Steigung
2	Geht beim Gehen in der Ebene wegen Atemnot langsamer als Gleichaltrige oder benötigt bei selbst gewählter Geschwindigkeit Pausen
3	Benötigt eine Pause wegen Atemnot beim Gehen in der Ebene nach ca. 100 m oder nach einigen Minuten
4	Zu kurzatmig, um das Haus zu verlassen, Atemnot beim An- und Auskleiden

Tab. 22.4 Multidimensional Dyspnea Profile. (Banzett et al. 2015; Deutsche Version nach Stump et al. 2019)

Dimension	Items	Skala
Perzeptive Domäne		
Affektive Dimension (A1)	Unannehmlichkeit der Atembeschwerden	0–10 0 = Neutral 10 = Unerträglich
Sensorische Dimension (SQ)	Muskelarbeit Lufthunger Engegefühl Mentale Konzentration „Ich atme viel"	0–10 0 = Keine 10 = So intensiv wie vorstellbar
Emotionale Domäne		
Affektive Dimension (A2)	Deprimiert Besorgt Frustriert Verärgert Ängstlich	0–10 0 = Keine 10 = So intensiv wie vorstellbar

Erkenntnissen aus der Schmerzforschung wurden in den letzten Jahren neue Assessments entwickelt, die die verschiedenen Dimensionen von Atemnot umfassend betrachten sollen. Das bekannteste dieser Tools ist das Multidimensional Dyspnea Profile (MDP), welches die Dyspnoe in drei Dimensionen mit insgesamt 11 Testitems über einen zuvor vom Untersuchenden definierten Zeitraum erfasst (Tab. 22.4). Der Patient beurteilt dabei die verschiedenen Items anhand einer numerischen Ratingskala (0–10).

Therapie der Dyspnoe

Die Therapie von Dyspnoe richtet sich nach den zugrundeliegenden Ursachen und kann neben der Behandlung der Grunderkrankung auch Atemschulung, Trainingstherapie, Atemmuskeltraining und andere physiotherapeutische Maßnahmen umfassen. Einen umfassenden Einblick in das Management von akuter und chronischer Dyspnoe bietet Kap. 31.

22.2 Ermüdung

Etymologie und Definition

Schnelle und chronische Ermüdbarkeit ist eine häufige Begleiterscheinung von chronischen respiratorischen Erkrankungen. Der dafür heute primär gebräuchliche Begriff ist „Fatigue" oder „Chronisches Fatigue Syndrom-CFS" (von frz. „fatigue" = Müdigkeit, Erschöpfung). Ream und Richardson definieren Fatigue als ein „subjektiv

unangenehmes Symptom, das von Müdigkeit und Erschöpfung als Empfindungen des ganzen Körpers gekennzeichnet ist und zu einem Zustand führt, der die Betroffenen darin einschränkt, im Rahmen ihrer normalen Kapazitäten zu funktionieren" (Ream und Richardson 1997).

Fatigue wurde ursprünglich als Begleiterscheinung von onkologischen Erkrankungen beschrieben, kann aber auch mit einer Vielzahl von anderen chronischen Erkrankungen zusammenhängen. Häufig sind Dyspnoe, reduzierte körperliche Leistungsfähigkeit und eine Einschränkung der Lebensqualität mit Fatigue assoziiert (Yang et al. 2020). Bei Patienten mit chronischen Lungen- und Atemwegserkrankungen steigt die Prävalenz von Fatigue mit dem Schweregrad der Erkrankung. Häufige Exazerbationen können dabei zu akuten Verschlechterungen in Bezug auf die wahrgenommene Erschöpfung führen. Nach Abklingen der Exazerbation kommt es bis zu einem gewissen Grad zu einer Remission der Fatigue, wobei wiederholte Exazerbationen das Fortschreiten der Schwere der Fatiguesymptomatik auf Dauer deutlich beschleunigen können (Baghai-Ravary et al. 2008).

Fatigueassessment

Wie auch bei der Dyspnoe handelt es sich bei Fatigue um ein subjektiv wahrgenommenes Symptom,

welches unterschiedliche Ursachen und Ausprägungen haben kann. Daher stellt die ausführliche
Anamnese die Grundlage der Diagnostik dar. In
der Anamnese sollte v. a. nach der Intensität, der
Dauer und dem Zeitpunkt des Auftretens der Müdigkeit gefragt werden. Ebenso sollten Vorerkrankungen, Schlafrhythmus und evtl. vorliegende
psychische Belastungen erfragt werden. So können Differenzialdiagnosen wie beispielsweise ein
Burn-out-Syndrom herausgefiltert werden. Zusätzlich zur Anamnese existieren mittlerweile
mehrere standardisierte Assessment-Tools für das
Fatigue-Syndrom. Ein häufig eingesetzter Fragebogen ist das Brief Fatigue Inventory (BFI), welches aus 10 Fragen besteht und den Schweregrad
der Fatigue ebenso wie mögliche Einschränkungen auf funktionellen Status und Lebensqualität
berücksichtigt (Tab. 22.5).

Tab. 22.5 Brief Fatigue Inventory. (Deutsche Version nach Radbruch et al. 2003)

Im Laufe unseres Lebens haben die meisten von uns Zeiten, in denen sie sich sehr müde oder matt fühlen. Haben
Sie sich in der letzten Woche ungewöhnlich müde oder matt gefühlt?

Ja   Nein

Kreisen Sie die eine Zahl ein, die aussagt, welche Ermüdung (Müdigkeit, Mattigkeit) Sie gerade jetzt fühlen.

0   1 2 3 4 5 6 7 8 9 10

Keine Müdigkeit   Stärkste vorstellbare Müdigkeit

Kreisen Sie die eine Zahl ein, die Ihre übliche Ermüdung (Müdigkeit, Mattigkeit) in den letzten 24 Stunden
beschreibt.

0   1 2 3 4 5 6 7 8 9 10

Keine Müdigkeit   Stärkste vorstellbare Müdigkeit

Bitte kreisen Sie die eine Zahl ein, die Ihre stärkste Ermüdung (Müdigkeit, Mattigkeit) in den letzten 24 Stunden
beschreibt.

0   1 2 3 4 5 6 7 8 9 10

Keine Müdigkeit   Stärkste vorstellbare Müdigkeit

Bitte kreisen Sie die eine Zahl ein, die angibt, wie stark Ihre Ermüdung (Müdigkeit, Mattigkeit) Sie in den letzten 24
Stunden beeinträchtigt hat.

Allgemeine Aktivität

0   1 2 3 4 5 6 7 8 9 10

Keine Beeinträchtigung   Vollständige Beeinträchtigung

Stimmung

0   1 2 3 4 5 6 7 8 9 10

Keine Beeinträchtigung   Vollständige Beeinträchtigung

Gehvermögen

0   1 2 3 4 5 6 7 8 9 10

Keine Beeinträchtigung   Vollständige Beeinträchtigung

Normale Arbeit (sowohl außerhalb des Hauses als auch Hausarbeit)

0   1 2 3 4 5 6 7 8 9 10

Keine Beeinträchtigung   Vollständige Beeinträchtigung

Beziehung zu anderen Menschen

0   1 2 3 4 5 6 7 8 9 10

Keine Beeinträchtigung   Vollständige Beeinträchtigung

Lebensfreude

0   1 2 3 4 5 6 7 8 9 10

Keine Beeinträchtigung   Vollständige Beeinträchtigung

Therapie der Fatigue

Wie auch bei der Dyspnoe sind die Therapiemöglichkeiten bei chronischer Ermüdung vielfältig und können neben der Therapie der Grunderkrankung auch medizinische Trainingstherapie zur Verbesserung der kardiopulmonalen Leistungsfähigkeit, Entspannungstechniken und Psychotherapie umfassen.

Literatur

American Thoracic Society (1999) Dyspnea. Mechanisms, assessment, and management: a consensus statement. Am J Resp Crit Care Med. https://doi.org/10.1164/ajrccm.159.1.ats898

Baghai-Ravary R et al (2008) Determinants and impact of fatigue in patients with chronic obstructive pulmonary disease. Respir Med. https://doi.org/10.1016/j.rmed.2008.09.022

Banzett RB et al (2015) Multidimensional Dyspnea Profile: an instrument for clinical and laboratory research. Eur Respir J. https://doi.org/10.1183/09031936.00038914

Boulding R et al (2016) Dysfunctional breathing: a review of the literature and proposal for classification. Eur Respir Rev. https://doi.org/10.1183/16000617.0088-2015

Coccia CBI et al (2016) Dyspnoea: Pathophysiology and a clinical approach. S Afr Med J. https://doi.org/10.7196/SAMJ.2016.v106i1.10324

Currow DC et al (2009) A community population survey of prevalence and severity of dyspnea in adults. J Pain Symptom Manag. Elsevier Inc 38(4):533–545. https://doi.org/10.1016/j.jpainsymman.2009.01.006

Figarska SM, Boezen HM, Vonk JM (2012) Dyspnea severity, changes in dyspnea status and mortality in the general population: The Vlagtwedde/Vlaardingen study. Eur J Epidemiol. https://doi.org/10.1007/s10654-012-9736-0

Hareendran A et al (2012) Proposing a standardized method for evaluating patient report of the intensity of dyspnea during exercise testing in COPD. Int J Chronic Obstruct Pulm Dis. https://doi.org/10.2147/COPD.S29571

Karnani NG, Reisfield GM, Wilson GR (2005) Evaluation of chronic dyspnea. Am Fam Physician. https://doi.org/10.1097/00045413-199407000-00002

Launois C et al (2012) The modified Medical Research Council scale for the assessment of dyspnea in daily living in obesity: a pilot study. BMC Pulm Med. https://doi.org/10.1186/1471-2466-12-61

Parshall MB et al (2012) An official American thoracic society statement: Update on the mechanisms, assessment, and management of dyspnea. Am J Respir Crit Care Med. https://doi.org/10.1164/rccm.201111-2042ST

Radbruch L et al (2003) Validation of the German Version of the Brief Fatigue Inventory. J Pain Symptom Manag. https://doi.org/10.1016/S0885-3924(03)00073-3

Ream E, Richardson A (1997) Fatigue in patients with cancer and chronic obstructive airways disease: a phenomenological enquiry. Int J Nurs Stud. https://doi.org/10.1016/s0020-7489(97)

Stump A et al (2019) Deutsche Übersetzung und sprachliche Validierung des multidimensionalen Dyspnoe-Profils (MDP). Pneumologie. https://doi.org/10.1055/a-0861-1516

Yang Y et al (2020) Fatigue and health-related quality of life among patients with chronic obstructive pulmonary disease in China. Clin Respir J. https://doi.org/10.1111/crj.13107

Respiratorische Muskelkraft

23

Tamara Cerini

Inhaltsverzeichnis

Die Atemmuskulatur hat die Funktion der Kraftentwicklung (Druckänderungen) und Verkürzung (Lungenvolumenänderungen), um die alveoläre Ventilation sicherzustellen. Das Assessment und die Überwachung der respiratorischen Muskelkraft spielt in der klinischen und wissenschaftlichen Atemphysiotherapie eine wichtige Rolle, um die Patienten richtig zu befunden, phänotypisieren und behandeln (Klimathianaki et al. 2011).

Die **Atemmuskeln** entsprechen in ihrer Zusammensetzung sowohl embryologisch, morphologisch und funktionell der willkürlichen Skelettmuskulatur und bestehen dementsprechend aus den drei Muskelfasertypen (Typ I, IIa und IIb). Atemmuskeln unterliegen denselben systemischen entzündlichen, oxidativen Schäden und

überschwelligen physiologischen Reizen wie die Extremitätenmuskeln, die z. B. durch Über- oder Fehlbelastung induziert werden können. Die Atemmuskeln reagieren auf diese Veränderungen und passen sich an, um die alveoläre Ventilation zu gewährleisten.

Diese Anpassung kann aber durch

- respiratorische Fehl- und Überbelastung,
- vermehrten inspiratorischen und exspiratorischen Widerstand,
- geometrische Formabweichungen von Thorax und Zwerchfell,
- systemische Entzündungsfaktoren,
- Kortikosteroidmyopathie sowie
- funktionelle und strukturelle Veränderungen der Muskulatur (Kap. 11 und 18)

T. Cerini (✉)
SOS Oxygene SA, Bern, Schweiz

J. Steier, A.-K. Rausch-Osthoff (Hrsg.), *Physiotherapie bei chronisch-obstruktiven Atemwegs- und Lungenerkrankungen*, https://doi.org/10.1007/978-3-662-63613-8_23

zu einer Dysbalance zwischen der erhöhten Belastung der Lunge und der verminderten Funktion der Atempumpe mit struktureller Änderung und Erschöpfung der Atemmuskulatur bis hin zur respiratorischen Globalinsuffizienz führen. Diese Veränderungen und Schwächen des Zwerchfells und der akzessorischen Atemmuskulatur sind wichtige Faktoren, die die Lebensqualität und die Trainingskapazität beeinträchtigen. Eine frühzeitige Erkennung, Überwachung und gezieltes Training der geschwächten Atemmuskulatur kann die adaptiven Reparatur- und Anpassungsmechanismen stimulieren, die möglicherweise ein Globalinsuffizienz der Atemwege verzögern können (Klimathianaki et al. 2011; Orozco-Levi 2003).

Da in der Pathogenese einer chronischen Lungenerkrankung auch die thorakale Wirbelsäule mit den umliegenden Gelenken, peripheren Muskeln und den Atemmuskeln betroffen ist, verursacht die Atemexkursion auch Schmerzen. Grund dafür sind Insertionstendopathien (Enthesitiden), die die normale tiefe Inspiration bei Lungenpatienten zusätzlich einschränken. Diese Läsionen entstehen durch Überbelastung und zeigen sich als Mikrotraumata und Entzündungen an den Insertionsstellen von Muskeln am Knochen (Abb. 23.1 und 23.2).

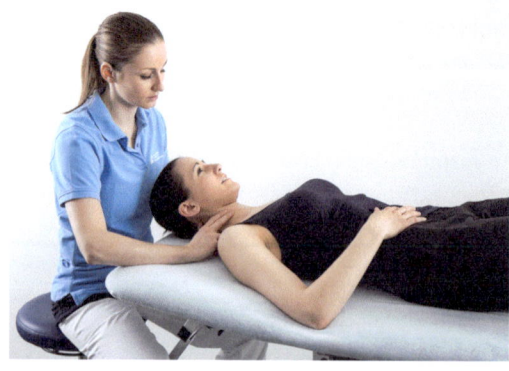

Abb. 23.1 Palpationsuntersuchung, ob Insertionstendopathien (Enthesitiden) des M. trapezius pars descendens, M. sternocleidomastoideus und M. levator scapulae im Bereich des Os mastoideus vorliegen

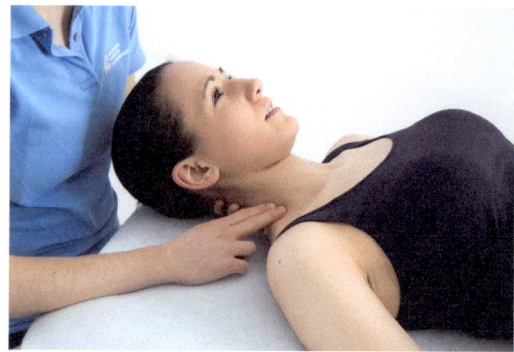

Abb. 23.2 Palpationsuntersuchung, ob Muskelverhärtungen der Mm. scaleni und M. sternocleidomastoideus im Verlauf des Muskels vorliegen

23.1   Kraft der Atemmuskeln

Die Fähigkeit eines kontraktilen Atemmuskels, Kraft- und Lungenvolumenänderungen zu erzeugen, hängt ab von:

- der Gesamtmuskelmasse,
- der Muskellänge (Kraft-Längen-Beziehung) und
- der kontraktilen Funktion/maximalen Krafterzeugung (Muskelfasertypen, Myosin und biochemischer Gehalt).

Bei COPD-Patienten werden die Atemmuskeln aufgrund der Überblähung der Lunge und der daraus resultierenden Veränderung der Muskellänge zunehmend schwächer und mechanisch benachteiligt. Dies kann zu einer Funktionsstörung der Atempumpe führen, die Dyspnoe bis zur Globalinsuffizienz hervorrufen kann.

23.1.1 Bestimmung der Stärke des in- und exspiratorischen Drucks

Die Stärke der Atemmuskulatur kann anhand des maximalen Inspirationsdrucks (MIP oder $p_I$max) und des maximalen Exspirationsdrucks (MEP oder $p_E$max) beurteilt werden. Der MIP ist ein Ausdruck der Stärke des Zwerchfells und der akzessorischen Atemmuskeln. Der MEP drückt die Stärke der Bauch- und anderer exspiratorischer Muskeln aus (Ponce und Sharma 2021).

► Maximaler Inspirationsdruck (MIP) und maximaler Exspirationsdruck (MEP) hängen vom Lungenvolumen ab, aufgrund des Kraft-Längen-Verhältnisses der Atemmuskulatur und der passiven, elastischen Rückstellkräfte der Atemwege.

23.1.2 Messung des maximalen In- und Exspirationsdrucks

Unter Verwendung einer Nasenklemme versucht der ausgeruhte, sitzende Patient durch kräftiges Ein- bzw. Ausatmen, ein Magnetventil im Mundstück zu öffnen, dabei werden der maximale Inspirations- und Exspirationsdruck mit einem Manometer gemessen. Die Messung wird 3-mal durchgeführt, wobei der höchste Wert angegeben wird, der um weniger als 10 % variieren sollte (Laveneziana et al. 2019).

Die **Normwerte** der beiden Drücke werden in der Literatur mit großer Variabilität angegeben.

Normwerte maximaler Inspirationsdruck (MIP) und maximaler Exspirationsdruck (MEP) (Ponce et al. 2021)
MIP

• Erwachsene im Alter von 18–65 Jahren:
  – Männer unter −90 cmH₂O
  – Frauen unter −70 cmH₂O
• Erwachsene im Alter über 65 Jahren:
  – Männer unter −65 cmH₂O
  – Frauen unter −45 cmH₂O

MEP

• Männer >140 cmH₂O
• Frauen >90 cmH₂O

► In der klinischen Routinediagnostik ist der MIP ein gutes Maß für die Kapazität der Inspirationsmuskulatur bei nachweisbarer Korrelation zur Dyspnoe. Bei COPD ist dieser häufig vermindert (Halle et al. 2008).

► Im Allgemeinen prognostiziert ein MEP <60 cmH₂O ein ineffizientes Husten und deswegen eine inkomplette Reinigung der Atemwege (Ponce und Sharma 2021).

Die Drücke sind abhängig vom Lungenvolumen bzw. wie der Test durchgeführt wird:

• Wird der MIP ausgehend von der funktionellen Residualkapazität (FRC) gemessen, entspricht der Wert dem direkten Kraftaufwand der Atemmuskulatur. Die maximal mögliche Kraftentwicklung eines Atemmuskels ist jedoch abhängig von der Vordehnung.
• Wird das Manöver ausgehend vom Residualvolumen (RV) ausgeführt (und umgekehrt MEP ausgehend von der totalen Lungenkapazität, TLC) werden die Atemmuskeln gedehnt, wodurch sie eine größere Kraft generieren können.

Die Variabilität der Werte hängt nicht nur vom Lungenvolumen oder der Pathologie des Patienten ab, sondern kann auch durch Alter, Geschlecht, Mundstück und Anzahl der Versuche des maximalen Inspirations-/Exspirationsmunddrucks beeinflusst werden (Laveneziana et al. 2019; Ponce und Sharma 2021).

23.1.3 Lageabhängige Spirometrie

Die Spirometrie kann auch verwendet werden, um die Stärke der Atemmuskulatur zu messen. Die Messung wird 2-mal durchgeführt, einmal stehend und einmal auf dem Rücken liegend. Eine Verringerung der Vitalkapazität (VC) im Liegen gegenüber dem Stehen um 15–20 % ist normalerweise mit einer Schwäche des Zwerchfells verbunden. Wenn die Vitalkapazität im Liegen um 30 % oder mehr verringert ist, kann dies auf eine schwere Schwäche bis zu Paralyse des Zwerchfells hinweisen (Laveneziana et al. 2019).

▶ Die Vitalkapazität (VC) hängt von der Aktivierung der Inspirations- und Exspirationsmuskulatur ab. Eine lageabhängige Spirometrie kann daher eine schnelle und nichtinvasive Option sein, um die Funktion des Atemmuskels, insbesondere des Zwerchfells, zu beurteilen.

Bei gesunden Menschen ist eine Reduzierung der Vitalkapazität stehend vs. liegend um 5 % zu erwarten. Eine solche Differenz macht eine klinisch relevante Zwerchfellschwäche unwahrscheinlich (Ranu et al. 2011).

23.1.4 Ultraschall

Bis vor kurzem war der Ultraschall nur zur ausschließlichen Verwendung durch Ärzte verfügbar. Seit einigen Jahren wird die Verwendung in der Physiotherapie gelehrt und durchgeführt.

Der Ultraschall kann Hinweis auf eine reduzierte Krafterzeugungskapazität des Zwerchfells geben. Die Zwerchfellexkursion ist sensitiv auf Änderungen des Atmungsmusters und wird in wissenschaftlichen Settings verwendet, um eine Zwerchfellschwäche zu identifizieren.

Obwohl diese Technik immer bekannter wird, muss der Ultraschall für die spezifische Atemmuskelkraftmessung weiter erforscht werden. Bisher hat die Ultraschalluntersuchung eine Bewertung der Struktur und Aktivität des Zwerchfells geliefert, jedoch noch keine zuverlässigen Funktionsparameter. Momentan geht man davon aus, dass eine Abnahme der Exkursionskapazität vor dem Einsetzen einer Zwerchfellschwäche auftritt (Laveneziana et al. 2019).

23.1.5 Peak Cough Flow (PCF)

Der Peak Cough Flow schätzt die Wirksamkeit der Atemwegeclearance und der exspiratorischen Muskelfunktion.

Korrelationen zwischen MIP/MEP und Peak Cough Flow wurden als relevant dargestellt (Park et al. 2010).

Die Messung des PCF ist schnell und einfach durchführbar. Der sitzende Patient wird gebeten, einen maximalen Hustenstoß durch ein Peak-Flow-Meter durchzuführen. Es werden 3 Messungen gemacht und der maximale PCF-Wert mit einer Variabilität von weniger als 5 % angenommen (Laveneziana et al. 2019). Der Normwert des PCF für Erwachsene beträgt: 470–600 $l \cdot min^{-1}$.

23.1.6 Transdiaphragmaler Druck

Für die **Bestimmung einer Zwerchfellermüdung** gibt es als Möglichkeit die Beurteilung des transdiaphragmatischen Drucks ($P_{di.tw}$) nach elektrischer Stimulation („twitch") des N. phrenicus. Eine $P_{di.tw}$-Bestimmung ist allerdings aufwendig und nicht sehr probandenfreundlich (Abb. 23.3).

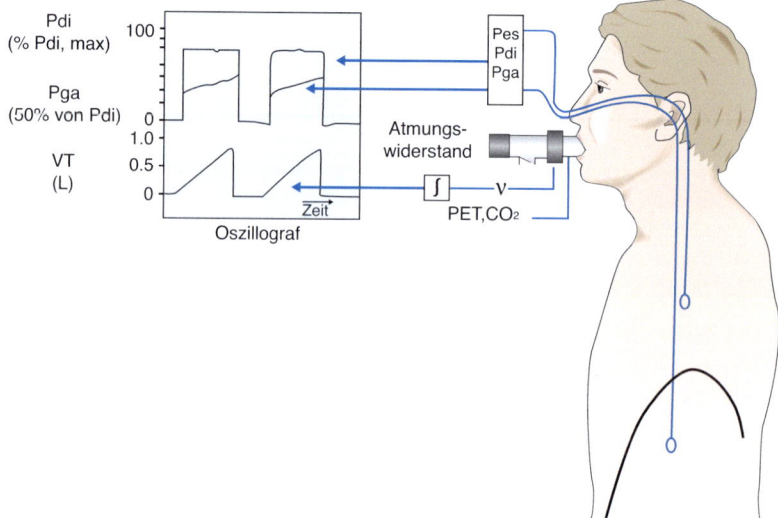

Abb. 23.3 Versuchsanordnung: Bestimmung der Zwerchfellermüdung. P_{es} Druck im Ösophagus; P_{di} diaphragmaler Druck; P_{ga} Druck in der Bauchhöhle; $P_{di, max}$ maximale Kapazität der Atemmuskulatur; P_{pl} pleuraler Druck. (Modifiziert nach American Thoracic Society/European Respiratory Society 2002)

Für die **Messung** werden ein Ballonkatheter im Magen (P_{ga}, gastraler Druck) und einer im Ösophagus (Pes, Speiseröhre) platziert. Der transdiaphragmale Druck errechnet sich aus der Differenz zwischen gastralem Druck und Ösophagusdruck (P_{ga} minus P_{es}). Nach elektronischer Stimulation des N. phrenicus („twitch") mit nachfolgender Zwerchfellkontraktion entspricht die Druckdifferenz zwischen den beiden Ballonkathetern dem $P_{di.tw}$. Ist das Zwerchfell ermüdet, sinkt der $P_{di.tw}$.

Die Normwerte des transdiaphragmalen Drucks zeigen mit Schwankungen von 90–180 cmH_2O eine große Variabilität (Laveneziana et al. 2019).

Literatur

American Thoracic Society/European Respiratory Society (2002) ATS/ERS Statement on Respiratory Muscle Testing. Am J of Respir and Crit Care Med 166: 518–624

Halle M, Heitmann RH, Kenn K, Petro W, Schultz K (2008) Bedeutung und Methodik von körperlichem Training bei COPD. Pneumologie 62:1–17

Klimathianaki M, Vaporidi K, Georgopoulos D (2011) Respiratory muscle dysfunction in COPD: From muscles to cell. Curr Drug Targets 12(4):478–488. https://doi.org/10.2174/138945011794751474

Laveneziana P, Albuquerque A, Aliverti A, Babb T, Barreiro E, Dres M, Dubé B-P, Fauroux B, Gea J, Guenette JA, Hudson AL, Kabitz H-J, Laghi F, Langer D, Luo Y-M, Neder JA, O'Donnell D, Polkey MI, Rabinovich RA, Verges S (2019) ERS statement on respiratory muscle testing at rest and during exercise. Eur Respir J 53(6):1801214. https://doi.org/10.1183/13993003.01214-2018

Orozco-Levi M (2003) Structure and function of the respiratory muscles in patients with COPD: impairment or adaptation? Eur Respir J 22(46 suppl):41s–51s. https://doi.org/10.1183/09031936.03.00004607

Park JH, Kang S-W, Lee SC, Choi WA, Kim DH (2010) How respiratory muscle strength correlates with cough capacity in patients with respiratory muscle weakness. Yonsei Med J 51(3):392–397. https://doi.org/10.3349/ymj.2010.51.3.392

Ponce MC, Sharma S (2021) Pulmonary function tests. In StatPearls. StatPearls Publishing. http://www.ncbi.nlm.nih.gov/books/NBK482339/. Zugegriffen am 02.01.2021

Ranu H, Wilde M, Madden B (2011) Pulmonary function tests. Ulster Med J 80(2):84–90

Kardiopulmonale Ausdauerkapazitätstests

24

Alexander Müller und Ingrid Schmidt

Inhaltsverzeichnis

24.1 Kenngrößen der Leistungsphysiologie

Alle Körpersysteme inkl. pulmonaler, kardiovaskulärer, endokriner, thermoregulatorischer und neuromotorischer Mechanismen sind für die Aufrechthaltung der homöostatischen Bedingungen bei akuter Belastung verantwortlich. Über die **kontinuierliche Messung** von

A. Müller (✉) · I. Schmidt
Klinik Floridsdorf, Wiener Gesundheitsverbund,
Wien, Österreich
e-mail: office@physiomueller.at;
ingrid.schmidt@gesundheitsverbund.at

J. Steier, A.-K. Rausch-Osthoff (Hrsg.), *Physiotherapie bei chronisch-obstruktiven Atemwegs- und
Lungenerkrankungen*, https://doi.org/10.1007/978-3-662-63613-8_24

- Atemstromstärke,
- Sauerstoffaufnahme,
- Kohlendioxidabgabe,
- Herzfrequenz

lassen sich die Limitierungen der Leistungsfähigkeit und eine Differenzierung der leistungslimitierenden Körpersysteme bestimmen. Die **maximale Sauerstoffaufnahme** (VO$_2$max) definiert das Limit des kardiopulmonalen Systems und gilt als **wichtigstes objektives Maß** der körperlichen Leistungsfähigkeit.

▶ Die maximale Sauerstoffaufnahme (VO$_2$max) definiert das obere Limit der Leistungsfähigkeit des kardiorespiratorischen Systems.

24.1.1 Maximale Sauerstoffaufnahme (VO$_2$max)

▶ **Sauerstoffaufnahme**
Unter Sauerstoffaufnahme (VO$_2$) versteht man die Menge an Sauerstoff, die in der Lunge aus der inspirierten Luft aufgenommen werden kann. Dabei bildet die spirometrisch gemessene Sauerstoffaufnahme die Differenz zwischen der jeweils in- und exspirierten Sauerstoffmenge ab.

Die **Sauerstoffaufnahme** (VO$_2$) wird neben verschiedenen anthropometrischen Kenngrößen zusätzlich von folgenden **Determinanten** beeinflusst:

- Ventilation,
- Distribution,
- Perfusion,
- Diffusion,
- Herzzeitvolumen (HZV).

Die Sauerstoffaufnahme steigt mit zunehmender Belastung **linear** an, bis der Beginn des aerob-anaeroben Übergangs (auch 1. ventilatori-

sche Schwelle, VT1) erreicht ist und erreicht bei symptomlimitierter Ausbelastung den maximalen Wert (VO$_2$max oder peakVO$_2$). Nach Überschreiten der anaeroben Schwelle kann die Linearität abweichen (2. ventilatorische Schwelle, VT2). Bei **spiroergometrischen Belastungstests** zeichnet sich der Maximalwert dadurch aus, dass die Sauerstoffaufnahmerate trotz steigender Belastung bzw. Leistung stagniert und damit bei der Aufzeichnung ein charakteristisches Plateau erkenntlich wird.

Die klinische Befundung und Beurteilung von spiroergometrischen Messungen richtet sich heute primär nach relativen und nicht nach absoluten Werten (Meyer et al. 2018). Die individuelle VO$_2$max lässt sich anhand von Formeln errechnen. Eine häufig zur Berechnung der gewichtsbezogenen VO$_2$max herangezogene Formel ist jene nach Wassermann.

Formel für die Sollwertberechnung der gewichtsbezogenen VO$_2$max (Wasserman et al. 2011)

- Frauen: VO$_2$max   (ml/kg/min)   = $(22{,}78 - [0{,}17 \times \text{Alter}]) \times (\text{Gewicht} + 43)$
- Männer: VO$_2$max   (ml/kg/min)   = $(50{,}72 - [0{,}372 \times \text{Alter}]) \times \text{Gewicht}$

Neben dieser Formel existiert eine Vielzahl von Formeln, welche speziell für bestimmte Patientengruppen angepasst wurden (Wasserman et al. 2011; Kroidl et al. 2015).

Die maximale Sauerstoffaufnahme ist eine klassische Messgröße zur Beurteilung der **aeroben Ausdauerleistungsfähigkeit**. Bei Patienten mit chronischen kardiopulmonalen Erkrankungen kann diese multifaktoriell limitiert sein.

Die absolute maximale Sauerstoffaufnahme wird in Litern/Minute angegeben. Um Vergleiche zwischen Personen zu ermöglichen, wurde jedoch der Bezug zur Körpermasse eingeführt (l/ kg/min). Eine VO_2max <40 % des individuellen gewichtsbezogenen Sollwerts ist ein valider Hinweis auf einen pathologischen Befund (Kroidl et al. 2015).

24.1.2 Ventilatorisch bestimmte anaerobe Schwelle

Ein nicht willkürlich beeinflussbarer Faktor zur Bestimmung der Belastbarkeit ist die **anaerobe Schwelle (auch aerob-anaerobe Schwelle)**.

▶ Oberhalb der anaeroben Schwelle muss die aerobe Energiegewinnung (mit Sauerstoff) durch anaerobe Mechanismen unterstützt werden, und der Laktatspiegel im Blut steigt an.

Laktat ist das Anion der Milchsäure und ein Endprodukt des anaeroben Zellstoffwechsels. Mit Einsetzen der Nettolaktatproduktion beginnt die VCO_2 (CO_2-Abgabe) von einem zuvor linearen Anstieg kurvenförmig nach oben abzuweichen (VT1). Da bei vermehrtem Laktatanfall (respiratorische Kompensation) die CO_2-Abgabe (VCO_2) stärker ansteigt als die Sauerstoffaufnahme (VT2), kann man die anaerobe Schwelle anhand der Kurvenänderung in der grafischen Darstellung der beiden Größen bestimmen (V-Slope-Methode) (Abb. 24.1).

24.1.3 Respiratory Exchange Ratio (RER)

Aus dem Quotienten von ausgeatmetem Kohlendioxid und eingeatmetem Sauerstoff ergibt sich die **Respiratory Exchange Ratio (RER)**. Die RER ist ein Parameter, der zur Bestimmung des Ausbelastungsgrades bei körperlicher Belastung herangezogen werden kann. Der Wert schwankt von Ruhe zu körperlicher Belastung. Bei hohen Belastungsintensitäten übersteigt die CO_2-Produktion die O_2-Aufnahme, sodass die RER über 1 ansteigen kann. Eine **RER >1,0** weist somit auf eine **Belastung oberhalb der anaeroben Schwelle** hin (Edvardsen et al. 2013). In der Spiroergometrie gilt eine **RER >1,1** als ein Anzeichen der Ausbelastung des Patienten (Mezzani 2017). In Ruhe gilt eine **RER <1,0**; dieser Wert hängt vom metabolischen Substrat der Energiegewinnung ab. Daher kann der RER-Wert zum Abschätzen der Fettverbrennung (RER ~1,0) bzw. Kohlenhydratverbrennung (RER ~0,7) verwendet werden.

24.1.4 Alveolo-arterielle Sauerstoffpartialdruckdifferenz (AaDO₂)

Die $AaDO_2$ ist die Differenz zwischen dem Sauerstoffpartialdruck im Alveolarraum (P_AO_2) und dem arteriellen Sauerstoffpartialdruck (P_aO_2). Sie

Abb. 24.1 Die beiden ventilatorischen Schwellen (VT1 und VT1) definieren den Übergang von aerobem zu anaerobem Zellstoffwechsel

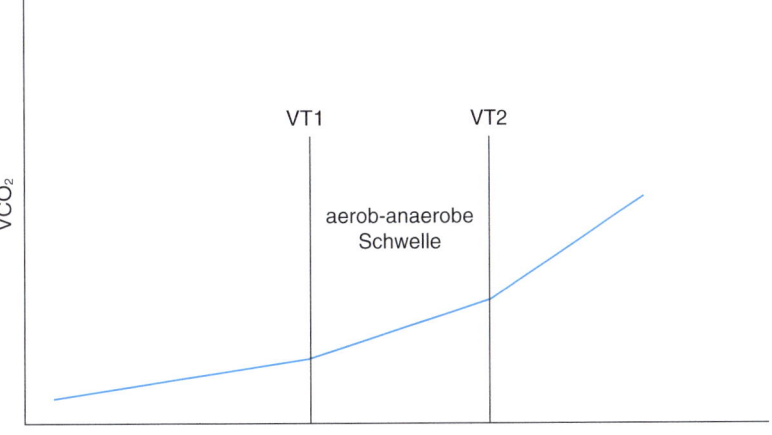

ist ein wichtiger Parameter zur Objektivierung der Oxygenierungsleistung der Lunge.

In den Alveolen ist der Sauerstoffpartialdruck etwas niedriger als im Einatmungsgasgemisch. Grund dafür ist die ständige Diffusion (Abwanderung) von Sauerstoff aus den Alveolen in die Kapillaren und Diffusion von Kohlendioxid aus dem Kapillarblut in die Alveolen. Man bezeichnet das Gasgemisch in den Alveolen als **Alveolarluft**. Die Partialdrücke von Sauerstoff und Kohlendioxid werden im arteriellen Blut (arterielle Blutgasanalyse, BGA) gemessen, und daraus wird anhand der **Alveolarluftformel** die AaDO$_2$ berechnet. Breuer erwähnt, dass die AaDO$_2$ eine wesentlich spezifischere Messgröße für die Bestimmung einer Oxygenierungsstörung ist als der P$_a$O$_2$-Wert, da diese die wirkliche alveolo-arterielle O$_2$-Druckdifferenz für die Beurteilung der Oxygenierung des Kapillarblutes durch die Lunge angibt (Breuer 2004).

Eine **Gasaustauschstörung** bei

- einer Diffusionsstörung,
- einem anatomischen Rechts-Links-Shunt,
- einer ventilatorischen Verteilungsstörung

kann sehr effektiv anhand erhöhter AaDO$_2$-Werte diagnostiziert werden.

24.1.5 Atem- und Herzfrequenzreserve

Atemreserve

Die **Atemreserve** (AR) ist definiert als die Differenz zwischen der maximalen willkürlichen Ventilation („maximal voluntary ventilation", MVV) und dem maximal erreichten Atemminutenvolumen bei Belastung (VEmax). Der Wert steht für die **ventilatorische Limitation** der Belastung.

Die MVV ist als die **maximale Ventilation** definiert und wird häufig über eine Ruhespirometrie (FEV$_1$ [l] × 37,5) berechnet. Alternativ kann die MVV auch berechnet werden, indem der Patient dazu aufgefordert wird, 12 s so rasch und tief wie möglich zu atmen. Anschließend wird das Ergebnis mit 5 multipliziert, um den Maxi-

malwert für eine Minute zu bekommen (maximaler Ventilationstest) (Wonisch et al. 2003).

Bei gesunden Personen ist bei kardialer Auslastung i. d. R. noch eine ausreichende Atemreserve von 25–30 % der MVV vorhanden (Breuer 2004). **Patienten mit COPD** steigern das Atemminutenvolumen (VE) besonders durch Steigerung der Atemfrequenz (AF) und nicht durch Steigerung des Atemzugvolumens (VT). Demzufolge weisen sie eine niedrige Differenz zwischen MVV und bei Belastungsabbruch gemessener VE auf. Die AR ist bei Patienten mit COPD häufig sehr gering.

Gerade bei Patienten mit COPD ist die Messung der MVV über den maximalen Ventilationstest daher der Berechnung über den FEV$_1$ überlegen.

Maximale Herzfrequenz und Herzfrequenzreserve

Die **Herzfrequenzreserve (HFR)** wird individuell aus der altersabhängigen maximalen Herzfrequenz berechnet. Sie wird als **Maß für die relative kardiale Auslastung** gewertet. Unter Herzfrequenzreserve (HFR) versteht man die Differenz zwischen dem Sollwert der kalkulierten maximalen Herzfrequenz (HFmax^k) und der gemessenen HFmax (Normwert <15–20 Schläge/min) am Ende des Belastungstests (Meyer et al. 2018). Bei Patienten, die negativ chronotrope Medikamente (die den Herzschlag verlangsamen, z. B. Betablocker) einnehmen, ist die HFR erhöht.

> **Herzfrequenzreserve**
>
> Herzfrequenzreserve (HFR) = HFmax^k − HFmax
>
> Maximale Herzfrequenz (HFmax) = 208 − (0,7 × Lebensalter)

Pathologie

Bei gesunden Menschen ist die HFR unter maximaler Belastung sehr gering (<15 Schläge/min). Eine erhöhte HFR kann bei vorzeitigem Belastungsabbruch durch ventilatorische Leistungslimitation oder Limitation der peripheren Muskulatur beobachtet werden. Bei Patienten mit COPD und Herzinsuffizienz (z. B. Cor pulmonale) wird aufgrund des eingeschränkten Schlagvolumens häufig das Herzminutenvolumen gesteigert, indem die Herzfrequenz unverhältnismäßig ansteigt. So zeigt sich bereits bei geringer Belastung eine hohe Herzfrequenz, die sich der maximalen Herzfrequenz nähert. Somit ist die HFR vermindert.

Tab. 24.1 Normwerte des Sauerstoffpulses nach Alter und Geschlecht (in ml/Herzschlag). (Mezzani 2017)

Alter (in Jahren)	Männer	Frauen
20–29	16,2–15,6	10,9–9,6
30–39	15,5–14,9	9,6–9,2
40–49	14,8–14,1	9,1–8,7
50–59	14,0–13,2	8,6–8,2
60–69	13,1–12,2	8,1–7,5
70–80	12,1–11,1	7,4–6,7

24.1.6 Atemäquivalent für Kohlendioxid (VE/VCO$_2$)

Der Marker der eingeschränkten Atemeffizienz, das Atemäquivalent für Kohlendioxid (VE/VCO$_2$), ist eine aussagekräftige Größe zur Beurteilung der kardialen Auswurfleistung und steht bei Patienten mit kardialen Erkrankungen in direkter Korrelation mit der Mortalität und der Anzahl an Hospitalisierungen (Guazzi 2017).

Mithilfe des arteriellen PCO$_2$, der expiratorischen CO$_2$-Konzentration und des Atemminutenvolumens (VE) kann die Totraumventilation errechnet werden. Beide Atemäquivalente VE/VCO$_2$ bzw. VE/VO$_2$ beschreiben die Atemeffizienz, d. h., welche Menge an Luft ventiliert werden muss, um 1 l O$_2$ aufzunehmen bzw. 1 l CO$_2$ abzugeben. Bei gesunden Personen liegt der Ruhewert (VE/VCO$_2$) zwischen 27 l und 33 l und fällt zu Beginn der Belastung geringfügig ab, um im weiteren Verlauf der Belastung wieder leicht anzusteigen (Arena et al. 2021). Das Atemäquivalent ist bei Patienten mit pulmonaler Hypertension, chronischer Herzinsuffizienz oder nach Lungenembolien bereits in Ruhe erhöht und steigt unter Belastung im Vergleich zu gesunden Probanden als Zeichen einer sinkenden Atemeffizienz steiler an (VE/VCO$_2$-Slope). Nach behandelten Lungenembolien ist jedoch nach einiger Zeit eine Remission mit Normalisierung des VE/VCO$_2$ zu beobachten (Xi et al. 2014).

24.1.7 Sauerstoffpuls (O$_2$-Puls)

Der Sauerstoffpuls (VO$_2$/HR) gibt die Menge an Sauerstoff an, die pro Herzschlag bzw. Schlag-

volumen vom Körper extrahiert wird. Der Sauerstoffpuls ist eine wichtige und aussagekräftige Kenngröße, um Aussagen über die Leistungsfähigkeit des Herz-Kreislauf-Systems im Rahmen der Leistungsdiagnostik zu treffen. Der Normwert ist abhängig von Alter und Geschlecht (Tab. 24.1).

Bei Herzinsuffizienz ist typischerweise der Anstieg des Sauerstoffpulses unter Belastung vermindert. Wichtiger als der erreichte Maximalwert ist der Kurvenverlauf. Ein Plateau ist nur pathologisch, wenn die Normwerte nicht erreicht werden. Ein pathologisches Verhalten der Herzfrequenz im Sinne eines überproportionalen Anstiegs der Herzfrequenz oder einer chronotropen Inkompetenz (z. B. bei Einnahme von Betablockern) sind zu berücksichtigen, da sie zur Verfälschung des Sauerstoffpulses führen können.

24.1.8 Borg-Skala für Dyspnoe und Ermüdung

Zur Bestimmung des **subjektiven Anstrengungs-** und **Kurzatmigkeitsempfindens** wird ergänzend zu den physiologischen Messgrößen die Borg-CR10-Skala eingesetzt (Tab. 24.2), um die subjektive Belastung, d. h. das subjektive Dyspnoeempfinden und die muskuläre Anstrengung des Patienten, ermitteln zu können. Der Patient schätzt sein Anstrengungs- und Kurzatmigkeitsempfinden auf einer Skala von 0–10 (0 = „überhaupt nicht", 10 = „maximal") selbst ein. Eine **Dyspnoe** wird individuell und je nach Erkrankungsstadium unterschiedlich wahrgenommen. Vor allem für Patienten mit kardiovaskulären Erkrankungen und infolge

Tab. 24.2 CR10-Skala nach Borg zur Einschätzung von Dyspnoe und Anstrengung. (Meyer et al. 2018)

Schweregrad	Intensität der Dyspnoe
0	Anstrengung nicht wahrnehmbar
0,5	Kaum wahrnehmbar
1	Sehr gering wahrnehmbar
2	Gering wahrnehmbar
3	Moderat
4	Etwas anstrengend
5	Anstrengend
6	
7	Sehr schwer
8	
9	
10	Sehr, sehr schwer (fast maximal)

ausgeprägter Dekonditionierung ist es häufig schwierig, zwischen Dyspnoe und Erschöpfung zu unterscheiden.

24.1.9 Belastungsinduzierte Sauerstoffentsättigung (EID)

Körperliche Belastung führt bei vielen Patienten mit chronischen Lungenerkrankungen zu einer Verschlechterung der bereits in Ruhe vorhandenen Hypoxämie oder bei Vorliegen eines normalen PaO_2 in Ruhe zu einer belastungsinduzierten Hypoxämie („exercise-induced desaturation", EID). Aus diesem Grund ist es auch wichtig, bei der Verschreibung von Langzeitsauerstofftherapie (LTOT) darauf zu achten, die Oxygenierung während Alltagsaktivitäten zu messen, um eine adäquate Sauerstoffversorgung bei Belastung zu gewährleisten (Sant'Anna et al. 2018). Sogar einfache, unabdingbare tägliche Aktivitäten wie Gehen oder Treppensteigen können bei diesen Patienten vorübergehend eine EID hervorrufen (Dreher et al. 2008).

Bei Patienten mit COPD liegt eine hohe Wahrscheinlichkeit für kardiovaskuläre Komorbiditäten und ein damit zusammenhängendes Risiko für Hypoxämie bedingte kardiovaskuläre Komplikationen vor (Sin und Man 2005). Eine EID als Begleiterscheinung von chronischen Lungenerkrankungen mit kardialer Beteiligung kann daher zu einer höheren Mortalität in dieser Pa-

tientengruppe führen (Hansell et al. 2003; Huiart et al. 2005; Axson et al. 2020). Das Auftreten einer belastungsinduzierten Hypoxämie sollte daher in kardiopulmonalen Belastungstests unbedingt dokumentiert werden.

24.1.10 Typische Reaktionsmuster von Belastungsparametern bei ausgewählten chronischen Erkrankungen

Tab. 24.3 gibt einen Überblick über typische Reaktionsmuster der zuvor beschriebenen Parameter bei chronischen Erkrankungen unter steigender körperlicher Belastung (z. B. im Rahmen einer kardiopulmonalen Belastungstestung).

24.2 Symptomlimitierter maximaler Ausdauerkapazitätstest – Spiroergometrie

Die klinische Fragestellung bei einer Belastungsuntersuchung erfordert es, ein Testverfahren zu nutzen, das auf möglichst optimalem Weg die individuell erreichbare **Maximalleistung** des Patienten erfasst und damit die gewünschte Antwort bringt. Ein solches Testverfahren stellt die **Spiroergometrie** dar. Sie gilt als der Goldstandard der kardiopulmonalen Belastungstestung (Palange et al. 2007; Vonbank et al. 2015).

24.2.1 Ziele der Spiroergometrie

- Primäres Ziel des Tests ist die **Objektivierung der kardiovaskulären und pulmonalen Leistungskapazität**. Diese Funktion wird z. B. auch vor großen chirurgischen Eingriffen (v. a. Thorax-, Herz- und Abdominalchirurgie) zur Abschätzung von Risiken und Komplikationen genutzt.
- Der Test ist ein **Provokationstest** für evtl. kardiale und pulmonale Auffälligkeiten und Komorbiditäten.

Tab. 24.3 Typische Reaktionsmuster verschiedener Belastungsparameter bei ausgewählten Pathologien. (Meyer et al. 2018)

	Chron. LHI	COPD	ILD	PAH	Adipositas
VO_2max	↓	↓	↓	↓	↓
VT1	↓	Normal – ↓	Normal – ↓	↓	Normal
Max. O_2-Puls	↓	Normal – ↓	Normal – ↓	↓	Normal – ↓
Atemreserve	Normal	↓	↓	↑	Normal
HFR	↓	Normal	Normal – ↓	↓	Normal – ↓
VE/VCO_2-Slope	↑	↑	↑	↑	Normal – ↓

LHI Linksherzinsuffizienz; *COPD* chronisch-obstruktive Lungenerkrankung; *ILD* interstitielle Lungenerkrankungen; *PAH* pulmonal-arterielle Hypertonie

- Als **prognostisches Instrument** ist der Test hilfreich, um den weiteren Krankheitsverlauf und die funktionelle Leistungsfähigkeit einzuschätzen.
- Der Test stellt außerdem einen reliablen **Befund- und Wiederbefundparameter** bei längerfristigen rehabilitativen Interventionen dar (kardiologische und pneumologische Rehabilitation) (Schultz 2012).
- Der symptomlimitierte maximale Ausdauerkapazitätstest ist daher auch ein wichtiges und aussagekräftiges Instrument, um Dosierung und Einstellung eines **individuell abgestuften kardiopulmonalen Ausdauertrainingsprogramms** zu bestimmen und im weiteren Behandlungsverlauf den Therapieerfolg zu beurteilen (British Thoracic Society 2013; Lichtenschopf 2015).
- Des Weiteren kann die Spiroergometrie auch bei Gesunden, beispielsweise bei Ausdauersportlern, als **sportmedizinische Untersuchungsmethode** genutzt werden.

Wenn sich durch Krankengeschichte, körperliche oder konventionelle Untersuchungen keine sichere Erklärung für die vom Patienten beschriebene Symptomatik ergibt, kann eine kardiopulmonale Belastungsuntersuchung mittels Spiroergometrie durchgeführt werden. Die dabei ermittelten Messparameter ergeben häufig wichtige Hinweise auf einen kardialen oder pulmonalen Hintergrund. Die Reaktionsmuster der gemessenen Werte im Verlauf der Belastungstestung unterstützen dabei die Diagnostik der zugrundeliegenden Pathologien (Tab. 24.3).

24.2.2 Durchführung der Spiroergometrie

Die genauen Regeln zur Durchführung der Spiroergometrie richten sich nach den aktuellen Empfehlungen der European Respiratory Society und der Deutschen Gesellschaft für Pneumologie (Meyer et al. 2018; Radtke et al. 2019). Die Sicherheitsrichtlinien sind streng zu beachten. Die Geräte messen und werten alle wichtigen Atmungsvariablen sowie die Herzfrequenz und den arteriellen Blutdruck aus. Für jeden einzelnen Atemzug ("breath-by-breath-analysis") wird der in- und exspiratorische Gasstrom und die mittlere exspiratorische O_2- und CO_2-Fraktion ermittelt.

Während des Tests wird kontinuierlich die Herzfrequenz via EKG gemessen. Zu Anfang und Ende der Belastung sowie in meist 2-minütigen Intervallen wird der Blutdruck gemessen. Aus den Messwerten werden die abgeleiteten Größen errechnet und in Tabellenform dokumentiert. Um valide und reliable Testergebnisse zu generieren, ist es absolut notwendig, eine maximale Ausbelastung sowohl nach objektiven Messparametern als auch nach subjektivem Empfinden der Probanden zu erreichen (Arena et al. 2020). Dabei spielen der Motivationsgrad des Testsubjekts sowie das Verhalten und die Erfahrung des Untersuchers eine wichtige Rolle.

Eine Spiroergometrie dauert in der Regel ca. 20 min. Der Test wird generell symptomlimitiert durchgeführt, d. h. so lange, bis der Patient seine Grenzen wie z. B. schwere Dyspnoe (anhand der Borg-Skala), Schmerzen, Müdigkeit der Beine und allgemeine Müdigkeit erreicht und diese als limitierend empfindet. Der rampenförmige Auslastungstest findet auf einem Fahrradergometer oder auf einem Laufband statt (Abb. 24.2). Der Belastungsauf- bzw. -abbau findet dabei in Phasen statt (Abb. 24.3).

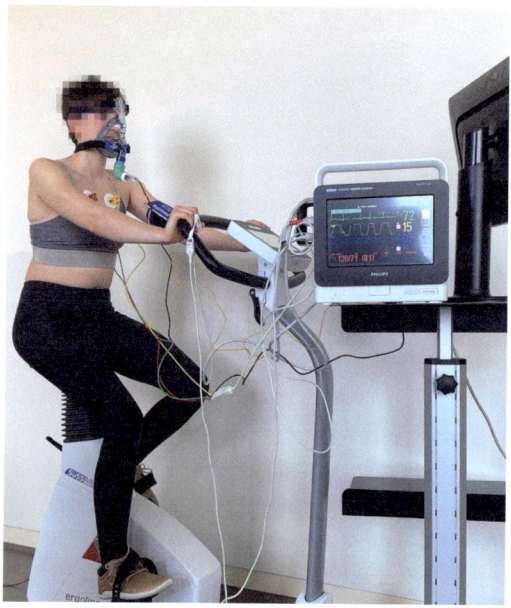

Abb. 24.2 Durchführung einer Spiroergometrie am Fahrradergometer

Bei einem **Maximaltest** wird die Belastung bis zur subjektiven Erschöpfung des Patienten bzw. bis zum Auftreten eines Abbruchgrundes (s. Übersicht unten) gesteigert.

Nach einer Ruhephase beginnt der Proband mit einer kurzen Aufwärmphase mit minimaler Belastung. Die Ausgangsleistung beträgt dabei in der Regel 10 Watt und wird in der eigentlichen Testphase nach einem Protokoll sukzessive gesteigert, bis das Leistungslimit des Patienten erreicht ist. Die Leistungssteigerungsrate des symptomlimitierten Ausdauerkapazitätstests wird so eingestellt, dass das Leistungslimit des Probanden in 10–15 min erreicht wird. Der Test endet anschließend mit einer kurzen unbelasteten Erholungsphase mit weiterhin kontinuierlichem Monitoring (Abb. 24.3).

▶ Für die Leistungsdiagnostik bei Patienten der kardiopulmonalen Risikogruppe ist wegen des erhöhten kardialen und respiratorischen Stresses während dieses Tests unter Umständen eher ein submaximaler kardiovaskulärer Ausdauerkapazitätstest zu wählen.

Aktuell gibt es noch keine allgemeingültigen Kriterien, wann ein maximaler kardiopulmonaler

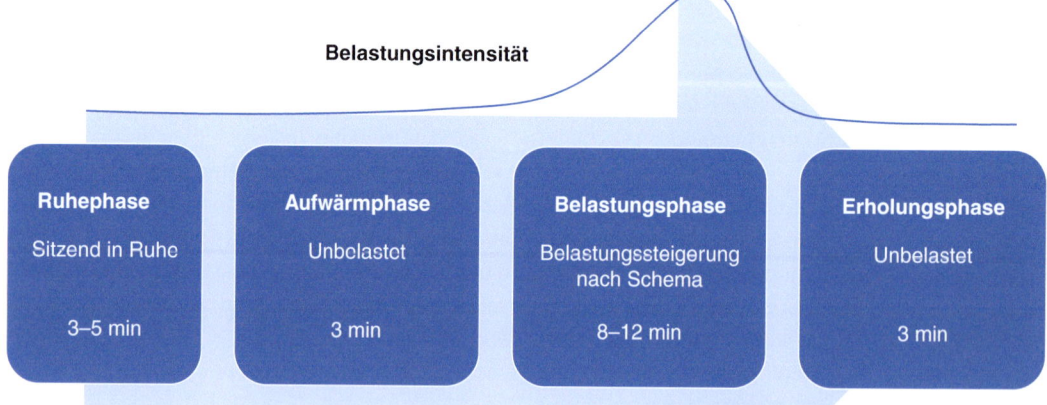

Belastungsintensität

Ruhephase	Aufwärmphase	Belastungsphase	Erholungsphase
Sitzend in Ruhe	Unbelastet	Belastungssteigerung nach Schema	Unbelastet
3–5 min	3 min	8–12 min	3 min

Aufzeichnung der Messparameter über alle Testphasen!

Abb. 24.3 Phasen einer spiroergometrischen Untersuchung

Belastungstest beendet werden soll. In jedem Fall ist jedoch das Erreichen der maximalen Erschöpfung Voraussetzung für ein valides Testergebnis. In den ATS/ACCP-Guidelines finden sich einige Kriterien, die zur Bestimmung des maximalen Belastungsgrades herangezogen werden können. Dabei muss mindestens eines der folgenden Kriterien zutreffen:

- Erreichen des VO_2-Plateaus,
- Erreichen des Sollwerts für Leistung (Watt),
- Erreichen des Sollwerts der individuellen maximalen Herzfrequenz,
- RER >1,15,
- hoher subjektiver Erschöpfungsgrad (Borg 9–10).

Neben all den objektiven Kriterien ist v. a. der Erschöpfungsgrad anhand der Borg-Skala entscheidend. Erst wenn der Proband auch subjektiv das Gefühl hat, nicht mehr weiter belastet werden zu können, kann von einer Ausbelastung gesprochen und der Test damit beendet werden.

Neben diesen definierten Kriterien für einen Testabbruch existieren noch weitere Gründe, die bereits vor maximaler Ausbelastung zu einer Beendigung der Spiroergometrie führen können. Diese sind in der folgenden Übersicht zusammengefasst.

Vorzeitige Abbruchgründe für den maximalen Ausdauerkapazitätstest

- Angina pectoris
- Ischämiezeichen im EKG
- Ventrikuläre Herzrhythmusstörungen
- Herzfrequenz- oder Blutdruckabfall
- Deutliche Hypoxämie (PaO_2 <55 mg, SpO_2 <88 %), auch bei O_2-Gabe

---

Die Spiroergometrie in Kombination mit einer arteriellen Blutgasanalyse als Goldstandard der kardiopulmonalen Ausdauerkapazitätstests

bietet die meisten Informationen zu kardiopulmonalen Funktionsstörungen unter Belastung. Eine Übersicht der dabei wichtigsten gemessenen und errechneten Spiroergometrieparameter bietet Tab. 24.4.

24.2.3 Kardiopulmonale Funktionsstörungen

Die **Spiroergometrie** gibt Antwort auf folgende Frage:

Welcher pathophysiologische Mechanismus ist für die Veränderung der kardiopulmonalen Leistungsfähigkeit bei Patienten mit einer kardiorespiratorischen Erkrankung primär verantwortlich?

Es gibt **verschiedene Formen von Funktionsstörungen**, die die kardiopulmonale Leistungsfähigkeit bei Patienten mit Lungenerkrankung behindern können. Das gemeinsame Hauptsymptom aller Funktionsstörungen ist eine symptomlimitierte **Reduktion der individuellen körperlichen Leistungsfähigkeit** (v. a. durch Dyspnoe und Erschöpfung) sowie häufig eine Verminderung von PaO_2 und SaO_2 (**Hypoxämie**).

Zur adäquaten Aufrechterhaltung des pulmonalen Gasaustausches sind sowohl die Durchblutung des Lungengewebes (Perfusion, Q) als auch die entsprechende alveoläre Belüftung (Ventilation, V) entscheidend. Dieses Verhältnis wird durch die **Ventilations-Perfusions-Ratio** (V/Q) beschrieben. Dabei kann zwischen zwei Extremsituationen unterschieden werden (Abb. 24.4). Einer ausreichenden Ventilation von nicht adäquat durchblutetem Gewebe (Totraumventilation, $V/Q = \infty$), oder einer ausreichenden Durchblutung von nicht adäquat belüfteten Lungenarealen (Shunt, $V/Q = 0$). Viele kardiopulmonale Funktionsstörungen lassen sich auf diese beiden Konzepte zurückführen, wobei Mischformen auftreten können. Während pulmonale Funktionsstörungen häufig mit einer verminderten Ventilation einhergehen, bewirken kardiale Funktionsstörungen eher Einschränkungen der Perfusion.

Tab. 24.4 Übersicht über die Messparameter der Spiroergometrie

Kenngröße	Beschreibung
VT1	1. Ventilatorische Schwelle Beginn des aerob-anaeroben Übergangs Einsetzen verstärkter Atmung bei erhöhter Laktatproduktion
VT2	2. Ventilatorische Schwelle Ende des aerob-anaeroben Übergangs Laktatexzess mit metabolischer Azidose Entspricht in etwa dem respiratorischen Kompensationspunkt und der anaeroben Schwelle
Maximale Sauerstoffaufnahme (VO$_2$max)	Die VO$_2$max zeigt die Fähigkeit des Patienten, mit Sauerstoff Energie zu produzieren, d. h., diesen über die Lunge aufzunehmen, von dort in das Blut und die Muskulatur zu transportieren, wo er schließlich mithilft, die Energieträger (Fette und Kohlenhydrate) zu verbrennen
Maximum Workload (Watt)	Die Wattzahl stellt die vom Patienten maximal erreichte Leistung dar
Maximale Herzfrequenz (HFmax)	Altersspezifische maximale Herzfrequenz HFmax^k = 208 − (0,7 × Lebensalter)
Herzfrequenzreserve (HFR)	Die Herzfrequenzreserve wird individuell aus der altersabhängigen maximalen Herzfrequenz berechnet. Sie wird als Maß für die relative kardiale Auslastung gewertet. Unter Herzfrequenzreserve versteht man die Differenz zwischen dem Sollwert der errechneten maximalen Herzfrequenz (HFmax^k) und der gemessenen HFmax zu Ende des Tests bei voller Belastung
Maximal Voluntary Ventilation (MVV)	Die MVV ist die maximale willkürliche Ventilation pro Minute. Sie kann über den FEV$_1$ oder über einen maximalen Ventilationstest errechnet werden
Atemreserve (AR)	Die AR ist definiert als MVV minus des bei maximaler Belastung gemessenen Atemminutenvolumens und kann eine ventilatorische Belastungslimitation anzeigen
PaO$_2$ (mmHg)	Arterieller Sauerstoffpartialdruck
PaCO$_2$ (mmHg)	Arterieller Kohlendioxidpartialdruck
AaDO$_2$	Alveolo-arterielle Sauerstoffpartialdruckdifferenz
VE/VO$_2$	Atemäquivalent für Sauerstoff
VE/VCO$_2$	Atemäquivalent für Kohlendioxid
SaO$_2$	Arterielle Sauerstoffsättigung
Sauerstoffpuls (ml/Herzschlag)	Menge an Sauerstoff an, die pro Herzschlag vom Körper aufgenommen wird
ΔVO$_2$/ΔWR	Steigerung der Sauerstoffaufnahme in Abhängigkeit von der Belastungssteigerung

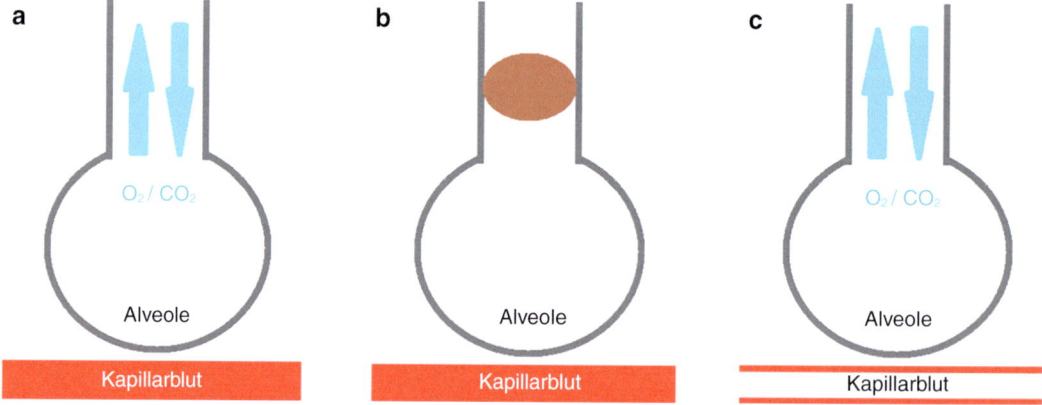

Abb. 24.4 Schematische Darstellung von normalem V/Q-Verhältnis (**a**), Shunt (**b**) und Totraumventilation (**c**)

Kardiozirkulatorische Beeinträchtigung

Eine kardiozirkulatorische Beeinträchtigung bedeutet, dass die altersspezifische maximale Herzfrequenz schon bei submaximaler Wattzahl erreicht wurde. Dies bedeutet ebenfalls, dass die HFR schon bei submaximaler Auslastung reduziert (<15 Schläge pro Minute) ist.

Ventilatorische Beeinträchtigung

Eine ventilatorische Beeinträchtigung bedeutet, dass die maximale Ventilation (MVV) zu Ende der Belastung erreicht wurde. Dies bedeutet ebenfalls, dass die Atemreserve (AR) zu Ende der Belastung sehr gering ist.

> **Atemreserve**
> AR = MVV − VEmax
>   Bei Störungen der Ventilation (z. B. bei COPD), nähert sich das VEmax unter Belastung deutlich stärker an das MVV an. Die Atemreserve sinkt dadurch (Normwert beim Gesunden 50–80 % des MVV).

Eine **respiratorische Globalinsuffizienz** („type II respiratory failure") zeigt an, dass die Belüftung der Alveolen, d. h. der Gasaustausch der Alveolarluft mit der atmosphärischen Luft, nicht ausreicht, um das metabolisch gebildete (und aus dem Bikarbonatpuffer freigesetzte) CO_2 vollständig zu eliminieren und damit den arteriellen pCO_2 konstant zu halten. Es kommt zu einer Hyperkapnie und in weitere Folge zu einer respiratorischen Azidose. Dieser pathologische Vorgang tritt z. B. bei Atempumpversagen auf.

Funktioneller Rechts-Links-Shunt (ventilatorische Verteilungsstörung)

Bei einer ventilatorischen Verteilungsstörung (funktioneller Rechts-Links-Shunt) sind die **Alveolen normal perfundiert, aber inadäquat ventiliert**, wodurch das diese Alveolen passie-

rende venöse Blut nicht vollständig mit Sauerstoff angereichert wird. Bei Belastung kommt es zu einer Steigerung der alveolären Ventilation und zu einem vermehrten Freisetzen von Katecholaminen, die bronchialerweiternd wirken, was eine Normalisierung der arteriellen Blutgase zur Folge hat. Außerdem verbessert sich bei Belastung das Ventilations-Perfusions-Verhältnis, sodass die Totraumventilation von 1/3 in Ruhe auf 1/5 bei Belastung abnimmt. Durch diesen adaptiven Mechanismus wird gewährleistet, dass die Blut- und Atemgase anfangs konstant bleiben bzw. sich sogar normalisieren.

Ein sog. intrapulmonaler Rechts-Links-Shunt besteht, wenn die Alveolen infolge einer mechanischen Obstruktion kollabieren und nicht ventiliert werden (Atelektase) oder wenn sie durch eine akute Pneumonie vollständig mit Exsudat gefüllt sind.

Anatomischer Rechts-Links-Shunt

Ein anatomischer Rechts-Links-Shunt liegt dann vor, wenn eine direkte Kurzschlussverbindung zwischen dem arteriellen und dem venösen Teil des pulmonalen Kreislaufs besteht. Dies kommt beispielsweise bei manchen angeborenen Herzfehlbildungen vor (z. B. Ventrikelseptumdefekt, Fallot-Tetralogie). Je nach Ausmaß des anatomischen Rechts-Links-Shunts ist das arterielle Blut hypoxämisch. Bei Atmung unter Sauerstoffsubstitution (FiO_2-Erhöhung) findet kein signifikanter Anstieg des arteriellen pO_2-Wertes statt.

Zirkulatorische Verteilungsstörung (Totraumventilation)

Eine zirkulatorische Verteilungsstörung (Totraumventilation) bedeutet, dass die **Alveolen inadäquat perfundiert, aber gut ventiliert** sind, wodurch das Blut unzureichend mit Sauerstoff gesättigt wird. Bei Belastungsbedingungen kommt es zu einer Steigerung des Herzzeitvolumens (HZV) und einer Zunahme des pulmonalarteriellen Drucks mit konsekutiver Steigerung der alveolären Perfusion. Folge ist die Normalisierung der arteriellen Blutgase. Diese Beobachtungen unterstreichen die zentrale Rolle des Herzminutenvolumens bzw. der gemischt-venösen O_2-Sättigung als extrapulmonale Determinanten der arteriellen Oxygenierung.

Diffusionsbeeinträchtigung

Die Diffusionskapazität wird durch die Fläche und Dicke der alveolo-kapillären Membran, die Größe des für den Gasaustausch zur Verfügung stehenden Kapillargefäßbettes sowie die Kontaktzeit zwischen Kapillarblut und alveolärer Membran bestimmt. Eine **respiratorische Partialinsuffizienz** („type I respiratory failure") bedeutet, dass die Sauerstoffdiffusion aus dem Alveolarraum ins Kapillarblut **behindert** ist. Eine Diffusionsbeeinträchtigung zeichnet sich durch einen niedrigen PaO_2 (Hypoxämie) bei normalem CO_2-Partialdruck (Normokapnie) aus (Lamba et al. 2016). Bei körperlicher Belastung wird die Diffusion durch unzureichende Kontaktzeit (Blutdruck- und Herzfrequenzanstieg) zwischen Alveolen und Kapillaren zunehmend erschwert, was zu einer weiteren Beeinträchtigung der Oxygenierung führt. Bei Sauerstoffsubstitution (FiO_2-Erhöhung) steigt der arterielle pO_2-Wert wieder an. Normalerweise lässt sich eine arterielle Sättigung <90 % SaO_2 mittels dosierter Sauerstoffinsufflation in normale Bereiche anheben. Eine FiO_2-Erhöhung führt bei einer Diffusionsstörung zu einem schnellen und deutlichen Anstieg des arteriellen pO_2 (Lamba et al. 2016).

Pulmonal-arterielle Hypertonie (PAH)

Aktuelle Untersuchungen zu spiroergometrischen Testungen bei Patienten mit PAH zeigen, dass diese Patientengruppe keine Anzeichen einer ventilatorischen Leistungslimitierung, sondern vielmehr das typische Muster kardiovaskulär bedingter Erschöpfung zeigen (Riley et al. 2000; Weatherald et al. 2017). Kennzeichnend sind eine reduzierte VO_2max, ein geringerer Anstieg des Sauerstoffpulses bei gleichzeitig hoher Atemreserve (Vallerand et al. 2019).

Beide Atemäquivalente, VE/VO_2 und VE/VCO_2, sind in Ruhe bei Patienten mit PAH erhöht und steigen unter Belastung im Vergleich zu gesunden Probanden als Zeichen einer sinkenden Atemeffizienz steiler an (Mereles et al. 2006; Olschewski et al. 2006).

Die arterielle Blutgasanalyse belegt meist eine leichte bis moderate Hypoxämie bei gleichzeitiger Normokapnie oder leichtgradig reduzierten pCO_2-Werten. Hier schließen jedoch Normalwerte eine PAH nicht unbedingt aus. Patienten mit PAH zeigen aufgrund der reduzierten VO_2 fast immer eine arterielle Sauerstoffdesaturation unter Belastung. Eine Hypoxämie in Ruhe sowie ein starker Abfall der arteriellen Sättigung unter Belastung können aber auch ein Hinweis auf eine eigenständige pulmonale oder kardiale Erkrankung sein und sind daher nicht unbedingt charakteristisch für die PAH (Vallerand et al. 2019).

▶ Stärkere körperliche Belastungen, welche zu Dyspnoe oder thorakalen Schmerzen führen, sollten bei Patienten mit PAH eher vermieden werden. Trotzdem kann eine kardiopulmonale Belastungstestung aufgrund des engmaschigen Monitorings problemlos durchgeführt werden. Auch eine gezielte und auf das Krankheitsbild abgestimmte Trainingstherapie mit niedrigeren Intensitätslevels ist möglich.

24.3 Belastungstests abseits der Spiroergometrie

Die Spiroergometrie ist als symptomlimitierter maximaler Ausdauerkapazitätstest der Goldstandard zur Beurteilung der kardiorespiratorischen Ausdauerleistung bei einer Vielzahl von Krankheitsbildern. Neben der Spiroergometrie existieren jedoch noch andere maximale und submaximale Belastungstests, die aufgrund des geringeren materiellen Aufwands häufig besser in den klinischen Alltag integrierbar sind. Gerade in der Physiotherapie stellen diese Feldtests eine wichtige Säule der Befundung und Wiederbefundung dar.

24.3.1 6-Minuten-Gehtest (6MWT)

Der **6-Minuten-Gehtest (6-Minutes-Walking-Test, 6MWT)** ist der sowohl im klinischen Alltag als auch in der Wissenschaft am meisten eingesetzte kardiopulmonale Belastungstest neben der Spiroergometrie. Es handelt sich dabei um einen standardisierten, einfach durchzuführenden Belastungstest zur Quantifizierung der körperlichen Leistungsfähigkeit, der primär für Patienten mit COPD entwickelt wurde. In den letzten Jahren wurde der Test jedoch auch für eine Vielzahl anderer Patientengruppen validiert. Durch wiederholten Einsatz kann die Wirkung einer Therapie (z. B. Medikamente, Training, Operation) auf die körperliche Leistungsfähigkeit quantifiziert werden. Die aktuellen Empfehlungen der European Respiratory Society und der American Thoracic Society bescheinigen dem 6MWT eine gute Validität und Reliabilität (sowohl Intra- als auch Interrater-Reliabilität), wobei der Test verglichen mit der Spiroergometrie als submaximaler Ausdauerkapazitätstest definiert wird (Singh et al. 2014). Gerade bei Patienten mit bereits deutlich reduzierter kardiopulmonaler Ausdauerleistung bei Alltagsbelastungen stellt der 6MWT daher eine gute und sichere Alternative zum maximalen Belastungstest dar (Holland et al. 2014).

Testdurchführung

Der 6MWT misst die Gehstrecke, die ein Patient bei bestmöglicher Einteilung seiner körperlichen Leistungsfähigkeit auf einem 30 m langen, ebenerdigen Korridor in 6 min maximal zurücklegt (Crapo et al. 2002). Vor dem Gehtest soll jeder Patient eine 5-minütige Ruhephase einlegen, sitzend und möglichst ohne zu sprechen. Der Patient wird anschließend mit standardisierten Texten instruiert, dass er versuchen soll, in 6 min eine möglichst lange Strecke zu gehen. Der Patient bestimmt sein Gehtempo dabei selbst. Pausen sind erlaubt, und alle 30 s wird die Zeit angesagt. Um eine submaximale Leistung des Patienten zu erreichen, wird er zur bestmöglichen Leistung ermutigt. Unmittelbar vor und direkt nach dem Test soll der Patient die subjektiv empfundene Atemeinschränkung auf der Borg-CR10-Skala (Tab. 24.2) angeben. Mittels Pulsoxymetrie werden kontinuierlich Puls

Tab. 24.5 Vorhersageformeln für den 6-Minuten-Gehtest

Troosters et al. 1999	**Frauen** 6MWD = 218 + (5,14 × Größe [cm]) − (5,32 × Alter [Jahre]) − (1,80 × Gewicht [kg])
	Männer 6MWD = 218 + (5,14 × Größe [cm]) − (5,32 × Alter [Jahre]) − (1,80 × Gewicht [kg]) + 51,31
Casanova et al. 2011	**Frauen** 6MWD = 361 − (Alter [Jahre] × 4) + (Größe [cm] × 2) + (3 × HF_{max}/HF_{max}%pred) − (Gewicht [kg] × 1,5) − 30
	Männer 6MWD = 361 − (Alter [Jahre] × 4) + (Größe [cm] × 2) + (3 × HF_{max}/HF_{max}%pred) − (Gewicht [kg] × 1,5)

6MWD 6-Minuten-Gehstrecke (6-Minutes-Walking-Distance); HF_{max}%pred altersentsprechend maximale Herzfrequenz

und Sauerstoffsättigung aufgezeichnet. Die Gehstrecke wird in Metern erfasst. Für die Berechnung der prozentualen Abweichung des Istwerts vom Sollwert der Gehstrecke existieren heute verschiedene Vorhersageformeln, die Parameter wie Größe, Gewicht, Alter und Geschlecht berücksichtigen (Tab. 24.5).

Je nach Pathologie können die Normwerte des 6MWT sehr unterschiedlich sein. Holland et al. errechneten in einer rezenten Publikation bei Patienten mit COPD eine „minimal clinically important difference" von ca. 24 m. Bei Veränderungen der Gehstrecke in diesem Bereich wurde von den Patienten auch subjektiv eine Verbesserung der kardiopulmonalen Ausdauerleistung wahrgenommen (Holland et al. 2010).

24.3.2 Incremental-Shuttle-Walk-Test (ISWT)

Als Alternative zum 6MWT wurde 1992 der **Incremental-Shuttle-Walk-Test (ISWT)** entwickelt. Auch wenn es zum ISWT deutlich weniger Literatur gibt als zum 6MWT, so bietet er doch einige Vorteile (Singh et al. 2014). Während der 6MWT immer im submaximalen Bereich bleibt, wird die Belastung beim ISWT kontinuierlich gesteigert und damit auch der Belastungsgrad erhöht. Zusätzlich kann durch die vorgegebene Steigerung des Gehtempos eine unzureichende Belastung des Patienten besser vermieden werden. Außerdem kommt der ISWT mit einer deutlich kürzeren Strecke aus, was bei mangelndem Platz einen Vorteil bringt.

Testdurchführung

Der Patient legt pro Shuttle in zunehmendem Tempo eine Gehstrecke (= Shuttle) von exakt 10 m um zwei Pfosten zurück. Die Geschwindigkeit wird per Signalton durch eine Tonaufnahme vorgegeben und jede Minute gesteigert. Der Versuch wird abgebrochen, wenn der Patient die vorgegebene Geschwindigkeit nicht mehr einhalten kann oder wenn seine Herzfrequenz 70 % des alterskorrigierten Maximums übersteigt. Kenngröße ist die Gehstrecke bzw. die Anzahl der Shuttles bis zum Testabbruch. Ähnlich wie beim 6MWT sollte auch beim ISWT vor der Belastung eine kurze Ruhephase von 5 min eingehalten werden. Ebenso sollen die Herzfrequenz und die Sauerstoffsättigung kontinuierlich gemessen und der Belastungsgrad anhand der Borg-Skala vor und nach der Belastung erfragt werden.

▶ Incremental-Shuttle-Walk-Test
Der Incremental-Shuttle-Walk-Test erfasst wie der 6-Minuten-Gehtest eine Gehdistanz, wobei der Gangrhythmus durch ein Metronom vorgegeben wird.

Verglichen mit dem 6MWT zeigt der ISWT ähnlich gute Werte in Bezug auf Validität und Reliabilität, wenngleich hierzu momentan v. a. Daten zu Patienten mit COPD oder interstitiellen Lungenerkrankungen vorliegen, während der 6MWT auch für verschiedenste kardiovaskuläre Krankheitsbilder validiert wurde (Singh et al. 2018).

Verglichen mit der symptomlimitierten maximalen Ausdauertestung im Rahmen der Spiroergometrie, stellt der ISWT ebenfalls lediglich eine submaximale Testung dar, wenngleich die Ausbelastung höher ist als beim 6MWT (Holland et al. 2014).

Literatur

Arena R et al (2020) Cardiopulmonary exercise testing – refining the clinical perspective by combining assessments. Expert Rev Cardiovasc Ther. https://doi.org/10.1080/14779072.2020.1806057

Arena R et al (2021) The V̇E/V̇CO2 slope during maximal treadmill cardiopulmonary exercise testing. J Cardiopulm Rehabil Prev. https://doi.org/10.1097/hcr.0000000000000566

ATS, ACCP (2003) ATS/ACCP statement on cardiopulmonary exercise testing. Am J Respir Crit Care Med. https://doi.org/10.1164/rccm.167.2.211

Axson EL et al (2020) Hospitalisation and mortality in patients with comorbid COPD and heart failure: a systematic review and meta-analysis. Respir Res. https://doi.org/10.1186/s12931-020-1312-7

Breuer HWM (2004) Spiroergometrie – Vorschläge zur Standardisierung und Interpretation. Pneumologie. https://doi.org/10.1055/s-2004-818405

British Thoracic Society (2013) Guideline on pulmonary rehabilitation in adults. Int J Resp Med 68:ii1–ii30. https://doi.org/10.1136/thoraxjnl-2013-203808

Casanova C et al (2011) The 6-min walk distance in healthy subjects: reference standards from seven countries. Eur Respir J. https://doi.org/10.1183/09031936.00194909

Crapo RO et al (2002) ATS statement: guidelines for the six-minute walk test. Am J Respir Crit Care Med. https://doi.org/10.1164/ajrccm.166.1.at1102

Dreher M, Kenn K, Windisch W (2008) Nichtinvasive Beatmung und körperliche Belastung bei Patienten mit COPD. Pneumologie. https://doi.org/10.1055/s-2008-1038110

Edvardsen E et al (2013) Reference values for cardiorespiratory response and fitness on the treadmill in a 20- to 85-year-old population. Chest. https://doi.org/10.1378/chest.12-1458

Guazzi M (2017) Exercise VE/VCO2 slope: an endurance marker of prognosis also in patients with HFpEF and pulmonary hypertension, at least! J Card Fail. https://doi.org/10.1016/j.cardfail.2017.09.003

Hansell AL, Walk JA, Soriano JB (2003) What do chronic obstructive pulmonary disease patients die from? A multiple cause coding analysis. Eur Respir J. https://doi.org/10.1183/09031936.03.00031403

Holland AE et al (2010) Updating the clinically important difference for six-minute walk distance in patients with chronic obstructive pulmonary disease. Arch Phys Med Rehabil 91:221–225

Holland AE et al (2014) An official European respiratory society/American thoracic society technical standard: field walking tests in chronic respiratory disease. Eur Respir J. https://doi.org/10.1183/09031936.00150314

Huiart L, Ernst P, Suissa S (2005) Cardiovascular morbidity and mortality in COPD. Chest. https://doi.org/10.1378/chest.128.4.2640

Kroidl RF et al (2015) Kursbuch Spiroergometrie. Pneumologie. https://doi.org/10.1055/s-0035-1547010

Lamba TS et al (2016) Pathophysiology and classification of respiratory failure. Crit Care Nurs Q. https://doi.org/10.1097/CNQ.0000000000000102

Lichtenschopf A (2015) Pneumologische Rehabilitation – Wo stehen wir? J Pneumol 3(2):6–11

Mereles D et al (2006) Exercise and respiratory training improve exercise capacity and quality of life in patients with severe chronic pulmonary hypertension. Circulation. https://doi.org/10.1161/CIRCULATIONAHA.106.618397

Meyer FJ et al (2018) Exercise testing in respiratory medicine – DGP recommendations. Pneumologie. https://doi.org/10.1055/a-0637-8593

Mezzani A (2017) Cardiopulmonary exercise testing: basics of methodology and measurements., Annals of the American Thoracic Society. https://doi.org/10.1513/AnnalsATS.201612-997FR

Olschewski H et al (2006) Diagnosis and therapy of chronic pulmonary hypertension. Pneumologie. https://doi.org/10.1055/s-2006-954981

Palange P et al (2007) Recommendations on the use of exercise testing in clinical practice. Eur Respir J. https://doi.org/10.1183/09031936.00046906

Radtke T et al (2019) ERS statement on standardisation of cardiopulmonary exercise testing in chronic lung diseases. Eur Respir Rev. https://doi.org/10.1183/16000617.0101-2018

Riley MS et al (2000) Responses to constant work rate bicycle ergometry exercise in primary pulmonary hypertension: the effect of inhaled nitric oxide. J Am Coll Cardiol. https://doi.org/10.1016/S0735-1097(00)00727-0

Sant'Anna T et al (2018) Oxygen desaturation in daily life and during a laboratory-based protocol of activities of daily living in copd: is there relationship? Lung. https://doi.org/10.1007/s00408-017-0068-4

Schultz K (2012) Rehabilitation bei Patienten mit COPD. Atemwegs Lungenkrankheiten. https://doi.org/10.5414/ATX01798

Sin DD, Man SFP (2005) Chronic obstructive pulmonary disease as a risk factor for cardiovascular morbidity and mortality. Proc Am Thorac Soc. https://doi.org/10.1513/pats.200404-032MS

Singh S et al (2018) Reliability, validity, and responsiveness of the incremental shuttle walk test in patients with interstitial lung disease. J Cardiopulm Rehabil Prev. https://doi.org/10.1097/HCR.0000000000000327

Singh SJ et al (2014) An official systematic review of the European Respiratory Society/American Thoracic Society: Measurement properties of field walking tests in chronic respiratory disease. Eur Respir J. https://doi.org/10.1183/09031936.00150414

Troosters T, Gosselink R, Decramer M (1999) Six minute walking distance in healthy elderly subjects. Eur Respir J. https://doi.org/10.1034/j.1399-3003.1999.14b06.x

Vallerand JR, Weatherald J, Laveneziana P (2019) Pulmonary hypertension and exercise. Clin Chest Med. https://doi.org/10.1016/j.ccm.2019.02.003

Vonbank K et al (2015) Richtlinien für die ambulante pneumologische Rehabilitation in Österreich. Wien Klin Wochenschr. https://doi.org/10.1007/s00508-015-0766-y

Wasserman K et al (2011) Principles of exercise testing and interpretation: including pathophysiology and clinical applications, 5. Aufl. https://doi.org/10.1097/00024382-200014010-00017

Weatherald J et al (2017) Cardiopulmonary exercise testing in pulmonary hypertension. Ann Am Thorac Soc. https://doi.org/10.1513/AnnalsATS.201610-788FR

Wonisch M et al (2003) Spiroergometrie in der Kardiologie – Grundlagen der Physiologie und Terminologie. J Kardiol 10(10):440–446

Xi Q et al (2014) The lowest VE/VCO2 ratio best identifies chronic thromboembolic pulmonary hypertension. Thromb Res. https://doi.org/10.1016/j.thromres.2014.09.025

Kraftmessung der peripheren Muskulatur

25

Andrea Huhn

Inhaltsverzeichnis

Die Kraftmessung der peripheren Muskulatur erlaubt eine Einschätzung der muskulären Dysfunktion als eine der relevantesten Funktionseinschränkungen bei COPD und chronischen Lungenerkrankungen. Die Ausprägung der Muskeldysfunktion bestimmt in hohem Maße die Prognose der Erkrankung (Maltais et al. 2014). Daher sollte die Kraftmessung unbedingt Teil des pneumologischen Assessments sein (Maltais et al. 2014). Die Ergebnisse der Messung stellen die Grundlage in der Einschätzung der funktionellen Kapazität dar und können für die Trainingsplanung genutzt werden.

A. Huhn (✉)
Zwanzig-Neun-Fünf Essen GmbH, Essen,
Deutschland
e-mail: a.huhn@20-9-5.de

25.1 Muskeldysfunktion

Die Muskeldysfunktion spielt eine relevante Rolle im Alltag von Patienten mit chronischen Lungenerkrankungen, da sie die Toleranz für körperliche Aktivität herabsetzt, zu Einschränkungen der Lebensqualität führen kann und einen Risikofaktor für eine erhöhte Mortalität darstellt (Maltais et al. 2014).

► **Muskeldysfunktion**
Die Muskeldysfunktion beinhaltet den Verlust von Muskelfunktion (Muskelmasse, Muskelkraft, Muskelausdauer und dem Zusammenspiel aller Faktoren) aufgrund unterschiedlicher Mechanismen und morphologischer Veränderungen (Bui et al. 2019).

J. Steier, A.-K. Rausch-Osthoff (Hrsg.), *Physiotherapie bei chronisch-obstruktiven Atemwegs- und Lungenerkrankungen*, https://doi.org/10.1007/978-3-662-63613-8_25

Aufgrund fehlender diagnostischer Kriterien kann die Prävalenz der Muskeldysfunktion bei COPD-Patienten nur geschätzt werden und beträgt etwa 33 % (Gea et al. 2013).

Auch die Sarkopenie als eigene Erkrankung nach ICD (Deutsches Institut für Medizinische Dokumentation und Information [DIMDI] 2018) spielt eine bedeutende Rolle bei COPD.

► **Sarkopenie**
Sarkopenie ist eine fortschreitende, allgemeine Muskeldysfunktion, die mit der Gefahr von Folgeschäden wie Stürzen, Frakturen, Behinderung und einer erhöhten Sterblichkeit einhergeht (Cruz-Jentoft et al. 2019).

Die geschätzte Prävalenz der Sarkopenie liegt mit 22 % bei COPD-Patienten etwa doppelt so hoch, wie in der gesunden älteren Bevölkerung (Benz et al. 2019). Auch hier unterliegen die Zahlen aufgrund sich verändernder diagnostischer Kriterien lediglich Schätzungen (Benz et al. 2019).

Muskuläre Dysfunktion und somit auch Sarkopenie bestimmen in starkem Maße die Prognose der COPD in Bezug auf Mortalität, Lebensqualität und Übungstoleranz (Maltais et al. 2014). Trotz der starken prognostischen Aussagekraft ist die standardmäßige Erfassung der Extremitätenkraft nicht Teil des pneumologischen Assessments. In der physiotherapeutischen Einrichtung, in der Trainingstherapie und in der Rehabilitation ist die Erfassung der Kraft eine notwendige Voraussetzung, um eine adäquate Behandlung zu planen, Risiken abschätzen zu können und den Erfolg zu messen.

25.1.1 Ursachen

Die bedeutendste Rolle in der Entstehung der Muskeldysfunktion ist die körperliche Inaktivität (Maltais et al. 2014). Im weiteren Verlauf ist wiederum die körperliche Aktivität durch die Muskeldysfunktion eingeschränkt und es entsteht ein Teufelskreis der Dekonditionierung (Gea et al. 2013). Dieser kann durch psychosoziale Faktoren wie Angst, Depression und Isolation verstärkt

werden. Weiterhin muss bei allen Patienten der Einfluss von Komorbiditäten, Exazerbationen, veränderten Ernährungsgewohnheiten und die Einnahme systemischer Kortikosteroide für die Entstehung der Muskeldysfunktion berücksichtigt werden (Global Initiative for Chronic Obstructive Lung Disease [GOLD] 2019; Maltais et al. 2014). Welche Rolle die chronisch systemische Entzündung, oxidativer Stress und Hypoxie spielen, ist noch nicht abschließend geklärt (Maltais et al. 2014).

> **Mögliche Ursachen für den Verlust von Muskulatur bei COPD**
> * Dyspnoe
> * Angst und Depressionen
> * Soziale Isolation
> * Komorbiditäten
> * Chronische Entzündungsprozesse
> * Steroidinduzierte Myopathie
> * Rauchen und Exazerbationen
> * Hypoxie

► Der Verlust von Muskelmasse und Muskelfunktion scheint v. a. auf die körperliche Inaktivität zurückzuführen zu sein und ist durch ein adäquates Training reversibel. Lediglich bei kachektischen Patienten ist der Trainingseffekt abgeschwächt, was für den Einfluss weiterer Faktoren wie erhöhte Inflammation der Muskeldysfunktion spricht (Ribeiro et al. 2013).

25.1.2 Differenzierung

Die COPD ist stark mit dem Verlust von Muskelkraft assoziiert (Wouters 2005). Dennoch muss die muskuläre Dysfunktion in Bezug auf die Lokalisation und Art differenziert werden. Es zeigen sich Unterschiede in Rumpf- und Extremitätenmuskulatur sowie in Muskelkraft, Muskelmasse und Muskelausdauer. Der Verlust von Muskelkraft kann den ganzen Körper betreffen (Clark et al. 2000), ist aber häufig in der unteren

Extremität stärker ausgeprägt als in der oberen Extremität (Gea et al. 2013). Rumpf- und Handkraft sind häufig noch erhalten (Pleguezuelos et al. 2016). Es zeigt sich weiterhin, dass zwar die Maximalkraft sowohl in der oberen als auch unteren Extremität verringert ist, die Ausdauerfähigkeit in der oberen Extremität jedoch weitgehend erhalten bleibt (Clark et al. 2000). Dies kann man möglicherweise auf die ständige Ausdauerbelastung der Atemhilfsmuskulatur in der oberen Extremität zurückführen (Clark et al. 2000). Beinermüdung ist nach Dyspnoe der häufigste Grund für eine verringerte Übungstoleranz (Maltais et al. 2014), was auf eine verringerte Ausdauerfähigkeit des Quadrizeps zurückgeführt wird (Evans et al. 2015).

Muskelkraft

Der Kraftverlust der unteren Extremität ist etwa doppelt bis viermal so hoch wie bei gesunden Älteren (Gea et al. 2013) und auch gegenüber bewegungsarmen Älteren vermindert (Barreiro und Gea 2015). Die Kraftmessung der unteren Extremität wird häufig am Kniestrecker durchgeführt. Noch stärker vom Kraftverlust betroffen ist jedoch die Kniebeugemuskulatur (Pleguezuelos et al. 2016). Eine Quadrizepsschwäche kommt in etwa 27 % der Patienten mit GOLD-Stadien I–II und etwa 38 % mit GOLD-Stadium IV vor. Bei gesunden Älteren lediglich in 8 % der Bevölkerung (Seymour et al. 2010). Besonders stark ist die Korrelation der muskulären Dysfunktion mit dem multidimensionalen BODE-Index. Bei einem BODE-Index von 5–10 beträgt die Prävalenz einer Quadrizepsschwäche etwa 43–45 % (Seymour et al. 2010).

Muskelmasse

Da der Kraftverlust meist etwa proportional zum Verlust der Muskelmasse ist, scheint dieser eine bedeutende Rolle der muskulären Dysfunktion zu spielen (Wouters 2005). Von einem Verlust von Muskelmasse sind Patienten aller Stadien betroffen (Shrikrishna et al. 2012). Die Prävalenz steigt in Abhängigkeit des GOLD-Stadiums und bei vermindertem Body-Mass-Index (BMI) (Vestbo et al. 2006). Von den Patienten mit GOLD III–IV mit normalem BMI haben 50 % eine ver-

minderte Muskelmasse (Vestbo et al. 2006). Der Verlust von Muskelmasse führt auch bei normalem BMI zu einer verschlechterten Prognose der Erkrankung (Vestbo et al. 2006).

Muskelfaserzusammensetzung

Weiterhin sind die verschiedenen Muskelfasertypen unterschiedlich stark von einem Rückgang betroffen. Insbesondere bei höheren Schweregraden der COPD kommt es zu einer Umwandlung von Typ-I- zu Typ-II-Fasern (Gosker et al. 2007). Es ist ein Zusammenhang zwischen der Umwandlung von Muskelfasern zu einem verringerten FEV_1 erkennbar (Gosker et al. 2007). Die Umwandlung der Fasern verläuft umgekehrt zu dem gesunder Älterer, wo es zu einem vermehrten Rückgang der Typ-II-Fasern kommt (Cruz-Jentoft und Sayer 2019). Der Verlust von Typ-I-Fasern mit einem eher aeroben Metabolismus (Schünke et al. 2011) ist eine mögliche Erklärung für die verringerte Ausdauerfähigkeit und schnelle Ermüdung der unteren Extremität bei COPD-Patienten.

25.2 Kraftmessung

Die Maximale Kraft oder Spannung, die von einem Muskel erzeugt werden kann, wird als Maximalkraft bezeichnet (Engelen et al. 2001; Wouters 2005). Sie wird von der Muskelmasse, aber auch der neuromuskulären Rekrutierung, biomechanischen Voraussetzungen und Kontraktionsart bestimmt (Maltais et al. 2014; Wouters 2005). Ziel der Kraftmessung ist die Statusermittlung/Gefährdungsbeurteilung, Verlaufskontrolle und Bestimmung der Trainingsintensität (Maltais et al. 2014). Es konnte bereits eine stärkere prognostische Aussagekraft bezüglich der Mortalität durch die relative isometrische Quadrizepskraft festgestellt werden, als durch FEV1, BMI oder Alter (Swallow et al. 2007). Grund dafür könnte sein, dass durch die verminderte Muskelkraft der allgemeine funktionelle Status oder die systemische Manifestation widergespiegelt wird (Swallow et al. 2007). Auch eine geringe Muskelmasse prognostiziert eine erhöhte Sterblichkeit (Maltais et al. 2014).

▶ **Prognostischer Wert**

Die Maximalkraft im Verhältnis zum BMI hat prognostischen Wert in Bezug auf die Mortalität (Swallow et al. 2007). Die Kraftmessung der peripheren Muskulatur sollte daher Teil des pneumologischen Assessments sein (Maltais et al. 2014).

Durchführung der Kraftmessung Die Maximalkraft kann je nach Ziel isokinetisch, isometrisch oder isotonisch getestet werden. Testungen können bewusst oder unterbewusst (Nervenstimulation) erfolgen (Robles et al. 2011).

Eine wichtige Vorrausetzung für das Erzielen valider Ergebnisse ist die Standardisierung von Krafttests. Dafür sollte ein Testprotokoll angefertigt werden und festgehalten sein, wie die Erwärmung durchgeführt wurde (Büsching und Widmer Leu 2009). Es sollte außerdem die Tageszeit der Kraftmessung berücksichtigt und vermerkt werden. Der zirkadiane Rhythmus erlaubt zumeist die größten Kraftwerte am späten Nachmittag und frühen Abend, da es hier zu einer vermehrten Ausschüttung androgener Hormone kommt (Weineck 2010). Da es zu intraindividuellen Unterschieden kommt, sollten Verlaufstestungen immer zur selben Tageszeit durchgeführt werden.

▶ **Cave**

Die Ermittlung der Maximalkraft kann zu Pressatmung (Valsalva-Manöver) führen. Um dies zu vermeiden, sollte bei allen Kraftmessungen auf die korrekte Atemtechnik und Ausatmung während der Belastung geachtet werden.

Wahl der getesteten Muskelgruppe
Bei COPD ist der M. quadriceps der am häufigsten untersuchte Muskel, wodurch eine gute Vergleichbarkeit gewährleistet ist. Zudem spielt dieser als Lokomotormuskel eine wichtige Rolle für Aktivitäten des täglichen Lebens und korreliert mit der Krankheitsausprägung (Bui et al. 2019). Am häufigsten wird der Kniestrecker für Untersuchungen verwendet (O'Shea et al. 2009). Da es

zu einem vermehrten Rückgang der Muskelkraft in der Kniebeugemuskulatur kommt, kann es sinnvoll sein, auch diese Muskelgruppe zu testen (Pleguezuelos et al. 2016).

Da es häufig große Unterschiede im Verlust der Muskulatur der oberen und unteren Extremität gibt, macht es Sinn, für ein umfassendes Gesamtbild auch Muskelgruppen der oberen Extremität zu testen. Hier wird am häufigsten der M. pectoralis als Atemhilfsmuskel getestet (O'Shea et al. 2009).

▶ Berücksichtigt werden sollten Nebenerkrankungen, Muskel- und Gelenkbeschwerden und Bewegungseinschränkungen, welche das Ergebnis einer Kraftmessung gravierend beeinflussen können. So kann beispielsweise eine Kniearthrose zu einem schmerzbedingt stark verringerten Ergebnis der Maximalkraft führen.

25.2.1 Isotonische Kraftmessung/ Einwiederholungsmaximum

Die häufigste isotonische Kraftmessung und Goldstandart, um in nichtlaboratorischen Einrichtungen die maximale Kraftleistungsfähigkeit zu ermitteln, ist das Einwiederholungsmaximum (One-Repetition-Maximum, 1RM) (Levinger et al. 2009; Robles et al. 2011). Es kann mithilfe der direkten oder indirekten Methode ermittelt werden (Tab. 25.1) (Robles et al. 2011). Verbreiteter ist die direkte Methode (Robles et al. 2011).

Der Test kann sowohl zur Kraftermittlung als auch zur Verlaufskontrolle genutzt werden und mit oder ohne Krafttrainingsgeräte erfolgen (Abb. 25.1). Zur Verlaufskontrolle bietet sich das 1RM insbesondere an, da bei isotonischem Training eine starke Spezifität gegeben ist (Büsching und Widmer Leu 2009).

Die Testung des 1RM sollte nach einer Erwärmung und Kennenlernen des Trainingsgerätes stattfinden (Franklin und Balady 2000). Während der Testung soll das gesamte Bewegungsausmaß innerhalb einer Sekunde der konzentrischen und exzentrischen Phase erfolgen (Franklin und Ba-

Tab. 25.1 Vergleich der direkten und indirekten Methode des 1RM

	Direkte Methode	Indirekte Methode
Ziel: Anzahl Wiederholungen	1	2–12 (Büsching und Widmer Leu 2009)
Durchführung	Gewicht wird so lange erhöht, bis es nur einmal korrekt bewegt werden kann	Geschätztes Gewicht, das der Patient wenige Male bewegen kann Zählen der Anzahl Wiederholungen
Vorteile	Exakte Bestimmung des 1RM	Vermeidung hoher intrathorakaler Drücke
Nachteile	Verlangt gute Übung, starken Willen Kann zu hohen Blutdruckspitzen führen (Kemmler et al. 2006)	Häufig Unterschätzung der tatsächlichen Maximalkraft (Knutzen et al. 1999)

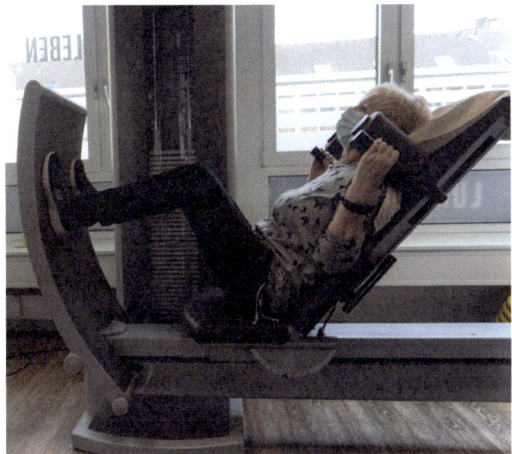

Abb. 25.1 Messung des Einwiederholungsmaximum mit der Beinpresse

lady 2000). Zur Gewöhnung wird die Bewegung zunächst mit 50–70 % des geschätzten 1RM durchgeführt (Büsching und Widmer Leu 2009). In Rücksprache mit dem Patienten wird um 5–10 kg gesteigert, wenn das Gewicht sehr leicht zu bewegen ist, und 1–2 kg gesteigert, wenn es schwer empfunden wird (Büsching und Widmer Leu 2009). Auf diese Art werden meisten 4–6 Versuche benötigt, bis das Maximalgewicht erreicht ist (Büsching und Widmer Leu 2009) Dazwischen werden 2- bis 5-minütige Pausen angesetzt (Büsching und Widmer Leu 2009).

Das 1RM ist auch bei Untrainierten, bei Patienten mit COPD und Personen mittleren Alters validiert (Levinger et al. 2009; Robles et al. 2011). Die Testung ist bei moderater bis schwerer COPD, auch mit Komorbiditäten, sicher, wenn hohe intrathorakale Drücke vermieden werden, mehrgelenkige Muskeln getestet werden und das Gewicht langsam gesteigert wird (Kaelin et al. 1999). Eine Gewöhnung an das verwendete Gerät kann einen Lerneffekt verringern (Büsching und Widmer Leu 2009). Hierzu können ein oder mehrere Probetrainingseinheiten durchgeführt werden (Büsching und Widmer Leu 2009).

Indirekte Methode
Aufgrund der Gefahr einer Ermüdung durch mehrere Wiederholungen sowie der starken notwendigen psychischen Bereitschaft und der häufigen kardialen Komorbiditäten bei COPD (GOLD 2019) kann die Verwendung der indirekten Methode bei einer pneumologischen Zielgruppe erwogen werden (Büsching und Widmer Leu 2009). Hohe intrathorakale Drücke können damit vermieden werden.

Hier sollte eine maximale Anzahl von 12 Wiederholungen angestrebt werden, da darüber hinaus die Kraftausdauer und nicht die Maximalkraft getestet wird (Büsching und Widmer Leu 2009). Das 1RM kann dann mit einer Formel ermittelt werden.

▶ **Berechnungsformel für das 1RM nach der indirekten Methode**   Die folgende Formel ist insbesondere geeignet für nichtathletisches Krafttraining und bei Krafttestung mit Kraftmaschinen, sie wurde für mehrere Muskelgruppen validiert (Kemmler et al. 2006):

Geschätztes 1RM = w $(0{,}988 - 0{,}0000584\,r^3 + 0{,}00190\,r^2 + 0{,}0104\,r)$

w = moved weight; r = number of repetitions

Die Testung des 1RM ist für unterschiedliche Übungen bei Älteren validiert, zeigt jedoch häufig eine Unterschätzung des tatsächlichen 1RM, wenn die indirekte Methode gewählt wird (Knutzen et al. 1999). Die Formel von Kemmler et al. wurde hier allerdings nicht berücksichtigt Gütekriterien als neuer Absatz.

Das 1RM hat eine moderate bis große Test-Retest-Reliabilität (Robles et al. 2011). Wie bereits vorgestellt, zeigt es die größte Responsivität in Bezug auf Trainingsinterventionen, wodurch auch kleine Veränderungen sichtbar gemacht werden können (Brandt et al. 2018). Es zeigt Korrelationen zur isokinetischen und isometrischen Kraftmessung (Robles et al. 2011).

Problematisch ist die Standardisierung der Kontraktionsgeschwindigkeit, wodurch die Vergleichbarkeit eingeschränkt ist (Maltais et al. 2014). Ein Metronom kann zur Hilfe genommen werden, um die Geschwindigkeit zu kontrollieren (Nyberg et al. 2015).

Es sollte berücksichtigt werden, dass das langsame Herantasten an das Maximalgewicht gleichzeitig eine Ermüdung für Patienten darstellen könnte, was zu einer Unterschätzung der Maximalkraft führen kann.

Ergebnisinterpretation

Das Ergebnis kann als Absolutwert in kg oder als relative Kraft in kg/kg Körpergewicht angegeben werden (Büsching und Widmer Leu 2009). Eine relative Kraft von unter 120 % des BMI wird mit einer erhöhten Mortalität assoziiert (Vestbo et al. 2006). Häufig wird die Trainingsintensität nach dem 1RM bestimmt. Das American College of Sport Medicine (ACSM) z. B. empfiehlt allgemein für Erwachsene Trainingsintensitäten zwischen 60–70 % des 1RM, für Ältere 50–60 % des 1RM (Garber et al. 2011). Die Bestimmung der Trainingsintensität nach dem 1RM wird allerdings in Bezug auf ein effektives Training kritisiert, da es für einen wirksamen Trainingsstimulus v. a. auf die Muskelermüdung

ankommt und diese bei gleicher Anzahl Wiederholungen mit unterschiedlichen Intensitäten des 1RM erreicht wird (Fisher et al. 2011). Dennoch stellt es unter allen Kraftmessmethoden wohl die beste Möglichkeit zur Bestimmung der Trainingsintensität dar (Robles et al. 2011).

25.2.2 Isometrische Kraftmessung

Die häufigste Messmethode der peripheren Muskelkraft bei COPD ist die isometrische Messung der Handkraft (Robles et al. 2011). Die ermittelte Handkraft gibt valide Informationen über die Funktion der oberen Extremität und steht in Zusammenhang mit der Lebensqualität bei Älteren (Robles et al. 2011). In der Kraftfähigkeit werden insbesondere Hand- und Unterarmmuskulatur getestet (Robles et al. 2011). Sie gibt allerdings bei COPD nur sehr eingeschränkt Aussagen über den funktionellen Status oder die Schwere der Krankheit (Nyberg et al. 2015). Die standardisierte Durchführung ist wiederum entscheidend, um valide Ergebnisse zu erzielen (Nyberg et al. 2015).

▶ **Durchführung Handdynamometrie** Die Testung erfolgt bei aufrechtem Sitz mit 90°-Flexion im Ellbogen zunächst mit der dominanten, nicht unterstützten Hand (Abb. 25.2). Nach drei Versuchen mit etwa 3 sek Haltezeit wird die andere Seite gemessen und von beiden Seiten der Mittelwert errechnet.

Referenzwerte der Handdynamometrie für gesunde Erwachsene sind in Tab. 25.2 dargestellt (Bohannon et al. 2006). Abweichungen davon können als funktionelle Einschränkung bezeichnet werden.

Eine weitere Möglichkeit der isometrischen Kraftmessung, die häufig bei COPD angewendet wird, ist das handgehaltene Dynamometer, welches eine gute Reliabilität bei Patienten mit

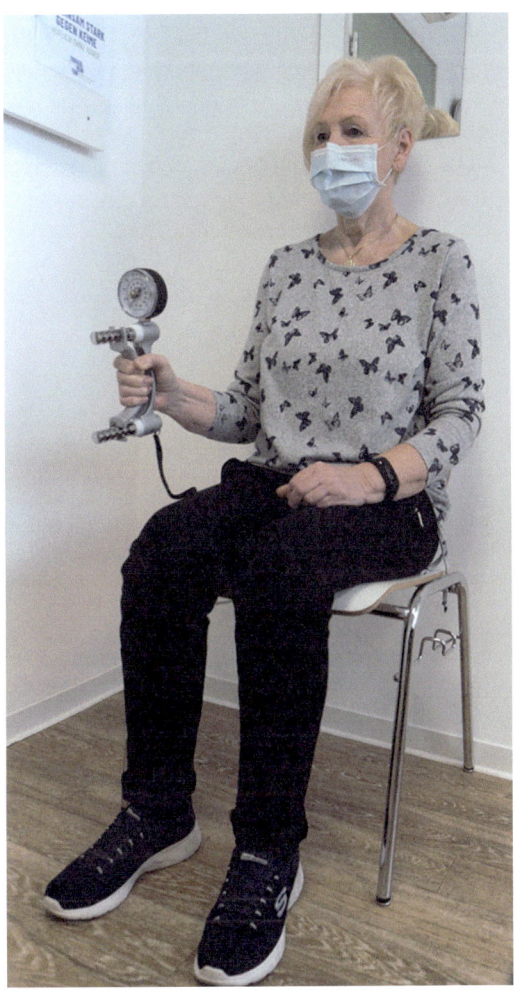

Abb. 25.2 Durchführung der Handdynamometrie

Tab. 25.2 Referenzwerte Handdynamometrie für Erwachsene. (Bohannon et al. 2006)

	Frauen lb (kg)		Männer lb (kg)	
Alter	Links	Rechts	Links	Rechts
20–24	61,4 (27,9)	67,4 (30,6)	104,6 (47,4)	117,6 (53,3)
25–29	68,0 (30,8)	74,5 (33,8)	110,2 (50,0)	119,0 (53,9)
30–34	70,0 (31,8)	74,5 (33,8)	108,4 (49,2)	116,4 (52,8)
35–39	66,5 (30,2)	73,1 (33,2)	113,7 (51,6)	117,6 (53,3)
40–44	64,5 (29,3)	72,3 (32,8)	109,7 (49,8)	119,4 (54,1)
45–49	67,8 (30,8)	74,8 (33,9)	107,4 (48,7)	111,1 (50,4)
50–54	63,4 (28,8)	68,2 (30,9)	99,7 (45,2)	111,4 (50,6)
55–59	60,0 (27,2)	66,0 (29,9)	90,4 (41,0)	97,2 (44,1)
60–64	50,6 (23,0)	57,1 (25,9)	85,4 (38,7)	92,0 (41,7)
65–69	50,4 (22,9)	56,5 (25,6)	84,3 (38,2)	91,9 (41,7)
70–74	49,5 (22,5)	53,4 (24,2)	79,9 (36,2)	84,3 (38,2)
75+	36,1 (16.4)	39,6 (18,0)	65,6 (29,8)	61,7 (28,0)

COPD zeigt und eine einfache Handhabung hat (Robles et al. 2011). Dennoch ist es nicht sehr responsiv in Bezug auf eine Kraftveränderung nach einer Trainingsintervention (Robles et al. 2011), weshalb andere Kraftmessverfahren vorgezogen werden sollten.

25.2.3 Isokinetische Kraftmessung

Eine weitere verbreitete Methode der Kraftmessung bei COPD ist die isokinetische Kraftmessung (Abb. 25.3). Hierfür wird über eine festgelegte Winkelgeschwindigkeit die maximale Kontraktion über das gesamte Bewegungsausmaß gemessen (Robles et al. 2011). Die isokinetische Kraftmessung stellt eine sichere, objektive, präzise und reliable Methode bei COPD dar (Robles et al. 2011). Relevanter Nachteil sind die begrenzter Verfügbarkeit und der hohe Kostenfaktor (Robles et al. 2011). Zudem ist die

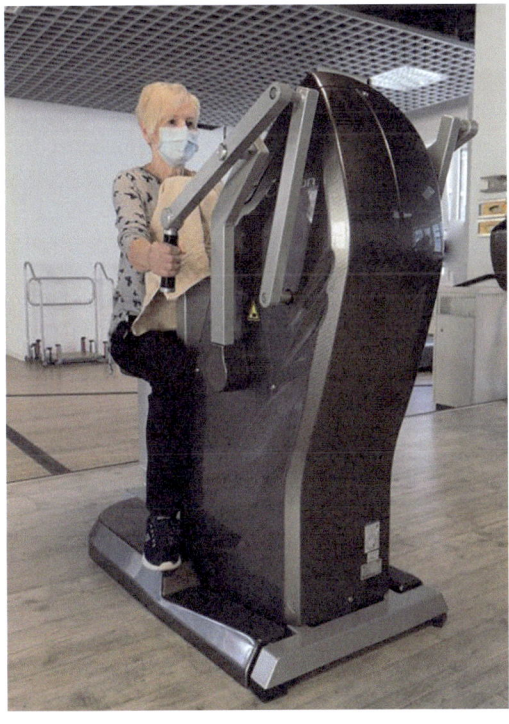

Abb. 25.3 Durchführung der isokinetischen Kraftmessung

isokinetische Kraftmessung dem 1RM in Bezug auf die Responsivität bei Trainingsinterventionen unterlegen (Brandt et al. 2018).

25.3 Zusammenfassung

Die Kraftmessung der peripheren Muskulatur stellt eine wichtige Basis dar, um ein umfassenderes Gesamtbild chronischer Atemwegserkrankungen zu bekommen, da die muskuläre Dysfunktion und der Verlust von Muskelkraft zu relevanten Einschränkungen im Alltag des Patienten führen kann und die Prognose verschlechtert.

Welche Art der Kraftmessung bei Patienten durchgeführt wird, ist abhängig von dem Ziel der Kraftmessung sowie den äußeren Gegebenheiten (Robles et al. 2011). Da unterschiedliche Messmethoden in der Forschung verwendet werden, ist die Vergleichbarkeit stark begrenzt. Während das 1RM zwar aufwendiger in der Durchführung ist, zeigt es die beste Responsivität auf eine Trainingsintervention (Brandt et al. 2018). Möglicherweise, da hier die größte Spezifität bezogen auf ein Training gegeben ist (Brandt et al. 2018). Die isokinetische Kraftmessung ist eine präzise Methode unter Laborbedingungen, die häufig nur begrenzt verfügbar ist. Die isometrische Kraftmessung ist dagegen einfach in der Anwendung, zeigt aber Limitationen in der Aussagekraft.

Eine notwendige Voraussetzung sowohl zur Ermittlung des funktionellen Status, zur Verlaufskontrolle als auch zur Ermittlung der Trainingsintensität ist eine standardisierte, protokollierte Durchführung (Robles et al. 2011). Es gilt zu berücksichtigen, dass Patienten häufig keine praktische Erfahrung mit Krafttests haben und eine Gewöhnung benötigen, um valide Ergebnisse zu erzielen (Robles et al. 2011). Weiterhin sollte eine Ermüdung vermieden und ausreichend Pausen eingeplant werden, da es sonst zu einer Unterschätzung der Maximalkraft kommen kann. Verbaler Ansporn kann das Erreichen einer maximalen Leistung unterstützen (Robles et al. 2011). Der Vergleich mit Normwerten ist bei allen Kraftmessungen noch stark begrenzt. Auch sind eindeutige, minimale, klinisch relevante Unterschiede nicht für alle Messmethoden vorhanden und werden stark hinterfragt.

Die aktuell bestmögliche Behandlung einer muskulären Dysfunktion besteht in einem spezifischen Training (Maltais et al. 2014).

Literatur

Barreiro E, Gea J (2015) Respiratory and limb muscle dysfunction in COPD. COPD 12(4):413–426. https://doi.org/10.3109/15412555.2014.974737

Benz E, Trajanoska K, Lahousse L, Schoufour JD, Terzikhan N, de Roos E, de Jonge GB, Williams R, Franco OH, Brusselle G, Rivadeneira F (2019) Sarcopenia in COPD: a systematic review and meta-analysis. Eur Resp Rev 28(154). https://doi.org/10.1183/16000617.0049-2019

Bohannon RW, Peolsson A, Massy-Westropp N, Desrosiers J, Bear-Lehman J (2006) Reference values for adult grip strength measured with a Jamar dynamometer: a descriptive meta-analysis. Physiotherapy 92(1):11–15. https://doi.org/10.1016/j.physio.2005.05.003

Brandt J de, Spruit MA [Martijn A], Hansen D, Franssen FM, Derave W, Sillen MJ, Burtin C (2018) Changes in lower limb muscle function and muscle mass following exercise-based interventions in patients with chronic obstructive pulmonary disease: a review of the English-language literature. Chron Resp Dis 15(2):182–219. https://doi.org/10.1177/1479972317709642

Bui K-L, Nyberg A, Rabinovich R, Saey D, Maltais F (2019) The relevance of limb muscle dysfunction in chronic obstructive pulmonary disease: a review for clinicians. Clin Chest Med 40(2):367–383. https://doi.org/10.1016/j.ccm.2019.02.013

Büsching G, Widmer Leu C (2009) Kardiologie und Pneumologie (1. Aufl.). Gesundheitsberufe Physiotherapie: Bd. 3. Huber

Clark CJ, Cochrane LM, Mackay E, Paton B (2000) Skeletal muscle strength and endurance in patients with mild COPD and the effects of weight training. Eur Respir J 15(1):92–97. https://doi.org/10.1183/09031936.00.15109200

Cruz-Jentoft AJ, Sayer AA [Avan A] (2019) Sarcopenia. Lancet 393(10191):2636–2646. https://doi.org/10.1016/S0140-6736(19)31138-9

Cruz-Jentoft AJ, Bahat G, Bauer J, Boirie Y, Bruyère O, Cederholm T, Cooper C, Landi F, Rolland Y, Sayer AA [Avan Aihie], Schneider SM, Sieber CC, Topinkova E, Vandewoude M, Visser M, Zamboni M (2019). Sarcopenia: revised European consensus on definition and diagnosis. Age Ageing 48(1):16–31. https://doi.org/10.1093/ageing/afy169

Deutsches Institut für Medizinische Dokumentation und Information (2018) ICD-10-GM Version 2019, Systematisches Verzeichnis, Internationale statistische Klassifikation der Krankheiten und verwandter Gesundheitsprobleme, 10. Revision, Stand: 21.09.2018. https://www.dimdi.de/static/de/klassifikationen/icd/icd-10-gm/kode-suche/htmlgm2019/block-m60-m63.htm

Engelen MP, Wouters EF, Deutz NE, Does JD, Schols AM (2001) Effects of exercise on amino acid metabolism in patients with chronic obstructive pulmonary disease. Am J Respir Crit Care Med 163(4):859–864. https://doi.org/10.1164/ajrccm.163.4.2006137

Evans RA, Kaplovitch E, Beauchamp MK, Dolmage TE, Goldstein RS, Gillies CL, Brooks D, Mathur S (2015) Is quadriceps endurance reduced in COPD? A systematic review. Chest 147(3):673–684. https://doi.org/10.1378/chest.14-1079

Fisher J, Steele J, Bruce-Low S, Smith D (2011) Evidence-based resistance training recommendations. Med Sport 15(3):147–162. https://doi.org/10.2478/v10036-011-0025-x

Franklin BA, Balady GJ (Hrsg) (2000) ACSM's guidelines for exercise testing and prescription, 6. Aufl. Lippincott Williams & Wilkins

Garber CE, Blissmer B, Deschenes MR, Franklin BA, Lamonte MJ, Lee I-M, Nieman DC, Swain DP (2011) American College of Sports Medicine position stand. Quantity and quality of exercise for developing and maintaining cardiorespiratory, musculoskeletal, and neuromotor fitness in apparently healthy adults: guidance for prescribing exercise. Med Sci Sports Exerc 43(7):1334–1359. https://doi.org/10.1249/MSS.0b013e318213fefb

Gea J, Agustí A, Roca J (2013) Pathophysiology of muscle dysfunction in COPD. J Appl Physiol (Bethesda, Md.: 1985) 114(9):1222–1234. https://doi.org/10.1152/japplphysiol.00981.2012

Global Initiative for Chronic Obstructive Lung Disease (2019) GOLD report: global strategy for the diagnosis, management, and prevention of chronic obstructive pulmonary disease. www.goldcopd.org

Gosker HR [Harry R], Zeegers MP, Wouters EFM [Emiel FM], Schols AMWJ [Annemie MWJ] (2007) Muscle fibre type shifting in the vastus lateralis of patients with COPD is associated with disease severity: a systematic review and meta-analysis. Thorax 62(11):944–949. https://doi.org/10.1136/thx.2007.078980

Kaelin ME, Swank AM, Adams KJ, Barnard KL, Berning JM, Green A (1999) Cardiopulmonary responses, muscle soreness, and injury during the one repetition maximum assessment in pulmonary rehabilitation patients. J Cardpulm Rehabil 19(6):366–372. https://doi.org/10.1097/00008483-199911000-00008

Kemmler WK, Lauber D, Wassermann A, Mayhew JL (2006) Predicting maximal strength in trained postmenopausal woman. J Strength Cond Res 20(4):838–842. https://doi.org/10.1519/R-18905.1

Knutzen KM, Brilla LR, Caine D (1999) Validity of 1RM prediction equations for older adults. J Strength Cond Res 13(3):242–246

Levinger I, Goodman C, Hare DL, Jerums G, Toia D, Selig S (2009) The reliability of the 1RM strength test for untrained middle-aged individuals. J Sci Med Sport 12(2):310–316. https://doi.org/10.1016/j.jsams.2007.10.007

Maltais F, Decramer M, Casaburi R, Barreiro E, Burelle Y, Debigaré R, Dekhuijzen PNR, Franssen F, Gayan-Ramirez G, Gea J, Gosker HR [Harry R], Gosselink R, Hayot M, Hussain SNA, Janssens W, Polkey MI [Micheal I], Roca J, Saey D, Schols AMWJ [Annemie MWJ], Wagner PD (2014). An official American Thoracic Society/European Respiratory Society statement: update on limb muscle dysfunction in chronic obstructive pulmonary disease. Am J Respir Crit Care Med 189(9): e15–e62. https://doi.org/10.1164/rccm.201402-0373ST

Nyberg A, Saey D, Maltais F (2015) Why and how limb muscle mass and function should be measured in patients with chronic obstructive pulmonary disease. Ann Am Thorac Soc 12(9):1269–1277. https://doi.org/10.1513/AnnalsATS.201505-278PS

O'Shea SD, Taylor NF, Paratz JD (2009) Progressive resistance exercise improves muscle strength and may improve elements of performance of daily activities for people with COPD: a systematic review. Chest 136(5):1269–1283. https://doi.org/10.1378/chest.09-0029

Pleguezuelos E, Esquinas C, Moreno E, Guirao L, Ortiz J, Garcia-Alsina J, Merí A, Miravitlles M (2016) Muscular dysfunction in COPD: systemic effect or deconditioning? Lung 194(2):249–257. https://doi.org/10.1007/s00408-015-9838-z

Ribeiro F, Thériault M-E, Debigaré R, Maltais F (2013) Should all patients with COPD be exercise trained? J Appl Physiol. (Bethesda, Md.: 1985) 114(9):1300–1308. https://doi.org/10.1152/japplphysiol.01124.2012

Robles PG, Mathur S, Janaudis-Fereira T, Dolmage TE, Goldstein RS, Brooks D (2011) Measurement of peripheral muscle strength in individuals with chronic obstructive pulmonary disease: a systematic review. J Cardiopulm Rehabil Prev 31(1):11–24. https://doi.org/10.1097/HCR.0b013e3181ebf302

Schünke M, Schulte E, Schumacher U (2011) Allgemeine Anatomie und Bewegungssystem: 182 Tabellen, 3. Aufl. Georg Thieme Verlag, Thieme. https://eref.thieme.de/ebooks/866308#/ebook_866308_SL8243813. https://doi.org/10.1055/b-004-134445

Seymour JM [JM], Spruit MA [MA], Hopkinson NS [NS], Natanek SA, Man WD-C [WD-C], Jackson A, Gosker HR [HR], Schols AMWJ, Moxham J [J], Polkey MI [MI], Wouters EFM (2010) The prevalence of quadriceps weakness in COPD and the relationship with disease severity. Eur Respir J 36(1): 81–88. https://doi.org/10.1183/09031936.00104909

Shrikrishna D, Patel M, Tanner RJ, Seymour JM [John M], Connolly BA, Puthucheary, ZA, Walsh SLF, Bloch SA, Sidhu PS, Hart N, Kemp PR, Moxham J [John], Polkey MI [Michael I], Hopkinson NS [Nicholas S] (2012) Quadriceps wasting and physical inactivity in patients with COPD. Eur Respir J 40(5): 1115–1122. https://doi.org/10.1183/09031936.00170111

Swallow EB, Reyes D, Hopkinson NS [Nicholas S.], Man WD-C [William D-C], Porcher R., Cetti EJ, Moore AJ, Moxham J [John], Polkey MI [Michael I] (2007) Quadriceps strength predicts mortality in patients with moderate to severe chronic obstructive pulmonary disease. Thorax 62(2):115–120. https://doi.org/10.1136/thx.2006.062026

Vestbo J, Prescott E, Almdal T, Dahl M, Nordestgaard BG, Andersen T, Sørensen TIA, Lange P (2006) Body mass, fat-free body mass, and prognosis in patients with chronic obstructive pulmonary disease from a random population sample: findings from the Copenhagen City Heart Study. Am J Respir Crit Care Med 173(1):79–83. https://doi.org/10.1164/rccm.200506-969OC

Weineck J (2010) Sportbiologie (10., überarb. u. erw. Aufl). Spitta, Balingen

Wouters EFM (2005) Minimal clinically important differences in COPD: body mass index and muscle strength. COPD 2(1):149–155. https://doi.org/10.1081/copd-200050653

Evaluation von körperlicher Aktivität

26

Anne-Kathrin Rausch-Osthoff

Inhaltsverzeichnis

26.1 Warum ist das Messen von körperlicher Aktivität wichtig?

Körperliche Aktivität (engl. „physical activity") wird allgemein definiert als „jede Körperbewegung, die durch die Skelettmuskulatur erzeugt wird und zu einem Energieverbrauch führt, der über dem des Ruhezustandes liegt" (Caspersen et al. 1985). Körperliche Aktivität umfasst im weitesten Sinne Bewegung, Sport und körperliche Aktivitäten, die als Teil des täglichen Lebens, des Berufs, der Freizeit und des aktiven Transports ausgeführt werden (Garber et al. 2011). Es gibt vier Fitnessbereiche, die im gezielten und strukturieren Training berücksichtigt werden sollten, um einen Fitnesszustand zu erhalten oder zu verbessern: Ausdauer, Kraft, Beweglichkeit und Neuromotorik (ACSM 2017).

Die Weltgesundheitsorganisation (WHO) empfiehlt, dass Erwachsene, einschließlich ältere oder chronisch kranke Menschen, mindestens 150–300 min moderate und/oder 75–150 min intensive Ausdaueraktivität pro Woche (oder eine adäquate Kombination aus moderater und intensiver Aktivität) und zusätzlich 2-mal wöchentlich Krafttraining für alle großen Muskelgruppen durchführen (Organisation WHO 2021). Außerdem wird empfohlen, mindestens 3-mal wöchentlich Übungen zu machen, die mehrere Komponenten von Bewegung (z. B. Balance, Beweglichkeit und Kraft) kombinieren, um die funktionale Kapazität zu verbessern und z. B. das Sturzrisiko zu reduzieren (Organisation WHO 2021). Aktuelle Bewegungsempfehlungen betonen, dass es keinen unteren Schwellenwert für den Nutzen von körperlicher Aktivität gibt und

A.-K. Rausch-Osthoff (✉)
Departement Gesundheit, Institut für Physiotherapie, Zürcher Hochschule für Angewandte Wissenschaften (ZHAW), Winterthur, Schweiz
e-mail: anne-kathrin.rausch@zhaw.ch

J. Steier, A.-K. Rausch-Osthoff (Hrsg.), *Physiotherapie bei chronisch-obstruktiven Atemwegs- und Lungenerkrankungen*, https://doi.org/10.1007/978-3-662-63613-8_26

bereits die Reduzierung von sitzenden Tätigkeiten einen gesundheitlichen Nutzen zur Folge hat (Organisation WHO 2021). Bei Personen mit COPD sind bereits 600 Schritte mehr pro Tag nach Abschluss einer pulmonalen Rehabilitation assoziiert mit einem reduzierten Risiko für Krankenhauseinweisung (Demeyer et al. 2016).

Der gesundheitliche Nutzen von ausreichend körperlicher Aktivität wurde hinreichend belegt (Commitee PaGA 2018). Bei Patienten mit COPD weiß man, dass körperliche Inaktivität einen starken Zusammenhang mit (Re-)Hospitalisation und Mortalität hat (Garcia-Aymerich et al. 2006; Waschki et al. 2011; Garcia-Rio et al. 2012; Pitta et al. 2006). Trotzdem bewegen sich COPD-Betroffene im Vergleich zu Gesunden weniger (Vorrink et al. 2011). Die belastungsinduzierte Dyspnoe kann zu einer Veränderung des Lebensstils führen, was wiederum einen Teufelskreis aus verminderter Bewegungstoleranz, Reduktion des Aktivitätsniveaus, sozialer Isolation und Depression zur Folge haben kann (Vestbo et al. 2013). Die Förderung von körperlicher Aktivität durch z. B. Sensibilisierung des Patienten sowie klinische Interventionen ist darum ein wichtiger Aspekt des COPD-Krankheitsmanagements (Spruit et al. 2013).

Im Folgenden wird kurz zusammengefasst, welche Methoden bestehen, um körperliche Aktivität bzw. Inaktivität (Zeit mit sitzenden Tätigkeiten, engl. „sedentary behaviour") bei Personen mit COPD zu erfassen. Auch wenn bereits viele methodische Ansätze vorliegen, so gibt es noch kein Instrument, mit dem man körperliche Aktivität in ihrer ganzen Komplexität (Dauer, Frequenz, Intensität und Typ) erfassen kann (Sember et al. 2020). Da körperliche Aktivität das tägliche Leben betrifft und nicht unter standardisierten Laborbedingungen messbar ist, müssen mit einer Messmethode möglichst viele Aspekte der tatsächlichen Aktivität erfasst werden. Die Methode sollte darum gut überlegt sein. Um einen individuellen Verlauf dokumentieren zu können, sollte immer die gleiche Methode verwendet werden. Man unterscheidet in objektiv und subjektiv (indirekt) erhobene körperliche Aktivität. Für eine subjektive Erfassung eignen sich Aktivitätstagebücher oder Fragebögen, für eine objektive Messung benötigt man transportable Geräte wie Pedometer oder Aktivitätsmonitore.

Generell ist es eine wichtige Aufgabe von Physiotherapeuten, Patienten danach zu fragen, ob sie die Bewegungsempfehlungen erfüllen und sie ggf. darin zu bestärken und zu beraten, wie sie ihr Aktivitätsniveau im Alltag erhöhen können. Abgesehen von den in Abschn. 26.3 beschriebenen Messmethoden können bereits die folgenden drei Fragen Orientierung ermöglichen:

- „Wieviele Minuten waren Sie in der letzten Woche körperlich aktiv?"
- „Welche Aktivitäten haben Sie durchgeführt?"
- „Wie intensiv war die Belastung für Sie?"

Für ein umfassendes Bild sollte die Menge und die Anstrengung jedoch standardisiert erfasst werden (Dobbels et al. 2014).

26.2 Subjektive Erfassung

Mittels Tagebücher oder Fragebögen kann auf Basis subjektiver Einschätzung die Dauer, Intensität und Art von körperlicher Aktivität erfasst werden. Für die Beurteilung des Aktivitätsniveaus auf individueller Ebene sind Fragebögen nicht zu empfehlen. Fragebögen eignen sich besonders für große epidemiologische Studien, da sie einfach in der Anwendung und günstig sind. Allerdings ist die Art der Erfassung anfällig für den „recall bias", eine fehlerhafte Eischätzung aufgrund von Erinnerungsverzerrung, was zu einer Überschätzung der durchgeführten körperlichen Aktivität führt (Helmerhorst et al. 2012). Je länger die Aktivität zurückliegt, desto schwerer ist es, sich exakt daran zu erinnern. Dies zeigte sich auch bei Studien, die Aktivität mittels objektiven und subjektiven Methoden erfasst haben; im Vergleich zu den objektiven Daten von Bewegungssensoren überschätzten Patienten im Fragebogen ihre Aktivitäten (Pitta et al. 2005; Sievi et al. 2017). Bei der Auswahl des Instruments sollte man darauf achten, dass es zur Fragestellung passt, ob es starke psychometrische Eigenschaften (z. B. Validität, Reliabilität) aufweist, und wieviel Zeit für die Beantwortung und Auswertung eingeplant werden muss. Bei der Anwendung mit COPD-Betroffenen sollte besonders darauf geachtet werden, dass auch Aktivitäten mit niedriger Intensität erfragt werden.

Es gibt eine Vielzahl von Fragebögen, die körperliche Aktivität erfassen, mindestens 15 wurden für Personen mit COPD entwickelt (Pitta et al. 2005; Frei et al. 2011; Williams et al. 2012; Liao et al. 2014). Beispiele sind die Physical Activity Scale for the Elderly (nicht geeignet für eine junge Population; Nordrhein-Westfalen 2016), der Zutphen Physical Activity Questionnaire (nicht geeignet für eine sehr inaktive Population, nicht auf Deutsch vorhanden) oder der International Physical Activity Questionnaire (man muss sich an die Aktivität der letzten 7 Tage erinnern können; Flora et al. 2020).

> **Beispielfragebogen: International Physical Activity Questionnaire (IPAQ)**
> Die Kurzfassung des IPAQ (Abb. 26.1) ist in deutscher Sprache vorhanden und zur freien Verwendung downloadbar: https://sites.google.com/site/theipaq/questionnaire_links
>
> Wie der Fragebogen ausgewertet wird, entnimmt man dem Scoring-Protokoll, welches über diesen Link abrufbar ist: https://sites.google.com/site/theipaq/scoring-protocol

INTERNATIONAL PHYSICAL ACTIVITY QUESTIONNAIRE

SHORT LAST 7 DAYS SELF-ADMINISTERED FORMAT- German Version

Wir sind daran interessiert herauszufinden, welche Arten von körperlichen Aktivitäten Menschen in ihrem alltäglichen Leben vollziehen. Die Befragung bezieht sich auf die Zeit die Sie während der letzten 7 Tage in körperlicher Aktivität verbracht haben. Bitte beantworten Sie alle Fragen (auch wenn Sie sich selbst nicht als aktive Person ansehen). Bitte berücksichtigen Sie die Aktivitäten im Rahmen Ihrer Arbeit, in Haus und Garten, um von einem Ort zum anderen zu kommen und in Ihrer Freizeit für Erholung, Leibesübungen und Sport.

Denken Sie an all Ihre anstrengenden und moderaten Aktivitäten in den vergangenen 7 Tagen. Anstrengende Aktivitäten bezeichnen Aktivitäten, die starke körperliche Anstrengungen erfordern und bei denen Sie deutlich stärker atmen als normal. Moderate Aktivitäten bezeichnen Aktivitäten mit moderater körperlicher Anstrengung bei denen Sie ein wenig stärker atmen als normal.

1. Denken sie nur an die körperlichen Aktivitäten, die Sie für *mindestens 10 Minuten* ohne Unterbrechung verrichtet haben. An wie vielen der vergangenen 7 Tage haben Sie anstrengende körperliche Aktivitäten wie Aerobic, Laufen, schnelles Fahrradfahren oder schnelles Schwimmen verrichtet?

    _____ Tage pro Woche   ❑ Keine anstrengende Aktivität (➲ Frage 3)

2. Wie viel Zeit haben Sie für gewöhnlich an *einem* dieser Tage mit anstrengender körperlicher Aktivität verbracht?

    _____ Stunden pro Tag   _____ Minuten pro Tag

    ❑ Ich weiß nicht/ bin nicht sicher

3. Denken Sie erneut nur an die körperlichen Aktivitäten die Sie für *mindestens 10 Minuten* ohne Unterbrechung verrichtet haben. An wie vielen der vergangenen 7 Tage haben sie moderate körperliche Aktivitäten, wie das Tragen leichter Lasten, Fahrradfahren bei gewöhnlicher Geschwindigkeit oder Schwimmen bei gewöhnlicher Geschwindigkeit verrichtet? Hierzu zählt nicht zu Fuß gehen.

    _____ Tage pro Woche   ❑ Keine moderate Aktivität (➲ Frage 5)

4. Wie viel Zeit haben Sie für gewöhnlich an *einem* dieser Tage mit moderater körperlicher Aktivität verbracht?

    _____ Stunden pro Tag   _____ Minuten pro Tag

    ❑ Ich weiß nicht/ bin nicht sicher

Abb. 26.1 Deutsche Kurzfassung des International Physical Activity Questionnaire (IPAQ)

5. An wie vielen der vergangenen 7 Tage sind Sie *mindestens 10 Minuten* ohne Unterbrechung zu Fuß gegangen? Dieses beinhaltet Gehstrecken daheim oder in der Arbeit, gehen um von einem Ort zu einem anderen zu gelangen, sowie alles andere Gehen zur Erholung, Bewegung oder Freizeit.

   _____ Tage pro Woche   ❑ Keine entsprechenden Wege zu Fuß (➲ Frage 7)

6. Wie viel Zeit haben Sie für gewöhnlich an *einem* dieser Tage mit Gehen verbracht?

   _____ Stunden pro Tag   _____ Minuten pro Tag

   ❑ Ich weiß nicht/ bin nicht sicher

7. Wie viel Zeit haben Sie in den vergangenen 7 Tagen an einem Wochentag mit Sitzen verbracht? Dies kann Zeit beinhalten wie Sitzen am Schreibtisch, Besuchen von Freunden, vor dem Fernseher sitzen oder liegen und auch sitzen in einem öffentlichen Verkehrsmittel.

   _____ Stunden pro Tag   _____ Minuten pro Tag

   ❑ Ich weiß nicht/ bin nicht sicher

Das ist das Ende der Befragung, danke für Ihre Teilnahme.

Abb. 26.1 (Fortsetzung)

26.3   Objektive Erfassung

Schrittzähler (engl. „pedometer", „step counter") sind kleine Geräte, die man am Körper trägt und die die Anzahl gemachter Schritte zählen. Diese Geräte haben sich für das Selbstmonitoring, eine Methode, um die Selbstwirksamkeit bezüglich Verhaltensänderungen zu stärken, bewährt. In mehreren Studien wurden Pedometer (in Kombination mit anderen Interventionen, z. B. pulmonale Rehabilitation) erfolgreich eingesetzt, um das Aktivitätsniveau bei Patienten mit COPD zu steigern (Hospes et al. 2009; de Blok et al. 2006; Altenburg et al. 2015; Cruz et al. 2016; Mendoza et al. 2015). Pedometer unterscheiden sich in Kosten, Sensitivität und Datenverarbeitung. Mittels der Berechnung von Schritten pro Tag kann eine, wenn auch oft wenig genaue, Aussage über die Distanz und den Energieverbrauch gemacht werden (Schneider et al. 2003). Die Genauigkeit nimmt ab, je geringer das Gangtempo ist, dies ist aber insbesondere bei Patienten mit fortgeschrittener COPD typisch (Furlanetto et al. 2010). Auch wenn die Genauigkeit nicht ideal ist, werden Fitnesstracker (z. B. Fitbit One [Sena et al. 2015], Fitbit Alta [Blondeel et al. 2020]) als Coaching-Instrumente zum Selbstmonitoring von Schritten pro Tag bei Personen mit COPD eingesetzt.

Aktivitätsmonitore verwenden 3D-Beschleunigungssensoren (Akzelerometer), um im Vergleich zu Pedometern mehrdimensionale Bewegung zu quantifizieren. Zusätzlich messen Sensoren z. B. die Herzfrequenz oder Körpertemperatur. Die technischen Möglichkeiten und Neuentwicklungen nehmen stetig zu.

Es gibt einige Geräte, die für Patienten mit COPD validiert wurden (Van Remoortel et al. 2012), z. B. ActiGraphGT3X (AG; ActiGraph LLC, Pensalcola, FL, USA), MOX Activity Monitor (Maastricht Instruments BV, Maastricht, NL), DynaPort Activity Monitor (McRoberts BV, The Hague, NL). Allerdings eigenen sich diese

Geräte eher im Rahmen von Studien als im Patientenalltag, da die Kosten für die Geräte und Software hoch sind und das Datenauslesen und -auswerten aufwendig ist. Diese Geräte werden am Oberarm, Hüfte oder Oberschenkel befestigt und in der Regel für 7 Tage getragen, um eine valide Aussage über das durchschnittliche Aktivitätsniveau zu erhalten. Die Daten können danach ausgelesen und ausgewertet werden. Im Rahmen von Studien muss zuvor festgelegt werden, welche Minimalanforderung der Datenmenge als reelle Abbildung der Aktivität angesehen wird. Je mehr Variabilität das Aktivitätsmuster aufweist, desto mehr Tage sollten berücksichtigt werden. Bei Studien mit COPD-Patienten wird häufig eine Analyse von 5 Tagen mit mindestens 10h Aufzeichnungsdauer pro Tag als verlässlich angesehen (Mesquita et al. 2017). Verschiedene Outcomes können verwendet werden, um das Maß der körperlichen Bewegung zu beschreiben, z. B. Anzahl Schritte, Zeit der Aktivitätsdauer, „Activity Counts", „Vector Magnitude Units" oder „Metabolic Equivalent of Task" (MET) (Ainsworth et al. 2011). Indirekt schätzen die Akzelerometer auch den Energieverbrauch.

Die Verwendung von Smart Watches, z. B. von Apple™, Garmin™ oder Polar™, können als Alternativen zu den teuren und auswertungsintensiven, oben genannten Aktivitätsmonitoren verwendet werden. Zwar wurden sie (bisher) nicht umfassend für die Bewegungsmuster von Personen mit COPD validiert, erste Pilotprojekte liegen jedoch vor (Hataji et al. 2016; Boeselt et al. 2016). Ihre Verwendung kann im klinischen Alltag nützlich sein, um Patienten bei der Integration oder dem Beibehalten von körperlicher Aktivität zu unterstützen.

26.4   Die Kombination

Kombiniert man subjektive und objektive Assessments (Messinstrumente), so ist das Gesamtbild vom Umfang und der Wahrnehmung der körperlichen Aktivität valide repräsentiert. Eine europäische Forschergruppe hat die zwei Instrumente Clinical PROactive Physical Acitivity in COPD (C-PPAC) und Daily-PROactive Physical Activity in COPD (D-PPAC) entwickelt, welche beide zuverlässig und valide sind (Garcia-Aymerich et al. 2021). Diese Instrumente bieten eine akkurate Erfassung der körperlichen Aktivität an. Der Umfang und die Anstrengung der Aktivität werden erfasst. Diese Instrumente werden bereits in der Forschung eingesetzt (Armstrong et al. 2021).

Literatur

ACSM (2017) Guidelines for exericse testing and prescription. Edition T, editor. Lippincott Williams and Wilkins, Philadelphia

Ainsworth BE, Haskell WL, Herrmann SD, Meckes N, Bassett DR Jr, Tudor-Locke C et al (2011) Compendium of physical activities: a second update of codes and MET values. Med Sci Sports Exerc 43(8): 1575–1581

Altenburg WA, ten Hacken NH, Bossenbroek L, Kerstjens HA, de Greef MH, Wempe JB (2015) Short- and long-term effects of a physical activity counselling programme in COPD: a randomized controlled trial. Respir Med 109(1):112–121

Armstrong M, Hume E, McNeillie L, Chambers F, Wakenshaw L, Burns G et al (2021) Behavioural modification interventions alongside pulmonary rehabilitation improve COPD patients' experiences of physical activity. Respir Med 180:106353

de Blok BM, de Greef MH, ten Hacken NH, Sprenger SR, Postema K, Wempe JB (2006) The effects of a lifestyle physical activity counseling program with feedback of a pedometer during pulmonary rehabilitation in patients with COPD: a pilot study. Patient Educ Couns 61(1):48–55

Blondeel A, Demeyer H, Janssens W, Troosters T (2020) Accuracy of consumer-based activity trackers as measuring tool and coaching device in patients with COPD and healthy controls. PLoS One 15(8):e0236676. https://doi.org/10.1371/journal.pone.0236676. eCollection 2020

Boeselt T, Spielmanns M, Nell C, Storre JH, Windisch W, Magerhans L et al (2016) Validity and usability of physical activity monitoring in patients with chronic obstructive pulmonary disease (COPD). PLoS One 11(6):e0157229

Caspersen CJ, Powell KE, Christenson GM (1985) Physical activity, exercise, and physical fitness: definitions and distinctions for health-related research. Public Health Rep 100(2):126–131

Commitee PaGA (2018) Physical Activity Guidelines Advisory Commitee Scientific Report. Department of Health and Human Services, Washington, DC

Cruz J, Brooks D, Marques A (2016) Walk2Bactive: A randomised controlled trial of a physical activity-focused behavioural intervention beyond pulmonary rehabilitation in chronic obstructive pulmonary disease. Chronic Resp Dis 13(1):57–66

Demeyer H, Burtin C, Hornikx M, Camillo CA, Van Remoortel H, Langer D et al (2016) The minimal important difference in physical activity in patients with COPD. PLoS One 11(4):e0154587

Dobbels F, de Jong C, Drost E, Elberse J, Feridou C, Jacobs L et al (2014) The PROactive innovative conceptual framework on physical activity. Eur Respir J 44(5):1223–1233

Flora S, Hipolito N, Santos L, Januario F, Silva S, Valente C et al (2020) Reliability and validity of the international physical activity questionnaire short-form (IPAQ-sf) in COPD. Eur Respir J 56:253. https://doi.org/10.1183/13993003.congress-2020.253

Frei A, Williams K, Vetsch A, Dobbels F, Jacobs L, Rudell K et al (2011) A comprehensive systematic review of the development process of 104 patient-reported outcomes (PROs) for physical activity in chronically ill and elderly people. Health Qual Life Outcomes 9:116

Furlanetto KC, Bisca GW, Oldemberg N, Sant'anna TJ, Morakami FK, Camillo CA et al (2010) Step counting and energy expenditure estimation in patients with chronic obstructive pulmonary disease and healthy elderly: accuracy of 2 motion sensors. Arch Phys Med Rehabil 91(2):261–267

Garber CE, Blissmer B, Deschenes MR, Franklin BA, Lamonte MJ, Lee IM et al (2011) American College of Sports Medicine position stand. Quantity and quality of exercise for developing and maintaining cardiorespiratory, musculoskeletal, and neuromotor fitness in apparently healthy adults: guidance for prescribing exercise. Med Sci Sports Exerc 43(7):1334–1359

Garcia-Aymerich J, Lange P, Benet M, Schnohr P, Anto JM (2006) Regular physical activity reduces hospital admission and mortality in chronic obstructive pulmonary disease: a population based cohort study. Thorax 61(9):772–778

Garcia Aymerich J, Puhan MA, Corriol-Rohou S, de Jong C, Demeyer H, Dobbels F et al (2021) Validity and responsiveness of the Daily- and Clinical visit-PROactive Physical Activity in COPD (D-PPAC and C-PPAC) instruments. Thorax 76(3):228–238

Garcia-Rio F, Rojo B, Casitas R, Lores V, Madero R, Romero D et al (2012) Prognostic value of the objective measurement of daily physical activity in patients with COPD. Chest 142(2):338–346

Hataji O, Kobayashi T, Gabazza EC (2016) Smart watch for monitoring physical activity in patients with chronic obstructive pulmonary disease. Respir Investig 54(4):294–295

Helmerhorst HJ, Brage S, Warren J, Besson H, Ekelund U (2012) A systematic review of reliability and objective criterion-related validity of physical activity questionnaires. Int J Behav Nutr Phys Act 9:103

Hospes G, Bossenbroek L, Ten Hacken NH, van Hengel P, de Greef MH (2009) Enhancement of daily physical activity increases physical fitness of outclinic COPD patients: results of an exercise counseling program. Patient Educ Couns 75(2):274–278

Liao SY, Benzo R, Ries AL, Soler X (2014) Physical activity monitoring in patients with chronic obstructive pulmonary disease. Chronic Obstr Pulm Dis 1(2):155–165

Mendoza L, Horta P, Espinoza J, Aguilera M, Balmaceda N, Castro A et al (2015) Pedometers to enhance physical activity in COPD: a randomised controlled trial. Eur Respir J 45(2):347–354

Mesquita R, Meijer K, Pitta F, Azcuna H, Goertz YMJ, Essers JMN et al (2017) Changes in physical activity and sedentary behaviour following pulmonary rehabilitation in patients with COPD. Respir Med 126:122–129

Nordrhein-Westfalen LG (2016) Physical activity scale for the elderly (PASE). https://www.lzg.nrw.de/ges_foerd/qualitaet/evaluationstools/methodenkoffer/instrumente-fuer-spezifische-zielgruppen/aeltere/physical-activity-scale-for-the-elderly-pase/index.html

Organisation WHO (2021) WHO guidelines on physical activity and sedentary behaviour. Licence: CC BY-NC-SA 3.0 IGO. https://www.who.int/publications/i/item/9789240151282020

Pitta F, Troosters T, Spruit MA, Decramer M, Gosselink R (2005) Activity monitoring for assessment of physical activities in daily life in patients with chronic obstructive pulmonary disease. Arch Phys Med Rehabil 86(10):1979–1985

Pitta F, Troosters T, Probst VS, Spruit MA, Decramer M, Gosselink R (2006) Physical activity and hospitalization for exacerbation of COPD. Chest 129(3):536–544

Schneider PL, Crouter SE, Lukajic O, Bassett DR Jr (2003) Accuracy and reliability of 10 pedometers for measuring steps over a 400-m walk. Med Sci Sports Exerc 35(10):1779–1784

Sember V, Meh K, Soric M, Starc G, Rocha P, Jurak G (2020) Validity and Reliability of International Physical Activity Questionnaires for Adults across EU Countries: Systematic Review and Meta Analysis. Int J Environ Res Public Health 17(19):7161. https://doi.org/10.3390/ijerph17197161

Sena RDS, Bourbeau J, Li PZ, Ahmed S (2015) Validity and usability testing of the Fitbit pedometer in patients with COPD. Eur Respir J 46:PA2067. https://doi.org/10.1183/13993003.congress-2015.PA2067

Sievi NA, Brack T, Brutsche MH, Frey M, Irani S, Leuppi JD et al (2017) Accelerometer- versus questionnaire-based assessment of physical activity and their changes over time in patients with COPD. Int J Chronic Obstr Pulm Dis 12:1113–1118

Spruit MA, Singh SJ, Garvey C, ZuWallack R, Nici L, Rochester C et al (2013) An official American Thoracic Society/European Respiratory Society statement: key concepts and advances in pulmonary rehabilitation. Am J Respir Crit Care Med 188(8):e13–e64

Van Remoortel H, Raste Y, Louvaris Z, Giavedoni S, Burtin C, Langer D et al (2012) Validity of six activity monitors in chronic obstructive pulmonary disease: a comparison with indirect calorimetry. PLoS One 7(6):e39198

Vestbo J, Hurd SS, Agusti AG, Jones PW, Vogelmeier C, Anzueto A et al (2013) Global strategy for the diagnosis, management, and prevention of chronic obstructive pulmonary disease: GOLD executive summary. Am J Respir Crit Care Med 187(4):347–365

Vorrink SN, Kort HS, Troosters T, Lammers JW (2011) Level of daily physical activity in individuals with COPD compared with healthy controls. Respir Res 12:33

Waschki B, Kirsten A, Holz O, Muller KC, Meyer T, Watz H et al (2011) Physical activity is the strongest predictor of all-cause mortality in patients with COPD: a prospective cohort study. Chest 140(2):331–342

Williams K, Frei A, Vetsch A, Dobbels F, Puhan MA, Rudell K (2012) Patient-reported physical activity questionnaires: a systematic review of content and format. Health Qual Life Outcomes 10:28

Harninkontinenz bei COPD

Barbara Köhler

Inhaltsverzeichnis

Die Prävalenz von Harninkontinenz („urinary incontinence", UI) liegt bei Frauen zwischen 25 % und 45 % und bei Männern zwischen 2 % und 34 % (Abrams et al. 2013). Hauptrisikofaktoren der Harninkontinenz bei Frauen sind Schwanger-

schaft, Geburt, vaginal operative Entbindung, Klimakterium und Menopause. Hauptrisikofaktoren bei Männern sind Prostatavergrößerung und Operationen an der Prostata. Für beide Geschlechter erhöht chronischer Husten, chronische Obstipation und dauerndes schweres Heben mit Pressatmung die Inzidenz einer Urininkontinenz (Abrams et al. 2013). Als möglicher Komorbidität bei

B. Köhler (✉)
Praxis für Beckenboden-Gesundheit, Zürich, Schweiz
e-mail: info@beckenboden-gesundheit.ch

© Der/die Autor(en), exklusiv lizenziert an Springer-Verlag GmbH, DE,
ein Teil von Springer Nature 2022
J. Steier, A.-K. Rausch-Osthoff (Hrsg.), *Physiotherapie bei chronisch-obstruktiven Atemwegs- und Lungenerkrankungen*, https://doi.org/10.1007/978-3-662-63613-8_27

COPD wird der Harninkontinenz bislang zu wenig Aufmerksamkeit geschenkt. Studienresultate zeigen eine erhöhte Prävalenz von Harninkontinenz bei Patienten mit COPD von 57–96 % bei Frauen und 15–73 % bei Männern bzw. von 34 % bei Teilnehmenden mit COPD vs. 27 % bei Teilnehmenden ohne COPD (signifikant) (Köhler 2014; Schnell et al. 2012). Die Erfassung der Prävalenz von Harninkontinenz wird sehr unterschiedlich durchgeführt und reicht von Selbsteinschätzung bis hin zu validen Fragebögen und ärztlich gestellten Diagnosen. Resultate sind deshalb schwer zu vergleichen. Viele Menschen betrachten sich nicht als inkontinent, obwohl sie Harn verlieren, insbesondere, wenn die Verlustvolumina klein sind. Die falsch negative Selbsteinschätzung bezgl. der eigenen Kontinenz liegt bei 9–57 % (Köhler 2014). Vermutlich liegt die Dunkelziffer höher. Harninkontinenz wird aus Schamgefühl häufig tabuisiert und führt durch fehlende Inanspruchnahme medizinischer Leistungen in einem frühen Stadium häufig zu aufwendigen Behandlungen im fortgeschrittenen Stadium bzw. zur Aufgabe der Selbstversorgung (Abrams et al. 2013; Köhler et al. 2013). Um diese Spätfolgen zu vermeiden, sollte Beckenbodentherapie routinemäßig in den Alltag der Betroffenen und in pulmonale Rehabilitationsprogramme integriert werden. Dieses Kapitel beschreibt das Hintergrundwissen und die Umsetzung der Kontinenztherapie im physiotherapeutischen Alltag.

27.1 Hintergrund und biomedizinische Grundlagen

Als Kontinenz (lat. Continentia urinae) bezeichnet man die Fähigkeit, Urin verlustfrei in der Harnblase (Vesica urinaria) zu speichern und selbst Ort und Zeitpunkt der Entleerung zu bestimmen. Harninkontinenz spielt bei dem Erkrankungskomplex „Syndrome des unteren Harntrakts" („lower urinary tract syndrome", LUTS) anteilig die wichtigste Rolle (Sökeland et al. 2008).

▶ **Harninkontinenz** Harninkontinenz (UI) wird von der Internationalen Kontinenzgesellschaft

(International Continence Society, ICS) und der Internationalen Urogynäkologischen Gesellschaft (International Urogynecological Association, IUGA) als „jeglicher unfreiwilliger Verlust von Urin" definiert (Abrams et al. 2013).

Bei der Harninkontinenz kann die Menge des Harnverlustes von wenigen Tropfen bis zur vollständigen Entleerung der Blase variieren. Inkontinenz ist keine Erkrankung, sondern eine Funktionsstörung bzw. ein Syndrom (Abrams et al. 2013; Sökeland et al. 2008).

Die Blase ist ein Hohlorgan, das zwei Aufgaben erfüllen muss: die Speicherfunktion und die Entleerungsfunktion. Bei zunehmender Füllung dehnt sich die Blase nach kranioventral aus, wobei der Binnendruck kaum zunimmt (Sökeland et al. 2008). Der M. detrusor vesicae bildet die Muskelwand der Blase. Seine Kontraktion wird während der Füllungsphase reflektorisch gehemmt und bei der Entleerung zugelassen. Bei der Entleerung erschlafft die Schließmuskulatur von Blase und Urethra (Mm. sphincter urethrae internus und externus), wodurch die Harnröhre komplett geöffnet wird (Alken et al. 2001). Der reflektorisch gesteuerte M. sphincter internus ist in der Regel eigenständig in der Lage, die Harnröhre am Blasenhals zu schließen. Bei besonderen Belastungen unterstützt der M. sphincter externus den Harnröhrenschluss. Zusammen mit dem M. levator ani gehört der M. sphincter externus zu den wenigen Muskeln des Beckenbodens, die gezielt angesteuert und trainiert werden können (Dorschner et al. 1994) (Abschn. 27.1.1).

Die Kontinenz wird im Wesentlichen durch drei Faktoren gewährleistet, die in Abb. 27.1 ersichtlich sind.

Der Urethraverschluss (Abb. 27.1a) wird durch die Tonuserhöhung der Sphinktermuskulatur der Urethra gewährleistet und überwiegt gegenüber dem Binnendruck der Blase in der Füllungsphase. Die passive Drucktransmission (Abb. 27.1b) bewirkt einen intraurethralen Druckaufbau der gesamten Harnröhre bei einer Erhöhung des intraabdominalen Drucks. Die aktive Drucktransmission (Abb. 27.1 c) setzt reflektorisch bei starker Erhöhung des intraabdominalen Drucks ein und bewirkt eine verstärkte

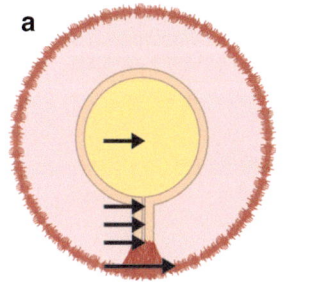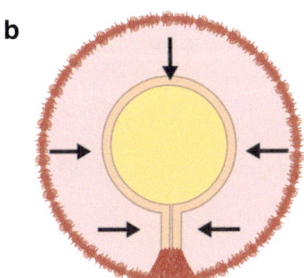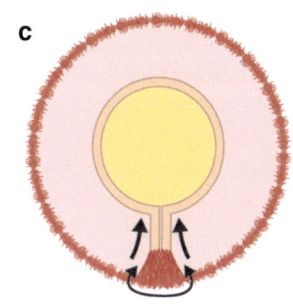

Abb. 27.1 Physiologie des Kontinenzmechanismus. (**a**) Urethraverschlussdruck; (**b**) passive Drucktransmission; (**c**) aktive Drucktransmission. (Modifiziert nach Primus et al. 2007a). *Gelb*: Blase und Urethra; *rot*: Sphinktermuskulatur; *rosa*: Abdomen

Aktivierung der quergestreiften Sphinktermuskulatur der Urethra. Eine intakte Beckenbodenmuskulatur unterstützt den Urethraverschlussdruck bei Erhöhung des intraabdominellen Drucks wie z. B. beim Husten oder Niesen und beim Heben und Tragen von Lasten. Hierbei wird die Beckenbodenmuskulatur reflektorisch angespannt und Blase und Urethra werden in der korrekten Position stabilisiert (Abb. 27.2) (Sapsford und Hodges 2001).

Der M. levator ani hebt und komprimiert die Urethra und stützt beim Mann zusätzlich die Prostata. Ein Fasziensystem mit zahlreichen Ligamenten rahmt die aktiven Strukturen ein und steht teilweise mit dem M. sphincter urethrae externus in Verbindung (Myers 1991). Bei einer Beckenbodendysfunktion kann deshalb die aktive und die passive Drucktransmission nur unzureichend kompensiert werden. Dies wird bei Frauen besonders häufig beobachtet (Abb. 27.2) (Steiner 1991).

Die Verbindung des Beckenbodens mit dem knöchernen Becken erfolgt seitlich über Faszien sowie die Mm. obturatorius internus und transversus abdominis. Ventral ist der Beckenboden ligamentär an der Symphyse, dorsal über die Fascia thoracolumbalis am Os coccygis fixiert. Ferner bestehen Faserverbindungen zum M. glutaeus maximus. Die isolierte Aktivierung des Beckenbodens ist nicht möglich, dementsprechend wird die Beckenbodenmuskulatur beim sensomotorischen Training lediglich so selektiv wie möglich aktiviert (Sökeland et al. 2008).

27.1.1 Exkurs

Periurethrale Muskulatur

Der M. sphincter urethrae externus und die restliche periurethrale Muskulatur bestehen überwiegend aus Typ-I-Muskelfasern („slow-twitch muscle fibers"), die für tonische Haltearbeit zuständig sind. Eine besondere Rolle spielt der M. levator ani, der mehrheitlich aus Typ-II-Muskelfasern („fast-twitch fibers") gebildet wird, die schnelle und willkürliche Muskelkontraktionen ermöglichen. Er hebt einerseits den Beckenboden, andererseits schließt er durch seine Schlingenform die Körperöffnungen (Huland 1991)

Miktionssteuerung

Die parasympathische Innervation von Blase und Urethra erfolgt über Motoneurone der sakralen Rückenmarkssegmente S2 und S3 und führt zur Aktivierung des M. detrusor vesicae. Aus den Segmenten S3–S5 werden der M. levator ani und die Mm. sphincter urethrae internus und externus versorgt (Barber et al. 2002). Die sympathische Innervation erfolgt aus den Segmenten TH10–L2 und deaktiviert den M. detrusor vesicae, bei gleichzeitiger Aktivierung des M. sphincter urethrae internus. Der Sympathikus ist für den Verschluss während der Füllung der Blase verantwortlich, der Parasympatikus fördert die Entleerung der Blase (Abb. 27.3) (Sökeland et al. 2008).

Die autonomen Blasenzentren des Sakralmarks und des Thorakalmarks werden vom

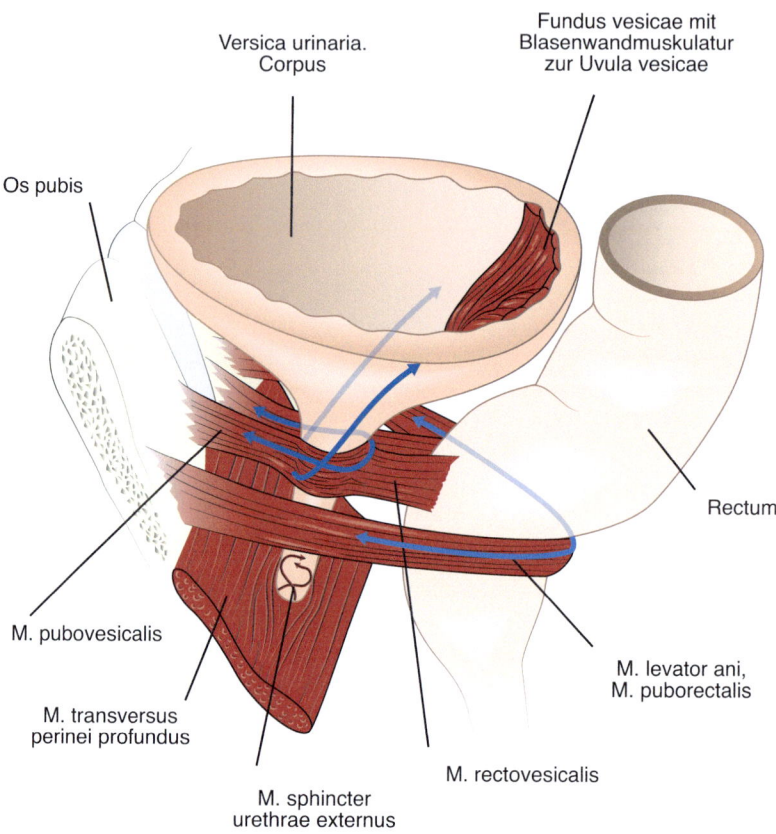

Abb. 27.2 Ligamentäre und muskuläre Fixation der Beckenorgane

Os pubis

Versica urinaria. Corpus

Fundus vesicae mit Blasenwandmuskulatur zur Uvula vesicae

Rectum

M. pubovesicalis

M. levator ani, M. puborectalis

M. transversus perinei profundus

M. rectovesicalis

M. sphincter urethrae externus

Hirnstamm aus koordiniert und gesteuert. Der Hirnstamm unterliegt in dieser Funktion der Kontrolle des Hypothalamus sowie medialen Anteilen des Frontallappens und der Basalganglien. Die übergeordneten Zentren, die auch als kortikales Miktionszentrum bezeichnet werden, haben v. a. einen hemmenden und kontinenzfördernden Einfluss auf die Miktion (Sökeland et al. 2008).

Mit der ersten Wahrnehmung des Harndrangs findet eine permanente passive Hemmung der Blasenentleerung durch die Medulla oblongata und den Subkortex statt, die durch eine willkürliche kortikale Hemmung ergänzt wird. Ist die Bereitschaft zur Miktion vorhanden, relaxiert die Urethraschließmuskulatur vollständig. Zeitgleich erfolgt eine Kontraktion des M. detrusor vesicae. Eine willkürliche Kontraktion der Beckenboden-

muskulatur kann die Entleerung stoppen (Sökeland et al. 2008).

Miktionsreflex

Während der Füllungsphase übernimmt der M. detrusor vesicae eine Stützfunktion für die schlaffe Harnblase. Der M. sphincter urethrae internus verschließt den Blasenhals. Mit zunehmender Füllung steigt die Wandspannung in der Harnblase. Diese Spannung wird an das parasympathische Miktionszentrum im Sakralmark und an das Miktionszentrum im Hirnstamm weitergeleitet. Das kortikale Miktionszentrum als übergeordnetes Zentrum lässt eine Miktion zu bzw. hemmt sie, wenn es erforderlich ist. Zu Beginn der Entleerungsphase steigt der Tonus des M. detrusor vesicae und damit der Blaseninnendruck (30–50 cmH$_2$O). Synchron

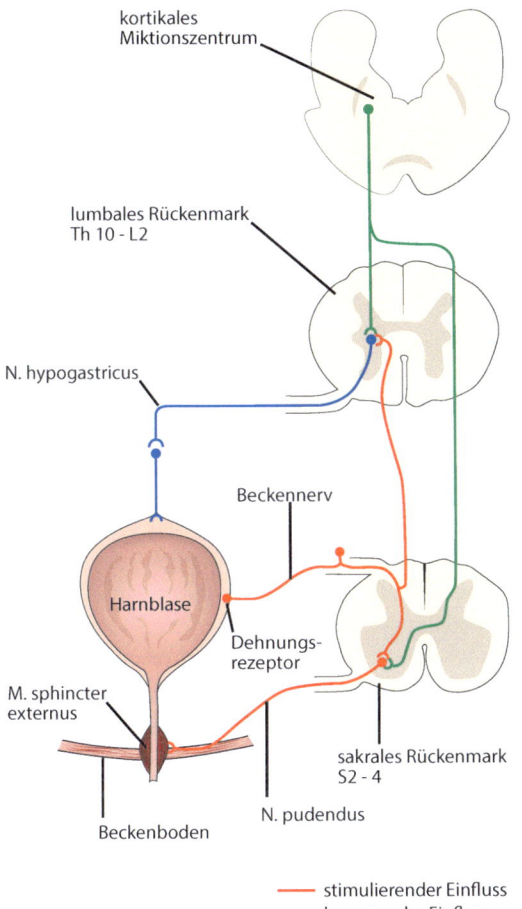

kortikales
Miktionszentrum

lumbales Rückenmark
Th 10 - L2

N. hypogastricus

Beckennerv

Harnblase

Dehnungs-
rezeptor

M. sphincter
externus

sakrales Rückenmark
S2 - 4

N. pudendus

Beckenboden

— stimulierender Einfluss
— hemmender Einfluss

Abb. 27.3 Steuerung der Kontinenz. (Modifiziert nach Henscher et al. 2004)

kommt es zur Entspannung und Senkung des Beckenbodens und zum Tonusverlust der Mm. sphincter urethrae internus und externus. Das Erschlaffen des Beckenbodens in der Entleerungsphase wird durch eine physiologische Entleerungshaltung unterstützt. Im Stand, Hocken oder Liegen ist die Erschlaffung der Beckenbodenmuskulatur erschwert.

Lumbopelvischer Synergismus
Eine funktionsfähige Beckenbodenmuskulatur reagiert synergistisch mit der tiefen abdominalen Muskulatur, insbesondere mit dem M. transversus abdominis, den lumbalen Mm. multifidi und dem Zwerchfell (Abb. 27.4). Die koordinative Zusammenarbeit dieser Muskelgruppen

wird auch als lumbo-pelvische Kontrolle (LPK) bezeichnet (Abb. 27.5) (Sapsford und Hodges 2001).

Physiologische Voraussetzungen des Kontinenzmechanismus

- Tonuserhöhung der Sphinktermuskulatur der Urethra in der Phase der Blasenfüllung
- Passive Drucktransmission des intraabdominalen Drucks auf die Urethra
- Aktive Drucktransmission, reflektorische Aktivierung der Sphinktermuskulatur der Urethra
- Reflektorische Aktivierung der Beckenbodenmuskulatur
- Koordinationsfähigkeit der Muskulatur der lumbo-pelvischen Kontrolle

Sind ein oder mehrere dieser Mechanismen gestört, kann es zur Harninkontinenz kommen (DeLancey 1990).

27.1.2 Prävalenz der Harninkontinenz

In Deutschland sind etwa 5–8 Mio. Menschen von Harninkontinenz betroffen, weltweit wird die Anzahl auf etwa 600 Mio. Menschen geschätzt (Abrams et al. 2013; Beutel et al. 2005). Frauen sind gegenüber Männern im Verhältnis 2:1 häufiger betroffen, die Prävalenz steigt bei beiden Geschlechtern mit dem Alter (Abrams et al. 2013). Erste Studien zeigen eine erhöhte Prävalenz der Harninkontinenz bei Patienten mit COPD von 34–84 % (Köhler 2014; Schnell et al. 2012). Zusätzlich bestehen Hinweise für ein verfrühtes Auftreten von Harninkontinenz bereits im mittleren Alter zwischen 40–60 Jahren bei COPD-Patienten (Köhler 2011). Ein erhöhtes Auftreten von Harninkontinenz bei weiblichen Patienten mit Mukoviszidose ist seit Längerem bekannt (Cornacchia et al. 2001; Gumery et al. 2002; Nixon et al. 2002).

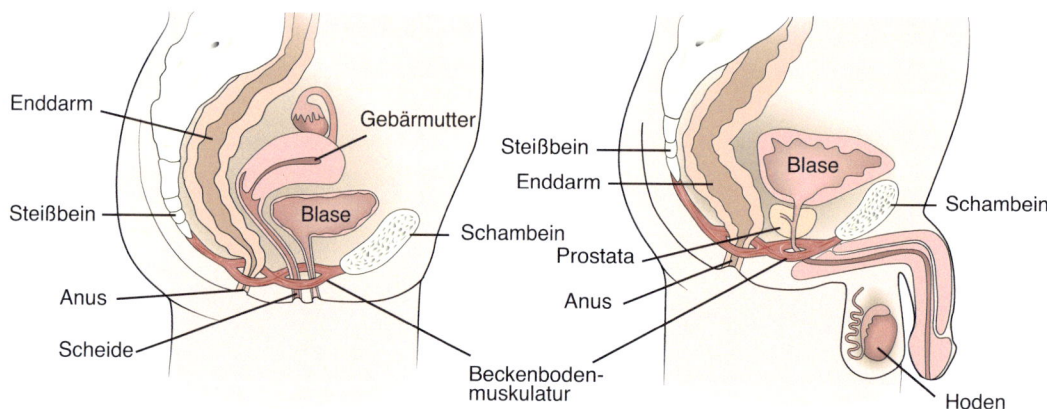

Abb. 27.4 Lagekontrolle der Beckenorgane durch den intakten Beckenboden bei Frauen (*links*) und Männern (*rechts*)

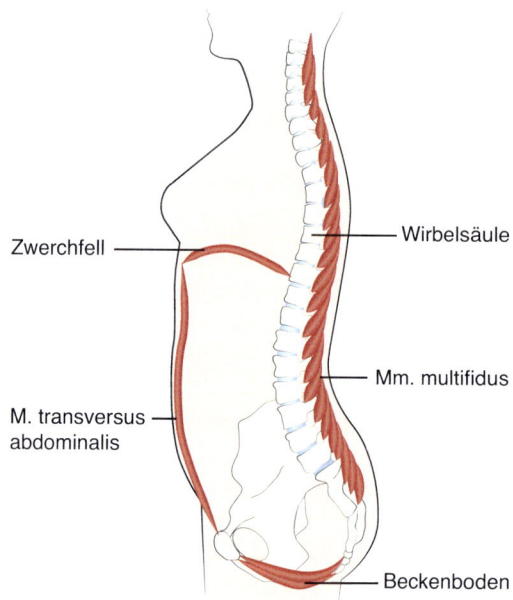

Abb. 27.5 Muskulatur der lumbo-pelvischen Kontrolle. (Modfiziert nach Baessler et al. 2008)

27.1.3 Formen der Harninkontinenz

Die häufigsten Formen der Harninkontinenz sind die Belastungsinkontinenz (ehemals Stressinkontinenz, „stress urinary incontinence", SUI), die Dranginkontinenz („urinary urge incontinence", UUI) und die Mischinkontinenz („mixed urinary incontinence", MUI). Unter Belastungsinkontinenz versteht man einen Harnverlust, der synchron zu körperlicher Belastung, Husten oder Niesen auftritt, ohne dass ein adäquater Harndrang wahr-genommen wird. Die Hauptursache für die Belastungsinkontinenz ist in der Regel ein insuffizienter Kontinenzmechanismus bei einer Erhöhung des intraabdominalen Drucks. Bei der Dranginkontinenz handelt es sich um einen Harnverlust mit imperativem Harndrang bei inadäquater Blasenfüllung. Die Mischinkontinenz bezeichnet eine Blasenstörung bei der eine Kombination aus beiden Symptomen vorliegt (Abrams et al. 2013). Männer sind häufiger von Mischinkontinenz und Dranginkontinenz betroffen, Frauen sind infolge der anatomischen Gegebenheiten und Beanspruchung durch Schwangerschaft, Geburt und Änderungen des Hormonstatus eher von Belastungsinkontinenz und Mischinkontinenz betroffen (Primus et al. 2007a). Die Belastungsinkontinenz in Deutschland wird bei inkontinenten Frauen mit 55 %, bei inkontinenten Männern mit 12 % angegeben (Beutel et al. 2005) (s. Exkurs „Weniger häufige Formen der Inkontinenz").

> **Formen der Harninkontinenz (Abrams et al. 2013)**
>
> - **Belastungsinkontinenz (SUI)**: Harnverlust bei Husten, Niesen und körperlicher Aktivität
> - **Dranginkontinenz (UUI)**: Harnverlust bei zwingendem Harndrang und inadäquater Blasenfüllung
> - **Mischinkontinenz (MUI)**: Kombination aus Belastungs- und Dranginkontinenz

Exkurs

Weniger häufige Formen der Inkontinenz

Weitere, weniger häufige Formen sind die „**un-bewusste Inkontinenz**", die ohne Harndrang auftritt und im Moment des Verlustes nicht wahr-genommen wird. Sie ist meist ein Hinweis auf eine neurologische Erkrankung, wie z. B. multi-ple Sklerose oder Polyneuropathie. Eine „**Re-flexinkontinenz**" kann bei einer neurogenen Lä-sion oberhalb des sakralen Miktionszentrums, z. B. im Falle einer Paraplegie, vorliegen und führt zu schwallartiger kompletter Entleerung ohne Harndrang. Eine „**Überlaufblase**" liegt bei einem deutlich gesteigerten Füllungsvermögen der Harnblase vor und führt zu kontinuierlichem Harnverlust oder Harnverlust bei geringer kör-perlicher Aktivität. Neben neurologischen Er-krankungen kann auch Fehlverhalten wie die chronische Unterdrückung des Harndrangs die Ursache für die Entstehung einer Überlaufblase sein. Als „**Nykturie**" bezeichnet man eine nächt-liche Blasenentleerung von über 2-mal/Nacht. Sie ist ein häufiges Symptom der Herzinsuffizi-enz. Chronische Blaseninfekte führen häufig zu Dranginkontinenz. Zu beachten ist hierbei, dass die Infektion vor der physiotherapeutischen In-tervention behandelt sein muss. Dies gilt auch für Harninkontinenz, die durch urologische Erkran-kungen, wie einen urogenitalen Deszensus oder eine Prostatahypertrophie, oder durch gynäkolo-gische Erkrankungen bedingt ist (Abrams et al. 2013).

27.1.4 Belastungsinkontinenz bei COPD

Eine Querschnittstudie aus den USA, die NHANES-Studie 1999–2008 mit fast 15.000 Teilnehmenden, zeigte eine um über 7 % erhöhte Prävalenz der Belastungsinkontinenz bei COPD-Patienten (Schnell et al. 2012). Erste Stu-dien aus Deutschland geben Hinweise darauf, dass bei COPD die Belastungsinkontinenz der dominante Typ der Harninkontinenz auch bei Männern ist (Köhler et al. 2013).

Mögliche Erklärungen

Husten führt zu einer Erhöhung des intraabdomi-nalen Drucks (Kap. 32). Bei gesunden Menschen wird dieser durch eine intakte Beckenbodenmus-kulatur kompensiert. In einer Studie von Dodd et al. wurde gezeigt, dass Patientinnen mit Muko-viszidose eine erhöhte Aktivität der Beckenbo-denmuskulatur benötigen, um die Kontinenz zu gewährleisten (Abb. 27.6) (Dodd und Langman 2005).

Die Vermutung liegt nahe, dass Patienten mit einer chronischen Lungenerkrankung diese Kompensation des Hustendrucks auf die Be-ckenbodenmuskulatur wegen der meist gleich-zeitig vorhandenen Muskelatrophie nicht auf-rechterhalten können (Köhler 2014; Köhler et al. 2013). Die Folgen eines chronisch erhöh-ten intraabdominalen Drucks können Hypoto-nie und Hypermobilität der Harnröhre und eine verminderte Reaktionsfähigkeit des Beckenbo-dens sein, die schlussendlich zu einem Versa-gen des Kontinenzmechanismus führen (Ho-ward et al. 2000). Möglicherweise spielt auch die Lungenüberblähung bei Patienten mit COPD eine Rolle für das Auftreten von Inkon-tinenz.

27.2 Assessment der Belastungsinkontinenz bei COPD

Die physiotherapeutischen Assessments erfassen den aktuellen Zustand des Patienten, das Verhal-ten der Symptome während der Therapieserie und evaluieren den Therapieerfolg. Erfasst wer-den sollten der Schweregrad des Gesundheitspro-blems, die funktionellen Einschränkungen, die Aktivitäten und die Partizipation. Neben der Be-ckenbodendysfunktion erfasst die körperliche Untersuchung die Haltung, die Atmung, allge-meine Bewegungsabläufe und die allgemeine körperliche und psychische Verfassung. Kriterien für den Abbruch der Therapie sind in Tab. 27.1 angegeben (KNGF Royal Dutch Society for Phy-sical Therapy 2011).

a

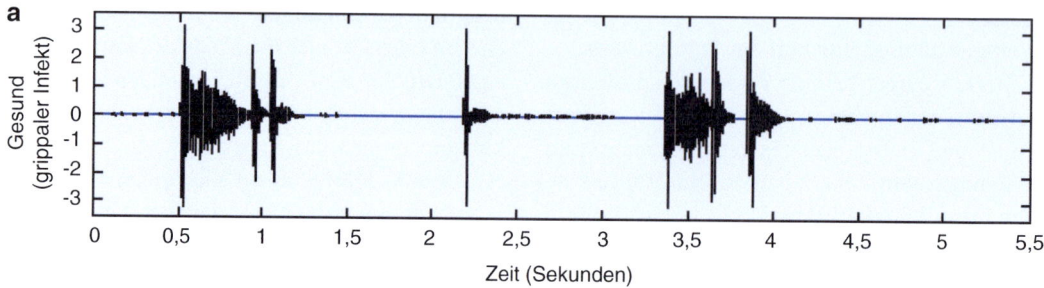

b

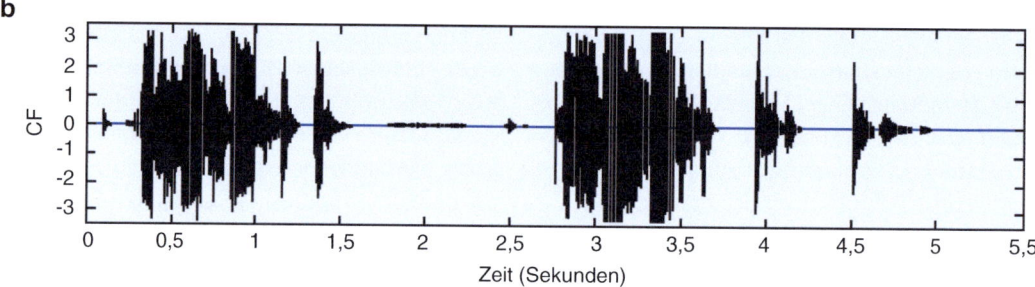

Abb. 27.6 EMG-Darstellung der Aktivität des Beckenbodens bei Hustenaktivität bei einer (**a**) gesunden erkälte-
ten Person im Vergleich zu einer (**b**) Patientin mit Mukoviszidose. Erkennbar ist die vermehrte Aktivität des
Beckenbodens bei Mukoviszidose. (Dodd und Langman
2005)

Tab. 27.1 Adäquate Symptome der Belastungsinkontinenz (SUI) und Abbruchkriterien. (Modifiziert nach
KNGF 2011)

Adäquate Symptome	Abbruchkriterien
Harnverlust bei Erhöhung des intraabdominalen Drucks mit fehlender Wahrnehmung eines adäquaten Harndrangs und schmerzfreier Blasenentleerung	Schmerzen beim Wasserlassen
	Blut im Urin
	Entzündungszeichen, Infektionen, Fieber
	Bettnässen
	Schlechter Allgemeinzustand
	Gravierender Gewichtsverlust

27.2.1 Checkliste zur Problemidentifikation der Harninkontinenz

Eine Checkliste zur Selbsteinschätzung der Harninkontinenz wird zu Beginn eingesetzt, um ein
mögliches Blasenproblem zu identifizieren, das
in der Regel eine ärztliche Abklärung erfordert
(Tab. 27.2) (Köhler 2013). Wenn eine dieser Fragen mit „ja" beantwortet wird, ist eine weitere
medizinische Abklärung empfehlenswert.

27.2.2 Anamnese

Bei der Anamnese werden prognostische Faktoren, physische und psychische Belastungen sowie Einschränkungen der Funktionsfähigkeit,
Aktivität und Partizipation in Bezug auf eine Belastungsinkontinenz erfasst (KNGF Royal Dutch
Society for Physical Therapy 2011).

Anamnese bei Belastungsinkontinenz
- Beginn und Dauer der Symptome der Belastungsinkontinenz
- Grunderkrankungen, insbesondere neurologische Erkrankungen und Fehlbildungen
- Anamnese in Bezug auf Geburtstraumata, urologische oder gynäkologische Operationen, Traumata
- Risikofaktoren wie Rauchen, chronischer Husten, häufiges Heben und Tragen, sowie chronische Obstipation und

Medikamentengebrauch (z. B. Diuretika, Abführmittel)

- Persönliche physische und psychische Belastung durch die Harninkontinenz
- Einschränkungen der Aktivität und Partizipation durch die Harninkontinenz
- Einschränkungen der Funktionsfähigkeit und allgemeinen körperlichen Aktivität
- Einschränkung der Lungenrehabilitation
- Bedürfnisse und Ziele des Patienten

27.2.3 Fragebögen zur Erfassung der Harninkontinenz

Die Diagnosestellung, Schwere und Auswirkung der Harninkontinenz, der individuelle Leidensdruck und die Folgen für die Lebensqualität werden mit Hilfe von Fragebögen erfasst.

International Consultation on Incontinence Questionnaire
Das International Consultation on Incontinence Questionnaire (ICIQ-UI SF [http://www.iciq.net]) wird von der International Continence Society (ICS) empfohlen und erfasst die Häufigkeit und den Schweregrad der Harninkontinenz, deren Einfluss auf die Lebensqualität sowie die Auslöser für den Harnverlust (Abrams et al. 2013; Avery et al. 2004). Die einfache Addierung der Ergebnisse entspricht der Schweregradeinteilung (Klovning et al. 2009):

- 0 (keine Harninkontinenz),
- 1–5 (leichte Harninkontinenz),
- 6–12 (mittlere Harninkontinenz),
- 13–18 (schwere Harninkontinenz) und
- 19–21 (sehr schwere Harninkontinenz).

Tab. 27.2 Checkliste zur Identifikation einer möglichen Harninkontinenzproblematik, die fachärztliche Abklärung erfordert. (Nach Köhler 2013)

Checkliste Harninkontinenz	
Lassen Sie tagsüber mehr als 7-mal Wasser?	☐ Ja ☐ Nein
Lassen Sie nachts mehr als 2-mal Wasser?	☐ Ja ☐ Nein
Verlieren Sie Harn, während Sie schlafen?	☐ Ja ☐ Nein
Ist Ihr Harndrang so plötzlich und so stark, dass Sie umgehend auf die Toilette müssen?	☐ Ja ☐ Nein
Verlieren Sie gelegentlich Harn, bevor Sie die Toilette erreichen?	☐ Ja ☐ Nein
Verlieren Sie Harn beim Lachen, Husten, Niesen oder beim (Lungen-)Sport?	☐ Ja ☐ Nein
Ist Ihr Harnstrahl schwach, langsam oder verlängert?	☐ Ja ☐ Nein
Haben Sie das Gefühl, dass Sie die Blase nicht vollständig entleeren?	☐ Ja ☐ Nein
Müssen Sie pressen, um Harn zu lassen?	☐ Ja ☐ Nein
Tragen Sie Einlagen oder Binden wegen Harnverlust?	☐ Ja ☐ Nein
Schränken Sie die Trinkmenge ein, um Harnverlust zu vermeiden?	☐ Ja ☐ Nein
Haben Sie Schmerzen beim Wasserlassen?	☐ Ja ☐ Nein
Haben Sie häufig Blaseninfektionen?	☐ Ja ☐ Nein
Beeinträchtigt Harnverlust Ihr tägliches Leben oder Ihre Berufstätigkeit? Können Sie ein Beispiel nennen?	☐ Ja ☐ Nein

Die Fragen zu Auslösern für einen Harnverlust ermöglichen die Identifizierung der Form der Inkontinenz. Insbesondere ist auf Zeichen der Belastungsinkontinenz zu achten.

The Protection, Amount, Frequency, Adjustment, Body Image Assessment Tool Questionnaire
Für Frauen ist ferner der Fragebogen Protection, Amount, Frequency, Adjustment, Body Image Assessment Tool (PARFAB) zu emp-

fehlen, der Fragen zum Wäscheschutz, der Menge und Häufigkeit des Harnverlustes, zur persönlichen Betroffenheit und zur Einschränkung im Alltag beinhaltet. Mittels Addierung wird ein Score von 5–20 Punkten errechnet. Für diesen Fragebogen liegt noch keine validierte deutsche Übersetzung vor (Hendriks et al. 2007).

27.2.4 Schweregradeinteilung der Belastungsinkontinenz

Die Belastungsinkontinenz (SUI) wird in drei Schweregrade unterteilt (Tab. 27.3), die durch den Auslöser des Harnverlustes identifiziert werden (Schär und Sarlos 2003). Anzumerken ist jedoch, dass diese Gradeinteilung keine Beschreibung im Sinne einer Steigerung der Schwere der Erkrankung wie bei der Gradeinteilung der COPD ist, sondern lediglich eine Symptomauflistung darstellt und auch nur im deutschsprachigen Raum verwendet wird.

27.2.5 Miktionstagebuch

Für die Analyse am Anfang und am Ende der Therapie sollte das Miktionstagebuch über 24 h an mindestens 3 aufeinander folgenden Tagen ge-

Tab. 27.3 Schweregradeinteilung der SUI. (Nach Schär und Sarlos 2003)

Schweregrad	Auslöser für Harnverlust
Grad I	Husten, Niesen, Lachen
Grad II	Heben von Lasten, Treppensteigen, Gehen
Grad III	Stehen

führt werden (Tab. 27.4). In der Phase des Beckenbodentrainings ist das Führen des Miktionstagebuches einmal wöchentlich zu empfehlen (Bright et al. 2011). Die Aufgaben für den Patienten umfassen das Eintragen folgender Beobachtungen:

- Aufsteh- und Zubettgehzeit.
- Uhrzeit, zu der ein Getränk eingenommen wird, mit Angabe der Trinkmenge und der Art der Flüssigkeit. Kaffee, Schwarztee und Alkohol wirken diuretisch und werden spezifisch berücksichtigt.
- Uhrzeit der Miktionen mit Angabe des Volumens, das mit einem Messbecher gemessen wird.
- Uhrzeit und Menge eines Harnverlustes.
- Uhrzeit und Stärke von Harndrang.
- Uhrzeit für den Wechsel einer Einlage mit Angabe der Größe.
- Einnahme von Diuretika.

Die Analyse des Miktionstagebuches (Tab. 27.5) ermöglicht das Erkennen von Zusammenhängen zwischen körperlicher Belastung und Harnverlust, sowie zwischen dem Auftreten von Harndrang und dessen Bewältigung (Abrams et al. 2013).

27.2.6 Einlagenwiegetest (Pad-Test)

Es haben sich 4 verschiedene Varianten (1, 2, 12 und 24 h) des Pad-Tests (Windeltest, Einlagenwiegetest) für die Erfassung des Volumens des Harnverlustes etabliert. Einen hohen Grad an Genauigkeit weist der 1-Stunden-Pad-Test auf, der einen 20-minütigen Belastungstest vorsieht,

Tab. 27.4 Beispiel eines Miktionstagebuches

Tag ☐ 1 ☐ 2 ☐ 3 Datum _____

Zeit	Trinkmenge (in ml)	Urinmenge (in ml)	Unfreiwilliger Harnverlust			Harndrang			Wechsel der Hygieneartikel		
			Klein	Mittel	Groß	Fehlend	Normal	Zwingend	Klein	Mittel	Groß
			–	–	–	–	–	–	–	–	–
			–	–	–	–	–	–	–	–	–
			–	–	–	–	–	–	–	–	–

Tab. 27.5 Beispiel der Auswertung eines Miktionstagebuches über 3 Tage

	Tag 1	Tag 2	Tag 3	Median/MW
Trinkmenge über 24 h (in ml)	1200	1100	800	1033
Anzahl des Wasserlassens tagsüber	7	10	9	8,6
Anzahl des Wasserlassens nachts	2	4	3	3
Volumen pro Entleerung (in ml) (Median und Range)	100 (40–200)	110 (50–200)	100 (40–200)	100 (40–200)
Episoden von Harnverlust in 24 h	7 klein	8 klein	4 klein	6,3 klein
Episoden zwingender Harndrang in 24 h	0	0	0	0
Medikamente	0	0	0	0
Auslöser für den Harnverlust	Husten, Treppen steigen	Heben Einkaufstasche	Husten	Husten, Heben, Treppe

Tab. 27.6 Graduierung der Harninkontinenz nach Gramm Harnverlust

Gradeinteilung	Harnverlust	Gewichtszunahme der Einlage (in g)
Grad I	Keine Urininkontinenz	<2
Grad II	Leichte Urininkontinenz	2–10
Grad III	Schwere Urininkontinenz	10–50
Grad IV	Sehr schwere Urininkontinenz	>50

nachdem ein Arzt die Blase mit einer standardisierten Kochsalzlösung mittels Katheter gefüllt hat (Primus et al. 2007b).

Der 1-Stunden-Pad-Test ist ein Testverfahren zur Bestimmung der Stärke des Urinverlusts. Der Patient wird gebeten verschiedene Bewegungsübungen zu machen:

- 100 Stufen auf- und absteigen,
- 10-mal kräftig husten,
- 1 min auf der Stelle laufen,
- 30 s mit geschlossenen Beinen auf der Stelle springen,
- 30 s mit gegrätschten Beinen auf der Stelle springen.

Nach den Bewegungsübungen wird die Vorlage/Windel gewogen und die Gewichtszunahme bestimmt (Abrams et al. 2013) (Tab. 27.6).

Neben diesem Provokationstest ergibt das Miktionstagebuch ein alltagsrelevantes Resultat zum Harnverlust. In diesem Fall werden die Angaben „klein", „mittel" und „groß" durch exakte Angaben zu den jeweiligen Gramm Gewichtszunahme der Einlage zum jeweiligen Zeitpunkt ersetzt (Abrams et al. 2013).

27.2.7 Analyse der Beckenbodenmuskulatur

Für eine differenzierte Beurteilung der Beckenbodenfunktion sind manuelle Untersuchungen und spezifische Messverfahren notwendig. Diese werden von spezialisierten Physiotherapeuten durchgeführt. Für eine vereinfachte nichtinvasive Analyse wird die lokale Beckenbodenaktivität in Seitenlage oder im Sitzen medial des Tuber ischiadicum durch die Patienten selbst (Abb. 27.7) und durch den Physiotherapeuten palpatorisch getestet und nach dem PERFECT-Schema und dem Oxford-Grading beurteilt (Laycock und Jerwood 2001).

Bei der sensomotorischen Kontrolle der lokalen Muskelaktion des Beckenbodens wird jeder Bewegungsauftrag 3-mal gegeben und bezüglich dessen Durchführbarkeit getestet (KNGF Royal Dutch Society for Physical Therapy 2011). Das Beste der drei Resultate wird im Assessment erfasst.

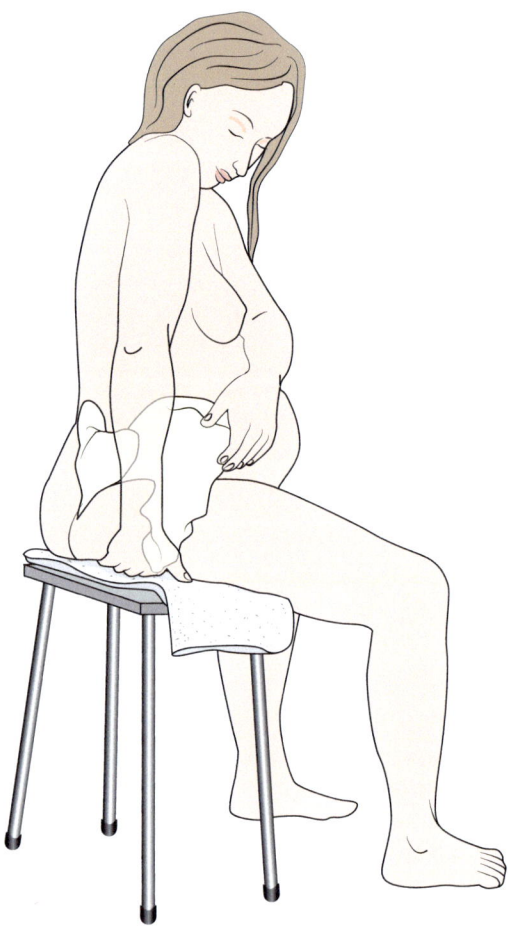

Abb. 27.7 Selbstpalpation bei der Kontrolle der lokalen Muskelfunktion des Beckenbodens

- Lokale Anspannungsfähigkeit: Schließen der Öffnungen.
- Lokale Entspannungsfähigkeit: Lösen der Spannung.
- Test Kaudalsenkung, um den Therapieansatz zu verdeutlichen.
- Lokale Reaktionsfähigkeit bei Husten.

Das Assessment der lokalen Leistungsfähigkeit des Beckenbodens wird nach dem PERFECT-Schema nach Laycock et al. beurteilt (Laycock und Jerwood 2001).

- Die Kontraktionskraft (Power) wird nach dem Oxford-Grading bewertet (Tab. 27.7).

Tab. 27.7 Oxford-Grading. (Modifiziert nach Bo et al. 2007)

Grad	Beckenbodenkontraktion
0	Keine Kontraktion
1	Muskelzittern, kaum wahrnehmbare Kontraktion
2	Schwache Kontraktion
3	Mäßige Kontraktion
4	Gute Kontraktion
5	Starke Kontraktion

- Die Ausdauer (Endurance) wird in der Anzahl Sekunden erfasst, in denen eine submaximale Kontraktion von 60–80 % der Maximalkraft gehalten werden kann. Der Test wird maximal 10 s durchgeführt.
- Die Anzahl der Wiederholungen (Repetitions) wird mit submaximalen Kontraktionen mit jeweils 4 s Pausendauer durchgeführt. Der Test wird maximal 10-mal wiederholt.
- Die Schnellkraft (Fast Contractions) wird getestet, indem möglichst 10 schnelle Kontraktionen mit Maximalkraft durchgeführt werden.
- Der Patient wird angewiesen jede Kontraktion zu zählen (ECT, „every contraction timed").

Ferner wird die Koaktivierung der Muskulatur der lumbo-pelvischen Kontrolle, der Bauch-, Bein- und Beckenmuskulatur und die Reaktionsfähigkeit der Beckenbodenmuskulatur beim Atmen und Husten erfasst. Die tiefe abdominale Muskulatur soll synchron mitarbeiten und der Atemrhythmus beibehalten werden. Ausweichbewegungen, kompensatorische Muskelaktivitäten und Pressatmung mit Kaudalsenkung des Beckenbodens werden korrigiert.

Assessment komplexer Bewegungsmuster in Bezug auf die Koaktivierung der Beckenbodenmuskulatur
- Aktivierung der Muskulatur der lumbo-pelvischen Kontrolle
- Atemmuster, Atemvertiefung, forcierte Exspiration und Inspiration
- Physiologische und unphysiologische Hustenaktivität
- Bewegungsabläufe des Alltags

Weitergehende Analysen des Beckenbodens und der Blasenposition, wie z. B. EMG-Messungen, Sonografie, Muskelkraftmessungen, vaginale und anale Palpationen, werden durch spezialisierte Physiotherapeuten durchgeführt (KNGF Royal Dutch Society for Physical Therapy 2011).

27.2.8 Funktionsfähigkeit und Trainierbarkeit der Beckenbodenmuskulatur

Eine Limitierung der Rehabilitationsfähigkeit der Beckenbodenmuskulatur kann durch folgende Faktoren bedingt sein (KNGF Royal Dutch Society for Physical Therapy 2011):

- Schädigung der Mm. sphincter urethrae internus und externus durch Fissuren, Traumata, Operations- und Strahlenschäden.
- Wahrnehmungsdefizit der Beckenbodenmuskulatur, bei dem Anspannung und Entspannung nicht unterschieden werden können.
- Fehlende Reaktionsfähigkeit der Beckenbodenmuskulatur bei Erhöhung des intraabdominalen Drucks.
- Wahrnehmbare Aktivität, aber sehr schwache Beckenbodenmuskulatur.
- Automatisierte Senkung des Beckenbodens bei Aktivierungsversuchen und Pressdruck.
- Chronische Hypertonie der Beckenbodenmuskulatur.

Das Therapiekonzept wird durch diese Faktoren nicht grundsätzlich in Frage gestellt, aber der Behandlungsaufbau muss adaptiert und die Erwartungshaltung an den Therapieerfolg relativiert werden. Im Bedarfsfall ist eine ärztliche Abklärung und spezialisierte Physiotherapie einzuleiten.

27.3 Therapie – Kontinenztraining bei COPD

Kontinenztraining ist bei Patienten mit COPD stets unter dem Aspekt des Gesamttrainingsprogramms zu betrachten. Behandlungspfade für das Gesamtmanagement des Kontinenztrainings liegen vor (Abrams et al. 2013; KNGF Royal Dutch Society for Physical Therapy 2011). Die Prinzipien der konservativen Therapie basieren weitgehend auf dem Konzept der Beckenbodengymnastik, wie sie von Arnold Kegel (1951) für die Behandlung der Belastungsinkontinenz der Frau vorgestellt wurde (Kegel 1951).

▶ **Beckenbodentraining** Beckenbodentraining („pelvic floor muscle training", PFMT) ist ein repetitiver und willkürlicher Wechsel von Kontraktion und Entspannung des Beckenbodens. Das Hauptziel des Beckenbodentrainings ist es, den Beckenboden zu kräftigen, um den Harnröhrenverschluss zu gewährleisten (Shamliyan et al. 2008).

Kontinenztraining unter Supervision kann den Harnverlust nachweislich reduzieren. Die Funktion des Beckenbodens verbessert sich in der Regel nur langsam. Das Training sollte während 12–24 Wochen durchgeführt werden und ein Heimprogramm einschließen. Erste Erfolge des Kontinenztrainings sind nach frühestens 6 Wochen zu erwarten. Wenn nach 24 Wochen kein Erfolg eintritt, ist die Behandlung abzubrechen (Abrams et al. 2013; KNGF Royal Dutch Society for Physical Therapy 2011).

> **Aufbau des Kontinenztrainings**
> 1. Patientenedukation
> 2. Sensomotorisches Training (Rehabilitationsphase I)
> 3. Hypertrophie- und Ausdauertraining (Rehabilitationsphase II)
> 4. Integration in Alltagsaktivitäten (Integrationsphase)
> 5. Gruppentraining (Erhaltungsphase) inkl. Integration in das Lungenrehabilitationsprogramm

27.3.1 Patientenedukation

Die Integration des selbstständigen Trainings in den Alltag, Sicherheit in Bezug auf die korrekte

Ausführung, Selbstwirksamkeitserwartung, Bereitschaft zu Verhaltensänderung und Erkennen der Pathologie von Symptomen sind die ersten Voraussetzungen. Neben der individuellen Sicht kommen soziale Normen, die soziale Einbindung und die medizinische Versorgung zum Tragen (KNGF Royal Dutch Society for Physical Therapy 2011). Wesentliche Elemente der Patientenedukation sind das Führen des Miktionstagebuches, die Optimierung des Entleerungsverhaltens und das Optimieren der Hustenstrategie. Die Compliance des Patienten kann an konkreten Aufgabenstellungen, wie z. B. Führen des Miktionstagebuchs, überprüft werden.

Miktionstagebuch als Führungsinstrument

Mit Hilfe des Miktionstagebuchs sollten zu Beginn jeder Behandlung die nächsten (kleinen) Lernschritte vereinbart werden. Angestrebt wird eine tägliche Trinkmenge von etwa 2 l. Toilettengänge sollten tagsüber etwa 7-mal und nachts nicht mehr als 2-mal erfolgen. Das normale Entleerungsvolumen beträgt durchschnittlich 300 ml, sollte nicht unter 200 ml und nicht über 500 ml liegen. Bei häufigen Toilettengängen und einem Entleerungsvolumen von unter 150 ml wird der Patient instruiert, den Harndrang zu unterdrücken. Die Zeit zwischen 2 Toilettengängen sollte langsam aufgebaut werden. Wenn nächtliche Toilettenbesuche den Schlaf stören, wird der Patient instruiert, etwa 2 h vor dem Schlafengehen das Trinken einzustellen, jedoch ohne die Gesamttrinkmenge zu reduzieren. Es ist nicht empfehlenswert, die Trinkmenge zu reduzieren, da dies dauerhaft zu einer Reduktion des Blasenvolumens und zu einer Übersensibilität in Bezug auf den Füllungszustand führt (Tab. 27.8) (Nygaard und Linder 1997).

Um eine möglicherweise harntreibende Wirkung von Kaffee, Schwarztee und Alkohol überprüfen zu können, empfiehlt es sich, 3 Tage in Folge auf das jeweilige Getränk zu verzichten. Ferner sollte das Auftreten einer Obstipation wegen des Pressverhaltens dokumentiert werden (Primus et al. 2007a).

Tab. 27.8 Normwerte über einen Beobachtungszeitraum von 24 h. (Primus et al. 2007a)

Trinkmenge	1,5–2 l
Harnentleerungen tagsüber	7- bis 8-mal
Harnentleerungen nachts	0 bis 2-mal
Entleerungsvolumen durchschnittlich (minimal, maximal)	300 ml (200, 500 ml)
Minimaler Abstand zwischen den Entleerungen	2 h
Harnverlust	0
Wechsel Hygieneartikel	0
Drang	Normal

Hustenstrategie

Ziel der Hustenstrategien ist es, den intraabdominalen Druck während des Hustens zu verringern (Miller et al. 1998a). Hierbei ist das Husten mit aufrechtem Körper „über die Schulter Husten" und das kurze, kräftige Anspannen des Beckenbodens vor dem Husten („the knack") entscheidend (Präkontraktion). Wenn diese Maßnahmen koordiniert erfolgen, kann die Beckenbodenspannung während der gesamten Hustenphase gehalten werden (Miller et al. 1998b).

Entleerungsverhalten

Bei Männern und Frauen wird für die Entleerung der Blase der aufrechte Sitz auf einer Toilette empfohlen (Bo et al. 2007). In dieser Position ist der Beckenboden entspannt und die anspruchsvollen koordinativen Abläufe des M. detrusor vesicae, der Mm. sphincter urethrae internus und externus, sowie des M. levator ani und weiterer Muskeln werden ermöglicht. Ein Unterbrechen des Harnstrahls zu Übungszwecken ist zu unterlassen, da es zu einer unerwünschten Konditionierung dieses Bewegungsmusters im Miktionszentrum kommen kann. Automatisch unterbrochener und zu früh beendeter Urinfluss kann zu Restharn führen; Restharnbildung stellt einen der wichtigsten Risikofaktoren für Blasenentzündungen (Zystitis) und Nierenbeckenentzündungen (Pyelonephritis) dar. Chronische Harnwegsinfekte können zur Zerstörung der Schleimhaut am Blasenausgang und zur Schädigung des M. sphincter urethrae internus führen. Bei der Entleerung ist ferner jegliches Pressen zu vermeiden, da dies zu einer Adaption des Entleerungsmusters führen kann. Bei der Entleerung sollten sich Patienten Zeit lassen und die vollständige Entleerung abwarten. Nach der abgeschlossenen Entleerung empfiehlt es sich, den Beckenboden noch in sitzender Position einige Male zu aktivieren, um dessen Reaktionsfähigkeit zu unterstützen (Bo et al. 2007).

Hygieneprodukte
Die verwendeten Hygieneprodukte werden optimal angepasst. Zu unterscheiden sind (Primus et al. 2007a):

- aufsaugende Hilfsmittel (z. B. Einlagen, Windeln),
- ableitende Hilfsmittel (z. B. Urinalkondome, mobile Urinbeutel),
- Pessartherapie (z. B. Vaginaltampons, Würfelpessare).

27.3.2 Sensomotorisches Training – Rehabilitationsphase I

Beckenbodentraining ist die bewusste Anspannung und Entspannung des Beckenbodens. Eine entsprechende Wahrnehmungsfähigkeit ist die Voraussetzung für ein adäquates Training. Es wurde mehrfach belegt, dass über 30 % der gesunden Frauen nicht in der Lage sind, spontan eine korrekte Beckenbodenspannung aufzubauen (Bo et al. 2007). Die Verbesserung der Wahrnehmung erfolgt durch externe taktile Reize medial des Tuber ischiadicum mit verbalem Feedback und stellt eine korrekte Aktivierung sicher. Auf Selbstinstruktion durch Informationsmaterial oder unkontrolliertes Gruppentraining sollte in dieser Phase der Rehabilitation verzichtet werden (Bo et al. 2007).

Das sensomotorische Training ist folgendermaßen aufgebaut (KNGF Royal Dutch Society for Physical Therapy 2011):

- (Weitgehend) isolierte Aktivierung der Beckenbodenmuskulatur,
- Integration der Aktivierung des Beckenbodens in einfache Alltagsaktivitäten,
- Integration der Aktivierung des Beckenbodens in komplexe Alltagsaktivitäten.

> **Fehlerquellen des Beckenbodentrainings (Bo et al. 2007)**
> - Anspannen der äußeren Bauchmuskulatur anstelle des Beckenbodens
> - Anhalten der Luft oder Pressen mit Erhöhung des Drucks im Bauchraum
> - Anspannung der Mm. glutaei und Mm. adductores anstelle der Beckenbodenmuskulatur (Bo und Stien 1994)
> - Unterbrechen des Harnstrahls ist als Übung ungeeignet, da die Blase konditioniert wird, es zu Harnstottern kommen und infektanfälliger Restharn in der Blase zurückbleiben kann

Die Aktivierung der Beckenbodenmuskulatur kann folgendermaßen instruiert werden (Bo et al. 2007):

- „Harnröhre und After schließen und leicht nach innen ziehen."
- „Öffnungen schließen und wie mit einem Lift nach oben bewegen." (im Sitzen und Stehen)
- „Spannen Sie so an, als versuchten Sie, einen Wind (bei Blähungen) zurückzuhalten." (beste Evidenz)
  Dosierungsempfehlungen nach Sapsford et al. (1998):
  - 3 Kontraktionen bei 30–60 % der Maximalkraft der Beckenbodenmuskulatur bis zur lokalen Ermüdung mit 5–7 s Pausendauer.
  - In 4 Serien mit einer Pause von 1–2 min zwischen den Serien.
  - Steigerung auf bis zu 20 min Trainingsdauer täglich (Tab. 27.9).

Die Anspannung der Beckenbodenmuskulatur findet bei der Exspiration statt, die Entspannung bei der Inspiration (Van Kampen 2007). Das Training der Beckenbodenmuskulatur wird an die Bedingungen der Sauerstoffsättigung und der

Tab. 27.9 Übungstagebuch der Rehabilitationsphase I (täglich maximal 20 min). (Sapsford et al. 1998)

Datum _____ Übungstag _____			
	Aktivität	Dosierung	Bemerkungen
Serie 1	3 Kontraktionen 30–60 % Pause 5–7 s	Bis zur lokalen Ermüdung, maximal 30 s	
Serie 2	3 Kontraktionen 30–60 % Pause 5–7 s	Bis zur lokalen Ermüdung, maximal 30 s	
Serie 3	3 Kontraktionen 30–60 % Pause 5–7 s	Bis zur lokalen Ermüdung, maximal 30 s	
Serie 4	3 Kontraktionen 30–60 % Pause 5–7 s	Bis zur lokalen Ermüdung, maximal 30 s	

Dyspnoe angepasst. Als Instruktion sind die Signalworte Anspannen und Ausatmen sowie Entspannen und Einatmen („AA" – „EE") geeignet.

Beispiele für sensomotorisches Training
Im Sitzen kann die Wahrnehmung kurzfristig durch Druckerhöhung mit Hilfe einer längs aufliegenden Rolle verbessert werden. In dieser Ausgangsstellung ist eine Selbstpalpation medial des Tuber ischiadicum zur Kontrolle der Aktivität und Entspannungsfähigkeit möglich. Dasselbe gilt auch für die Seitenlage (Henscher et al. 2004; KNGF Royal Dutch Society for Physical Therapy 2011).

Anschließend wird diese Wahrnehmungsübung mit zunehmend starken forcierten Exspirationsmanövern durchgeführt (Huffing, Huffing fortis, Husten).

27.3.3 Hypertrophie- und Ausdauertraining – Rehablitationsphase II

Das Hypertrophietraining des Beckenbodens entspricht den Trainingsmodalitäten der normalen Skelettmuskulatur (Tab. 27.10). Ziel ist, die Anzahl der aktivierten Motoneuronen zu erhöhen und die Mobilität der Muskelfasern sowie die Anzahl viskoelastischer Fasern zu steigern (Bo et al. 2007). Eine Verbesserung der Kraft und ein Aufbau an Muskelmasse des Beckenbodens führen zu einer Stärkung der Leistungsfähigkeit der Mm. sphincter urethrae internus und externus

und zu einer stabilen Lage des Blasenhalses (Dumoulin und Hay-Smith 2008).

Dosierungsempfehlungen nach den KNGF-Leitlinien (KNGF 2011):

- Steigernd bis 8–12 Kontraktionen mit Maximalkraft bis zur Ermüdung.
- 3 Serien täglich.
- Steigernd von 1–3 s bis 6–8 s pro Kontraktion.
- 1–2 min Pause zwischen den Serien.
- 2- bis 3-mal wöchentlich.

27.3.4 Integration in den Alltag – Integrationsphase

Ein funktionelles Training sollte insbesondere mit Bewegungen gekoppelt sein, die zur Erhöhung des intraabdominalen Druckes führen. Solange die Reaktionsfähigkeit des Beckenbodens reduziert ist, werden alle relevanten Alltagsbewegungen, die als Auslöser für Harnverlust identifiziert wurden, mit gleichzeitiger Beckenbodenkontraktion durchgeführt. Häufige Auslöser für Harnverlust sind neben Husten, das Aufstehen vom Stuhl und Hinsetzen, das Anziehen von Schuhen, das Heben und Tragen, das Aufstehen aus dem Bett, das Gehen auf unebenem Boden und das Treppensteigen. Patienten werden instruiert, vor jeder Aktivität mehrere maximale Beckenbodenkontraktionen durchzuführen und die Spannung während der Ak-

Tab. 27.10 Übungstagebuch der Rehabilitationsphase II (2- bis 3-mal wöchentlich). (Nach KNGF-Leitlinien 2011)

Datum _____ Übungstag _____			
	Aktivität	Dosierung	Bemerkungen
Serie 1	8–12 Maximalkontraktionen	1–3 s bis maximal 6–8 s	
	Pause 10–20 s		
Serie 2	8 Maximalkontraktionen	1–3 s bis maximal 6–8 s	
	Pause 10–20 s		
Serie 3	8 Maximalkontraktionen	1–3 s bis maximal 6–8 s	
	Pause 10–20 s		

KNGF Royal Dutch Society for Physical Therapy

tivität beizubehalten. Die Exspiration bei gleichzeitiger Beckenbodenaktivität und das allgemeine Bewegungsverhalten werden optimiert.

▶ Während des Übens darf es nicht zu Harnverlust kommen, um eine Konditionierung zu vermeiden. Auch ist auf eine ausreichende Länge der Erholungsphase zu achten.

27.3.5 Gruppentraining – Erhaltungsphase

Gruppentherapie ist nur dann sinnvoll, wenn der Patient in der Lage ist, die Beckenbodenmuskulatur korrekt zu aktivieren. In der Regel wirkt die Gruppe motivierend und senkt die Abbrecherquote (Drop-out) (Bo et al. 2007). Die Compliance kann bei bis zu 90 % liegen. Das Gruppentraining wird in der Regel 1–2 h wöchentlich während eines Zeitraums von 3–6 Monaten durchgefuhrt. Zusätzlich können Experten anderer Gesundheitsberufe integriert werden, wie z. B. Ärzte, Sexualtherapeuten, Psychotherapeuten oder Ernährungsberater. Bei Frauen mit Inkontinenz ist der positive Effekt von Gruppentraining gegenüber Heimtraining, das alleine durchgeführt wird, bereits nachgewiesen (Bo et al. 2007).

Literatur

Abrams P, Cardozo L, Khoury S, Wein A (2013) Incontinence, 5. Aufl. ICUD-EAU, Paris

Alken CE, Sökeland J, Rübben H (2001) Urologie. Thieme, Stuttgart

Avery K, Donovan J, Peters TJ, Shaw C, Gotoh M, Abrams P (2004) ICI-Q: A brief and robust measure for evaluation the symptoms and impact of urinary incontinence. Neurol Urodyn 23:322–330

Baessler K, Schüssler B, Burgio KL, Moore KH, Norton PA, Stanton SL (2008) Pelvic floor re-education. Springer, London

Barber MD, Bremer RE, Thor KB, Dolbert PC, Kuehl TJ, Coates KW (2002) Innervation of the female levator ani muscles. Am J Obstet Gynecol 187:64–71

Beutel ME, Hessel A, Schwarz R, Brähler E (2005) Prävalenz der Urininkontinenz in der deutschen Bevölkerung. Komorbidität, Lebensqualität, Einflussgrössen. Urol A 44:232–238

Bo K, Stien R (1994) Needle EMG registration of striated urethra wall and PFM activity patterns during cough, valsalva, hip adductor, and gluteal muscle contractions in nulliparous healthy females. Neurourol Urodyn 13:35–41

Bo K, Berghmans B, Morkved S, van Kampen M (2007) Evidence based physical therapy for the pelvic floor. Elsevier, Edinburgh

Bright E, Drake MJ, Abrams P (2011) Urinary diaries: Evidence for the development and validation of diary content, format and duration. Neurol Urodyn 30: 348–352

Cornacchia M, Zenorini A, Perobelli S, Zanolla L, Mastella G, Braggion C (2001) Prevalence of urinary incontinence in women with cystic fibrosis. BJU Int 88:44–48

DeLancey JOL (1990) Anatomy and physiology of urinary continence. Clin Obstet Gynecol 33(2): 298–307

Dodd ME, Langman H (2005) Urinary incontinence in cystic fibrosis. J Res Soc Med 98:28–36

Dorschner W, Stolzenburg JU, Dietrich F (1994) A new theory of micturation and urinary continence based on histological studies. Urol Int 52:61–64

Dumoulin C, Hay-Smith J (2008) Pelvic floor muscle training versus no treatment for urinary incontinence in women. A Cochrane systematic review. Eur J Phys Rehabil Med 44:47–63

Gumery L, Hodgson G, Humphries N (2002) The prevalence of urinary incontinence in the adult male population of a regional cystic fibrosis centre. J Cyst Fibros Supl 1:173

Hendriks EJM, Bernards ATM, Berghmans BCM, de Bie RA (2007) The psychometric properties of the PRAFAB questionnaire: a brief assessment questionnaire to evaluate severity of urinary incontinence in women. Neurol Urodyn 26:998–1007

Henscher U, Hüter-Becker A, Dölken M (Hrsg) (2004) Physiotherapie in der Gynäkologie. Thieme, Stuttgart

Howard D, Miller JM, DeLancey JOL (2000) Differential effects of cough, valsalva, and continence status on vesical neck movement. Obstet Gynecol 95(4): 535–540

Huland H (1991) Morphologische Grundlagen zur radikalen Prostatektomie. Urol A 30:361–369

Kegel AH (1951) Physiologic therapy for urinary incontinence. JAMA 146(10):915–917

Klovning A, Avery K, Sandvik H, Hunskaar S (2009) Comparison of two questionnaires for assessing the severity of urinary incontinence: The ICIQ-UI SF versus the incontinence severity index. Neurourol Urodyn 28:411–415

KNGF Royal Dutch Society for Physical Therapy (2011) Clinical guidelines for the physical therapy in patients with stress urinary incontinence. 121(3):1–22

Köhler B (2011) Harninkontinenz durch chronischen Husten. Med Rev 6:13

Köhler B (2013) Harninkontinenz bei COPD. Kongresszeitung 6. Symposium Lunge in Hattingen an der Ruhr 16–18

Köhler B (2014) Prävalenz und Auswirkung von Harninkontinenz bei Frauen und Männern mit chronisch obstruktiver Lungenerkrankung (COPD). Inaugural-Dissertation in der Medizin durch die Medizinische Fakultät der Universität Duisburg-Essen

Köhler B, Lingemann J, Isler M, Passweg D, Weinreich G, Teschler H (2013) Lack of knowledge about symptoms and treatment options of urinary incontinence in men and women with chronic obstructive pulmonary disease (Abstract). Neurourol Urodyn 32(6):543–544

Laycock J, Jerwood D (2001) Pelvic floor muscle assessment: the PERFECT Scheme. Physiotherapy 87: 631–642

Miller JM, Ashton-Miller JA, DeLancey JOL (1998a) Quantification of cough-related urine loss using paper towel test. Obstet Gynecol 91:705–709

Miller JM, Ashton-Miller JA, DeLancey JO (1998b) A pelvic muscle contraction can reduce cough-related urine loss in selected women with SUI. J Am Geriatr Soc 46:870–874

Myers RP (1991) Male urethral sphincteric anatomy and radical prostatectomy. Urol Clin North Am 18:211–227

Nixon GM, Glazner JA, Martin JM, Suwer SM (2002) Urinary incontinence in female adolescents with cystic fibrosis. Pediatrics 110:e22

Nygaard I, Linder M (1997) Thirst at work – an Occupational Hazard? Int Urogynecol J Pelvic Floor Dysfunct 8:340–343

Primus G, Heidler H, Klingler HC (2007a) Belastungsinkontinenz bei Mann und Frau, 1. Aufl. Uni-Med, Bremen

Primus G, Heidler H, Klingler C (2007b) Lüftenegger W. Belastungsinkontinenz bei Mann und Frau. Uni-Med, Bremen

Sapsford R, Bullock-Saxton J, Markwell S (1998) Women's health. WB Saunders Company Ltd, Edinburgh

Sapsford RR, Hodges PW (2001) Contraction of the pelvic floor muscles during abdominal manoeuvres. Arch Phys Mad Rehab 82:1081–1088

Schär G, Sarlos D (2003) Harninkontinenz der Frau – Pathophysiologie und Diagnostik. Ther Umsch 60: 249–256

Schnell K, Weiss CO, Lee T, Krishnan JA, Wolff JL, Boyd C (2012) The prevalence of clinically-relevant comorbid conditions in patients with physician-diagnosed CODP: a cross-sectional study using data from NHANES 1999–2008. BMC Dermatol 12:1–9

Shamliyan TA, Kane RL, Wyman J, Wilt TJ (2008) Systematic review: randomized, controlled trials of nonsurgical treatments for urinary incontinence in women. Ann Intern Med 148(6):459–474

Sökeland J, Rübben H, Schulze H, Helpap B, Körner I, Schenk M, Sperling H (2008) Urologie. Thieme, Stuttgart

Steiner MS (1991) The puboprostatic ligament and the male urethral suspensory mechanism; an anatomical study. Urology 145:512–514

Van Kampen M (2007) Beckenbodenrehabilitation. In: van den Berg (Hrsg) Angewandte Physiologie Teil 3 Therapie, Training, Tests. Thieme, Stuttgart

Lebensqualität

Jörg Steier und Anne-Kathrin Rausch-Osthoff

Inhaltsverzeichnis

Die chronisch-obstruktive Lungenerkrankung (COPD) hat große Auswirkungen auf die Lebensqualität der betroffenen Patienten. Bei der **krankheitsbezogenen Lebensqualität** ist die Multidimensionalität zu beachten, d. h., die Lebensqualität umfasst mehrere Bereiche. Die emotionalen Folgen sind vielfältig, oft kommt es bei **schwerer COPD** zu emotionaler Labilität, erhöhter Reizbarkeit, Fatigue, Angststörungen, oder Depressionen (Ede et al. 1999; Mikkelsen et al. 2004; Hanania et al. 2011; Goërtz et al. 2019; Paddison et al. 2013). Untersuchungen bei COPD-Patienten haben gezeigt, dass **die Prävalenz von Angst** und Depression zwischen 2–50 % variiert (Light et al. 1985; Karajgi et al. 1990; Dowson et al. 2001). Van Ede et al. stellten in Übereinstimmung eine Prävalenz von 6–24 % fest (Mikkelsen et al. 2004). Unabhängig von der Schwere der COPD Erkrankung ist die Depression ein Prädikator für Hospitalisierung im Zusammenhang mit Exazerbationen (Iyer et al. 2015; Blakemore et al. 2019). Die Krankheit **vermindert** das Selbstvertrauen, und die Patienten fühlen sich häufig ausgeliefert, hilflos, einsam und mit ihren Beschwerden nicht ernst genommen. Auffallende Krankheitssymptome wie Zyanosen, abweichendes Körpergewicht, Uhrglasnägel, Trommelschlegelfinger und chronischer Husten mit Auswurf sind für die Betroffenen stigmatisierend, verunsichern das Selbstwertgefühl und können zusätzlich die soziale Integration erschweren. Manche Patienten nehmen sich als eine Bürde für andere wahr, andere entwickeln

J. Steier (✉)
Guy's & St Thomas' NHS Foundation Trust, King's College London, London, Großbritannien
e-mail: Joerg.Steier@gstt.nhs.uk

A.-K. Rausch-Osthoff
Departement Gesundheit, Institut für Physiotherapie, Zürcher Hochschule für Angewandte Wissenschaften (ZHAW), Winterthur, Schweiz
e-mail: anne-kathrin.rausch@zhaw.ch

J. Steier, A.-K. Rausch-Osthoff (Hrsg.), *Physiotherapie bei chronisch-obstruktiven Atemwegs- und Lungenerkrankungen*, https://doi.org/10.1007/978-3-662-63613-8_28

Strategien, trotz COPD Lebensqualität zu empfinden (Johansson et al. 2019).

28.1 Exazerbationen: Beeinträchtigung der Lebensqualität

Exazerbationen beeinträchtigen zusätzlich die Lebensqualität (Seemungal et al. 1998; Spencer et al. 2004; Doll et al. 2002; Jones und Stahl 2003); je öfter diese auftreten, desto schneller erfahren die Patienten eine Verschlechterung ihrer Lebensqualität.

Es zeigte sich, dass nicht nur die körperliche Einschränkung während einer Exazerbation, sondern auch die Angst vor einem neuen Schub bzw. einer erneuten Hospitalisierung und negativen Stimmungen ein großes Problem für COPD-Patienten ist. Vor allem der eigene persönliche Umgang mit der Krankheit spielt eine entscheidende Rolle. Häufig entsteht eine Reihe von psychosozialen Stressfaktoren.

Psychosoziale Stressfaktoren bei COPD-Patienten

- Abhängigkeit von medizinischen Versorgungssystemen
- Angst und Depression (allgemein)
- Angst vor akuten Atemnotattacken
- Schlafstörungen
- Sexuelle Dysfunktion
- Hypoxämie/Hyperkapnie
- Chronische Schmerzen
- Fatigue
- Einschränkung der sozialen Kontakte
- Finanzielle Verschlechterung
- Gefühl des Ausgeliefertseins, Hilflosigkeit
- Mehrere Krankheiten oder Störungen zugleich (Multimorbidität)
- Probleme am Arbeitsplatz
- Veränderungen des Körperschemas und des Körperbildes
- Verminderte kardiopulmonale Leistungsfähigkeit
- Verminderung des Selbstwertes

28.2 Assessment der gesundheitsspezifischen Lebensqualität

Im Sinne einer patientenzentrierten Versorgung kann der Nutzen einer Therapie hinterfragt und der Nachweis eines Behandlungserfolgs aus Patientensicht gefordert werden. Ob eine Reduktion der Krankheitssymptome auch zu einer verbesserten Lebensqualität führt, kann nur der Patient aus seiner subjektiven Perspektive sagen. „Patient Reported Outcome Measures" (PROMs) helfen, diese Perspektive standardisiert zu erfassen (Black 2013). Um Gesundheitsstatus und Erfolg einer physiotherapeutischen Maßnahme aus der Sicht des Patienten zu beurteilen, darf auf die Messung der Lebensqualität nicht verzichtet werden. In der pneumologischen Rehabilitation werden für das Assessment **verschiedene Fragebögen** verwendet:

Short-Form-36-Fragebogen (SF36): Der SF36-Fragebogen wird eingesetzt, um die gesundheitsbezogene Lebensqualität, d. h. das physische und psychosoziale Wohlbefinden sowie das funktionale Vermögen der Patienten zu erfassen (Puhan et al. 2004). Häufig wird die deutschsprachige, validierte (Puhan et al. 2005; Guyatt et al. 1987; Mahler und Mackowiak 1995; Bullinger 1995), selbstadministrierende Version des SF36 (IQOLA, Version 1.0 1999) für Patienten mit COPD eingesetzt.

Der Fragebogen besteht aus insgesamt 36 Items, die in 8 Kategorien untergliedert sind. Die Patienten sollen jede Frage anhand einer Likert-Skala unterschiedlicher Abstufung (2–6) beantworten. Die Scores der Einzelkategorien werden zu zwei übergeordneten Summenscores für das körperliche und psychische Wohlbefinden zusammengefasst.

Chronic Respiratory Questionnaire (CRQ): Der CRQ ist ein Fragebogen, der die krankheitsspezifische Lebensqualität von Patienten mit COPD erfasst (Wijkstra et al. 1994). Allerdings ist er mit 50 Items sehr umfangreich. In der Praxis wird v. a. die deutsche, selbstadministrierende Version (Puhan et al. 2004, 2005; Guyatt et al. 1987) verwendet, mit der man den Therapieerfolg des Patienten ohne allzu großen Aufwand kontrollieren kann.

Der **Fragebogen** besteht aus insgesamt 20 Fragen, die in **vier Kategorien** untergliedert sind:

1. Atemnot,
2. Erschöpfung,
3. Stimmungslage,
4. Krankheitsbewältigung.

Die Patienten sollen jede Frage anhand einer 7-Punkte-Skala beantworten, die Einschränkungsgrade reichen von 1 (maximale Einschränkung) bis 7 (keine Einschränkung). Der Summenscore wird durch Summierung der Einzelwerte aller 20 Fragen berechnet.

Neben den oben angegebenen Fragebögen kommen auch die folgenden **Assessments** zum Einsatz:

- EuroQoL-5D (Quality of Life 5-Dimensions Questionnaire, EQ-5D),
- St. George's Respiratory Questionnaire (SGRQ, 50 Fragen, 3 Komponenten, 0–100 Punkte, höhere Punktzahl bedeutet mehr Limitationen),
- modifizierte Borg-Skala (0–10 Punkte, höhere Punktzahl bedeutet mehr Atemnot),
- MRC-Dyspnoe-Skala (0–5, höhere Punktzahl bedeutet mehr Atemnot).

Sexualität ist eine relevanter Faktor für Lebensqualität und Patienten mit COPD ist es ein Bedürfnis, darüber zu sprechen (Zysman et al. 2020; Levack et al. 2015; Kaptein et al. 2008). Viele Fachpersonen fuhlen sich jedoch immer noch gehemmt, frei über Sexualität zu sprechen (Steuer-Stey et al. 2020). Das Merkblatt COSY (Communication about Sexuality in COPD) kann hier in der angewandten Kommunikation hilfreich sein (Link: www.lungenliga.ch/cosy).

28.3 Verbesserung der Lebensqualität

Forschungsergebnisse konnten hinreichend belegen, dass die pulmonale Rehabilitation einen positiven Effekt auf die krankheitsbezogene Lebensqualität und assoziierte Domänen, wie z. B. Dyspnoe, Fatigue und Krankheitsbewälti-

gung, von Patienten mit COPD hat (McCarthy et al. 2015). Auch gibt es robuste Evidenz, dass die pulmonale Rehabilitation einen klinisch relevanten positiven Einfluss auf Angst und Depression hat (Gordon et al. 2019). Um diese Ziele zu erreichen, sollten die o. g. Symptome, die unmittelbar die Lebensqualität beeinflussen, in einer pulmonalen Rehabilitation Besserung erfahren (Lacasse et al. 1996, 1997, 2003; Criner et al. 1999). Neben der medikamentösen Therapie tragen physiotherapeutische Maßnahmen wie regelmäßiges rehabilitatives Aufbautraining zur Verbesserung der **Lebensqualität** und **Belastbarkeit** bei. Lacasse et al. (1996, 1997, 2003), Verrill et al. (2005), Benzo et al. (2000) sowie die NETT-Study Group (Ries et al. 2005) berichteten über eine Verbesserung mancher Aspekte der mentalen Gesundheit von COPD-Patienten als Ergebnis der getesteten Trainingsprogramme. In einer randomisierten, kontrollierten pulmonalen Rehabilitation über 4 und 7 Wochen errechneten Sewell et al. (2006) aus den Patientenangaben bereits nach 4 Wochen eine statistisch signifikante und klinisch relevante Verbesserung der Aspekte: Atemnot, Erschöpfung und Stimmungslage. Nicht verbessert hat sich die Krankheitsbewältigung. Auch die Förderung von Selbstmanagementkompetenzen hat einen positiven Effekt auf die krankheitsbezogene Lebensqualität und Anzahl Hospitalisierungen (Long et al. 2019).

Literatur

Benzo R, Flume PA, Turner D, Tempest M (2000) Effect of pulmonary rehabilitation on quality of life in patients with COPD: the use of SF-36 summary scores as outcomes measures. J Cardpulm Rehabil 20: 231–234

Black N (2013) Patient reported outcome measures could help transform healthcare. BMJ 346(7896). f167. ISSN 0959-8138. https://doi.org/10.1136/bmj.f167

Blakemore A, Dickens C, Chew-Graham CA, Afzal et al (2019) Depression predicts emergency care use in people with chronic obstructive pulmonary disease: a large cohort study in primary care. Int J Chron Obstruct Pulmon Dis 14:1343–1353

Bullinger M (1995) German translation and psychometric testing of the SF-36 health survey: preliminary results from the IQOLA Project. International quality of life assessment. Soc Sci Med 41:1359–1366

Criner G, Cordova FC, Leyenson et al (1999) Randomised controlled trial comparing bilateral lung volume reduction surgery to pulmonary rehabilitation in severe chronic pulmonary disease. Am J Respir Crit Care Med 160:2018–2027

Doll H, Grey-Amante P, Duprat-Lomon I (2002) Quality of life in acute exacerbation of chronic bronchitis: results from a German population study. Respir Med 96:39–51

Dowson C, Laing R, Barraclough R et al (2001) The use of the Hospital Anxiety and Depression Scale (HADS) in patients with chronic obstructive pulmonary disease: a pilot study. NZ Med J 114:447–449

Ede L v, Yzermans CJ, Brouwer HJ (1999) Prevalence of depression in patients with chronic obstructive pulmonary disease: a systematic review. Thorax 54:688–692

Goërtz YMJ, Spruit MA, Van 't Hul AJ, Peters JB, Van Herck M, Nakken N, Djamin RS, Burtin C, Thong MSY, Coors A, Meertens-Kerris Y, Wouters EFM, Prins JB, Franssen FME, Muris JWM, Vanfleteren LEGW, Sprangers MAG, Janssen DJA, Vercoulen JH (2019) Fatigue is highly prevalent in patients with COPD and correlates poorly with the degree of airflow limitation. Ther Adv Respir Dis 13:1753466619878128

Gordon CS, Waller JW, Cook RM, Cavalera SL, Lim WT, Osadnik CR (2019) Effect of pulmonary rehabilitation on symptoms of anxiety and depression in COPD: a systematic review and meta-analysis. Chest 156(1):80–91

Guyatt GH, Berman LB, Townsend M, Pugsley SO, Chambers LW (1987) A measure of quality of life for clinical trials in chronic lung disease. Thorax 42:773–778

Hanania NA, Müllerova H, Locantore NW, Vestbo J, Watkins ML et al (2011) Determinants of depression in the ECLIPSE Chronic Obstructive Pulmonary Disease Cohort. Am J Respir Crit Care Med 183:604–611

Iyer AS, Bhatt SP, Garner JJ, Wells JM, Trevor JL et al (2015) Depression is associated with readmission for acute exacerbation for Chronic Obstructive Pulmonary Disease. Ann Am thorac Soc 13(2):197–203

Johansson H, Berterö C, Berg K, Jonasson LL (2019) To live a life with COPD – the consequences of symptom burden. Int J Chron Obstruct Pulmon Dis 14:905–909

Jones PW, Stahl E (2003) Reducing exacerbations leads to a better health-related quality of life in patients with COPD. Eur Respir J 22(Suppl. 45):238

Kaptein AA, van Klink RC, de Kok F, Scharloo M, Snoei L, Broadbent E, Bel EH, Rabe KF (2008) Sexuality in patients with asthma and COPD. Respir Med 102(2):198–204

Karajgi B, Rifkin A, Doddi S, Kolli R (1990) The prevalence of anxiety disorders in patients with chronic obstructive pulmonary disease. Am J Psychiatry 147:200–201

Lacasse Y, Wong E, Guyatt GH (1996) Meta-analysis of respiratory rehabilitation in chronic obstructive pulmonary disease. Lancet 348:1115–1119

Lacasse Y, Guyatt GH, Goldstein RS (1997) The components of a respiratory rehabilitation program: a systematic overview. Chest 111:1077–1088

Lacasse, Y, Brosseau L, Milne S (2003) Pulmonary rehabilitation for chronic obstructive pulmonary disease. Cochrane Libr Issue 1, Oxford

Levack WMM, Poot B, Weatherall M, Travers J (2015) Interventions for sexual dysfunction in people with chronic obstructive pulmonary disease (COPD). Cochrane Database Syst Rev 9:CD011442

Light RW, Merrill EJ, Despars JA, Gordon GH, Mutalipassi LR (1985) Prevalence of depression and anxiety in patients with COPD. Relationship to functional capacity. Chest 87:35–38

Long H, Howells K, Peters S, Blakemore A (2019) Does health coaching improve health-related quality of life and reduce hospital admissions in people with chronic obstructive pulmonary disease? A systematic review and meta-analysis. Br J Health Psychol 24(3):515–546

Mahler DA, Mackowiak JI (1995) Evaluation of the short-form 36-item questionnaire to measure health-related quality of life in patients with COPD. Chest 107:1585–1589

McCarthy B, Casey D, Devane D, Murphy K, Murphy E, Lacasse Y (2015) Pulmonary rehabilitation for chronic obstructive pulmonary disease. Cochrane Database Syst Rev (2):CD003793

Mikkelsen RL, Middelboe T, Pisinger C, Stage K (2004) Anxiety and depression in patients with chronic obstructive pulmonary disease (COPD). A review. Nord J Psychiatry 58:65–70

Paddison JS, Effing TW, Quinn S, Frith PA (2013) Fatigue in COPD: association with functional status and hospitalization. Eur Respir J 41:565–570

Puhan MA, Behnke M, Laschke M et al (2004) Self-administration and standardisation of the chronic respiratory questionnaire: a randomised trial in three German-speaking countries. Respir Med 98:342–350

Puhan MA, Schunemann HJ, Frey M, Scharplatz M, Bachmann LM (2005) How should COPD patients exercise during respiratory rehabilitation? Comparison of exercise modalities and intensities to treat skeletal muscle dysfunction. Thorax 60:367–375

Ries AL, Make BJ, Lee SM et al (2005) The effects of pulmonary rehabilitation in the national emphysema treatment trial. Chest 128:3799–3809

Seemungal TA, Donaldson GC, Paul EA et al (1998) Effect of exacerbation on quality of life in patients with chronic obstructive pulmonary disease. Am J Respir Crit Care Med 157:1418–1422

Sewell L, Singh SJ, Williams JE, Collier R, Morgan MD (2006) How long should outpatient pulmonary rehabilitation be? A randomised controlled trial of 4 weeks versus 7 weeks. Thorax 61:767–771

Spencer S, Calverley PM, Burge PS, Jones PW (2004) Impact of preventing exacerbations on deterioration of health status in COPD. Eur Respir J 23:698–702

Steuer-Stey C, Strassmann A, Dalla Lana K et al (2020) Sexuality in chronic obstructive pulmonary disease (SEXY COPD). Eur Respir J 56:1824

Verrill D, Barton C, Beasley W, Lippard WM (2005) The effects of short-term and long-term pulmonary rehabilitation on functional capacity, perceived dyspnea, and quality of life. Chest 128:673–683

Wijkstra PJ, Vergert EM t, Otten AR v et al (1994) Reliability and validity of the chronic respiratory questionnaire (CRQ). Thorax 49:465–467

Zysman M, Rubenstein J, Le Guillou F et al (2020) COPD burden on sexual well-being. Respir Res 21:311

Teil IV

Atemtherapie und atemtherapeutische Maßnahmen

Einführung in die Prinzipien der Atemtherapie

Joachim Schmidt

Inhaltsverzeichnis

29.1   Einflussnahme auf die Atmung

Die Lunge wird durch die Aktivität der Atemmuskulatur ventiliert und durch die Aktivität des Herzmuskels perfundiert. Physiologisch bewirkt die Zwerchfellkontraktion die Inspiration der Ruheatmung. Dabei werden elastische Strukturen vorgedehnt, deren Retraktionskräfte im Wesentlichen die Exspiration während der Entspannungsphase des Zwerchfells bewirken und diese somit passiv erfolgen lassen. Erst bei einer körperlichen Anstrengung oder beim Vorliegen einer Störung werden zusätzlich in- und/oder exspiratorische Atemmuskeln eingesetzt, um die Atmung bedarfsgerecht zu steigern. Atemtiefe und -frequenz werden normalerweise automatisiert und ökonomisch nach Bedarf gesteuert. Sie können aber durch Emotionen, Schmerz oder auch willkürlich beeinflusst werden. Die willkürliche Einflussnahme auf die Atmung ist eine grundlegende Voraussetzung für zahlreiche atemtherapeutische Interventionen, welche aktiv auszuführen sind und manuell oder apparativ lediglich fazilitiert werden können. Ein wesentlicher Anteil dieser aktiven Interventionen beinhaltet deshalb eine verbale, visuelle und/oder taktile Instruktion, sowie die Kontrolle und eine allfällige Korrektur der Ausführung. Nicht selten genießt dabei die Anleitung zur selbstständigen

J. Schmidt (✉)
Institut für Physiotherapie, Schwerpunkt Respiratory,
Inselspital Universitätsspital Bern, Bern, Schweiz
e-mail: joachim.schmidt@insel.ch

© Der/die Autor(en), exklusiv lizenziert an Springer-Verlag GmbH, DE,
ein Teil von Springer Nature 2022
J. Steier, A.-K. Rausch-Osthoff (Hrsg.), *Physiotherapie bei chronisch-obstruktiven Atemwegs- und Lungenerkrankungen*, https://doi.org/10.1007/978-3-662-63613-8_29

Durchführung einen hohen Stellenwert, weil die atemtherapeutischen Übungen teilweise mehrmals täglich durchgeführt werden sollen und in solchen Fällen eine stetige therapeutische Begleitung meist nicht möglich ist. Die sich rasch entwickelnden Möglichkeiten der Telemedizin können dabei in Ergänzung hilfreich eingesetzt werden. In schweren, meist akut pathologischen Zuständen, wird die Atmung manchmal durch nicht willkürlich beeinflussbare Prozesse gesteuert, was passive atemtherapeutische Interventionen erfordert. Dazu zählen beispielsweise Lagerungen, physikalische Anwendungen, manuelle oder apparative Unterstützung.

29.2 Häufige physiotherapeutische Anwendungsbereiche der Atemtherapie

Übergeordnet hat die Atemtherapie im Wesentlichen zum Ziel, die Lungenventilation prophylaktisch aufrechtzuerhalten, um Komplikationen vorzubeugen oder diese bei einer vorliegenden Störung therapeutisch zu verbessern und die dafür aufzuwendende Atemarbeit zu reduzieren. In der Folge werden einzelne Aspekte dazu etwas detaillierter beleuchtet.

29.2.1 Atemmechanik

Die Grundvoraussetzung für eine gut funktionierende Lungenventilation ist neben einem gesunden Lungengewebe auch eine intakte Atemmechanik. Dazu gehören sowohl ein uneingeschränkter Wirkungsgrad und die ausreichende Kraft der Atemmuskulatur als auch die Elastizität und Beweglichkeit des Thorax sowie ein schmerzfreier Zustand. Störungen der Atemmechanik sind daher analog zu funktionellen Einschränkungen des Lungengewebes als Restriktion zu betrachten.

Schmerzen können das Atemvolumen und/oder die Atemfrequenz negativ beeinflussen und dadurch eine Hyper- oder Hypoventilation bewirken. Während Schmerzen stets einer sorgfältigen

Abklärung der Ursachen bedürfen und angepasst behandelt werden müssen, können sie oft durch eine willkürlich verbesserte Atmung positiv beeinflusst werden. Verspannte thorakale Skelettmuskeln, die eingeschränkte Beweglichkeit von thorakalen Gelenken oder Fehlhaltungen schränken die Atemmechanik ebenfalls ein und können dadurch eine optimale Ventilation behindern. Eine begleitende manualtherapeutische Behandlung der betroffenen Strukturen ist deswegen oft hilfreich.

▶ **Tipp** Die Einflussnahme auf Schmerzen kann während der Tiefatmung durch eine taktile Führung und allenfalls sogar durch eine gleichzeitige manuelle Behandlung verspannter Atemhilfsmuskeln noch verstärkt werden.

Stehen dem Zwerchfell erhöhte abdominale Widerstände gegenüber, sind solche in der Regel nicht ganz so leicht aus dem Weg zu schaffen. Eine stark ausgeprägte Adipositas kann daher eine langfristige Hypoventilation verursachen.

Allenfalls kann die Schwerkraft mit einer gezielten Lagerung dazu ausgenutzt werden, das Zwerchfell in seiner Aktivität vorübergehend zu unterstützen.

Die Kraft des Zwerchfells kann beispielsweise im Rahmen neuromuskulärer Grunderkrankungen, nach Langzeitintubation oder bei einer Läsion des N. phrenicus beeinträchtigt sein, wodurch die Ventilation entsprechend reduziert wird. Die Kraft des Zwerchfells lässt sich mit einem speziellen Messgerät ermitteln, um das inspiratorische Muskeltraining gezielt gestalten zu können. Nicht alle Ursachen einer Zwerchfellschwäche sind aber reversibel. Gerade im Rahmen von neuromuskulären Grunderkrankungen ist darauf zu achten, dass die Ventilation trotz bestehender Zwerchfellschwäche so gut als möglich gewährleistet ist, um pulmonalen Komplikationen vorzubeugen. Nicht selten wird im progressiven Krankheitsverlauf der Einsatz einer apparativen Atemunterstützung erforderlich. Ein solcher kann auch bei akuten Situationen erforderlich werden, wenn die Störung eine deutliche Erhöhung der Atemarbeit erfordert. Dabei kann die Atemmuskulatur so stark ermüden, dass sie ihre Aufgabe nicht mehr bedarfsgerecht erfüllen kann und bei einem drohenden Versagen apparativ unterstützt oder schlimmstenfalls vorübergehend sogar vollständig ersetzt werden muss.

▶ **Tipp** Steht für die Messung der Zwerchfellkraft kein Messgerät zur Verfügung, kann die Aktivität des Zwerchfells unter dem Rippenbogen ertastet werden. Durch Schnüffeln wird die Aktivität noch deutlicher tastbar.

29.2.2 Atemwahrnehmung und aktive Veränderung des Atemmusters

Das Atemmuster beschreibt als Bestandteil der Befundaufnahme die Art und Qualität der Ein- und Ausatmung und definiert dadurch auch allfällige Abweichungen zur Normalatmung. Dazu gehören beispielsweise Aspekte wie Atemfrequenz und -rhythmus, Atemlokalisation und -expansion, Atemmittellage, Nasen- oder Mundatmung, Geräusche, normaler oder forcierter Einsatz der Atemmuskulatur, Einsatz der Atemhilfsmuskulatur, paradoxe Muskelaktivität oder paradoxe Bewegungen.

Wie in Abschn. 29.1 beschrieben, findet die Atmung in der Regel unbewusst und physiologischerweise ökonomisch statt. Somatische Störungen oder emotionale Erregungen beeinflussen die Atmung in der Regel ebenfalls unbewusst, aber oft nicht ökonomisch, und gewisse Veränderungen des Atemmusters können sich unbemerkt einschleichen und dauerhaft oder situativ zur Gewohnheit werden. Um das Atemmuster willkürlich zu korrigieren, damit die Ventilation optimiert und die Atemarbeit ökonomisiert werden, muss die Atmung zuerst bewusst wahrgenommen werden können. Dennoch kann das Atemmuster aber nicht in jedem Fall auf dem direkten Weg, sondern manchmal nur indirekt korrigiert werden. Dazu kann die Wechselwirkung zwischen der Qualität der Ventilation und der körperlichen und emotionalen Entspannung ausgenutzt werden. Personen mit Atemnot können oft nicht willkürlich direkt die Atemfrequenz reduzieren

und das Atemzugvolumen steigern. Die Durchführung von Entspannungsübungen führt aber in der Regel zu einer unbewussten Atemberuhigung und -vertiefung, wogegen die Aufforderung, ruhiger oder tiefer zu atmen, den Stress steigern und die Situation dadurch verschlechtern kann. Ebenso können sich Personen in einem Angst- oder Stresszustand oft nicht willkürlich direkt entspannen, während ihnen aber eine bewusst ruhige und tiefe Atmung dazu verhelfen kann. Apnoetauchen zeigt die Möglichkeiten dieser Wechselwirkung auf eindrückliche Weise. Entspannungstechniken gehören zum Trainingsplan und sind u. a. mitentscheidend darüber, wie gut der Sauerstoffbedarf des Körpers reduziert werden kann und wie lange die Athletinnen und Athleten den Atemreiz unterdrücken und mit nur einem einzigen Atemzug unter Wasser ausharren können. Der offizielle Weltrekord der International Association for the Development of Apnea beträgt bei den Damen derzeit 9 min und 2 s, bei den Herren 11 min und 35 s (AIDA 2022).

29.2.3 Atemwegsreinigung

Die Atemwege werden in der Peripherie im Wesentlichen durch Makrophagen gereinigt, während in den mittleren Abschnitten der Lunge die Zilienaktivität für den Mukustransport sorgt und zentral vorhandenes Sekret geschluckt oder abgehustet wird. Ist dauerhaft zu viel Sekret vorhanden oder ist solches zu viskös, um durch die Zilien nach zentral transportiert werden zu können, können atemtherapeutische Techniken dabei helfen, die Atemwege zu reinigen. Visköses Lungensekret haftet an den Bronchialwänden und muss verflüssigt werden, um transportfähig zu werden. Eine ausreichende Trinkmenge, eine Luftbefeuchtung oder eine medikamentöse Therapie können wesentlich dazu beitragen, Lungensekret zu verflüssigen. Ebenfalls hilft die intrabronchiale Perkussion, Lungensekret zu verflüssigen und von den Bronchialwänden abzuscheren. Mit einer gezielten Modulation des exspiratorischen Flows kann das gelöste Sekret nach zentral befördert und abgehustet werden (Agostini und Knowles 2007). In Bezug auf eine überlegene Technik für diesen Zweck erlaubt die Datenlage jedoch keine Aussage (McCormack et al. 2017).

Ist der Hustenstoß zu schwach, um zentral gelegenes Sekret auszuwerfen, muss allenfalls die inspiratorische Kapazität erhöht werden und/oder die exspiratorische Muskelkraft manuell oder apparativ unterstützt werden (Kim et al. 2016).

29.2.4 Interventionen bei obstruktiven Störungen

Als Obstruktion bezeichnet man die Reduktion des Lumens der Atemwege. Eine solche kann sehr unterschiedlich verursacht werden, erfordert daher eine sorgfältige Abklärung der Ursache und eine angepasste Behandlung. Zu den bronchialen Obstruktionsursachen zählen Aspirationen von Speichel, Nahrung oder Fremdkörpern, Sekretansammlungen in den Atemwegen, Schwellungen der Atemwege, hypertone bzw. spastische Bronchialmuskeln, kollabierende Atemwege bei forcierter Ausatmung infolge instabiler Bronchialwände sowie andere pathologische Prozesse, wie z. B. onkologische oder nichtonkologische Raumforderungen. Zu beachten gilt, dass verschiedene Obstruktionsursachen gleichzeitig auftreten und sich dabei gegenseitig verstärken können und dass eine obstruktive Störung auch eine Restriktion verursachen kann. In solchen Fällen wird die Erkrankung als gemischt obstruktiv und restriktiv bezeichnet.

Während die Atemwege von Aspirat oder überzähligem Lungensekret zu befreien sind, sind entzündliche Schwellungen der Atemwege oder eine hypertone Bronchialmuskulatur medikamentös zu behandeln und Raumforderungen erfordern eine sorgfältige Abklärung der Ursache und eine angepasste Behandlung. Atemtherapeutisch liegen die Behandlungsmöglichkeiten obstruktiver Störungen demnach im Bereich der Schulung, Fazilitation und Kontrolle der Inhalation von Medikamenten (Price et al. 2018), in der Atemwegsreinigung und im Umgang mit kollabierenden Atemwegen bei der Exspiration.

Während der forcierten Exspiration verursacht die eingesetzte Muskelkraft einen intratho-

rakalen Druck. Elastisches Bindegewebe rund um die Atemwege hält diesem Druck entgegen und die Atemwege dadurch offen. Insbesondere entzündliche Prozesse, welche meist durch das Rauchen verursacht werden, aber auch zunehmendes Lebensalter oder genetische Ursachen fördern den Zerfall des elastischen Bindegewebes, was im Wesentlichen dazu führt, dass die Atemwege während der forcierten Exspiration dem intrathorakalen Druck nicht standhalten, an Lumen verlieren oder gar kollabieren. Dadurch kann die Atemluft nicht vollständig ausgeatmet werden und verbleibt als reversibles bzw. dynamisches und/oder als irreversibles Lungenemphysem. Während das dynamische Emphysem in Ruhe wieder abgeatmet werden kann und das Residualvolumen daher nur vorübergehend vergrößert, verbleibt das irreversible Emphysem als kontinuierlicher Bestandteil des Residualvolumens in der Lunge. Die Zunahme des Residualvolumens geht stets zulasten der Vitalkapazität, was zu einem wesentlichen Teil die Atemnot bei den Betroffenen verursacht. Ein weiterer Teil der Atemnot wird durch den Zerfall der Alveolen und des dadurch resultierenden Verlusts an Gasaustauschfläche verursacht. Anstelle der Alveolen entstehen dabei größere Luftblasen, sog. Bullae. Darüber hinaus kann durch das erhöhte Residualvolumen auch das Herz in seiner Kapazität eingeschränkt werden.

Die Retraktionskraft des fehlenden elastischen Bindegewebes rund um die Bronchien kann beim Anstieg des intrathorakalen Drucks während der forcierten Exspiration durch die Erzeugung eines intrabronchialen Gegendrucks (Positive Expiratory Pressure, PEP) kompensiert werden. Diese Kompensation verhindert also ebenfalls das Kollabieren der Bronchien und ermöglicht dadurch eine vollständige Ausatmung und damit eine Verbesserung der Ventilation. Ein solcher Gegendruck kann mit der Lippenbremse, mit flowabhängigen Lochstenosen, mit flowunabhängigen Thresholdstenosen, mit oszillierenden Stenosen oder apparativ erzeugt werden. Dabei ist zu beachten, dass der Gegendruck nicht so hoch ausfällt, dass damit eine vollständige Exspiration wiederum behindert wird.

► Ein exspiratorischer Widerstand verlängert bei gleichbleibender Muskelarbeit die Ausatmung und reduziert dadurch die Atemfrequenz. Bei zu großem Widerstand erfolgt die Einatmung daher bereits vor einer vollständigen Ausatmung, was zur dynamischen Überblähung führt.

Wird der Gegendruck verwendet, um gleichzeitig vorhandenes Lungensekret zu zentralisieren, muss dieser ebenfalls angemessen gewählt werden, um die Bronchien an der gewünschten Stelle offenzuhalten, ohne den erforderlichen Flow dabei zu behindern. Beim Zentralisieren von Lungensekret ohne Vorliegen eines Bronchialkollapses infolge der intrathorakalen Druckzunahme behindert ein Gegendruck in der Regel die Flowmodulation und stellt keinen therapeutischen Mehrwert dar.

29.2.5 Perioperative Atemtherapie

Narkose, Schmerzen, Medikamente und Immobilisation im Rahmen chirurgischer Eingriffe sind übliche Ursachen für eine reduzierte postoperative Lungenventilation und ein dadurch erhöhtes pulmonales Komplikationsrisiko. Um Komplikationen wie Pneumonien oder Atelektasen vorzubeugen, hat sich die postoperative Atemtherapie etabliert und bewährt. Postoperative Komplikationen können wesentlich reduziert werden, wenn Informationen über deren Risiken gegeben sowie die Atemübungen für den postoperativen Verlauf bereits vor dem Eingriff durch einen persönlichen Kontakt geschult werden (Boden et al. 2017). Atemübungen zur Ventilationsverbesserung stellen aber nur einen Teil der postoperativen Prophylaxe dar. Ein wesentlicher Fokus liegt auf der körperlichen Aktivität der operierten Person. Ventilationsunterstützende Lagerungen und häufige Lagewechsel sowie eine frühe Mobilisation und eine angemessene körperliche Aktivität fördern nicht nur die Ventilation und Perfusion der Lunge, sondern steigern die physiologische Atemwegsreinigung, reduzieren zudem das Thromboserisiko und hemmen den muskulären Kraftabbau und die Reduktion der maximalen

Sauerstoffaufnahme. Dadurch wird das postoperative Komplikationsrisiko gesenkt und die vorbestehende Leistungsfähigkeit kann früher wieder erreicht werden, was auch die Lebensqualität der Betroffenen deutlich verbessert. Um für den chirurgischen Eingriff und den postoperativen Verlauf möglichst gute Voraussetzungen zu schaffen, gewinnen Programme zunehmend an Bedeutung, welche die Steigerung der körperlichen Leistungsfähigkeit bereits vor dem Eingriff berücksichtigen (Cavalheri und Granger 2017).

29.3 Schlussfolgerung

Die Indikation für Atemtherapie ist sehr vielseitig. Jede atemtherapeutische Intervention erfordert daher eine sorgfältige Analyse des zugrundeliegenden Problems und dessen Ursache, eine problemorientierte Definition der Zielsetzung und die Wahl einer zielführenden Maßnahme sowie eine kontinuierliche Überprüfung des Behandlungserfolgs.

Literatur

Agostini P, Knowles N (2007) Autogenic drainage: the technique, physiological basis and evidence. Physiotherapy 93:157–163

AIDA (2022) https://www.aidainternational.org/Ranking/#rankings. Zugegriffen am 10.05.2022

Boden I, Skinner EH, Browning L, Reeve J, Anderson L, Hill C, Robertson IK, Story D, Denehy L (2017) Preoperative physiotherapy for the prevention of respiratory complications after upper abdominal surgery: pragmatic, double blinded, multicentre randomised controlled trial. BMJ 360:j5916

Cavalheri V, Granger C (2017) Preoperative exercise training for patients with non-small cell lung cancer. Cochrane Database Syst Rev 6(6):CD012020

Kim SM, Choi WA, Won YH, Kang SW (2016) A comparison of cough assistance techniques in patients with respiratory muscle weakness. Yonsei Med J 57(6):1488–1493

McCormack P, Burnham P, Southern KW (2017) Autogenic drainage for airway clearance in cystic fibrosis. Cochrane Database Syst Rev 10(10):CD009595

Price D, Keininger DL, Viswanad B, Gasser M, Walda S, Gutzwiller FS (2018) Factors associated with appropriate inhaler use in patients with COPD – lessons from the REAL survey. Int J Chron Obstruct Pulmon Dis 26(13):695–702

Haltung und Bewegung, Weichteiltechniken, Dehnungen

30

Tamara Cerini

Inhaltsverzeichnis

Die Verbesserung von Haltung und Bewegung sind Ziele der Lungenrehabilitation. Die Strukturen, die es uns ermöglichen, alltägliche Aktivitäten auszuführen und normale Atmungsmuster aufrechtzuerhalten, müssen trainiert werden, weil die Haltung und Beweglichkeit der Strukturen direkt mit körperlicher Aktivität und Training verbunden sind. Sind muskuläre Dysbalancen vorhanden, können auch Dehnung und Detonisierung der Atemmuskulatur indiziert sein.

Behandlung einer muskulären Dysbalance
Die Ursachen für eine **verminderte Mobilität** der Muskeln wurden bereits in Kap. 18 beschrieben; sie sind hier nochmals kurz erwähnt:

- Hypertonus,
- Kontraktur und
- Mangel an seriell verknüpften Sarkomeren.

Bei einem **verkürzten Muskel** werden die Muskelfasern inaktiv. Der Muskelstoffwechsel verändert sich, wodurch der Muskel zusätzlich atrophiert.

▶ **Cave** Bei einem schweren chronischen Lungenemphysem sollte keine Dehnung bzw. Detonisierung der primären und sekundären Atemmuskeln angewandt werden! Die elastische Verkürzung dieser Muskeln hilft, die abnorme Erhöhung der Atemimpedanz zu verringern und eine Mindestventilation zu erhalten.

30.1   Thorakale Beweglichkeit und Haltung

Die Thoraxbeweglichkeit kann eingeschränkt sein und sich negativ auf das Atmungsmuster und die Alveolenbeatmung auswirken.

T. Cerini (✉)
SOS Oxygene SA, Bern, Schweiz

J. Steier, A.-K. Rausch-Osthoff (Hrsg.), *Physiotherapie bei chronisch-obstruktiven Atemwegs- und Lungenerkrankungen*, https://doi.org/10.1007/978-3-662-63613-8_30

Manuelle Therapie mit und ohne Impulse kann zur Verbesserung des Bewegungsumfangs eingesetzt werden. Ideal ist es, passive Technik mit aktiver Therapie und Bewegung zu kombinieren. Stellen Sie sicher, dass der Patient instruiert ist, die aktiven Übungen alleine und langfristig fortzusetzen (Jones und Moffatt 2002).

Diese Techniken können verwendet werden, um die Beweglichkeit des Thorax zu verbessern:

- passive physiologische intervertebrale Bewegungen (PPIVMs) und passive akzessorische intervertebrale Bewegungen (PAIVMs) der Brustwirbelsäule und der Rippengelenke,
- aktive repetitive Flexion und Extension der Brustwirbelsäule im Sitzen oder Stehen.
- manuelle Kompression des Thorax und Begleitung beim Ein- und Ausatmen von ventral.

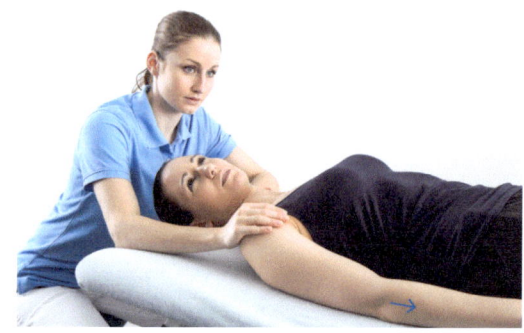

Abb. 30.1 Reziproke Inhibitionstechnik (RI) für den rechten M. trapezius descendens. Der Patient wird aufgefordert, während der Exspiration mit der rechten Hand „nach unten zu krabbeln". Dadurch wird der Antagonist (z. B. M. latissimus dorsi rechts) aktiviert und der Agonist gleichzeitig detonisiert

30.2 Lokale Entspannungsübungen

Mit der gezielten propriozeptiven und vestibulären Stimulation kann der Therapeut die **Tonusverhältnisse** eines Muskels bzgl. Detonisierung und Tonisierung beeinflussen.

Neuromuskuläre Techniken
- Reziproke Inhibitionstechnik: Isometrische oder dynamische Aktivierung des Antagonisten (RI)
- Postisometrische Relaxation: Eigenhemmung (autogene Hemmung) (PIR)
- Myoreflextherapie (MRT)

Reziproke Inhibitionstechnik
Die Entspannung wird durch das Prinzip der **reziproken Inhibition** (RI) (Abb. 30.1) erreicht:

Reziproke Inhibition
▶ Reziproke Hemmung beschreibt einen Vorgang, bei dem durch bestimmte Anspannungen eines Gegenspielers des Zielmuskels (Antagonist) dieser

Muskel entspannt wird. Die Regulation der reziproken Inhibition erfolgt durch die Konvergenz deszendierender und afferenter Systeme auf die Ia-Interneurone.

Die Ia-Muskelfasern sind nicht nur über den **monosynaptischen Reflexbogen** mit den agonistischen Motoneuronen verbunden (Dehnungsreflex), sondern haben auch **disynaptische** inhibierende Verbindungen zu den antagonistischen Motoneuronen (Abb. 30.2). Dieser Reflexbogen enthält also ein zentrales Interneuron und ist der **kürzeste inhibierende Reflexbogen**. Man nennt diese Hemmung daher **reziproke** bzw. **antagonistische Inhibition**. Der Tonus der derart aktivierten Muskeln sinkt spontan und sehr deutlich ab.

Ausführung
Funktionell unterstützt die reziproke Inhibition die durch Ia-Faser-Aktivität geförderte **Kontraktion antagonistischer Muskeln**. Durch Anspannung der Antagonisten gegen den Widerstand des Therapeuten (= dupliziert, d. h., Therapeut und Patient sind aktiv) kommt es durch die gleichzeitige Inhibition zu einer **Entspannung der Agonisten**, die an diesem Gelenk ansetzen. Der Antagonist verkürzt sich, wobei Ansatz und Ursprung sich einander annähern (konzentrische Muskelarbeit), oder die Antagonisten werden isometrisch angespannt (Tab. 30.1).

Der **inhibierende Effekt** ist größer, wenn der Widerstand durch dynamische Aktivierung über das gesamte Bewegungsausmaß der Antagonisten ausgeübt wird. Der Widerstand schließt alle Bewegungskomponenten des Muskels ein, auch die Rotation. Diese Technik kann auch angewandt werden, wenn der Patient nur schwer entspannen kann.

Postisometrische Relaxation
Das neurophysiologische Prinzip der postisometrischen Relaxation besteht darin, dass unmittel-

bar nach isometrischer Kontraktion eines Muskels die Reizschwelle des Sehnen-Golgi-Apparats so stark erhöht wird, dass der Muskel kurzfristig weniger Tonus als zuvor aufweist (Abb. 30.3).

Postisometrische Relaxation
▶ Postisometrische Relaxation (PIR) ist eine Muskelrelaxationstechnik, wobei ein Muskel unmittelbar nach isometrischer Kontraktion kurzfristig weniger Tonus als zuvor aufweist.

Die Spannungsschutzschaltung oder **autogene Inhibition** (Eigenhemmung, PIR) ist in den Schaltkreis des Eigen- und Dehnungsreflexes integriert. Bei Spannungsanstieg wird über diesen Schaltkreis die Spannung per Sehnenspindeln geregelt. Rezeptoren (Golgi-Rezeptoren) sind die Endigungen der Ib-Nervenfasern. Die Impulse der Golgi-Rezeptoren werden über die Ib-Afferenzen (ca. 100 m/s) zum Rückenmark geleitet und dort auf die motorischen Hemmneurone

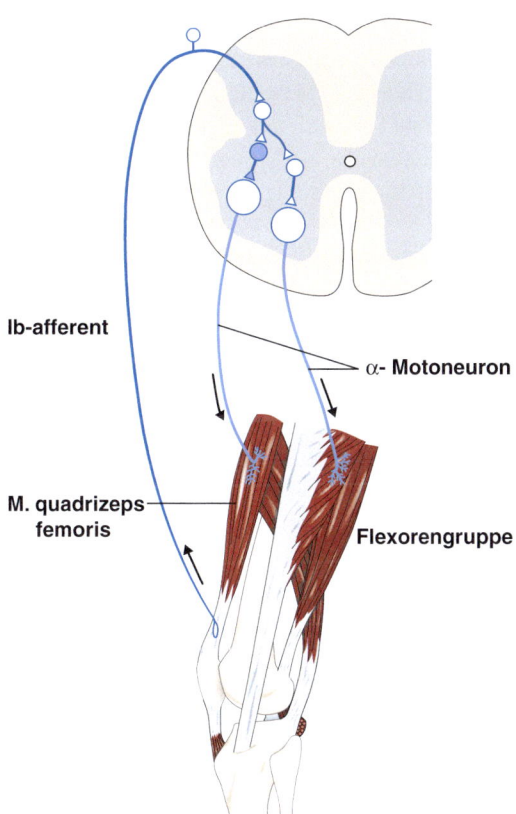

Abb. 30.2 Reizung der Golgi-Rezeptoren der Patellasehne mit nachfolgender reflexartiger Inhibition des Agonisten bzw. Fazilitation des Antagonisten

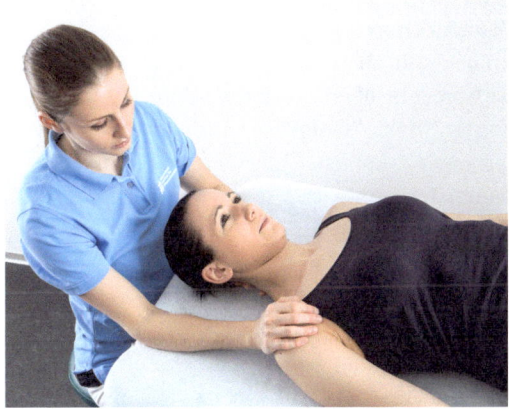

Abb. 30.3 Postisometrische Inhibition am rechten M. trapczius descendens. Während der Inspiration soll die Patientin die rechte Schulter gegen manuellen Widerstand in Elevation anspannen. Dadurch wird der Agonist (rechter M. trapezius descendens) isometrisch aktiviert. Während der Exspiration soll die Patientin den Agonist bewusst entspannen

Tab. 30.1 Prinzip: Reziproke Inhibitionstechnik

Technik	Zeit/Tempo	Serien	Wiederholungen
– Anspannen des Antagonisten – Langsam durch ROM – Nicht bis EOR	– Langsam, abhängig vom Atemmuster – Anspannen des Antagonisten während der Exspiration	1–2	3–5

EOR End of Range, Bewegungsende; *ROM* Range of Motion, Gesamtbewegungsausmaß

Tab. 30.2 Prinzip: Postisometrische Inhibition

Technik	Zeit/Tempo	Serien	Wiederholungen
– Anspannen des Agonisten – Bewusstes Entspannen des Agonisten – Evtl. mit passivem Bewegen – Langsam durch Range of Motion (ROM) – Nicht bis End of Range (EOR)	– Langsam, abhängig vom Atemmuster – Anspannen des Agonisten während der Inspiration	1–2	3–5

des Muskels umgeschaltet. Die Ib-Neurone wirken disynaptisch (über ein inhibitorisches Interneuron) hemmend auf die phasischen und tonischen Ia-Motoneurone des Agonisten (bzw. der gleichen Muskulatur). Die Antwort ist eine **Abschwächung der Muskelkontraktion** und somit eine Entspannung von Muskel und Sehne. Gleichzeitig werden die α-Motoneurone der Antagonisten im gleichen Verhältnis über Zwischenneurone erregt. Der Tonus der agonistischen Muskeln sinkt spontan und sehr deutlich ab.

Betrachtet man jedoch den Schwellenwert der Sehnenorgane (Golgi-Rezeptoren), ist dafür wahrscheinlich eine **starke** bzw. **maximale Kontraktion** erforderlich. Mit starken Kontraktionen soll auch die Empfindlichkeit der Muskelspindeln herabgesetzt werden. Für die **Reizung der Golgi-Rezeptoren** macht es prinzipiell keinen Unterschied, ob eine Spannungssteigerung durch passive Dehnung von Muskel und Sehne oder aktive Kontraktion des Muskels ausgelöst wird (Abb. 30.2). Zudem gilt, dass Muskeln kurz nach der Anspannung, in ihrer **Refraktärzeit**, weniger erregbar sind. Diese tritt in unmessbar kurzer Zeit nach dem Reiz in Muskeln und Nerven auf (Tab. 30.2). Beim Skelettmuskel beträgt die Refraktärzeit der jeweiligen motorischen Einheit (Motoneuron mit den innervierten Muskelfasern) wenige Millisekunden. Bei Anspannung eines Skelettmuskels ergibt sich eine nichtsynchrone Aktivierung der verschiedenen Muskelfasern. Die Gesamtwirkung der Refraktärzeiten aller Muskelfasern dauert somit länger. Mit „Refraktärzeit eines Muskels" ist die Zeit kurz nach der Anspannung gemeint, in der viele motorische

Einheiten sich in ihrer Refraktärzeit befinden. Die Refraktärzeit schützt den Muskel vor einer zu schnellen Kontraktionsfolge.

Refraktärzeit

▶ Die Refraktärzeit ist die Zeit, in der ein reizbares Gewebe (Muskel-, Nervenfaser) nach einer erfolgten Reizung entweder vollständig (absolute Refraktärzeit) unerregbar, nur schwer oder schwächer (relative Refraktärzeit) erregbar ist.

Ausführung

Der Therapeut sollte einen Widerstand geben, der eine gute Fazilitation ermöglicht. Mit anderen Worten: Der Zielmuskel sollte so selektiv wie möglich angespannt und in seiner Hauptfunktion angesprochen werden (Tab. 30.2). Nach der Anspannung soll die Patientin den Agonist bewusst entspannen.

Myoreflextherapie

Die Myoreflextherapie (MRT) ist eine **neuromuskuläre Regulationstherapie** bei Erkrankungen des Bewegungsapparates und funktionellen Symptomkomplexen (Abb. 30.4). Muskelinduzierte Symmetriestörungen und chronische Fehlbelastungen können vielfältige Symptome verursachen: Haltungsasymmetrien, Fehlhaltungen, Schmerzzustände, auch vegetative Reaktionen wie z. B. Schlafstörungen, Magenbeschwerden oder allgemeine Unruhe. Die verursachenden Muskeln sind hyperton. Für diesen Symptomkomplex wurde eine neue Behandlungstechnik entwickelt: die **Myoreflextherapie**, auch **Muskelfunktionstherapie** genannt.

Ausführung

In der MRT werden die **Muskelansätze** (an dieser Stelle werden Berührungsreize stärker wahrgenommen) in funktionellen, biomechanischen Ketten behandelt. Nach exakter Palpation und Funktionsanalyse werden mittels **ansteigendem manuellen Druck am Muskel-Sehnen-Knochen-Übergang** gezielte muskuläre und bindegewebige Reflexe ausgelöst. Der Druck auf die Muskelfaseransätze wird längere Zeit gehalten. Die Spannung wird so hoch dosiert, dass sich der Körper nicht mehr mit ihr arrangieren kann und gegenreguliert. Diese Technik funktioniert nach dem **Prinzip der Übersteuerung**. Nach genauer Palpation und Druckpunktstimulation der Punkte lösen sich die tastbaren Veränderungen nach einer gewissen Zeit auf (Sekunden bis wenige Minuten).

Prinzip ist die sofortige, spontane Lösung zu hoher Muskelspannung durch Fazilitation der Golgi-Rezeptoren. Die Impulse der Golgi-Rezeptoren werden über Ib-Afferenzen (ca. 100 m/s) zum Rückenmark geleitet und dort auf die motorischen Hemmneurone des Muskels umgeschaltet. Die Ib-Neurone wirken disynaptisch (über ein inhibitorisches Interneuron) hemmend auf die phasischen und tonischen Ia-Motoneurone des agonistischen Muskels. Die Muskelkontraktion schwächt sich ab, Muskel und Sehne können entspannen (Tab. 30.3). Bei der MRT werden die Inspirationsmuskeln während der Exspiration inhibiert. Damit wird die Erholung der Inspirationsmuskeln während der Exspirationsphase unterstützt. Um eine gefährliche **Hypoventilation** zu vermeiden, muss der Therapeut die Qualität der Ventilation sowie das Auftreten von vegetativen Reaktionen genau beobachten.

▶ **Cave** Abbruchkriterien der Myoreflextherapie sind vegetative Reaktionen, Hypoventilation und Dyspnoe.

30.3 Dehntechniken

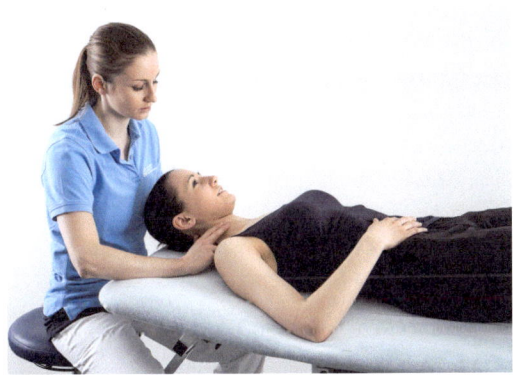

Abb. 30.4 Myoreflextherapie des rechten M. sternocleidomastoideus. Während der Exspiration wird ein anhaltender manueller Druck auf die Ansätze (bzw. Sehne) des M. sternocleidomastoideus gegeben

Dehntechniken
- Passives statisches Dehnen
- Anspannungs-Entspannungs-Dehnen (AED) mittels postisometrischer Relaxation (PIR)
- 3-Stufen-Technik nach Evjenth (Anspannungs-Entspannungs-Dehnen, Anspannen der Antagonisten) mittels postisometrischer Relaxation (PIR) und reziproker Inhibition (RI)[1]

[1] Die beiden letztgenannten Dehntechniken werden in der Literatur auch unter dem Begriff neurophysiologisches Dehnen beschrieben.

Tab. 30.3 Prinzip: Myoreflextherapie

Technik	Zeit/Tempo	Serien	Wiederholungen
Zunehmender manueller Druck am Muskel-Sehnen-Knochen-Übergang	Langsam, abhängig vom Atemmuster Druck während der Exspiration	1–2	Abhängig vom Ergebnis

Passives statisches Dehnen

Das passive statische Dehnen (Abb. 30.5 und 30.6) kann man bei weniger stark verkürzter Muskulatur anwenden, oder auch, um strukturell nicht verkürzte Muskeln in ihre funktionelle Dehnstellung zu bringen. Der Patient

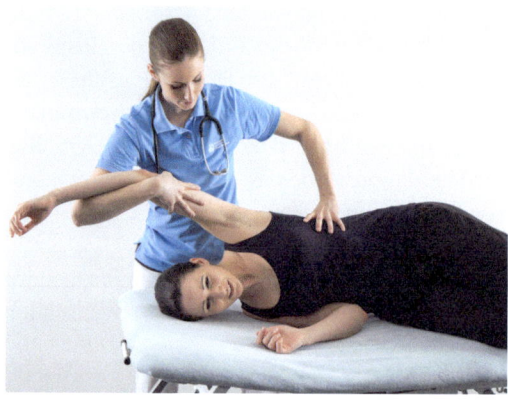

Abb. 30.5 Passive Dehnung des rechten M. pectoralis major in Abduktion/Flexion/Außenrotation der rechten Schulter

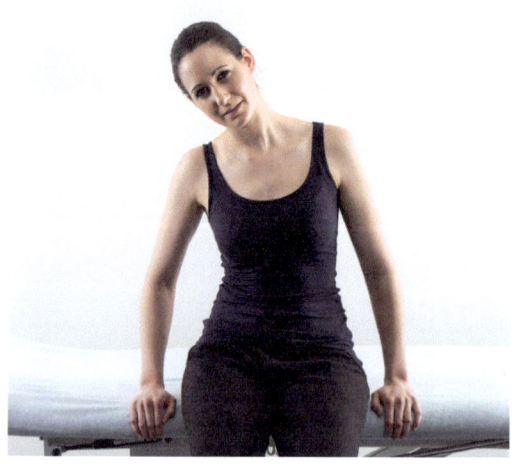

Abb. 30.6 Eigendehnung des linken M. sternocleidomastoideus in heterolaterale Lateralflexion und homolaterale Rotation der HWS und Depression der linken Schulter

sollte möglichst entspannt sein. Der Therapeut führt die Bewegung bis zum Bewegungsende aus, kontrolliert die Bewegung und bestimmt die Intensität. Natürlich wird die Bewegungsrichtung von der Faserrichtung der zu dehnenden Muskulatur bestimmt. Um kompensatorische Mitbewegungen anderer Körperteile zu vermeiden, sollte der Therapeut diese per Handgriff gut fixieren.

▶ In der Dehnintensität unterscheidet man ein maximales Dehnen bis an die Dehngrenze (End of Range) und ein submaximales Dehnen bis an die Dehnschwelle (etwa 5° vor EOR).

Der Muskel wird langsam in die Dehnstellung (EOR) geführt, die gerade noch als angenehm empfunden wird. In dieser Position wird der Muskel 15–20 s gehalten und passiv wieder in die Ausgangslage zurückgebracht. Der Vorgang sollte mit einer jeweils 1-minütigen Pause 5- bis 8-mal wiederholt werden (Tab. 30.4).

Anspannungs-Entspannungs-Dehnen mittels postisometrischer Relaxation (PIR)

Der Muskel wird passiv in die eingeschränkte Bewegungsrichtung geführt und soll dann isometrisch stark gegen statischen Widerstand anspannen. Anschließend entspannt der Muskel, und die Distanz zwischen Ursprung und Ansatz wird mittels passiver Dehnung vergrößert. Der Patient soll möglichst versuchen, den Muskel bewusst zu entspannen (bzw. bewusst loszulassen). Das Prozedere wird mehrfach wiederholt, bis eine maximale Verlängerung des Muskels bzw. Vergrößerung des Bewegungsausmaßes (Range of Motion, ROM) erreicht ist (Abb. 30.7).

Die **Dauer der isometrischen Kontraktion** spielt für die Hemmung der Motoneurone keine entscheidende Rolle. Wichtig ist die darauffolgende Entspannung. Um die für kurze Zeit auftretende verminderte Reflexkontrolle zu nutzen,

Tab. 30.4 Prinzip: Passives statisches Dehnen

Technik	Anspannen	Dehnung	Serien	Wiederholungen
– EOR – Statisch Halten	-	15–20 s	5–8	2

sollte sich die Dehnphase zügig anschließen. Durch die isometrische Kontraktion nimmt auch die Sehnenspannung des Agonisten zu, was zu einer **autogenen Inhibition** führt (Tab. 30.5).

3-Stufen-Technik nach Evjenth mittels postisometrischer Relaxation und reziproker Inhibition

Eine **effektive Muskeldehntechnik** in der Praxis ist die 3-Stufen-Technik mit anschließender Kontraktion der Antagonisten, wie sie u. a. von Evjenth und Hamberg beschrieben wurde (Evjenth et al. 1984; Heyters und Van Coppenolle 1986): Beim aktiven statischen Dehnen wird der Muskel aktiv durch den antagonistischen Gegenspieler in Dehnstellung gebracht und dort ca. 10–20 s gehalten. Nach einer kurzen Pause wird die Dehnung wiederholt (Abb. 30.8).

Die **vorgeschaltete isometrische Kontraktion** des zu dehnenden Muskels sollte maximal sein, um die autogene Hemmung (der isometrischen Anspannung folgt eine Phase der verminderten Aktivierung der Motoneurone: postisometrische Relaxation) und Herabsetzung der Spindelempfindlichkeit zu unterstützen. Im Unterschied zum AED findet in Dehnendstellung eine maximale dynamische Anspannung der Antagonisten statt. Dadurch bedient sich diese Technik ebenfalls der **reziproken Inhibition**, und zwar in der Dehnphase selbst. Die Dehnphase dauert ca. 20 s und wird 5- bis 8-mal wiederholt. Es sollte zu einer maximalen Vergrößerung der Ursprungs-Ansatz-Distanz kommen (EOR) (Tab. 30.6).

▶ Der Patient kann in die Dehnrichtung mitbewegen; das Mitbewegen sollte subtil sein, ohne große Muskelanspannung. Auch wenn der Patient nicht wirklich mitbewegen kann, ist es sinnvoll, die Dehnrichtung in Gedanken mitzuverfolgen.

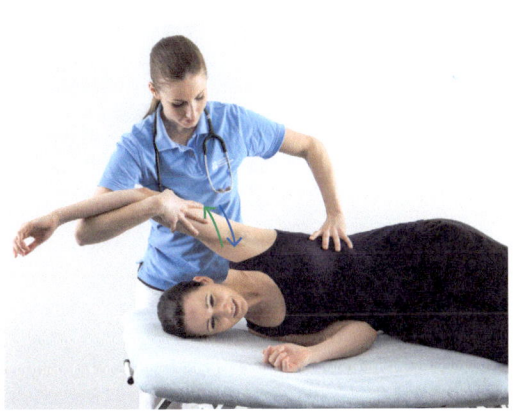

Abb. 30.7 Anspannung-Entspannungs-Dehnen (AED) am linken M. pectoralis major. *Blauer Pfeil* Anspannung in Adduktion/Extension/Innenrotation. *Grüner Pfeil* Dehnung in Abduktion/Flexion/Außenrotation der linken Schulter

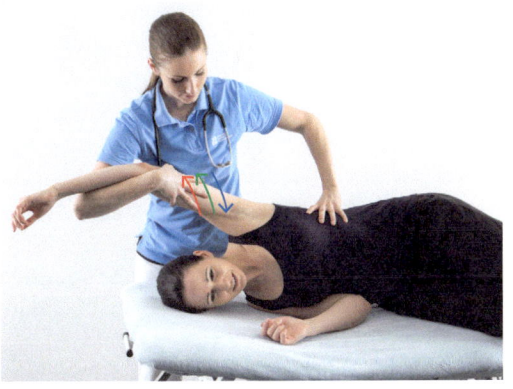

Abb. 30.8 3-Stufen-Technik nach Evjenth am rechten M. pectoralis major. *Blauer Pfeil* Anspannung in Adduktion/Extension/Innenrotation. *Grüner Pfeil* Dehnung in Abduktion/Flexion/Außenrotation der rechten Schulter. *Roter Pfeil* Gleichzeitiges Anspannen des Antagonisten ebenfalls in Abduktion/Flexion/Außenrotation der rechten Schulter

Tab. 30.5 Prinzip: Anspannungs-Entspannungs-Dehnen

Technik	Anspannen	Dehnung	Serien	Wiederholungen
– C Contract des Agonisten – H Hold – R Relax – D Dehnen	Isometrisch 10–15 s Halten 2–10 s Bewusst-loslassen	EOR 20 sec	5–8	2

Tab. 30.6 3-Stufen-Technik nach Evjenth

Technik	Anspannen	Dehnung	Serien	Wiederholungen
1. Anspannen des Agonisten 2. Entspannen und Dehnen 3. Anspannen des Antagonisten	Isometrisch 5 sec Isometrisch 20 sec	EOR 20 sec	5–8	2

Tab. 30.7 Prinzip: Anspannen in verlängerter Stellung

Technik	Anspannen	Dehnung	Serien	Wiederholungen
Anspannen des Agonisten	Exzentrisch 5 sec	Bis EOR	3–5	8–10
Anspannen des Agonisten	Isometrisch 15–20 sec	In EOR		

Anspannen in verlängerter Stellung: Beeinflussen der Muskellänge auf Basis der kontraktilen Komponenten

Verändert sich die Muskellänge aufgrund einer Funktionsstörung der in Serie verknüpften Sarkomere (Längenadaptation), sollte die Therapie auf diese Struktur ausgerichtet sein. Eine kräftige **isometrische Kontraktion** des in submaximal verlängerter Stellung befindlichen Muskels hat positive **neurophysiologische** Folgen: Es entstehen mehr seriell verknüpfte Sarkomere. In einer submaximal verlängerten Stellung, in der die Sarkomere weit auseinandergeschoben sind, wird optimaler Widerstand ausgeübt.

Die Muskeln werden in Längsrichtung der Muskelfasern beansprucht: durch **isometrisches Anspannen** in submaximal verlängerter Stellung oder durch **exzentrisches Anspannen** während maximalen Entfernens von Ursprung und Ansatz des Muskels (Abb. 30.9). Auch die maximale Ausdehnung in die Breite ist wichtig, um dem Muskel Raum in seinen bindegewebigen Hüllen zu geben. Das Gewebe passt sich diesem Reiz an. Diese Anpassung erfordert einen starken Reiz (Anspannung muss so stark sein, dass die isometrische Kontraktion während der gesamten Kontraktionszeit aufrechterhalten wird), der lange andauert (mindestens 15 sec) und häufig wiederholt (8–10 Wiederholungen) wird (Tab. 30.7).

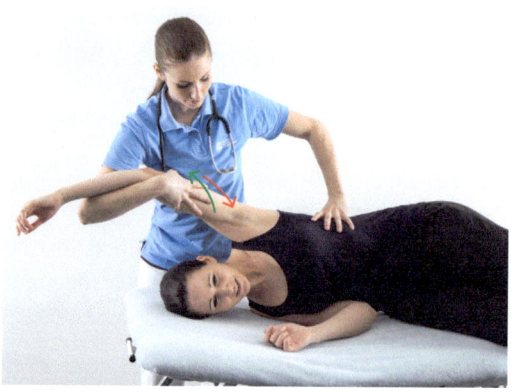

Abb. 30.9 Anspannung in submaximal verlängerter Stellung des rechten M. pectoralis major. *Grüner Pfeil* Exzentrische Anspannung in Adduktion/Extension/Innenrotation, die rechte Schulter bewegt jedoch in Abduktion/Flexion/Außenrotation. *Roter Pfeil* Isometrische Anspannung in submaximal verlängerter Stellung in Adduktion/Extension/Innenrotation

Literatur

Evjenth O, Hamberg J, Brady M (1984) Muscle stretching in manual therapy: a clinical manual. Alfta Rehab Forlag, Sweden

Heyters C, Van Coppenolle M (1986) Etude de l'importance et de la rémanence à court terme des gains obtenus par quatre techniques d'étiration musculaire. Kinésithérapie Scientifique 242:18–27

Jones M, Moffatt F (2002) Cardiopulmonary Physiotherapy, 1. Aufl. Routledge, Oxford

Opitz G (2005) Der Muskelschmerz. Schmerz Akupunktur 3:151–163

Dyspnoemanagement

31

Maximilian von Gaudecker und Michael Dohm

Inhaltsverzeichnis

31.1 Mechanismus der Dyspnoe

31.1.1 Multidimensionale Erfahrung der Dyspnoe

Dyspnoe (Atemnot) stellt ein komplexes und multidimensionales Symptom dar (Dudgeon und Lertzman 1998; Jennings 2002). Charakterisiert wird es als eine subjektive Erfahrung von Atembeschwerden, die aus qualitativ unterschiedlichen Empfindungen besteht. Physikalische, psychologische, emotionale und funktionelle Faktoren be-

M. von Gaudecker (✉)
Klinik am Park Lünen – Klinikum Westfalen,
Lünen, Deutschland

M. Dohm
Durch-atmen-leben/Zwanzig-Neun-Fünf GmbH,
Essen, Deutschland

J. Steier, A.-K. Rausch-Osthoff (Hrsg.), *Physiotherapie bei chronisch-obstruktiven Atemwegs- und Lungenerkrankungen*, https://doi.org/10.1007/978-3-662-63613-8_31

einflussen die Einschränkungen der Atmung. Diese Faktoren sowie die subjektive Wahrnehmung des Patienten bestimmen den Schweregrad der Dyspnoe und die Beeinträchtigung der Lebensqualität (Bredin et al. 1999). Durch die Empfindung von Dyspnoe kommt es zur Aktivierung kortikolimbischer Strukturen, die ebenfalls dem interozeptiven Bewusstsein und nozizeptiven Empfindungen wie Schmerz dienen.

► Endogene als auch exogene Opioide können Dyspnoe lindern, indem sie die zentrale Verarbeitung von efferenten und afferenten sensorischen Informationen beeinflussen (Parshall et al. 2012).

Das Leitsymptom Dyspnoe ist ein belastendes und schwächendes Symptom, das häufig bei Atemwegs- und Lungenerkrankungen sowie vielen weiteren Pathologien auftritt (z. B. Herzinsuffizienz, Herzklappenerkrankungen, Spondylitis ankylosans, Thoraxtrauma) und eines der häufigsten Symptome überhaupt darstellt. Bis zur Hälfte der Patienten in Akutkrankenhäusern und ein Viertel der ambulanten Patienten sind von diesem Symptom betroffen (Parshall et al. 2012; Desbiens et al. 1997).

► Dyspnoe ist aus einer Kombination von sensorischen und emotionalen Aspekten definiert (Allard et al. 2017).

Es wird zunehmend erkannt, dass Dyspnoe eine mehrdimensionale Erfahrung ist und dass zumindest ein Teil der Dimensionsvariation aus verschiedenen afferenten Mechanismen resultiert (Banzett et al. 2015).
Angst ist ein häufiges Symptom bei Patienten mit Atemwegserkrankungen. Angststörungen scheinen die häufigsten psychiatrischen Störungen in klinischen Proben von Patienten mit Lungenerkrankungen zu sein (Smoller 1999).

► Dyspnoe kann mittels Assessments wie Schmerz gemessen werden. Diese sollten so klassifiziert werden, dass sie Bereiche sensorischer Wahrnehmungserfahrung, affektiver Belastung oder der Symptom-/Krankheitsauswirkungen/-belastung erfassen (Prashall et al. 2012).

31.2 Definition Dyspnoe

Die American Thoracic Society (ATS) definiert Dyspnoe in der Konsenserklärung von 1999 als „subjektive Erfahrung von Atembeschwerden, die aus qualitativ unterschiedlichen Empfindungen besteht, deren Intensität variiert". Seit diese Definition vorgeschlagen wurde, konnte eine Evidenz für den Zusammenhang verschiedener Mechanismen und afferenter Pfade mit unterschiedlichen subjektiven Empfindungen geschaffen werden (insbesondere das Gefühl der Arbeit/Anstrengung, Engegefühl und Lufthunger/unbefriedigende Inspiration) (Desbiens et al. 1997; Dudgeon und Lertzman 1998). Unterschiedliche Empfindungen treten meist nicht isoliert auf (Jennings 2002). Dyspnoe unterscheidet sich in der Intensität und ihrer emotionalen sowie verhaltensbezogenen Bedeutung (Banzett et al. 2015).

► Innerhalb der letzten Jahre hat sich Dyspnoe als ein Prädiktor für Krankenhausaufenthalt (Ong et al. 2005) und Mortalität bei Patienten mit chronischer Lungenerkrankung identifiziert (Celli et al. 2004). In einigen Fällen korreliert Dyspnoe enger mit der 5-Jahres-Mortalitätsrate als das forcierte Exspirationsvolumen in 1 s (FEV_1) (Nishimura et al. 2002). Dyspnoe ist häufiger mit kardialer Sterblichkeit verbunden als Angina pectoris (Abidov et al. 2005).

31.3 Subjektive Wahrnehmung der Dyspnoe

Bei gesunden Menschen sind Trainingsmangel und Übergewicht häufige Ursachen einer Dyspnoe. Dyspnoe wird individuell und je nach Erkrankungsverlauf unterschiedlich wahrgenommen. Vor allem für Patienten mit kardiovaskulären Erkrankungen und ausgeprägter Dekonditionierung ist es häufig schwierig, zwischen Dyspnoe und Erschöpfung zu differenzieren (Clark et al. 1995; Gugger und Bachofen 2001). Es kann ebenfalls schwierig sein, zwischen Beinarbeit und Atemarbeit bei körperlicher Belastung zu differenzieren (Gugger und Bachofen 2001).

31.3.1 Wahrnehmung von Dyspnoe bei gesunden Menschen

Chemosensible Atemregulation

Die Atmung muss auch bei Gesunden ständig an die unterschiedlichen Anforderungen angepasst werden, um die Konzentration an Sauerstoff (O_2) und Kohlenstoffdioxid (CO_2) konstant zu halten. Der arterielle CO_2-Partialdruck spiegelt umgekehrt die Effizienz der alveolären Ventilation wieder (Larsen 2016). Auch bei gesunden Probanden steigt die Atemfrequenz an, je mehr CO_2 der Einatemluft beigemischt wird. Dies wird als CO_2-Antwortkurve bezeichnet. Gemessen wird die CO_2-Konzentration an zentral gelegenen Rezeptoren, wie den chemosensiblen Neuronen der ventralen respiratorischen Gruppe (VRG), die sich innerhalb der Medulla oblongata befindet. Die VRG bildet den primären Atemrhythmus und ist ebenfalls pH-sensibel. Besonders wichtig ist die Rolle der zentralen Chemoregulation im Schlaf oder in Narkose. Der primäre Atemrhythmus wird stetig moduliert. Periphere Chemorezeptoren im Glomus caroticum/aorticum projizieren mit ihren Fasern in die dorsale respiratorische Gruppe (DRG). Sie sind lediglich bei niedrigen arteriellen O_2-Konzentrationen aktiv und messen dementsprechend die arterielle Sauerstoffsättigung (Boron und Boulpaep 2008).

Beim Vorliegen einer isolierten Hypoxie kommt es nur zu einer moderaten Steigerung der Atemfrequenz. Durch die in der Peripherie vermittelte Steigerung der Atemfrequenz kommt es zu einem Absinken des CO_2-Spiegels. Dies führt so zu einer Reduktion des zentral vermittelten CO_2-abhängigen Atemantriebs. Bleibt aber aufgrund anderer Ursachen die CO_2-Konzentration gleich oder steigt leicht an, wird das Atemminutenvolumen deutlich stärker gesteigert.

▶ **Cave** Bei höhergradigen Lungenfunktionsstörungen kann es zu einer chronischen Hyperkapnie in Kombination mit Hypoxie kommen. Über renale Kompensationsmechanismen verliert die zentrale CO_2-sensitive Atemregulation ihre Wirkung und die Bedeutung des peripher vermittelten Atemantriebs steigt. Wird der Einatemluft betroffener Patienten zusätzlich O_2 beigemischt, reduziert dies bis zu einem gewissen Schwellenwert die Hypoxie. Steigt der arterielle O_2-Partialdruck aber auf über 90 mmHg an, kommt es vermittelt über die O_2-sensiblen peripheren Rezeptoren zur Atemdepression mit steigenden CO_2-Konzentrationen und schließlich zu einer CO_2-induzierten Atemlähmung (Klinke et al. 2009).

Mechanorezeptoren der Atmungsmuskulatur

Muskeln sind mit Muskelspindeln und Golgi-Sehnenorganen ausgestattet. Diese geben dem sensomotorischen Kortex über ihre Afferenzen Informationen über den Spannungszustand des betroffenen Muskels. Das Diaphragma ist reich ausgestattet mit Golgi-Sehnenorganen, aber besitzt nur wenige Muskelspindeln. Sie werden über den Nervus phrenicus innerviert (Burki und Lee 2010). Bei Patienten, die eine Querschnittslähmung oberhalb der Höhe von C3 haben, können dementsprechend keine Signale mehr übertragen werden. Dennoch können die Betroffenen den Füllungszustand ihrer Lungen beurteilen und reagieren auf Atemzugwiderstände. Dies spricht dafür, dass diese Informationen nicht über die Mechanorezeptoren der primären oder sekundären Atemmuskulatur gemeldet werden, sondern über den Nervus vagus, der die Lunge als Organ innerviert. Gleichzeitig haben Studien gezeigt, dass Vibrationen auf der Atemmuskulatur modulierend auf die empfundene Intensität der Dyspnoe wirken. Es gibt Hinweise, dass die Anwendung von Vibration synchron zur Muskelaktivität die Atemnot reduziert. Eine asynchrone Anwendung in Bezug zur Muskelaktivität kann den Dyspnoegrad steigern (Sibuya et al. 1994).

▶ Diese Erkenntnisse implizieren eine modulatorische Wirkung der segmental innervierten Muskeln der Brustwand, wohingegen die via Nervus phrenicus innervierte Muskulatur des Diaphragmas keine essenzielle Rolle für das Dyspnoeempfinden zu spielen scheint.

Mechanosensoren der Lunge

In der glatten Muskulatur der zuführenden Atemwege liegen langsam adaptierende Dehnungsrezeptoren. Diese werden bei Inspiration aktiviert und hemmen diese. Ihre Afferenzen verlaufen über den N. vagus und sind Teil des Hering-Breuer-Reflexes. So wird eine Überdehnung des Lungenparenchyms durch eine übermäßige Inspiration verhindert, die Atemfrequenz steigt und eine Bronchodilatation wird ausgelöst. Es wird auch angenommen, dass diese Rezeptoren die Atemarbeit bei körperlicher Belastung optimieren, da bei zunehmender Aufdehnung der Lunge die elastischen Widerstände erheblich ansteigen und so Informationen über diese verarbeitet werden können.

Vagale Afferenzen liegen häufig in den Epithelien der oberen Atemwege und sind mit schnell adaptierenden Rezeptoren ausgestattet. Sie sind initial bei Inspiration besonders aktiv und verkürzen die Exspirationsphase, was indirekt die Atemfrequenz erhöht. Außerdem können sie über chemische Noxen (Zigarettenrauch, Ammoniak usw.) oder Entzündungsmediatoren gereizt werden, was zum Auslösen von Schutzreflexen wie Husten oder Niesen führt.

Perikapillär liegen ebenfalls vagale Fasern, die mit J-Rezeptoren ausgestattet sind. Bei Infiltrationen in diesem Bereich, wie beispielsweise bei Lungenödemen, steigt der elastische Gewebewiderstand der Lunge an und die Rezeptoren werden aktiviert. Dies hat eine flache, hochfrequente Atmung zur Folge. (Atemfrequenz >20/min).

Es wird davon ausgegangen, dass das Gefühl der Luftnot bzw. des Lufthungers durch Chemorezeptoren vermittelt wird. Der unangenehme Drang, atmen zu müssen, wird am ehesten mit Mechanorezeptoren assoziiert (Banzett et al. 1990).

Beeinflussende psychologische Faktoren

In den letzten Jahren wurde immer deutlicher, dass Dyspnoe weitere, von den sensorischen Afferenzen losgelöste, kognitive und affektive Komponenten besitzt. Die American Thoracic Society und das American College of Chest Physicians unterstützten diese Auffassung in einer Konsensfindung (De Peuter et al. 2004; von Leupoldt und Dahme 2007; Janssens et al. 2009).

Im Vergleich zu Schmerzen liegt die Forschung in Bezug auf Dyspnoe weit zurück. In der Bildgebung zentraler Verarbeitungsmechanismen besteht weiterhin Forschungsbedarf. Vielversprechende bildgebende Verfahren sind zum einen das BOLD-Kontrast-MRT (Blood-Oxygenation-Level-Dependent) und zum anderen das ASL (Arterial Spin Labeling) zur Darstellung der Perfusion bestimmter Hirnareale (Matthews und Jezzard 2004; Williams et al. 1992).

Die emotionale Beeinflussung der Atmung wird über das limbische System vermittelt. Bei Angst steigt das Atemminutenvolumen an und kann auch in ineffiziente Atemmuster wie die Hyperventilation oder Hyperventilationstetanie übergehen.

▶ Die pneumologische Rehabilitation reduziert die Dyspnoe bezogenen Ängste stärker als die eigentliche Dyspnoesymptomatik (Carrieri-Kohlman et al. 2001).

Schmerzen und höhergradiges Fieber steigern ebenfalls die Atemfrequenz. Hormone wirken desgleichen modulatorisch auf die Atmung ein. Progesteron steigert ab der zweiten Zyklushälfte die Atemfrequenz der werdenden Mutter, um deren arteriellen PCO_2 zu reduzieren. So wird die Diffusion von CO_2 aus dem fetalen in den mütterlichen Kreislauf begünstigt (Klinke et al. 2009).

Pathologische Atemmuster

Störungen an speziellen Stellen im Regelkreis der Atmung führen zu bestimmten pathologischen Atemmustern hierzu gehören die Folgenden:

> **Pathologische Atemmuster**
>
> - Kussmaul-Atmung: vertiefte hochfrequente Atmung z. B. bei metabolischer Azidose
> - Apneusis: pathologisch verlängerte Inspiration und gleichzeitig reduzierte Atemfequenz z. B. bei Hirnverletzungen
> - Cheyne-Stokes-Atmung: Periodisch schwankende Atemamplituden bis hin zu Apnoeperioden von ca. 30 s Dauer (Ancau 2015)

Eine sorgfältige Anamnese ist wichtig für die Dyspnoeabklärung. Hilfreich für die Differenzialdiagnose ist die folgende Einteilung der Dyspnoe (s. Übersicht). Weitere Hinweise auf die Genese ergeben sich durch Änderung der körperlichen Belastung, Körperhaltung, Ausgangstellung und evtl. gleichzeitigem Auftreten von Begleitsymptomen wie Schwitzen, Schmerzen, Temperaturerhöhung und Auswurf.

31.3.2 Wahrnehmung von Dyspnoe bei lungenerkrankten Menschen

Die individuell unterschiedliche Wahrnehmung von Dyspnoe kann gravierende Folgen für die Behandlung lungenerkrankter Patienten haben. Einzelne Asthmatiker können gelegentlich massive Verschlimmerungen der asthmatischen Atemwegsobstruktion subjektiv nicht wahrnehmen und erhalten wegen der Fehlinterpretation ihres Zustandes eine unzureichende Behandlung. Außerdem spielt die Chronifizierung der subjektiv empfundenen Dyspnoe eine wesentliche Rolle: Frühere Dyspnoeerfahrungen können langfristig die Wahrnehmung beeinflussen und werden konditioniert, sodass die qualitative Beschreibung der Atemnot durch frühere Erfahrungen geprägt wird (Gugger und Bachofen 2001). Man kann behaupten, ähnlich dem Schmerzgedächtnis bei chronischen Schmerzen kann sich bei chronischer Atemnot ein Dyspnoegedächtnis entwickeln (Bestall et al. 1999).

Diese physiologischen Aspekte zeichnen jedoch nur einen Teil des Gesamtbildes auf. Emotionale und psychische Probleme wie z. B. Angst und Depression spielen bei der individuellen Wahrnehmung von Dyspnoe eine große Rolle und können sich gegenseitig beeinflussen (Gugger und Bachofen 2001).

> **Dyspnoearten (Leuppi 2006)**
>
> 1. **Langsam schleichende** oder **rasch auftretende Dyspnoe**, z. B. bei
>   - akuter Myokardischämie
>   - Lungenembolie
>   - Pneumothorax
> 2. **Anfallsweise auftretende Dyspnoe**, z. B. bei
>   - Asthma
>   - Fremdkörperaspiration
>   - Hyperventilationssyndrom
>   - Linksherzinsuffizienz
>   - Lungenembolie
>   - Pneumothorax
> 3. **Progrediente Dyspnoe**, z. B. bei
>   - COPD
>   - Kardiopathie
>   - Anämie
>   - Lungenfibrose
>   - Bronchuskarzinom
>   - Pleuraerguss
> 4. **Paroxysmale nächtliche Dyspnoe**, z. B. bei
>   - Asthma
>   - Linksherzinsuffizienz
>   - gastroösophagealem Reflux
> 5. **Dyspnoe im Liegen**, z. B. bei
>   - Linksherzinsuffizienz
>   - COPD
>   - Zwerchfellparese

31.4   Behandlung der Dyspnoe

31.4.1 Vorgehen bei akuter Dyspnoe

Eine akute Dyspnoe kann wirksam behoben werden, zum einen durch symptomatische Behandlung und zum anderen durch Behandlung der Grundkrankheit. Bei chronischer leichter Dyspnoe kann meist eine optimale Behandlung der Grundkrankheit und deren Komplikationen eine Linderung bringen.

Auslöser einer akuten Dyspnoe können verschiedene Faktoren sein, die zu berücksichtigen sind:

- Gleichgewichtsstörung/Muskelschwäche,
- arterielle Hypoxämie,
- Panik/Angst.

▶ **Cave** Bei Sauerstoffgabe ist an eine Atemdepression mit der Gefahr der hyperkapnischen Ateminsuffizienz zu denken, weshalb immer ein Arzt konsultiert werden sollte!

31.4.2 Therapeutischer Stufenplan bei akuter Dyspnoe

Primäre Therapieziele

Primäre Therapieziele bei akuter Dyspnoe (Abb. 31.1)

- Sichere Haltung/Lagerung des Patienten: Vorgeneigte Körperposition einnehmen und Oberkörper hochlagern; spezielle Atemtechniken wie z. B. Zwerchfellatmung und Lippenbremse
- Anhebung des arteriellen Sauerstoffpartialdrucks bei erniedrigter Sauerstoffsättigung durch Sauerstoffgabe und Frischluftzufuhr, Senkung des Atemwiderstandes
- Arzt konsultieren
- Linderung der quälenden Angst durch Beruhigung des Patienten und der Angehörigen

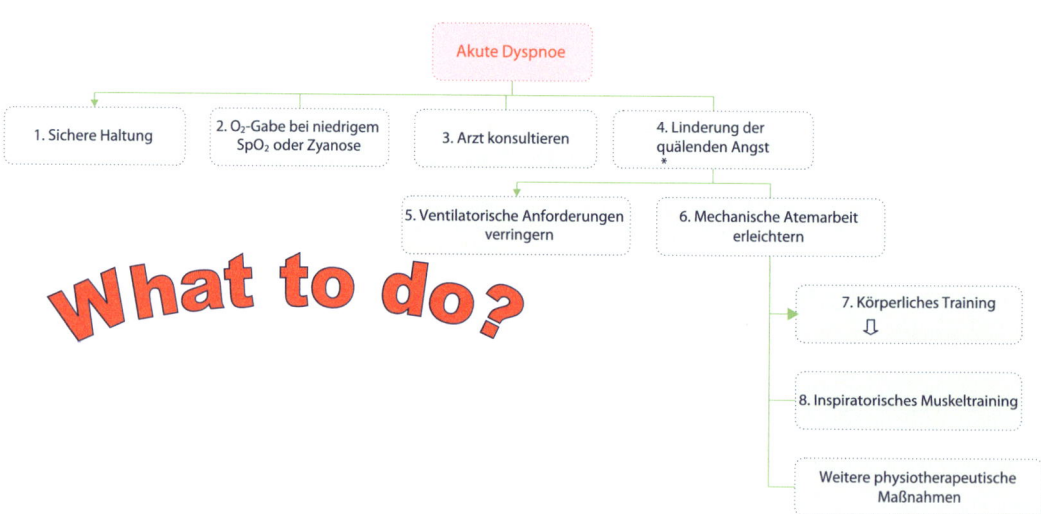

Abb. 31.1 Schematische Darstellung eines Stufenplans bei akuter Dyspnoe. (van Gestel 2009)

Sekundäre Therapieziele

Nachdem ein Arzt konsultiert wurde, können weitere **sekundäre Therapieziele** und Maßnahmen hinzugefügt werden.

Sekundäre Therapieziele bei akuter Dyspnoe (Abb. 31.1)

- Verringerung der ventilatorischen Anforderungen
- Erleichterung der mechanischen Atemarbeit und Verbesserung der Effizienz der Atemmuskulatur durch Rekrutierung der Atemhilfsmuskeln

---

Tertiäre Therapieziele

Wenn der Patient stabilisiert ist, sollten z. B. nach einigen Tagen weitere **tertiäre Therapieziele** und Maßnahmen beachtet werden (Abb. 31.1). Bei COPD-Patienten häufig vorkommende **körperliche Veränderungen** wie

- Dekonditionierung,
- Atrophie der peripheren Muskulatur und
- Formveränderung der Zwerchfellmuskelansätze

sind mitverantwortlich für die Dyspnoe und können durch gezieltes Training vermindert werden. Ein regelmäßiges Training bewirkt:

- ein vermindertes Atemminutenvolumen (Atemfrequenz),
- eine verminderte Totraumventilation,
- eine erhöhte anaerobe Schwelle,
- eine verminderte Laktazidose und
- eine verminderte CO_2-Eintwicklung.

Tertiäre Therapieziele bei akuter Dyspnoe
- Allgemeines körperliches Trainingsprogramm
- Inspiratorisches Muskeltraining

31.4.3 Sauerstofftherapie bei Dyspnoe

Die Applikation des Sauerstoffs erfolgt meist über Nasenbrillen und vereinzelt über Masken. Obwohl zusätzlicher Sauerstoff die Mortalität bei chronisch hypoxämischen Patienten mit COPD verbessert, gibt es widersprüchliche Daten über seine Fähigkeit Dyspnoe zu lindern (McDonald et al. 1995; Cranston et al. 2008; McKeon et al. 1988; Uronis et al. 2008; Moore et al. 2011). Ein potenzieller Erklärungsansatz dafür ist, dass Hypoxämie nur einer der Mechanismen ist, der zur Dyspnoe führen kann. Bei der Etablierung einer mobilen Sauerstofftherapie führt diese Gegebenheit häufig zur Enttäuschung der Patienten, die durch die Anwendung nur eine mäßige Verbesserung der Belastungsdyspnoe erfahren. Häufig sind Patienten durch die Tatsache, dass sie bei körperlichen Anstrengungen trotz einer Sättigung von über 90 % Dyspnoe verspüren, irritiert. Dadurch entsteht eine klare Schulungsnotwendigkeit, deren Bedarf individuell eruiert werden sollte (Nonoyama et al. 2007; Arnold et al. 2011].

▶ Die deutsche Gesellschaft für Pneumologie und Beatmungsmedizin e. V. (DGP) beschreibt in ihrer S2k-Leitlinie zur Diagnostik und Therapie von Patienten mit chronisch-obstruktiver Bronchitis und Lungenemphysem (COPD), dass die Applikation von Sauerstoff trotz Fehlens einer Hypoxämie die Dyspnoe reduzieren kann (Uronis et al. 2015).

Eine vorteilhafte Wirkung von Sauerstoff könnte mit Änderungen der Stimulation der Chemorezeptoren, den daraus resultierenden Änderungen des Atmungsmusters (Somfay et al. 2001; Swinburn et al. 1984) und/oder der Stimulation von Rezeptoren im Zusammenhang mit dem Gasfluss durch die oberen Atemwege (Liss und Grant 1988; Abernethy et al. 2010) zusammenhängen. Daher ist der symptomatische Nutzen möglicherweise nicht auf Patienten beschränkt, die die medizinischen Richtlinien für zusätzlichen Sauerstoff erfüllen (Somfay et al. 2001; Dean et al. 1992). Die Sauerstofftherapie kann bei Patienten mit fortgeschrittener Herz- oder

Lungenerkrankung nützlich sein, insbesondere bei Patienten, die in Ruhe oder mit minimaler Aktivität hypoxämisch sind (Mahler et al. 2010; Heart Failure Society 2010, 2011; Moore et al. 2011; Qaseem et al. 2008).

31.4.4 Mobile Sauerstofftherapie (Ambulatory Oxygen Therapy [AOT])

Bei bereits etablierter Langzeitsauerstofftherapie (LTOT) kann die Indikation zur mobilen Sauerstofftherapie laut deutscher Gesellschaft für Pneumologie und Beatmungsmedizin bestehen, wenn mit ausschließlich stationärer Sauerstofftherapie die prognoseverbessernde Therapiezeit von mindestens 15 h nicht erreichbar ist (prognostische Indikation). Bei signifikanter Besserung der Belastbarkeit oder Linderung der Dyspnoe liegt eine symptomatische Indikation zur AOT vor, und dem Patienten sollte ein mobiles Sauerstoffgerät angeboten werden. In mehreren systematischen Reviews konnte ein möglicher oder partieller Effekt auf Dyspnoe oder Lebensqualität aufgezeigt werden (Bradley et al. 2007; Uronis et al. 2015; Ameer et al. 2014; Ekström et al. 2016; Jindal 2017), mehrere kleinere Studien zeigten keinen Effekt der mobilen Sauerstofftherapie (Moore et al. 2011; Casaburi et al. 2012; Nonoyama et al. 2007; Sandland et al. 2008; Ringbaek et al. 2013; Héraud et al. 2008; Lacasse et al. 2005). Die aktuelle Datenlage gibt keine ausreichende Kenntnis, ob eine AOT die Letalität reduziert und die Leistungsfähigkeit, die körperliche Aktivität und die Alltagsmobilität verbessert.

▶ Das Anstreben einer hohen Sättigung von 92−98 % bringt keinen gesteigerten Effekt (Beasley et al. 2017). Da je nach Gerätetyp und Einsatz eines Sparventils unterschiedliche Oxygenierungen beobachtet werden, sollte die Dosistitration mit dem später verwendeten Gerät erfolgen.

Nach der British Thoracic Society sollte eine ausschließliche Sauerstofftherapie bei körperlicher Belastung erst dann durchgeführt werden,

wenn der Nachweis einer dadurch gesteigerten körperlichen Leistungsfähigkeit vorliegt (Evidenzgrad B) (Magnet et al. 2017; Hardinge et al. 2015).

Die British Thoracic Society und die DGP geben deckungsgleich wieder, dass bei anderen chronischen Erkrankungen, die mit einer Hypoxämie bei körperlicher Belastung einhergehen (z. B. interstitielle Lungenerkrankungen, Mukoviszidose), keine ausreichenden Daten für eine LTOT vorliegen. Trotz nicht vorhandener Evidenz wird dennoch analog zur COPD eine Sauerstoffverordnung empfohlen (Hardinge et al. 2015).

Laut DGP liegt eine Indikation für AOT vor, wenn 2 der folgenden 3 Punkte erfüllt sind:

Indikation zur mobilen Sauerstofftherapie – Leitlinie zur Langzeitsauerstofftherapie (Vogelmeier et al. 2018)

1. Die Sauerstoffsättigung kann während der Belastung konstant >90 % gehalten werden.
2. Die Gehstrecke unter Sauerstoffgabe nimmt um ≥10 % zu.
3. Der Patient nimmt eine Verbesserung der Dyspnoe wahr (mindestens 1 Punkt Änderung auf der Borg-Skala oder der VAS-Skala [jeweils 1−10]) – Referenz BTS-Guideline (Hardinge et al. 2015).

Die Bereitschaft vom Patienten ein mobiles Sauerstoffgerät zu nutzen, sollte im Vorfeld überprüft und nach 3 Monaten erneut reevaluiert werden.

31.4.5 Nichtmedikamentöse Therapie der Dyspnoe

Bei der Behandlung von Patienten mit Dyspnoe sollte der Schwerpunkt zunächst auf der Optimierung der Behandlung der Grunderkrankung liegen, z. B. der inhalativen Bronchodilatator- und Kortikosteroidtherapie bei Patienten mit Asthma oder der Gabe von Diuretika und Verringerung der Nachlast bei Patienten mit Herzinsuffizienz. In der folgenden Diskussion wird davon ausgegangen, dass die Behandlung der Grunderkrankung optimiert wurde (Heart Failure Society 2010; Hunt et al. 2005; Celli et al. 2004; GOLD 2011).

Nichtmedikamentöse Maßnahmen stellen bei der Behandlung der Dyspnoe eine entscheidende Therapiesäule dar, die entweder allein oder in Kombination mit Medikamenten durchgeführt werden kann. Häufig bietet die medikamentöse Therapie allein nicht den gewünschten Effekt (Vogelmeier et al. 2018). Zu den Hauptzielen der physiotherapeutischen Atemtherapie zählt ebenfalls die Linderung der Ruhe- und Belastungsdyspnoe. Ziel der physiotherapeutischen Atemtherapie bei COPD-Patienten ist die Reduktion der Atemarbeit, ein effektiver Einsatz der Atemmuskulatur, eine Verbesserung der Sekretelimination und der Thoraxbeweglichkeit und somit auch die Verbesserung des Gasaustausches (Vogelmeier et al. 2018).

Die Allgemeinmaßnahmen zur Behandlung der Dyspnoe umfassen laut S3-Leitlinie Prävention, Diagnostik, Therapie und Nachsorge des Lungenkarzinoms der DGP die Edukation, Information, Anleitung zu ökonomischer Mobilität, Anpassung des Tagesrhythmus an die schwankende Atemnotintensität, Kühlung des Gesichts durch offenes Fenster, Handfächer oder Ventilator sowie die Einbindung von Angehörigen insbesondere mit dem Ziel, bei starker Atemnot Hektik und Panik zu reduzieren und beruhigend auf den Patienten einzuwirken. Um in Notfallsituationen Atemnotattacken entgegenwirken zu können, sollten Notfallmaßnahmen in Form von Übungen und Ritualen eingeübt werden (Booth et al. 2008, 2011; Probst et al. 2004). Handventilatoren, Gehhilfen und Entspannungsübungen bieten wirksame und evaluierte Therapieverfahren, die in der Praxis gut zu etablieren sind (Bausewein et al. 2008, 2010; Galbraith et al. 2010).

Nach der S2k-Leitlinie zur Diagnostik und Therapie von Patienten mit chronisch-obstruktiver Bronchitis und Lungenemphysem (COPD) bieten folgende Maßnahmen die Möglichkeit das Empfinden von Dyspnoe zu reduzieren:

> **Potenzielle Maßnahmen zur Reduktion der Dyspnoe – Leitlinie zur Diagnostik und Therapie von Patienten mit chronisch-obstruktiver Bronchitis und Lungenemphysem (COPD) (Vogelmeier et al. 2018)**
> - Neuromuskuläre Elektrostimulation (Marciniuk et al. 2011; Vieira et al. 2014)
> - Vibrationen der Thoraxwand (Marciniuk et al. 2011)
> - Lenkung eines Luftstroms auf das Gesicht über Fächer oder Ventilatoren (Marciniuk et al. 2011)

Bisher gibt es nur unzureichende Belege für die Evidenz von atemerleichternden Körperpositionen wie das Sitzen mit nach vorne geneigtem Oberkörper, die Fixation des Schultergürtels oder Relaxationsübungen, die bei COPD-Patienten mit Angst und ausgeprägter Dyspnoe die Atemfrequenz reduzieren und die Dyspnoe lindern können (Vogelmeier et al. 2018).

Jede erlernte Technik zur Behandlung der Dyspnoe stärkt das Selbstvertrauen und die Eigeninitiative des Patienten. Dies resultiert in einem reduzierten Risiko für Depression und erhöht die Lebensqualität des Patienten (Booth et al. 2008).

Die pneumologische Rehabilitation sowie die nichtinvasive Beatmung können in geeigneten Fällen weitere Möglichkeiten bieten, Dyspnoe zu lindern. Die Behandlung einer refraktären schweren Dyspnoe erfolgt am besten im Rahmen eines multidisziplinären Palliativteams (Higginson et al. 2014).

Auszug aus der S3-Leitlinie Prävention, Diagnostik, Therapie und Nachsorge des Lungenkarzinoms zur Therapie von Dyspnoe
Auch hier bietet die nichtmedikamentöse Therapie mittels Handventilatoren, Gehhilfen und Entspannungsübungen wirksame und evaluierte Therapieverfahren, um eine Reduktion der Dyspnoe zu erzielen. Diese Maßnahmen sind in der Praxis gut einsetzbar (Bausewein et al. 2008, 2010; Galbraith et al. 2010).

Mittels Rollator, Gehstock oder anderen Geh-hilfen kann die Mobilität gefördert werden und der Teufelskreislauf aus Dyspnoe – Bewegungs-einschränkung – Immobilität – Dyspnoe durch-brochen werden (Probst et al. 2004). Die Geh-hilfe bietet eine Stabilisierung des Schultergürtels, die vermutlich in einer verlängerten Gehstrecke und reduzierter Belastungsdyspnoe resultiert (AWMF 2015).

Eine Steigerung der körperlichen Aktivität fördert die Eigeninitiative und führt zu einer ge-steigerten Lebensqualität. Entspannungsübungen lindern das Empfinden von z. B. Angst oder Pa-nik, die bei der Wahrnehmung von Dyspnoe als emotionale Komponente auftreten können (AWMF 2015).

Die emotionalen Komponenten auf die Wahr-nehmung von Dyspnoe wie beispielsweise Angst oder Panik können mittels Entspannungs-übungen therapiert werden. In allen Phasen der Lungenkrebserkrankung konnten gezielte phy-siotherapeutische Maßnahmen einen günstigen Einfluss auf die Symptomatik nehmen und die individuellen Copingstrategien stärken (Ripa-monti 1999).

Statement der American Thoracic Society zur pneumologischen Rehabilitation bei Dyspnoe
Die pneumologische Rehabilitation ist eine we-sentliche Therapiesäule in der Behandlung von Patienten mit chronischen Lungenerkrankungen (Ries et al. 2007; Nici et al. 2006). Zu den positi-ven Auswirkungen der Rehabilitation zählen eine Verringerung der Belastungsdyspnoe während des Trainings und eine verbesserte Belastungsto-leranz (Ries et al. 2007; Nici et al. 2006; Troos-ters et al. 2005; Stulbarg et al. 2002; Bianchi et al. 2011). Die Hauptkomponente der Lun-genrehabilitation, die für diese Verbesserungen verantwortlich ist, ist Bewegung (Sassi-Dambron et al. 1995; Stulbarg et al. 2002; Gigliotti et al. 2003; O'Donell et al. 1998). Es ist unklar, ob Me-chanismen, die zu einer Verbesserung der Dyspnoe führen, hauptsächlich auf eine Steige-rung der Kondition, körperlichen Aktivität und eine Reduktion der Hyperreagibilität der Atem-

wege zurückzuführen sind. Der Nachweis, dass andere Komponenten der Lungenrehabilitation (z. B. Aufklärung zur Verbesserung der Inhalati-onstechnik oder Einnahme von Medikamenten, Stimulationsaktivitäten oder Atemtechniken) die Dyspnoe unabhängig von körperlicher Betäti-gung lindern, ist inkonsistent, aber es ist wahr-scheinlich, dass individuelle Merkmale (z. B. Motivation) relevant sind. Bei COPD kann die pulmonale Rehabilitation zu einem verringer-ten Beatmungsbedarf und einer verringerten Atemfrequenz während des Gehens führen, wo-durch die Entwicklung einer dynamischen Hype-rinflation verringert wird. Es gibt Hinweise dar-auf, dass Patienten mit COPD, die sich 6 Wochen lang einem Training unterziehen, eine geringe Abnahme der Dyspnoeintensität erfahren, unab-hängig davon, ob sie eine verbesserte Trainings-kapazität aufweisen oder nicht (Mahler et al. 2003).

Systematische Überprüfungen randomisierter Studien zum inspiratorischen Muskelkrafttrai-ning (IMT) haben eine moderate Reduktion der Dyspnoe bei COPD gezeigt (Geddes et al. 2008), jedoch nicht bei Mukoviszidose (Reid et al. 2008). Die Anzahl und Stichprobengröße der ein-geschlossenen Studien waren jedoch in beiden Arbeiten gering (Geddes et al. 2008; Reid et al. 2008). In einer kürzlich veröffentlichten, evi-denzbasierten Leitlinie für die klinische Praxis wurde festgestellt, dass es nicht genügend Evi-denz gibt, um IMT als Routinekomponente der pneumologischen Rehabilitation zu empfehlen, aber dass IMT „bei ausgewählten Patienten mit COPD in Betracht gezogen werden könnte, die trotz optimaler medizinischer Therapie eine ver-minderte Kraft der Atemmuskulatur und Dyspnoe aufweisen" (Ries et al. 2007). Es gibt auch Hin-weise darauf, dass eine dosierte Lippenbremse die Atemnot bei fortgeschrittener COPD lindern kann (Marciniuk et al. 2011).

Statement der American Thoracic Society zur nichtinvasiven Beatmung (NIV) bei Dyspnoe
Eine erhöhte Atemmuskelanstrengung, die mit einem hohen Beatmungsbedarf im Verhältnis zur

Atemmuskelkapazität verbunden ist, kann bei vielen Patienten mit chronischen Atemwegserkrankungen zu Atemnot führen. Durch die Verringerung der Belastung der Atemmuskulatur kann die nichtinvasive Beatmung (NIV) die Atemnot verringern. In wenigen Studien zu Untersuchung der NIV-Therapie wurde jedoch Dyspnoe als Endpunkt untersucht. Zwei Studien, in denen die nächtliche Langzeitanwendung von NIV bei Patienten mit schwerer COPD untersucht wurde, berichteten über signifikante Verbesserungen der Dyspnoe (Casanova et al. 2000; Clini et al. 2002). Ob NIV bei Patienten mit anderen Formen chronischer Lungen- oder Herzerkrankungen ähnliche Wirkungen haben würde, ist unbekannt. Die Anwendung von NIV während des Trainings verringert die Atemnot und erhöht die Belastungstoleranz (Borel et al. 2009; Keilty et al. 1994), was die Teilnahme der Patienten an der Lungenrehabilitation erleichtern kann.

31.5 Schonung und Fatigue

31.5.1 Fatigue

Müdigkeit ist kein pathologisches Symptom per se. Sie wird von Betroffenen erst dann als problematisch wahrgenommen, wenn diese nicht angemessen erklärt werden kann und das als subjektiv normal empfundene Ausmaß überschreitet und somit nicht mehr ausreichend kompensiert werden kann. Dies wird dann als Fatigue-Syndrom bezeichnet.

Es gibt unterschiedliche Ausprägungen und Ursachen des Syndroms. Hier gilt es aber zu beachten, dass die Müdigkeit nicht zwingend durch eine einzelne Pathologie ausgelöst wird, sondern ebenfalls Kontextfaktoren, wie psychosoziale Kompensationsmöglichkeiten, körperliche Schonung, Schmerzen, usw. mit in die Anamnese einbezogen werden sollten (Wessely et al. 1999; Moldovan et al. 2013). So zeigte sich, dass psychische Störungen ein stärkerer Prädiktor für Fatigue sind als somatische Erkrankungen (Wijeratne et al. 2007).

31.5.2 Körperliche Schonung

Es ist unklar, wie häufig und ab wann Bewegungsmangel die Hauptursache für das Fatigue-Syndrom ist. Allerdings zeigten Studien einen Zusammenhang zwischen Müdigkeit und Bewegungsmangel (Chen 1986). Es entsteht ein Teufelskreislauf, indem sich Betroffene aufgrund der Fatigue vermehrt körperlich schonen und so schneller dekonditionieren. Hierdurch setzen die Fatigue und die Reduktion der Belastbarkeit früher ein, was die Dekonditionierung verstärkt. Die gesteigerte Dekonditionierung unterstützt ihrerseits wiederum die Fatigue-Symptomatik.

Es konnte aber auch nachgewiesen werden, dass körperliches Training im aeroben Bereich das Befinden sowohl bei Gesunden (Wong et al. 1990) als auch bei chronisch Erkrankten steigern kann (Cramp und Byron-Daniel 2012; Cramp et al. 2013; Larun et al. 2015; Payne et al. 2010).

Literatur

Abernethy AP, McDonald CF, Frith PA, Clark K, Herndon JE, Marcello J, Young IH, Bull J, Wilcock A, Booth S et al (2010) Effect of palliative oxygen versus room air in relief of breathlessness in patients with refractory dyspnoea: a double-blind, randomised controlled trial. Lancet 376:784–793

Abidov A, Rozanski A, Hachamovitch R, Hayes SW, Aboul-Enein F, Cohen I, Friedman JD, Germano G, Berman DS (2005) Prognostic significance of dyspnea in patients referred for cardiac stress testing. N Engl J Med 353(18):1889–1898. https://doi.org/10.1056/nejmoa042741

Allard E, Canzoneri E, Adler D, Morélot-Panzini C, Bello-Ruiz J, Herbelin B, Blanke O, Similowski T (2017) Interferences between breathing, experimental dyspnoea and bodily self-consciousness. Sci Rep 7(1). https://doi.org/10.1038/s41598-017-11045-y

Ameer F, Carson KV, Usmani ZA et al (2014) Ambulatory oxygen for people with chronic obstructive pulmonary disease who are not hypoxaemic at rest. Cochrane Database Syst Rev 6:CD000238

Ancau M (2015) Klinische Grundlagen fürs Physikum (Springer-Lehrbuch), 1. Aufl. Springer,

Arnold E, Bruton A, Donovan-Hall M et al (2011) Ambulatory oxygen: why do COPD patients not use their portable systems as prescribed? A qualitative study. BMC Pulm Med 11:9

AWMF, Deutsche Krebsgesellschaft (2015) Leitlinien-programm Onkologie: Palliativmedizin für Patienten mit einer nicht heilbaren Krebserkrankung, Langversion 1.1, 2015, AWMF Registernummer: 128/001OL

Banzett RB, Lansing RW, Brown R, Topulos GP, Yager D, Steele SM, Londoño B, Loring SH, Reid MB, Adams L, Nations CS (1990) 'Air hunger' from increased PCO2 persists after complete neuromuscular block in humans. Respir Physiol 81(1):1–17. https://doi.org/10.1016/0034-5687(90)90065-7

Banzett RB, O'Donnell CR, Guilfoyle TE, Parshall MB, Schwartzstein RM, Meek PM, Gracely RH, Lansing RW (2015) Multidimensional Dyspnea Profile: an instrument for clinical and laboratory research. Eur Respir J 45(6):1681–1691. https://doi.org/10.1183/09031936.00038914

Bausewein C et al (2008) Non-pharmacological interventions for breathlessness in advanced stages of malignant and non-malignant diseases. Cochrane Database Syst Rev 2:CD005623

Bausewein C et al (2010) Effectiveness of a hand-held fan for breathlessness: a randomised phase II trial. BMC Palliat Care 9:22

Beasley R, Chien J, Douglas J et al (2017) Target oxygen saturation range: 92–96 % Versus 94–98. Respirology 22:200–202

Bestall JC, Paul EA, Garrod R, Garnham R, Jones PW, Wedzicha JA (1999) Usefulness of the Medical Research Council (MRC) dyspnoea scale as a measure of disability in patients with chronic obstructive pulmonary disease. Thorax 54:581–586

Bianchi R, Gigliotti F, Romagnoli I, Lanini B, Castellani C, Binazzi B, Stendardi L, Bruni GI, Scano G (2011) Impact of a rehabilitation program on dyspnea intensity and quality in patients with chronic obstructive pulmonary disease. Respiration 81:186–195

Booth S, Moosavi SH, Higginson IJ (2008) The etiology and management of intractable breathlessness in patients with advanced cancer: a systematic review of pharmacological therapy. Nat Clin Pract Oncol 5(2):90–100

Booth S et al (2011) Developing a breathlessness intervention service for patients with palliative and supportive care needs, irrespective of diagnosis. J Palliat Care 27(1):28–36

Borel J-C, Verges S, Pepin J-L, Vivodtzev I, Levy P, Wuyam B (2009) Home exercise training with non-invasive ventilation in thoracic restrictive respiratory disorders: a randomised study. Respir Physiol Neurobiol 167:168–173

Boron WF, Boulpaep EL (2008) Medical physiology: a cellular and molecular approach, 2. Aufl. Saunders

Bradley JM, Lasserson T, Elborn S et al (2007) A systematic review of randomized controlled trials examining the short-term benefit of ambulatory oxygen in COPD. Chest 131:278–285

Bredin M, Corner J, Krishnasamy M, Plant H, Bailey C, A'Hern R (1999) Multicentre randomised controlled trial of nursing intervention for breathlessness in patients with lung cancer. BMJ 318(7188):901. https://doi.org/10.1136/bmj.318.7188.901

Burki NK, Lee LY (2010) Mechanisms of Dyspnea. Chest 138(5):1196–1201. https://doi.org/10.1378/chest.10-0534

Carrieri-Kohlman V, Gormley JM, Eiser S, Demir-Deviren S, Nguyen H, Paul SM, Stulbarg MS (2001) Dyspnea and the affective response during exercise training in obstructive pulmonary disease. Nurs Res 50(3):136–146. https://doi.org/10.1097/00006199-200105000-00002

Casaburi R, Porszasz J, Hecht A et al (2012) Influence of lightweight ambulatory oxygen on oxygen use and activity patterns of COPD patients receiving long-term oxygen therapy. COPD 9:3–11

Casanova C, Celli BR, Tost L, Soriano E, Abreu J, Velasco V, Santolaria F (2000) Long-term controlled trial of nocturnal nasal positive pressure ventilation in patients with severe COPD. Chest 118:1582–1590

Celli BR, Cote CG, Marin JM, Casanova C, Montes de Oca M, Mendez RA, Pinto Plata V, Cabral HJ (2004) The body-mass index, airflow obstruction, dyspnea, and exercise capacity index in chronic obstructive pulmonary disease. N Engl J Med 350(10):1005–1012. https://doi.org/10.1056/nejmoa021322

Chen MK (1986) The epidemiology of self-perceived fatigue among adults. Prev Med 15(1):74–81. https://doi.org/10.1016/0091-7435(86)90037-x

Clark AL, Sparrow JL, Coates AJS (1995) Muscle fatigue and dyspnoea in chronic heart failure: two sides of the same coin? Eur Heart J 16:49–52

Clini E, Sturani C, Rossi A, Viaggi S, Corrado A, Donner C, Ambrosino N (2002) The Italian multicentre study on noninvasive ventilation in chronic obstructive pulmonary disease patients. Eur Respir J 20(3):529–538. https://doi.org/10.1183/09031936.02.02162001

Cramp F, Byron-Daniel J (2012) Exercise for the management of cancer-related fatigue in adults. Cochrane Database Syst Rev. Published. https://doi.org/10.1002/14651858.cd006145.pub3

Cranston JM, Crockett A, Currow D (2008) Oxygen therapy for dyspnoea in adults. Cochrane Database Syst Rev:CD004769

De Peuter S, Van Diest I, Lemaigre V, Verleden G, Demedts M, Van den Bergh O (2004) Dyspnea: the role of psychological processes. Clin Psychol Rev 24(5):557–581. https://doi.org/10.1016/j.cpr.2004.05.001

Dean NC, Brown JK, Himelman RB, Doherty JJ, Gold WM, Stulbarg MS (1992) Oxygen may improve dyspnea and endurance in patients with chronic obstructive pulmonary disease and only mild hypoxemia. Am Rev Respir Dis 146:941–945

Desbiens NA, Mueller-Rizner N, Connors AF, Wenger NS (1997a) The relationship of nausea and dyspnea to pain in seriously ill patients. Pain 71(2):149–156. https://doi.org/10.1016/s0304-3959(97)03353-8

Dudgeon DJ, Lertzman M (1998) Dyspnea in the advanced cancer patient. J Pain Symptom Manag 16(4):212–219. https://doi.org/10.1016/s0885-3924(98)00065-7

Ekström M, Ahmadi Z, Bornefalk-Hermansson A et al (2016) Oxygen for breathlessness in patients with chronic obstructive pulmonary disease who do not qualify for home oxygen therapy. Cochrane Database Syst Rev 11:CD006429

Galbraith S et al (2010) Does the use of a handheld fan improve chronic dyspnea? A randomized, controlled, crossover trial. J Pain Symptom Manag 39(5): 831–838

Geddes EL, O'Brien K, Reid WD, Brooks D, Crowe J (2008) Inspiratory muscle training in adults with chronic obstructive pulmonary disease: an update of a systematic review. Respir Med 102:1715–1729

Gestel VA, Teschler H, Steier J, Osthoff AK & Teschler S (2009). Physiotherapie bei chronischen Atemwegs- und Lungenerkrankungen (2010. Aufl.). Springer, Berlin

Gigliotti F, Coli C, Bianchi R, Romagnoli I, Lanini B, Binazzi B, Scano G (2003) Exercise training improves exertional dyspnea in patients with COPD. Chest 123:1794–1802

Global Initiative for Chronic Obstructive Lung Disease (GOLD). Global strategy for the diagnosis, management, and prevention of chronic obstructive pulmonary disease [Internet; updated 2011]. c2011. [accessed 2012 Jan 7]. http://www.goldcopd.org/uploads/users/files/GOLD_Report_2011Dec30.pdf [PubMed]

Gugger M, Bachofen H (2001) Dyspnoe Teil 1: Grundlagen und Pathophysiologie. Schweiz Med Forum 6:138–142

Hardinge M, Annandale J, Bourne S et al (2015) British Thoracic Society guidelines for home oxygen use in adults. Thorax 70:i1–i43

Heart Failure Society Of America (2010) Executive summary: HFSA 2010 comprehensive heart failure practice guideline. J Card Fail 16:475–539

Heart Failure Society Of America. 2010 HFSA comprehensive heart failure practice guideline [Internet]. c2010. [accessed 2011 Dec 30]. http://www.heartfailureguideline.org/

Héraud N, Préfaut C, Durand F et al (2008) Does correction of exercise-induced desaturation by O(2) always improve exercise tolerance in COPD? A preliminary study. Respir Med 102:1276–1286

Higginson IJ, Bausewein C, Reilly CC et al (2014) An integrated palliative and respiratory care service for patients with advanced disease and refractory breathlessness: a randomised controlled trial. Lancet Respir Med 2:979–987

Hunt SA, Abraham WT, Chin MH, Feldman AM, Francis GS, Ganiats TG, Jessup M, Konstam MA, Mancini DM, Michl K et al (2005) American College of Cardiology/American Heart Association Task Force on Practice Guidelines. (Writing Committee to Update the 2001 Guidelines for the Evaluation and Management of Heart Failure). ACC/AHA 2005 guideline update for the diagnosis and management of chronic heart failure in the adult: summary article. J Am Coll Cardiol 46:1116–1143. [PubMed] [Google Scholar]

Janssens T, Verleden G, De Peuter S, Van Diest I, Van den Bergh O (2009) Inaccurate perception of asthma symptoms: A cognitive–affective framework and implications for asthma treatment. Clin Psychol Rev 29(4):317–327. https://doi.org/10.1016/j.cpr.2009.02.006

Jennings AL (2002) A systematic review of the use of opioids in the management of dyspnoea. Thorax 57(11):939–944. https://doi.org/10.1136/thorax.57.11.939

Jindal SK (2017) Long term oxygen therapy – it is still relevant? J Thorac Dis 9:E266–E268

Keilty SE, Ponte J, Fleming TA, Moxham J (1994) Effect of inspiratory pressure support on exercise tolerance and breathlessness in patients with severe stable chronic obstructive pulmonary disease. Thorax 49: 990–994

Klinke R, Pape H, Kurtz A, Silbernagl S (2009) Physiologie, 6. Aufl. Thieme, Stuttgart

Lacasse Y, Lecours R, Pelletier C et al (2005) Randomised trial of ambulatory oxygen in oxygen-dependent COPD. Eur Respir J 25:1032–1038

Larsen R (2016) Respiratorische Insuffizienz: Pathophysiologie und Zeichen. Anästh Intensivmed Fachpflege:709–715. https://doi.org/10.1007/978-3-662-50444-4_53

Larun L, Brurberg KG, Odgaard-Jensen J, Price JR (2015. Exercise therapy for chronic fatigue syndrome. Cochrane Database Syst Rev. https://doi.org/10.1002/14651858.cd003200.pub3

von Leupoldt A, Dahme B (2007) Psychological aspects in the perception of dyspnea in obstructive pulmonary diseases. Respir Med 101(3):411–422. https://doi.org/10.1016/j.rmed.2006.06.011

Leuppi JD (2006) Dyspnoe Primary Care 6 Nr. 26–27: 491–492

Liss HP, Grant BJ (1988) The effect of nasal flow on breathlessness in patients with chronic obstructive pulmonary disease. Am Rev Respir Dis 137:1285–1288

Magnet FS, Schwarz SB, Callegari J et al (2017) Long-term oxygen therapy: comparison of the German and British guidelines. Respiration 93:253–263

Mahler DA, Ward J, Mejia-Alfaro R (2003) Stability of dyspnea ratings after exercise training in patients with COPD. Med Sci Sports Exerc 35:1083–1087

Mahler DA, Selecky PA, Harrod CG, Benditt JO, Carrieri-Kohlman V, Curtis JR, Manning HL, Mularski RA, Varkey B, Campbell M et al (2010) American College of Chest Physicians consensus statement on the management of dyspnea in patients with advanced lung or heart disease. Chest 137:674–691

Marciniuk DD, Goodridge D, Hernandez P et al (2011) Managing dyspnea in patients with advanced chronic obstructive pulmonary disease: a Canadian Thoracic Society clinical practice guideline. Can Respir J 18:69–78

Matthews PM, Jezzard P (2004) Functional magnetic resonance imaging. J Neurol Neurosurg Psychiatry 75(1):6–12. PMID: 14707297; PMCID: PMC1757457

McDonald CF, Blyth CM, Lazarus MD, Marschner I, Barter CE (1995) Exertional oxygen of limited benefit in patients with chronic obstructive pulmonary disease and mild hypoxemia. Am J Respir Crit Care Med 152:1616–1619

McKeon JL, Murree-Allen K, Saunders NA (1988) Effects of breathing supplemental oxygen before progressive exercise in patients with chronic obstructive lung disease. Thorax 43:53–56

Moldovan I, Cooray D, Carr F, Katsaros E, Torralba K, Shinada S et al (2013) Pain and depression predict self-reported fatigue/energy in lupus. Lupus 22(7):684–689

Moore RP, Berlowitz DJ, Denehy L, Pretto JJ, Brazzale DJ, Sharpe K, Jackson B, McDonald CF (2011) A randomised trial of domiciliary, ambulatory oxygen in patients with COPD and dyspnoea but without resting hypoxaemia. Thorax 66:32–37

Nici L, Donner C, Wouters E, Zuwallack R, Ambrosino N, Bourbeau J, Carone M, Celli B, Engelen M, Fahy B et al (2006) American Thoracic Society/European Respiratory Society statement on pulmonary rehabilitation. Am J Respir Crit Care Med 173:1390–1413

Nishimura K, Izumi T, Tsukino M, Oga T (2002) Dyspnea is a better predictor of 5-year survival than airway obstruction in patients with COPD. Chest 121(5):1434–1440. https://doi.org/10.1378/chest.121.5.1434

Nonoyama ML, Brooks D, Guyatt GH et al (2007) Effect of oxygen on health quality of life in patients with chronic obstructive pulmonary disease with transient exertional hypoxemia. Am J Respir Crit Care Med 176:343–349

O'Donnell DE, McGuire M, Samis L, Webb KA (1998) General exercise training improves ventilatory and peripheral muscle strength and endurance in chronic airflow limitation. Am J Respir Crit Care Med 157:1489–1497

Ong KC, Earnest A, Lu SJ (2005) A multidimensional grading system (BODE index) as predictor of hospitalization for COPD. Chest 128(6):3810–3816. https://doi.org/10.1378/chest.128.6.3810

Parshall MB, Schwartzstein RM, Adams L, Banzett RB, Manning HL, Bourbeau J, Calverley PM, Gift AG, Harver A, Lareau SC, Mahler DA, Meek PM, O'Donnell DE (2012) An official American thoracic society statement: update on the mechanisms, assessment, and management of dyspnea. Am J Respir Crit Care Med 185(4):435–452. https://doi.org/10.1164/rccm.201111-2042st

Payne C, Martin S, Wiffen PJ (2010) Interventions for fatigue and weight loss in adults with advanced progressive illness. Cochrane Database Syst Rev. Published. https://doi.org/10.1002/14651858.cd008427

Probst VS et al (2004) Mechanisms of improvement in exercise capacity using a rollator in patients with COPD. Chest 126(4):1102–1107

Qaseem A, Snow V, Shekelle P, Casey DE, Cross JT, Owens DK (2008) Evidence-based interventions to improve the palliative care of pain, dyspnea, and depression at the end of life: A clinical practice guideline from the American College of Physicians. Annal Int Med 148(2):141. https://doi.org/10.7326/0003-4819-148-2-200801150-00009

Reid WD, Geddes EL, O'Brien K, Brooks D, Crowe J (2008) Effects of inspiratory muscle training in cystic fibrosis: a systematic review. Clin Rehabil 22:1003–1013

Ries AL, Bauldoff GS, Carlin BW, Casaburi R, Emery CF, Mahler DA, Make B, Rochester CL, Zuwallack R, Herrerias C (2007) Pulmonary rehabilitation: Joint ACCP/AACVPR evidence-based clinical practice guidelines. Chest 131:4S–42S

Ringbaek T, Martinez G, Lange P (2013) The long-term effect of ambulatory oxygen in normoxaemic COPD patients: a randomised study. Chron Respir Dis 10:77–84

Ripamonti C (1999) Management of dyspnea in advanced cancer patients. Support Care Cancer 7(4):233–243

Sandland CJ, Morgan MD, Singh SJ (2008) Patterns of domestic activity and ambulatory oxygen usage in COPD. Chest 134:753–760

Sassi-Dambron DE, Eakin EG, Ries AL, Kaplan RM (1995) Treatment of dyspnea in COPD. Chest 107:724–729

Sibuya M, Yamada M, Kanamaru A, Tanaka K, Suzuki H, Noguchi E, Altose MD, Homma I (1994) Effect of chest wall vibration on dyspnea in patients with chronic respiratory disease. Am J Respir Crit Care Med 149(5):1235–1240. https://doi.org/10.1164/ajrccm.149.5.8173764

Smoller JW (1999, April). Anxiety in patients with pulmonary disease: comorbidity and treatment. PubMed

Somfay A, Porszasz J, Lee SM, Casaburi R (2001) Dose–response effect of oxygen on hyperinflation and exercise endurance in nonhypoxaemic COPD patients. Eur Respir J 18:77–84

Stulbarg MS, Carrieri-Kohlman V, Demir-Deviren S, Nguyen HQ, Adams L, Tsang AH, Duda J, Gold WM, Paul SM (2002) Exercise training improves outcomes of a dyspnea self-management program. J Cardpulm Rehabil 22:109–121

Swinburn CR, Wakefield JM, Jones PW (1984) Relationship between ventilation and breathlessness during exercise in chronic obstructive airways disease is not altered by prevention of hypoxaemia. Clin Sci 67:515–519

Troosters T, Casaburi R, Gosselink R, Decramer M (2005) Pulmonary rehabilitation in chronic obstructive pulmonary disease. Am J Respir Crit Care Med 172:19–38

Uronis HE, Currow DC, McCrory DC, Samsa GP, Abernethy AP (2008) Oxygen for relief of dyspnoea in mildly- or non-hypoxaemic patients with cancer: a systematic review and meta-analysis. Br J Cancer 98:294–299

Uronis HE, Ekström MP, Currow DC et al (2015) Oxygen for relief of dyspnoea in people with chronic obstructive pulmonary disease who would not qualify for home oxygen: a systematic review and meta-analysis. Thorax 70:492–494

Vieira PJ, Chiappa AM, Cipriano G et al (2014) Neuro-muscular electrical stimulation improves clinical and physiological function in COPD patients. Respir Med 108:609–620

Vogelmeier C, Buhl R, Burghuber O, Criée CP, Ewig S, Godnic-Cvar J, Hartl S, Herth F, Kardos P, Kenn K, No-wak D, Rabe K, Studnicka M, Watz H, Welte T, Win-disch W, Worth H (2018) Leitlinie zur Diagnostik und Therapie von Patienten mit chronisch obstruktiver Bron-chitis und Lungenemphysem (COPD). Pneumologie 72(04):253–308. https://doi.org/10.1055/s-0043-125031

Wessely S, Hotopf M, Sharpe M (1999) Chronic fatigue and its syndromes. Repr. Oxford University Press, Ox-ford, 428 p

Wijeratne C, Hickie I, Brodaty H (2007) The characteri-stics of fatigue in an older primary care sample. J Psy-chosom Res 62(2):153–158

Williams DS, Detre JA, Leigh JS, Koretsky AP (1992) Magnetic resonance imaging of perfusion using spin inversion of arterial water. Proc Natl Acad Sci 89(1):212–216. https://doi.org/10.1073/pnas.89.1.212

Wong DG, Rechnitzer PA, Cunningham DA, Howard JH (1990) Effect of an exercise program on the perception of exertion in males at retirement. Can J Sport Sci 15(4):249–253

Sekretfördernde Atemphysiotherapie

32

Barbara Lüscher und Peter Suter

Inhaltsverzeichnis

B. Lüscher (✉)
Zürcher Hochschule für Angewandte Wissenschaften,
Dep. Gesundheit, Institut für Physiotherapie,
Winterthur, Schweiz
e-mail: barbara.luescher@zhaw.ch

P. Suter
Praxisentwicklung Therapien, Universitätsspital
Basel, Basel, Schweiz
e-mail: peter.suter@usb.ch

Eines der Hauptziele der physiotherapeutischen Behandlung ist die Entlastung der erhöhten Atemarbeit durch die Unterstützung der mukoziliären Clearance mittels gezielten sekretmobilisierenden Techniken (Vogelmeier et al. 2018). Weitere **Ziele** sind:

J. Steier, A.-K. Rausch-Osthoff (Hrsg.), *Physiotherapie bei chronisch-obstruktiven Atemwegs- und Lungenerkrankungen*, https://doi.org/10.1007/978-3-662-63613-8_32

- • Förderung der Sekretexpektoration,
- • Erlernen von effektiven Hustentechniken,
- • Gebrauchsanleitung für oszillierende PEP-Geräte wie Flutter, RC-Cornet und Acapella

Für diese physiotherapeutische Behandlung gilt Evidenzgrad 4, Empfehlungsgrad C (Kardos et al. 2004).

▶ **Sekretolyse** Sekretolyse bedeutet die Verflüssigung des zähen Bronchialsekrets (Schleimlösung/Sekretmobilisation). Wenn das Sekret sich schwer abhusten lässt, kann mittels physiotherapeutischen Techniken, die Sekretolyse und das Abhusten unterstützt werden (Snijders et al. 2015).

▶ International Journal of Immunopathology and Pharmacology, vol. 28, Issue 2

32.1 Sekretfördernde Atemphysiotherapie

Bei der sekretfördernden Atemphysiotherapie geht es darum, mittels gezielten Techniken, Sekretanschoppung im Bronchialsystem von der Bronchialwand zu lösen und mundwärts (nach zentral) zu transportieren. Hierdurch wird die bronchiale Obstruktion, soweit sie durch Sekret verursacht ist, reduziert, der Abtransport von schädlichen Substanzen beschleunigt und die Expektoration (Auswurf durch Abhusten) gefördert. Durch die **Entfernung der infektiösen Mediatoren** und **mukopurulenten Sekretmassen** werden:

- • einerseits die folgenden Reaktionen auf die pathopysiologischen Prozesse minimiert:
  - – Sekretobstruktion - Senkung des FEV1 / Senkung des exspiratorischen Spitzenfusses (PEF),
  - – alveolärer Hypoventilation,
  - – Lungenüberblähung,

- – Atelektasenbildung,
- – Ventilations-Perfusions-Missverhältnis,
- – erhöhter Atemimpedanz und
- • andererseits die **Destruktion** der Bronchialwände und Alveolen verzögert.

▶ Durch die sekretmobilisierende Atemphysiotherapie sollen bronchiale Obstruktionen weitestmöglich reduziert werden. Ziele: die akute Linderung der klinisch manifesten pulmonalen Funktionsstörung und Vermeidung von Pneumonie- oder Sepsisrisiko sowie der progressiven Entwicklung in die proliferativ-fibrosierende Spätphase.

Mittlerweile sind ausreichende Untersuchungen und klinische Erfahrungswerte bekannt, die den Einsatz der Sekretolyse bei Patienten mit einer chronischen Lungenerkrankung rechtfertigen (Hasani et al. 1994a; Gonzalez-Bermejo et al. 2005; Snijders et al. 2015).

32.1.1 Vorbereitung auf die Sekretolyse

Sekret kann hoch viskös (sehr zähflüssig) sein, was die Befreiung der Luftwege von Schleim erschwert. In diesen Fällen ist es ratsam, vor Beginn der Sekretolyse ein **Mukolytikum** (z. B. Pulmozyn oder hochprozentige Kochsalzlösung) zu **inhalieren**. Patienten, welche normalerweise mit **Bronchodilatatoren** inhalieren, wenden diese vor der Sekretolyse an. Eine vorgängige medikamentöse Öffnung der Bronchien unterstützt die Sekretmobilisation. Zusätzlich sollten Patienten möglichst viel **Flüssigkeit zu sich nehmen**. Es ist nötig, die Patienten über die Durchführung und Wirkungsweise der Sekretolyse **aufzuklären**. Ziel ist es, dass die Patienten lernen die Sekretolyse selbstständig durchzuführen, damit sie diese regelmäßig und unabhängig anwenden können, weil Sekretmobilisation keine Langzeitwirkung zeigt, also regelmässig angewendet werden sollte (Snijders et al. 2015).

32.1.2 Auswahl der Technik

Welche **Technik** angewendet wird, hängt v. a. von der **Lokalisation** des Sekrets ab:

- In den **zentralen Atemwegen** ist die **forcierte Exspiration** (z. B. Husten oder Huffen) die wichtigste Technik für abgelagertes Sekret.
- Für eine effektive Reinigung der mittleren und peripheren Atemwege sollten andere Techniken angewandt werden, welche das Sekret von distal oder peripher nach zentral transportieren. (ab Kap. 32.4)
- Die alveoläre Clearance sorgen Makrophagen dafür, dass die Alveolen für eine optimale Diffusion frei von Sekret sind (Abb. 32.1).

> **Unterschieden werden Techniken der sekretfördernden Atemphysiotherapie**
> - Reinigung der extrathorakalen Atemwege. Ergänzen: (obere Atemwege)
> - Reinigung der zentralen Atemwege (zentral; Atemwegsgeneration 1–8)
> - Reinigung der mittleren Atemwege (distal; Atemwegsgeneration 9–16)
> - Reinigung der peripheren Atemwege (peripher; Atemwegsgeneration 17–23)

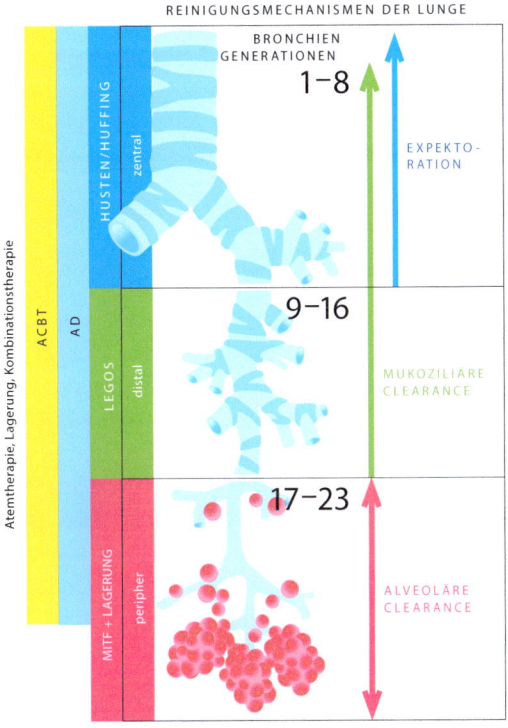

Abb. 32.1 Darstellung der Atemwegsgenerationen bzw. Aufzweigung des Atemwegssystems. Husten als Sekretmobilisation/Expektoration des Sekretes ist nur bis zur 8. Generation des Bronchialbaumes möglich. Danach kommen andere Techniken zum Zug, die das Sekret nach zentral transportieren

32.1.3 Lokalisation des Sekretes

Die Therapeutin auskultiert die Patientin (Abb. 32.2) **vor** der sekretfördernden Atemphysiotherapie, um festzustellen, **wo** und in **welcher Ebene** sich das **Sekret befindet** und **während** der sekretfördernden Atemphysiotherapie, um festzustellen, ob eine **Verschiebung des Sekretes** stattgefunden hat. Wenn z. B. **hochfrequente/feine Rasselgeräusche** festgestellt werden, deutet das auf Sekret im Bereich der peripheren Atemwege hin (Kap. 20). Falls nach der Therapie **mittelfrequente Rasselgeräusche** statt hochfrequenter Rasselgeräusche festgestellt werden, deutet dies auf eine Verschiebung des Sekretes von den peripheren zu den mittleren, distalen Atemwegen hin. Wenn das Sekret von den distalen in die zentralen Atemwege gelangt, ist

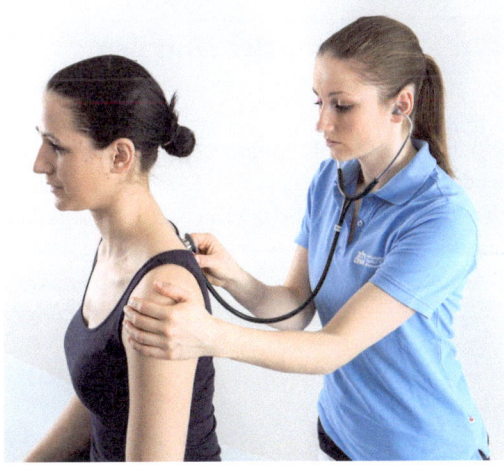

Abb. 32.2 Auskultation der Lunge, um zu erkennen, wo sich Bronchialsekret befindet

dies auskultatorisch an **niederfrequenten/groben Rasselgeräuschen** erkennbar.

32.2 Reinigung der extrathorakalen Atemwege

Der erfolgreiche Abschluss aller Techniken ist die **Expektoration** von zentralisiertem Sekret.

▶ Voraussetzung für eine erfolgreiche Expektoration ist, dass das Sekret zentral liegt!

Sekret, welches in die zentralen Atemwege mobilisiert wurde, kann, je nach Lage und Menge, die Ventilation von grösseren Lungenabschnitten behindern. Daher ist es wichtig, dass die sekretfördernde Atemphysiotherapie äußerst effektiv bzw. erfolgreich ist. Häufig wird mit der Expektoration durch Husten zu früh begonnen, wodurch die Maßnahmen erfolglos bleiben. Der Patient soll den Hustenreiz so lange wie möglich unterdrücken, auch um den eigenen Energiehaushalt zu schonen. Wenn das Sekret zentralisiert ist, d. h., wenn es in die zentralen und extrathorakalen Atemwege gelangt ist, tritt der **Räusperreflex** auf. Dieser ist ein effektiver Hustenstoß ohne vorausgegangene Inspiration (Kap. 21). Eine vorausgehende schnelle und tiefe Inspiration könnte für die Effektivität der Expektoration sogar kontraproduktiv sein, da das Sekret vom Kehlkopf in Richtung der tieferen Atemwege mitgerissen werden könnte.

32.3 Reinigung der zentralen Atemwege 1–8

Für eine effektive Reinigung der zentralen Atemwege (Atemwegsgeneration 1–8) sollten die in der folgenden Übersicht aufgelisteten Techniken angewendet werden.

Wirkmechanismen für eine effektive Reinigung der zentralen Atemwege
- Anheben des Lungenvolumens: Luft durch eine tiefe, langsame Inspiration

---

mit postinspiratorischer Pause (PIP) in den Bereich peripher des obstruierenden Sekrets bringen
- **Flowprinzip**: Erzeugen hoher exspiratorischer Strömungen durch forcierte Exspiration (FE)
- Gas-Flüssigkeits-Pumpen („squeezing"): rhythmische Distension und Kompression der Luftwege durch atemsynchrone **Bronchialkaliberschwankungen** (Druckprinzip)
- Wandernde Kompressionswellen: Verschiebung des Equal Pressure Point (EPP)

32.3.1 Wirkmechanismen für eine effektive Reinigung der zentralen Atemwege

Anheben des Lungenvolumens
Sekret in den zentralen Atemwegen wird am effektivsten durch modifizierte forcierte Exspirationsmanöver (FE) mobilisiert und transportiert. Voraussetzung für eine forcierte Exspiration ist, dass Luft hinter (bzw. peripher) das obstruierenden Sekret gelangt. Dies geschieht über eine **tiefe, langsame Inspiration**. Bei kurzer Inspiration wird die Luft immer den „Weg des geringsten Widerstandes" wählen und in Richtung der gut erreichbaren bzw. nicht obstruierten Lungenareale strömen. Wenn ein bestimmter Lungenbereich aufgrund einer Obstruktion schlechter bzw. nicht zugänglich ist, wird er bei zu kurzer Inspiration nicht oder vermindert ventiliert. Die Ventilation schlecht belüfteter Lungenareale fordert mehr Zeit, die Lungenpatienten wegen der erhöhten Atemfrequenz häufig nicht aufbringen können. Um minderventilierte Areale besser zu belüften, ist am Ende einer Inspiration eine postinspiratorische Pause (PIP) von ungefähr 3–4 s erforderlich. Der Patient soll sich vorstellen, während dieser Pause weiter einzuatmen. Dadurch bleiben die Inspirationsmuskulatur ak-

tiv und die Atemwege offen. Ein weiterer Vorteil ist, dass die Kanäle der **Kollateralventilation** (Martini-, Kohn- und Lambert Kanäle) der Bronchiolen und Alveolen bei höherem Lungenvolumen gedehnt und geöffnet werden und die Luft sich in der Lunge optimal verteilen kann (Distribution).

In der Literatur gibt es Hinweise darüber, dass die Kollateralventilation eine Rekrutierung partiell und nicht ventilierter Alveolen bewirkt. Da mit der Zunahme des Lungenvolumens der statisch-elastische Retraktionsdruck der gesamten Lunge steigt, werden partiell und nicht ventilierte Alveolen durch radiale Traktion (verursacht durch bereits ventilierte Lungenareale) dilatiert und rekrutiert (Kap. 2). Diese **gegenseitige Erweiterung** der Lungenareale nennt man **Interdependenz**.

▶ Für die Rekrutierung partiell und nicht ventilierter Alveolen ist es wichtig, Luft hinter das obstruierende Sekret zu bringen. Durch eine langsame tiefe Inspiration, möglichst über die Nase, kann die Luft in Kombination mit einem PIP durch die Kollateralventilation in die betroffenen Bereiche geleitet werden.

Flowprinzip: Exspiratorische Strömung durch forcierte Exspiration (FE)
Nachdem Luft hinter das obstruierende Sekret gelangt ist, wird durch **forcierte Exspiration** eine möglichst hohe Strömungsgeschwindigkeit erreicht. Diese ist die treibende Kraft, um Sekret von der Bronchialwand abzulösen und in Richtung der extrathorakalen Atemwege zu transportieren und somit zu eliminieren.

Strömungsgeschwindigkeit Die Flussgeschwindigkeit ist abhängig von Atemwegsdurchmesser (A) und bronchialem Strömungsdruck (p_{AW}). Die konkrete Berechnung der Luftgeschwindigkeit ist sehr komplex und hat nach der Gleichung von Bernoulli Abhängigkeiten von vielen Variablen.

Bronchialer Strömungsdruck (p_{AW}) Wie in jedem Röhrensystem kann eine Luftströmung nur dann erfolgen, wenn eine treibende Druckdifferenz vorhanden ist. Die Luft strömt entlang dieses Druckgradienten in Richtung der extrathorakalen Atemwege nach außen. Der bronchiale Strömungsdruck („flow", p_{AW}) beschreibt den **Druckabfall über das ganze respiratorische System** und ergibt sich aus der Differenz von alveolärem Druck (p_{Alv}) und Druck am Mund (p_{MO}). Der Druck am Mund ist dem atmosphärischen Barometerdruck der Außenluft angeglichen.

Alveolärer Druck Der alveoläre Druck (P_{Alv}) ist die **Summe** von elastischem Retraktionsdruck des Lungenparenchyms (p_{EL}) und pleuralem Druck (p_{PL}), auch Intrathorakaldruck genannt (Abb. 32.3). Der **elastische Retraktionsdruck** des Lungenparenchyms (p_{EL}) wird bei höherem Lungenvolumen (tiefer Inspiration) erheblich größer. Der **intrathorakale Druck** (p_{PL}) wird durch die Retraktionskraft des Thorax und der Exspirationskraft der exspiratorischen Hilfsmuskulatur (p_{MUS}) bestimmt.

Durchmesser der Atemwege Der Atemgastransport in den zentralen Atemwegen erfolgt durch Konvektion. Der **Bronchiendurchmesser** (A) nimmt von zentral (1,8 cm) nach peripher (0,05 cm) ab. Durch die zunehmende Anzahl der Bronchien auf Grund der Verästelungen in höhere Generationen ist der Gesamtquerschnitt der peripheren Atemwege verhältnismäßig groß, **Trompetenform** genannt (Abb. 32.4). Daher wird in der Peripherie eine

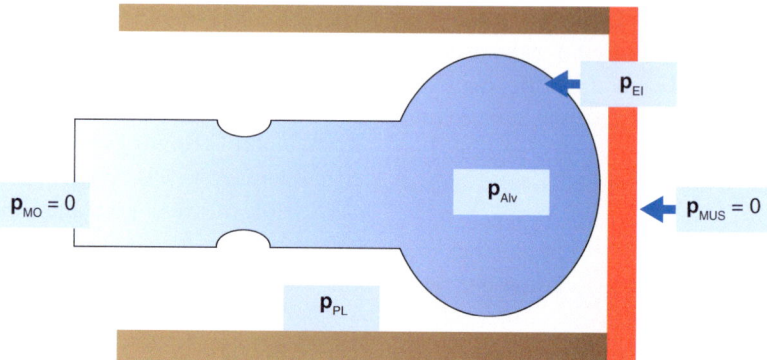

Abb. 32.3 Schematische Darstellung der verschiedenen Drücke bei forcierter Exspiration. Der Druck in den Alveolen wird als Alveolardruck (p_{Alv}), der Druck im Pleuraspalt als pleuraler oder intrathorakaler Druck (p_{PL}) bezeichnet. Der bronchiale Strömungsdruck entspricht dem Druckabfall über dem gesamten respiratorischen System von den Alveolen (p_{Alv}) bis hin zum Mund (p_{MO}) und wird durch den elastischen. Retraktionsdruck des Lungenparenchyms (p_{EL}), der Retraktionskraft des Thorax und des exspiratorischer interkostaler und abdominaler Muskeldruck (p_{MUS}) beeinflusst. Ausserhalb des Thorax herrscht der Barometerdruck, der atmosphärisch ist und daher besteht zentral kaum mehr ein Druckunterschied zwischen intrabronchialem und atmosphärischem Druck. (Maed et al. 1967)

Abb. 32.4 Durchmesser der Atemwege: Trompetenmodell. (van den Berg 2003)

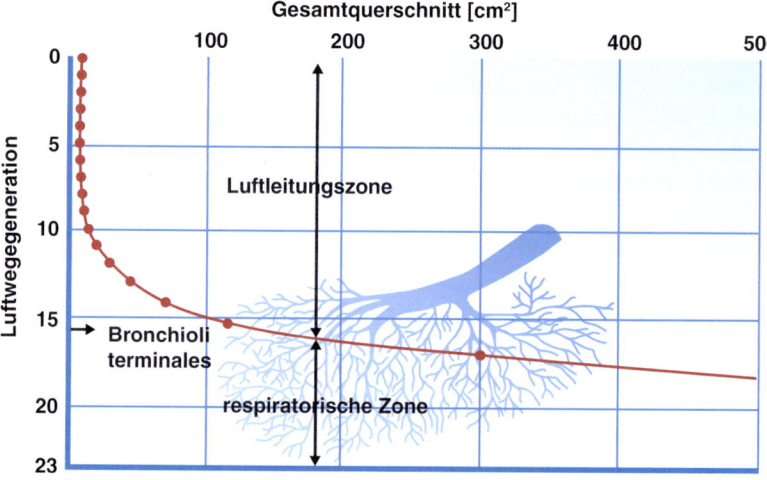

sehr langsame Strömungsgeschwindigkeit erreicht. Zu den zentralen Atemwegen hin wird der Gesamtquerschnitt im Verhältnis immer kleiner, dort können durch die daraus resultierende grosse Strömungsgeschwindigkeit sogar starke Turbulenzen entstehen (Venturi Effekt).

Um Sekret erfolgreich zu bewegen, muss die Energie des hohen Atemflusses (kinetische Energie, EKIN) (Clarke et al. 1970) in **Reibungsenergie** (Friktionsenergie, EFR) umgesetzt werden. Die Reibungsenergie wird auf die Sekretschicht übertragen und unterstützt damit das Ablösen des Sekrets von der Bronchialwand, um es nach zentral zu befördern.

▶ Die Flussgeschwindigkeit ist der maßgebende Faktor bzgl. der Energie, die auf eine Sekretschicht übertragen wird. Allgemein gilt: Je größer die Strömungsgeschwindigkeit, desto wirkungsvoller die Reibungsenergie und die Sekretablösung.

Laminare und turbulente Luftströmung Bei einer **laminaren Luftbewegung**, wie sie in den kleinen Atemwegen bei Ruheatmung vorkommt, strömen Luftmoleküle parallel zu den Bronchialwänden, Sekret wird nicht beeinflusst. Bei einer größeren Luftgeschwindigkeit von 0.9–1.5 l/min fliesset die Luft an den Bronchialwänden langsamer als im Kern der Bronchien. Bei noch größeren Strömungsgeschwindigkeiten ist die Luftbewegung gänzlich ungerichtet, und es bilden sich Wirbel (**turbulente Luftbewegung**: lat. „turbulentus", unruhig; „turbare", drehen). Bei höheren Luftgeschwindigkeiten von >1.5 l/min kann ein **Nebelfluss** entstehen, der eine größere Wirkung auf die Sekretschicht hat (Berg 2005). Die Strömungsgeschwindigkeit kann jedoch nicht unendlich gesteigert werden. Bei forcierter Exspiration kommt es zu einer kompressionsbedingten Strömungslimitation. Der erhöhte extrabronchiale Druck komprimiert die Atemwege stärker und verhindert so die Beschleunigung der Strömung. Anders ist der Mechanismus bei 90% der Vitalkapazität (VC). Obwohl der Equal Pressure Point (EPP) noch ausserhalb des Thorax liegt, limitiert in dieser Situation die Exspirationsmuskelkraf die Steigerung der Strömungsgeschwindigkeit (Rieger et al. 1999).

Die Strömung der Luft durch die Atemwege ist bei **gesunden Menschen** überwiegend laminar. Zusätzlich wird die Luftströmung an physiologischen Verzweigungs- und Engstellen der Bronchien turbulent (Kap. 2, Abb. 32.5). Eine rein laminare Strömung ist ausschließlich in glattwandigen, geraden Abschnitten der Atemwegen zu erwarten (Abb. 32.5).

Bei einer forcierten Exspiration wird aus der laminaren Strömung ab einer gewissen Geschwindigkeit eine **turbulente Strömung** (Abb. 32.5b). Bei einer turbulenten Strömung wird die Grundströmung von ungeordneten, zufallsbedingten Schwankungsbewegungen in Quer- (Zentrifugalkräfte) und Längsrichtung beeinflusst (Abb. 32.5c). Zentrifugalkräfte beschleunigen die Atemluft vom Zentrum der Kreisbewegung weg in radiale (= strahlenförmige) Richtung. Dies führt dazu, dass die **Reibung der Atemluft** an der Innenwand der Bronchien mit wachsender Strömungsgeschwindigkeit steigt, was zur **Lyse des Bronchialsekrets** führt. Die Grenzschicht löst sich und wird von der Atemluft mitgetragen.

Rhythmische Distension und Kompression der Luftwege

Druckprinzip: Wandernde Kompressionswellen oder Bronchialkaliberschwankungen Wäh-

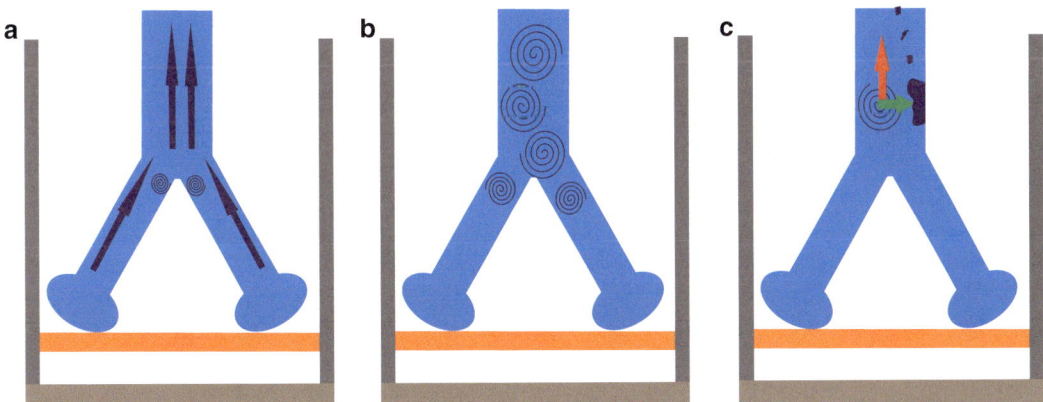

Abb. 32.5 a–c Flow-Prinzip. **a** Laminarer Flow / Strömung. **b** Turbulenter Flow / Strömung. **c** Bei Patienten mit einer obstruktiven Lungenerkrankung, z. B. nach Stenosen durch Schleimpfropfen (*violett*) oder bei Erkrankungen der Atemwege können turbulente Strömungen entstehen. Durch Verwirbelung der Luft wirken u. a. Zentrifugalkräfte in radiale Richtung (*grüner Pfeil*) auf das Bronchialsekret ein und führen zu Lösung, Transport (*roter Pfeil*) und Expektoration des Sekrets (van Gestel und Teschler 2010)

rend der **forcierten Exspiration** entstehen **dynamische Engstellen** im tracheobronchialen System. In diesen dynamischen Engstellen wird das Sekret mitgerissen und kann effektiver mobilisiert werden (Mead et al. 1967; Irwin et al. 1977; Zach 2000). Für die Entstehung der dynamischen Kompression der Luftwege ist ein subtiles Zusammenspiel von intrathroakalem Druck und Luftwegsstabilität nötig (Matthys et al. 2007).

Der Punkt gleichen Drucks / Equal Pressure Point Bei der forcierten Exspiration wirken **zwei entgegengesetzt wirkende Drücke** (Abb. 32.3), der **pleurale, intrathorakale** Druck (p_{PL}) und der **intrabronchiale** Druck (p_{br}):

- Der pleurale Druck (p_{PL}) ist der Druck **außerhalb** der Bronchien. Dieser Druck baut sich in Ruheatmung allein durch die elastische Retraktionskraft des Lungenparenchyms (p_{el}) auf. Während der forcierten Exspiration mittels aktiver exspiratorischer Atemmuskulatur (p_{MUS}) (Mm. intercostales interni, Mm. transversales thoracis, M. rectus abdominis, M. transversus abdominis, M. latissimus dorsi) verstärkt sich die **Thoraxkompression**. Es kann dabei zu einem hohen, positiven intrathorakalen Druck (p_{PL}) kommen.
- Der intrabronchiale Druck (p_{br}) ist der Druck **innerhalb** der Bronchien und entspricht dem variablen Druck im gesamten respiratorischen System, von den Alveolen bis zum Mund. (Der Druck am Mund ist dem atmosphärischen Barometerdruck der Außenluft angeglichen, daher ist die Druckdifferenz gleich null.) Stromabwärts (nach zentral) fällt der intrabronchiale Druck (p_{br}) stark ab, der pleurale Druck (p_{PL}) im gesamten Thorax bleibt jedoch gleich hoch. Durch das stetige Abfallen des intrabronchialen Druckes nach zentral entsteht eine Stelle zwischen intrabronchialem und intrathorakalem Druck, wo der Druckgradient gleich null ist (= *Equal Pressure Point*).

Dieser Punkt im Bronchialsystem, an dem der intrabronchiale Druck (p_{br}) gleich dem pleuralen Druck (p_{PL}) ist, wird Punkt gleichen Drucks bzw. **Equal Pressure Point** (EPP) genannt. Stromabwärts des EPP ist der intrathorakale Druck (p_{PL}) entsprechend größer als der intrabronchiale Druck (p_{br}), das bedeutet, dass die Bronchien an der Stelle komprimiert werden. Im schlimmsten Fall können die Bronchien proximal des EPP durch diese **dynamische Kompression** sogar kollabieren, sofern die Knorpelteile der Bronchien das Lumen nicht offen zu halten vermögen. Der **Bereich proximal des EPP** wird **Flow-limitierendes Segment** (FLS) genannt (Abb. 32.6). Die dynamische Kompression der Bronchien im FLS spielt bei der Sekretolyse eine wichtige Rolle, denn ab dem Punkt nach zentral wird das Lumen kleiner und dadurch beschleunigt sich der **Fluss** im Sinne des Hagen-Poisseuille-Gesetzes (Abschn. 2.2.1). Bei dieser Beschleunigung der exspiratorischen Strömung wird das Sekret in den dynamischen Engstellen des FLS mitgerissen und kann erfolgreich expektoriert werden (Maed et al. 1967).

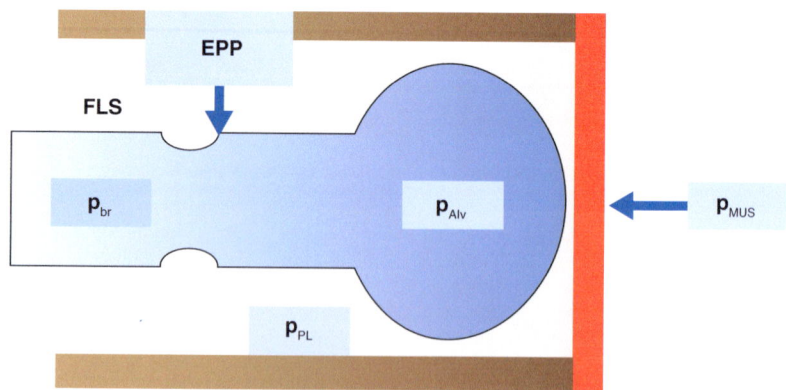

Abb. 32.6 Schematische Darstellung: Flow-limitierendes Segment (*FLS*) und Punkt gleichen Drucks (*EPP*) (van Gestel und Teschler 2010)

Die Wanderung des Equal Pressure Point Im Folgenden werden einige Punkte vorgestellt, welche die Lokalisation des EPP beeinflussen können. Der EPP und somit der Punkt mit einer optimalen reinigenden Wirkung befindet sich nicht an einem Festen Ort in den Bronchien sonder ist **variabel**; er kann sich mehr nach zentral oder in die Bronchialperipherie verschieben und bewirkt dadurch eine **dynamische Kompressionswelle** (Oberwaldner und Zach 2000; Tammeling und Quanjer 1980; Bals und Vogelmeier 2006). Der Aufbau dieser dynamischen Kompressionswelle wird durch ein komplexes **Zusammenspiel** der komprimierenden extrabronchialen Kräfte (p_{PL}) beeinflusst.

Bei kräftiger Exspiration Bei einer **kräftigen forcierten Exspiration** nähert sich der EPP wegen des erhöhten intrathorakalen Drucks (p_{PL}) vorzeitig dem intrabronchialen Druck (p_{br}) an und verlegt sich dadurch nach **peripher** (Bals und Vogelmeier 2006) (Abb. 32.7). Der Grund dafür ist, dass der intrathorakale Druck bei stärkerer Kontraktion

der exspiratorischen Atemmuskulatur schneller zunimmt (Tammeling und Quanjer 1980).

▶ Bei einer forcierten Exspiration liegt der EPP während den ersten 25 % der Exspiration in den großen Atemwegen, erst wenn mehr als 25 % der Vitalkapazität (VK) ausgeatmet ist, wandert er nach peripher (Huckauf und Misselwitz 1976).

Verlust der tracheobronchialen Stabilität Kommt es, wie zum Beispiel bei COPD-Patienten, zu einem krankheitsbedingten **Stabilitätsverlust** im tracheobronchialen System, kollabiert das Bronchialsystem auf der Höhe des EPP. Wenn es zur bronchialen Kompression oder zum Kollaps kommt, zeigt sich dies in der Lungenfunktion in der Fluss-Volumen-Kurve als verstärkte Obstruktion und dem Check-Valve-Phänomen („Emphysemknick").

Inspirationstiefe Das **Volumen des Atemzugs unmittelbar vor der forcierten Exspiration** bestimmt, welche Atemwege (zwischen Larynx

Verschiebung des EPP nach zentral
o Bei sanfter Exspiration
o Bei Verwendung von PEP oder Lippenbremse
o Im Stand, Sitzen

Verschiebung des EPP nach pheripher
o Bei kräftiger Exspiration
o Ohne Verwendung von PEP oder bei Exspiration mit offener Glottis
o In Rückenlage, Bauchlage

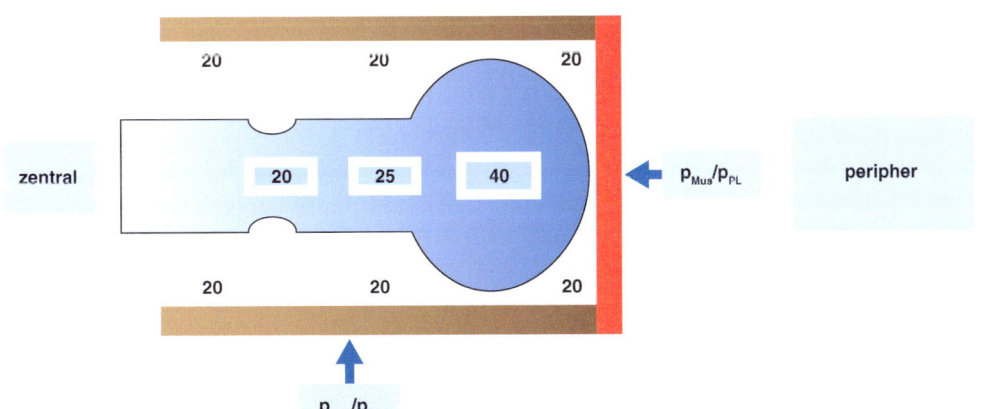

Abb. 32.7 Schematische Darstellung der dynamischen Atemwegskompression. *Oben links* Wichtigste Faktoren für eine zentrale Verschiebung des EPP. *Oben rechts* Wichtige Faktoren für eine periphere Verschiebung des EPP. Die Drücke sind mit 20, 25 und 40 mbar dargestellt, es sind fiktive Werte (van Gestel und Teschler 2010)

und Bronchien der 1.-8. Generation) gereinigt werden. Durch Variationen des inspiratorischen Atemzugvolumens – kleine, mitteltiefe und tiefe Atemzüge – kann die Flussrate in den zentralen, mittleren oder peripheren Atemwegen gezielt verbessert werden. Je tiefer der Atemzug, desto höhere Generationen werden erreicht.

Positiver exspiratorischer Druck (positiv expiratory Pressure, PEP) Eine **externe Stenose** (z. B. Lippenbremse, PEP-Gerät) lässt den intrabronchialen Druck (p_{br}) weniger schnell abfallen. Ein PEP von 2–5 mbar, wie er bei einer Exspiration mit **Lippenbremse** vorliegt, bewirkt eine Verlagerung des EPP nach **zentral** (mundwärts). Auf Grund der Stenose fällt der intrabronchiale Druck langsamer und nähert sich verzögert dem intrathorakalen Druck an, sodass der EPP weiter zentral zu liegen kommt.

Gravitationskraft Zusätzlich kann die **Gravitationskraft** die Lokalisation des EPP beeinflussen. In jeder **Ausgangsstellung des Körpers** ist der intrathorakale Druck unterschiedlich: In **Rückenlage** ist der pleurale Druck durch Zwerchfellhochstand und Kompression der Lunge durch die Organe erhöht (Abschn. 42.3). Der Equal Pressure Point (EPP) verschiebt sich nach peripher und bewirkt eine zusätzliche Erhöhung des Strömungswiderstandes mit konsekutiv erhöhter Atemimpedanz (Raßler et al. 2001).

Forcierte Exspirationstechniken (1–7)
Bei der Sekretolyse zur Reinigung der zentralen Atemwege (Generationen 1–8) können verschiedene forcierte Exspirationstechniken eingesetzt werden. Nachfolgend werden deren biomechanische Wirkungsprinzipien und Kontraindikationen beschrieben.

> **Forcierte Exspirationstechniken**
> 1. Husten
> 2. Huffing (Hauchen mit offener Glottis)
> 3. Huffing intermittence (intermittierendes Hauchen)
> 4. Huffing fortis (kräftiges Hauchen mit teilweise geschlossener Glottis)
> 5. Huffing fortis intermittence (kräftiges intermittierendes Hauchen)
> 6. Kombinationen von Hustentechniken 1–5
> 7. manuell unterstütztes Husten
>
> Cave: Bei Herz-Kreislauf-Instabilität sollten zu hohe intrathorakale Drücke vermieden werden!

Ausgelöst durch mechanische oder chemische Reize in den zentralen Atemwegen ist **Husten** (1.) eine der effektivsten forcierten Exspirationstechniken zum Abhusten von Sekret. Ist das Husten erfolgreich, spricht man von **produktivem Husten**, andernfalls von **unproduktivem Husten** oder je nach Ausprägung auch von Krampfhusten. Unproduktives Husten wird i. d. R. als besonders quälend empfunden und ist wirkungslos aber kräfteraubend.

▶ **Produktiver Husten** Produktives Husten ist forcierte Exspiration, bei der Sekret erfolgreich aus dem Bronchialbaum in die oberen Luftwege befördert wird (Rachen/Mund). Produktiver Husten erleichtert, zumindest kurzzeitig, das Atmen durch die Befreiung der Atemwege vom Sekret (Verminderung der Obstruktion). Eine Serie von Hustenstössen ohne zwischenzeitliche Inspiration, säubert tieferliegende Bronchien (Maed et al. 1967).

Husten (1)
Husten ist ein physiologischer Reflex, der als Schutz für die Atemwege fungiert, um schwerwiegende Folgen von Aspiration zu verhindern (Friebel 1968; Kardos et al. 2004). Husten ist aber auch ein nachgeschalteter Reinigungsmechanismus des Tracheobronchialsystems und tritt dann in Aktion, wenn ein Ungleichgewicht zwischen Sekretproduktion (z. B. Raucher) und Sekretclearance (z. B. bei Cystischer Fibrose, fortgeschrittener COPD) entsteht. Für eine effektive Airway Clearance sind drei Komponenten erforderlich: Inspiration, Glottisschluss und Kompres-

sion, Expulsion und Akzeleration (Kardos et al. 2004) (Kap. 21).

> **Effektive Airway Clearance**
> Eine **effektive Hustenclearance** setzt sich aus drei Phasen zusammen:
> - **Phase I**: Tiefe Inspiration
> - **Phase II**: Intrathorakaler Druckaufbau mittels Glottisverschluss und Erhöhung des pleuralen Drucks (pPL) durch Kompression des Thorax durch Aktivierung der Exspirationshilfsmuskeln
> - **Phase III**: Schnelles und vollständiges Öffnen der Glottis mit Akzeleration und Expulsion der Luft
>
> Durch den Anstieg des pleuralen Drucks (p_{PL}) und der entstehenden dynamischen Kompression im Tracheobronchialbaum ist die Luftgeschwindigkeit bei der **Glottisöffnung** >2,7 l/s oder 160 l/min.

Ablauf des Hustenreflexes Der Ablauf eines **Hustenreflexes** beginnt mit der Reizung von

- Chemorezeptoren (sensorische C-Faserendigungen),
- Mechanorezeptoren (myelinisierte, schnell adaptierende Rezeptoren) und
- langsam adaptierenden Lungendehnungsrezeptoren (Klimek und Pfaar 2007).

Nach der Inspiration variabler Tiefe (mindestens 1,5 l Luft) beginnt bei **verschlossener Stimmritze/Glottis** die Exspiration. Bei der **forcierten Exspiration** wird die exspiratorische Atemhilfsmuskulatur aktiviert, wodurch eine stoßweise und explosionsartige Ausatmung erzeugt wird. Die forcierte Exspiration ist daher so kraftvoll, weil der Exspirationsdruck aufgebaut wird, während die Glottis noch verschlossen ist. In dieser **Kompressionsphase**, die etwa 0,2 s dauert, können intrathorakale Druckwerte bis zu 300 cmH$_2$O erreicht werden. Die Glottis muss

dem Anstieg des intrathorakalen Druckes standhalten und geschlossen bleiben. Nach der Glottisöffnung entleert sich die Lunge explosiv (**Akzeleration**) und befördert Fremdpartikel und Sekret aus dem zentralen Bronchialsystem (Expulsion) (Klimek und Pfaar 2007) (Pharynx, Larynx, Trachea bis zur 8. Atemwegsgeneration (Hasani et al. 1994a)). Bei Gesunden werden hohe Strömungsgeschwindigkeiten bis zu 360–500 l/min erreicht. Minimal effektive Strömungsgeschwindigkeiten sollten >160 l/min bzw. 2,7 l/s Hustenspitzenfluss liegen. Ein zu geringes Atemzugvolumen oder ein schwacher Hustenspitzenfluss (<160 l/min) führt zu unproduktivem Husten und Sekretretention und stellt ein hohes **Pneumonierisiko** dar (Schmidt 2008).

Voraussetzungen für produktives Husten Die Voraussetzungen für produktiven Husten wurden bereits in Kap. 21 beschrieben, diese sind:

- niedrige Viskosität und Oberflächenspannung des Sekrets,
- ausreichende Inspirationskapazität/-technik (>1500 ml),
- kräftiger Atemstoß (FEV$_1$ >60 % des VK, Peak Flow >160 l/min bzw. 2,7 l/s) und
- tracheobronchiale Stabilität.

Husten bei COPD-Patienten Beim Husten kommt es zu hoher Luftgeschwindigkeit, die zwar zur Sekretmobilisation geeignet sind aber bei COPD-Patienten mit instabilen Atemwegen (tracheobronchialer Instabilität) die Luft einschließen können (**Airtrapping**, Abb. 32.8).

Durch hohen intrathorakalen Druck, wie z. B. bei Pressatmung und bei Husten (forcierte Exspiration), werden die Luftwege komprimiert und sind dadurch Kollaps gefährdet (**tracheobronchialer Kollaps**). Wenn Airtrapping proximal des Sekrets eintritt, bleibt auch das Sekret distal des Verschlusses gefangen. Das Einsetzen von zu viel Exspirationskraft bewirkt daher häufig einen entgegengesetzten Effekt und kann zur Sekretretention führen. Daher ist es wichtig, dass die Therapeutin einen drohenden tracheobronchialen

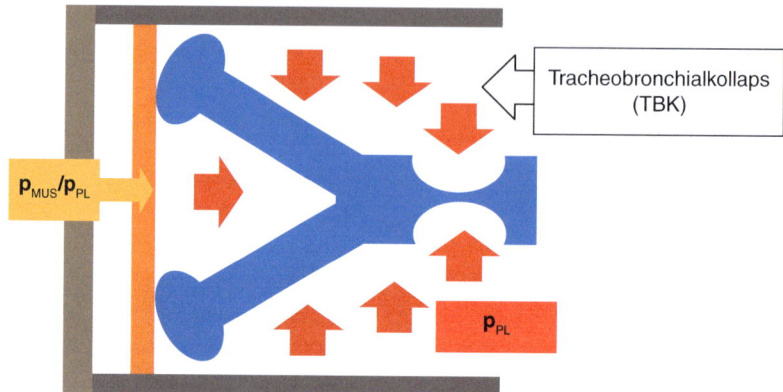

Abb. 32.8 Airtrapping, verursacht durch einen Tracheobronchialkollaps. p_{MUS} exspiratorischer interkostaler und abdominaler Muskeldruck; P_{PL} pleuraler oder intrathorakaler Druck (van Gestel und Teschler 2010)

Kollaps frühzeitig erkennt und die Sekretolyse-Technik genauestens dosiert (Kap. 21).

▶ **Cave** Eine nicht angepasste forcierte Exspiration kann COPD-Patienten mit einer bronchialen Überempfindlichkeit und/oder einer tracheobronchialen Instabilität ist kontraproduktiv. Bei Patienten mit instabilen Atemwegen oder kardialen Problemen sollten forcierte Exspirationstechniken wegen hohen intrathorakalen Drücken mit Vorsicht angewendet werden!

Weniger kräftige Exspirationstechniken wie z. B. Huffing mit Lippenbremse und Hustenreizunterdrückung sind dann indiziert.

Exspiratorischer Tracheobronchialkollaps
Ein **effektiver Hustenreflex** setzt intakte anatomische Verhältnisse voraus (Kardos et al. 2004). Bei fortgeschrittenen chronischen Entzündungsprozessen der Luftwege kommt es zu einer irreversiblen Zerstörung des Lungengewebes mit qualitativem Elastizitätsverlust und zur tracheobronchialen Instabilität (Abb. 32.9), wie es im Ver-

lauf der Krankheit bei COPD-Patienten zu beobachten ist.

▶ **Tracheobronchialkollaps** Ein Tracheobronchialkollaps bezeichnet ein Kollabieren der oberen Luftwege bei hohem pleuralem Druck (p_{PL}) infolge des krankheitsbedingten Elastizitätsverlustes der Tracheobronchialwände (tracheobronchiale Instabilität).

Gefahren bei Husten
- Tracheobronchiale Instabilität = Kollapsgefahr
- Hustenattacken bis hin zur Auslösung eines Asthmaanfalls
- Erschöpfung der exspiratorischen Atemhilfsmuskulatur
- Hustensynkopen
- Pneumothorax durch Platzen von Emphysemblasen
- Kann zur Verminderung der Lebensqualität führen

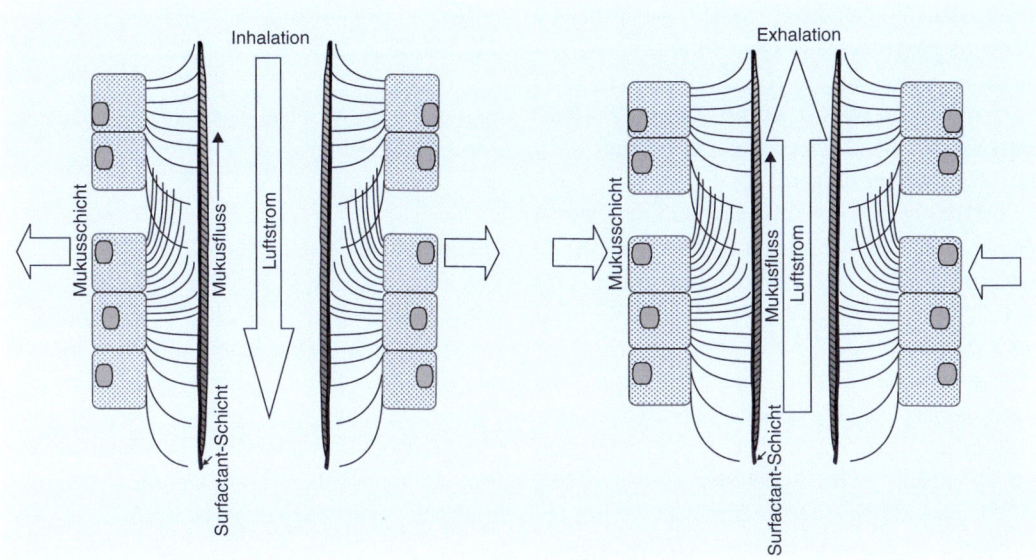

Abb. 32.9 Entstehung der dynamischen Atemwegskompression bei Exspiration. (Fink und Faarc 2007)

32.3.2 Sorgfältig dosierte Exspirationstechniken

Das Hauptziel der sekretfördernden Atemphysiotherapie ist es, die Technik individuell, entsprechend dem aktuellen Patienten Zustand, bestmöglich anzupassen. Bei unzureichender Effektivität oder einer Kontraindikation für spontaner Husten (1), können weitere forcierte Exspirationstechniken (2–5) hilfreich sein. Diese werden in der Literatur häufig als **sorgfältig dosierte Exspirationstechniken** bezeichnet. Im Gegensatz zum spontanen Husten wird die sorgfaltig dosierte Exspiration ohne exzessive Erhöhung des intrathorakalen Drucks durchgeführt. Sie erzeugt eine geringere Luftgeschwindigkeit, dauert länger an und transportiert das Sekret über eine größere Distanz.

Huffing (2)

Wegen der erhöhten Luftgeschwindigkeit gehören sowohl das Husten wie auch das Huffing (dt.

Hauchen) zur forcierten Exspiration (FE). Das Huffing ist jedoch eine Technik **ohne exzessive Erhöhung des intrathorakalen Drucks**.

Das Huffing ist eine Atemtechnik mit vertiefter Inspiration und anschließender sorgfältig dosierter **Exspiration**, die Glottis soll während der ganzen Exspirationsphase offenbleiben und der Luftstrom durch Aktivität der tiefen Bauchmuskeln (M_{TA}) nur leicht forciert werden. Die Inspiration erfolgt bevorzugt durch die Nase und wird mit einer endinspiratorischen Atempause (PIP) von 2–4 s abgeschlossen. Bei der Exspiration soll der Patient dosiert Luft **über die Lippenbremse (bei COPD-Patienten) abgeben**, um die Atemwege optimal offen zu halten, anschließend soll er das **Sekret mittels Huffing bzw. Hauchen hinausbefördern**. Dabei soll die Assoziation „eine Scheibe anzuhauchen" die korrekte Durchführung unterstützen.

Das Huffing kann je nach Bedarf nach einer **tiefen** oder **mitteltiefen Inspiration** (totales oder mittleres Atemzugvolumen) bis ungefähr zum normalen Exspirationsende (funktionelle Residualkapazität) durchgeführt werden. Bei Patienten ohne tracheobronchialer Instabilität kann die Exspiration auch bis zum **Residualvolumen** (RV) reichen. Jedoch soll der **Rumpf** dabei **nicht flektiert** werden, um den intrathorakalen Druck nicht unkontrolliert zu steigern!

Die reinigende Wirkung des Huffings betrifft die zentralen und mittleren Atemwege (Vogelmeier et al. 2018). Bei sehr tiefer Exspiration bis zum RV verschiebt sich die reinigende Wirkung nach peripher.

Durch dieses Manöver wird eine Reizung des tracheobronchialen Epithels und übermäßige Kompression der Atemwege verhindert, es kommt weniger zu einem tracheobronchialen Kollaps (Berg 2005). Bei fortgeschrittenem Elastizitätsverlust des Lungenparenchyms und erhöhtem Tracheobronchialkollapsrisiko ist ein vorsichtiges Huffing anstelle des Hustens indiziert (Hietpas et al. 1979). Wenn ein **Huff** aus einem tiefen Atemzug einsetzt und bis maximal zur funktionellen Residualkapazität ausgeatmet wird, ist das Risiko für Patienten mit einer tracheobronchialen Instabilität gering.

▶ Das Huffing lässt sich leichter erlernen, indem man mit O-förmigem Mund ausatmet. Als Hilfestellung kann eine Kartonrolle (Spirometermundstück) in den Mund genommen werden.

Huffing intermittence (3)

Ist eine effektivere reinigende Wirkung erforderlich, kann das intermitierende Huffing eingesetzt werden. Die Atemstöße folgen kurz hintereinander, mit einem **2- oder 3-maligen Hauchen** pro Exspiration, ohne zwischendurch einzuatmen. Der Patient soll mäßig tief durch die Nase einatmen, dosiert etwas Luft über die Lippenbremse ausatmen und dann das Sekret mit 2–3 kurzen Atemstößen hinausbefördern. Geübte Betroffene erkennen während der hauchenden Exspiration, wann das zentral liegende Sekret in Bewegung kommt und setzten dann mit dem forcierten Hauchen ein.

Huffing fortis (4)

Das Huffing fortis ist eine forcierte Exspirationstechnik, bei der die **Glottis** bei der Exspiration

teilweise geschlossen ist und der Luftstrom durch die aktivierte tiefe Bauchmuskulatur (M_{TA}) ausgestoßen wird. Die Inspiration erfolgt bevorzugt durch die Nase und wird mit einer postinspiratorischen Atempause (PIP) von 2–4 s abgeschlossen.

Huffing fortis intermittence (5)

Das intermittierende Huffing hat eine intensiv reinigende Wirkung. Während der Exspirationsphase folgen 2–3 Hauchatemstöße kurz hintereinander, ohne zwischendurch einzuatmen. Der Patient soll mäßig tief durch die Nase einatmen, dosiert etwas Luft über die Lippenbremse abgeben, und dann soll er das Sekret mit 2–3 kurzen, kräftigen Atemstößen expektorieren.

Kombination (6)

Die Husten- bzw. Huffingtechniken lassen sich beliebig kombinieren. Die Glottis kann währen der Exspiration unterschiedlich weit geöffnet und die Stärke des Luftstroms durch die dosierte Aktivierung der Bauchmuskulatur (M_{TA}) variiert werden (Abb. 32.10). Die Inspiration soll jeweils durch die Nase erfolgen sowie eine postinspiratorische Atempause (PIP) von 2–4 s gemacht werden.

Forced Expiratory Technique (FET) nach Thompson und Thompson (1968)

Die forcierte Exspirationstechnik (Forced Expiratory Technique, FET) (Hasani et al. 1994a; DeTurk und Cahalin 2004; Fink und Faarc 2007; Pryor et al. 1979; Hengstum et al. 1990; Hasani et al. 1994b; Sutton et al. 1983; Hengstum et al. 1988; Langlands 1967; Pryor et al. 1979; Oldenburg et al. 1979) wurde 1968 erstmals von Thompson und Thompson aus Neuseeland beschrieben. Pryor und Webber entwickelten die Technik weiter. Sie umfasst eine **Kombination aus verschiedenen Atemtiefen** und **lockerem Atmen** im Wechsel mit **forcierter Exspiration**. Der Rumpf soll dabei nicht flektiert werden! Nach der tiefen Inspiration wird bis zum Residualvolumen ausgeatmet. Anschließend wird eine kurze Pause von 2–3 s eingelegt, und das Manöver wiederholt (Abb. 32.11).

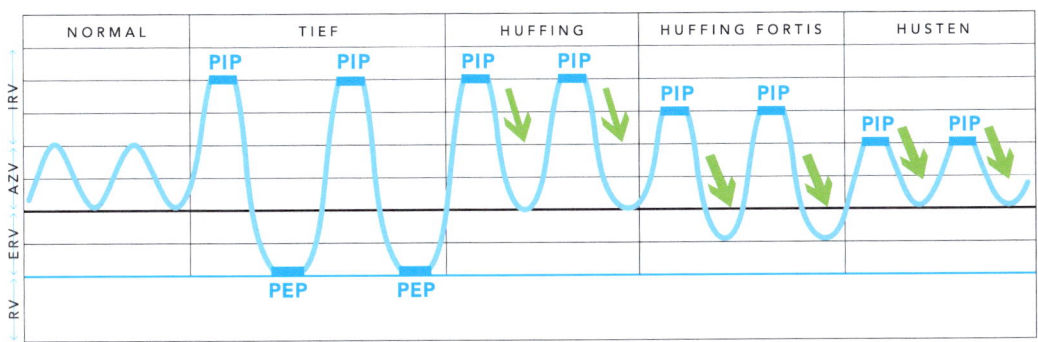

Abb. 32.10 Darstellung verschiedener forcierter Exspirationstechniken. *IRV* inspiratorisches Reservevolumen; *ERV* exspiratorisches Reservevolumen; *AZV* Atemzugvolumen; *RV* Residualvolumen; *PIP/PEP* postin-/postexspiratorische Pause; grüner Pfeil aktive, forcierte Exspiration

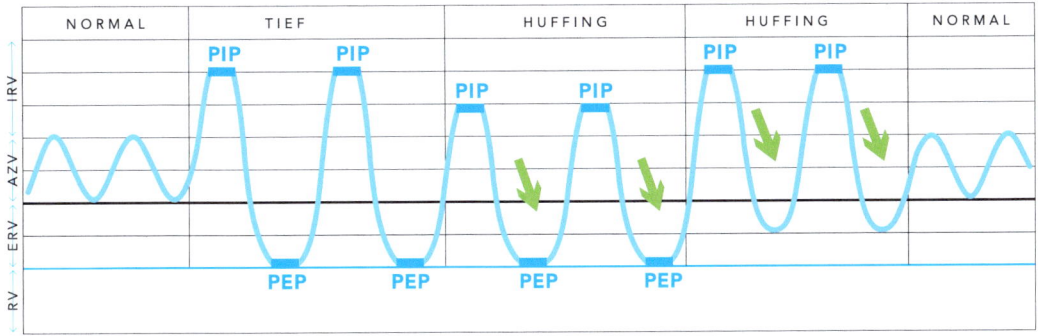

Abb. 32.11 Modifizierte Darstellung der Forced Expiratory Technique (FET). *IRV* inspiratorisches Reservevolumen; *ERV* exspiratorisches Reservevolumen; *AZV* Atemzugvolumen; *RV* Residualvolumen; *PIP/PEP* postin-/postexspiratorische Pause; grüner Pfeil aktive, forcierte Exspiration

---

Ausführung der Forced Expiratory Technique

- Phase 1 (Normal): Ruhiges Atmen in der Atemruhelage (mind. 5-mal)
- Phase 2 (Tief): Maximale Inspiration über Flankenatmung mit PIP von 2–4 s, anschließend vollständige Exspiration bis zum **Residualvolumen** (RV) (taktile Unterstützung von Vorteil)
- Phase 3 (Huffing): Mittlere Inspiration, anschließend Huffing mit O-förmigem Mund bis zum **Residualvolumen** (RV)
- Phase 4 (Huffing): Maximale Inspiration; anschließend Huffing mit O-förmigem Mund bis **zur Mitte des exspiratorischen Reservevolumens** (ERV)
- Phase 5 (Normal): Ruhiges Atmen in der Atemruhelage

Bei der Forced Expiratory Technique wird eine normale Exspiration alternierend mit **Huffing** angewandt. Dabei wird wiederholt forciert bis zum Residualvolumen ausgeatmet.

- **Huffing** nach **mitteltiefer Inspiration** (Phase 3) bis zum RV unterstützt die Anwendung des Druckprinzips mit Reinigung der peripheren Atemwege (Abschn. 32.5).
- **Huffing** nach **maximaler Inspiration** (Phase 4) bis zum mittleren ERV unterstützt eine Reinigung der mittleren Atemwege (Abschn. 32.4). Das Sekret wird in die zentralen Atemwege transportiert, von wo es später abgehustet werden kann.

In Abb. 32.11 sind die einzelnen Vorgehensschritte übersichtlich dargestellt.

32.4 Reinigung der mittleren Atemwege 9–16

Die mittleren Atemwege haben keine Hustenrezeptoren, um den Hustenreflex zu initiieren. Der Husten ist zu wenig effizient, um Sekret von den mittleren Atemwegen nach außen zu befördern, da dort eine **sehr geringe Flussgeschwindigkeit** herrscht. Das Sekret kann deshalb nur schwer durch die Luftströmung mobilisiert werden. Im Vergleich zur forcierten Exspiration (Husten) kann eine niedrig dosierte Exspirationstechnik (z. B. Huffing) den Ausatemfluss und das Ausatemvolumen aus den mittleren Atemwegen optimieren.

Um in den mittleren Lungenabschnitten Sekret zu mobilisieren, beschreiben Postiaux (1997) und Schenker (2000) das **Druckprinzip** als einen zusätzlichen, wirkungsvollen Mechanismus, der sich auch durch eine Bronchialkaliberschwankung auszeichnet. Es kann in Kombination mit den bereits beschriebenen Wirkmechanismen eingesetzt werden.

Druckprinzip mittels verlängerter Exspiration

Bei einer tiefen Inspiration vergrößert sich das Lumen der Luftwege, Atemluft strömt am Sekret vorbei zu den Alveolen. Ist genügend Sekret vorhanden, wird die Luft hinter dem Sekret während der nachfolgenden Exspiration **eingekesselt** und verursacht eine **nach zentral gerichtete Druckerhöhung** (Abb. 32.12). **Voraussetzung** dafür ist aber, dass die Exspiration **langsam** und v. a. **so lange wie möglich** andauert. Nach mehreren verlängerten Exspirationen ist das Sekret meist ausreichend zentralisiert, um mithilfe einer forcierten Exspiration (z. B. Husten) expektoriert werden zu können.

Wirkmechanismen für eine effektive Reinigung der mittleren Atemwege

Effektive sekretfördernde Techniken für die mittleren Atemwege setzen die vier bereits beschriebenen Wirkmechanismen voraus. Zusätzlich wird die **verlängerte Exspiration** integriert, um das **Druckprinzip** zu gewährleisten. Um bei Pa-

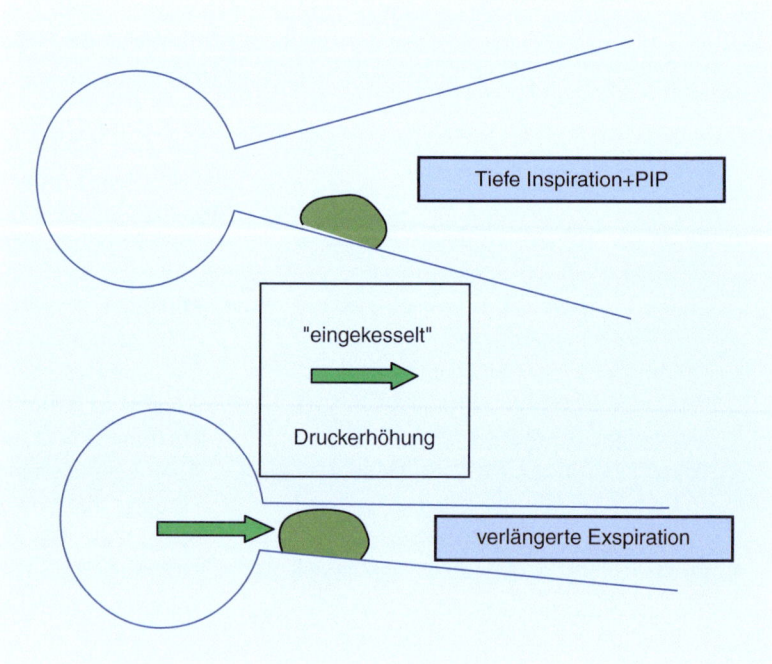

Abb. 32.12 Druckprinzip: Tiefe Inspiration und nachfolgender Verschluss der Bronchiole. (Modifiziert nach Postiaux 1997; Schenker 2000)

tientinnen und Patienten eine selbständige Sekretmobilisation zu erlernen ist die Information und anfänglich taktile Unterstützung unumgänglich (Abb. 32.13 und 32.14).

> **Wirkmechanismen für eine effektive Reinigung der mittleren Atemwege**
> - Bereich peripher des obstruierenden Sekrets belüften: tiefe, langsame Inspiration und PIP
> - **Druckprinzip**: verlängerte Exspirationsmanöver
> - Wandernde Kompressionswellen („wandernder" EPP)
> - Rhythmische Distension und Kompression der Luftwege: atemsynchrone Bronchialkaliberschwankungen
> - **Flow-Prinzip**: Gegenläufige exspiratorische Strömungen durch forcierte Exspiration

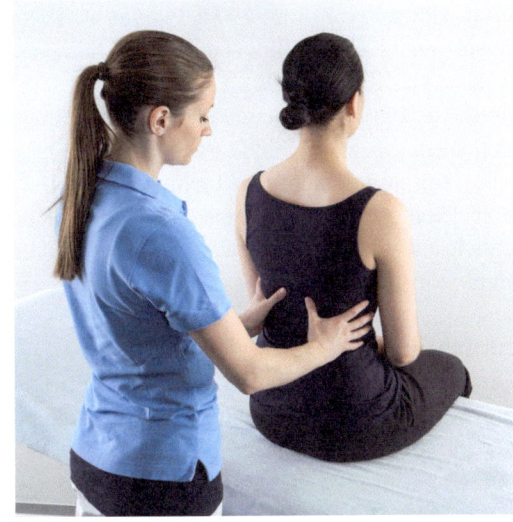

Abb. 32.14 Beispiel einer taktilen Führzung der kostodiapragmalen Inspiration an der Flanke

Umgesetzt wird dies in den nachfolgend beschriebenen Techniken.

> **Techniken für die Reinigung der mittleren Atemwege**
> 1. ACBT (Active Cycle of Breathing Technique)
> 2. AD (Autogene Drainage)
> 3. LEGOS (Langsame Exspiration Glottis Offen Seitlage) (ELTGOL, L'expiration Lente Totale Glotte Ouverte en decubitus Lateral)

32.4.1 ACBT (Active Cycle of Breathing Technique)

ACBT ist eine anerkannte Sekretolysetechnik und wird zur **Mobilisation großer Bronchialsekretmengen** genutzt (DeTurk und Cahalin 2004; Pryor et al. 1979; Savci et al. 2000a; Hofmeyr

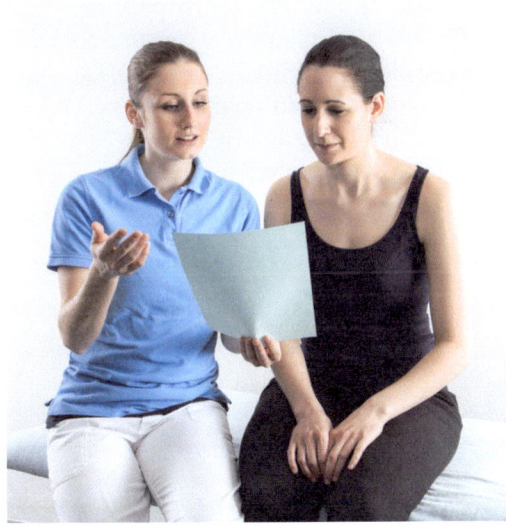

Abb. 32.13 Eine visuelle Unterstützung über den Aufbau bzw. Aneinanderreihung der Atemphasen kann in der Lernphase und für die selbständige Durchführung hilfreich sein

et al. 1986; Pryor et al. 1994; Pike et al. 1999; Savci et al. 2000b; Miller et al. 1995; Thompson et al. 2002; Köhler 2008). Es ist eine wirksame Methode, allerdings zeitaufwendig, und für ältere Patienten, speziell COPD-Patienten, teilweise schwierig zu erlernen. Die Technik wurde 1968 von Thompson und Thompson in Neuseeland entwickelt und ist eine Erweiterung der Forced Expiratory Technique (Abb 32.11).

Ausführung

Die ACBT (Abb 32.15) besteht aus **drei Stufen**, die in verschiedenen Kombinationen aneinandergereiht werden können, je nach Stadium der Sekretmobilisation. Die Atmung wird schrittweise (Abb 32.12). Verschiedene Atemtiefen bedingen eine unterschiedliche Erweiterung der Bronchien und damit ein Ablösen des Sekrets von den Bronchialwänden (Bronchialkaliberschwankung). Der maximalen Inspiration mit postinspiratorischer Pause (PIP) wird eine wichtige Rolle zugeschrieben; Ziel ist es, Atemluft in den Bereich peripher des Sekrets zu bringen. Die Ausgangsstellung ist vorzugsweise der stabile Sitz, die Technik kann aber auch in anderen Ausgangsstellungen ausgeführt werden. Um den Patienten bei der Erlernung der Technik zu unterstützen, können die Phasen taktil und verbal begleitet werden, später reicht eventuell ein visueller Ablauf der Phasen als Gedankenstütze, so dass die Therapie auch ohne therapeutische Unterstützung umgesetzt werden kann.

Stufe 1: Breathing Control (BC): Entspanntes Atmen innerhalb der Atemruhelage. Thorax und Schultern sollten entspannt sein; die Ventilation sollte wenn möglich kostodiaphragmal lokalisiert sein (Flankenatmung).

Stufe 2: Thoracic Expansion Exercises (TEE Abschn 32.3): Tiefe langsame Atemzüge mit postinspiratorischer Pause (PIP) von 2–4 s. Die Ventilation sollte wenn möglich kostodiaphragmal lokalisiert sein (Flankenatmung).

Stufe 3: Forced Expiratory Technique (FET) (Abb 32.11): Bei den forcierten Exspirationsmanövern wird zwischen normaler Exspiration und Huffing abgewechselt

- **Huffing** nach **mitteltiefer Inspiration** (Phase IIIa) bis zum maximalen ERV gewährleistet eine optimale Anwendung des Druckprinzips mit **Reinigung der peripheren Atemwege**.
- **Huffing** nach **maximaler Inspiration** (Phase IIIb) bis zum mittleren exspiratorischen Reservevolumen (ERV) gewährleistet eine **Reinigung der mittleren Atemwege**. Das Sekret wird in die zentralen Atemwege transportiert von dort aus abgehustet.

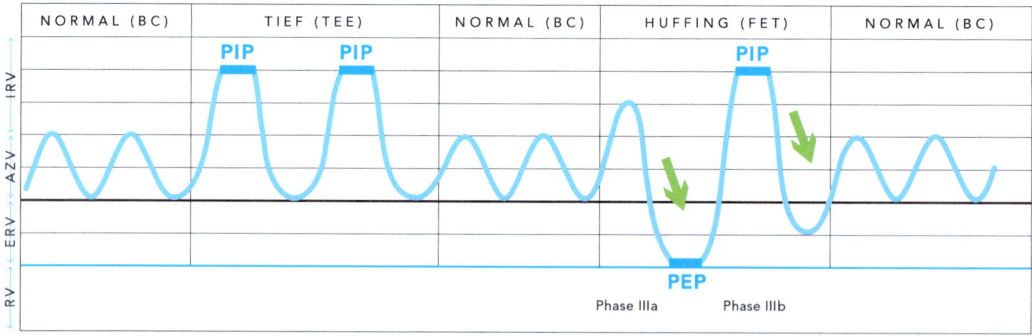

Abb. 32.15 Modifizierte Darstellung der ACBT (Active Cycle of Breathing Technique). *IRV* inspiratorisches Reservevolumen; *ERV* exspiratorisches Reservevolumen; *AZV* Atemzugvolumen; *RV* Residualvolumen; *PIP/PEP* postin-/postexspiratorische Pause; güner Pfeil aktive, forcierte Exspiration; *BC* Breathing Control; *TEE* Thoracic Expansion Exercises; *FET* Forced Expiratory Technique

32.4.2 Autogene Drainage nach Chevaillier

Die autogene Drainage (AD) wurde in Belgien von den Medizinern Prof. Dr. Alexandre und Dr. Dab sowie dem Physiotherapeuten Jean Chevaillier in den 1980-er Jahren entwickelt. Jean Chevaillier beschreibt die AD als „eine Sammlung einzelner wichtiger Prinzipien, die die Patienten befähigen, eine individuelle, ihrer Pathologie und Lungenfunktion angepasste, optimale Drainagetechnik zu entwickeln" (1984). Diese Therapie ist sehr wirksam, kann sogar ohne fremde Hilfe durchgeführt werden, erfordert aber vom Patienten ein hohes Maß an Konzentration und Selbstdisziplin und bedarf einer regelmäßigen Kontrolle von spezialisierten Atemtherapeutinnen.

Die autogene Drainage ist eine Kombination von Atemmanövern mit deutlichen atemsynchronen Bronchialkaliberschwankungen und dosiert beschleunigter Exspiration mit Vermeidung von bronchialem Kollaps aus wechselnden Thoraxstellungen und mit unterschiedlichen Lungenvolumina (Vogelmeier et al. 2018; Köhler 2008). Das wechselnde inspiratorische Atemzugvolumen durch kleine, mittlere und tiefe Atemzüge kann gezielt die Flussrate in den peripheren, mittleren oder zentralen Atemwegen verbessern (Berg 2005; DeTurk und Cahalin 2004; Fink und Faarc 2007; Gosselink und Decramer 2003; Chevallier 1984; Miller et al. 1995; Postiaux 1997).

▶ Das Risiko für einen Tracheobronchialkollaps ist geringer als bei ACBT und FET aufgrund des dosierten Einsatzes der exspiratorischen Atemmuskulatur und der geringen Erhöhung des pleuralen Druckes.

Ausführung
Die autogene Drainage besteht aus **drei Phasen** (lösen, sammeln, auswerfen). Das hier vorgestellte Modell ist theoretisch und geht von einer idealen Atmung aus. In der Praxis fließen die drei Phasen ineinander und müssen ggf. auch durch normales Zwischenatmen unterbrochen werden (Abb. 32.16).

Phase I: Lösen bzw. Mobilisationsphase („unstick") Es wird mit langsamen diaphragmalen oder tief kostalen Atemzügen, möglichst über die Nase begonnen. Darauf folgt ein PIP von 2–4 s, dabei muss beachtet werden, dass die Atemwege offenbleiben, damit sich die Luft gleichmäßig über alle Lungenareale und hinter das Sekret verteilen kann. Anschließend wird bis zum Residualvolumen ausgeatmet, damit die Atemmittellage ins exspiratorische Reservevolumen zu liegen kommt. Dadurch wird das **Druckprinzip** optimal eingesetzt. Die Ausatmung soll bei offener Glottis dosiert beschleunigt werden, aber ohne bronchiale Kompression erfolgen. Das Sekret in den peripheren Atemwegen löst sich und kann in Richtung der mittleren Atemwege mobilisiert werden.

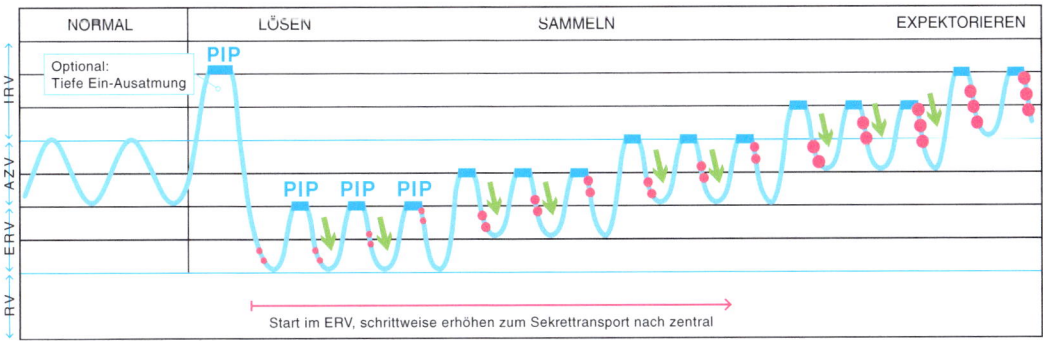

Abb. 32.16 Modifizierte Darstellung der autogenen Drainage. *RV* Residualvolumen; *ERV* exspiratorisches Reservevolumen; *AZV* Atemzugvolumen; *IRV* inspiratori-sches Reservevolumen; *PIP* postinspiratorische Pause von 2–4 s; *rote Punkte*: Rasselgeräusche verschiedener Ausprägung

Phase II: Sammeln („collect") Werden **mittelfrequente Rasselgeräusche** bei der Auskultation festgestellt, kann Phase II initiiert werden. Das gelöste Sekret wird durch tiefes, langsames, aber dennoch sorgfältiges Atmen aus den mittleren Atemwegen in die zentralen Atemwege transportiert. Durch allmähliches Anheben des Atemzyklus aus dem exspiratorischen Reservevolumen in die Atemruhelage verschiebt sich Sekret aus den mittleren Atemwegsgenerationen nach zentral. Sollte noch nicht genügend Sekret gelöst sein, ist es empfehlenswert, Phase I zu wiederholen.

Phase III: Entleeren bzw. Expektoration („evacuate") Werden **niederfrequente, grobe Rasselgeräusche** bei der Auskultation festgestellt, kann Phase III initiiert werden. Der Atemzyklus wird weiter bis in die Atemruhelage oder sogar in den Bereich des inspiratorischen Reservevolumens angehoben. Dadurch verschiebt sich der Equal Pressure Point (EPP) in zentraler Richtung und das in den zentralen Atemwegen gesammelte Sekret kann evakuiert werden. Anschließend kann es durch verstärkte Exspiration (Hauchen oder sanfter Hustenstoß) aus der Trachea in den Mund transportiert und expektoriert werden.

> **Autogene Drainage: Hinweise zur Ausführung**
> - Hauchen mit einem O-förmigen Mund oder Ausatmen über die Nase
> - Taktiles Führen der Atembewegung abdominal und sternal/kostal
> - Aufmerksamkeit richtet sich auf Sekretgeräusche
> - Freiwerdendes Sekret wird durch sanftes Husten oder Hauchen (Huffing) ausgeworfen

32.4.3 Langsame Exspiration, Glottis offen, Seitenlage (LEGOS)

Die in der deutschsprachigen Schweiz als **LEGOS** (langsame Exspiration, Glottis offen, Seitenlage; aus dem Französischen ELTGOL: „expi-

ration lente totale glotte ouverte en decubitus lateral") bezeichnete Technik reinigt die mittleren Atemwege. Entsprechend dem von Postiaux entwickelten Etagenmodell weisen mittelfrequente therapie- und lageabhängige Rasselgeräusche auf Sekret in diesem Bereich hin (Postiaux 1997; Postiaux 1990) Abschn. 20.1.2.

LEGOS baut auf der Erkenntnis auf, dass in Seitenlage **infralateral gelagerte Lungenareale** bei intakter diaphragmaler Atmung grössere Bewegungsausschläge machen und somit besser (dynamisch) ventiliert werden (Kap. 11). Postiaux war der erste Therapeut, der diese These wissenschaftlich untermauerte und daraus Konsequenzen für die Atemphysiotherapie ableitete. Die großen Bronchialkaliberschwankungen der stärker komprimierten infralateralen Lungenareale ermöglichen den Sekrettransport gegen die Gravitationskraft und fördern die Sekretolyse (Postiaux 1990).

Das Gewicht von Lunge, Mediastinum, Bauchorganen und das angestrebte komplette Exspirationsmanöver bei LEGOS bewirken zusammen ein regelrechtes **Auspressen** der unteren Lungenhälfte und eine optimale Umsetzung des Druckprinzips (Abb. 32.12 und 32.17). Durch die Exspiration mit **offener Glottis** wandert der EPP durch den intrabronchialen Druckabfall nach peripher und unterstützt die Bronchialkaliberschwankung (Abb. 23.7).

Ausführung
Das zu behandelnde Gebiet wird in Seitenlage nach unten (infralateral) gelagert. Es gibt **zwei mögliche Anpassungen**:

- **Variante 1**: Armstellung des Patienten: Der Arm wird in 90°-Flexion vor dem Patienten gelagert (keine Adduktion). Dadurch wird die obere Lunge gedehnt, die untere ist durch das Körpergewicht komprimiert. Unterstützt wird die Exspiration der unteren Lunge.
- **Variante 2: Fazilitation durch die Therapeutin**: Die Therapeutin steht hinter dem Patienten. Mit dem unteren Arme umgreift sie das Abdomen auf Höhe des Bauchnabels, sodass der Unterarm quer über dem Bauch zu liegen kommt. Die kraniale Hand und Unterarm wird lateral auf dem Thorax positio-

niert und kontrolliert, dass die Atembewegung infralateral ausgeschöpft ist, bevor supralateral eine Atembewegung stattfindet (evt. Fixation in Ruhelage des Thorax [optional]) (Fixation in Exspirationsstellung [optional]). Während der Exspiration unterstützt die Therapeutin mit beiden Griffen die Exspirationsbewegung von Thorax und Abdomen. Das Abdomen wird in dorsokraniale

Richtung in die Thoraxhöhle manipuliert. Dadurch atmet der Patient ins exspiratorische Reservevolumen (ERV) aus (Bronchialkaliberschwankung).

In Abb. 32.17 und 32.18 sind ergänzende Hinweise zur Ausführung der Technik beschrieben.

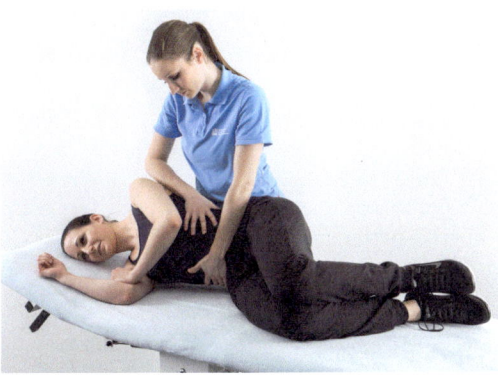

Abb. 32.17 LEGOS: Der zu behandelnde Lungenbereich liegt in Seitenlage unten (infralateral). Durch den Druck/Zug des kaudalen Unterarmes/Hand nach dorsal-kranial (Richtung obenliegende Schulter) bei gleichzeitigem Führen des oben liegenden Thorax in Exspirationsrichtung, wird die Ausatmung ins ERV unterstützt. Das Abdomen wird in dorsokraniale Richtung manipuliert, dadurch das Zwerchfell in den Thoraxraum gedrückt, um die Luft schmerzfrei aus der Lunge zu pressen. Der Patient hat während der ganzen Exspiration die Glottis offen

LEGOS: Hinweise zur Ausführung
- Zu beginn mehrere Atemsequenzen mit ruhiger Exspiration durchführen
- Die maximale Inspiration soll langsam durchgeführt und mit einer positiven inspiratorischen Pause (PIP) von 2–4 Sekunden abgeschlossen werden. Durch die Kollateralventilation wird Luft in Bereiche hinter dem Sekret gebracht
- Die Exspiration durch die offene Glottis reicht bis zum Residualvolumen. Die Therapeutin gibt manuelle Unterstützung an Thorax und Abdomen (Druckprinzip)
- Nach 6–8 Durchführungen kann die Exspirationsfluss mit jedem Ausatemmanöver vorsichtig erhöht werden (forcierte Exspiration, Huffing) um die Wirkung des Flowprinzips zu nutzen. So ergibt sich eine Kombination von Druck- und Flowprinzip.

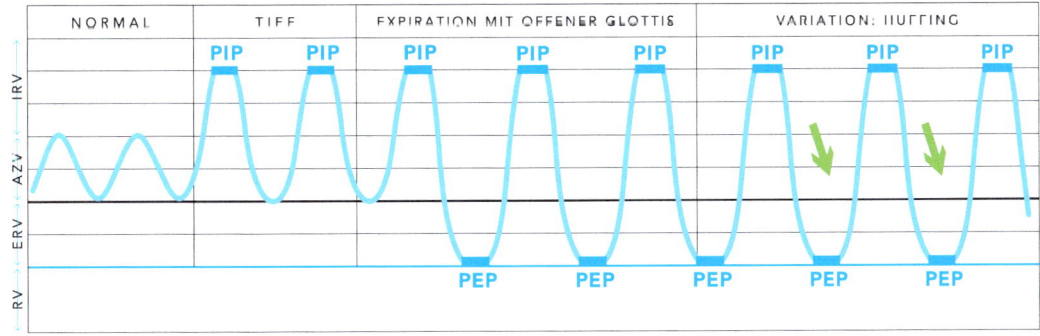

Abb. 32.18 Modifizierte Darstellung der LEGOS (ELT-GOL). *IRV* inspiratorisches Reservevolumen; *ERV* exspiratorisches Reservevolumen; *AZV* Atemzugvolumen; *RV* Residualvolumen; grüner Pfeil aktive, forcierte Exspiration; *PIP/PEP* Postin-/postexspiratorische Pause von 2–4 s

32.5 Reinigung der peripheren Atemwege 16–23

Die Alveolen, Bronchiolen und kleinen Bronchien verfügen weder über Hustenrezeptoren noch über die Möglichkeit, Sekret durch forcierte Exspiration nach zentral zu transportieren. Die peripheren Lungenareale können nicht durch das Flow-Prinzip (z. B. Husten und Huffing) gereinigt werden, weil aufgrund des insgesamt sehr großen bronchial Volumens kaum Strömungsgeschwindigkeit vorhanden ist. Dafür finden sich in Bronchien und Bronchiolen eine höhere Dichte an Flimmerhärchen als in den großen Bronchien oder der Trachea. Die Transportkapazität der Flimmerhärchen ist peripher höher als zentral, umgekehrt ist der Sekrettransport zentral durch den exspiratorischen Luftstrom höher als peripher (International Physiotherapy Group for Cystic Fibrosis 2019). Für die Reinigung der Alveolen sind die **alveolären Makrophagen** zuständig; gemeinsam mit dem Lymphsystem bilden sie die letzte Abwehr gegen Erreger in der Lunge. Zum Glück arbeiten sie sehr effizient. Es existieren wenige physiotherapeutische Möglichkeiten, um Sekret aus der Peripherie zu zentralisieren: Nur durch das **Öffnen** bzw. **Offenhalten** der peripheren Atemwege mittels intrapulmonalen **Druckaufbaus** (z. B. mittels Dehnzüge) und zusätzlich über eine exspiratorische Stenose (z. B. PEP-Gerät, Abschn. 33.2) kann das Eliminieren von Sekret durch die Makrophagen positiv unterstützt werden. Man kann hoffen, dass die verlängerte Exspiration über das **Druckprinzip** trotz allem eine positive Wirkung hat, um das Sekret nach zentral zu bewegen.

Für eine effektive Reinigung der peripheren Atemwege (Atemwegsgenerationen 16–23) sollten deshalb Techniken angewendet werden, die die Wirkungsmechanismen in der folgenden Übersicht umfassen.

> **Wirkungsmechanismen für die Reinigung der peripheren Atemwege**
>
> - Tiefe, langsame Inspiration mit PIP, um Luft hinter das obstruierende Sputum zu bringen
> - Offenhalten der Alveolen durch supralaterale Lagerung der betreffenden Lungenareale oder mit exspiratorischer Stenose (PEP-Geräte)
> - Rhythmische Distension und Kompression der Luftwege durch atemsynchrone Bronchialkaliberschwankungen
> - Druckprinzip durch ruhige, verlängerte Exspiration mit exspiratorischer Stenose (PEP-Geräte)

► Körperliche Aktivität und Sport tragen zur Sekretmobilisation bei, ist jedoch unspezifisch. Betroffene mit viel Sekret sollen vor dem Sport gezielt Sekret expektorieren, um mit freien Atemwegen leistungsfähiger zu sein.

32.5.1 Maximale Inspiration mit tiefem Flow (MITF)

Eine effektive Technik für die Sekretolyse der peripheren Lungenareale ist die **MITF** (maximale Inspiration mit tiefem Flow; aus dem Französischen EDIC: „exercice à débit inspiratoire contrôlé"). Das **Ziel** dieser Technik, die ebenfalls von Postiaux (Schenker 2000; Postiaux 1990) eingeführt wurde, ist die **Öffnung** der peripheren Atemwegsgenerationen. MITF wird eingesetzt, wenn bei der **Auskultation** (Abschn. 20.1)

- hochfrequente lageabhängige Rasselgeräusche,
- Bronchialatmen oder
- verminderte Atemgeräusche

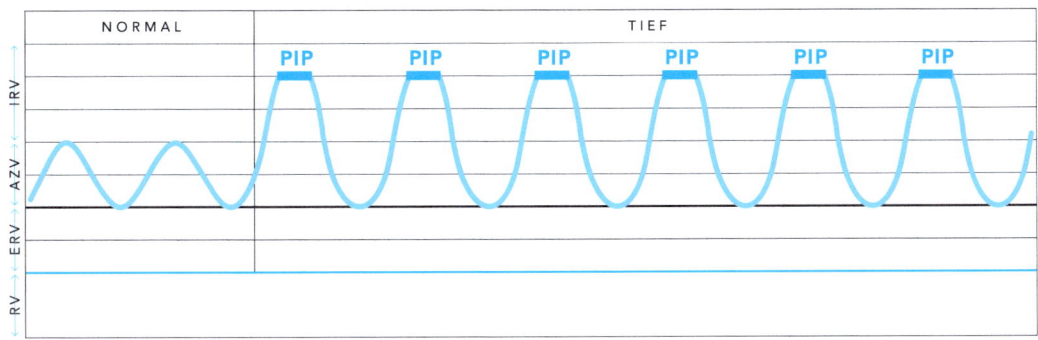

Abb. 32.19 Modifizierte Darstellung der MITF. *IRV* inspiratorisches Reservevolumen; *AZV* Atemzugvolumen; *ERV* exspiratorisches Reservevolumen; *RV* Residualvolumen; *PIP* Postinspiratorische Pause von 2–4 s

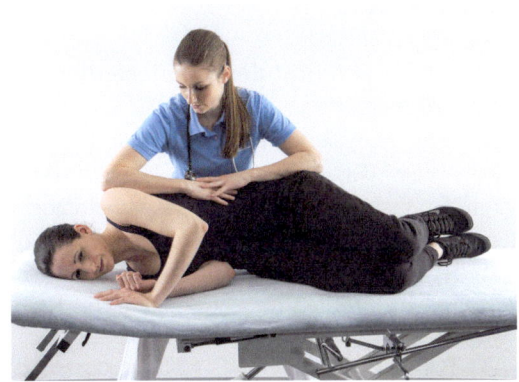

Abb. 32.20 Die Alveolen werden durch supralaterale Lagerung der betroffenen Lungenareale offengehalten. Luft strömt durch tiefe, langsame Inspiration mit PIP hinter das Sekret. Die Dehnung des Thorax wird manuell verstärkt, um eine vertiefte Inspiration zu unterstützen. Mit Vorteil wird der obenliegende Arm über dem Kopf gelagert, um die Dehnung des Thorax zu verstärken

zu hören sind und zielt auf die Behandlung von Bronchialsekret im Alveolarraum ab (Schenker 2000; Postiaux 1990) und/oder der Eröffnung minderbelüfteter Lungenareale (Atelektaseprophylaxe). Sekret im periphersten Lungenbereich tritt primär bei Atelektasen und Pneumonien auf.

Ausführung
Die Alveolen werden durch **supralaterale Lagerung** der betroffenen Lungenareale durch die Wirkung der Schwerkraft offengehalten. Luft wird durch tiefe, langsame Inspiration durch die Nase, mit PIP von 2–4 Sekunden, hinter das Sekret gebracht (Abb. 32.19). Die Therapeutin verstärkt manuell die Thoraxexpansion mittels Dehnzügen, um eine vertiefte, maximale Inspiration bei gleichzeitiger Dehnung der supralateralen Lungenareale zu erreichen (Abb. 32.20). Der Patient soll lernen, diese Technik selbstständig durchzuführen. Sie soll stündlich wiederholt und/oder wenn möglich 15–20 min in dieser Position verweilen.

32.6 Oszillierende PEP-Atemhilfsgeräte

Bei **gut erhaltener Atemmuskulatur** können Hilfsmittel (z. B. Flutter VRP1®, RC-Cornet®, Acapella® Choice) zur Sekretmobilisation eingesetzt werden. Diese unter dem Oberbegriff **oszillierende PEP-Atemhilfsgeräte** zusammengefassten Geräte beruhen auf der Vorstellung, dass sich bei positivem exspiratorischen Druck (PEP) Abschn. 33.2 in Kombination mit **Vibration des Gewebes** das Sekret von den Bronchialwänden löst und nach zentral transportiert wird (Brückner 2008). Im Gegensatz zur PEP-Maske oder Lippenbremse ist der positive Exspirationsdruck durch das Oszillieren nicht gleichbleibend, sondern variiert (Cegla 2000). Die Vibration soll sich über die Atemwege auf das Sekret übertragen und auf die Oberflächenspannung eine positive

Wirkung haben. Es konnte aufgezeigt werden, dass aufgrund des unterbrochenen Exspirationsfluss starke Turbulenzen auftreten und die dadurch entstandenen Scherkräfte die Viskoelastizität des Sekretes potentiell verändern. Die Oberflächenstruktur des Sekrets wird aufgebrochen, so dass eine Rehydration des Sekrets möglich wird, wodurch dessen Mobilisation erleichtert wird (McIlwaine et al. 2017; Cegla et al. 2002; Konstan et al. 1994; App et al. 1999). Zusätzlich haben die Schwingungen am Thorax, die durch oszillierende PEP-Systeme erzeugt werden, einen positiven Effekt auf die **Kurzatmigkeit** (besonders mittelfrequente Schwingungen zwischen 80–120 Hz) (Cegla et al. 2002; Cegla et al. 1997; Homma et al. 1988). Möglicherweise spielen zur Unterstützung der Sekretmobilisation die Propriozeptoren in den Muskeln und Gelenken des Thorax eine wesentliche Rolle, welche durch die Vibration stimuliert werden.

Die oszillierenden PEP-Atemhilfsgeräte haben sich bei **Mukoviszidose/Cystischer Fibrose** (App et al. 1998; Winden et al. 1998; App et al. 1998; Weiner et al. 1996; Konstan et al. 1994; App et al. 1999) und **chronisch-obstruktiver Lungenerkrankung** etabliert (Cegla et al. 2002; Cegla et al. 1997; Thompson et al. 2002). Der effektive Einsatz einfacher endobronchial oszillierender Hilfsmittel erfordert i. d. R. eine gewisse **Atemmuskelkraft**, Ausnahme ist der Percussonaire („intrapulmonary percussive ventilator", IPV) bzw. Hochfrequenzoszillationsgeräte („high frequency chest wall oscillation", HFCWO) (Brückner 2008).

Bei der Anwendung soll vermieden werden, mit zu viel Druck bzw. zu kräftig in das Gerät zu blasen (Erschöpfung/Dyspnoe) oder die Exspirationszeit unkontrolliert zu verlängern (Lufthunger/Dyspnoe). Die Anwendungszeit beträgt in der Regel 10–15 Minuten, ein bis mehrmals täglich.

Die korrekte und effektive Anwendung der oszillierenden PEP-Geräte durch die Betroffenen erfordert eine sorgfältige Instruktion durch geschulte Physiotherapeutinnen. Die Geräte haben unterschiedliche Eigenschaften und sind daher auf die individuellen Bedürfnisse der Betroffenen abzustimmen.

Wirkungsweise der oszillierenden PEP-Atemhilfsgeräte

- Tonussenkung der Bronchialmuskulatur
- Herabsetzung der Viskoelastizität des Bronchialsekrets
- Erhöhung der Zilienschlagfrequenz
- Verbesserung der mukoziliaren Clearance
- Verbesserung der exspiratorischen Lungenfunktionsparameter bei COPD

32.6.1 Exkurs

Studien: Effektivität der oszillierenden Physiotherapie

App et al. analysierten die Effektivität und Wirkungsweise der oszillierenden Physiotherapie bzgl. der **Viskoelastizität** des Mukus bei Patienten mit COPD, Bronchiektasen und Mukoviszidose (App et al. 1999). Nach 30-minütiger Behandlung konnte die Viskoelastizität um 50–96 % gesenkt werden, aber die Lungenfunktionsparameter veränderten sich nicht (App et al. 1998; App et al. 1999). Im Gegensatz dazu stellten Weiner et al. wie auch Cegla et al. bei Untersuchungen an COPD-Patienten fest, dass sich FEV_1-Wert und exspiratorische Vitalkapazität positiv verändern (Cegla et al. 2002; Weiner et al. 1996; Cegla und Retzow 1993).

Auf dem Markt gibt es verschiedene Geräte und Hersteller. Folgend sind exemplarisch die drei bekanntesten Geräte dargestellt.

32.6.2 Flutter VRP1®

Der Flutter ist ein Taschengerät, bei dem während der Ausatmung ein durch eine Kugel erzeugter, veränderlicher Luftfluss wirksam wird. Während der Ausatmung gegen das „verschlossene" Gerät entsteht ein höherer Druck in den Bronchien, durch weiteren Anstieg des Druckes, Luft kann entweichen, der intrabronchiale Druck fällt ab, Die Kugel fällt zurück auf den Trichter (Abb. 32.21). Dieser Vorgang – intrab-

Abb. 32.21 Flutter VRP1®
erzeugt die Vibration mittels der
Bleikugel und Trichter

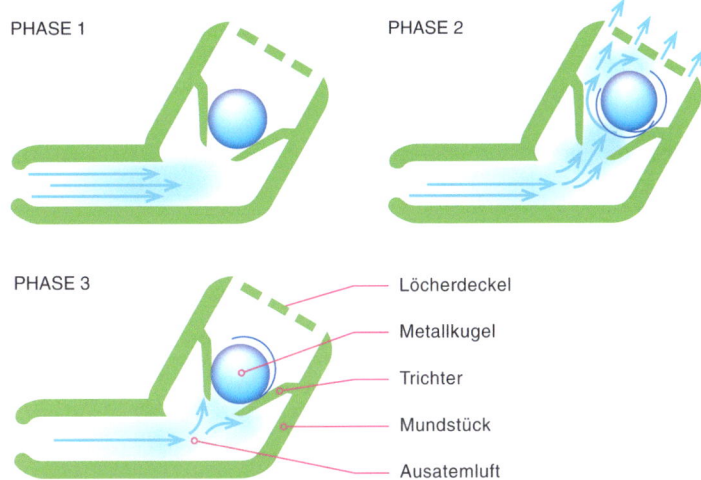

PHASE 1

PHASE 2

PHASE 3

Löcherdeckel

Metallkugel

Trichter

Mundstück

Ausatemluft

ronchialer Druckanstieg, Öffnen, Druckabfall, Beschleunigung des Exspirationsstroms, Verschließen der Öffnung und erneuter Druckanstieg – wiederholt sich während der gesamten Exspirationsphase (Frequenz 8–32 Hz). Druck- und Flowschwankungen führen zu einem ständigen Wechsel von turbulenter und laminarer Strömung. Durch Variieren der Neigung des Geräts können Exspirationsstrom und Frequenz moduliert werden. Mit dem Flutter VRP1® kann im Sitzen und in Seitenlage gearbeitet werden, es ist dabei immer auf die optimale Handhabung des Gerätes zu achten.

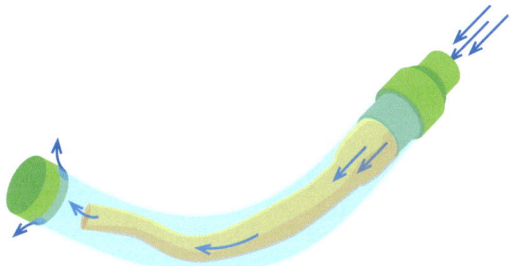

Abb. 32.22 Das RC-Cornet® erzeugt die Vibration mittels „schlagendem" Schlauch

iert werden. Das RC-Cornet kann lageunabhängig angewendet werden.

32.6.3 RC-Cornet®

Das RC-Cornet® besteht aus einem gebogenen Kunststoffrohr, einem Gummischlauch und einem drehbaren Mundstück (Abb. 32.22).

Im Innern des gebogenen Kunststoffrohrs befindet sich ein flexibler Gummischlauch. Bei der Exspiration durch das Gerät beginnt der Schlauch zu schlagen. Durch das Verdrehen des Mundstücks erhält der Schlauch eine Torsion, sodass **eine Drucksteigerung** erforderlich ist, um die Luft durchzublasen. Die dadurch entstehenden **Schwingungen** setzen sich über die Exspirationsluft in die Lunge fort und bewirken dort eine Vibration des Gewebes. Der Druck, und somit die Schwingungen können durch die Ausprägung der Tosion des Schlauches vari-

32.6.4 Acapella® Choice

Das Acapella® Choice produziert den PEP-Effekt und die Vibrationen über ein Magnet und Stöpselmechanismus, welcher **während der Exspiration** den Luftstrom intermittierend unterbricht. Dadurch wird eine Schwingungsfrequenz zwischen 0–30 Hz erreicht. Die Frequenz der schwingenden Druckwellen und den Exspirationswiderstand kann variiert werden. Das Acapella Choice kann in jeder Position und unabhängig von der Gravitationskraft benutzt werden (Abb. 32.23). NB: Das Acapella Choice ist sterilisierbar. Es gibt noch andere Versionen des Acapella mit unterschiedlichen Widerstandsrange, welche nicht sterilisierbar sind.

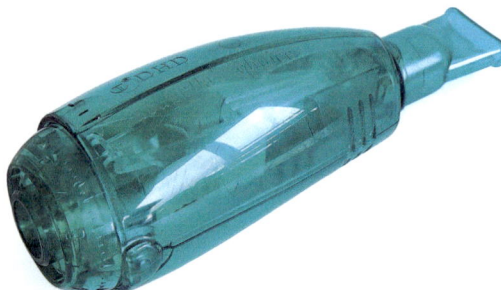

Abb. 32.23 Acapella® Choice erzeugt die Schwingung durch die Anziehungskraft von Eisen und Magnet

32.7 Evidenz der sekretfördernden Behandlungsmethoden

Die Vielschichtigkeit pulmonaler Erkrankungen mit Sekretretention, die unterschiedlichen Prinzipien sekretfördernder Techniken und Hilfsmittel sowie die individuelle Situation der Betroffenen lassen keine abschließende Aussage zu, welche Technik die wirksamste ist.

Erfolgreiche Sekretmobilisation ist abhängig von der Anpassung der Technik an die individuelle Situation des Betroffenen und den verfügbaren Geräten. Die Therapeutin muss die vorhandene Lungenpathologie des Betroffenen kennen sowie dessen allgemeine gesundheitliche Situaton. Zusätzlich muss sie bei der Wahl der Sekretmobilisationstechnik mit deren physiologischen Konzepte vertraut sein, um sie korrekt umzusetzen (Van Der Schan 2007). Aktive sekretfördernde Techniken sind effektiver und den passiven vorzuziehen (McIlwaine et al. 2017). Nicht alle sekretmobilisierenden Techniken sind bei verschiedenen pneumologischen Krankheitsbildern gleich wirksam wie einige Cochrane Reviews zeigen (Button und Button 2013; Lee et al. 2017; Rodrigues et al. 2020; Lee et al. 2015; Osadnik et al. 2012; Morrison und Milroy 2020). Bei der Analyse der aktuellen Evidenz wurden in Bezug auf die sekretfördernde Atemphysiotherapie die existierenden nationalen (Vogelmeier et al. 2018; Kardos et al. 2004) und internationalen Leitlinien (Bott et al. 2009) berücksichtigt. Die aktuellste Leitlinie in Bezug auf die sekretfördernde Atemphysiotherapie erschien 2018

Tab. 32.1 Evidenz- und Empfehlungsgrade der sekretfördernden Physiotherapiemaßnahmen

Literaturaussagen über sekretfördernde Behandlungsmethoden	Empfehlungsgrad
Allgemeine Bewegung ist effektiv	B
AD ist effektiv bei CF	A
AD ist effektiv bei COPD	C
FET bei CF ist effektiv	C
FET bei COPD ist effektiv	C
FET bei Bronchiektasen ist effektiv	B
PEP ist effektiv bei CF	A
PEP ist effektiv bei COPD	C
Oszillierender PEP ist effektiv bei CF	A
	A
Oszillierender PEP ist effektiv bei COPD	A
Oszillierender PEP ist effektiv bei Bronchiektasen	
LEGOS ist effektiv	C
ACBT bei CF ist effektiv	A
ACBT bei COPD ist effektiv	C
ACBT bei Bronchiektasen ist effektiv	A

MITF Maximale Inspiration mit tiefem Flow; *FET* forcierte Exspirationstechnik; *AD* autogene Drainage nach Chevaillier; *LEGOS* langsame Exspiration, Glottis offen, Seitenlage; *CF* zystische Fibrose (Mukoviszidose); *PEP* positiver exspiratorischer Druck; *ACBT* Active Cycle of Breathing Technique

und kam im Auftrag der British Thoracic Society zustande (Bott et al. 2009). In Tab. 32.1 werden Effektivität und Evidenz der sekretfördernden Behandlungsmethoden in der Atemphysiotherapie übersichtlich dargestellt und eingeordnet. In der Annahme, dass es wenige, finanziell potente Auftraggeber für Studien über Sekretmobilisationstechniken gibt, darf hier noch vermerkt werden, dass weitere Studien sicherlich wichtige Erkenntnisse bringen könnten.

Literatur

App EM, Kieselmann R, Reinhardt D (1998) Sputum rheology changes in cystic fibrosis lung disease following two different types of physiotherapy: flutter vs autogenic drainage. Chest 114:171–177

App EM, Wunderlich M, Lohse P, King M, Matthys H (1999) Oszillierende Physiotherapie in der Behandlung von Atemwegserkrankungen – rheologischer und antientzündlicher Effekt. Thieme, Stuttgart

Bals R, Vogelmeier C (2006) Lunge und Atmung. Klinische Pathophysiologie. Thieme, Stuttgart

Berg F v d (2005) Angewandte Physiologie 3. Therapie, Training, Tests. Thieme, Stuttgart

Bott J, Blumenthal S, Buxton M, Ellum S, Falconer C, Garrod R, Harvey A, Hughes T, Lincoln M, Mikelsons C, Potter C, Pryor J, Rimington L, Sinfield F, Thompson C, Vaughn P, White J (2009) Guidelines for the physiotherapy management of the adult, medical, spontaneously breathing patient. Thorax 64:1–51

Brückner U (2008) Oszillierende Physiotherapie zur Sekretolyse. Pneumologie 62:31–34

Button BM, Button B (2013) Structure and function of the mucus clearance system of the lung. Cold Spring Harbor Persp Med 3(8)

Cegla UH (2000) Physiotherapie mit oszillierenden PEP-Systemen (RC-Cornet®, VRP1®) bei COPD. Pneumologie 54:440–446

Cegla UH, Retzow A (1993) Physical therapy with VRP1 in chronic obstructive respiratory tract diseases – results of a multicenter comparative study. Pneumologie 47(11):636–639

Cegla UH, Bautz M, Fröde G, Werner T (1997) Physiotherapie bei Patienten mit COAD und tracheobronchialer Instabilität, Vergleich zweier oszillierender PEP-Systeme (RC-Cornet, VPR1-Desitin). Pneumologie 51:129–136

Cegla UH, Jost HJ, Harten A, Weber T, Wissmann S (2002) Course of severe COPD with and without physiotherapy with the rccornet. Pneumologie 56:418–424

Chevallier J (1984) Autogenic drainage. In: Lawson D (Hrsg) Cystic fibrosis: Horizons. Wiley, Chichester

Clarke SW, Jones JG, Oliver DR (1970) Resistance to two-phase gas-liquid flow in airways. J Appl Physiol 29:464–471

DeTurk WE, Cahalin LP (2004) Cardiovascular and pulmonary physical therapy: an evidence-based approach. The McGraw-Hill Companies; part 3, ch 9

Fink JB, Faarc RRT (2007) Forced expiratory technique, directed cough, and autogenic drainage. Respir Care 52:1210–1234

Gonzalez-Bermejo J, Prefaut C, Chaory K et al (2005) Question 4-1. Traitements physiques dans la rehabilitation du patient atteint de BPCO. Rev Mal Respir 22:7S64–7S73

Gosselink R, Decramer M (2003) Revalidatie bij chronisch obstructieve longziekte. Elsevier, Gezondheiszorg Maarssen

Hasani A, Pavia D, Agnew JE, Clarke SW (1994a) Regional mucus transport following unproductive cough and forced expiration technique in patients with airways obstruction. Chest 105:1420–1425

Hasani A, Pavia D, Agnew JE (1994b) Regional lung clearance during cough and forced expiration technique (FET): effects of flow and viscoelasticity. Thorax 49:557–561

Hengstum M v, Festen J, Beurskens C et al (1988) The effect of positive expiratory pressure versus forced expiration technique on tracheobronchial clearance in chronic bronchitis. Scand J Gastroenterol Suppl 143:114–118

Hengstum M v, Festen J, Beurskens C et al (1990) No effect of oral high frequency oscillation combined with forced expiration manoeuvres on tracheobronchial clearance in chronic bronchitis. Eur Respir J 3:14–18

Hietpas BG, Roth RD, Jensen MW (1979) Huff coughing and airway patency. Respir Care 24:710–713

Hofmeyr JL, Webber BA, Hodson ME (1986) Evaluation of positive expiratory pressure as an adjunct to chest physiotherapy in the treatment of cystic fibrosis. Thorax 41:951–954

Homma J, Kanamaru A, Sibya M (1988) Proprioceptive chest wall afferents and the effects on respiratory sensation. In: Euler C, Katz-Salamon M (Hrsg) Respiratory psychophysiology. The Wenner- Gren Center, S 161–166

Huckauf H, Misselwitz L (1976) Ein Beitrag zur Bedeutung der forciert ausgeatmeten Vitalkapazität-Kurve für die Früherkennung von Funktionsstörungen in den Atemwegen. J Mol Med 54:695–696

International Physiotherapy Group for Cystic Fibrosis (2019) Physiotherapy for people with cystic fibrosis: from infant to adult. J Cyst Fibros 7:45

Irwin RS, Rosen MJ, Braman SS (1977) Cough: a comprehensive review. Arch Intern Med 137:1186–1191

Kardos P, Cegla U, Gillissen A et al (2004) Leitlinie der Deutsche Gesellschaft für Pneumologie zur Diagnostik und Therapie von Patienten mit akutem und chronischem Husten. Pneumologie 58:570–602

Klimek L, Pfaar O (2007) Kritische Bestandsaufnahme, pathologische Mechanismen: Akut oder chronisch – Warum hustet der Patient? J Med 01

Köhler D (2008) Physiologie und Pathophysiologie des Hustens. Pneumologie 62(SUPPL. 1):14–17. https://doi.org/10.1055/s-2007-959214

Konstan MW, Stern RC, Doerschuk CF (1994) Efficacy of the Flutter device for airway mucus clearance in patients with cystic fibrosis. J Pediatr 124(5 Pt 1):689–693

Langlands J (1967) The dynamics of cough in health and in chronic bronchitis. Thorax 22:88–96

Lee AL, Burge AT, Holland AE (2015) Airway clearance techniques for bronchiectasis. Cochrane Database Syst Rev (11):Art. No.: CD008351. https://doi.org/10.1002/14651858.CD008351.pub3

Lee AL, Burge AT, Holland AE (2017) Positive expiratory pressure therapy versus other airway clearance techniques for bronchiectasis. Cochrane Database Syst Rev (9):Art. No.: CD011699. https://doi.org/10.1002/14651858.CD011699.pub2. Zugegriffen am 04.06.2021

Friebel H (1968) Der Hustenreflex Lunge Und Vegetatives Nervensystem. Colloquium In Bochum (15./16. Dezember 1967) Beiträge zur Klinik und Erforschung der Tuberkulose und der Lungenkrankheiten 138. Springer, Heidelberg, S 325–331

Matthys H, Orth U, Overrath G, Konietzko N (2007) Verhalten von Druck, Fluß, Volumen und verwandter Größen bei forcierter Atmung. Lung 9:250–259

McIlwaine M, Bradley J, Elborn JS, Moran F (2017) Personalising airway clearance in chronic lung disease. Eur Respir Rev 26:160086. https://doi.org/10.1183/16000617.0086-2016

Mead J, Turner JM, Macklem PT (1967) Significance of the relationship between lung recoil and maximum expiratory flow. J Appl Physiol 22:95–108

Miller S, Hall DO, Clayton CB (1995) Chest physiotherapy in cystic fibrosis: a comparative study of autogenic drainage and the active cycle of breathing techniques with postural drainage. Thorax 50:165–169

Morrison L, Milroy S (2020, 2020) Oscillating devices for airway clearance in people with cystic fibrosis. Cochrane Database Syst Rev (4):Art. No.: CD006842. https://doi.org/10.1002/14651858.CD006842.pub5

Oberwaldner B, Zach MS (2000) Die sekretfördernde Atemphysiotherapie in der pädiatrischen Pneumologie. Schweiz Med Wochenschr 130:711–719

Oldenburg FA, Dolovich MB, Montgomery JM (1979) Effects of postural drainage, exercise and cough on mucus clearance in chronic bronchitis. Am Rev Respir Dis 120:739–745

Osadnik CR, McDonald CF, Jones AP, Holland AE, 2012. Airway clearance techniques for chronic obstructive pulmonary disease. Cochrane Database of Systematic Reviews, 3.

Pike SE, Machin AC, Dix KJ, Pryor JA, Hodson ME (1999) Comparison of flutter VRPI and forced expirations (FE) with active cycle of breathing techniques (ACBT) in subjects with cystic fibrosis. Netherl J Med:55

Postiaux G (1990) Kinésithérapie respiratoire et auscultation pulmonaire. De Boeck, Bruxelles

Postiaux G (1997) Des techniques expiratoires lentes pour l'épuration des voies aériennes distales. Ann Kinésithér 2:166–177

Postiaux G (1997) Kinésiethérapie et bruits respiratoires. de boeck supérieur, Louvain-la-Neuve

Pryor JA, Webber BA, Hodson ME (1979) Evaluation of the forced expiration technique as an adjunct to postural drainage in treatment of cystic fibrosis. BMJ 2:417–418

Pryor JA, Webber BA, Hodson ME, Wamer JO (1994) The flutter VRP 1 as an adjunct to chest physiotherapy in cystic fibrosis. Respir Med 88:677–681

Raßler B, Mügge LO, Waurick S, Raßler J (2001) Der Einfluss von Operationslagerungen und Spinalanästhesie auf die Lungenfunktion. Pneumologie 55:31–37

Rieger C, von der Hardt H, Sennhauser F, Wahn U, Zach M (Hrsg) (2004) Pädiatrische Pneumologie, 2. Aufl. Springer, Heidelberg

Rodrigues A, Castro GM, Jácome C, Langer D, Parry SM, Burtin C (2020) Current developments and future directions in respiratory physiotherapy. Eur Respir Rev 29(158):200264. https://doi.org/10.1183/16000617.0264-2020

Savci S, Ince DI, Arikan H (2000a) A comparison of autogenic drainage and active circle of breathing in pati-

ents with chronic obstructive disorders. J Cardpulm Rehabil 20:1

Savci S, Ince DI, Arikan H (2000b) A comparison of autogenic drainage and the active cycle of breathing techniques in patients with chronic obstructive pulmonary diseases. J Cardpulm Rehabil 20:37–43

Schenker MA (2000) Analytische Atemphysiotherapie. Edition Phi, Bern

Schmidt I (2008) Assisted cough – Physiotherapie zur Verbesserung der Sekretexpektoration. Pneumologie 62:23–27

Snijders D, Fernandez Dominguez B, Calgaro S, Bertozzi I, Escribano Montaner A, Perilongo G, Barbato A (2015) Mucociliary clearance techniques for treating non-cystic fibrosis bronchiectasis: Is there evidence? Int J Immunopathol Pharmacol 28(2): 150–159. https://doi.org/10.1177/0394632015584724. Epub 2015 Jun 15. PMID: 26078380

Sutton PP, Parker RA, Webber BA et al (1983) Assessment of the forced expiratory technique, postural drainage and directed coughing in chest physiotherapy. Eur J Respir Dis 64(1):62–68

Tammeling GJ, Quanjer PH (1980) Contouren van de ademhaling deel I en II. Boehringer, Ingelheim/Rh

Thompson B, Thompson HAT (1968) Forced expiration exercises in asthma and their effect on FEV1. NZ J Physiothera 3:19–21

Thompson CS, Harrison S, Ashley J (2002) Randomised crossover study of the flutter device and the active cycle of breathing technique in non-cystic fibrosis bronchiectasis. Thorax 57:446–448

van den Berg F (2003) Angewandte Physiologie, Bd. 1. Thieme, Stuttgart

Van Der Schan CP (2007) Bronchial mucus transport. Respir Care 52(9):1150–1156

van Gestel AJR, Teschler H (2010) Physiotherapie bei chronischen Atemwegs- und Lungenerkrankungen. Springer, Berlin

Vogelmeier C, Buhl R, Burghuber O, Criée CP, Ewig S, Godnic-Cvar J, Hartl S, Herth F, Kardos P, Kenn K, Nowak D, Rabe KF, Studnicka M, Watz H, Welte T, Windisch W, Worth H (2018) Leitlinie zur Diagnostik und Therapie von Patienten mit chronisch obstruktiver Bronchitis und Lungenemphysem (COPD) [Guideline for the Diagnosis and Treatment of COPD Patients – Issued by the German Respiratory Society and the German Atemwegsliga in Cooperation with the Austrian Society of Pneumology]. Pneumologie 72:253–308

Weiner P, Zamir D, Waizman J, Weiner M (1996) Physiotherapy in chronic obstructive pulmonary disease: oscillatory breathing with flutter VRP1. Harefuah 131(1–2):14–17, 71

Winden CM v, Visser A, Hop W (1998) Effects of flutter and PEP mask physiotherapy on symptoms and lung function in children with cystic fibrosis. Eur Respir J 12: 143–147

Zach M (2000) The physiology of forced expiration. Paediatr Respir Rev 1:36–39

Sauerstofftherapie und nichtinvasive Beatmung/Ventilation

33

Nicola Greco und Claudia Barfuss-Schneider

Inhaltsverzeichnis

33.1 Sauerstofftherapie

In Kap. 3 wurden die Voraussetzungen für die Sauerstoffaufnahme, den Sauerstoffgehalt und das Sauerstoffangebot ausführlich dargestellt; ebenfalls werden dort Möglichkeiten zu deren Beurteilung besprochen. Erwähnung fanden auch die drei klassischen Störungen an der alveolo-kapillären Membran der Lunge, welche durch die damit verbundene verminderte Sauerstoffaufnahme zu einer primären Oxygenationsstörung führen können.

Der therapeutische Einsatz von Sauerstoff hat einen großen Stellenwert in der Therapie pulmonaler und respiratorischer Erkrankungen und Beeinträchtigungen. Das primäre Ziel der Sauerstoffgabe, ob bei akuter, postakuter oder chronischer Hypoxämie, ist die Sicherstellung eines für die Organfunktion ausreichenden arteriellen Sauerstoffangebots. Sauerstoffzufuhr kann bei akuter Hypoxämie lebensrettend sein, sie kann bei Erkrankungen mit chronischer Hypoxämie lebenserhaltend sein: Sie vermindert Letalität und Morbidität, lindert das Gefühl von Dyspnoe, steigert Lebensqualität und Leistungsfähigkeit der Patienten (Celli et al. 2004; Continuous or nocturnal oxygen therapy in hypoxemic chronic obstructive lung disease: a clinical trial. Nocturnal Oxygen Therapy Trial Group 1980;

N. Greco (✉) · C. Barfuss-Schneider
Team Innere Medizin-Pneumologie; Team Intensivmedizin, Physiotherapie Ergotherapie Universitätsspital Zürich (PEU), Zürich, Schweiz
e-mail: nicola.greco@usz.ch;
Claudia.Barfuss-Schneider@usz.ch

© Der/die Autor(en), exklusiv lizenziert an Springer-Verlag GmbH, DE, ein Teil von Springer Nature 2022
J. Steier, A.-K. Rausch-Osthoff (Hrsg.), *Physiotherapie bei chronisch-obstruktiven Atemwegs- und Lungenerkrankungen*, https://doi.org/10.1007/978-3-662-63613-8_33

Long term domiciliary oxygen therapy in chronic hypoxic cor pulmonale complicating chronic bronchitis and emphysema. Report of the Medical Research Council Working Party 1981; Stoller et al. 2010; Aliverti et al. 2002; West und Luks 2016; West und Luks 2017). Eine standardmäßig oder unkritisch durchgeführte Sauerstoffgabe mit daraus resultierender Hyperoxie muss aber aufgrund der damit assoziierten Zellschädigungen und, unter Umständen, erhöhter Mortalität vermieden werden. Zur Objektivierung der Hypoxämie sollte eine arterielle Blutgasanalyse oder alternativ eine kapilläre Blutgasanalyse erfolgen (eine alleinige Messung der SpO_2 ist nicht ausreichend, denn sie hat zwar eine hohe Sensitivität, jedoch eine geringe Spezifität zur Voraussage des PaO_2). Wie schon in Kap. 3 beschrieben, bestehen Empfehlungen zu definierten Ausgangs- und Zielwerten einer Langzeitsauerstofftherapie. Zielwerte bestehen auch zu ausgewählten akuten Krankheitsbildern (Tab. 33.1).

Bei einer Sauerstofftherapie wird konzentrierter Sauerstoff mithilfe verschiedener Systeme appliziert. Die Wahl des Systems und die Menge des zu verabreichenden Sauerstoffs (fraktionelle Sauerstoffkonzentration der Inspirationsluft, FiO_2) werden nach der Klinik der Patienten geleitet.

33.1.1 Low-Flow-Sauerstoffapplikationsformen

Von Low-Flow-Sauerstofftherapie wird gesprochen, wenn die am Durchflussregler einer Sauerstoffquelle (Wandanschluss, Druckgasflaschen, Sauerstoffkonzentratoren, Flüssigsauerstofftank) eingestellte Durchflussrate einen Fluss zwischen 1 l/min bis maximal 15 l/min erreicht. Die Flussraten sind dabei meist niedriger als der inspiratorische Fluss der Patienten. Während der Inspiration vermischt sich dieser in einer Konzentration von 100 % zugeführtem Sauerstoff mit der zusätzlich eingeatmeten Umgebungsluft (21 % Sauerstoff). Dieser ist abhängig von der Durchflussrate des Sauerstoffs pro Minute und vom Inspirationsfluss und Atemzugvolumen der Patienten.

Ein exakt kalkuliertes FiO_2 lässt sich so dementsprechend nicht verabreichen (Formel: $FiO_2 = 20\% + [4\% \times l$ verabreichtes $O_2]$). Von Bedeutung ist auch die Größe des der Applikationsform

Tab. 33.1 Übersicht über Empfehlung zur Sauerstofftherapie bei ausgewählten akuten Krankheitsbildern. (Modifiziert nach Grensemann et al. 2018)

Krankheitsbild	Empfehlung	Fachgesellschaft
Akute Exazerbation der COPD	Ziel: SpO_2 88–92 % Ziel: SpO_2 91–92 %	British Thoracic Society (35) Deutsche Gesellschaft für Pneumologie und Beatmungsmedizin (29)
Myokardinfarkt	O_2-Gabe bei SpO_2 <94 %, Ziel: SpO_2 94–98 %	European Society of Cardiology und American Heart Association (30, 31, 36, 37)
Kardiogener Schock	Ziel SpO_2 95–98 %[a]	Deutsche Gesellschaft für Kardiologie (38)
Postreanimation	O_2-Gabe bei SpO_2 <94 %, Ziel: SpO_2 94–98 %	European Resuscitation Council (32) „Resuscitation"
Schlaganfall	Niedrigste O_2-Gabe, um $SpO_2 \geq$ zu erreichen Keine Routinegabe von O_2, aber SpO_2 >94 % anstreben	American Heart Association (39) American Stroke Association (33)
Beatmete Intensivpatienten	Niedrigste O_2-Gabe, um SpO_2 von 90–94 % bzw. paO_2 von 60–80 mmHg zu erreichen	Deutsche Gesellschaft für Anästhesiologie und Intensivmedizin (34)
Kohlenmonoxidintoxikation	Gabe von 100 % Sauerstoff, bis Patient symptomfrei; oberhalb COHb von 25–30 % ist eine hyperbare Oxygenierung zu erwägen	Centers for Disease Control and Prevention (40)

[a]Leitlinie wird aktuell überarbeitet

COHb Carboxyhämoglobin; *COPD* chronisch obstruktive Lungenerkrankung; *O₂* Sauerstoff; *paO₂* arterieller Sauerstoffpartialdruck; *SpO₂* pulsoxymetrische Sauerstoffsättigung

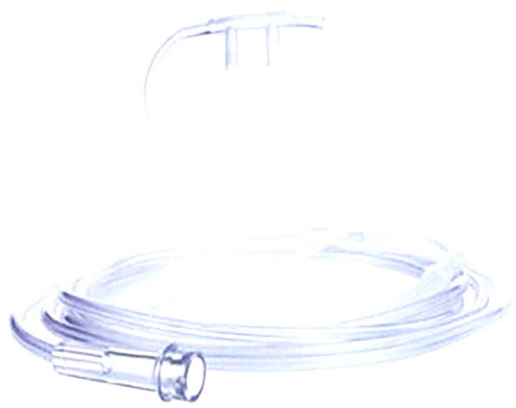

Abb. 33.1 Nasenbrille/Sauerstoffbrille

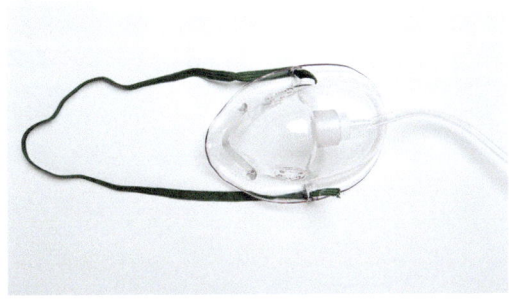

Abb. 33.2 Maske ohne Reservoir. (Mit freundlicher Genehmigung von Stockphotos, Dreamstime)

entsprechenden, anatomischen oder apparativen Sauerstoffreservoirs (anatomisches Reservoir: Nase; apparatives Reservoir: Maske bzw. Maske mit Reservoirbeutel). Ist das entsprechende Reservoir bereits mit Sauerstoff gefüllt, ist eine weitere Steigerung des FiO_2 wirkungslos.

Nasenbrille/Sauerstoffbrille (Abb. 33.1)
- Flussrate 2–6 l/min, höhere Flussraten sind nicht effizient und reizen die Nasenschleimhaut.
- Sauerstoffreservoir der Nase: ca. 50 ml.
- Maximales FiO_2 40–50 %.
- Ungeeignet für Patienten mit Mundatmung (bei Dyspnoe wird oft die Mundatmung bevorzugt aufgrund des höheren Widerstands der Nase).

Maske ohne Reservoir (Abb. 33.2)
- Maximaler Fluss 10 l/min.
- Flussrate von mindestens 6 l/min notwendig, um eine Rückatmung und damit eine CO_2-Akkumulation durch die ausgeatmete Luft zu verhindern.
- Zusätzliches O_2-Reservoir der Maske: 100–200 ml.
- Maximales FiO_2 40–60 %.
- Ungeeignet für das Management chronischer Patienten (Hyperkapnie!) aufgrund der Verringerung des Atemantriebs durch eine zu hohe FiO_2.
- Eine mögliche Rückatmung kann zur Exazerbation einer bereits bestehenden, sich anbahnenden ventilatorischen Insuffizienz beitragen.

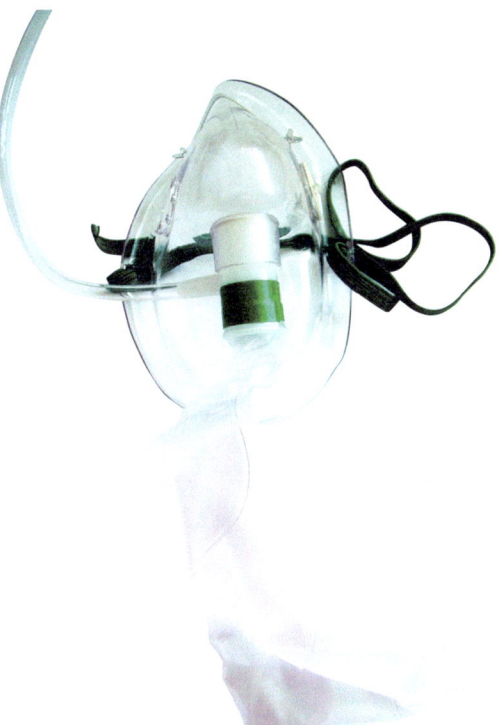

Abb. 33.3 Maske mit Reservoir. (Mit freundlicher Genehmigung von Stockphotos, Dreamstime)

Maske mit Reservoir (Abb. 33.3)
- Die Maske ist zusätzlich mit einem Reservoirbeutel verbunden, in welchem das O_2 gespeichert wird.
- Zusätzliches O_2-Reservoir der Maske mit Beutel: 300–500 ml.
- Maximaler Fluss 10 l/min.
- Flussrate von mindestens 8 l/min notwendig, um eine Rückatmung und damit eine CO_2-

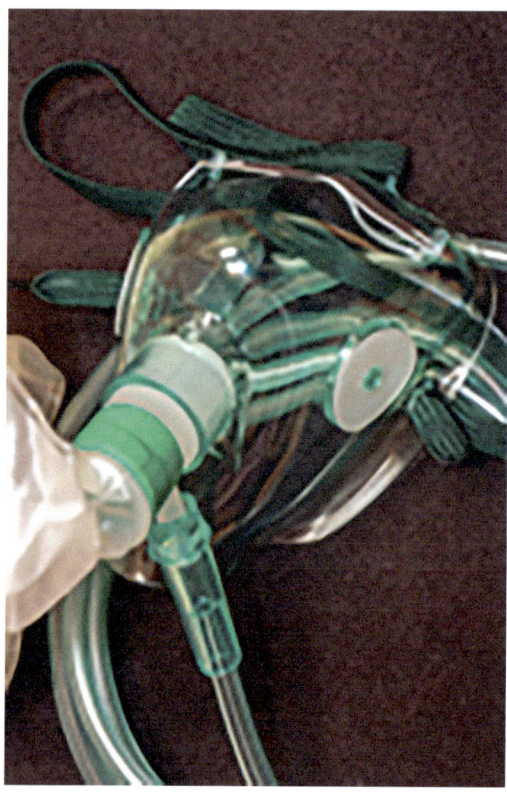

Abb. 33.4 Nichtrückatmungsmaske mit Reservoirbeutel. (Mit freundlicher Genehmigung von Stockphotos, Dreamstime)

Akkumulation durch die ausgeatmete Luft zu verhindern.
- FiO_2 60–80 %.

Nichtrückatmungsmaske mit Reservoirbeutel (Abb. 33.4)
Die Maske ist zusätzlich mit einem Reservoirbeutel verbunden, in welchem das O_2 gespeichert wird. Ein unidirektionales Ventil zwischen Beutel und Maske verhindert einen Eintritt der Ausatemluft in den Beutel und das Eindringen der Umgebungsluft in die Maske. Der Beutel füllt sich während der Exspiration mit Sauerstoff. Er sollte nach der Exspiration jeweils halb gefüllt sein. Die Ausatmung findet über die Ventile in der Maske statt. Die Maske verfügt über ein Sicherheitsventil bei Ausfall der Sauerstoffversorgung.

- Maximale Flussrate >10 l/min.
- Minimale Flussrate 8 l/min.

- Zusätzliches Sauerstoffreservoir der Maske mit Beutel: 300–500 ml.
- FiO_2: 60–100 %.

▶ Bei Low-Flow-Sauerstoffapplikationssystemen ist der therapeutische Gasfluss meist niedriger als der inspiratorische Fluss des Patienten.

33.1.2 High-Flow-Sauerstoffapplikationsformen

Die High-Flow-Sauerstofftherapie beruht auf der Applikation eines angewärmten und befeuchteten Luft-Sauerstoff-Gemisches mit einem Fluss bis ca. 70 l/min über eine High-Flow-Nasenkanüle (HFNC). Im Gegensatz zu Low-Flow-Sauerstoffsystemen übersteigt bei der High-Flow-Sauerstofftherapie der therapeutische Gasfluss bei fast jedem Atemmuster den inspiratorischen Fluss des Patienten; so kommt es zu keinem Atmen von Raumluft und es können präzise Sauerstoffkonzentrationen bis 100 % FiO_2 angeboten werden. Der hohe inspiratorische Fluss über die oberen Atemwege der Patienten vermindert das Gefühl von Atemnot. Durch den Aufbau eines Frischgasreservoirs wird der Anteil der Totraumventilation reduziert, wodurch die alveoäre O_2-Konzentration erhöht und das CO_2 des nasalen Totraums flussabhängig ausgewaschen wird (die Clearance dieses Raumes benötigt Flüsse zwischen 20–40 l/min). Weiterhin baut sich ein geringer (1–3 cmH_2O) endexspiratorischer positiver Atemwegsdruck (PEEP) auf, der dem Kollaps der Atemwege entgegenwirkt. Dieser Effekt beruht hier im Wesentlichen auf zwei verschiedenen Mechanismen: Einerseits wird der Querschnitt der Atemwege der Nase durch die nasale Kanüle verringert (darum ist die Relation der Anatomie der Nase zur Kanülengröße von Bedeutung), andererseits besteht während der Ausatmung auch hier opponierender Flow (weswegen der PEEP auch von der Höhe des Flows abhängig ist).

Es folgen aus den genannten Effekten eine Steigerung der Atemeffizienz und eine Reduktion der Atemarbeit. Außerdem wird durch die Konditionierung des Luft-Sauerstoff-Gemisches eine

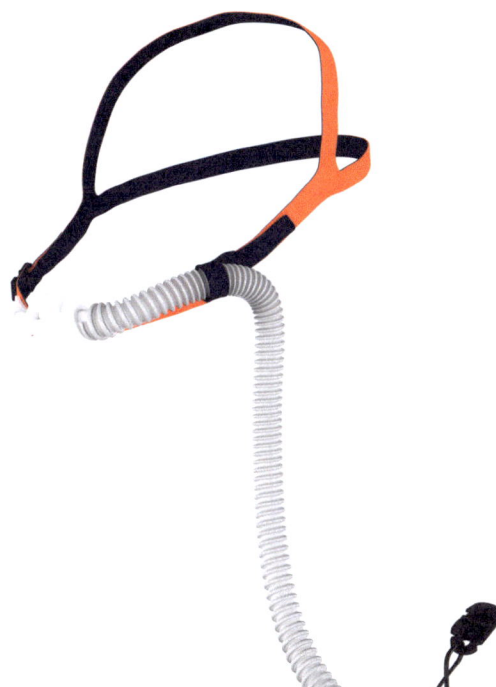

Abb. 33.5 Nasale High-Flow-Sauerstofftherapie. (Mit freundlicher Genehmigung der Firma Hamilton Medical)

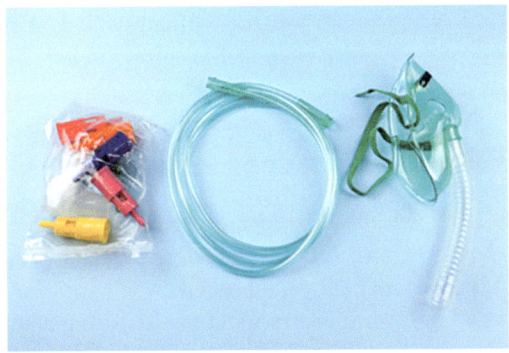

Abb. 33.6 Venturi-Maske. (Mit freundlicher Genehmigung von Stockphotos, Dreamstime)

Austrocknung der Atemwege und damit das Risiko einer Schädigung deren Schleimhäute vermieden.

Aufgrund des hohen Therapiepotenzials bei sehr gutem Trage- und Bedienungskomfort erfreut sich dieses System großer Beliebtheit in der Praxis (Abb. 33.5).

Die High-Flow-O_2-Therapie sollte aber als Möglichkeit zwischen konventioneller Sauerstofftherapie und nichtinvasiver Beatmung (NIV) angesehen werden und nicht als deren Ersatz!

▶ Bei High-Flow-Sauerstoffapplikationssystemen übersteigt der therapeutische Gasfluss bei fast jedem Atemmuster den inspiratorischen Fluss des Patienten.

Venturi-Maske (Abb. 33.6)

Das Venturi-Ventil nutzt das physikalische Phänomen des Venturi-Prinzips: Ein Gas erhöht seine Fließgeschwindigkeit, wenn es durch eine Ste-

nose geleitet wird; je kleiner der Querschnitt der Stenose, desto höher die Fließgeschwindigkeit. Durch die Erhöhung des Flusses entsteht ein Druckabfall, durch welchen Umgebungsluft aus einer Öffnung angesaugt und mit dem in der Maske vorhandenen Gasfluss kumuliert wird. So können die therapeutischen Gasflüsse bis zu 70 l/min erreicht werden.

Das Venturi-System erlaubt so eine kontrollierte Sauerstoffapplikation von 24 %, 28 %, 30 %, 35 %, 40 %, 50 % oder 60 % – bei inspiratorischen Flüssen bis 70 l/min. Besonders praktikabel sind die farbigen Venturi-Ventile: Sie liefern je Farbe eine fixierte Sauerstoffkonzentration (FiO_2) für einen bestimmten O_2-Fluss: ein Kompromiss zwischen dem FiO_2 der Umgebungsluft und der Sauerstoffquelle. Das Luft-Sauerstoff-Gemisch kann hier nicht konditioniert werden.

33.2 Positive Expiratory Pressure (PEP)/Expiratory Positive Airway Pressure (EPAP) – High-Flow-Sauerstofftherapie – Continuous Positive Airway Pressure (CPAP)

Während mittels Low-Flow-Sauerstoffapplikationssystemen Ventilations-Perfusions-Mismatches und teils auch Beeinträchtigungen der Diffusion ausreichend behandelt werden können, bieten die in diesem Abschnitt vorgestellten Geräte technische Prinzipien für weitere, wirkungsvolle Unterstützungsmöglichkeiten bei respiratorischer Insuffizienz.

Vorgestellt werden gerätegestützte Möglichkeiten, um

- eine **primäre Oxygenationsstörung** (pO$_2$ ↓, pCO$_2$ ⊥ oder ↓, u. U. im späteren Verlauf ↑) zu behandeln oder vorzubeugen,
  - eine verminderte funktionelle Residualkapazität (Functional Residual Capacity, FRC) zu normalisieren,
  - einen erniedrigten V/Q-Quotienten zu heben,
  - eine Shuntdurchblutung zu beheben, um konsekutiv die Oxygenierung zu verbessern;

- eine **sekundäre Oxygenationsstörung** (pCO$_2$ ↑ und sekundärer pO$_2$ ↓) zu behandeln oder vorzubeugen,
  - die Atempumpe bei erhöhter Last oder verminderter Kapazität wirkungsvoll zu entlasten,
  - eine Hyperkapnie zu normalisieren und die konsekutive Oxygenationsstörung zu beheben.

Grundlegende technische Prinzipien zur Erreichung dieser Ziele sind (Abb. 33.7):

- **PEP**, „positive expiratory pressure": Exspiratorischer Widerstand generiert einen auf den Atmosphärendruck bezogen positiven Atemwegsdruck während der Exspiration.

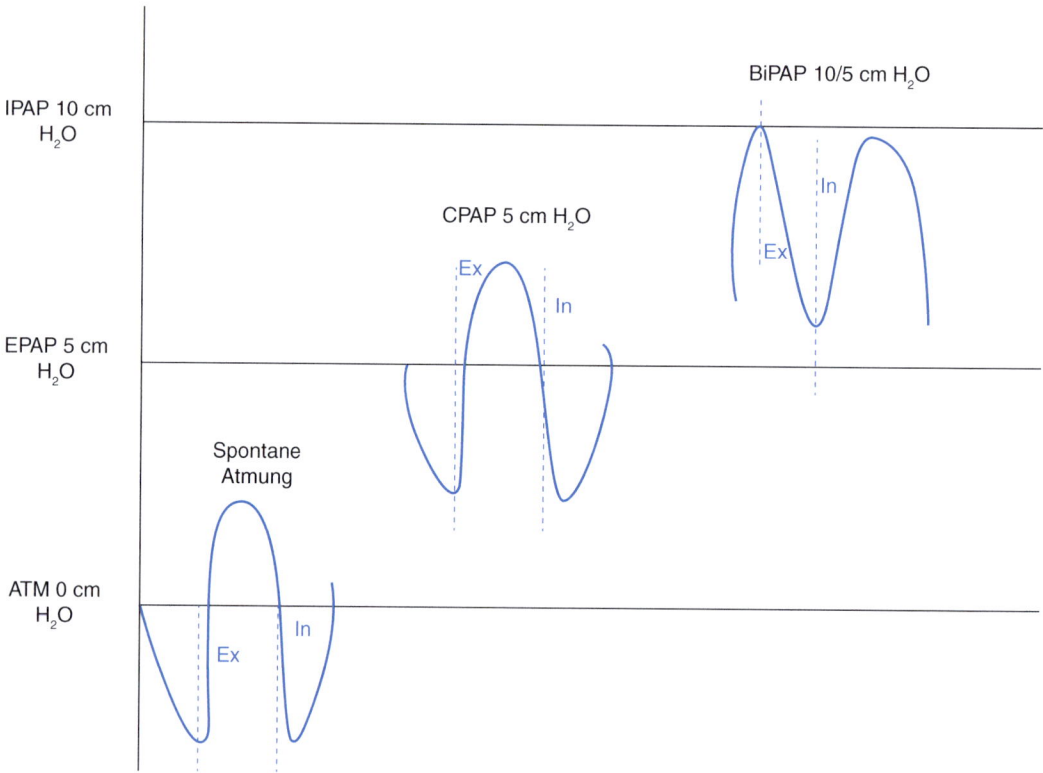

Abb. 33.7 Druckkurven/Druckverläufe der spontanen, assistierten, kontrollierten Atmung. *ATM* atmosphärischer Druck; *BiPAP* „bilevel positive airway pressure"; *CPAP* „continuous positive airway pressure"; *EPAP* „expiratory positive airway pressure"; *Ex* Exspiration; *In* Inspiration; *IPAP* „inspiratory positive airway pressure". (Modifiziert nach AMBOSS GmbH, Berlin und Köln)

- **CPAP**, „continuous positive airway pressure": Bei CPAP fällt inspiratorisch der Druck bezogen auf den eingestellten Continuous Positive Pressure und steigt exspiratorisch bezogen auf diesen an. Auf FRC-Niveau ist er gleich dem eingestellten CPAP-Niveau – also gleich einem PEEP (CPAP beinhaltet PEEP, ist aber kein Synonym dafür).
- **PEEP/EPAP**, „positive end-expiratory pressure": Ist strenggenommen eine Phasenvariable eines Atemzyklus während der Beatmung. Das PEEP-Niveau ersetzt stabil das Atmosphärenniveau; bleibt kontinuierlich über den gesamten Atemzug bestehen.
- **Druckunterstützung/IPAP**: Jeder einzelne Atemzug, ausgelöst bzw. „getriggert" durch die Einatembemühungen des Patienten (bei assistierten Beatmungsmodi) oder initiiert durch das Gerät selber (bei kontrollierten Beatmungsmodi) wird durch einen positiven Druck unterstützt. Dieser ist in seiner Höhe vom Anwender wählbar oder wird vom Gerät selber berechnet. Er ist bezogen auf ein PEEP/EPAP-Niveau oder mit diesem addiert. Mit einer Druckunterstützung kann eine in ihrer Kapazität reduzierte oder aufgrund erhöhter Last überforderte Atemmuskulatur wirkungsvoll unterstützt werden.

▶ Bei der Anwendung von PEP fällt der endexspiratorische Druck bezogen auf das Atmosphärenniveau auf 0. Bei Anwendung von PEEP wird das Atmosphärenniveau ersetzt durch das gewählte PEEP-Niveau. Es gibt Systeme mit stabilem und Systeme mit dynamischem PEEP.

Im Weiteren werden atemphysiotherapeutische Geräte in aufsteigender Reihenfolge in einer die Atmung unterstützenden Kraft vorgestellt, entsprechend den genannten Zielen und klinischen Situationen anhand von Fallbeispielen.

Patientenbeispiel 1

67-jährige Patientin mit St. n. offener aortokoronarer Bypassoperation (ACBP) vor 2 Tagen, befindet sich auf der Bettenstation. Klinik: Patientin wach, ansprechbar, reagiert adäquat und ist allseits orientiert. Atemfrequenz 22/min, Herzfrequenz 95 Schläge/min, SpO_2 93 % bei 1,0 l O_2-Substitution, Körpertemperatur: 37,8°C.

ABGA: PaO_2 8,6 kPa (65 mmHg), $PaCO_2$ 5,9 kPa (45 mmHg), pH 7,37, BE 0 (mit 1 l O_2 via Sauerstoffmaske). (Es zeigt sich somit ein PaO_2-Abfall durch Zunahme des intrapulmonalen Rechts-Links-Shunts).

Inspektion: Patientin atmet oberflächlich, reduzierte Atemexkursion rechts.

Auskultation: tracheobronchiale AG bzw. vesikuläre AG linksbasal und rechtsbasal abgeschwächte AG.

Röntgenbild: Zwerchfellhochstand rechts, verminderte Belüftung basal rechts > links

Postoperative Situationen gehen oft mit in typischen Mustern verteilten, u. U. drastisch verminderten Lungenvolumina einher: markant reduzierter FRC/Gasaustauschfläche mit regionaler Unterschreitung der Closing Capacity/Volume mit Verschluss der kleinen Atemwege im Verlaufe der Exspiration (Abb. 33.8). Dies ist v. a. in den abhängigen Lungenarealen mit Ausbildung von Minderbelüftungen und Atelektasen der Fall. Konsekutiv ist die Oxygenation vermindert. Die Veränderungen sind begründet in der beatmungsinduzierten Zwerchfelldysfunktion durch Veränderung von Zwerchfellbewegung und -geometrie während der Anästhesie und während der postoperativen Beatmung.

Nachweisbar sind diese Veränderungen auch noch in der ersten postoperativen Woche. Aggraviert werden sie durch die schmerzbedingte Schonatmung mit behinderter aktiver Entfaltung minderbelüfteter Lungenbezirke.

Da in dieser Situation jedoch meist keine Dyspnoe vorliegt und auch die Last und Kapazität der Atemmuskulatur unbeeinträchtigt bleiben, kann hier mittels PEP die FRC intermittierend angehoben werden (unterstützt durch eine möglichst frühzeitige Mobilisation). PEP-Therapie vermag die FRC aber nur kurzfristig zu heben (der Effekt verliert sich innerhalb weniger Minuten), weswegen die Therapie im Verlauf des Tages mehrfach wiederholt werden sollte.

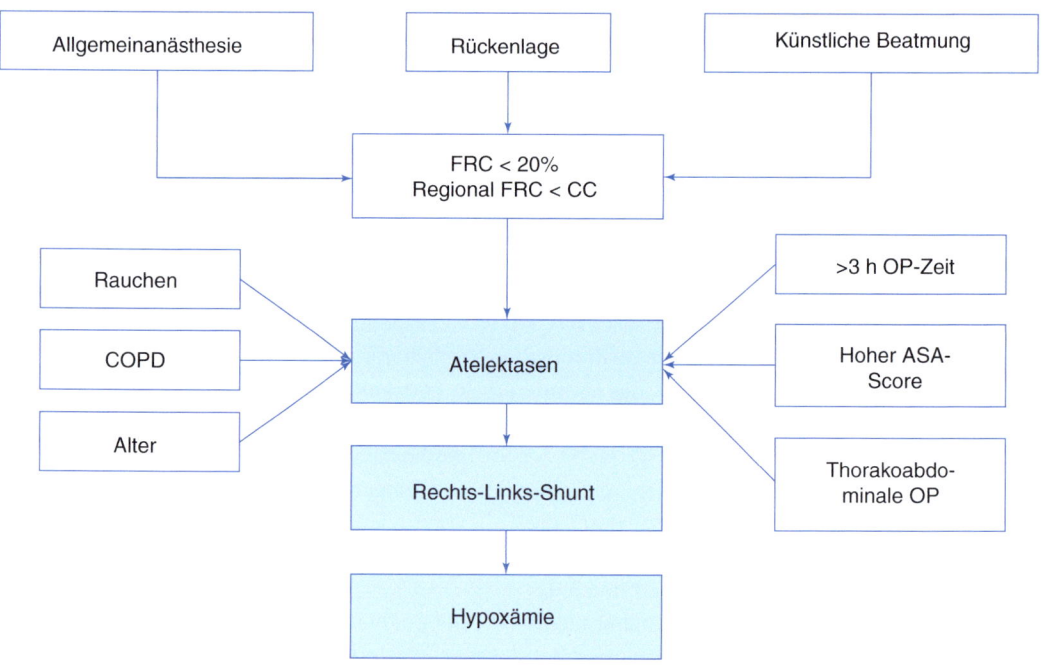

Abb. 33.8 Übersicht zur Pathophysiologie der postoperativen respiratorischen Situation. *FRC* funktionelle Residual-kapazität; *CC* Closing Capacity. (Mod. nach Westhoff et al. 2015)

Indikation der PEP-Therapie
Die Therapie mit PEP kennt gemeinhin verschiedene Indikationen (Keenan 2011; Demchuk und Chatburn 2021; Olsén et al. 2015; Pichler 2018; Pettersson et al. 2015):

- die Steigerung der FRC,
- die Vergrößerung des Atemzugvolumens,
- die Reduktion einer Überblähung durch pneumatische Schienung der Atemwege,
- die Unterstützung der Sekretclearance.

Vorteile der PEP-Therapie
- Die PEP-Behandlung nutzt exspiratorischen Flow-Widerstand, um exspiratorisch einen positiven (> Atmosphärendruck) Atemwegsdruck zu generieren.
- PEP-Therapie steigert temporär die FRC – progressiv.
- Führt mit steigendem PEP zu einer Veränderung des Atemmusters: reduzierter exspiratorischer Fluss und verlängerte Exspirationszeit führen konsekutiv zu einem vermindert großen exspirierten Volumen und damit zum Anstieg der FRC.

- Zudem scheint die physiologische Antwort auf einen der Exspiration entgegengesetzten Widerstand die Steigerung des Lungenvolumens zu sein, um durch die vertiefte Inspiration zusätzlich elastische Retraktionskraft zu generieren.
- Welche Rolle die Rekrutierung minderbelüfteter/kollabierter Lungenareale via kollaterale Atemwege spielt, ist noch nicht abschließend geklärt, scheint jedoch durchaus plausibel.

PEP-Arten
PEP kann auf 3 verschiedene Arten erreicht werden:

1. **Flowregulierte PEP-Devices** durch Stenosen unterschiedlichen Durchmessers: Der generierte Druck wird kontrolliert durch den exspiratorischen Fluss des Patienten, welcher durch eine externe Druckmessung beobachtet wird (Abb. 33.9). Je kleiner die Stenose, desto höher ist der Druck in den Atemwegen während der Exspiration. Es kommt hier exspiratorisch zu einem Anstieg des PEP bei höherem Flow. Die Lippenbremse bildet letztlich eine flowregulierte PEP-Technik.

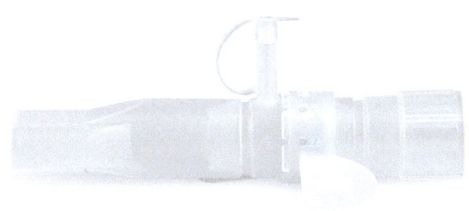

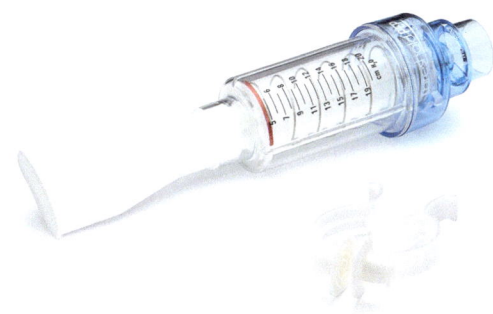

Abb. 33.9 PARI-PEP-S-System. (Mit freundlicher Genehmigung der Firma Pari)

Abb. 33.10 Threshold-PEP. (Mit freundlicher Genehmigung der Firma Philips AG)

2. **Druckreguliertes PEP-Device** (Threshold-PEP, z. B. durch ein federgeladenes Ventil/ein Magnet): Dies generiert eine Kraft, welche nur Flow zulässt, wenn und solange das voreingestellte Threshold-Niveau (Schwellenniveau) erreicht ist bzw. aufrechterhalten werden kann (Abb. 33.10). Damit lässt sich das PEP-Niveau kalibrieren ohne Druckmonitoring, weil der PEP auch bei hohen Flowwerten unabhängig bleibt. Teilweise wird der PEP, welcher durch ein Threshold-Device generiert wird, auch als PAP bezeichnet (nicht zu verwechseln mit dem EPAP im BIPAP-Modus einer nichtinvasiven Beatmung).

3. **PEP via Flowresistor**: Ein aus einer externen Gasquelle stammender Gasfluss wird dem exspiratorischen Fluss des Patienten gegenübergestellt, diesem entgegengesetzt und generiert den PEP. Bei Geräten mit externem Flowresistor ist der PEP abhängig vom exspiratorischen Flow: Höherer externer Flow generiert höheren PEP bei jedem exspiratorischen Fluss.

In der klinischen Praxis ist eine dem Ziel der PEP-Therapie entsprechende Instruktion des Patienten entscheidend, um den gewünschten Effekt zu erreichen. Verschiedene Atemmuster während einer PEP-Therapie können sowohl den exspiratorischen Flow wie auch das Lungenvolumen heben oder senken. Zudem können verschiedene Atemmuster den Equal Pressure Point in eher periphere oder eher zentrale Areale des Bronchialbaums verschieben.

Im Unterschied zu einer CPAP-Therapie, bei welcher der positive Atemwegsdruck während des gesamten Atemzyklus besteht, sinkt während der PEP-Therapie der inspiratorische Druck immer auf ein negatives Niveau (also tiefer als der Atmosphärendruck, wie während der normalen Spontanatmung). Dies ergibt mit dem positiven Druck während der Exspiration höhere Druckunterschiede zwischen In- und Exspiration als bei der CPAP-Therapie. Zu beachten ist, dass diese Druckunterschiede für den Patienten höhere Atemarbeit bedeuten.

Patientenbeispiel 2

45-jähriger Patient mit St. n. Pankreatitis mit Aszitesbildung, septischem Schock mit Multiorganversagen, prolongiertem Weaning, auf der Intensivstation erworbener Muskelschwäche (ICU-aquired weakness). Der Patient wurde vor 4 h extubiert.

ABGA: PO_2 9,8, PCO_2 5,15, pH 7,40, BIC 26,9, BE $\mid$2 (mit 4 l O_2 via Sauerstoffmaske).

Inspektion: Patient atmet sehr oberflächlich, kraftgemindert; wirkt müde und erschöpft.

Auskultation: verminderte Atemgeräusche ganz allgemein, beidseits basal kaum Atemgeräusche.

Röntgenbild: Zeichen verminderter Inspirationslage, Minderbelüftungen basal beidseits (Abb. 33.11).

Gekennzeichnet sind diese Situationen oft durch vermindert mögliche inspiratorische Kraftent-

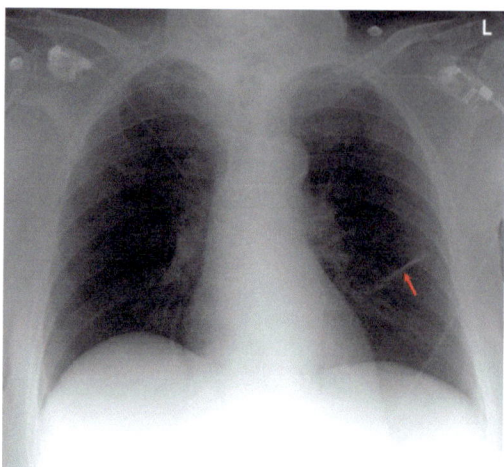

Abb. 33.11 Patientenbeispiel 2 Röntgenthorax: Zeichen verminderter Inspirationslage, Minderbelüftungen basal bds

wicklung und dem damit einhergehenden Risiko von Minderbelüftungen v. a. der abhängigen Lungenareale. Aufgrund der limitierten inspiratorischen Kapazität kann auch das für einen suffizienten Hustenstoß notwendige Volumen der Vitalkapazität beeinträchtigt sein, womit sich das Risiko von Sekretretention und Atelektasenbildung erhöht.

EzPAP-Atemwegsüberdrucksystem

Während bei der PEP-Therapie der Atemwegsdruck während Inspiration deutlich negativ wird (wie bei der Spontanatmung), bleibt er bei der EzPAP-Therapie meist in gering positiven Bereich, entspricht somit einem PEEP. Dieser geringe PEEP ist aber dynamisch: Bei heftigeren Atemanstrengungen wird er auch hier in einen negativen Bereich abfallen, nicht so weit wie bei der PEP-Therapie oder der Spontanatmung, jedoch weiter als bei der klassischen CPAP-Therapie. Er bleibt also nicht stabil auf dem gewählten PEEP-Niveau über den gesamten Atemzyklus, wie bei der klassischen nichtinvasiven Beatmung (NIV). Die Druckunterschiede zwischen Inspiration und Exspiration haben Konsequenzen für die Atemarbeit (Abschn. 33.2.1). PEP und PEEP wirken einem frühzeitigen Kollaps der Atemwege im Verlauf der Exspiration entgegen.

Das EzPAP ist ein Device mit externer Flowquelle, welche den exspiratorischen Widerstand durch deren opponierenden Flow generiert. Flow in der Höhe zwischen 5–15 l/min strömt in die EzPAP-Rohrkammer und über eine sich im Innern der Rohrkammer befindende, gewölbte Oberfläche (Abb. 33.12). Der durch den Coanda-Effekt erzeugte Unterdruck, welcher Umgebungsluft durch die nach hinten geöffnete Rohrkammer ansaugt, bewirkt, dass am mundwärtsgerichteten Rohraustritt ein ungefähr 4-fach höherer Flow entsteht als der am Durchflussregler der Gasquelle eingestellte Frischgasfluss. Dies bewirkt einen PEP und den erwähnten dynamische PEEP. Die Höhe von PEP und PEEP ist abhängig von der Höhe des Gasflusses. Inspiratorisch wird beim EzPAP – im Unterschied zu einfachen PEP-Systemen – die Einatmung erleichtert durch den auch inspiratorisch wirkenden Flow – nicht jedoch unterstützt durch zusätzlichen Druck. Durch Fluten des oropharyngealen

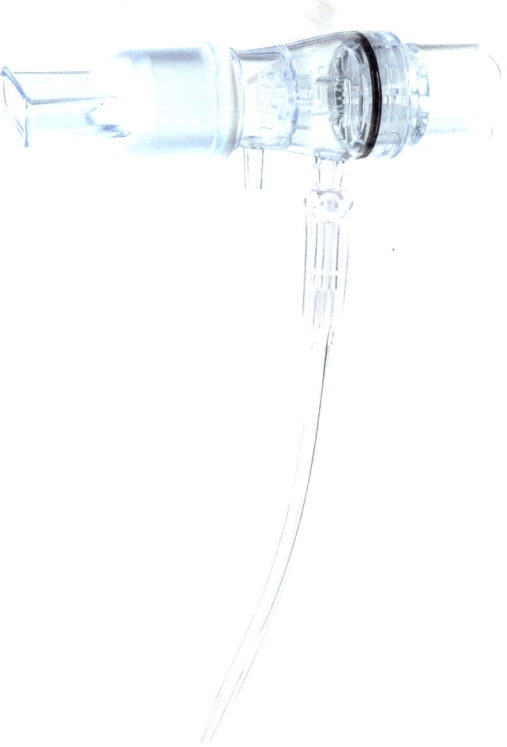

Abb. 33.12 EZPAP®, Positive Airway Pressure System. (Mit freundlicher Genehmigung Smiths Medical)

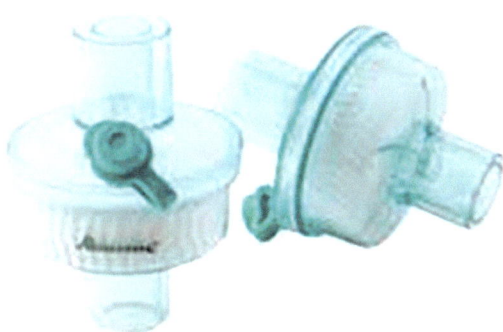

Abb. 33.13 HME-Filter. (Mit freundlicher Genehmigung Smiths Medicals)

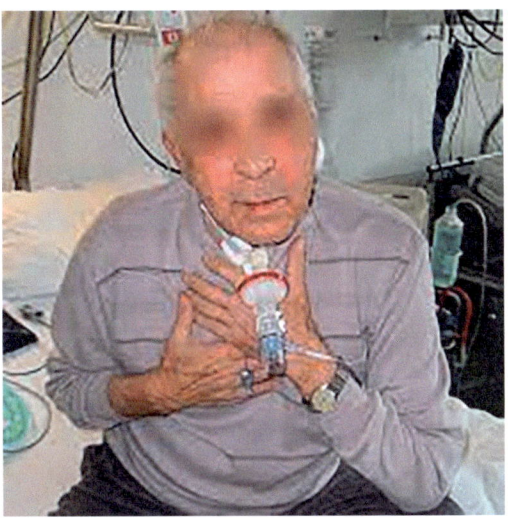

Abb. 33.14 EzPAP-Anwendungsbeispiel

Raumes mit Frischluft kann die Auswaschung von CO_2 bis zu einem gewissen Grad unterstützt, die Atemarbeit durch eine leichte Reduktion des Totraums abgenommen werden. Zu beachten ist, dass die ja oft mit hohem Fluss zugeführte Luft beim EzPAP nicht ausreichend konditioniert werden kann (gemindert werden können die trockenen, kalten Gasflüsse durch die Kombination der Anwendung mit Inhalation oder dem Einsatz eines HME-Filters) (Abb. 33.13 und 33.14).

Bei Verwendung von Sauerstoff als Gasquelle kommt es zu einer Vermischung von Sauerstoff und Raumluft im festen Verhältnis von 1:3, d. h., das FiO_2 ist durch die Raumluftverdünnung bei jedem Fluss immer gleich groß, nämlich ca. 40 %. Bei Verwendung von Druckluft als Gasquelle bleibt der O_2-Gehalt bei 21 %.

Rechnungsbeispiel

8 l Fluss via O_2-Gasquelle: 8×100 % FiO_2 = 800 + 24 l RL ($\times$ 21 %) = 504 %. 800 + 504 = 1304.

8 Teile mit 100 % FiO_2 und 24 Teile mit 21 % FiO_2 = 32 Teile. 1304 : 32 = 40,75 % FiO_2.

Patientenbeispiel 3

Eine 66-jährige ehemalige Raucherin mit COPD GOLD-4-Risikoklasse D wird aufgrund einer akuten Exazerbation ihrer Erkrankung, mit verstärkter Dyspnoe und eitrigem Sputum auf den Notfall überwiesen. Ihre Atemfrequenz beträgt 28 Atemzüge pro Minute.

ABGA: pH-Wert von 7,32, PaO_2 ist 8,0 kPa (60,0 mmHg) und $PaCo_2$ ist 7,0 kPa (52,5 mmHg), BE +1.

Inspektion: Patientin atmet sehr oberflächlich, ist erschöpft.

Auskultation: diffuse grobe und mittelfrequente RG's beidseits.

Röntgenbild: abgeflachte Zwerchfellkuppel, diffuse Infiltrationen (Abb. 33.15).

Die COPD ist gekennzeichnet durch eine Flusslimitation während der Exspiration, als Resultat einer Imbalance zwischen der elastischen Retraktionskraft der Lunge und den Strömungswiderständen. Im Rahmen einer beginnenden Exazerbation einer COPD kommt es zu einer Zunahme der täglichen Symptome wie Husten, Dyspnoe, Sekretmenge und damit der exspiratorischen Flussbehinderung mit konsekutiver Hyperinflation, Zunahme der Atemarbeit und CO_2-Anstieg.

Die bereits zuvor erwähnte High-Flow-Sauerstofftherapie bietet hier eine potente und von den Patienten gut tolerierte Therapiemöglichkeit.

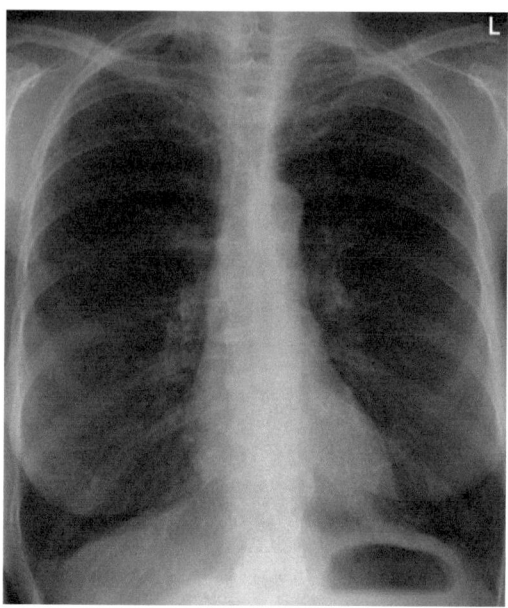

Abb. 33.15 Patientenbeispiel 3 Röntgenthorax: Abgeflachte Zwerchfellkuppel, diffuse Infiltrationen

33.2.1 Continuous Positive Airway Pressure (CPAP)

CPAP liefert einen konstanten positiven Druck während der Inspiration als auch während der Exspiration durch die Verwendung eines Flussgenerators oder eines tragbaren Kompressors (Sehlin 2014).

Es handelt es sich bei CPAP nicht um eine NIV, da es die Atemmuskulatur **nicht** aktiv unterstützt bzw. **nicht** bei der Abgabe des Atemzugvolumens hilft. Unternehmen die Patienten **keine** spontanen Atemanstrengungen, wird das Device die Patienten **nicht** bei der Atmung unterstützen.

Dieser Modus ist daher bei Vorliegen einer nicht ausreichenden Spontanatmung oder einer Apnoe als therapeutische Maßnahme nicht ausreichend.

Oft reicht es nicht aus, die Patienten mit Sauerstoff zu versorgen, es ist auch notwendig, mechanisch auf die Atemwege einzuwirken, z. B. durch einen CPAP.

Auf dem Markt sind verschiedenste CPAP-Systeme erhältlich. Es gibt ganz einfache Systeme, welche kostengünstig, schnell instal-

liert und einfach in der Anwendung sind und nur eine Druckluft- und eine Sauerstoffquelle benötigen. Sie können daher auch auf Bettenstationen und sogar im prähospitalen Bereich (z. B. direkt im Rettungswagen) eingesetzt werden.

Beispiel eines solchen System ist das CPAP-Boussignac-System (Volsko 2019), welches mit dem Prinzip von Bernoulli arbeitet: In einem speziell geformten Kunststoffzylinder wird das Beatmungsgas (Druckluft, Sauerstoff) durch seitliche Mikrokanäle ins Gerät geführt. Durch Verjüngung der Kanäle in distaler Richtung erhöht sich die Strömungsgeschwindigkeit des Gases, welches ins Zentrum des Zylinders geleitet wird und dort verwirbelt. Die Verwirbelung der Gasmoleküle erzeugt einen Druck, ein virtuelles Ventil, welches der Exspiration entgegensteht und als positiver Druck auf die Atemwege übertragen wird. Der Druck ist flowabhängig. Das System ist jederzeit offen und gewährleistet gleichzeitig auf der Patientenseite den gewünschten positiven Druck, welcher über ein Nebenstromverfahren gemessen und auf einem Manometer dargestellt werden kann. Die Größe des PEEP hängt dabei von der Menge des zugeführten Gases ab. Dieses wird anhand einer Tabelle (Druckluft/Sauerstoff) dem gewünschten FiO_2 und PEEP entsprechend gemischt.

Die Vorteile dieses Systems sind die geringen Kosten und die einfache Anwendung (Abb. 33.16, 33.17 und 33.18). Limitierend sind ein eher hoher O_2-Verbrauch, ein nicht exakt kalkulierbares FiO_2 (was es für hyperkapnische Patienten damit ungeeignet macht) und der vergleichsweise niedrige Gesamtfluss von nur bis zu 30 l/min (für eine erfolgreiche CPAP-Therapie werden Gasflüsse >60 l/min angesehen). Das heißt, dass bei angestrengter Atmung seitens des Patienten, in Situationen mit hohem Atemminutenvolumen und Dyspnoe, der Patient mehr Luft einatmen kann, als das System liefert. Hierdurch wird der PEEP reduziert, und es können hohe Druckschwankungen entstehen mit konsekutiv erhöhter Atemarbeit.

Zur schnellen Wiederherstellung der Lungenvolumina postoperativ, v. a. in der Thorax- und Abdominalchirurgie, kann eine intermittierend applizierte Therapie mit dem CPAP-Boussignac-System durchaus erfolgreich sein und pulmonale Komplikationen (v. a. postoperative Atelektasen, Pneumonien) verhindern. Beim kardial beding-

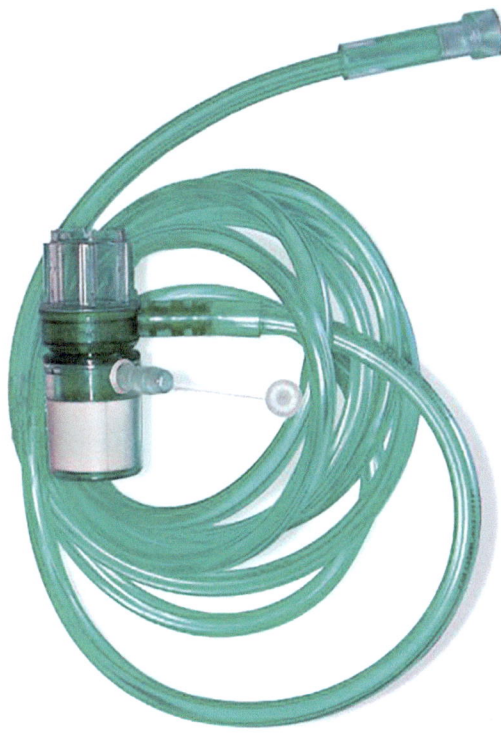

Abb. 33.16 Boussignac CPAP Ventil mit Konnektor. (Mit freundlicher Genehmigung der Firma Vygon)

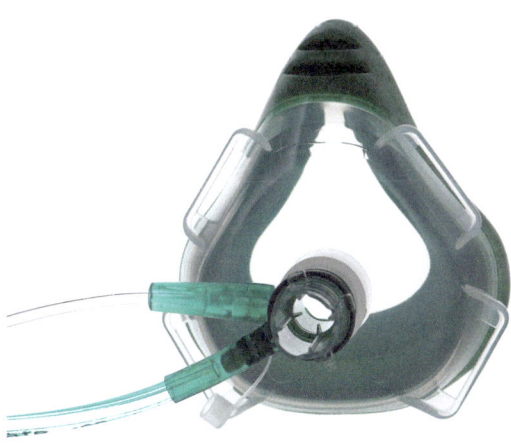

Abb. 33.17 Boussignac CPAP Ventil mit Konnektor und Atemmaske (Mit freundlicher Genehmigung der Firma Vygon)

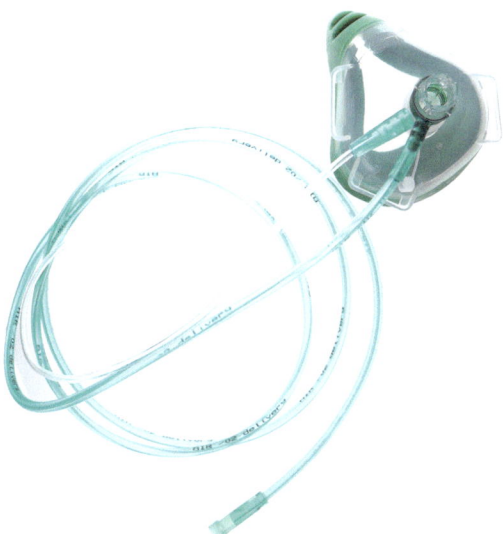

Abb. 33.18 Boussignac CPAP Ventil mit Konnektor und Atemmaske (Mit freundlicher Genehmigung der Firma Vygon)

ten Lungenödem vermag ein Einsatz dieses CPAP-Systems durch einen adäquaten PEEP, Vor- und Nachlast des Herzens zu senken und damit die Herzauswurfleistung zu verbessern.

Patientenbeispiel 4

65 Jahre alter Patient, etwas übergewichtig. KHK 2-Ast-Erkrankung, aktuell dekompensierte Linksherzinsuffizienz mit Lungenödem.
- ABGA: PO_2 9,1 kPa, PCO_2 4,1 kPa, pSO_2 89 %, pH 7,37, BE +2
- Inspektion: AF um 25/min, Einsatz inspiratorische Atemhilfsmuskulatur, Dyspnoe Borg 6/10, HF 120/min, BD 110/80 mmHg.
- Auskultation: grobfrequente RG's in- und exspiratorisch über allen Lungenfeldern.
- Rötgenbild: deutliche Zeichen der Lungenstauung (Abb. 33.19).

Das Lungenödem aufgrund einer dekompensierten Linksherzinsuffizienz führt durch den Rückstau des Blutes in den Lungenkreislauf zu Austritt von Flüssigkeit aus den Blutgefäßen ins umgebende Interstitium und in die Alveolen (Abb. 33.20). Dies führt konsekutiv zu einem

Ventilations-Perfusions-Mismatch mit Shunt-durchblutung, Verlängerung der Diffusionsstre-cke und einer Abnahme der Oxygenation. In

Folge der Flüssigkeitseinlagerung kommt es zu einer Erhöhung der Resistance und einer Vermin-derung der pulmonalen Compliance mit erhöhter Atemarbeit. Die daraus resultierend notwendi-gen, u. U. stark negativen, intrathorakalen Druck-schwankungen steigern sowohl die Vor- wie auch die Nachlast des Herzens. Der Einsatz eines ad-äquaten PEEP steigert den intrathorakalen Druck und vermag so, das linke Herz wirkungsvoll zu entlasten: PEEP senkt Vor- und Nachlast, unter-stützt die Herzauswurfleistung und senkt damit die Lungenstauung. PEEP verdrängt zudem me-chanisch die Flüssigkeit aus den Alveolen, rekru-tiert diese und steigert so die FRC. Bei einem Anstieg des $PaCO_2$ ist die Therapie mit CPAP nicht mehr ausreichend: Die erschöpfte Atem-pumpe kann nur durch eine nichtinvasive Beat-mung mit einer Druckunterstützung eines jeden einzelnen Atemzugs erfolgreich entlastet werden (Abb. 33.21).

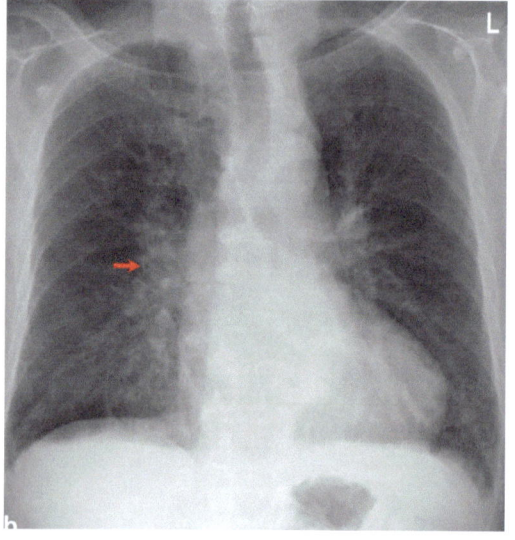

Abb. 33.19 Patientenbeispiel 4 Röntgenthorax: Deutli-che Zeichen der Lungenstauung. Interstitielles Lungenö-dem. Dilatierte Lungengefässe

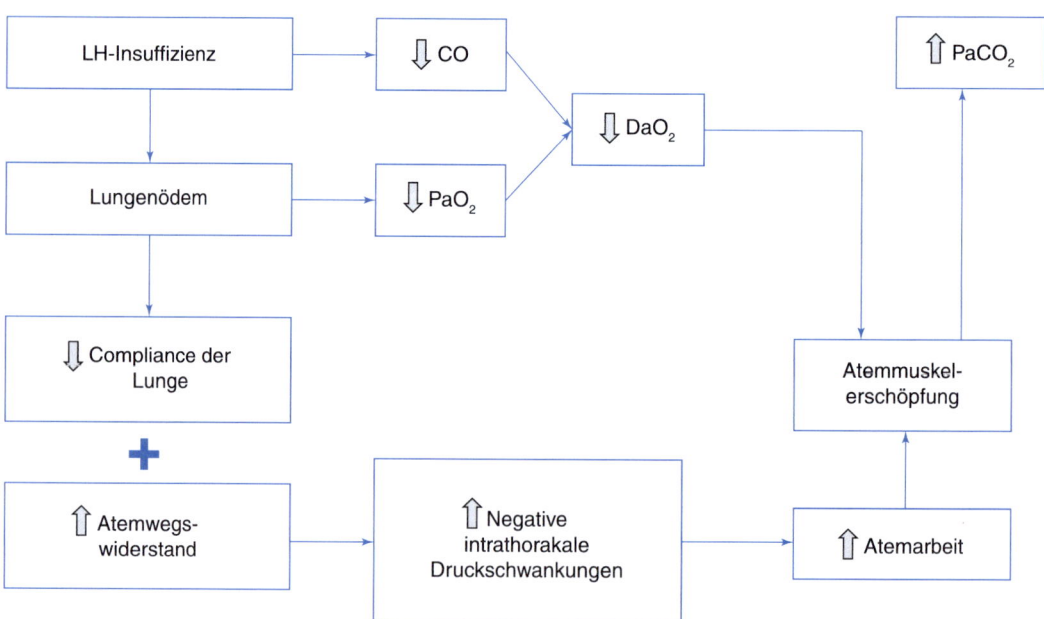

Abb. 33.20 Pathophysiologie des Lungenödems. *CO* Kohlenmonoxid; *paO₂* Sauerstoffpartialdruck; *DaO₂* Arterieller Sauerstofftransport; *paCO₂* Kohlendioxidpartialdruck. (Modifiziert nach Hummel et al. 2015)

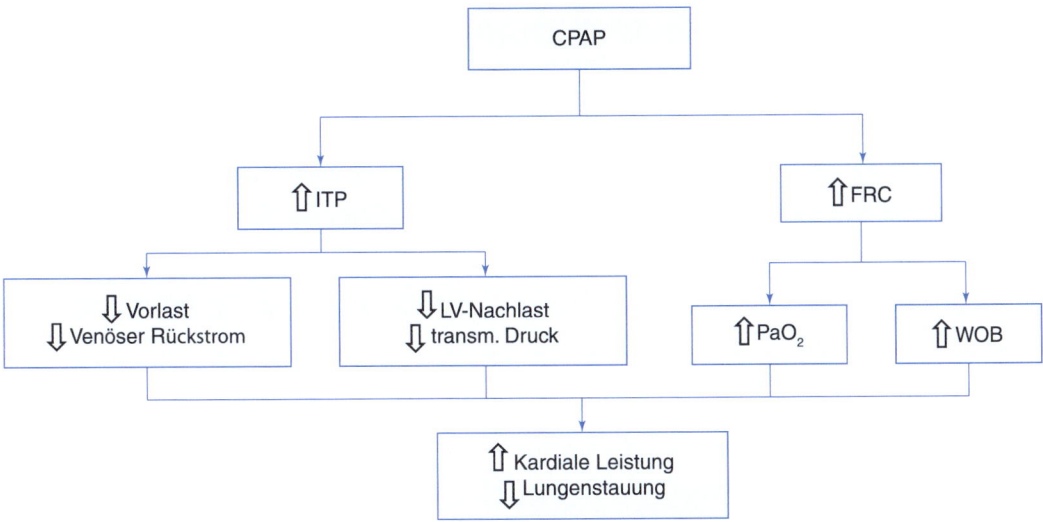

Abb. 33.21 Rationale der CPAP-Therapie beim akuten kardiogenen Lungenödem. *ITP Intrathoracic Pressure*; *WOB Work of Breathing*. (Modifiziert nach Fink ?; Keenan 2011)

33.3   Nichtinvasive Beatmung

Das respiratorische System besteht aus der gasaustauschenden Lunge und dem ventilierenden System, der Atempumpe. Bei der pulmonalen Insuffizienz – die alveolo-kapilläre Membran betreffend – ist primär die Sauerstoffaufnahme klinisch relevant gestört, sie wäre grundsätzlich durch Sauerstoffzufuhr oder durch Anwendung von PEEP zur Rekrutierung minderbelüfteter, atelektatischer Lungenareale behandelbar. Eine ventilatorische Insuffizienz, infolge einer Beeinträchtigung oder eines Versagens der Atempumpe, gekennzeichnet durch einen Anstieg des pCO_2, erfordert jedoch in erster Linie eine Beatmung zur Unterstützung einer überlasteten oder erschöpften Atempumpe.

Unter nichtinvasiver Beatmung versteht man eine Beatmungsunterstützung ohne den invasiven Zugang eines Endotrachealtubus oder einer Trachealkanüle (Mistraletti et al. 2013). Die Beatmung kann ausgehen von Intensivrespiratoren oder von Beatmungsgeräten für die nichtinvasive Beatmung (gedacht auch für die Beatmung im außerklinischen Bereich, Heimrespiratoren). Diese Beatmungsgeräte sind klein, leicht, kompakt, übersichtlich und anwenderfreundlich. Sie sind elektrisch betrieben (also nicht auf Wandanschlüsse angewiesen) und meist turbinengesteuert (d. h., sie generieren die notwendige Druckluft über die Drehung der integrierten Turbine; ein Filter reinigt die angesaugte Raumluft von Schmutzpartikeln). Turbinengeräte können sehr hohe Luftflüsse erzeugen, was eine schnelle und unmittelbare Verabreichung der Beatmungsluft ermöglicht und auch größere Maskenleckagen kompensieren kann.

33.3.1 Schlauchsysteme und Interfaces

In der nichtinvasiven Beatmungstherapie (Simonds 2015) werden meist Einschlauchsysteme als Leckagesystem (beabsichtigte Leckage im Schlauchsystem oder der Maske zur Auswaschung des CO_2: sog. Vented-Masken/Schläuche oder als Schlauchsysteme mit integriertem Ausatemventil, welches die Ausatemluft nach außen in die Umgebung abgibt) genutzt (Abb. 33.22).

Es kommen aber auch Zweischlauchsysteme zum Einsatz: Hier gibt es je einen Schlauch für die Inspiration und für die Exspiration. Die Ausatemluft wird hier in den Respirator zurück zum Exspirationsventil geleitet (Abb. 33.23

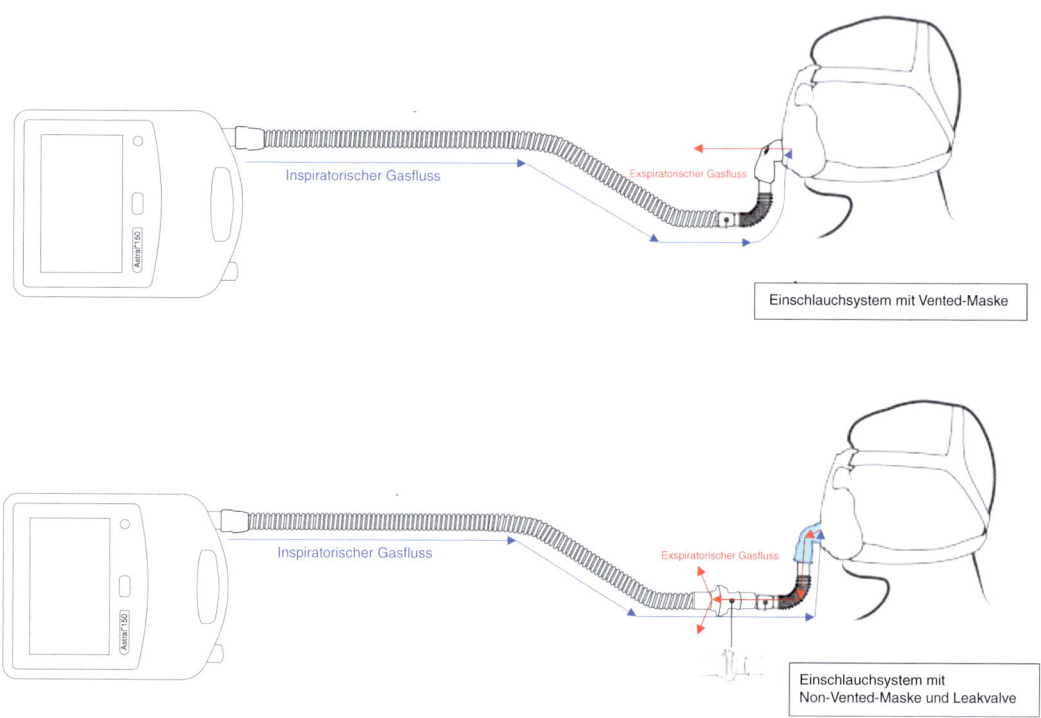

Abb. 33.22 Darstellung des Einschlauchsystems mit Vented- und Non-Vented-Maske. (Mod. nach Fa. ResMed)

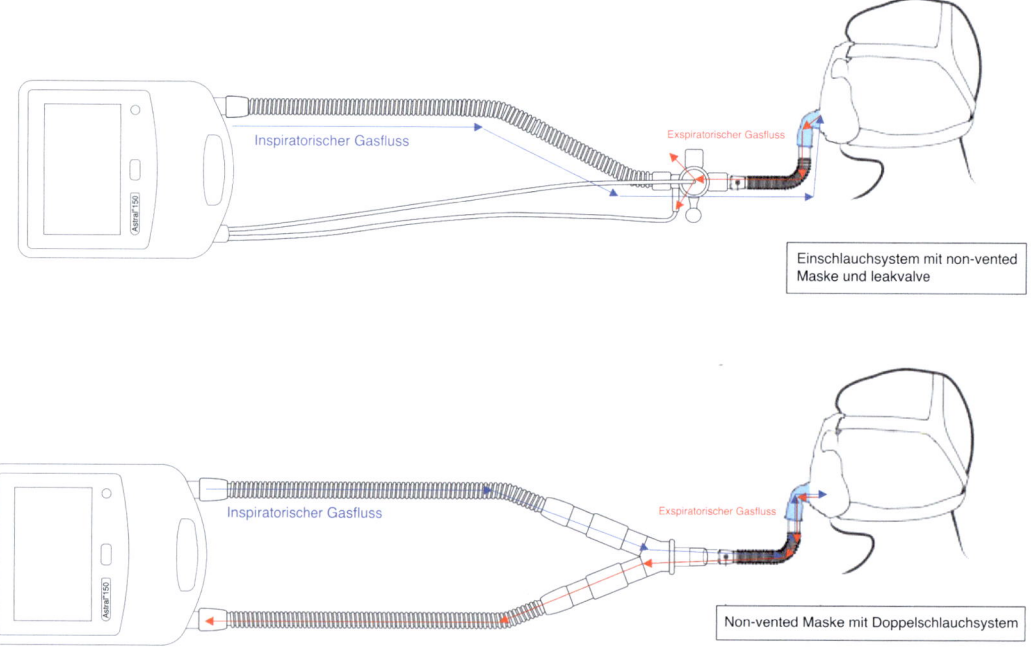

Abb. 33.23 Darstellung des Einschlauch- und Zweischlauchsystems mit Non-Vented-Maske. (Mod. nach Fa. Res-Med)

und 33.24). Hierfür müssen Non-Vented-Masken verwendet werden.

Die nichtinvasive Beatmung wird meistens über eine Nasenmaske, eine Mund-Nasen-Maske (Full-Face-Maske) (Abb. 33.25 und 33.26) oder eine Gesichtsmaske (Total-Face-Maske) (Abb. 33.27) appliziert. Verschiedene Interfaces der nichtinvasiven Beatmung sind in Abb. 33.28 dargestellt.

Ein unter Umständen benötigter Sauerstoff wird via externer Gasquelle meist durch das Gerät hindurch geleitet.

Trotz intakter oberer Atemwege ist v. a. für den längeren Einsatz der nichtinvasiven Beatmung eine Befeuchtung der Inspirationsluft unerlässlich. Hohe Gasflüsse und die trockenen, medizinischen Gase beeinflussen die Sekretclearance, können zu Schleimhautschäden führen und beeinträchtigen oft die Toleranz der Patienten für die Maßnahme. Tanks zur aktiven Befeuchtung können in die meisten Geräte einfach eingeschoben und damit in den Inspirationsschenkel des Beatmungssystems eingebaut werden.

Beatmungsformen

Es gibt unterschiedliche Beatmungsformen:

- Formen, bei welchen das Gerät die gesamte Atemarbeit der Patienten übernimmt, werden **kontrollierte** oder **mandatorische** Beatmung genannt. Von assistierter oder augmentierter Beatmung wird gesprochen, wenn die Spontanatmung der Patienten noch ausreichend ist, um einen Teil der Atemarbeit selbst zu leisten (Lang 2016).

- Entsprechend dem Kontrollmechanismus der Beatmung wird unterschieden zwischen **druckkontrollierter** und **volumenkontrollierter** Beatmung. Bei der druckkontrollierten Beatmung wird die Höhe des vom Anwender gewählten Beatmungsdrucks während In- und Exspiration eingehalten, unabhängig vom Tidalvolumen (Atemzugvolumen) – dieses kann also mal grösser oder kleiner sein. Bei der **volumenkontrollierten Beatmung** wird die Höhe des vom Anwender gewählten Tidalvolumens eingehalten, unabhängig von Compliance und Resistance – die Beatmungsdrücke können also mal höher oder geringer sein.

- Bei der nichtinvasiven Beatmung wird aber in den meisten Fällen (weil die Spontanatmung der Patienten meist ausreichend ist) in einem druckunterstützenden Modus beatmet: Ausgehend vom durch den Anwender gewählten PEEP/EPAP wird nach jeder aktiven Einatembemühung (dem sog. **Triggern** eines Atemzuges) des Patienten der Atemzug mit einem vom Anwender gewählten positiven Druck (PSupport/IPAP/ASB) unterstützt. Diese Unterstützung kann je nach Bedarf des Patienten schneller (z. B. bei Dyspnoe/erhöhter AF) oder langsamer (z. B. bei Patienten mit neuromuskulärer Erkrankung) geliefert werden (Druckanstiegszeit/Rampe). Nach Erreichen eines voreingestellten Drucks/Flusses/Volumens/Zeit

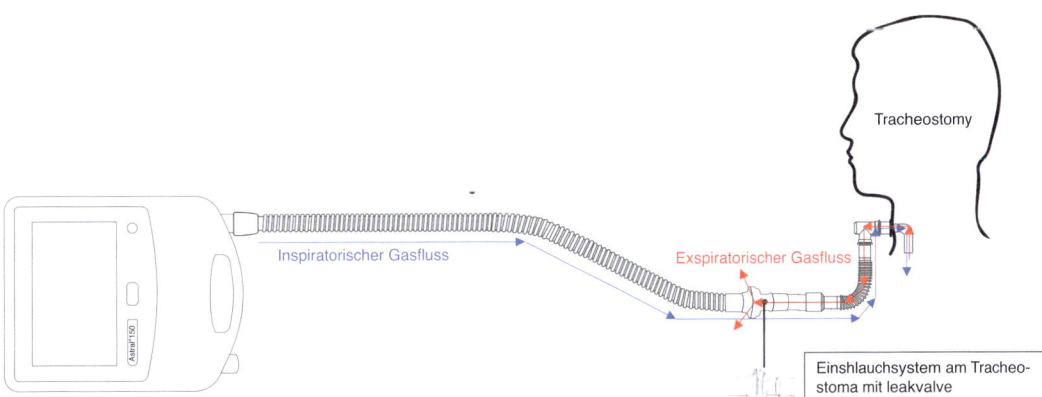

Abb. 33.24 Darstellung des Einschlauchsystems am Tracheostoma. (Mod. nach Fa. ResMed)

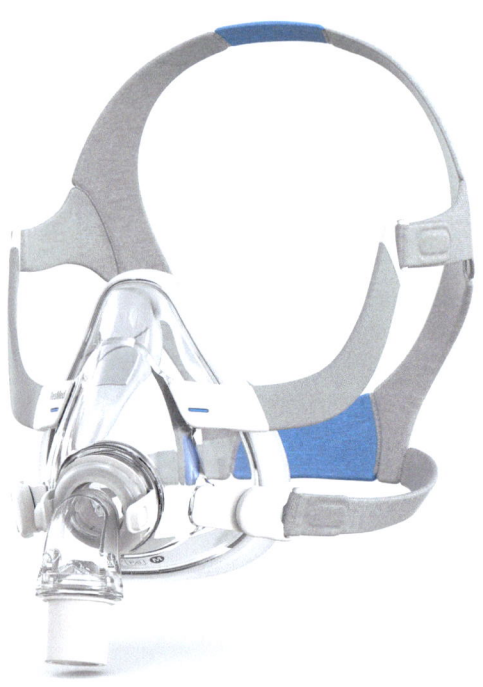

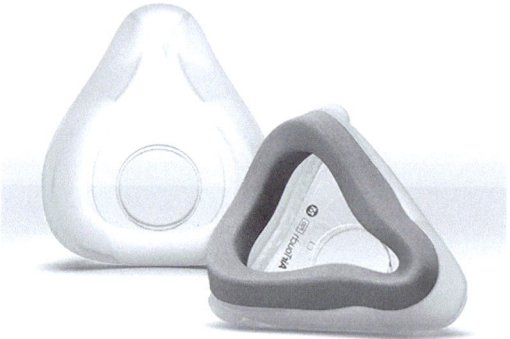

Abb. 33.27 Maskenkissen. (Mit freundlicher Genehmigung der Fa. ResMed)

schaltet das Gerät auf Ausatmung um (sog. **Cycling**). Um die Beatmung fein an die ganz individuellen Bedürfnisse der Patienten abzustimmen, müssen weitere Parameter angepasst werden: u. a. PEEP/EPAP, IPAP/PS/ASB, inspiratorische Triggersensivität, maximale Inspirationszeit (Timax), Inspirationszeit (ti), I:E-Verhältnis, exspiratorische Triggersensivität in % (ETS), Backupfrequenz, FiO_2.

Abb. 33.25 Vented-Full-Face-Maske. (Mit freundlicher Genehmigung der Fa. ResMed)

▶ Eine ventilatorische Insuffizienz in Folge einer Beeinträchtigung oder eines Versagens der Atempumpe kann nur durch nichtinvasive Beatmung mit einer adäquaten Druckunterstützung (Differenz EPAP/IPAP) behandelt werden.

33.3.2 Indikationen und Kontraindikationen zur nichtinvasiven Beatmung

Indikationen
Grundsätzlich gelten dieselben Indikationen wie für das NIV am Respirator (Ergan et al. 2019). Die Einsätze können Situationen umfassen:

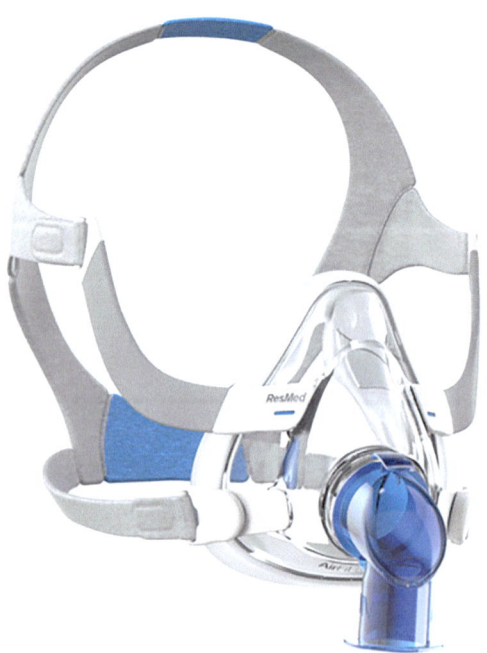

- Bei **akuter hypoxämischer respiratorischer Insuffizienz** (kardial, pulmonal oder aufgrund anderer Ursachen). Hier kann durch die nichtinvasive Beatmung ein endexspiratorischer Kollaps der Atemwege verhindert, Lungenareale rekrutiert, die Gasaustauschfläche ver-

Abb. 33.26 Non-Vented-Full-Face-Maske. (Mit freundlicher Genehmigung der Fa. ResMed

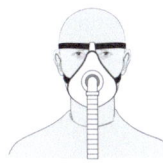

Oronasal mask#
Covers mouth and nose
Special subtype: hybrid masks (a combination
of nasal pillows and an oral mask)
With or without forehead spacer

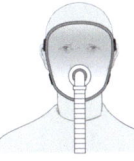

Full face mask#
Also called total face mask, cephalic or
integral mask
Covers mouth, nose and eyes and seals
around the perimeter of the face

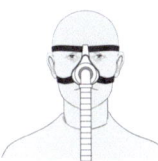

Nasal mask#
Covers the whole nose but not the mouth
With or without forehead spacer

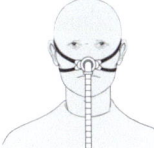

Nasal pillows
Subtype of nasal mask, also nasal plugs or
nasal slings
Applied externally to the nares

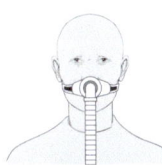

Oral masks and mouthpieces
Placed between the patient's lips
Mouthpieces have various degrees of
flexion and are held in place by a lip seal
or the teeth
Oral masks can also have headgear as a
securing system

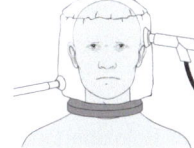

Helmet
Transparent hood with collar
Covers the whole head and all or part of the
neck, no contact with the head
Has at least two ports
Most helmets have an anti-asphyxia valve

Abb. 33.28- Verschiedene Interfaces der nichtinvasiven Beatmung, erhältlich als Vented- oder Non-Vented-Version. (© ERS 2021, mit freundlicher Genehmigung; Image of the human head by Patrick J. Lynch, reproduced from Wikimedia Commons under CC BY 2.5 licence)

größert, Atemarbeit abgenommen und das Myokard durch Senkung der linksventrikulären Nachlast entlastet werden.

- Bei **akuter hyperkapnischer Insuffizienz** verschiedener Ursachen (mit u. U. sekundärer Hypoxämie). Hier kann die Atemarbeit gesenkt und die Atempumpe entlastet werden.
- Bei **akuter respiratorischer Insuffizienz mit zugrunde liegender chronischer ventilatorischer Insuffizienz** verschiedener Ursache (z. B. neuromuskulär, COPD und andere Lungenkrankheiten, Adipositas-Hypoventilations-Syndrom). Hier kann ebenso die Atemarbeit gesenkt und die Atempumpe entlastet werden
- Während der **Postextubationsphase**. Hier können durch den Einsatz von nichtinvasiver Beatmung die postoperativ herabgesetzten Lungenvolumina rasch wieder normalisiert und das Risiko einer akuten respiratorischen Insuffizienz reduziert werden.
- Bei **chronischer ventilatorischer Insuffizienz** (Ergan et al. 2019) verschiedener Ursache (z. B. neuromuskulär, COPD und andere Lungenkrankheiten, Adipositas-Hypoventilations-Syndrom). Hier können die Symptome der Hypoventilation gesenkt, die Lebensqualität

verbessert, die Kapazität der Atemmuskulatur erhöht, die Atemlast gesenkt, ein Resetting des Atemzentrums herbeigeführt und das Risiko einer Verschlechterung oder einer akuten Dekompensation/Exazerbation vermieden werden.

- Zum **Erhalt eines erholsamen Schlafs** (insbesondere der REM-Schlafphasen), v. a. bei Patienten mit chronischen/progredienten neuromuskulären Erkrankungen (Schönhofer 2010).

Patientenbeispiel 5

Eine 72-jährige Patientin mit COPD GOLD-2-Risikoklasse B wird aufgrund akuter Dyspnoe, Atemfrequenz >35/min und Einsatz der Atemhilfsmuskulatur bei einer SpO_2 von 84 % notfallmäßig hospitalisiert. Die Patientin ist trotz Inhalation von bronchienerweiternden Medikamenten, intravenöser Antibiotika und Kortikosteroiden weiterhin sehr unruhig. Ihr AZ verbessert sich nicht.

ABGA: pH-Wert von 7,25, PaO_2 ist 6,6 kPa (49,5 mmHg) und $PaCo_2$ ist 8,0 kPa (60 mmHg), BE +2.

Inspektion: AF um 25/min, Einsatz inspiratorische Atemhilfsmuskulatur, Dyspnoe Borg 6/10, HF 120/min, BD 110/80 mmHg.

Auskultation: grobfrequente Rasselgeräusche, in- und exspiratorisch, über allen Lungenfeldern.

Röntgenbild: Zeichen der Überblähung mit abgeflachten Zwerchfellkuppeln (Abb. 33.29).

Nichtinvasive Beatmung kann auch intermittierend, als Unterstützung zur Optimierung physiotherapeutischer Maßnahmen, herangezogen werden (Haidl et al. 2020):

- zur Steigerung der körperlichen Belastbarkeit während der Rehabilitation,
- zur Unterstützung einer effizienten Sekretmobilisation bei verminderter Kapazität oder erhöhter Last der Atemmuskulatur,
- bei der Rekrutierung von Lungenarealen

durch Heben der funktionellen Residualkapazität,
- zur Hebung der Compliance von Thorax und Lunge bei neuromuskulären Beeinträchtigungen,
- zur Steigerung der inspiratorischen Komponente des Hustenstoßes zur Sekretevakuation bei insuffizienter Hustenkraft.

Kontraindikationen

Grundsätzlich gelten dieselben Kontraindikationen wie für das NIV am Respirator und allgemein für Beatmungsstrategien mit PEEP (Haidl et al. 2020; Windisch et al. 2017):

- frontale Gesichts- und Schädelfrakturen,
- Pneumenzephalon,
- unbehandelter Pneumothorax,
- Weichteilemphysem,
- Myokardinfarkt (schlechteres Outcome als invasive Beatmung),
- akute Sinusitis,
- V. a. bzw. bestätigtes Liquorleck (z. B. nach Hypophysen-OP, Eröffnung eines Sinus oder der Mastoidzellen),
- Verlegung der Atemwege,
- gastrointestinale Blutungen,
- fulminante Pneumonie.

Relative Kontraindikationen

- bei verminderter Vigilanz (GCS <8) (→ Luftschlucken → Erbrechen → fehlende/insuffiziente Schutzreflexe → erhöhtes Aspirationsrisiko),
- schwere Azidose (pH <7,1),
- verminderte Kooperationsfähigkeit, verminderte Vigilanz, Delir,
- fehlende Schutzreflexe,
- fehlende spontane Atemaktivität,
- vermehrtes Bronchialsekret,
- hämodynamische Instabilität,
- nach Operationen mit Anastomosen des Ösophagus und/oder Magens,
- Ileus.

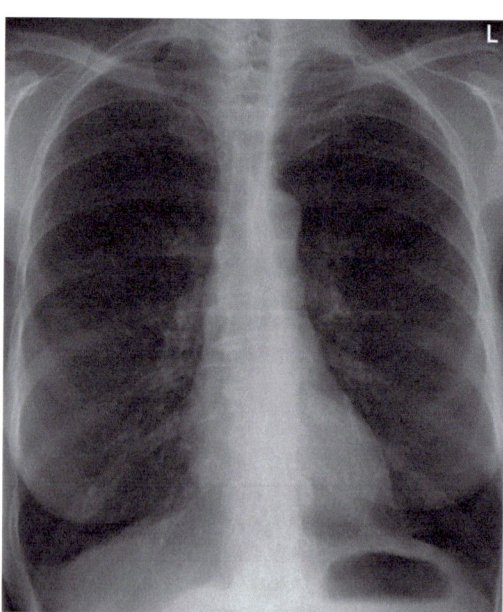

Abb. 33.29 Patientenbeispiel 5 Röntgenthorax: Zeichen der Überblähung mit abgeflachten Zwerchfellkuppeln

Literatur

Aliverti A, Brusacco V, Macklem PT, Pedotti A (2002) Mechanics of breathing. Springer Verlag

Celli BR, MacNee W, ATS/ERS Task Force (2004) Standards for the diagnosis and treatment of patients with COPD: a summary of the ATS/ERS position paper. Eur Respir J 23:932–946

Demchuk AM, Chatburn RL (2021) Performance characteristics of positive expiratory pressure devices. Respir Care 66(3):482–493

Ergan B et al (2019) European Respiratory Society guidelines on long-term home non-invasive ventilation for management of COPD. Eur Respir J 54:3

Grensemann J, Fuhrmann V, Kluge S (2018) Sauerstofftherapie in der Intensiv- und Notfallmedizin. Dtsch Arztebl 115:455–462

Haidl P et al (2020) Leitlinie zur Langzeit-Sauerstofftherapie. Pneumologie 74(12):813–841

Hummel A, Empen K, Dörr M, Felix SB (2015) De novo acute heart failure and acute decompensated chronic heart failure. Dtsch Arztebl Int 112:298–310. https://doi.org/10.3238/arztebl.2015.0298

Keenan SP (2011) Clinical practice guidelines for the use of noninvasive positive-pressure ventilation and noninvasive continuous positive airway pressure in the acute care setting. CMAJ. https://doi.org/10.1503/cmaj.100071

Lang H (2016) Beatmung für Einsteiger. Springer, Berlin/Heidelberg

Long term domiciliary oxygen therapy in chronic hypoxic cor pulmonale complicating chronic bronchitis and emphysema. Report of the Medical Research Council Working Party (1981) Lancet 1:681–6866

Mistraletti G et al (2013) Noninvasive CPAP with face mask: comparison among new air-entrainment masks and the Boussignac valve. Respir Care 58(2):305–312

Nocturnal Oxygen Therapy Trial Group (1980) Continuous or nocturnal oxygen therapy in hypoxemic chronic obstructive lung disease: a clinical trial. Ann Intern Med 93:391–398

Olsén MF, Lannefors L, Westerdahl E (2015) Positive expiratory pressure – Common clinical applications and physiological effects. Respir Med 109(3):297–307

Pettersson H, Faager G, Westerdahl E (2015) Improved oxygenation during standing performance of deep breathing exercises with positive expiratory pressure after cardiac surgery: a randomized controlled trial. J Rehabil Med 47(8):748–752

Pichler C (2018) Vergleich der therapeutischen Wirksamkeit unterschiedlicher PAP-Systeme in der postoperativen Atemtherapie bei chirurgischen Intensivpatienten und Intensivpatientinnen. Masterarbeit

Schönhofer B (2010) Nicht invasive Beatmung – Grundlagen und moderne Praxis, 2., neubearb. Aufl. UNIMED Science

Sehlin M (2014) Resistance breathing with PEP and CPAP: effects on respiratory parameters. Diss. Umeå universitet.

Simonds AK (2015) ERS practical handbook of noninvasive ventilation. Eur Resp Soc

Stoller JK, Panos RJ, Krachman S et al (2010) Oxygen therapy for patients with COPD: current evidence and the long-term oxygen treatment trial. Chest 138:179

Volsko TA (2019) Devices used for CPAP delivery. Respir Care 64(6):723–734

West J, Luks A (2016) Pulmonary Physiologiy. Wolters Kluwer Alphen aan den Rijn, Niederlande

West J, Luks A (2017) Pulmonary Pathophysiology. Wolters Kluwer Alphen aan den Rijn, Niederlande

Westhoff M et al (2015) Nicht-invasive Beatmung als Therapie der akuten respiratorischen Insuffizienz. Pneumologie 69(12):719–756

Windisch W et al (2017) S2k-leitlinie: Nichtinvasive und invasive S2-Leitlinie nichtinvasive und invasive Beatmung als Therapie der chronischen respiratorischen Insuffizienz: Revision

Pulmonale Rehabilitation

34

Spencer Rezek, Ines Unger und Natalie Ott

Inhaltsverzeichnis

S. Rezek (✉) · I. Unger · N. Ott
Institut für Therapien und Rehabilitation,
Kantonsspital Winterthur, Winterthur, Schweiz
e-mail: spencer.rezek@ksw.ch

© Der/die Autor(en), exklusiv lizenziert an Springer-Verlag GmbH, DE,
ein Teil von Springer Nature 2022
J. Steier, A.-K. Rausch-Osthoff (Hrsg.), *Physiotherapie bei chronisch-obstruktiven Atemwegs- und Lungenerkrankungen*, https://doi.org/10.1007/978-3-662-63613-8_34

34.1 Einführung

Die pulmonale Rehabilitation ist eine evidenzbasierte Intervention, welche die körperliche Leistungsfähigkeit und die Lebensqualität von Patienten mit COPD verbessert und Atemnot reduziert (Spruit et al. 2013). Sie beinhaltet unterschiedliche interprofessionelle Behandlungsansätze (Abb. 34.1). Die Grundlage besteht dabei aus einem Ausdauer- und Krafttraining. Anhand eines multidimensionalen Assessments zu Beginn der Rehabilitation werden körperliche, emotionale und soziale Einschränkungen erhoben. Diese werden von einem geschulten, interprofessionellen Rehabilitationsteam mit gezielten Therapien behandelt (Spruit und Wouters 2019). Die unterschiedlichen Assessments dienen nicht nur der Identifikation von Einschränkungen, sondern auch um den Nutzen des Rehabilitationsprogramms auf die Einschränkungen der Patienten zu messen und evaluieren (Bolton et al. 2013).

▶ **Pulmonale Rehabilitation** Die pulmonale Rehabilitation ist eine multidimensionale, interprofes-

sionelle Maßnahme, welche auf einer umfassenden Patientenbeurteilung basiert. Die anschließende, auf den Patienten individuell angepasste Therapie beinhaltet u. a. Training, Schulungen und Förderung von Verhaltensänderungen. Ziel der Therapieinhalte ist es, den physischen und psychologischen Zustand von Patienten mit chronischer Lungenerkrankungen zu verbessern und sie langfristig zu einem selbstständigen gesundheitsfördernden Verhalten zu befähigen (Spruit et al. 2013).

Ein Ziel der pulmonalen Rehabilitation ist es, den Dyspnoe-Inaktivitäts-Teufelskreis (Abb. 34.2), der die Patienten in ihrer körperlichen Leistungsfähigkeit, Lebensqualität und sozialen Interaktion einschränkt, zu durchbrechen (Spruit et al. 2013). Durch die COPD-bedingte, chronische Luftflusslimitation und die persistierenden respiratorischen Symptome werden die Patienten in ihren körperlichen Aktivitäten eingeschränkt (Ramon et al. 2018). Diese eingeschränkte Aktivität führt wiederum dazu, dass die Patienten zunehmend dekonditionieren und sich die respiratorischen Symptome weiter ver-

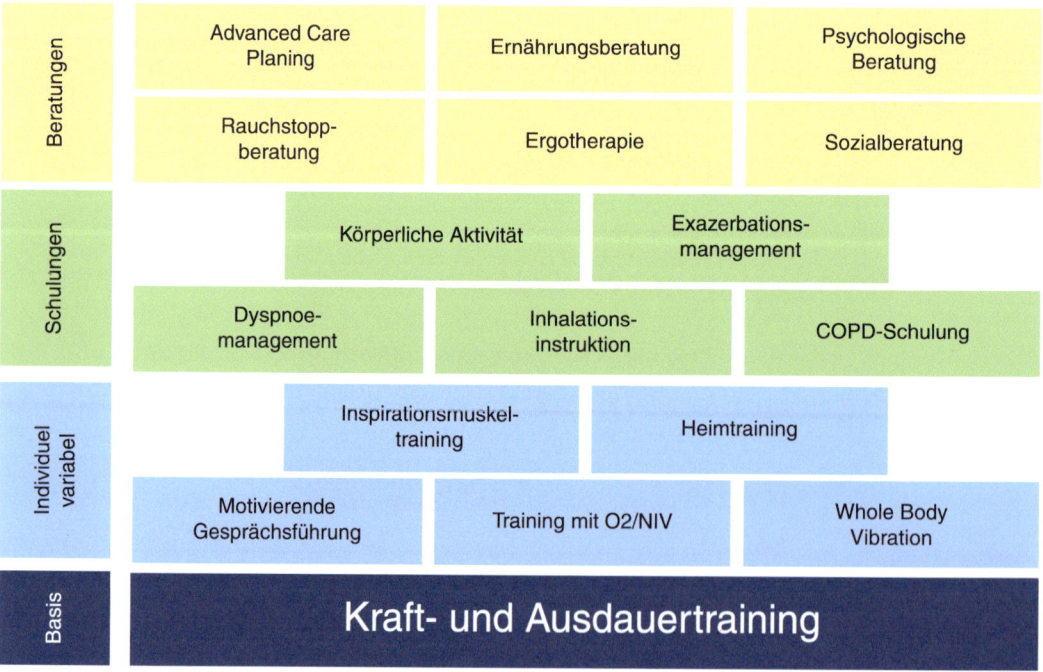

Abb. 34.1 Übersicht möglicher Interventionen einer umfassenden und individuell auf den Patienten angepassten pulmonalen Rehabilitation. *NIV* nichtinvasive Beatmung

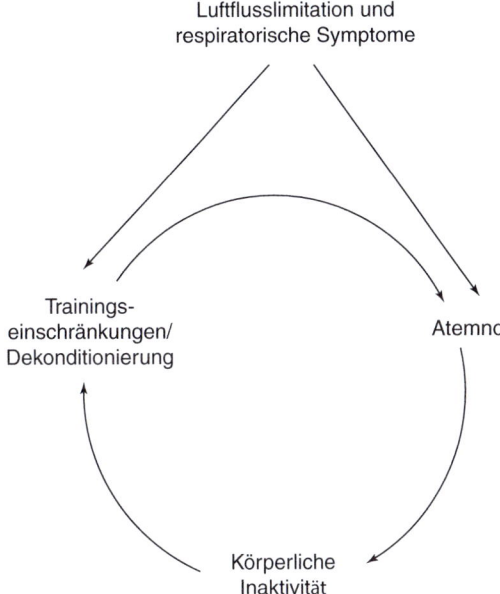

Luftflusslimitation und
respiratorische Symptome

Trainings-
einschränkungen/
Dekonditionierung

Atemnot

Körperliche
Inaktivität

Abb. 34.2 Grafische Darstellung des Dyspnoe-Inaktivitäts-Teufelskreis. (Adaptiert von Ramon et al. 2018)

Tab. 34.1 Übersicht der Kosten/QALYs für unterschiedlichen Behandlungen bei Patienten mit COPD. (British Thoracic Society and Primary Care Respiratory Society UK 2012; Zoumot et al. 2014)

Behandlung	Kosten (in £)/ QALYs
Grippeimpfung bei Risikopatienten	1000/QALY
Pulmonale Rehabilitation	2000–8000/ QALY
Dreifache Inhalationstherapie (LAMA/LABA/ICS)	7000–187.000/ QALY
Rauchstopp-Unterstützung mit Medikamenten	2000/QALY
Tiotropium (Anticholinergikum und Bronchospasmolytikum)	7000/QALY
Telemedizin für chronische Erkrankungen	92.000/QALY
LABA (einfache Inhalationstherapie)	8000/QALY

LABA Beta-2-Agonisten; *LAMA* Muskarin-Antagonisten; *ICS* inhalative Kortikosteroide*LABA* Beta-2-Agonisten; *LAMA* Muskarin-Antagonisten; *ICS* inhalative Kortikosteroide

schlechtern (Hartman et al. 2010). Danach schließt sich der Teufelskreis, in dem es, aufgrund der Dekonditionierung und der Verschlechterung der respiratorischen Symptome, erneut zu einer Reduktion der körperlichen Aktivität kommt (Ramon et al. 2018). Durch die pulmonale Rehabilitation können sich die gegenseitig beeinflussenden Faktoren (Atemnot, körperliche Inaktivität und eingeschränkte Leistungsfähigkeit) positiv verändern und die Abwärtsspirale kann durchbrochen werden (McCarthy et al. 2015).

Die pulmonale Rehabilitation ist eine der kosteneffizientesten Behandlungen bei Patienten mit COPD (Rochester et al. 2015). Zum Beispiel wurde in Großbritannien aufgezeigt, dass die Kosten der pulmonalen Rehabilitation im Vergleich zu anderen Therapien für Patienten mit COPD tiefer sind (Tab. 34.1) (British Thoracic Society and Primary Care Respiratory Society UK 2012; Zoumot et al. 2014). Anhand der sog. QALYs (Quality Adjusted Life Years) werden Ergebnisse von medizinischen Leistungen gemessen und verglichen. Zur Berechnung der QALYs werden die Auswirkungen einer Therapie auf die

Verlängerung der Lebenszeit des Patienten sowie auf die Lebensqualität miteinbezogen. Um die Lebensqualität zu bewerten, bedarf es eines Nutzwertfaktors der zwischen 0 für die schlechteste und 1 für die bestmögliche Lebensqualität liegt. Mit dieser Bewertung ergibt sich der QALY aus der verbleibenden Lebenszeit multipliziert mit dem Nutzwertfaktor.

Die pulmonale Rehabilitation wird von internationalen und nationalen Leitlinien als fester Bestandteil bei der Behandlung von chronisch lungenkranken Patienten empfohlen.

Nachfolgende Leitlinien gehören zu den wichtigsten:

- Global Strategy for the Diagnosis, Management, and Prevention of Chronic Obstructive Pulmonary Disease (GOLD 2020);
- An Official American Thoracic Society/European Respiratory Society Statement: Key Concepts and Advances in Pulmonary Rehabilitation (Spruit et al. 2013);
- Practical recommendations for exercise training in patients with COPD (Gloeckl et al. 2013);
- An Official American Thoracic Society/European Respiratory Society Policy Statement: Enhancing Implementation, Use, and Delivery of

Pulmonary Rehabilitation (Rochester et al. 2015);

- Pulmonary Rehabilitation and Exercise Training in Chronic Obstructive Pulmonary Disease (Gloeckl et al. 2018).

Ziele der pulmonalen Rehabilitation (Spruit et al. 2013)

- Reduktion der Atemnot
- Verbesserung der Lebensqualität
- Erhalt der größtmöglichen Selbstständigkeit
- Erhalt oder Wiedererlangen der Arbeits-, Freizeit- und Leistungsfähigkeit
- Wiedereingliederung in das soziale Umfeld
- Verbesserung der Kondition und Kraft
- Veränderung des Lebensstils
- Förderung der körperlichen Aktivität im Alltag

34.1.1 Ziele

Das Behandlungskonzept der pulmonalen Rehabilitation hat zum Ziel, die COPD-Symptome zu reduzieren, die funktionelle Leistungsfähigkeit wiederherzustellen und zu verbessern sowie die Teilnahme am täglichen Leben zu erhöhen (Spruit et al. 2013). Die detaillierteren Ziele sind in der folgenden Übersicht ersichtlich.

34.1.2 Evidenz

Die Wirksamkeit der pulmonalen Rehabilitation wurde umfangreich erforscht und ihr Einsatz zur Steigerung der körperlichen Leistungsfähigkeit und Lebensqualität bei Menschen mit COPD ist belegt (McCarthy et al. 2015). Die wissenschaftliche Evidenz ist so eindeutig (Tab. 34.2), dass nach der Empfehlung aus dem Jahr 2015 keine weitere Forschung erforderlich ist, um die Auswirkungen der pulmonalen Rehabilitation auf die körperliche Leistungsfähigkeit und Lebensqualität zu untersuchen (McCarthy et al. 2015).

Tab. 34.2 Wissenschaftlich nachgewiesene Effekte der pulmonalen Rehabilitation. (Gloeckl et al. 2013)

Effekt der pulmonalen Rehabilitation	Evidenzgrad
Verbesserung der körperlichen Leistungsfähigkeit	A
Reduktion der subjektiven Atemnot	A
Verbesserung der Lebensqualität	A
Reduktion der Anzahl Hospitalisationen und Aufenthaltsdauer im Spital	A
Reduktion der COPD-assoziierten Angst und Depression	A
Kraft- und Ausdauertraining der oberen Extremität verbessert die Armfunktion	B
Lebensverlängerung	B
Positive Effekte überdauern die Trainingsperiode	B

Evidenzgrad A: Evidenz stammt von randomisierten, kontrollierten Studien mit ausgiebigem Datenbestand.
Evidenzgrad B: Evidenz stammt von randomisierten, kontrollierten Studien mit limitiertem Datenbestand

34.1.3 Verschiedene Durchführungsformen

Das Prinzip der pulmonalen Rehabilitation ist nicht ortsgebunden, weshalb sie sich auch in den verschiedenen untersuchten Settings (stationär, ambulant und heimbasiert) als wirksam erwiesen hat (Spruit et al. 2014). Abhängig von unterschiedlichen, patientenbezogenen und äußeren Umständen wird entschieden, an welchem Ort die Rehabilitation stattfinden soll. Es fehlt bis heute an eindeutigen Belegen, für eine objektivierbare Wahl des geeigneten Rehabilitationssettings, da nur wenige klinische Studien mit direkten Vergleichen zwischen den verschiedenen Settings vorliegen (Spruit et al. 2014). Bislang wurden die meisten pulmonalen Rehabilitationsprogramme in einer krankenhausbasierten, ambulanten Umgebung angeboten, aber auch im stationären Bereich oder in der häuslichen Umgebung des Patienten kann eine pulmonale Rehabilitation durchgeführt werden (Spruit et al. 2014) (Abb. 34.3).

Stationär

Regulär werden Patienten direkt nach einem Spitalaufenthalt im Rahmen einer akuten Exazerbation in eine ca. 2- bis 3-wöchige, stationäre

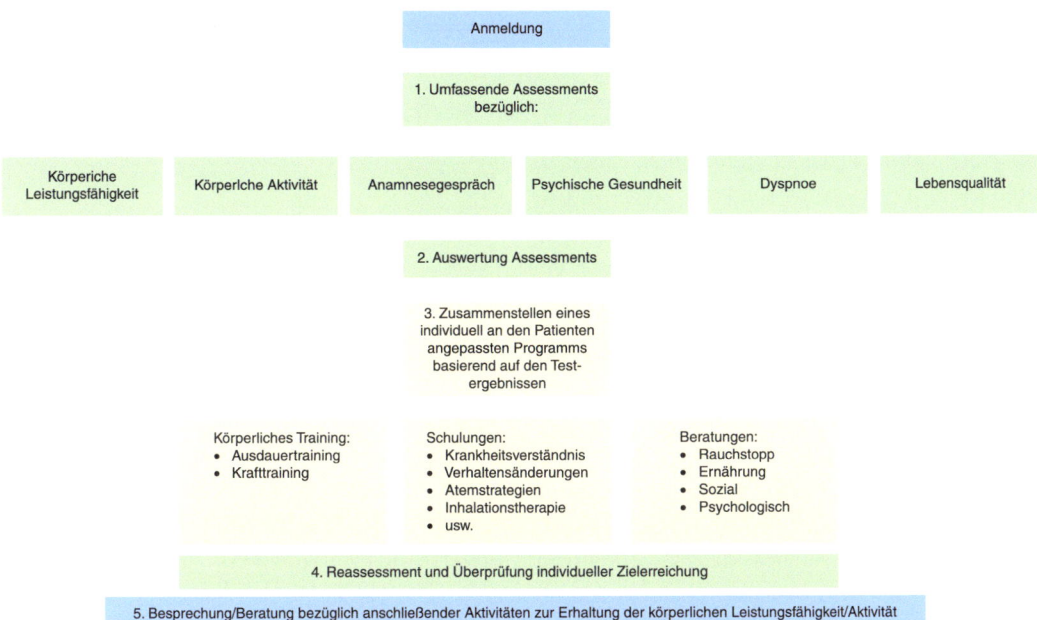

Abb. 34.3 Übersicht zu möglichen Inhalten und Aufbau einer pulmonalen Rehabilitation

pulmonale Rehabilitation aufgenommen. Diese klinische Umgebung ist v. a. für Patienten geeignet, welche eine schwere Erkrankung und/oder fehlende Unterstützung bei der häuslichen Pflege oder Schwierigkeiten beim Transport zu ambulanten Einrichtungen haben. Die stationäre Rehabilitation kann ähnliche Vorteile wie eine ambulante Einrichtung bieten (engere Betreuung/Überwachung, interprofessionelles Team, verschiedene Behandlungsmöglichkeiten etc.), wobei zu den potenziellen Nachteilen die höheren Kosten gehören (Spruit und Wouters 2019; Spruit et al. 2013).

Ambulant
Die ambulante pulmonale Rehabilitation ist das am häufigsten angewandte Modell. Sie kann in einem Krankenhaus oder in der Gemeinde stattfinden und dauert etwa 2–3 Monate. Zu den potenziellen Vorteilen gehören Kosteneffizienz, eine sichere klinische Umgebung und die Verfügbarkeit von geschultem interprofessionellem Personal. Die Mehrzahl der Studien, die den Nutzen der pulmonalen Rehabilitation untersucht und beschrieben haben, stammen aus

krankenhausbasierten ambulanten Programmen (Spruit et al. 2014).

Heimbasiert
Die heimbasierte pulmonale Rehabilitation entwickelt sich zu einem neuen Format der pulmonalen Rehabilitation, welches dank der fortschreitenden Digitalisierung (Videokonferenz, Telemedizin, Apps) immer praktikabler wird. Diese Form der pulmonalen Rehabilitation besteht meistens aus einem häuslichen Trainingsprogramm (z. B. Gehen, Ergometertraining, Widerstandsübungen mit dem eigenen Körpergewicht etc.) und einer Schulung durch die Bereitstellung eines Selbstmanagement-Handbuchs (Wuytack et al. 2018). Zu den potenziellen Nachteilen der heimbasierten Rehabilitation gehören die fehlende Möglichkeit der Gruppenunterstützung, die begrenzte Anwesenheit eines interprofessionellen Teams, die unterschiedliche Verfügbarkeit von Übungsgeräten, der Mangel an sicheren Einrichtungen und die Kosten für Besuche durch medizinische Fachkräfte (Maltais et al. 2008).

34.2 Assessments

Vor Beginn eines Trainingsprogramm bedarf es einer Beurteilung der Trainierbarkeit (oder Trainingsfähigkeit), um das Programm dem Patienten individuell anpassen zu können. Dabei werden beispielsweise der potenzielle Bedarf an zusätzlichem Sauerstoff, die Trainingsintensität und die Sicherheit der Intervention ermittelt. Die Komplexität der Krankheit, welche durch eine umfassende Anfangsbeurteilung evaluiert wurde, sollte die Art der Interventionen als auch das Rehabilitationsumfeld bestimmen (Spruit et al. 2013). Des Weiteren sollte auch der Verlauf der pulmonalen Rehabilitation mittels geeigneter Tests dokumentiert und ihr Effekt auf den einzelnen Patienten mittels Assessments in den jeweiligen Bereichen gemessen werden (Janssen et al. 2010). Allgemein wird empfohlen, dass bei jedem Patienten ein Assessment bezüglich körperlicher Leistungsfähigkeit, Lebensqualität, Dyspnoe und Angst und Depression durchgeführt wird (Spruit et al. 2013). Weitere Tests, wie z. B. die Evaluation der körperlichen Aktivität, können je nach Indikation (das Anamnesegespräch gibt hier häufig wertvolle Informationen) angewendet werden.

34.2.1 Körperliche Leistungsfähigkeit

Das Training ist einer der wichtigsten Bestandteile der pulmonalen Rehabilitation, weshalb leistungsbezogene Assessments konsequent eingesetzt werden sollten. Damit wird die Reaktion des Patienten auf die Rehabilitation objektiv evaluiert und die Wirksamkeit der Intervention bewertet (Spruit et al. 2013). Der Goldstandard zur Evaluation der körperlichen Leistungsfähigkeit ist die Spiroergometrie (American Thoracic Society & American College of Chest Physicians 2003). Da dieser Test aber aufwendig ist und speziell geschultes Personal benötigt, können alternativ beispielsweise der 6-Minuten-Gehtest (6MWT), der Incremental Shuttle Walk (ISWT) oder der Sit-to-Stand-Test durchgeführt werden. Alle drei Assessments sind valide und reliabel bei

Patienten mit COPD (Singh et al. 2014) und ermöglichen den Therapeuten eine Beurteilung der Patientenreaktion auf eine körperliche Belastung (z. B. Dyspnoemanagement, periphere Sauerstoffsättigung unter Belastung, Leistungslimitationen etc.).

34.2.2 Körperliche Aktivität

Gemäß den GOLD-Guidelines (2020) hat die Förderung der körperlichen Aktivität im Alltag immer mehr Relevanz in der pulmonalen Rehabilitation, weshalb deren Messung empfohlen wird. Es gibt unterschiedliche Methoden, wie die körperliche Aktivität gemessen werden kann, wobei eine objektive Evaluation (z. B. durch Pedometer oder Aktivitätsmonitoren, Kap. 26) der subjektiven (durch Fragebögen, Kap. 26) vorzuziehen ist.

34.2.3 Anamnesegespräch

Das Anamnesegespräch dient der Evaluation des Hauptproblems der Patienten, weiterer Einschränkungen im alltäglichen Leben und von Komorbiditäten. Weiter hilft eine Anamnese dem allgemeinen Kennenlernen, nicht nur den Patienten, sondern auch den Therapeuten. Zusätzlich ist die individuelle und auch realistische Trainingszielformulierung ein wichtiger Aspekt dieses Gesprächs, um einerseits die Ziele den Bedürfnissen des täglichen Lebens des Patienten anzupassen und andererseits den Patienten damit zu motivieren (Janssen et al. 2010) (Kap. 13).

34.2.4 Psychische Gesundheit

Da bei Patienten mit COPD die Prävalenzrate für eine Angststörung bei 13–46 % und jene für Depression bei 10–42 % liegt (Yohannes et al. 2018), wird empfohlen zu Beginn der pulmonalen Rehabilitation ein Screening durchzuführen. Ein auffälliges Screening muss beim Umgang mit dem Patienten im Training berücksichtigt werden und zusätzlich kann bei Bedarf auch eine Überweisung an einen Psychologen/Psychiater erfolgen. Das am meisten genutzte, reliable wie auch valide Assessment ist die Hospital Anxiety and Depression Scale (Phan et al. 2015; Zigmond und Snaith 1983).

34.2.5 Dyspnoe

Dyspnoe ist eines der Hauptsymptome bei Patienten mit COPD und ist häufig der limitierende Faktor bei körperlichen Aktivitäten im Alltag oder im Training. Aus diesem Grund ist es wichtig, das Ausmaß der Dyspnoe zu objektivieren, nicht nur zu Beginn und am Ende der pulmonalen Rehabilitation, sondern auch während der Trainings. Hierzu können beispielsweise die Borg-Skala oder die modified-Medical-Research-Council-Skala (mMRC) (Mahler und Wells 1988) benutzt werden.

34.2.6 Lebensqualität

Die Verbesserung der Lebensqualität von Patienten mit COPD ist eines der wichtigsten Ziele der pulmonalen Rehabilitation. Sie sollte deswegen auch vor und nach dem Rehabilitationsprogramm evaluiert werden. Zur Evaluation eignen sich Fragenbögen, wie z. B. der COPD Assessment Test (CAT) oder das Chronic Respiratory Disease Questionnaire (CRQ), welche speziell für Patienten mit COPD oder sonstigen chronischen Lungenerkrankungen erstellt wurden und somit auch reliabel und valide sind in dieser Population (Gupta et al. 2014; Reda et al. 2010).

34.3 Rehabilitationsinterventionen

Die Grundlage der pulmonalen Rehabilitation ist das Ausdauer- und Krafttraining (Spruit et al. 2013). Des Weiteren werden auch edukative Komponenten in die Rehabilitationsprogramme integriert und als klinisch relevant angesehen, obwohl es bisher schwierig war, ihren Mehrwert für die Wirksamkeit der pulmonalen Rehabilitation zu quantifizieren (Spruit et al. 2014; McCarthy et al. 2015). Diese Behandlungsstrategien arbei-

ten häufig auf psychosoziale und Lebensstiländerungen im Zusammenhang mit den chronischen Atemwegserkrankungen hin und werden meistens in Schulungen und Beratungen integriert. Ihr Ziel ist es, den Patienten beizubringen, wie sie besser mit Beeinträchtigungen umgehen und die Symptombelastung reduzieren können.

34.3.1 Körperliches Training

Nach internationalen Richtlinien wird das Training, bestehend aus Ausdauer- (Abb. 34.4) und Krafttraining, als Grundlage der pulmonalen Rehabilitation angesehen und ist das beste verfügbare Mittel zur Verbesserung der Muskelfunktion und Leistungskapazität bei Patienten mit COPD (Spruit et al. 2013; Ries et al. 2007). Ohne dieses Bewegungstraining gibt es keine signifikante Verbesserung der Leistungskapazität (Ries et al. 1995). Die Zieltrainingsintensität hängt entscheidend von den Assessments, wie z. B. Spiroergometrie (Goldstandard), 6MWT oder ISWT, ab, welche zu Beginn der pulmonalen Rehabilitation durchgeführt wurden (Spruit et al. 2013) (Kap. 35 und 36).

34.3.2 Dauer/Frequenz des Programms im ambulanten Setting

Über die genaue Dauer eines Rehabilitationsprogrammes gibt es in der Literatur keinen konkreten Konsens. Je länger die Rehabilitation

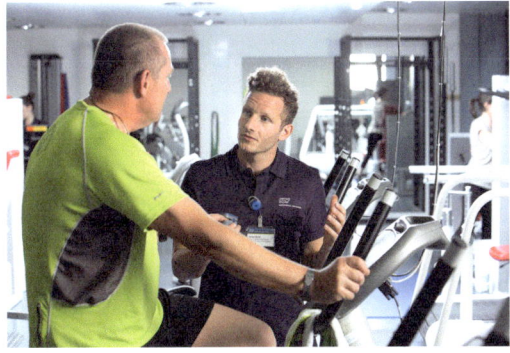

Abb. 34.4 Ausdauertraining in einer ambulanten pulmonalen Rehabilitationsgruppe

dauert, desto grösser ist der zu erwartende Nutzen. Um eine klinisch bedeutsame Veränderungen der körperlichen Leistungsfähigkeit und Lebensqualität zu erreichen, wird eine Dauer von mindestens 8 Wochen für die ambulante pulmonale Rehabilitation empfohlen. Die Verbesserungen der funktionellen Belastbarkeit scheint aber nach 12 Wochen Training zu stagnieren. In der aktuellen Literatur wird darauf hingewiesen, dass Langzeitprogramme trainingsbedingte Verbesserungen erhalten können und die Wahrscheinlichkeit von Verhaltensänderungen nach Abschluss des Programms, wie z. B. eine erhöhte tägliche körperliche Aktivität, fördern (Garvey et al. 2016).

Bezüglich der Trainingsfrequenz wird in der ambulanten pulmonalen Rehabilitation ein Minimum von zwei beaufsichtigten Sitzungen in der Woche empfohlen. In der Literatur zu pulmonaler Rehabilitation wird eine dritte Trainingseinheit empfohlen, welche aber auch unbeaufsichtigt durchgeführt werden kann (Bolton et al. 2013).

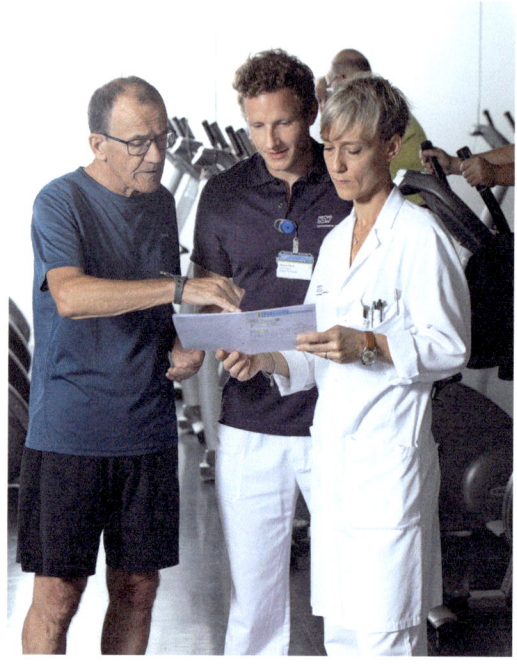

Abb. 34.5 Gemeinsame Diskussion bezüglich Herausforderungen im Training oder Alltag

34.3.3 Schulung und Beratung

Eine pulmonale Rehabilitation sollte auch einen Schulungs- und Beratungsteil beinhalten, welcher die Patienten befähigt, selbst mit ihrer Situation und ihren Einschränkungen umgehen zu können (für detaillierte Informationen s. die beiden folgenden Übersichten). Diese Schulungen und Beratungen erfolgen oft in Form von Informationen und Ratschlägen durch ein multiprofessionelles Team (Abb. 34.5) und sollen zu einer Verhaltensänderung führen. Obwohl die Verbesserung des Patientenwissens ein wichtiger Schritt in Richtung Verhaltensänderung ist, sind didaktische Gruppensitzungen nicht ausreichend, um die Fähigkeiten zum Selbstmanagement zu fördern (Bourbeau et al. 2004). Aus diesem Grund sollten Patienten auch eine personalisierte Schulung und Beratung erhalten, welche ihre spezifischen Probleme berücksichtigt und darauf abzielt, die langfristige Funktionalität zu verbessern und angemessene Verhaltensweisen zu erlernen (GOLD 2020).

Mögliche Schulungsinhalte (Spruit et al. 2013)
- Pulmonale Anatomie und Physiologie
- Pathophysiologie von chronischen Atemwegserkrankungen
- Kommunikation mit Gesundheitsdienstleistern
- Interpretation von medizinischen Tests
- Atemstrategien (wie man Atemstrategien, wie z. B. die Lippenbremse, in den Alltag integriert)
- Sekretolysetechniken
- Wirkungsvoller Einsatz von Atemgeräten
- Vorteile von Bewegung und körperlichen Aktivitäten
- Energieeinsparung bei Aktivitäten des täglichen Lebens
- Vermeidung von Reizstoffen
- Frühzeitige Erkennung und Behandlung von Exazerbationen
- Freizeitaktivitäten
- Umgang mit der chronischen Lungenerkrankung

Mögliche Beratungsinhalte
- Rauchstopp
- Ernährung
- Psyche
- Sozial
- Rolle und Sinn der Medikamente inkl. der Sauerstofftherapie

34.3.4 Weitere Interventionen

In der folgenden Übersicht sind weitere Therapiemöglichkeiten aufgelistet, welche bei Bedarf individuell mit dem Patienten ausgeführt werden können, aber nicht zwingend in der Gruppe trainiert werden müssen.

Zusätzlich Interventionen (Vanfleteren und Gloeckl 2019)
- Neuromuskuläre Elektrostimulation (NMES) (Kap. 38)
- Inspiratorisches Muskeltraining (IMT) (Kap. 37)
- Motivierende Gesprächsführung
- Vibrationstraining (WBVT) (Kap. 39)
- Sauerstoffergänzung und nasaler High Flow
- Nichtinvasive Ventilation (NIV) (Kap. 33)

34.4 Anschluss/Erhaltung

Pulmonale Rehabilitation ist eine der effektivsten Managementstrategien für Patienten mit COPD. Sobald jedoch das Rehabilitationsprogramm abgeschlossen ist und die Patienten nicht mehr weiter trainieren, lässt der Nutzen nach (Güell et al. 2017). Die im Rahmen der pulmonalen Rehabilitation erarbeiteten Fortschritte können von den Patienten ohne weiterführende Inputs nicht langfristig aufrechterhalten werden, weshalb die meisten Patienten innerhalb von 6–24 Monaten nach der Entlassung aus dem Programm wieder auf das Niveau von vor der Reha-

bilitation zurückfallen (Troosters et al. 2000; Güell et al. 2017). Aus diesem Grund besteht ein zunehmendes Interesse an der Entwicklung von Erhaltungsmaßnahmen, welche eine künftige Verschlechterung und Rückgänge verzögern und funktionelle Fortschritte erhalten.

Um nach Beendigung der pulmonalen Rehabilitation dem Verlust der körperlichen Leistungsfähigkeit entgegenzuwirken, gibt es folgende Anschlussmöglichkeiten:

- Anschlussprogramm (z. B. Lungensportgruppen in Deutschland),
- Heimtraining/selbstständiges Training,
- Walking,
- Fitnesszenter.

Ziel dieser Angebote/Interventionen ist es, dass die Patienten möglichst lange ihre erarbeiteten Fortschritte erhalten und körperlich weiter aktiv bleiben.

34.5 Indikationen/ Kontraindikationen

34.5.1 Indikationen

Die meisten Untersuchungen zeigen, dass je früher im Krankheitsverlauf mit der Rehabilitation begonnen wird, umso größer ist der Nutzen. Die Patienten können aber grundlegend in jedem Krankheitsstadium von einer Rehabilitation profitieren (Gloeckl et al. 2018). Auch der Beginn einer pulmonalen Rehabilitation kann in jedem Stadium der Erkrankung sein, in einer klinisch stabilen Phase oder während/direkt nach einer Exazerbation (Spruit et al. 2013) (s. Übersicht).

Generelle Indikationen für pulmonale Rehabilitation
- Eingeschränkte Lebensqualität
- Verminderte körperliche Leistungsfähigkeit
- Dyspnoe
- Nach Exazerbation

34.5.2 Pulmonale Rehabilitation bei anderen chronischen Atemwegserkrankungen als COPD

Die meisten pulmonalen Rehabilitationsprogramme nehmen Patienten mit COPD auf, jedoch können auch Patienten mit anderen chronischen Atemwegserkrankungen für ein pulmonales Rehabilitationsprogramm berücksichtigt werden (s. folgende Übersicht). Patienten mit anderen chronischen Atemwegserkrankungen leiden auch unter Symptomen wie z. B. Muskelschwäche, verminderte körperliche Leistungsfähigkeit, beeinträchtigte Stimmungslage, schlechte Lebensqualität und körperlicher Inaktivität, trotz optimaler medizinischer Behandlung (Pugh et al. 2012; Fox et al. 2013). Aus diesem Grund sollten gemäß ATS/ERS-Leitlinien auch diese Patienten von einer pulmonalen Rehabilitation profitieren können (Spruit et al. 2013).

Chronische Atemwegserkrankungen, bei welchen die Erkrankten von einer pulmonalen Rehabilitation profitieren (Spruit et al. 2013)
- Interstitielle Lungenerkrankung
- Pulmonale-arterielle Hypertonie
- Nichtkleinzelliges Lungenkarzinom (vor/nach Lungenresektion)
- Vor/nach einer Lungentransplantation
- Zystische Fibrose (nicht in Gruppentherapie)
- Bronchiektasen

▶ Hierbei ist zu beachten, dass bestehende COPD-Rehabilitationsprogramme an die besonderen Bedürfnisse dieser Patienten angepasst werden sollen, insbesondere die Schulungs- und Beratungsanteile (Holland et al. 2013).

Folgende Krankheitsbilder werden durch die Kommission der pulmonalen Rehabilitation und Patientenschulung der Schweizerischen Gesellschaft für Pneumologie zugelassen
- Chronisch-obstruktive Lungenkrankheit
- Zystische Fibrose (nicht in Gruppentherapie)
- Asthma bronchiale
- Interstitielle Lungenkrankheiten
- Thoraxwand- und Atemmuskelkrankheiten
- Andere chronische Lungenkrankheiten (auch mit mechanischen Atemhilfen)
- Prä- und postoperativ bei Lungenoperationen
- St. n. Pneumonien
- Respiratorische Insuffizienz
- Pulmonale Hypertonie
- Lungenembolie
- Lungenkrebs, andere Tumoren mit Lungenmetastasen prä- und postoperativ
- Schlafbezogene Atemstörungen

34.5.3 Kontraindikationen

Die anfängliche Beurteilung des Patienten für die pulmonale Rehabilitation sollte auch eine ärztliche Voruntersuchung beinhalten, u. a. zur Evaluation von Kontraindikationen für die Rehabilitation wie z. B.:

- instabile kardiale Erkrankung,
- invalidisierende Erkrankungen,
- eingeschränkte Kooperationsbereitschaft.

34.6   Problematik der Überweisung, Adhärenz und Nachhaltigkeit

Trotz der klaren Evidenz und der Leitlinien, welche die pulmonale Rehabilitation empfehlen, wird sie in der Praxis weltweit zu wenig eingesetzt (Spruit et al. 2013; Jones et al. 2017). Je nach Land werden nur etwa 2–15 % der bestehenden COPD-Population an eine pulmonale Rehabilitation überwiesen (Young et al. 2017).

34.6.1   Überweisung

Die pulmonale Rehabilitation direkt nach einem Krankenhausaufenthalt aufgrund einer COPD-Exazerbation hat sich als sehr vorteilhaft und kosteneffektiv erwiesen (Puhan et al. 2016; Man et al. 2004; Revitt et al. 2013). Dennoch sind Überweisungs- und Teilnahmeraten für frühe ambulante pulmonale Rehabilitationsprogramme nach einem Krankenhausaufenthalt wegen COPD-Exazerbationen auf der ganzen Welt sehr niedrig (Jones et al. 2017; Johnston et al. 2012, 2013). Dies ist zumindest teilweise auf eine Kombination aus Barrieren für Patienten und/oder zuweisende Ärzte zurückzuführen. Zu diesen Hindernissen gehören z. B. (Johnston et al. 2012):

- geringes Wissen über pulmonale Rehabilitation für Patienten mit COPD,
- geringes Wissen darüber, wie man Patienten mit COPD an ein pulmonales Rehabilitationsprogramm überweist,
- tatsächliche oder erwartete Zugangsschwierigkeiten für Patienten mit COPD und Ärzte, welche die Notwendigkeit in Frage stellen, das Bewegungsverhalten bei Patienten mit COPD zu fördern.

34.6.2   Adhärenz

Die Verwendung einer Langzeitsauerstofftherapie und Alleinleben sind unabhängige Prädiktoren für eine schlechte Anwesenheit in der pulmonalen Rehabilitation. Persistierendes Rauchen, Anzahl der Krankenhausaufenthalte und eine verminderte Gehdistanz beim Shuttle-Walk-Test sind hingegen unabhängige Prädiktoren für eine schlechte Adhärenz zu einer pulmonalen Rehabilitation (Hayton et al. 2013). Zusätzlich sind weitere Einflussfaktoren in Abb. 34.6 dargestellt. Es ist wichtig, solche Prädiktoren zu identifizieren, damit die Patienten bei der Teilnahme an der pulmonalen Rehabilitation unterstützt werden können.

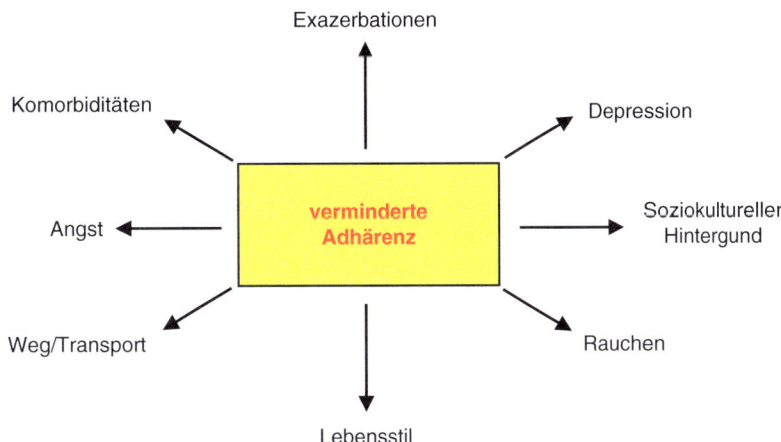

Abb. 34.6 Einflussfaktoren auf die Adhärenz zu der pulmonalen Rehabilitation

34.6.3 Nachhaltigkeit

Dieses Thema wurde bereits in Abschn. 34.4 angesprochen. Wie dort erwähnt, sind die während der Rehabilitation erzielten Verbesserungen im Laufe der Zeit rückläufig, wenn der Patient keinen Weg findet, diese zu erhalten. Nach aktuellem Kenntnisstand kann die Nachhaltigkeit der Verbesserungen v. a. durch einen Behavioral Change (engl. für Verhaltensänderung) gewährleistet werden. Dabei ist zu beachten, dass es erst nach etwa 6 Monaten zu einer nachhaltigen Verhaltensänderung kommt (Prochaska et al. 2015) und diese zusätzlich durch unterschiedliche Faktoren (beispielsweise: verhaltens- und umweltbedingte, soziale, kulturelle etc.) beeinflusst wird. Folglich sollte die pulmonale Rehabilitation die alltägliche körperliche Aktivität vermehrt adressieren, um die Nachhaltigkeit möglichst aufrecht zu erhalten.

34.7 Pulmonale Rehabilitation und körperliche Aktivität

Gemäß den GOLD-Leitlinien 2020 hat die Förderung von körperlicher Aktivität in der pulmonalen Rehabilitation stetig mehr Relevanz. Studien bestätigen, dass reduzierte körperliche Aktivität nicht nur der stärkste Prädiktor für die Mortalität bei Menschen mit COPD ist (Waschki et al. 2011; Vaes et al. 2014), sondern auch mit einer geringeren Lebensqualität und einem höheren Hospitalisierungsrisiko verbunden ist (Garcia-Aymerich et al. 2003; Benzo et al. 2010). Betroffene Patienten sind körperlich weniger aktiv als gleichaltrige Personen (Waschki et al. 2015; Van Remoortel et al. 2013) und etwa 40 % erreichen die empfohlene Quantität und Qualität der körperlichen Aktivität nicht (Spruit et al. 2014). Diese Umstände stärken die Argumentation für eine pulmonale Rehabilitation bei Patienten mit COPD (Spruit und Wouters 2007).

Die pulmonale Rehabilitation hat die größte positive Wirkung aller derzeitigen Therapien auf die körperliche Leistungsfähigkeit bei Patienten mit COPD (McCarthy et al. 2015). Folglich könnte man davon ausgehen, dass eine Verbesserung der körperlichen Leistungsfähigkeit zu einem höheren körperlichen Aktivitätsniveau außerhalb des Rehabilitationprogramms führen sollte (Spruit et al. 2015). Jedoch zeigt die aktuelle Studienlage, dass der Effekt der pulmonalen Rehabilitation nur bedingt Einzug in das Aktivitätsniveau des täglichen Lebens der Patienten findet (Waschki et al. 2015). Die Gründe für die mangelnde Verbesserung sind aktuell noch nicht geklärt. Eine Verhaltensänderung zu erreichen, scheint komplexer zu sein als die einfache Verbesserung der körperlichen Leistungsfähigkeit (Spruit et al. 2015). Neben soziodemografischen und umweltbedingten Faktoren wirken sich wahrscheinlich auch Gesundheitsüberzeugungen der Patienten, die Wahrnehmung der Symptome, die Selbstwirksamkeit und die Motivation auf das Niveau der körperlichen Aktivität aus (Watz et al. 2014).

Folgende Gründe wurden von Patienten mit COPD genannt, sich nicht zu bewegen (Hartman et al. 2013):

- das Wetter,
- gesundheitliche Probleme,
- fehlende intrinsische Motivation.

Und folgende Gründe wurde genannt, körperlich aktiv zu sein (Hartman et al. 2013):

- gesundheitlicher Nutzen,
- Spaß an der Bewegung,
- Fortsetzung eines aktiven Lebensstils (Abb. 34.7),
- funktionelle Gründe (z. B. Einkaufen gehen).

Als Konsequenz von den oben beschriebenen Problemen und Herausforderungen müssen in Zukunft die Komponenten der pulmonalen Rehabilitation optimiert werden, damit eine sinnvolle und nachhaltige Verhaltensänderung erreicht wird (Spruit et al. 2013). Dazu gehört auch die Weiterentwicklung von Strategien und Wegen, mit denen die verbesserte körperliche Leistungsfähigkeit auch im Alltag mit einer höheren körperlichen Aktivität einhergeht.

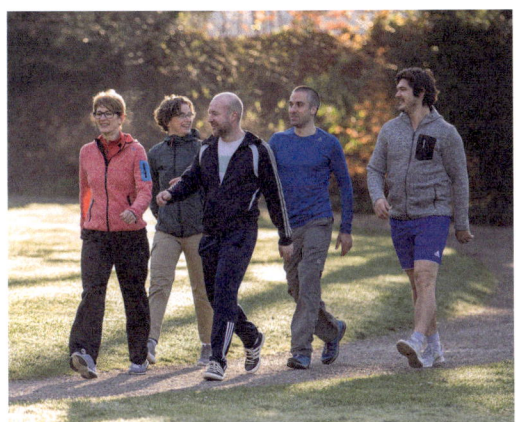

Abb. 34.7 Gehen/Spazieren ist ein wichtiger Bestandteil der täglichen körperlichen Aktivität

34.7.1 Weitere Maßnahmen zur Steigerung/Erhaltung von körperlicher Aktivität

Wie bereits erwähnt, führt die erzielte Verbesserung der körperlichen Leistungsfähigkeit während einer pulmonalen Rehabilitation nicht direkt zu einer gesteigerten körperlichen Aktivität im Alltag. Aus diesem Grund werden in diesem Abschnitt weitere Interventionen vorgestellt, welche zu einer nachhaltigen Steigerung/Erhaltung der körperlichen Aktivität beitragen können.

Objektives Feedback
Direktes Feedback von einem Schrittzähler oder einem Aktivitätsmesser scheint ein wichtiges Hilfsmittel zu sein, um die Erfolgsrate von Beratungsprogrammen für körperliche Aktivität zu optimieren (Bravata et al. 2007). Mehrere Studien haben über eine deutliche Steigerung der körperlichen Aktivität nach Beratungsinterventionen mit Echtzeitaktivitätsfeedback berichtet, sowohl als eigenständige Intervention als auch als Ergänzung zur pulmonalen Rehabilitation (Altenburg et al. 2015). In der aktuellen Literatur liegen noch keine Langzeitergebnisse vor, es bleibt daher offen, wie lange der Effekt anhält und ob er mit der Zeit nachlässt.

Motivierende Gesprächsführung
Die Prinzipien der motivierenden Gesprächsführung wurden eingesetzt, um Lebensstil-

änderungen bei verschiedenen ungesunden Verhaltensweisen wie z. B. Rauchen, Ernährungsgewohnheiten, Substanzmissbrauch oder reduzierter körperlicher Aktivität zu erreichen. In Bezug auf ein reduziertes Bewegungsverhalten konzentriert sich dieser patientenzentrierte Ansatz auf die Identifizierung persönlicher Barrieren und Förderfaktoren der täglichen körperlichen Aktivität und regt die Patienten an, aktiv nach Lösungen zur Überwindung bestehender Barrieren zu suchen. Die Steigerung der Motivation und Selbstwirksamkeit zur Beeinflussung des körperlichen Aktivitätsverhaltens ist der Schlüssel in diesem Prozess (s. Übersicht). Bei COPD führte die Ergänzung einer pulmonalen Rehabilitation durch ein individuell zugeschnittenes Aktivitätsberatungsprogramm mit motivierender Gesprächsführung und Zielsetzungsstrategien jedoch leider nicht zu einer Steigerung der körperlichen Aktivität im Alltag (Burtin et al. 2015).

Schlüsselkomponenten zur Erhöhung der Effektivität von Verhaltensinterventionen (Watz et al. 2014; Spruit et al. 2016)
- Mobilisierung sozialer Unterstützung
- Verwendung gut beschriebener/etablierter Verhaltensänderungs- und Selbstregulationstechniken (Selbstbeobachtung, Problemlösungsstrategien, Rückfallpräventionsmanagement, Zielsetzung, Bereitstellung von Feedback, Entwicklung von Aktionsplänen)
- Aufbau eines sozialen Netzwerks
- Bewertung der Bereitschaft/Motivation zur Veränderung

Literatur

Altenburg WA, ten Hacken NH, Bossenbroek L, Kerstjens HA, de Greef MH, Wempe JB (2015) Short-and long-term effects of a physical activity counselling programme in COPD: a randomized controlled trial. Respir Med 109(1):112–121

American Thoracic Society, American College of Chest Physicians (2003) American Thoracic Society/American College of Chest Physicians statement on cardiopulmonary exercise testing. Am J Respir Crit Care Med 167:211–277

Benzo RP, Chang CCH, Farrell MH, Kaplan R, Ries A, Martinez FJ, NETT Research Group (2010) Physical activity, health status and risk of hospitalization in patients with severe chronic obstructive pulmonary disease. Respiration 80(1):10–18

Bolton CE, Bevan-Smith EF, Blakey JD, Crowe P, Elkin SL, Garrod R, Walmsley S (2013) British Thoracic Society guideline on pulmonary rehabilitation in adults: accredited by NICE. Thorax 68(Suppl 2):ii1–ii30

Bourbeau J, Nault D, Dang-Tan T (2004) Self-management and behavior modification in COPD. Patient Educ Couns 52:271–277

Bravata DM, Smith-Spangler C, Sundaram V, Gienger AL, Lin N, Lewis R, Sirard JR (2007) Using pedometers to increase physical activity and improve health: a systematic review. JAMA 298(19):2296–2304

British Thoracic Society and the Primary Care Respiratory Society UK (2012) IMPRESS Guide to the relative value of COPD interventions. Br Thorac Soc Rep 4(2)

Burtin C, Langer D, Van Remoortel H, Demeyer H, Gosselink R, Decramer M, Troosters T (2015) Physical activity counselling during pulmonary rehabilitation in patients with COPD: a randomised controlled trial. PLoS One 10(12):e0144989

Fox BD, Langleben D, Hirsch A, Boutet K, Shimony A (2013) Step climbing capacity in patients with pulmonary hypertension. Clin Res Cardiol 102(1):51–61

Garcia-Aymerich J, Farrero E, Felez MA, Izquierdo J, Marrades RM, Anto JM (2003) Risk factors of readmission to hospital for a COPD exacerbation: a prospective study. Thorax 58(2):100–105

Garvey C, Bayles MP, Hamm LF, Hill K, Holland A, Limberg TM, Spruit MA (2016) Pulmonary rehabilitation exercise prescription in chronic obstructive pulmonary disease: review of selected guidelines. J Cardiopulm Rehabil Prev 36(2):75–83

Global Initiative for Chronic Obstructive Lung Disease (2020) Global strategy for the diagnosis, management, and prevention of chronic obstructive pulmonary disease – 2021 report. November 2020

Gloeckl R, Marinov B, Pitta F (2013) Practical recommendations for exercise training in patients with COPD. Eur Respir Rev 22(128):178–186

Gloeckl R, Schneeberger T, Jarosch I, Kenn K (2018) Pulmonary rehabilitation and exercise training in chronic obstructive pulmonary disease. Dtsch Arztebl Int 115(8):117

Güell MR, Cejudo P, Ortega F, Puy MC, Rodríguez-Trigo G, Pijoan JI, Galdiz JB (2017) Benefits of long-term pulmonary rehabilitation maintenance program in patients with severe chronic obstructive pulmonary disease. Three-year follow-up. Am J Respir Crit Care Med 195(5):622–629

Gupta N, Pinto LM, Morogan A, Bourbeau J (2014) The COPD assessment test: a systematic review. Eur Respir J 44(4):873–884

Hartman JE, Boezen HM, De Greef MH, Bossenbroek L, ten Hacken NH (2010) Consequences of physical inactivity in chronic obstructive pulmonary disease. Expert Rev Resp Med 4(6):735–745

Hartman JE, ten Hacken NH, Boezen HM, de Greef MH (2013) Self-efficacy for physical activity and insight into its benefits are modifiable factors associated with physical activity in people with COPD: a mixed-methods study. J Phys 59(2):117–124

Hayton C, Clark A, Olive S, Browne P, Galey P, Knights E, Wilson AM (2013) Barriers to pulmonary rehabilitation: characteristics that predict patient attendance and adherence. Respir Med 107(3):401–407

Holland AE, Wadell K, Spruit MA (2013) How to adapt the pulmonary rehabilitation programme to patients with chronic respiratory disease other than COPD. Eur Respir Rev 22(130):577–586

Janssen DJ, Spruit MA, Leue C, Gijsen C, Hameleers H, Schols JM, Ciro network. (2010) Symptoms of anxiety and depression in COPD patients entering pulmonary rehabilitation. Chron Resp Dis 7(3):147–157

Johnston K, Grimmer-Somers K, Young M, Antic R, Frith P (2012) Which chronic obstructive pulmonary disease care recommendations have low implementation and why? A pilot study. BMC Res Notes 5(1):1–7

Johnston K, Young M, Grimmer K, Antic R, Frith P (2013) Frequency of referral to and attendance at a pulmonary rehabilitation programme amongst patients admitted to a tertiary hospital with chronic obstructive pulmonary disease. Respirology 18(7):1089–1094

Jones AW, Taylor A, Gowler H, O'Kelly N, Ghosh S, Bridle C (2017) Systematic review of interventions to improve patient uptake and completion of pulmonary rehabilitation in COPD. ERJ Open Res 3(1):00089-2016. https://doi.org/10.1183/23120541.00089-2016. PMID: 28154821; PMCID: PMC5279070

Mahler DA, Wells CK (1988) Evaluation of clinical methods for rating dyspnea. Chest 93(3):580–586. https://doi.org/10.1378/chest.93.3.580

Maltais F, Bourbeau J, Shapiro S, Lacasse Y, Perrault H, Baltzan M, Bernard S (2008) Effects of home-based pulmonary rehabilitation in patients with chronic obstructive pulmonary disease: a randomized trial. Ann Intern Med 149(12):869–878

Man WD, Polkey MI, Donaldson N, Gray BJ, Moxham J (2004) Community pulmonary rehabilitation after hospitalisation for acute exacerbations of chronic obstructive pulmonary disease: randomised controlled study. BMJ 329(7476):1209

McCarthy B, Casey D, Devane D, Murphy K, Murphy E, Lacasse Y (2015) Pulmonary rehabilitation for chronic obstructive pulmonary disease. Cochrane Database Syst Rev (2)

Phan`, T., Carter, O., Waterer, G., Chung, L. P., Hawkins, M., Ziman, M., & Strobel, N. (2015). Concurrent validity of screening measures to confirmed clinical diagnosis of depression and anxiety in patients with chronic obstructive pulmonary disease (COPD)

Prochaska JO, Redding CA, Evers KE (2015) The transtheoretical model and stages of change. Health Behav Theory Res Prac:97

Pugh ME, Buchowski MS, Robbins IM, Newman JH, Hemnes AR (2012) Physical activity limitation as measured by accelerometry in pulmonary arterial hypertension. Chest 142(6):1391–1398

Puhan MA, Gimeno-Santos E, Cates CJ, Troosters T (2016) Pulmonary rehabilitation following exacerbations of chronic obstructive pulmonary disease. Cochrane Database Syst Rev (12) :CD005305. https://doi.org/10.1002/14651858.CD005305.pub4

Ramon MA, Ter Riet G, Carsin AE, Gimeno-Santos E, Agustí A, Antó JM, Donaire-Gonzalez D, Ferrer J, Rodríguez E, Rodriguez-Roisin R, Puhan MA, Garcia-Aymerich J; PAC-COPD Study Group. The dyspnoeainactivity vicious circle in COPD: development and external validation of a conceptual model. Eur Respir J 52(3):1800079. https://doi.org/10.1183/13993003.00079-2018. PMID: 30072504

Reda AA, Kotz D, Kocks JW, Wesseling G, van Schayck CP (2010) Reliability and validity of the clinical COPD questionniare and chronic respiratory questionnaire. Respir Med 104(11):1675–1682

Revitt O, Sewell L, Morgan MD, Steiner M, Singh S (2013) Short outpatient pulmonary rehabilitation programme reduces readmission following a hospitalization for an exacerbation of chronic obstructive pulmonary disease. Respirology 18(7):1063–1068

Ries AL, Kaplan RM, Limberg TM, Prewitt LM (1995) Effects of pulmonary rehabilitation on physiologic and psychosocial outcomes in patients with chronic obstructive pulmonary disease. Ann Intern Med 122(11):823–832

Ries AL, Bauldoff GS, Carlin BW, Casaburi R, Emery CF, Mahler DA, Herrerias C (2007) Pulmonary rehabilitation: joint ACCP/AACVPR evidence-based clinical practice guidelines. Chest 131(5):4S–42S

Rochester CL, Vogiatzis I, Holland AE, Lareau SC, Marciniuk DD, Puhan MA, ZuWallack RL (2015) An official American Thoracic Society/European Respiratory Society policy statement: enhancing implementation, use, and delivery of pulmonary rehabilitation. Am J Respir Crit Care Med 192(11):1373–1386

Singh SJ, Puhan MA, Andrianopoulos V, Hernandes NA, Mitchell KE, Hill CJ, Holland AE (2014) An official systematic review of the European Respiratory Society/American Thoracic Society: measurement properties of field walking tests in chronic respiratory disease. Eur Respir J 44(6):1447–1478

Spruit MA, Wouters EF (2007) New modalities of pulmonary rehabilitation in patients with chronic obstructive pulmonary disease. Sports Med 37(6):501–518

Spruit MA, Wouters EF (2019) Organizational aspects of pulmonary rehabilitation in chronic respiratory diseases. Respirology 24(9):838–843

Spruit MA, Singh SJ, Garvey C, ZuWallack R, Nici L, Rochester C, Wouters EF (2013) An official American Thoracic Society/European Respiratory Society statement: key concepts and advances in pulmonary rehabilitation. Am J Respir Crit Care Med 188(8):e13–e64

Spruit MA, Pitta F, Garvey C, ZuWallack RL, Roberts CM, Collins EG, Wouters EF (2014) Differences in content and organisational aspects of pulmonary rehabilitation programmes. Eur Respir J 43(5):1326–1337

Spruit MA, Pitta F, McAuley E, ZuWallack RL, Nici L (2015) Pulmonary rehabilitation and physical activity in patients with chronic obstructive pulmonary disease. Am J Respir Crit Care Med 192(8):924–933

Spruit MA, Burtin C, De Boever P, Langer D, Vogiatzis I, Wouters EF, Franssen FM (2016) COPD and exercise: does it make a difference? Breathe 12(2):e38–e49

Troosters T, Gosselink R, Decramer M (2000) Short-and long-term effects of outpatient rehabilitation in patients with chronic obstructive pulmonary disease: a randomized trial. Am J Med 109(3):207–212

Vaes AW, Garcia-Aymerich J, Marott JL, Benet M, Groenen MT, Schnohr P, Spruit MA (2014) Changes in physical activity and all-cause mortality in COPD. Eur Respir J 44(5):1199–1209

Van Remoortel H, Hornikx M, Demeyer H, Langer D, Burtin C, Decramer M, Troosters T (2013) Daily physical activity in subjects with newly diagnosed COPD. Thorax 68(10):962–963

Vanfleteren LE, Gloeckl R (2019) Add-on interventions during pulmonary rehabilitation. Respirology 24(9):899–908

Waschki B, Kirsten A, Holz O, Müller KC, Meyer T, Watz H, Magnussen H (2011) Physical activity is the strongest predictor of all-cause mortality in patients with COPD: a prospective cohort study. Chest 140(2):331–342

Waschki B, Kirsten AM, Holz O, Mueller KC, Schaper M, Sack AL, Watz H (2015) Disease progression and changes in physical activity in patients with chronic obstructive pulmonary disease. Am J Respir Crit Care Med 192(3):295–306

Watz H, Pitta F, Rochester CL, Garcia-Aymerich J, ZuWallack R, Troosters T, Spruit MA (2014) An official European Respiratory Society statement on physical activity in COPD. Eur Respir J 44(6):1521 1537

Wuytack F, Devane D, Stovold E, McDonnell M, Casey M, McDonnell TJ, McCarthy B (2018) Comparison of outpatient and home-based exercise training programmes for COPD: a systematic review and meta-analysis. Respirology 23(3):272–283

Yohannes AM, Kaplan A, Hanania NA (2018) Anxiety and depression in chronic obstructive pulmonary disease: recognition and management. J Fam Pract 67(2):S11–S11

Young J, Jordan RE, Adab P, Enocson A, Jolly K (2017) Interventions to promote referral, uptake and adherence to pulmonary rehabilitation for people with chronic obstructive pulmonary disease (COPD). Cochrane Datab Syst Rev 2017(10)

Zigmond AS, Snaith RP (1983) The hospital anxiety and depression scale. Acta Psychiatr Scand 67(6):361–370

Zoumot Z, Jordan S, Hopkinson NS (2014) Emphysema: time to say farewell to therapeutic nihilism. Thorax 69:973–975

Kardiopulmonales Ausdauerkapazitätstraining

35

Maximilian von Gaudecker und Michael Dohm

Inhaltsverzeichnis

35.1 Definition Ausdauer

Die Ausdauer ist eine grundlegende motorische (konditionelle) Fähigkeit des Organismus, eine gegebene Leistung langanhaltend aufrechtzuerhalten, ohne körperlich oder geistig zu ermüden. Ausdauer ist somit die psychophysische Ermü-

M. von Gaudecker (✉)
Klinik am Park Lünen – Klinikum Westfalen,
Lünen, Deutschland

M. Dohm
Hochschulen Fresenius,
Idstein, Deutschland

dungswiderstandsfähigkeit, einschließlich der Regenerationsfähigkeit nach ermüdenden Belastungen (Weineck 2007). Eine weitere Definition der Ausdauer von Hottenrott und Neumann beschreibt:

> Die Ausdauer ist eine konditionelle Fähigkeit, die eine belastungsadäquate Energieversorgung des Organismus sichert, ermüdungsbedingte Leistungs- oder Geschwindigkeitsabnahmen bei sportlichen Belastungen verzögert und Einfluss auf die Erholungsfähigkeit nimmt (Hottenrott und Neumann 2010).

J. Steier, A.-K. Rausch-Osthoff (Hrsg.), *Physiotherapie bei chronisch-obstruktiven Atemwegs- und Lungenerkrankungen*, https://doi.org/10.1007/978-3-662-63613-8_35

35.2 Effekte des kardiopulmonalen Ausdauerkapazitätstrainings

Die Ausdauerleistungsfähigkeit steht bei Menschen mit pulmonaler, kardialer oder metabolischer Erkrankung in direktem Zusammenhang mit Morbidität und Mortalität. Hierdurch ergibt sich der Bedarf einer Trainingsintervention innerhalb dieser Patientenpopulation. Durch das Wiedererlangen, dem Erhalt und/oder der Steigerung der aeroben Leitungsfähigkeit können betroffene Patienten ihre Selbstständigkeit und Partizipation wesentlich steigern. Weiterhin stellt die aerobe Ausdauerleistungsfähigkeit eine Grundlage für weitere Formen der Trainingsintervention dar.

Eine amerikanische Empfehlung (Ries et al. 2007) zur praktischen Durchführung der Rehabilitation fasst die Evidenz zur pulmonalen Rehabilitation (PR) bei COPD unter Berücksichtigung von Cochrane-Analysen aus dem Jahre 2006 (Lacasse et al. 2006) und einer weiteren Metaanalyse von Cambach et al. (1999) auf der Basis von randomisierten Therapiestudien mit adäquater Kontrollgruppe wie folgt zusammen:

> Patienten mit stabiler und mindestens mittelschwerer COPD profitieren in klinisch relevantem Umfang von einer multimodalen PR. Die Rehabilitation führt zu einer Verbesserung der Belastungstoleranz mit Zunahme der Gehstrecke, Abnahme der Atemnot und Steigerung der Lebensqualität (Green et al. 2001; Griffiths et al. 2000; Strijbos et al. 1996).

Die Evidenz einer ausdauerorientierten Intervention im moderaten-hohen Intensitätsbereich ist auf höchstem wissenschaftlichem Niveau gesichert. Ein Beispiel hierfür ist die eindeutige Belegung, dass mittels körperlichen Trainings bei COPD-Patienten Leistungsfähigkeit, Ausdauer und periphere Muskelkraft verbessert werden können (Evidenzgrad 1) (Vogelmeier et al. 2007; Haber 2005). Eine Zunahme der Lebensqualität und die Verringerung der Exazerbationsrate ist ein weiterer Effekt des körperlichen Trainings bei COPD-Patienten.

▶ Die Trainingstherapie verbessert nicht nur die Leistungsfähigkeit, sondern führt auch zu einer Linderung von Depressionen, Symptomen der COPD (Dyspnoe) und der Herz-Kreislauf-Funktion (Emery et al. 1998).

Die im Rahmen des National Emphysema Treatment Trials (NETT) durchgeführte Studie bezüglich des Effekts der ambulanten Trainingstherapie bei Patienten mit schwerer COPD (Ries et al. 2005) umfasste 1218 Patienten mit einer durchschnittlichen FEV_1 von 27 % des Sollwertes. Diese trainierten in einem multizentrischen, ambulanten Programm (6–10 Wochen, 16–20 Trainingseinheiten). Die NETT-Studie fand eine klinisch relevante Zunahme der Belastungstoleranz und Lebensqualität, jedoch keine Verbesserung der Lungenfunktion im zeitlichen Rahmen von 6–10 Wochen (Ries et al. 2005). Ein multimodales Training führte selbst bei den schwerstkranken COPD-Patienten im NETT zu einer Verbesserung der 6-Minuten-Gehstrecke (6MWD) um durchschnittlich 33 m (8,3 %).

Durch ein wiederholendes Ausdauertraining kommt es zur Anpassungserscheinung (Adaption) der an der Energiebereitstellung beteiligten lokalen und peripheren Organ- und Signalsysteme sowie zu einer Zunahme der Ausdauerleistungsfähigkeit. Eine entscheidende Anpassung ist die Ökonomisierung des Atemvorgangs. Dies äußert sich bei Belastung von trainierten Personen schon initial durch ein erhöhtes Atemminutenvolumen. Bereits niedrige Intensitäten können sowohl bei gesunden als auch chronisch erkrankten Personen effektiv eingesetzt werden und Anpassungsmechanismen auslösen (Banzer 2017).

35.3 Physiologische Anpassungsprozesse beim Ausdauertraining

Energiebereitstellung

Ausdauer ist die Fähigkeit, möglichst lange anhaltenden Belastungen zu widerstehen und damit Arbeit zu leisten. Muskuläre Arbeit, die damit verbundene Wiederaufnahme von Kalziumionen in das sarkoplasmatische Retikulum und der Betrieb der Natrium-Kalium-Pumpe, benötigt Energie.

▶ Ausdauer kann auch als die Fähigkeit des Körpers verstanden werden, diese Energie bereitzustellen (Hottenrott und Neumann 2010).

Gewonnen wird die Energie im menschlichen Körper durch die Hydrolyse von Adenosintriphosphat (ATP) zu Adenosindiphosphat (ADP) und Phosphat (P).

Die intramuskulären ATP-Speicher sind jedoch auf 5 mmol/kg Muskelmasse begrenzt, was die Energie für eine etwa 2-sekündige maximale Kontraktion liefert (Gleeson und Maughan 2004). Das verbrauchte freie ATP muss daher resynthetisiert werden. Hierfür stehen verschiedene Stoffwechselwege zur Verfügung:

- Kreatinphosphat (PCr) wird zur Resynthese zu Kreatin und Phosphat gespalten. Hierbei entsteht ein neues Molekül ATP. Ein ruhender Muskel hat eine Kreatinphosphatkonzentration von 12–25 mmol/kg und kann über diesen Mechanismus ATP für schnelle und hohe Kraftentwicklungen generieren.
- Der Abbau von Glukose ohne Sauerstoffverbrauch zu Laktat wird als anaerobe laktazide Glykolyse bezeichnet. Durch den Verbrauch eines Moleküls Glukose entstehen hier 2 Moleküle ATP. Das anaerobe laktazide System kann pro Kilogramm Muskelmasse etwa 75 mmol ATP resynthetisieren, was dem 3- bis 4-Fachen des Kreatinphosphatspeichers entspricht (Gleeson und Maughan 2004). Im Vergleich zur Nutzung von Kreatinphosphat besteht die anaerobe Glykolyse aus deutlich mehr Stoffwechselschritten und ist in ihrer Energieproduktionsrate relativ langsam. Sie setzt, stimuliert durch die Muskelkontraktion selbst und die Endprodukte der ATP- und PCr-Hydrolyse, nahezu gleichzeitig mit der Muskelaktivität ein, erreicht ihren Höhepunkt nach etwa 5 s und ermöglicht Muskelarbeit maximaler Intensität über mehrere Sekunden. Allerdings wird hierdurch eine Sauerstoffschuld eingegangen, da das Laktat an einem anderen Ort oder Zeitpunkt unter Sauerstoffverbrauch eliminiert werden muss.
- Der Abbau von Glukose unter Sauerstoffverbrauch zu H_2O und CO_2 wird als aerobe alakta-

zide Glykolyse bezeichnet. Hierbei wird das aus der Glykolyse entstandene Pyruvat nicht in Laktat umgewandelt, sondern dem Citratzyklus zugeführt. In diesem Zyklus wird Pyruvat innerhalb des Mitochondriums schrittweise abgebaut (Gleeson und Maughan 2004; Siegfried 2016). So entstehen aus jedem Glukosemolekül bzw. aus je zwei Pyruvatmolekülen 25 ATP.
- Der Abbau von Fettsäuren wird als Beta-Oxydation bezeichnet und ist, wie der Name verrät, mit dem Verbrauch von Sauerstoff verbunden. Die ATP-Ausbeute pro Fettsäuremolekül ist hier abhängig von dessen Länge. Sie findet ebenfalls im Mitochondrium statt. Es muss erwähnt werden, dass Aminosäuren ebenfalls als Energiequelle genutzt werden können. Über diese Wege kann ATP langsam, aber sehr lange andauernd regeneriert werden (Geißler 2010).

Der respiratorische Quotient (RQ) gibt an, wieviel CO_2 freigesetzt und O_2 aufgenommen wird (Haber 2001). Beim Abbau von Glukose entsteht genauso viel CO_2, wie O_2 verbraucht wird. Werden Fettsäuren abgebaut, entsteht weniger CO_2 im Vergleich zum Sauerstoffverbrauch. Daher gibt der RQ mit Werten zwischen 0,7 (reine Beta-Oxydation) und 1,0 (reine aerobe Glykolyse) die jeweilige Stoffwechsellage an (Tomasits und Haber 2015). Es können bei intensiven Belastungen durch das anfallende Laktat sogar RQ-Werte über 1,0 entstehen. Der RQ allein lässt sich aber nicht zur Trainingssteuerung einsetzen, da er durch Organe und Prozesse außerhalb der Arbeitsmuskulatur beeinflusst wird. Er spiegelt somit die Stoffwechsellage des Gesamtorganismus und nicht alleine der Arbeitsmuskulatur wieder.

35.3.1 Die Rolle des Laktates

Brooks et al. beschreiben in ihrer Arbeit aus dem Jahr 2000 die Rolle des Laktats im Stoffwechsel wie folgt:

> The shuttling of lactate through the interstitium and vasculature provides a significant carbon source for oxidation and gluconeogenesis during rest and exercise (Brooks 2000).

Die Laktat-Shuttle-Theorie

Laktat entsteht in der Skelettmuskulatur, v. a. in Typ-IIb-Fasern, die größere Mengen an Glukose unter Sauerstoffverbrauch verstoffwechseln. Es werden drei mögliche Ursachen bezüglich der Laktatproduktion diskutiert (Spriet et al. 2000).

1. Laktat entsteht unter O_2-Mangelbedingungen in der Muskulatur, um das aus der Glykolyse stammende Pyruvat oxidieren zu können. So wird eine Sauerstoffschuld eingegangen und das Laktat muss in Ruhe wieder eliminiert werden (Hill et al. 1924).
2. Die Enzyme des oxidativen Systems nehmen mit zeitlicher Verzögerung zur Belastung ihre Tätigkeit auf. So entsteht zu Beginn einer intensiven aeroben Belastung mit 60–100 % der maximal möglichen Sauerstoffaufnahme ein kurzer Anstieg der Laktatkonzentration im Blut.
3. Laktat entsteht zwangsläufig als Nebenprodukt der Glykolyse, da das hierfür verantwortliche Enzym, die Laktatdehydrogenase (LD), substratgesteuert arbeitet. Das heißt, je mehr Pyruvat am Ende der Glykolyse anfällt, desto mehr Laktat entsteht. Daher wird auch unter Anwesenheit von Sauerstoff immer ein Teil des Pyruvats zu Laktat umgesetzt (Spriet et al. 2000).

Lange wurde davon ausgegangen, dass Laktat passiv mittels Diffusion transportiert wird. Es wird jedoch mittels des proteinbasierten Monocarboxylat-Transporters (MCT) verteilt. Die Dichte der MCT korreliert hierbei mit der oxidativen Aktivität der Zelle. Sie sind daher v. a. in Herzmuskelzellen oder oxidativ ausgelegten Skelettmuskelzellen exprimiert. Je mehr MCT vorhanden sind, desto mehr verbessert sich die Laktattransportfähigkeit der Zelle (Bonen et al. 1998).

So ist es beispielsweise möglich, Laktat zwischen glykolytisch und oxidativ arbeitenden Zellen innerhalb eines Muskels ohne Umweg über das Blut auszutauschen. Glykolytische Fasern produzieren Laktat im Rahmen der anaeroben Glykolyse und oxidative Fasern nutzen es unter Sauerstoffverbrauch zur Glukoneogenese (Brooks 2002). So ist nachvollziehbar, dass Laktat auch als Energieträger gesehen werden kann, dessen Verwendung die Glukosevorräte des Organismus schont.

Laktat kann über das Blut, aber auch zwischen Organen transportiert werden. Bestimmte Organe sind besonders zur Elemination des Laktates geeignet. Sobald die Butlaktatkonzentration ansteigt, nutzt das Herz beispielsweise Laktat, um 60 % des eigenen Energiebedarfs zu decken (Gertz et al. 1988). Aus Gründen der Übersicht wird hier auf die Darstellung der intrazellulären Vorgänge verzichtet.

▶ Intensives Ausdauertraining erhöht den Gehalt an Monocarboxylat-Transporter (MCT) im Skelettmuskel und somit dessen Laktattransportfähigkeit, extensives Training erhöht den MCT-Gehalt im Herzen (Bonen 2000; Stanley 1991).

Konsequenzen aus der Laktat-Shuttle-Theorie

In Zusammenhang mit den Erkenntnissen der Laktat-Shuttle-Theorie ergeben sich für Schwellwertkonzepte folgende Konsequenzen:

- Blutlaktatkonzentrationen werden nicht nur durch die Glykolyserate, sondern auch durch die Effizienz des Laktattransports reguliert.
- Training führt zur Verbesserung der Laktattransportkapazität verschiedener Gewebe und damit zur Verbesserung deren Pufferkapazität.
- Eine spezifische anaerobe Schwelle festzulegen, erscheint wenig sinnvoll. Die Muskulatur arbeitet nie ausschließlich anaerob und es gibt mehrere Zeitabschnitte in der Laktatleistungskurve, in denen die Laktatproduktion die Elemination überschreitet.
- Es gilt zu beachten, dass die Schwellen nicht einheitlich definiert sind. Im englischsprachigen Raum wird mit „anaerobic threshold" der erste Anstieg der Laktatkonzentration im Blut bezeichnet (Wasserman 1984). Im deutschsprachigen Raum bezieht sich die Lakatatschwelle

bei 4 mmol nach Mader auf den Übergang von rein aerober zu teilweise anaerober-laktazider Energiebereitstellung, um die sportartspezifische Ausdauerleistungsfähigkeit im Labor zu beurteilen (Mader et al. 1976).

- Pedersen et al. konnten zeigen, dass Laktat einen positiven Effekt auf die Leistung eines ermüdeten Muskels hat. Laktat beeinflusst dabei positiv die Aktivität von Cl^--Kanälen, die essenziell zur Aufrechterhaltung der Aktionspotenziale für die Muskelkontraktion sind (Pedersen 2004).
- Die bisher als negativ erachtete Azidose reduziert die Cl-Permeabilität und vermindert damit die Reizschwelle für ein Aktionspotenzial (Pedersen 2004).
- Laktat ist nicht geeignet, um muskuläre Ermüdung objektiv messbar zu machen. Es konnte gezeigt werden, dass Laktat sogar positive Einflüsse auf die Leistung eines ermüdeten Muskels hat. Die Aktivität von Cl-Kanälen, die zur Reizübertragung von Aktionspotenzialen notwendig sind, wird beispielsweise positiv beeinflusst (Pedersen 2004). Sinnvoller scheint hier die Akkommodation von extrazellulären K^+-Ionen zu sein, da dies eine ineffiziente Freisetzung Ca^{2+}-Ionen in der Muskulatur nach sich zieht (Juel 1997).
- Laktat hat eine pseudohormonelle Wirkung: die Migration von Endothelzellen und die Aktivität von Matrixproteinasen wird bei Akkommodation von Laktat verstärkt (Beckert et al. 2006). Beides sind Voraussetzungen zur Gefäßneubildung. Im Gegensatz zur schweren Hypoxie entfällt bei reinem Anstieg der Laktatkonzentration jedoch die hemmende Wirkung auf die Kollagensynthese, die zur Angiogenese essenziell ist (Hunt et al. 2007).

35.3.2 Differenzierung der Ausdauer

Die Ausdauer lässt sich in ihrer Erscheinungsform in unterschiedliche Arten und Formen gliedern, die im Folgenden übersichtlich dargestellt werden und im Anschluss spezifisch beschrieben werden.

> **Arten und Formen der Ausdauer (Weineck 2007)**
> - Kurz-, Mittel- und Langzeitausdauer (Zeitdauer der Belastung)
> - Allgemeine und lokale Ausdauer (anhand der beteiligten Muskulatur)
> - Aerobe und anaerobe Ausdauer (muskuläre Energiebereitstellung)
> - Arbeitsweise der Skelettmuskulatur (dynamisch und statisch)
> - Allgemeine und spezielle Ausdauer (Sportartspezifität)

Kurz-, Mittel- und Langzeitausdauer

Die Energiebereitstellung über den oxidativen bzw. anaeroben Weg läuft in der Praxis nie völlig getrennt voneinander ab. Daher ist eine Unterteilung der allgemeinen Ausdauer in Kurz-, Mittel- und Langzeitausdauer sinnvoll (Skinner und MCLellan 1980).

Kurzzeitausdauer Im Bereich der Kurzzeitausdauer liegt ein hauptsächlich anaerober Stoffwechsel vor, der mit maximaler Ausdauerbelastung zeitlich bis zu 2 min toleriert werden kann. Hier sind v. a. die lokalen intrazellulären Stoffe Energielieferanten. Die Kurzzeitausdauer stellt daher v. a. die Stoffwechselkapazität der anaeroben Enzyme und deren Toleranz gegenüber laktatbedingtem sauren Umgebungsmilieu dar.

Mittelzeitausdauer Die Mittelzeitausdauer zeichnet sich durch eine gemischte Stoffwechsellage aus. Die aerobe Stoffwechselkapazität ist hier perfusionsbedingt limitierend. So kann eine Belastung im Bereich von 2–8 min toleriert werden.

Langzeitausdauer Belastungen über 8 min werden der Langzeitausdauer zugeordnet. Es liegt hauptsächlich die oxidativen Energiegewinnung vor. Diese lässt sich in drei Teilabschnitte unterteilen:

- Bei Belastung bis zu einer halben Stunde werden vorwiegend Kohlenhydrate genutzt. Die Energiegewinnung findet hauptsächlich lokal in der Arbeitsmuskulatur statt.

- Im zweiten Abschnitt werden zunehmend auch Fettsäuren verstoffwechselt.
- Ab 1 h Belastungszeit folgt der dritte Abschnitt. Hier werden hauptsächlich Fettsäuren verstoffwechselt. So können die Glykogenvorräte der Muskulatur und der Leber geschont und der Blutzuckerspiegel konstant gehalten werden. Der individuelle Trainingszustand ist hierbei entscheidend darüber, bis zu welcher Belastungsintensität vorwiegend Fettsäuren zur ATP-Synthese genutzt werden können (Weineck 2007).

Entsprechend dieser Einteilung lässt sich die Energiebereitstellung ebenfalls in drei Phasen einteilen.

- Phase I aerobe Phase,
- Phase II aerob-anaerobe Phase,
- Phase III anaerobe Phase.

Dieses Modell wird durch die Laktat-Shuttle-Theorie unterstützt (Hofmann 2007). Der Muskel wird nicht mehr als ausschließlicher Laktatproduzent, sondern auch als dessen Verbraucher gesehen. Möglich ist dies über die Laktatdehydrogenase, die als Enzym auch im Muskel Laktat wieder zurück in Pyruvat umwandeln kann (Weicker 1994), und die Tatsache, dass Laktat per Glykoneogenese in Glykogen überführt werden kann (Donovan und Pagliassotti 2000). Sogar während einer Belastung werden bis zu 25 % des Laktates durch die Glykoneogenese und nur 75–80 % durch Oxidation eliminiert (Brooks 2000).

Phase I: Das in der Arbeitsmuskulatur gebildete Laktat kann noch innerhalb der Zelle verstoffwechselt werden. Daher ist hier noch kein Anstieg der entsprechenden Konzentration im Blut zu messen. So können 45 % der Maximalleistung generiert werden (Pokan et al. 2013).

Phase II: Übersteigt die Belastung die 45-%-Grenze, kann die Muskelzelle das generierte Laktat nicht mehr selbst abbauen und gibt dieses in das Blut ab. Der erste Anstieg der Laktatkonzentration über den Ruhewert hinaus, wird als aerobe Schwelle oder auch als Lactate Turn Point (LTP1) bezeichnet. Die Laktatkonzentration steigt mit zunehmender Belastungsinten-

sität und Dauer an. Wenn die Belastung länger als 8 min andauert, stagniert der Laktatwert auf einem konstanten Niveau. Diese Stagnation ist dadurch begründet, dass der gesamte Organismus an dem Abbau von Laktat beteiligt ist und Laktatproduktion und Elemination im Gleichgewicht stehen. Die höchste Belastungsintensität, bei der dieser Zustand gegeben ist, wird als Maximal Lactate Steady State (MLSS) bezeichnet. Ein erneuter Anstieg des Laktatwertes nach dem MLSS wird als Lactate Turn Point 2 (LTP2) bezeichnet und markiert das Ende der Phase 2 (Hofmann et al. 1997; Hofmann 2007; Pokan et al. 2013).

Phase III: Hier ist der gesamte Organismus damit überfordert, das anfallende Laktat oxidativ zu verstoffwechseln. Daher steigt dessen Konzentration im Blut exponentiell an. Wird die Intensität der Belastung nicht wieder reduziert, kann diese nicht dauerhaft toleriert werden (Pokan et al. 2013).

Allgemeine Ausdauer und lokale Ausdauer

Die lokale und allgemeine Ausdauer wird anhand des Anteils der eingesetzten Muskulatur differenziert. Bei der lokalen Ausdauer ist weniger als 1/6 bis 1/3 der gesamten Muskelmasse beteiligt. Dies umfasst Bewegungen nur im Fuß-, Knie-, Hand- oder Ellenbogengelenk einer Körperseite (Banzer 2017). In dieser Größenordnung der beanspruchten Muskulatur ist die Leistungsfähigkeit eines gesunden kardiopulmonalen Systems nicht relevant (Zintl und Eisenhut 2004). Leistungsbegrenzend für die lokale Ausdauer sind in erster Linie Faktoren der beanspruchten Muskeln, wie z. B. die Größe des Phosphat- und Glykogenspeichers (Graf et al. 2012; Hollmann und Strüder 2009).

Die allgemeine Ausdauer unter Einsatz von über 1/6 bis 1/3 der gesamten Skelettmuskulatur ist als Ausdauerleistungsfähigkeit definiert, die durch die Kapazität des Herz-Kreislauf-, Atmungs- und Stoffwechselsystems limitiert ist (Gollner 1991; Radlinger et al. 1998).

Aerobe Ausdauer und anerobe Ausdauer

In der Sekundärprävention ist das primäre Ziel des aeroben Ausdauertrainings die Reduzierung der kardiovaskulären Morbidität und Mortalität. Die Steigerung der symptomlimitierten körperlichen Belastbarkeit ist das sekundäre Ziel (Bjarnason-Wehrens et al. 2009). Anhand der zur Verfügung stehenden Substrate zur Energiegewinnung wird dabei die extensive von der intensiven aeroben Ausdauer unterschieden.

Bei der anaeroben Ausdauer erfolgt die ATP-Resynthese ohne O_2. Energiereiche Moleküle werden hierbei abgebaut bzw. gespalten, um höhere Umsatzraten in der Energiegewinnung zu erreichen, wodurch eine Zunahme der Leistungsfähigkeit ermöglicht wird. Diese Form der Energiebereitstellung findet statt, wenn durch die oxidative Synthese der Bedarf nicht mehr abgedeckt werden kann, also bei Belastungen über der anaeroben Schwelle.

Dynamische Ausdauer und statische Ausdauer

Anhand der Arbeitsweise der Skelettmuskulatur wird zwischen der statischen und dynamischen Ausdauer differenziert. Hierbei findet bei der dynamischen Arbeitsweise ein Wechsel zwischen Konzentrik und Exzentrik (Anspannung/Entspannung) statt, während bei der statischen Ausdauer körperliche Belastungen gehalten werden. Der Unterschied zwischen diesen Formen der Ausdauerbelastung liegt in der Energiebereitstellung, da mit zunehmendem statischen Arbeitsanteil der Muskelinnendruck die Blut- und Sauerstoffzufuhr drosselt. Bei der statischen Arbeitsweise der Skelettmuskulatur kommt es bereits bei 15 % der maximalen Muskelanspannung zur Komprimierung der Gefäße, wodurch die Durchblutung behindert wird. Ab einer Kraftbeanspruchung von ca. 50 % kommt es zum vollständigen Stopp der Durchblutung (Zintl und Eisenhut 2004).

Sofern eine Muskelanspannung unter 15 % der maximalen isometrischen Stärke vorliegt und die Durchblutung nicht beeinträchtigt ist, findet der Stoffwechsel aerob statt und es liegt eine aerobe Ausdauerbeanspruchung vor. Bei einer Kontraktionsstärke von 15–50 % kann der Stoffwechsel aerob als auch anaerob stattfinden. Bei einer Intensität der Muskelanspannung über 50 % der maximalen isometrischen Kraft handelt es sich um eine anaerobe Ausdauerbelastung (Hollmann und Strüder 2009).

Spezifische und unspezifische Ausdauer

Die spezifische Ausdauer ist die Fähigkeit, eine bestimmte Form von Bewegung oder Belastung über einen längeren Zeitraum ausführen zu können. Ein Schwimmer mit hoher Ausdauerfähigkeit ist somit nicht zwangsläufig ein ausdauernder Fahrradfahrer (Zalpour 2010). Die Gestaltung der spezifischen Ausdauer orientiert sich somit an den Anforderungen einer speziellen Sportart oder Alltagssituation. Die unspezifische Ausdauer kann auch als Grundlagenausdauer bezeichnet werden. Sie ist sportartunabhängig und durch längere Belastungen sowie den Einsatz großer Muskelgruppen charakterisiert. Die Grundlagenausdauer ist die Voraussetzung zur Durchführung von Ausdauersportarten und ermöglicht, längere Streckenlängen in aerober Stoffwechsellage durchzuhalten (Neumann et al. 2001).

35.4 Respiratorische Anpassungsmechanismen

Die in der Lungenfunktionsuntersuchung geprüften Werte verändern sich durch ein kardiopulmonales Ausdauertraining nur in begrenztem Umfang. Dennoch konnten deutliche Leistungszuwächse sowohl bei gesunden als auch bei lungenerkrankten Trainierenden festgestellt werden. Es konnte gezeigt werden, dass Trainingsprogramme im Rahmen einer pneumologischen Rehabilitation zu einer Verbesserung des maximal tolerierbaren Widerstands auf dem Fahrradergometer (Vmax), der maximalen Sauerstoffaufnahmekapazität (Peak VO_2) und der 6-Minten-Gehstrecke führen (Gaine und Rubin 1998; Meyer et al. 2005; de Man et al. 2006; Bauer et al. 2007). Daher müssen diese anders begründet sein.

Eine der wichtigsten Anpassungen ist die Ökonomisierung des Atemvorgangs. Dies äußert sich bei Belastung von trainierten Personen schon initial durch ein erhöhtes Atemminutenvolumen. Der Atemgrenzwert, also das Produkt aus Atemzugvolumen und Atemfrequenz, kann beispielsweise bei gesunden Männern mittleren Alters von 160 l/min auf 400 l/min gesteigert werden (Hollmann und Hettinger 1990). Allerdings ist zu beachten, dass auch bei maximaler körperlicher Belastung nur etwa 75 % des Atemgrenzwertes erreicht werden.

Daher ist die Ventilation kein limitierender Faktor. Limitierend wirkt hier v. a. die Atemarbeit. Durch Training wird der Sauerstoffbedarf der Atemmuskulatur reduziert. Dieser Effekt lässt sich auch durch ein isoliertes Atemmuskeltraining erreichen.

Inspiration

Die muskuläre Arbeit bei Inspiration wird durch das Zwerchfell geleistet, welches beispielsweise durch die Mm. intercostales externi, den M. sternocleidomastoideus und die Mm. scaleni unterstützt wird. In Ruhe sorgt das Zwerchfell etwa für 50 % des Inspirationsvolumens. Steigt die Belastung, steigt die Aktivität des Zwerchfells annähernd proportional an. Dies konnte in Studien mittels Oberflächenmyografie belegt werden (Bye et al. 1984).

Exspiration

Die genauen Abläufe bei der Ausatmung lassen sich schwer ermitteln (Dempsey et al. 1996). Die Eigenelastizität der Lunge sorgt in Ruhe dafür, dass bei nachlassender Aktivität der Inspirationsmuskulatur die Luft aus der Lunge entweicht. Dies kann hauptsächlich durch die Aktivität folgender Muskeln auch weiter gefördert werden:

- M. rectus abdominalis,
- M. obliquus internus et externus,
- M. transversus abdominalis.

35.4.1 Dosis-Wirkungs-Zusammenhang

Die Ausdauerleistungsdosis wird durch den Energieumsatz (Produkt aus Intensität und kumuliertem Umfang) bestimmt und ist die entscheidenste Einflussgröße auf den Ausdauertrainingseffekt (Lee 2007; Thiel et al. 2012). Intensivere Trainingsbelastungen versprechen daher größere Effekte auf die Gesundheit und den Fitnesszustand. Niedrige bis moderate Belastungen bieten jedoch ein reduziertes kardiales und muskuloskelettales Risiko. Gerade bei Patienten mit kardialen und respiratorischen Erkrankungen, die zu einer reduzierten Belastbarkeit führen, ist ein Training mit moderater Belastung zu präferieren (American College of Sports Medicine et al. 2010).

Werden das intensive und das moderate Ausdauertraining jeweils so lange durchgeführt, dass insgesamt ein annährend vergleichbarer Energieumsatz entsteht (beispielsweise 1,0 h Laufen mit 8 km/h 2 h Walking mit 4 km/h gegenübergestellt), lassen sich ähnliche Trainingseffekte erzielen. Jedoch ist ein hochdosiertes Ausdauertraining geringfügig effektiver (American College of Sports Medicine et al. 2010). Die Ausdauerleistungsfähigkeit kann nach einer Eingewöhnungsphase an das Training bereits durch 2–3 >30-minütige Trainingseinheiten moderater Intensität pro Woche erheblich verbessert werden (Gibala et al. 2012; Milanović et al. 2015). Durch eine Metaanalyse von Huang et al. (2015) zur optimalen Trainingsgestaltung nach der Dauermethode konnte gezeigt werden, dass inaktive Senioren die größten Adaptionen erzielen, wenn das Ausdauertraining wie folgt durchgeführt wird:

- 3–4 Trainingseinheiten pro Woche,
- Dauer einer Trainingseinheit 40–50 min,
- Intensität von 66–73 % der Herzfrequenzreserve (HRR = maximale Herzfrequenz minus Ruheherzfrequenz).

▶ Das Programm zur Erreichung gesundheitsbezogener Endpunkte muss auf die individuellen Leistungslimitierungen des Patienten abgestimmt werden. Die Auswahl der Belastungsform hängt von Beeinträchtigungen der alveolären Ventilation, der Diffusion, des Herz-Kreislauf-Systems, der peripheren Muskulatur und der Atemmuskeln sowie von weiteren Krankheitsbildern, Alter, Leitungsfähigkeit und Dauer des bisherigen Trainings ab (Kesaniemi et al. 2001; Thiel et al. 2012).

35.5 Indikationen zur pneumologischen Rehabilitation

Die Indikation zur pneumologischen Rehabilitation lässt sich in eine allgemeine und spezielle unterteilen, die nachfolgend übersichtlich dargestellt werden:

Allgemeine Indikationen

Generell besteht eine Indikation zur pneumologischen Rehabilitation, wenn Krankheitssymptome trotz adäquater Behandlung dauerhaft Teilhabe und Aktivitäten des privaten, öffentlichen und/oder beruflichen Lebens erschweren (Richtlinien des Gemeinsamen Bundesausschusses 2004).

Dies gilt auch für Patienten mit Langzeitsauerstofftherapie oder nach akuten Exazerbationen. Es konnte gezeigt werden, dass durch eine pulmonale Rehabilitation die Anzahl der Exazerbationen und die jeweils notwendige Dauer der stationären Behandlung pro Exazerbation reduziert werden (Fernández et al. 2009; National Institute for Health and Care Excellence 2014). Raucher schließen seltener Rehabilitationsprogramme vollständig ab, profitieren aber auch von diesen (Young et al. 1999).

Die positiven Effekte konnten sowohl im stationären als auch im ambulanten Bereich belegt werden (Lacasse et al. 2001; Maltais 2008).

Spezielle Indikationen

Die Deutsche Gesellschaft für Pneumologie und Beatmungsmedizin e. V. (DGP) beschreibt in ihrer S2k-Leitlinie zur Diagnostik und Therapie von Patienten mit chronisch-obstruktiver Bronchitis und Lungenemphysem (COPD) folgende spezielle Indikationen für die pneumologischen Rehabilitation (Vogelmeier et al. 2018):

- alltagsrelevante, persistierende COPD-Symptome (American Association of Cardiovascular and Pulmonary Rehabilitation 1997),
- Gefährdung der Erwerbsfähigkeit (Verband deutscher Rentenversicherungsträger 1991; Bundesversicherungsanstalt für Angestellte 2004),
- drohende Pflegebedürftigkeit (Medizinischer Dienst der Spitzenverbände der Krankenkassen 2001),
- altersrelevante, psychosoziale Krankheitsfolgen (Depressionen, Angst, Rückzugstendenz),
- Notwendigkeit von rehaspezifischen, nichtmedikamentösen Therapieverfahren, wenn diese ambulant nicht in erforderlichem Umfang erfolgen können, z. B. körperliches Training, Physiotherapie, Patientenschulung und psychosoziale Hilfen.

35.6 Leitlinienempfehlung zum Ausdauerkapazitätstraining

Die Empfehlungen zum körperlichen Training beinhalten eine Frequenz von einem wöchentlichen bis hin zu einem täglichen Training. Die Trainingsdauer sollte zwischen 10–90 min liegen und bei ca. 50 % der maximal tolerierten Sauerstoffaufnahme liegen. Die optimale Dauer eines gesamten Trainingsprogramms konnte bisher nicht ermittelt werden. Allerdings zeigte sich, dass die Effekte bei 28 oder mehr Trainingseinheiten größer sind als bei kürzeren Perioden (Lacasse et al. 1996).

Komponenten des Trainings sind Kraft, Ausdauer, Beweglichkeit und Koordination. Beim Ausdauertraining wird eine Belastung von 60–80 % der symptomlimitierten Maximalbelastung empfohlen. Es kann als Dauer- oder Intervallmethode konzipiert sein, wobei letzteres besser für schwer beeinträchtigte Patienten mit evtl. Komorbiditäten zu tolerieren ist (Puhan et al. 2006; Vogiatzis et al. 2002). Die Muskulatur der oberen Extremitäten gleichzeitig mit anderen Muskelgruppen zu trainieren, stellt besonders bei Patienten mit Komorbiditäten bzw. ausgeprägten Symptomatiken eine Schwierigkeit dar. Dennoch kann das isolierte Training der Arme empfohlen werden (Lötters et al. 2002; Magadle et al. 2007; O'Brien et al. 2008). Das Training der Inspirationsmuskulatur kann zusätzlich positive Effekte erbringen (Lötters et al. 2002; Magadle et al. 2007; O'Brien et al. 2008). Eine signifikante Verbesserung der Gehstrecke im 6-Minuten-Gehtest konnte zudem nach der Durchführung eines Ganzkörpervibrationstrainings im Rahmen der pneumologischen Reha belegt werden (Gloeckl et al. 2012; Pleguezuelos et al. 2013).

In Tab. 35.1 werden Trainingsbereiche mit entsprechenden Steuerungsvariablen für ein dynamisches Ausdauertraining beschrieben.

Tab. 35.1 Trainingsbereiche mit Angabe entsprechender Steuerungsvariablen für ein Ausdauertraining: Steuerung der Intensität dynamischen Ausdauertrainings. (American College of Sports Medicine et al. 2010; Gibala et al. 2012; Mezzani et al. 2012)

	Leistung an der aeroben und zur anaeroben Schwelle	Maximale aerobe Leistung	Herzfrequenzreserve (HRR) (Karvonen-Formel[a])	Anstrengungsempfinden (Rating of Perceived Exertion, RPE)
	Geschwindigkeit (km/h) oder Leistung (Watt)	Geschwindigkeit (km/h) oder Leistung (Watt)	Schläge/min	Borg-Skala (6–20)
Leichte/regenerative Dauermethode; Aufwärmen, Cooldown	Unterhalb der aeroben Schwelle	30–40 %	30–40 % HRR	Borg 11 („leicht")
Moderate Dauermethode	Oberhalb der aeroben Schwelle	40–60 %	40–60 % HRR	Borg 13 („etwas anstrengend")
Intensive Dauermethode (High Intensity Training)	Knapp unterhalb und im Bereich der anaeroben Schwelle	60–75 %	60–75 % HRR	Borg 15 („anstrengend"/ „schwer")
Intensive Intervallmethode (High Intensity Interval Training)	An oder über der anaeroben Schwelle	75–95 % (Belastung) und 20–60 % (Pause)	75–95 %HRR (eingeschränkt nutzbar)	Borg 13 („etwas anstrengend") bis 17 („sehr anstrengend")
Tabata-Methode (Low Volume High Intensity Interval Training)	Nicht schwellenbasiert gesteuert	150–200 % (Belastung) und 0 % (Pause)	Nicht herzfrequenzgesteuert	Borg 17 ("sehr anstrengend") bis 20 („maximal anstrengend")

[a]Herzfrequenzreserve bezeichnet die Differenz zwischen Ruheherzfrequenz und maximaler Herzfrequenz. Die Steuerung der Intensität relativ zur Herzfrequenzreserve, die genauer ist als eine Orientierung nur an der maximalen Herzfrequenz, wurde zuerst vom finnischen Physiologen Martti Karvonen publiziert

35.7 Sauerstoffgabe unter Belastung

Bei Patienten, bei denen es während körperlicher Belastung zu einer Hypoxämie kommt, ist ein körperliches Ausdauertraining mithilfe einer kontinuierlichen Sauerstoffzufuhr unter Belastung erforderlich. Ausgeprägte Diffusionsstörungen, ventilatorische Beeinträchtigungen oder starke Störungen des Ventilations-Perfusions-Verhältnisses im Verlauf der COPD stellen potenzielle Ursachen für diese Problematik dar (Halle et al. 2008). Allerdings sind die derzeitigen Kriterien für die Grenzwerte einer interventionsbedürftigen Hypoxämie uneinheitlich. Als klinisch relevante Faktoren für eine Sauerstofftherapie gilt eine Absenkung der Sauerstoffsättigung unterhalb von 88 % bzw. 90 % oder ein relativer Abfall der Sauerstoffsättigung zwischen 2–5 % unter Belastung (Stoller et al. 2010). Trotz uneinheitlicher Kriterien für Grenzwerte erscheint eine Sauerstoffgabe bei belastungsinduzierter Hypoxämie vorteilhaft, z. B. im Rahmen eines körperlichen Trainings. So wird der Sauerstofftransport zur Skelettmuskulatur hierdurch verbessert und die Ermüdung der Skelettmuskulatur verzögert. In Bezug auf die Belastungsdyspnoe hat eine präventive Sauerstoffapplikation vor einer körperlichen Belastung allerdings keinen Effekt (Nandi et al. 2003; Lewis et al. 2003; Pfeifer 2006).

▶ Bei COPD-Patienten kann eine Sauerstoffgabe laut mehreren Cross-over-Studien dazu führen, dass die Belastungstoleranz signifikant erhöht wird und sowohl die Atemfrequenz als auch die dynamische Lungenüberblähung reduziert werden (Somfay et al. 2001; Jarosch et al. 2017).

Eine Sauerstofftherapie, die ausschließlich während der körperlichen Belastung stattfindet, sollte laut der British Thoracic Society erst bei Nachweis einer dadurch gesteigerten körperlichen Leistungsfähigkeit erfolgen (Evidenzgrad B) (Hardinge et al. 2015; Magnet et al. 2017)

Für die Implementierung einer Langzeitsauerstofftherapie (LTOT) bei anderen chronischen Erkrankungen (z. B. interstitielle Lungenerkrankungen, Mukoviszidose, Lungenfibrose), die mit dem Auftreten einer Hypoxämie unter körperlicher Belastung einhergehen, liegen keine ausreichenden Daten vor. Trotz fehlender Evidenz wird daher eine Sauerstoffverordnung analog zur COPD empfohlen (Hardinge et al. 2015). Jedoch kann COPD-Patienten, die auch unter Belastung eine Normoxämie haben, aufgrund der fraglichen Effektivität sowie dem Ressourcenaufwand und der möglicherweise auftretenden psychischen Belastung keine Sauerstoffgabe bei körperlicher Belastung empfohlen werden (Hardinge et al. 2015).

▶ **Cave**
Liegt die Hypoxämie einem echten bzw. anatomischen Rechts-Links-Shunt (z. B. durch Atelektasen und/oder Infiltrate) zugrunde, kann der p_aO_2 durch eine Erhöhung der Sauerstoffkonzentration in der Inspirationsluft (F_iO_2= inspiratorischer Sauerstoffgehalt) nicht auf normale Werte gebracht werden.

Die Sauerstoffgabe wird bis zu 5 min nach Beendigung des Ausdauertrainings weitergeführt. Bei Erreichen der Normalwerte wird die O_2-Gabe eingestellt. Sollte eine Langzeitsauerstofftherapie angezeigt sein, kann diese nach einem Zeitraum von 5 min auf eine niedrigere Ruheflussrate reduziert werden (Van Gestel et al. 2014).

35.8 Kontraindikationen

Red Flags: Kontraindikationen für körperliche Belastung
Generell wird empfohlen, Belastungen zu vermeiden, die zu Dyspnoe, thorakalen Schmerzen oder Schwindel/Synkopen führen. Eine körperliche Belastung sollte erst nach ärztlicher Abklärung durchgeführt werden. Komorbiditäten wie

- koronare Herzkrankheit (KHK),
- arterielle oder pulmonale Hypertonie,
- kortisoninduzierter Diabetes mellitus und
- Osteoporose

machen eine Trainingsmodifikation und die Verwendung besonderer Vorsichts- oder Überwachungsmaßnahmen notwendig (Halle et al. 2008).

Kontraindikationen und Abbruchkriterien für die körperliche Belastung von COPD-Patienten sind in der folgenden Übersicht zusammengefasst (Van Gestel et al. 2014).

Kontraindikationen/Abbruchkriterien für körperliche Belastung

- Symptomatische/dekompensierte koronare Herzkrankheit
- Schwindel/Synkopen
- Starke Kurzatmigkeit/Dyspnoe
- Starke Ermüdung (Fatigue)
- Schwergradige Hypoxämie (p_aO_2 <50 mmHg, S_aO_2 <80 %)
- Allgemeines Unwohlsein
- Angina pectoris, thorakale Schmerzen
- Veränderungen im EKG/kardiovaskuläre Auffälligkeiten
- Pulmonale Hypertension (PH) in Ruhe (PAPmittel >20 mmHg)
- Arterielle Hypertonie (>250 mmHg systolisch; >120 mmHg diastolisch)
- Halsvenenstauung
- Beinödem als Folge einer Rechtsherzinsuffizienz (PH)

Literatur

American College of Sports Medicine, Thompson WR, Gordon NF, Pescatello LS (2010) ACSM's guidelines for exercise testing and prescription, 8. Aufl. Lippincott Williams & Wilkins, Philadelphia

Banzer W (Hrsg) (2017) Körperliche Aktivität und Gesundheit. © Springer-Verlag, Berlin/Heidelberg. https://doi.org/10.1007/978-3-662-50335-5_6

Bauer R, Dehnert C, Schoene P et al (2007) Skeletal muscle dysfunction in patients with idiopathic pulmonary arterial hypertension. Respir Med 101:2366–2369

Beckert S, Farrahi F, Aslam RS, Scheuenstuhl H, Königsrainer A, Hussain MZ, Hunt TK (2006) Lactate stimulates endothelial cell migration. Wound Repair and Regeneration 14(3):321–324. https://doi.org/10.1111/j.1743-6109.2006.00127.x

Bjarnason-Wehrens B, Schulz O, Gielen S, Halle M, Dürsch M, Hambrecht R, Lowis H, Kindermann W, Schulze R, Rauch B (2009) Leitlinie körperliche Aktivität zur Sekundärprävention und Therapie kardiovaskulärer Erkrankungen. Clinical Research in Cardiology Supplements 4(S3):1–44. https://doi.org/10.1007/s11789-009-0078-8

Bonen A (2000) Lactate transporters (MCT proteins) in heart and skeletal muscles. Medicine & Science in Sports & Exercise 32(4):778–789. https://doi.org/10.1097/00005768-200004000-00010

Bonen A, McCullagh KJA, Putman CT, Hultman E, Jones NL, Heigenhauser GJF (1998) Short-term training increases human muscle MCT1 and femoral venous lactate in relation to muscle lactate. American Journal of Physiology-Endocrinology and Metabolism 274(1):E102–E107. https://doi.org/10.1152/ajpendo.1998.274.1.e102

Brooks GA (2000) Intra- and extra-cellular lactate shuttles. Medicine & Science in Sports & Exercise 32(4):790–799. https://doi.org/10.1097/00005768-200004000-00011

Brooks GA (2002) Lactate shuttles in nature. Biochemical Society Transactions 30(1):A10. https://doi.org/10.1042/bst030a010

Bundesversicherungsanstalt für Angestellte (BfA) (2004) Leitlinien zur Rehabilitationsbedürftigkeit bei Krankheiten der Atmungsorgane – für den Beratungsärztlichen Dienst der BfA

Bye PTP, Esau SA, Walley KR et al (1984) Ventilatory muscles during exercise in air and oxygen in normal men. J Appl Physiol 56:464–471

Cambach W, Wagenaar RC, Koelman TW, van Keimpema AR et al (1999) The long-term effects of pulmonary rehabilitation in patients with asthma and chronic obstructive pulmonary disease: a research synthesis. Arch Phys Med Rehabil 80:103–111

Dempsey JA, Adams L, Ainsworth DM et al (1996) Airway, lung, and respiratory function during exercise. In: Rowell LB, Shepherd JT (Hrsg) Exercise: regulation and integration of multiple systems. Oxford University Press, New York, S 448–514

Donovan CM, Pagliassotti MJ (2000) Quantitative assessment of pathways for lactate disposal in skeletal muscle fiber types. Med Sci Sports Exerc 32(4):772–777. https://doi.org/10.1097/00005768-200004000-00009. PMID: 10776896

Emery CF, Schein RL, Hauck ER, MacIntyre NR (1998) Psychological and cognitive outcomes of a randomized trial of exercise among patients with chronic obstructive pulmonary disease. Health Psychol 17:232–240

Fernández AM, Pascual J, Ferrando C, Arnal A, Vergara I, Sevila V (2009) Home-Based Pulmonary Rehabilitation in Very Severe COPD. Journal of Cardiopulmonary Rehabilitation and Prevention 29(5):325–331. https://doi.org/10.1097/hcr.0b013e3181ac7b9d

Gaine SP, Rubin LJ (1998) Primary pulmonary hypertension. Lancet 352:719–725

Gertz EW, Wisneski JA, Stanley WC, Neese RA (1988) Myocardial substrate utilization during exercise in humans. Dual carbon-labeled carbohydrate isotope experiments. Journal of Clinical Investigation 82(6):2017–2025. https://doi.org/10.1172/jci113822

Gestel VA, Teschler H, Steier J, Rausch-Osthoff A, Teschler S, Köhler B (2014). Physiotherapie bei chronischen Atemwegs- und Lungenerkrankungen: Evidenzbasierte Praxis (2. Aufl. 2014 Aufl.). Springer

Gibala MJ, Little JP, Macdonald MJ, Hawley JA (2012) Physiological adaptations to low-volume, high-intensity interval training in health and disease. The Journal of Physiology 590:1077–1084

Gleeson M, Maughan RJ (2004) The biochemical basis of sports performance. Oxford University Press, Stuttgart

Gloeckl R, Heinzelmann I, Baeuerle S, Damm E, Schwedhelm AL, Diril M, Buhrow D, Jerrentrup A, Kenn K (2012) Effects of whole body vibration in patients with chronic obstructive pulmonary disease – a randomized controlled trial. Respiratory Medicine 106(1):75–83. https://doi.org/10.1016/j.rmed.2011.10.021

Graf C, Beneke R, Bloch W, Bucksch J, Dordel S, Eiser S, Ferrari N, Koch B, Krug S, Lawrenz W, Manz K, Naul R, Oberhoffer R, Quilling E, Schulz H, Stemper T, Stibbe G, Tokarski W, Völker K, Woll A (2013) Vorschläge zur Förderung der körperlichen Aktivität von Kindern und Jugendlichen in Deutschland. Monatsschr Kinderheil 161(5):439–446. https://doi.org/10.1007/s00112-012-2863-6

Green RH, Singh SJ, Williams J, Morgan MD (2001) A randomised controlled trial of four weeks versus seven weeks of pulmonary rehabilitation in chronic obstructive pulmonary disease. Thorax 56:143–145

Griffiths TL, Burr ML, Campbell IA, Lewis-Jenkins V et al (2000) Results at 1 year of outpatient multidisciplinary pulmonary rehabilitation: a randomised controlled trial. Lancet 355:362–368

Gollner E (1991) Rehabilitatives Ausdauertraining in der Orthopädie und Traumatologie auf Grundlage der Trainingslehre. Pflaum Verlag, München

Haber P (2001) Leitfaden zur medizinischen Trainingstherapie. Springer Verlag, Wien

Haber P (2005) Medical therapy by training in the rehabilitation of patients with COPD. Wiener Medizinische Wochenschrift 155:106–111

Halle M, Heitmann RH, Kenn K, Petro W, Schultz K (2008) Bedeutung und Methodik von körperlichem Training bei COPD. Pneumologie 62:1–17

Hardinge M, Annandale J, Bourne S et al (2015) British Thoracic Society guidelines for home oxygen use in adults. Thorax 70:i1–i43

Hill A, Long C, Lupton H (1924) Muscular exercise, lactic acid, and the supply and utilisation of oxygen. Proceedings of the Royal Society of London Series B, Containing Papers of a Biological Character 96(679):438–475

Hofmann P (2007) Drei Phasen der Energiebereitstellung. Medical Sports Network. 03:58–59

Hofmann P, Pokan R, von Duvillard SP, Seibert FJ, Zweiker R, Schmid P (1997) Heart rate performance curve during incremental cycle ergometer exercise in healthy young male subjects. Med Sci Sports Exerc 29(6):762–768. https://doi.org/10.1097/00005768-199706000-00005. PMID: 9219203

Hollmann W, Hettinger T (1990) Sportmedizin: Arbeits- und Trainingsgrundlagen. Schattauer, Stuttgart

Hollmann W, Strüder HK (2009) Sportmedizin: Grundlagen für körperliche Aktivität, Training und Präventivmedizin: Grundlagen von körperlicher Aktivität, Training und Präventivmedizin, 5., vollst. neu bearb. u. erw. Aufl. Schattauer, F.K. Verlag GmbH

Hottenrott K, Neumann G (2010) Methodik des Ausdauertrainings (Beiträge zur Lehre und Forschung im Sport) (2., überarbeitete Aufl.). Hofmann-Verlag GmbH & Co. KG., Schorndorf

Huang G, Wang R, Chen P, Huang SC, Donnelly JE, Mehlferber JP (2015) Dose-response relationship of cardiorespiratory fitness adaptation to controlled endurance training in sedentary older adults. European Journal of Preventive Cardiology 23:518–529

Hunt TK, Aslam RS, Beckert S, Wagner S, Ghani QP, Hussain MZ, Roy S, Sen CK (2007) Aerobically derived lactate stimulates revascularization and tissue repair via redox mechanisms. Antioxidants & Redox Signaling 9(8):1115–1124. https://doi.org/10.1089/ars.2007.1674

Jarosch I, Gloeckl R, Damm E et al (2017) Short-term effects of supplemental oxygen on 6-min walk test outcomes in patients with COPD: a randomized, placebo-controlled, single-blind, crossover trial. Chest 151:795–803

Juel C (1997) Lactate-proton cotransport in skeletal muscle. Physiological Reviews 77(2):321–358. https://doi.org/10.1152/physrev.1997.77.2.321

Kesaniemi YK, Danforth E, Jensen MD, Kopelman PG, Lefèbvre P, Reeder BA (2001) Dose-response issues concerning physical activity and health: an evidence-based symposium. Med Sci Sports Exerc 33:S351–S358

Lacasse Y, Wong E, Guyatt GH, King D, Cook DJ, Goldstein RS (1996) Meta-analysis of respiratory rehabilitation in chronic obstructive pulmonary disease. The Lancet 348(9035):1115–1119. https://doi.org/10.1016/s0140-6736(96)04201-8

Lacasse Y, Brosseau L, Milne S, Martin S, Wong E, Guyatt G, Goldstein R, White J (2001) Pulmonary rehabilitation for chronic obstructive pulmonary disease. The Cochrane Database of Systematic Reviews (Protocol). Published. https://doi.org/10.1002/14651858.cd003793

Lacasse Y, Goldstein R, Lasserson TJ, Martin S (2006) Pulmonary rehabilitation for chronic obstructive pulmonary disease. Cochrane Database Syst Rev:CD003793

Lee I (2007) Dose-response relation between physical activity and fitness: even a little is good; more is better. JAMA 297:2137–2139

Lewis CA, Eaton TE, Young P (2003) Short-burst oxygen immediately before and after exercise is ineffective in nonhypoxic COPD patients. Eur Respir J 22:584–588

Lotters F, van Tol B, Kwakkel G, Gosselink R (2002) Effects of controlled inspiratory muscle training in patients with COPD: a meta-analysis. European Respiratory Journal 20(3):570–577. https://doi.org/10.1183/09031936.02.00237402

Mader A, Liesen H, Heck H, Philippi H, Rost R, Schuerch P, Hollmann W (1976) Zur Beurteilung der sportartspezifischen Ausdauerleistungsfähigkeit im Labor. Sportarzt Sportmed 27(4):109–112

Magadle R, McConnell AK, Beckerman M, Weiner P (2007) Inspiratory muscle training in pulmonary rehabilitation program in COPD patients. Respiratory Medicine 101(7):1500–1505. https://doi.org/10.1016/j.rmed.2007.01.010

Magnet FS, Schwarz SB, Callegari J et al (2017) Long-term oxygen therapy: comparison of the German and British guidelines. Respiration 93:253–263

Maltais F (2008) Effects of home-based pulmonary rehabilitation in patients with chronic obstructive pulmonary disease. Annals of Internal Medicine 149(12):869. https://doi.org/10.7326/0003-4819-149-12-200812160-00006

de Man FS, van 't Hul AJ, van der Laarse WJ et al (2006) Exercise training in pulmonary arterial hypertension. Eur Respir J 28(Suppl. 50):64

Medizinischer Dienst der Spitzenverbände der Krankenkassen e.V. (MDS): Begutachtungs-Richtlinien Vorsorge und Rehabilitation 2001

Meyer FJ, Lossnitzer D, Kristen AV et al (2005) Respiratory muscle dysfunction in idiopathic pulmonary arterial hypertension. Eur Respir J 25:125–130

Mezzani A, Hamm LF, Jones AM, McBride PE, Moholdt T, Stone JA, Urhausen A, Williams MA (2012) Aerobic exercise intensity assessment and prescription in cardiac rehabilitation: a joint position statement of the European Association for Cardiovascular Prevention and Rehabilitation, the American Association of Cardiovascular and Pulmonary Rehabilitation and the Canadian Association of Cardiac Rehabilitation. European Journal of Preventive Cardiology 20(3):442–467. https://doi.org/10.1177/2047487312460484

Milanović Z, Sporiš G, Weston M (2015) Effectiveness of high-intensity interval training (HIT) and continuous endurance training for VO2max improvements: a systematic review and meta-analysis of controlled trials. Sports Medicine 45:1469–1481

Nandi K, Schmith AA, Crawford A (2003) Oxygen supplementation before or after submaximal exercise in patients with chronic obstructive pulmonary disease. Thorax 58:670–673

National Institute for Health and Care Excellence. CG101: Management of chronic obstructive pulmonary disease in adults in primary and secondary care. Update 2014

Neumann G, Pfützner A, Berbalk A (2001) Optimiertes Ausdauertraining, 3. Aufl. Meyer und Meyer, Aachen

O'Brien K, Geddes EL, Reid WD, Brooks D, Crowe J (2008) Inspiratory muscle training compared with other rehabilitation interventions in chronic obstructive pulmonary disease. Journal of Cardiopulmonary Rehabilitation and Prevention 28(2):128–141. https://doi.org/10.1097/01.hcr.0000314208.40170.00

Pansold B, Zinner J, Clasing D, Weicker H, Böning D (1994) Die Laktat-Leistungskurve - ein Analyse- und Interpretationsmodell der Leistungsdiagnostik im Schwimmen. Stellenwert der Laktatbestimmung in der Leistungsdiagnostik, S 1994

Pedersen TH (2004) Intracellular acidosis enhances the excitability of working muscle. Science 305(5687):1144–1147. https://doi.org/10.1126/science.1101141

Pfeifer M (2006) COPD – nicht medikamentöse Therapie, Bd 101. Urban & Vogel, München, S 293–300

Pleguezuelos E, Pérez ME, Guirao L, Samitier B, Costea M, Ortega P, González MV, Del Carmen VA, Ovejero L, Moreno E, Miravitlles M (2013) Effects of whole body vibration training in patients with severe chronic obstructive pulmonary disease. Respirology 18(6):1028–1034. https://doi.org/10.1111/resp.12122

Pulmonary rehabilitation: joint ACCP/AACVPR evidence-based guidelines (1997) ACCP/AACVPR Pulmonary Rehabilitation Guidelines Panel. American College of Chest Physicians. American Association of Cardiovascular and Pulmonary Rehabilitation. Chest 112(5):1363–1396. PMID: 9367481

Pokan R, Förster H, Hofmann P, Hörtnagl H, Ledl-Kurkowski E, Wonisch M (2013) Kompendium der Sportmedizin: Physiologie, Innere Medizin und Pädiatrie, 1. Aufl. Springer

Puhan MA, Büsching G, Schünemann HJ, vanOort E, Zaugg C, Frey M (2006) Interval versus continuous high-intensity exercise in chronic obstructive pulmonary disease. Annals of Internal Medicine 145(11):816. https://doi.org/10.7326/0003-4819-145-11-200612050-00006

Radlinger L, Bachmann W, Homburg J, Leuenber-Ger U, Thaddey G (1998) Rehabilitatives Krafttraining. Theoretische Grundlagen und praktische Anwendungen. Stuttgart/New York

Richtlinien des Gemeinsamen Bundesausschusses über Leistungen zur medizinischen Rehabilitation (Rehabilitations-Richtlinien) nach § 92 Abs. 1 Satz 2 Nr. 8 SGB V in der Fassung vom 16.03.2004 (BAnz. S. 6769). http://www.aerzteblatt.de/pdf.asp?id=41621

Ries AL, Make BJ, Lee SM et al (2005) The effects of pulmonary rehabilitation in the national emphysema treatment trial. Chest 128:3799–3809

Ries AL, Bauldoff GS, Carlin BW, Casaburi R, Emery CF, Mahler DA, Make B, Rochester CL, ZuWallack R, Herrerias C (2007) Pulmonary rehabilitation. Chest 131(5):4S–42S. https://doi.org/10.1378/chest.06-2418

Siegfried DR (2016) Physiologie kompakt für Dummies, 1. Aufl. Wiley-VCH, Weinheim

Skinner JS, Mclellan TH (1980) The transition from aerobic to anaerobic metabolism. Research Quarterly for Exercise and Sport 51(1):234–248. https://doi.org/10.1080/02701367.1980.10609285

Somfay A, Porszasz J, Lee SM et al (2001) Dose-response effect of oxygen on hyperinflation and exercise endurance in nonhypoxaemic COPD patients. Eur Respir J 18:77–84

Spriet LL, Howlett RA, Heigenhauser GJF (2000) An enzymatic approach to lactate production in human skeletal muscle during exercise. Medicine & Science in Sports & Exercise 32(4):756–763. https://doi.org/10.1097/00005768-200004000-00007

Stanley WC (1991) Myocardial lactate metabolism during exercise. Medicine & Science in Sports & Exercise 23(8):920???924. https://doi.org/10.1249/00005768-199108000-00006

Stoller JK, Panos RJ, Krachman S et al (2010) Oxygen therapy for patients with COPD: current evidence and the longterm oxygen treatment trial. Chest 138:179–187

Strijbos JH, Postma DS, Gimeno F, Koeter GH (1996) A comparison between an outpatient hospital-based pulmonary rehabilitation program and a home-care pulmonary rehabilitation program in patients with COPD. A follow-up of 18 months. Chest 109:366–372

Thiel C, Vogt L, Banzer W (2012) Narrative Übersicht zur Bewegungsdosis in Prävention und Therapie. Bewegungstherapie & Gesundheitssport 28:43–46

Tomasits J, Haber P (2015) Leistungsphysiologie: Lehrbuch für Sport- und Physiotherapeuten und Trainer, 5. Aufl. Springer, Heidelberg

Verband deutscher Rentenversicherungsträger (VDR) (1991) Reha-Kommission Krankheitsspezifische Konzepte. In: VDR, Reha Kommission (Hrsg) Kommission zur Weiterentwicklung der Rehabilitation in der gesetzlichen Rentenversicherung. Abschlussberichte. Band III, Teilband 2. VDR, Frankfurt, S 483–484. (Bundesversicherungsanstalt für Angestellte (BfA). Leitlinien zur Rehabilitationsbedürftigkeit bei Krankheiten der Atmungsorgane – für den Beratungsärztlichen Dienst der BfA. 2004. http://www.bfa.de

Vogelmeier C, Buhl R, Burghuber O, Criée CP, Ewig S, Godnic-Cvar J, Hartl S, Herth F, Kardos P, Kenn K, Nowak D, Rabe KF, Studnicka M, Watz H, Welte T, Windisch W, Worth H (2018) unter Mitwirkung der folgenden wissenschaftlichen Fachgesellschaften: Gesellschaft für Arbeitsmedizin und Umweltmedizin e.V.; Deutsche Gesellschaft für Rehabilitationswissenschaften e.V.. Leitlinie zur Diagnostik und Therapie von Patienten mit chronisch obstruktiver Bronchitis und Lungenemphysem (COPD) [Guideline for the Diagnosis and Treatment of COPD Patients - Issued by the German Respiratory Society and the German Atemwegsliga in Cooperation with the Austrian Society of Pneumology]. Pneumologie 72(4):253–308. https://doi.org/10.1055/s-0043-125031. Epub 2018 Mar 9. PMID: 29523017

Vogelmeier C, Buhl R, Criee CP, Gillissen A et al (2007) Leitlinie der Deutschen Atemwegsliga und der Deutschen Gesellschaft für Pneumologie und Beatmungsmedizin zur Diagnostik und Therapie von Patienten mit chronisch obstruktiver Bronchitis und Lungenemphysem (COPD). Pneumologie 61:1–40

Vogiatzis I, Nanas S, Roussos C (2002) Interval training as an alternative modality to continuous exercise in patients with COPD. European Respiratory Journal 20(1):12–19. https://doi.org/10.1183/09031936.02.01152001

Wasserman K (1984) The anaerobic threshold measurement to evaluate exercise performance1,2. American Review of Respiratory Disease 129(2P2):S35–S40. https://doi.org/10.1164/arrd.1984.129.2p2.s35

Weineck J (2007) Optimales Training. Leistungsphysiologische Trainingslehre unter besonderer Berücksichtigung des Kinder- und Jugendtrainings, 15. Aufl. Spitta Verlag GmbH & Co. KG, Balingen

Young P, Dewse M, Fergusson W, Kolbe J (1999) Respiratory rehabilitation in chronic obstructive pulmonary disease: predictors of nonadherence. European Respiratory Journal 13(4):855. https://doi.org/10.1034/j.1399-3003.1999.13d27.x

Zalpour C (2010) Anatomie Physiologie für die Physiotherapie, 3. Aufl. Urban & Fischer Verlag/Elsevier GmbH, München

Zintl F, Eisenhut A (2004) Ausdauertraining. Grundlagen, Methoden, Trainingssteuerung (BLV-Sportwissen), 6. Aufl. BLV-Buchverlag, München

Krafttraining der peripheren Muskulatur

36

Andrea Huhn

Inhaltsverzeichnis

A. Huhn (✉)
Zwanzig-Neun-Fünf Essen GmbH,
Essen, Deutschland
e-mail: a.huhn@20-9-5.de

Wie in Kap. 25 dargestellt, ist die muskuläre Dysfunktion eine der relevantesten Komorbiditäten bei COPD und anderen Lungenerkrankungen und hat starken Einfluss auf den Lebensalltag, die Lebensqualität und die Prognose des Patienten (Maltais et al. 2014; Ries et al. 2007). Die Verringerung der Morbidität und Mortalität durch körperliches Training konnte schon mehrfach nachgewiesen werden und wird in führenden Leitlinien und von pneumologischen Gesellschaften empfohlen (Global Initiative for Chronic Obstructive Lung Disease [GOLD] 2019; Gosselink et al. 2008; Spruit et al. 2013; AWMF, 2021, 2018). Körperliches Training ist die beste Behandlungsmöglichkeit der muskulären Dysfunktion und stellt eine tragende Säule der ganzheitlichen pneumologischen Behandlung dar (Maltais et al. 2014). Es konnte schon mehrfach bewiesen und bestätigt werden, dass Krafttraining mit COPD-Patienten sicher durchgeführt werden kann (Ries et al. 2007).

36.1 Krafttraining

Training ist das systematische und geplante Setzen von Stimuli, um die Leistungsfähigkeit zu verbessern (Schnabel et al. 2008). Beim Krafttraining soll durch das wiederholte Bewegen von vorgegebenen Belastungen eine Hypertrophie der peripheren Muskulatur erreicht werden. Davon sind insbesondere Typ-II-Fasern und Satellitenzellen betroffen (Donaldson et al. 2012; Kumar et al. 2009; Spruit et al. 2013). Die Hypertrophie ist stark mit einer Kraftsteigerung assoziiert (Wouters 2005). Daneben trägt die intramuskuläre und intermuskuläre Koordination zur Kraftentwicklung bei und kann durch Training gesteigert werden (Weineck 2010).

▶ Krafttraining ist das geplante und systematische Setzen von Stimuli mit dem Ziel, durch das wiederholte Bewegen von vorgegebenen Belastungen einen Kraftzuwachs zu erreichen.

Krafttraining kann statisch oder dynamisch erfolgen, mit oder ohne Hilfsmittel oder mithilfe von Großgeräten (Abb. 36.1) (Weineck 2010).

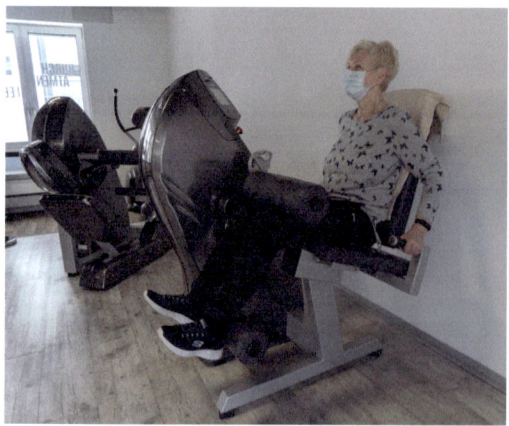

Abb. 36.1 Krafttraining an Großgeräten (Kniebeuger)

Der Fokus kann auf Maximalkraft, Kraftausdauer oder Schnellkraft liegen (Weineck 2010).

Das Training muss spezifisch in Bezug auf die Intensität, Dauer, Übungsart, Frequenz und Komplexität für die gewollten Anforderungen sein, um physiologische Anpassungen zu erreichen (Weineck 2010). Diese Grundprinzipien müssen auch bei chronischen Lungenerkrankungen beachtet werden. Stimuli dürfen nicht überfordern, müssen aber über die Alltagsbelastung hinausgehen, um positive Veränderungen zu bewirken (Jaitovich und Barreiro 2018; Weineck 2010). Das Training muss außerdem auf die Bedürfnisse und Voraussetzungen, z. B. in Bezug auf Komorbiditäten, abgestimmt sein (Brandt et al. 2016). Die optimale Trainingsplanung, -evaluation und -anpassung stellen daher eine relevante Herausforderung in der Trainingsgestaltung dar.

36.2 Effekte von Krafttraining

Körperliches Training stellt die beste Behandlungsmöglichkeit bei muskulärer Dysfunktion dar und sollte eine Schlüsselrolle im Krankheitsmanagement von COPD und chronischen Lungenerkrankungen spielen (Maltais et al. 2014; Ries et al. 2007). Durch körperliches Training kann der krankheitsbedingte Teufelskreis der Dekonditionierung (Kap. 25) durchbrochen werden. Sowohl auf die metabolisch-strukturelle (Brandt et al. 2016) als auch auf die funktionelle Ebene bezogen (Brandt et al. 2018) lassen sich Effekte durch ein körperliches Training bei COPD nachweisen. Training als relevanter Teil einer pulmonalen Rehabilitation führt zu einer Verbesserung der Lebensqualität, vermindert die Anzahl der Krankenhauseinweisungen und Exazerbationen sowie die Mortalität nach einer Exazerbation (Puhan et al. 2009; Ries et al. 2007). Insbesondere durch eine Verminderung der Krankenhausaufenthalte ist die pneumologische Rehabilitation mit körperlichem Training eine kosteneffektive Therapiemaßnahme (GOLD 2019; Maltais et al. 2014; Ries et al. 2007). Krafttraining ist Teil einer pulmonalen Rehabilitation und wird zusammen mit Ausdauertraining als Hauptursache für einen Rückgang der Belastungsdyspnoe verantwortlich gemacht. Der Einfluss von Medikamentenumstellung, Atemtechniken und Pacingstrategien ist dagegen umstritten (Parshall et al. 2012). Die Verringerung von Belastungsdyspnoe stellt wohl die relevanteste Veränderung für den Patienten dar, da sie häufig mit starker Angst und Vermeidung körperlicher Aktivität einhergeht (Parshall et al. 2012).

Geeignete Messinstrumente zur Verlaufskontrolle eines erfolgreichen Krafttrainings sind in Kap. 25 dargestellt. Trotz starker Effekte auf die körperliche Funktion kann durch das Training keine Verbesserung der Lungenfunktion erreicht werden (O'Shea et al. 2009). Die Veränderung der Lungenfunktion stellt daher kein geeignetes Instrument zur Verlaufskontrolle dar. Dies sollte auch dem Patienten vermittelt werden, um Frustration zu vermeiden.

Es ist klar, dass Effekte einer Rehabilitation nicht aufrechterhalten werden können, wenn der Patient das Training nicht weiterführt (Ries et al. 2007). Die Einbindung von Patienten in ein regelmäßiges Trainingsprogramm über das krankengymnastische Gerätetraining, medizinische Trainingstherapie (MTT) oder Lungensport ist daher erforderlich (Glöckl und Göhl 2016).

▶ Das in die pulmonale Rehabilitation integrierte körperliche Training führt zu relevanten Effekten in Bezug auf die Leistungsfähigkeit, aber auch auf psychische Faktoren und die allgemeine Morbidität. Die Effekte dauern etwa 6–18 Monate an, wobei insbesondere die körperliche Leistungsfähigkeit schnell zurückgeht (Ries et al. 2007; Spruit et al. 2013). Daher sollte ein dauerhaftes Training angestrebt werden, um Effekte aufrechtzuerhalten. Dies könnte durch die verringerte Morbidität auch zu einer Kosteneinsparung führen.

36.2.1 Funktionelle Effekte

Die beste Evidenz von Effekten von Krafttraining der oberen und unteren Extremität bei chronischen Lungenerkrankungen besteht bei COPD (O'Shea et al. 2009). Durch Training wird in allen Stadien der COPD sowohl die muskuläre Dys-

funktion als auch das Auftreten einer Sarkopenie oder Gebrechlichkeit vermindert (Bone et al. 2017; Bui et al. 2019; Vogiatzis et al. 2011). Auch die allgemeine Leistungsfähigkeit sowie alltägliche Bewegungen können durch ein Krafttraining erleichtert werden (O'Shea et al. 2009). Effekte von alleinigem Krafttraining auf Lebensqualität und Dyspnoe sind bisher nicht geklärt (Janaudis-Ferreira et al. 2009).

Für andere Outcomes, wie Muskelquerschnitt, Gehen, Fahrradausdauerfähigkeit, Krankheitsstatus und Partizipation, sind Effekte von Krafttraining noch nicht vollständig geklärt (O'Shea et al. 2009).

Die meisten Studien über Trainingseffekte bei COPD beziehen sich auf die untere Extremität. So kann die Maximalkraft des Kniestreckers durch eine Krafttrainingsintervention um etwa 25 % gesteigert werden (O'Shea et al. 2009). Ähnliche Ergebnisse findet man für den M. pectoralis und M. latissimus dorsi als relevante Atemmuskeln und bei der Beinpresse (O'Shea et al. 2009). Es ist wahrscheinlich, dass sich diese Ergebnisse auch auf andere Muskeln übertragen lassen (O'Shea et al. 2009).

▶ **Tipp**
Die Messung der Muskelkraft, Muskelmasse oder allgemeinen Leistungsfähigkeit sollte mindestens zu Beginn und Ende einer Trainingsintervention erfasst werden, um Trainingseffekte sichtbar zu machen. Dadurch kann das Training geplant, evaluiert und angepasst werden.

36.2.2 Physiologische Effekte

Sowohl die Muskelstruktur als auch der Muskelstoffwechsel können durch körperliches Training beeinflusst werden (Brandt et al. 2016). Eine Steigerung der Muskelmasse und der Kapillarisierung sowie eine Veränderung der Muskelfasertypen konnte beobachtet werden (Vogiatzis et al. 2011). Durch ein intensives Krafttraining werden sowohl anabole als auch katabole Prozesse der Muskelproteinsynthese ausgelöst (Kerksick et al. 2008). Für den Zuwachs an Muskelkraft und

Muskelmasse sollten anabole Effekte überwiegen. Um die Trainingsantwort dahingehend zu verbessern, sollte zunächst der Trainingsstimulus optimiert werden. Je besser dies gelingt, umso wichtiger ist die Unterstützung von Regenerationsmechanismen durch Anpassung der Ernährung und ausreichend Erholungszeit (Weineck 2010).

Durch das körperliche Training kommt es zu einer verstärkten Muskelproteinsynthese und Myogenese sowie einer verstärkten mitochondrialen Aktivität. Negative Auswirkungen auf inflammatorische Marker oder das oxidative und nitrosative Profil konnten durch das Training nicht nachgewiesen werden (Brandt et al. 2016). Ein möglicher langfristig positiver Einfluss auf diese Parameter muss noch abschließend untersucht werden (Brandt et al. 2016).

Bei COPD ist die Muskelfaserzusammensetzung im Verhältnis zugunsten Typ-II-Fasern gegenüber der ausdauerresistenteren Typ-I-Fasern verschoben (Gosker et al. 2007) (Kap. 25). Durch ein reines Krafttraining kommt es daher nicht zu Veränderungen der Muskelfaserzusammensetzung (Brandt et al. 2016). Das Krafttraining ist nicht spezifisch für Typ-I-Fasern und kann daher keine Umkehr hervorrufen. Andere Trainingsformen, wie das hochintensive Intervalltraining (HIIT), können die Veränderung der Muskelfaserzusammensetzung rückgängig machen und können daher zum Krafttraining ergänzt werden (Brandt et al. 2016).

Die Trainingsantwort ist abhängig von den physiologischen Voraussetzungen von Patienten und kann beispielsweise bei hypoxämischen und kachektischen Patienten herabgesetzt sein (Brandt et al. 2016). Die metabolisch-strukturellen Veränderungen konnten allerdings keine klare Korrelation zur Funktion darstellen (Brandt et al. 2016). So haben beispielsweise die Veränderung der Muskelproteinsynthese und der Muskelproteinabbau keine eindeutige Korrelation zu Muskelmasse und Muskelkraft (Brandt et al. 2016).

36.2.3 Effekte bei anderen pneumologischen Krankheitsbildern

Andere pneumologische Krankheitsbilder als die COPD sind weniger genau untersucht, profitieren jedoch auch von einem körperlichen Training. Die Evidenz von Krafttraining ist noch weniger geklärt als die von kombiniertem Kraft- und Ausdauertraining.

Bei Asthma bronchiale zeigt sich eine Verbesserung der körperlichen Leistungsfähigkeit, asthmatypischer Symptome, Angst, Depression sowie der Lebensqualität (Spruit et al. 2013). Bei interstitiellen Lungenerkrankungen können durch körperliches Training Verbesserungen der Belastbarkeit, einer Verringerung von Dyspnoe sowie die Verbesserung der Lebensqualität erreicht werden (Spruit et al. 2013). Allerdings sind die Effekte weniger stark ausgeprägt als bei der COPD (Spruit et al. 2013). Auch bei zystischer Fibrose hat das körperliche Training positive Effekte und kann zu einer verbesserten Belastbarkeit, verbesserten Sekretolyse, verbesserten Lungenfunktion und Lebensqualität führen (Spruit et al. 2013). Bei pulmonaler Hypertonie können die Leistungsfähigkeit, Muskelfunktion und Lebensqualität durch Training gesteigert werden (Spruit et al. 2013). Weiterhin hat ein Training positive Effekte bei Bronchiektasen, Lungenkrebs und nach Lungentransplantationen (Spruit et al. 2013).

36.2.4 Weitere Effekte eines Krafttrainings

Dem Krafttraining wird allgemein, auch bei Gesunden, ein gesundheitsfördernder Effekt zugeschrieben. Das allgemeine Mortalitäts- und Morbiditätsrisiko sinkt (Garber et al. 2011). So werden durch Krafttraining kardiovaskuläre Risikofaktoren reduziert und Erkrankungen dieser Art treten seltener auf (Garber et al. 2011). Das Training wirkt sich positiv auf die Glukosetole-

Tab. 36.1   Übersicht nachgewiesener Effekte von Krafttraining bei COPD und anderen Lungenerkrankungen

Allgemeine Effekte	COPD	Andere Lungenerkrankungen (kombiniertes Kraft-/Ausdauertraining)
↓ Morbidität und Mortalität	↑ Allgemeine Leistungsfähigkeit	↑ Leistungsfähigkeit
↓ Kardiovaskuläre Risikofaktoren		↑ Muskelfunktion
↑ Glukosetoleranz	↑ Muskelkraft	↓ Krankheitsspezifische Symptome (Asthma)
↓ Blutdruck	↑ Muskelmasse	↓ Dyspnoe (ILD)
↑ Knochendichte	↑ Kapillarisierung	↑ Lebensqualität
↓ Risiko arthrotischer Veränderungen	↑ ADLs	↑ Sekretolyse (CF)
↓ Angst, Depression, Fatigue (nicht abschließend geklärt)		

ADL Activities of Daily Living, Alltagaktivitäten; *ILD* interstitielle Lungenerkrankung; *CF* zystische Fibrose

ranz und den Blutdruck aus (Fiuza-Luces et al. 2013). Durch die positiven Effekte auf die Körperzusammensetzung ist das Risiko des metabolischen Syndroms vermindert (Garber et al. 2011). Weiterhin stärkt ein Krafttraining die Knochendichte und vermindert das Risiko einer Osteoporose (Garber et al. 2011). Das Risiko arthrotischer Veränderungen sinkt und Symptome können gelindert werden (Garber et al. 2011). Der Effekt eines Krafttrainings auf psychische Faktoren ist noch nicht abschließend geklärt. Dennoch wird vermutlich das Risiko für Depression, Angst und Fatigue durch Krafttraining vermindert (Garber et al. 2011).

Insbesondere mit Blick auf die typischen Komorbiditäten bei chronischen Lungenerkrankungen (GOLD 2019) können die beschriebenen Effekte auch eine stark positive Auswirkung auf die Morbidität von Patienten haben und die Wichtigkeit von Krafttraining bei dieser Zielgruppe bestärken (Tab. 36.1).

36.3   Kontraindikationen für Krafttraining

Es gibt nur weniger Kontraindikationen für ein supervidiertes Krafttraining. Hierzu zählen neben Fieber und der akuten Lungenembolie die dekompensierte Herzinsuffizienz, akute Kardiomyopathie, unkontrollierte Herzrhythmusstörungen und die mittelgradige bis starke Aortenstenose (Braith und Beck 2008). Bei anderen relativen Kontraindikationen, wie instabiler Angina pectoris und pulmonaler Hypertonie, kann nach ärztlicher Absprache ein angepasstes Trai-

ning durchgeführt werden (Braith und Beck 2008). Dies können leichte Kräftigungsübungen gegen die Schwerkraft oder mithilfe leichter Elastikbänder sein (Braith und Beck 2008). Das körperliche Krafttraining ist sicher bei stabiler COPD und Lungenerkrankungen, wenn keine Kontraindikationen vorliegen (Ribeiro et al. 2013).

36.4   Krafttraining bei chronischen Lungenerkrankungen

Eine geringe Trainingstoleranz ist typisch bei COPD (Ribeiro et al. 2013) und ist auch bei anderen Lungenerkrankungen zu erwarten. Dies begrenzt häufig die Möglichkeit, ein effektives Training durchzuführen. Ein großer Vorteil von einem Krafttraining gegenüber einem Ausdauertraining ist der geringere kardiorespiratorische Anspruch, sodass Patienten weniger Dyspnoe empfinden und eine bessere Trainingstoleranz wahrscheinlich ist (Ribeiro et al. 2013). In der Trainingsplanung müssen viele Faktoren mit einbezogen werden, die im Folgenden dargestellt werden.

Für das Krafttraining relevante Variablen (Westra et al. 2019)

- Kontraktionsart (dynamisch/statisch, konzentrisch/exzentrisch)
- Intensität (nach Anzahl der machbaren Wiederholungen, nach 1RM)

- Volumen (Anzahl der Wiederholungen, Anzahl der Sets, Anzahl der Übungen)
- Geschwindigkeit (Verhältnis Konzentrik zu Exzentrik, z. B. 1:1/1:2, nach Atemfrequenz)
- Auswahl der Übungen (freie Gewichte, eigenes Körpergewicht, gerätegestützt, uni- bzw. bilateral, eingelenkig oder mehrgelenkig)
- Reihenfolge der Übungen
- Pause zwischen den Sets
- Pause zwischen den Übungen
- Frequenz (pro Woche)

36.4.1 Art des Krafttrainings

Bis heute ist die beste Strategie für ein effektives Krafttraining bei COPD und anderen chronischen Lungenerkrankungen noch nicht endgültig erforscht. Zum Teil ist dies durch eine stark limitierte Vergleichbarkeit von Studien bedingt, aber auch durch ungenaue Angaben der Trainingsvariablen (Westra et al. 2017).

Klar ist jedoch, dass ein kombiniertes Kraft- und Ausdauertraining zu besseren, sich gegenseitig potenzierenden Effekten führt als die isolierten Trainingsformen (Spruit et al. 2013; Iepsen et al. 2015). Jede Art des Trainings kann effektiv sein und hat seine Berechtigung, sodass die Auswahl auf den Patienten zugeschnitten sein sollte (Fisher et al. 2011). Da die Effekte eines Trainings ohne Fortführung geringer werden, ist die Adhärenz des Patienten zum Training ein entscheidender Faktor für den Erfolg. Die Interessen des Patienten über die Auswahl der Trainingsart sollte daher mit einbezogen werden. Auch Aspekte der Versorgungsstruktur können darüber entscheiden, welche Art eines Trainings ein Patient durchführt. Die Versorgung kann über krankengymnastische Angebote (KGG) oder über die Integration in Lungensportgruppen erfolgen. Es gilt grundsätzlich, zu entscheiden, ob ein Training gerätegestützt, mit Kleingeräten oder ohne Materialien durchgeführt wird. Bei der Auswahl der Art des Krafttrainings gilt es, die Spezifität eines Trainings zu berücksichtigen. Außerdem muss ein Übertrag auf den Alltag geschaffen werden, da Übungen nicht generell auf Bewegungsmuster übertragbar sind (Fisher et al. 2011).

▶ Jede Trainingsform kann zu einer Verbesserung der Leistungsfähigkeit führen. Daher sollten in der Auswahl der Trainingsart v. a. Umgebungsfaktoren und Interessen des Patienten einbezogen werden. Es sollte angestrebt werden, die jeweilige Trainingsform möglichst effektiv zu gestalten, damit der Patient schnell Erfolge erlebt und in der Fortführung des Trainings bestätigt wird. Unter Berücksichtigung von Kontraindikation und vorsichtiger Steigerung erweist sich ein Krafttraining in Kombination mit einem Ausdauertraining an Großgeräten und erhöhter exzentrischer Belastung als besonders effektiv.

Bei der Art des Krafttrainings muss entschieden werden, welche Art von Geräten vorgezogen wird. Die maximale Kraftfähigkeit scheint bei Großgeräten größer zu sein als bei freien Gewichten, was auf den erhöhten koordinativen Anspruch bei letzteren zurückgeführt wird (Fisher et al. 2011). Das Training an Geräten kann sehr gut kontrolliert werden und hat ein vergleichsweise geringes Risiko von Verletzungen (Fisher et al. 2011). Ein Krafttraining mit Kleingeräten oder dem eigenen Körpergewicht ist dagegen möglicherweise funktioneller und alltagsbezogener (Abb. 36.2).

Weiterhin muss entschieden werden, wie groß die eingesetzte Muskelmasse sein soll. Das lokale Training kann bei starker Dyspnoe von Vorteil sein (Glöckl und Göhl 2016), da es einen geringen kardiorespiratorischen Anspruch hat. Mehrgelenkige Übungen haben den Vorteil einer geringeren Belastung einzelner Strukturen (Kaelin et al. 1999) und können insbesondere bei orthopädischen Problemen vorgezogen werden.

Sowohl konzentrisches als auch exzentrisches Training sind im Krafttraining effektiv. Da die exzentrische Kraft im Alter und bei COPD besser erhalten ist als die konzentrische, kann diese Trainingsart verwendet werden, um mit höheren Intensitäten zu trainieren (Roig et al. 2010). Allerdings steigt hier auch das Risiko für Muskelschädigungen, weshalb eine vorsichtige Steigerung empfehlenswert ist (Roig et al. 2010). Das dynamische Trai-

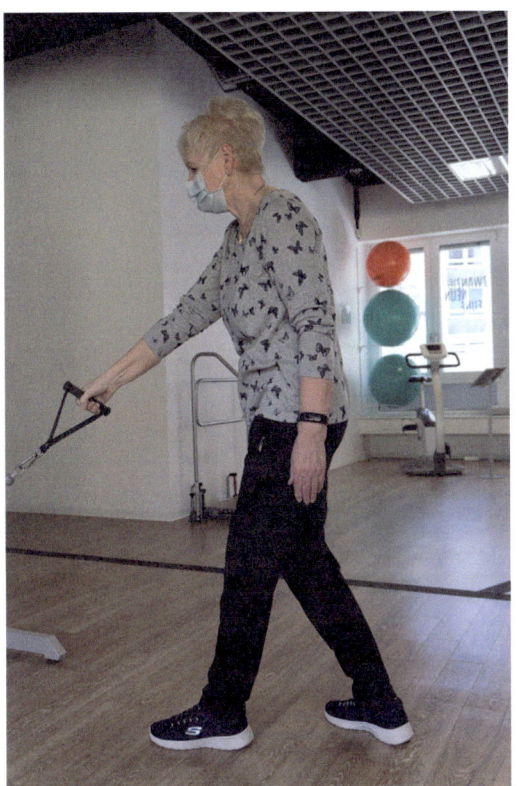

Abb. 36.2 Krafttraining mit freien Geräten (Langhantel)

ning sollte dem isometrischen vorgezogen werden. Bei der statischen Muskelkräftigung sind weniger koordinative Fähigkeiten, wie sie im Alltag vorkommen, gefordert und es kann vermehrt zu Pressatmung kommen (Weineck 2010). Weiterhin wird nicht die bei Lungenerkrankungen gewünschte Beweglichkeit gefördert oder kreislaufwirksame Effekte erreicht (Weineck 2010). In Ergänzung zu einem dynamischen Krafttraining kann das isometrische jedoch erwogen werden.

36.4.2 Dosierung des Krafttrainings

Empfehlungen bezüglich der Intensität sind noch nicht geklärt. Klar ist jedoch, dass die Intensität die Trainingsantwort bestimmt (Garber et al. 2011) und dass Patienten von jeder Intensität profitieren (Ries et al. 2007). Jede einzelne Trainingseinheit, auch bei geringen Trainingsfrequenzen von 1- bis 2-mal pro Woche, kann zu positiven Anpassungen führen (Fisher et al. 2011).

Ein hoher Trainingsstimulus scheint das Training zu optimieren (Bui et al. 2019). Zudem ist die kardiorespiratorische Wirkung von höheren Intensitäten (80 % des 1RM) bei höherem Trainingseffekt nur geringfügig größer als bei geringeren Intensitäten (40 % des 1RM) (Robles et al. 2017). Das Training wird daher nur auf muskulärer Ebene anstrengender empfunden, was bei häufig überlagernder Dyspnoe positiv zu bewerten ist.

Die Intensität wird üblicherweise in Prozent des Einwiederholungsmaximum (1RM, engl. „one repetition maximum") angegeben. Das American College of Sport Medicine (ACSM) z. B. empfiehlt allgemein für Erwachsene Trainingsintensitäten zwischen 60 % und 70 % des 1RM, für Ältere 50–60 % bei zwei Sets (Garber et al. 2011). Andere Empfehlungen benennen hohe Intensitäten (80–100 % 1RM, 1–12 Wiederholungen) als beste Möglichkeit, um Trainingseffekte bei Lungenerkrankungen zu maximieren (Bui et al. 2019; Ries et al. 2007). Dennoch spricht die aktuelle Evidenz dafür, dass die lokale Muskelermüdung das relevanteste Kriterium für ein effektives Training ist (Fisher et al. 2011). Diese zeigt sich durch momentanes Muskelversagen in Form von Muskelzittern, unpräziser Bewegungsausführung oder unvollständigem Bewegungsausmaß (Fisher et al. 2011). Nur dieses garantiert, dass Muskelfasern und motorische Einheiten in höchstem Maße beansprucht wurden (Fisher et al. 2011). Ein Trainingseffekt ist bei lokaler Muskelermüdung unabhängig davon, ob dies durch viele Wiederholungen oder eine hohe Intensität erreicht wurde (Fisher et al. 2011).

Die Leistungsfähigkeit scheint dabei auch von der Muskelfaserzusammensetzung abhängig zu sein (Fisher et al. 2011). So erreichen Personen mit einem hohen Anteil an Typ-II-Fasern bei moderaten Intensitäten weniger Wiederholungen als Personen mit niedrigem Anteil (Fisher et al. 2011).

▶ Je nach Patient kann eine Ermüdung auch bei der gleichen Anzahl maximaler Wiederholungen bei einer anderen Intensität (nach 1RM) erreicht werden (Fisher et al. 2011). Daher ist das relevanteste Kriterium für ein effektives Training, dass eine lokale Muskelermüdung erreicht wird.

Die Trainingsintensität sollte bei chronischen Lungenerkrankungen sorgfältig abgewogen werden. Bei höheren Intensitäten werden mehr motorische Einheiten rekrutiert als bei niedrigeren Intensitäten (Weineck 2010). Zudem kann es möglicherweise bei höheren Wiederholungszahlen bei geringeren Intensitäten durch die vermehrte kardiopulmonale Belastung zu vermehrter Dyspnoe kommen, bevor die Muskelermüdung erreicht wird. Eine Steigerung der Knochendichte wird nach aktuellem Forschungsstand am besten bei sehr hohen Trainingsintensitäten (ca. 80 % des 1RM) erzielt (Fisher et al. 2011). Hochintensives Krafttraining ist daher eine potenzielle Maßnahme, um Osteoporose bei lungenerkrankten Patienten vorzubeugen.

Diese Faktoren sprechen für hohe Intensitäten eines Krafttrainings bei chronischen Lungenerkrankungen, wenn es keine relevanten Kontraindikationen gibt. Allerdings scheinen geringere Intensitäten, eine verringerte Verletzungsgefahr zu haben (Fisher et al. 2011). Eine weitere Gefahr bei hohen Trainingsintensitäten ist das Entstehen von Pressatmung und damit einhergehenden Blutdruckspitzen (Göhl 2018). Bei Patienten mit starker Hypertonie, Rechtsherzinsuffizienz oder vorliegenden Gefäßschädigungen sollten daher Intensitäten <60 % des 1RM und weniger als 12 Wiederholungen gewählt werden (Göhl 2018). Eine zu hohe Intensität kann hier an gestauten Halsvenen während einer Übung erkennbar sein (Göhl 2018). Auch bei Patienten mit pulmonaler Hypertonie sollte ein niedrigdosiertes Krafttraining gewählt werden, um Risiken zu vermeiden (Göhl 2018).

► Ein Krafttraining mit hohen Intensitäten bietet viele Vorteile bei chronischen Lungenerkrankungen. Es scheint effektiver ohne mehr Dyspnoe zu verursachen und hat eine positive Wirkung auf die Knochendichte. Dennoch sollte das Training zunächst mit niedriger Intensität begonnen und später gesteigert werden, um die Verträglichkeit zu prüfen und die Verletzungsgefahr zu verringern. Viele, insbesondere kardiale Komorbiditäten stellen eine Kontraindikation für hohe Intensitäten dar.

Eine weitere Möglichkeit, die Intensität eines Krafttrainings zu messen ist die subjektive Wahrnehmung mithilfe der Borg-Skala oder ähnlichen Belastungsskalen (Fisher et al. 2011). Hier kann eine Intensität von 5–6 bei leichter und 7–8 bei schwerer Intensität angestrebt werden (Göhl 2018). Die Aussagekraft dieser Wahrnehmung ist sicherlich insbesondere bei unerfahrenen Patienten begrenzt, aber sinnvoll, um die individuelle Trainingstoleranz mit einzubeziehen. Patienten sollten über ein effektives Training geschult sein, um die Compliance zu gewährleisten.

Das Training sollte mindestens einmal pro Woche durchgeführt werden. Es sollte unbedingt vermieden werden, durch eine zu hohe Frequenz ein Stressgefühl beim Patienten auszulösen, was die Compliance negativ beeinflussen könnte. Wenn die großen Muskelgruppen effektiv trainiert werden, zeigt sich durch eine Frequenzsteigerung über 1- bis 2-mal pro Woche kein positiver Zusatzeffekt (Fisher et al. 2011). Auch die Anzahl der Sets ist nebensächlich, wenn das Training zur muskulären Ermüdung führt (Fisher et al. 2011). Vielmehr ist die mentale Bereitschaft für den Erfolg des Trainings entscheidend (Fisher et al. 2011) und sollte durch Therapeuten gestärkt werden.

Neben der Aufklärung des Patienten kann durch die Trainingsumgebung und durch betreuende Sport- und Physiotherapeuten eine motivierende Atmosphäre geschaffen werden. Auch das Training in der Gruppe kann die Compliance von Patienten verbessern. Es sollten Erfolgserlebnisse, z. B. durch regelmäßige Assessments und klare Zielsetzung, für Patienten geschaffen werden, um die Compliance zu steigern.

36.4.3 Durchführung

Im Krafttraining mit pneumologischen Patienten trifft man auf stark unterschiedliche Persönlichkeiten, von Sportunerfahrenen zu ehemaligen Sportlern. Bei allen Patienten sollte vorsichtig in das Training eingestiegen und zunächst die Verträglichkeit geprüft werden. So kann Verletzungen, Frustration und Überlastung vorgebeugt werden.

Die aktuell beste Evidenz besteht für COPD als häufigstes pneumologisches Krankheitsbild. Empfehlungen für andere Lungenerkrankungen richten sich derzeit mit einzelnen Modifikationen nach den Trainingsempfehlungen von COPD (Ries et al. 2007). Das Krafttraining sollte alle großen Muskelgruppen betreffen (Garber et al. 2011), da der funktionelle Status sich am stärksten verbessert, wenn das Training obere und untere Extremität betrifft (Abb. 36.3 und 36.4) (Ries et al. 2007).

Dyspnoe ist häufig trainingslimitierend (Ribeiro et al. 2013). Daher wird das Krafttraining, welches weniger Dyspnoe provoziert, als Ausdauertraining häufig besonders gut toleriert (Ribeiro et al. 2013). Dennoch sollte geprüft werden, dass nicht Dyspnoe zu einem Übungsabbruch führt, sondern die muskuläre Ermüdung, da Patienten hier häufig nicht differenzieren (Göhl 2018). Bei kombiniertem Kraft- und Ausdauertraining kann erwogen werden, mit dem Krafttraining zu beginnen, damit der Patient noch nicht erschöpft ist und so möglicherweise intensiver trainiert werden kann.

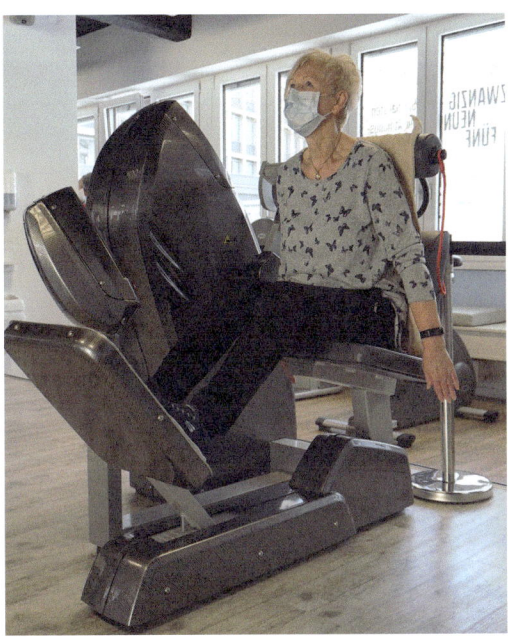

Abb. 36.4 Krafttraining mit Großgeräten (Rückenstrecker)

Die Übungen sollten in langsamem Tempo, möglichst angepasst an die Atmung, durchgeführt werden. Bei geringer Belastbarkeit sollte darauf geachtet werden, größtmögliche Unterstützung der Ausgangsstellung zu geben (Göhl 2018). Es kann anfangs in eingeschränktem Bewegungsausmaß gearbeitet werden, um Dyspnoe zu vermeiden (Göhl 2018). Da Patienten mit COPD häufig eine kardiale Komorbidität aufweisen, muss auf das Vermeiden des Valsalva-Manövers geachtet werden; insbesondere bei höheren Intensitäten muss eine gute Atemtechnik beim Krafttraining erlernt werden, um hohe intrathorakale Drücke und Gefäßkompression zu vermeiden (Graf et al. 2014; Weineck 2010). Patienten sollten geschult werden, während der Belastung auszuatmen und (bei obstruktiven Erkrankungen) die Lippenbremse anzuwenden (Göhl 2018). Weiterhin kann erwogen werden, das Gewicht nach jeder Wiederholung abzulegen bzw. loszulassen, um einen erhöhten Druckaufbau zu vermeiden (Göhl 2018). Eine weitere Möglichkeit, das Training abzuwandeln, ist das Durchführen einseitiger Übungen. In der praktischen Durchführung ist zu erwarten, dass bei ein-

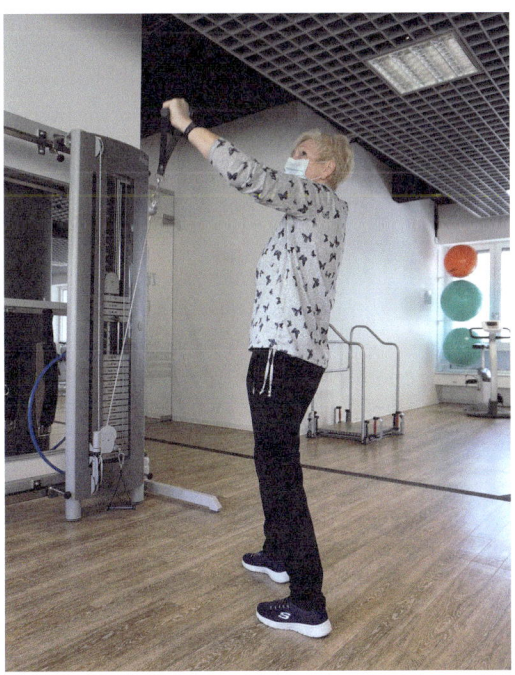

Abb. 36.3 Krafttraining mit dem Seilzug

seitigem Training ein Gewicht größer als die Hälfte des beidbeinigen Gewichts anzusetzen ist. Grund dafür ist das bilaterale Kraftdefizit (Jakobi und Chilibeck 2001). Das einseitige Training bietet den weiteren Vorteil, dass weniger Muskelmasse eingesetzt werden muss, sodass eine geringere kardiopulmonale Belastung entsteht (Weineck 2010).

Maßnahmen zur Vermeidung von Dyspnoe beim Krafttraining
- Kurze Belastungszeiten mit ausreichend Pausen
- Langsame, an die Atmung angepasste Bewegungsgeschwindigkeit
- Vermeiden von Pressatmung (Valsalva-Manöver)
- Unterstützung der Ausgangsstellung
- Geführte Bewegungen
- Lokales (einseitiges) Training
- Geringes Bewegungsausmaß
- Ablegen des Gewichts nach jeder Wiederholung
- Krafttraining zeitlich vor Ausdauertraining

Um bestmögliche Effekte in der Behandlung der muskulären Dysfunktion zu erreichen, wird die Kombination aus Kraft- und Ausdauertraining für Patienten mit chronischen Lungenerkrankungen empfohlen (Spruit et al. 2013). In Bezug auf Alltagsaktivitäten scheinen sich die Effekte durch eine Kombination zu potenzieren (Iepsen et al. 2015; O'Shea et al. 2009).

36.4.4 Besonderheiten beim Krafttraining

Empfehlungen für ein Krafttraining orientieren sich grundsätzlich an denen für Patienten mit COPD, da für dieses Krankheitsbild die beste Evidenz besteht. Bei pulmonaler Hypertonie und osteoporotischen Veränderungen mit Frakturgefahr sollten hohe Intensitäten vermieden werden (Spruit et al. 2013; Preisinger 2018).

Bei interstitiellen Lungenerkrankungen ist zu erwarten, dass es im Vergleich zum Ausdauertraining durch die verringerte kardiopulmonale Belastung zu weniger Entsättigungen kommt. Dennoch sollte während des Trainings eine Sauerstofftherapie durchgeführt werden, wenn eine Sättigungsproblematik vorliegt (Spruit et al. 2013). Ein Monitoring sollte gewährleistet sein und die Sauerstoffsättigung in den Pausen auf über 88 % steigen (Göhl 2018). Die Verwendung der Lippenbremse kann individuell das Gefühl von weniger Dyspnoe bewirken (Göhl 2018). Bei zystischer Fibrose sollte beachtet werden, dass ein möglicherweise bestehender Diabetes mellitus kontrolliert und eine ausreichende Kohlenhydratzufuhr gewährleistet ist (Göhl 2018). Dies trifft auch auf andere Patienten mit Diabetes mellitus zu. Weiterhin muss die besondere Hygiene gewährleistet sein (z. B. Tragen von Mundschutz, Abstand zu anderen Trainierenden), um eine Keimbesiedelung zu vermeiden (Spruit et al. 2013).

Eine weitere Besonderheit stellt die akute Exazerbation bei COPD dar. Auch zu diesem Zeitpunkt ist ein lokales Krafttraining effektiv und sicher (Troosters et al. 2010). So kann beispielsweise ein einbeiniges Krafttraining die Muskeldysfunktion verringern und Leistungsfähigkeit verbessern, ohne Entzündungsparameter zu erhöhen (Troosters et al. 2010). Bei sehr stark betroffenen Patienten mit COPD führt außerdem die Verwendung einer nichtinvasiven Beatmung während des Trainings zu verstärkten Effekten (Spruit et al. 2013).

Viele Patienten werden aufgrund ihrer Grunderkrankung mit systemischen Kortikosteroiden behandelt. Dabei sollte berücksichtigt werden, dass die Einnahme die muskuläre Dysfunktion verstärken kann und das körperliche Training daher besonders wichtig ist, Effekte aber abgeschwächt sein können. Weiterhin birgt die regelmäßige Einnahme systemischer Kortikosteroide die Gefahr einer Osteoporose. Dies gilt es in der Trainingsplanung mit einzubeziehen (Maltais et al. 2014).

Tab. 36.2 fasst die notwendigen Anpassungen des Krafttrainings an verschiedene Erkrankungen bzw. klinische Situationen zusammen.

Tab. 36.2 Übersicht der Besonderheiten des Krafttrainings

Krankheitsbild	Anpassung
Pulmonale Hypertonie	Geringe Trainingsintensität
Interstitielle Lungenerkrankungen	O_2-Monitoring, Vermeiden dauerhafter Entsättigung
Zystische Fibrose (CF)	Besondere Hygiene in der Trainingseinrichtung, Trennung zu anderen Patienten
Akute Exazerbation (COPD)	Lokales Training
Osteoporose mit Frakturgefahr	Geringere Intensitäten
Diabetes mellitus (auch bei CF)	Glukosekontrolle

36.4.5 Regeneration

Die Regeneration beinhaltet die Zeit von Beendigung des Trainings bis die gesamte Funktion des trainierten Systems wiederhergestellt ist (Schnabel et al. 2008). Für ein Hypertrophietraining beträgt diese etwa 72–84 h. Eine submaximale Erholung ist nach etwa 18 h erreicht (Schnabel et al. 2008). Chronische Erkrankungen können zu Abweichungen dieser Richtwerte führen (Göhl 2018).

Es gilt erneut, dem Patienten zu vermitteln, was normale und gute Zeichen in der Regenerationsphase sind. Insbesondere bei Trainingsunerfahrenen mag sonst die eigentlich gewünschte Ermüdung der Muskulatur negativ bewertet werden. Während das Gefühl, dass der Körper sich am Folgetag etwas schwerer als sonst anfühlt, eher ein Zeichen eines effektiven Trainings ist, zeugt die starke Erschöpfung und Unfähigkeit zu alltäglichen Aktivitäten von einer zu hohen Trainingsintensität (Göhl 2018).

Zugrunde liegendes Prinzip des Trainings ist das Superkompensationsmodell, wonach es nach einem Training und Regeneration zu einer höheren Leistungsfähigkeit kommt (Weineck 2010). Beachtet werden muss hier der kurzfristige Abfall der Leistungsfähigkeit als Ermüdungsreaktion auf das Training.

Es sollte berücksichtigt werden, dass hohe Trainingsintensitäten eine verlängerte Regenerationszeit erfordern und langes Training die inflammatorische Antwort auf das Training verstärken (Ribeiro et al. 2013) und eine Immunsuppression nach dem Training bewirken kann (Kerksick et al. 2008). Nach dem Training sollte der Patient daher auf Hygiene und Energiebereitstellung achten, um einer Infektanfälligkeit vorzubeugen. Ein genereller Effekt von zusätzlichen Maßnahmen wie Nahrungsergänzung ist bei einem körperlichen Training jedoch noch nicht geklärt (Camillo et al. 2016). Fehlende Effekte sind möglicherweise darauf zurückzuführen, dass Patienten bisher zu wenig phänotypisch differenziert wurden (Camillo et al. 2016).

▶ Um ein Training effektiver zu gestalten, sind Zusatzmaßnahmen, z. B. in Form von Atemmuskeltraining, nichtinvasiver Beatmung, Sauerstoffsupplementation oder gezielter Ernährung und Nahrungsergänzungsmittel, möglich. Aktuell besteht noch Unklarheit darüber, welche Maßnahmen für welche Patienten geeignet sind und einen Nutzen bringen.

36.4.6 Progression

Wie in Abschn. 36.4.5 beschrieben, ist die momentane Muskelermüdung das entscheidendste Kriterium für den Erfolg eines Trainings. Eine Periodisierung oder Zyklisierung ist nicht notwendig (Fisher et al. 2011). Dennoch muss auf die zu erwartende Verbesserung der Kraft eingegangen werden, um weiterhin ein effektives Training zu garantieren. Eine Steigerung der Beanspruchung kann über Intensität, Anzahl der Wiederholungen, Geschwindigkeit, Trainingsvolumen oder Pausenzeiten erfolgen (Westra et al. 2019). Klassisch ist, zunächst mit einem hohen Volumen mit niedrigen Intensitäten zu beginnen und das Volumen bei gleichzeitiger Steigerung der Intensität zu verringern (Westra et al. 2017). Ein umgekehrtes Vorgehen ist bei pneumologischen Patienten unter Ausschluss von Kontraindikationen zu erwägen, da auf diese Art weniger Dyspnoe provoziert wird.

36.4.7 Responsivität

Generell scheinen höhere Intensität und Trainingsdauer einen stärkeren Effekt zu haben als niedrigere. Die Kombination aus Kraft- und Ausdauertraining oder ein hochintensives Intervalltraining (HIIT) stellen den besten Trainingsmodus bei COPD dar (Brandt et al. 2016). Wiederum zeigt sich, dass eine größere Responsivität besteht, wenn Patienten beim Training eine muskuläre Ermüdung erreichen (Maltais et al. 2014). Bei der Betrachtung der Stärke von Effekten sollte berücksichtigt werden, dass auch die Testmodalität einen starken Einfluss auf das Ergebnis hat (Brandt et al. 2018). Hier weisen isotonische Krafttest eine größere Sensitivität auf als isometrische und isokinetische (Kap. 25) (Brandt et al. 2018). Weiterhin hat die Trainingsspezifität einen großen Einfluss auf positive Effekte. Muskelmasse und Muskelkraft können um 53 % bzw. 22 % gesteigert werden, wenn ein Krafttraining bzw. kombiniertes Kraft- und Ausdauertraining angewendet werden (Brandt et al. 2018).

► Bei der Überprüfung, wie groß die Effekte eines Trainings sind, sollte berücksichtigt werden, dass Veränderungen besonders stark sichtbar sind, wenn die Testmodalität der Trainingsmodalität ähneln. Entscheidend ist aber v. a., dass auch der Patient einen Mehrnutzen durch das Training verspürt.

Es ist wahrscheinlich, dass auch der Phänotyp des Patienten die Trainingsantwort bestimmt. Die Frage, welche Patienten am besten auf ein Training ansprechen, ist derzeit noch nicht abschließend geklärt (Brandt et al. 2018). Stärkere Effekte sind vermutlich bei Patienten in fortgeschrittenen Stadien zu sehen, was darauf zurückgeführt wird, dass die körperliche Leistungsfähigkeit hier stärker eingeschränkt ist (Riario-Sforza et al. 2009). Dennoch sind weder Alter noch Krankheitsstadium an sich Indikatoren für die Stärke der Trainingsantwort (Ribeiro et al. 2013). Lediglich bei Kachexie konnte ein abgeschwächter Effekt beobachtet werden (Ribeiro et al. 2013). Dies ist möglicherweise darauf zurückzuführen, dass die Ursache der muskulä-

ren Dysfunktion hier nicht allein auf Dekonditionierung zurückzuführen ist, sondern pathologische Prozesse zu einer Myopathie führen (Ribeiro et al. 2013). Dadurch ist die Dysfunktion nicht allein durch Training reversibel (Ribeiro et al. 2013). Am meisten profitieren Patienten, die hohe Trainingsintensitäten tolerieren (Ribeiro et al. 2013). Diese Trainingstoleranz wird jedoch häufig auch bereits in frühen Stadien der COPD durch Dyspnoe und dynamische Überblähung limitiert (Ribeiro et al. 2013).

36.5 Zusammenfassung

Ein strukturiertes, individuell geplantes Krafttraining stellt einen wesentlichen Bestandteil in der Behandlung pneumologischer Patienten dar. Das Training kann sicher durchgeführt werden, muss aber auf die Bedürfnisse, das Krankheitsbild und Komorbiditäten abgestimmt sein. Bei effektivem Training mit Erreichen einer momentanen Muskelermüdung ist mit einem Kraftzuwachs zu rechnen, welcher die Prognose des Patienten verbessert und den Alltag erleichtert.

Literatur

Bone AE, Hepgul N, Kon S, Maddocks M (2017) Sarcopenia and frailty in chronic respiratory disease. Chron Resp Dis 14(1):85–99. https://doi.org/10.1177/1479972316679664

Braith RW, Beck DT (2008) Resistance exercise: training adaptations and developing a safe exercise prescription. Heart Fail Rev 13(1):69–79. https://doi.org/10.1007/s10741-007-9055-9

de Brandt J, Spruit MA, Derave W, Hansen D, Vanfleteren LEGW, Burtin C (2016) Changes in structural and metabolic muscle characteristics following exercise-based interventions in patients with COPD: a systematic review. Expert Rev Resp Med 10(5):521–545. https://doi.org/10.1586/17476348.2016.1157472

de Brandt J, Spruit MA, Hansen D, Franssen FM, Derave W, Sillen MJ, Burtin C (2018) Changes in lower limb muscle function and muscle mass following exercise-based interventions in patients with chronic obstructive pulmonary disease: a review of the English-language literature. Chron Resp Dis 15(2):182–219. https://doi.org/10.1177/1479972317709642

Bui K-L, Nyberg A, Rabinovich R, Saey D, Maltais F (2019) The relevance of limb muscle dysfunction in chronic obstructive pulmonary disease: a review for clinicians. Clin Chest Med 40(2):367–383. https://doi.org/10.1016/j.ccm.2019.02.013

Camillo CA, Osadnik CR, van Remoortel H, Burtin C, Janssens W, Troosters T (2016) Effect of „add-on" interventions on exercise training in individuals with COPD: a systematic review. ERJ Open Res 2(1). https://doi.org/10.1183/23120541.00078-2015

Donaldson AV, Maddocks M, Martolini D, Polkey MI [Michael I.], Man WD-C (2012) Muscle function in COPD: a complex interplay. Int J Chron Obstruc Pulm Dis, 7, 523–535. https://doi.org/10.2147/COPD.S28247

Fisher J, Steele J, Bruce-Low S, Smith D (2011) Evidence-based resistance training recommendations. Med Sport 15(3):147–162. https://doi.org/10.2478/v10036-011-0025-x

Fiuza-Luces C, Garatachea N, Berger NA, Lucia A (2013) Exercise is the real polypill. Physiology (Bethesda, Md) 28(5):330–358. https://doi.org/10.1152/physiol.00019.2013

Garber CE, Blissmer B, Deschenes MR, Franklin BA, Lamonte MJ, Lee I-M, Nieman DC, Swain DP (2011) American College of Sports Medicine position stand. Quantity and quality of exercise for developing and maintaining cardiorespiratory, musculoskeletal, and neuromotor fitness in apparently healthy adults: guidance for prescribing exercise. Med Sci Sports Exerc 43(7):1334–1359. https://doi.org/10.1249/MSS.0b013e318213fefb

Global Initiative for Chronic Obstructive Lung Disease (2019) GOLD report: global strategy for the diagnosis, management, and prevention of chronic obstructive pulmonary disease. www.goldcopd.org

Glöckl R, Göhl O [O.], Spielmanns M, Taube K, Bock R, Schultz K, Worth H (2016) Stellenwert ambulanter, gerätegestützter Trainingstherapie bei Atemwegs- und Lungenkrankheiten [Relevance of outpatient, equipment-based exercise training in patients with chronic respiratory diseases]. Pneumologie (Stuttgart, Germany), 70(7), 446–453. https://doi.org/10.1055/s-0042-105898

Göhl O [Oliver] (2018). Lungensport, Fit zum Atmen. Handbuch Lungensport: Ein Leitfaden für Übungsleiter, Therapeuten und Ärzte (Frisch M, Worth H, Hrsg). Arbeitsgemeinschaft Lungensport in Deutschland e.V.

Gosker HR, Zeegers MP, Wouters EFM [Emiel F.M.], Schols AMWJ (2007) Muscle fibre type shifting in the vastus lateralis of patients with COPD is associated with disease severity: a systematic review and meta-analysis. Thorax 62(11):944–949. https://doi.org/10.1136/thx.2007.078980

Gosselink R, Langer D, Burtin C (2008) KNGF-guideline for physical therapy in chronic obstructive pulmonary disease. Nederl Tijdschrift voor Fysiotherapie 118:1–60

Graf C, Foitschik T, Lagerstrøm D, Quilling E (Hrsg) (2014). Sport- und Bewegungstherapie bei inneren Krankheiten: Lehrbuch für Sportlehrer, Übungsleiter, Physiotherapeuten und Sportmediziner (4. vollständig überarbeitete Aufl). Deutscher Ärzte-Verlag, Köln

Iepsen UW, Jørgensen KJ, Ringbæk T, Hansen H, Skrubbeltrang C, Lange P (2015) A combination of resistance and endurance training increases leg muscle strength in COPD: an evidence-based recommendation based on systematic review with meta-analyses. Chron Resp Dis 12(2):132–145. https://doi.org/10.1177/1479972315575318

Jaitovich A, Barreiro E (2018) Skeletal muscle dysfunction in chronic obstructive pulmonary disease. What we know and can do for our patients. Am J Respir Crit Care Med 198(2):175–186. https://doi.org/10.1164/rccm.201710-2140CI

Jakobi JM, Chilibeck PD (2001) Bilateral and unilateral contractions: possible differences in maximal voluntary force. Can J Appl Physiol 26(1):12–33. https://doi.org/10.1139/h01-002

Janaudis-Ferreira T, Hill K, Goldstein R, Wadell K, Brooks D (2009) Arm exercise training in patients with chronic obstructive pulmonary disease: a systematic review. J Cardiopulm Rehabil Prev 29(5):277–283. https://doi.org/10.1097/HCR.0b013e3181b4c8d0

Kaelin ME, Swank AM, Adams KJ, Barnard KL, Berning JM, Green A (1999) Cardiopulmonary responses, muscle soreness, and injury during the one repetition maximum assessment in pulmonary rehabilitation patients. J Cardpulm Rehabil 19(6):366–372. https://doi.org/10.1097/00008483-199911000-00008

Kerksick C, Harvey T, Stout J, Campbell B, Wilborn C, Kreider R, Kalman D, Ziegenfuss T, Lopez H, Landis J, Ivy JL, Antonio J (2008) International Society of Sports Nutrition position stand: nutrient timing. J Int Soc Sports Nutr 5:17. https://doi.org/10.1186/1550-2783-5-17

Kumar V, Atherton P, Smith K, Rennie MJ (2009) Human muscle protein synthesis and breakdown during and after exercise. J Appl Physiol (Bethesda, Md: 1985) 106(6):2026–2039. https://doi.org/10.1152/japplphysiol.91481.2008

Maltais F, Decramer M, Casaburi R, Barreiro E, Burelle Y, Debigaré R, Dekhuijzen PNR, Franssen F, Gayan-Ramirez G, Gea J, Gosker HR, Gosselink R, Hayot M, Hussain SNA, Janssens W, Polkey MI [Micheal I.], Roca J, Saey D, Schols AMWJ, Wagner PD (2014) An official American Thoracic Society/European Respiratory Society statement: update on limb muscle dysfunction in chronic obstructive pulmonary disease. Am J Respir Crit Care Med 189(9):e15–e62. https://doi.org/10.1164/rccm.201402-0373ST

O'Shea SD, Taylor NF, Paratz JD (2009) Progressive resistance exercise improves muscle strength and may improve elements of performance of daily activities for people with COPD: a systematic review. Chest 136(5):1269–1283. https://doi.org/10.1378/chest.09-0029

Parshall MB, Schwartzstein RM, Adams L, Banzett RB, Manning HL, Bourbeau J, Calverley PM, Gift AG, Harver A, Lareau SC, Mahler DA, Meek PM, O'Donnell DE (2012) An official American Thoracic Society statement: update on the mechanisms, assessment, and management of dyspnea. Am J Respir Crit Care Med

185(4):435–452. https://doi.org/10.1164/rccm.201111-2042ST

Preisinger E (2018) Bewegungs- und Physiotherapie bei Osteoporose. Rheuma Plus 17(1):23–27. https://doi.org/10.1007/s12688-017-0149-8

Puhan M, Scharplatz M, Troosters T, Walters EH, Steurer J (2009) Pulmonary rehabilitation following exacerbations of chronic obstructive pulmonary disease. Cochrane Datab Syst Rev (1):CD005305. https://doi.org/10.1002/14651858.CD005305.pub2

Riario-Sforza GG, Incorvaia C, Paterniti F, Pessina L, Caligiuri R, Pravettoni C, Di Marco F, Centanni S (2009) Effects of pulmonary rehabilitation on exercise capacity in patients with COPD: a number needed to treat study. Int J Chron Obstruc Pulm Dis 4:315–319. https://doi.org/10.2147/copd.s5905

Ribeiro F, Thériault M-E, Debigaré R, Maltais F (2013) Should all patients with COPD be exercise trained? J Appl Physiol (Bethesda, Md: 1985) 114(9):1300–1308. https://doi.org/10.1152/japplphysiol.01124.2012

Ries AL, Bauldoff GS, Carlin BW, Casaburi R, Emery CF, Mahler DA, Make B, Rochester CL, ZuWallack R, Herrerias C (2007) Pulmonary rehabilitation: joint ACCP/AACVPR evidence-based clinical practice guidelines. Chest 131(5 Suppl):4S–42S. https://doi.org/10.1378/chest.06-2418

Robles P, Araujo T, Brooks D, Zabjek K, Janaudis-Ferreira T, Marzolini S, Goldstein R, Mathur S (2017) Cardiorespiratory responses to short bouts of resistance training exercises in individuals with chronic obstructive pulmonary disease: a comparison of exercise intensities. J Cardiopulm Rehabil Prev 37(5):356–362. https://doi.org/10.1097/HCR.0000000000000282

Roig M, MacIntyre DL, Eng JJ, Narici MV, Maganaris CN, Reid WD (2010) Preservation of eccentric strength in older adults: Evidence, mechanisms and implications for training and rehabilitation. Exp Gerontol 45(6):400–409. https://doi.org/10.1016/j.exger.2010.03.008

Schnabel G, Harre D, Krug J, Kaeubler W-D (Hrsg) (2008) Trainingslehre – Trainingswissenschaft: Leistung – Training – Wettkampf. Meyer & Meyer, http://deposit.d-nb.de/cgi-bin/dokserv?id=3115026&prov=M&dok_var=1&dok_ext=htm

Spruit MA, Singh SJ, Garvey C, ZuWallack R, Nici L, Rochester C, Hill K, Holland AE, Lareau SC, Man WD-C, Pitta F, Sewell L, Raskin J, Bourbeau J, Crouch R, Franssen FME, Casaburi R, Vercoulen JH, Vogiatzis I, Wouters EFM [Emiel F.M.] (2013) An official American Thoracic Society/European Respiratory Society statement: key concepts and advances in pulmonary rehabilitation. Am J Respir Crit Care Med 188(8):e13–e64. https://doi.org/10.1164/rccm.201309-1634ST

Troosters T, Probst VS, Crul T, Pitta F, Gayan-Ramirez G, Decramer M, Gosselink R (2010) Resistance training prevents deterioration in quadriceps muscle function during acute exacerbations of chronic obstructive pulmonary disease. Am J Respir Crit Care Med 181(10):1072–1077. https://doi.org/10.1164/rccm.200908-1203OC

Bundesärztekammer (BÄK), Kassenärztliche Bundesvereinigung (KBV), Arbeitsgemeinschaft der Wissenschaftlichen Medizinischen Fachgesellschaften. (2021) Nationale VersorgungsLeitlinie COPD – Teilpublikation der Langfassung. https://doi.org/10.6101/AZQ/000477

Vogiatzis I, Terzis G, Stratakos G, Cherouveim E, Athanasopoulos D, Spetsioti S, Nasis I, Manta P, Roussos C, Zakynthinos S (2011) Effect of pulmonary rehabilitation on peripheral muscle fiber remodeling in patients with COPD in GOLD stages II to IV. Chest 140(3):744–752. https://doi.org/10.1378/chest.10-3058

Weineck J (2010) Sportbiologie (10., überarb. u. erw. Aufl.). Spitta, Balingen

Westra B, de Wolf S, Legemaat M, Nyberg A, Bij de Vaate E, van Etten-Jamaludin F, Klijn P (2017) Quality of resistance training description in COPD trials: a systematic review. Eur Respir J 50:OA2922

Westra, B., Wolf, S. de, Bij de Vaate, E., Legemaat, M., Nyberg, A. & Klijn, P. (2019). Quality of resistance training description in COPD trials: study protocol for a systematic review. BMJ Open 9(1):e025030. https://doi.org/10.1136/bmjopen-2018-025030

Wouters EFM [E. F. M.] (2005) Minimal clinically important differences in COPD: body mass index and muscle strength. COPD 2(1):149–155. https://doi.org/10.1081/copd-200050653

Inspiratorisches Muskeltraining

37

Tamara Cerini

Inhaltsverzeichnis

Das Inspirationsmuskeltraining (Inspiratory Muscle Training, IMT) ist ein spezifisches Krafttraining zur Stärkung der Atemmuskulatur. Es ist besonders effektiv für COPD-Patienten, wenn es zu einem Rehabilitationsprogramm hinzugefügt wird. Isoliertes Training der Inspirationsmuskulatur (IMT) kann zu einer Steigerung der Atemmuskelkraft, Ausdauer und allgemeinen Leistung führen.

Die aktuellsten Metaanalysen (Geddes et al. 2008; Gosselink et al. 2011) zu diesem Thema zeigten positive Therapieeffekte folgender **Zielparameter:**

- Atemmuskelkraft und Ausdauer,
- Dyspnoe in Ruhe und unter Belastung,
- gesundheitsbezogene Lebensqualität (Quality of Life),
- Belastbarkeit.

Bei Patienten mit chronisch-obstruktiver Lungenerkrankung (COPD) wird eine Atemmuskelschwäche beobachtet, welche zu Atemnot, verminderter Leistung, nächtlicher Sauerstoffentsättigung und ineffizienter Bereinigung der Atemwege beiträgt. Personen mit schwerer COPD haben deutlich erhöhte Restvolumina, was zu veränderten mechanischen Atemmuskeleigenschaften führt. Die Inspirationsmuskulatur verkürzt und das Zwerchfell wird flacher, mit konsequenter Verringerung der Bewegungsfreiheit und funktionellen Fähigkeiten. Bis heute wird in der Literatur über die Wirksamkeit von inspiratorischem Muskeltraining (IMT) bei der COPD-Population debattiert. Aktuelle Metaanalysen (Geddes et al. 2008; Gosselink et al. 2011) berichten, dass sowohl IMT allein als auch in Kombination mit einem Standard-Rehabilitations-Trainingsprogramm eine deutlich erhöhte Kraft und Ausdauer der Inspirationsmuskulatur sowie eine verminderte Atemnot zur Folge haben. Dies führt auch zu signifikanten Verbesserungen wichtiger klinischer Outcomes, wie z. B. Stärkung der

T. Cerini (✉)
SOS Oxygene SA, Bern, Schweiz

© Der/die Autor(en), exklusiv lizenziert an Springer-Verlag GmbH, DE,
ein Teil von Springer Nature 2022
J. Steier, A.-K. Rausch-Osthoff (Hrsg.), *Physiotherapie bei chronisch-obstruktiven Atemwegs- und Lungenerkrankungen*, https://doi.org/10.1007/978-3-662-63613-8_37

Inspirationsmuskulatur, allgemeine Ausdauer, Quality of Life und Verringerung der Atemnot (Geddes et al. 2008; Gosselink et al. 2011).

37.1 Praxis: Inspiratorisches Muskeltraining für COPD-Patienten

Die Trainingsdauer sollte 20–30 min an 3–5 Sitzungen pro Woche betragen und konsequent umgesetzt werden. Das inspiratorische Muskeltraining (IMT) ist bei COPD am effektivsten, wenn der Patient eine signifikante Schwäche der Atemmuskulatur aufweist. Daher wird die Messung des maximalen inspiratorischen Drucks (MIP und PiMax = Maximal Inspiratory Pressure) dringend empfohlen, um starke Responder für das IMT-Training zu identifizieren und ihren Erfolg verfolgen zu können. Im Folgenden sind einige Methoden aufgeführt, mit denen die Stärke der Atemmuskulatur verbessert werden kann. In der Praxis sind vier Methoden zu bevorzugen (Gosselink et al. 2011).

Die am besten erforschte und validierte IMT-Methode ist die Schwellenwertmethode (IMT-Threshold-Methode). Es gibt jedoch drei verschiedene Methoden, die sich etabliert haben (s. Übersicht).

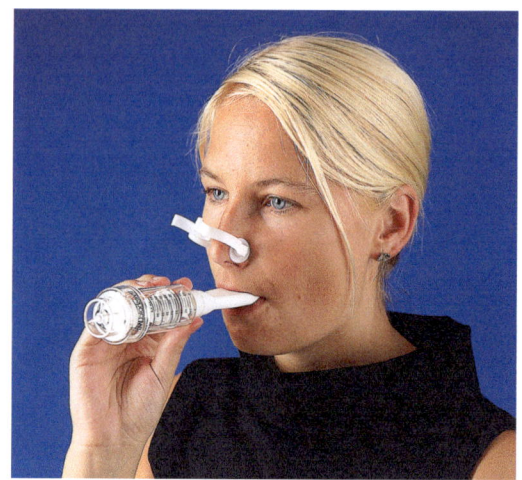

Abb. 37.1 Training der Inspirationsmuskeln über IMT-Threshold-Methode

Muskeln gezielt trainiert werden. Das Training sollte mit niedrigen inspiratorischen Schwellendruckwerten beginnen, die im Verlauf des Prozesses erhöht werden.

Grundsätzlich wird das Training mit etwa ein Drittel der maximalen Inspirationskraft durchgeführt. Es wird jedoch empfohlen, dass der Widerstand nicht weniger als 30 % der MIP-Werte beträgt, um effizient trainieren zu können.

IMT-Stenose-Methode
Die IMT-Stenose verwendet das Prinzip des inspiratorischen Widerstandstrainings unter Verwendung eines Mundstücks mit einstellbarem Durchmesser. Dadurch werden die Atemmuskeln während der Inspiration zunehmend belastet und trainiert. Diese Methode hängt vom Einatmungsfluss des Patienten ab. Dies bedeutet, dass der Widerstand größer wird, wenn der Patient mehr Fluss generiert.

Für ein effizientes Training ist es das Ziel, mindestens 30 % des zuvor individuell bestimmten PImax-Wertes als Widerstand anzustreben.

> **Methoden zur Verbesserung der inspiratorischen Atemmuskelkraft**
> - IMT-Threshold-Methode
> - IMT-Stenose-Methode
> - Methode der isokapnischen Hyperpnoe

IMT-Threshold-Methode
Die Threshold-IMT erhöht die Kraft und Ausdauer der Inspirationsmuskeln auf unkomplizierte und effektive körperliche Weise (Abb. 37.1). Der Patient sollte bis zu einer vom Therapeuten festgelegten Schwelle gegen Widerstand einatmen. Der Inspirationswiderstand (9–41 cmH$_2$O), der individuell über ein federbelastetes Ventil eingestellt wird, sorgt dafür, dass die erforderlichen

Isokapnische Hyperpnoe: Atemtraining mit SpiroTiger Medical
Mit dem SpiroTiger kann eine kontrollierte isokapnische Hyperventilation durchgeführt werden (Abb. 37.2). Diese Methode vermeidet das Risiko einer Atemalkalose (verursacht durch übermäßiges

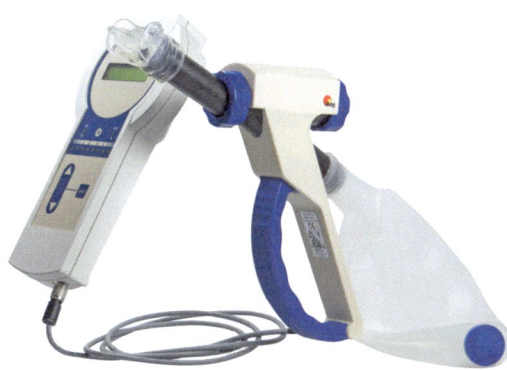

Abb. 37.2 Ausdauertraining der Atemmuskulatur mit dem SpiroTiger Medical

Ausatmen von CO_2) und deren klinische Folgen. Einige Autoren fanden starke Verbesserungen bei COPD-Patienten nach Ausdauertraining der Atemmuskulatur (Scherer et al. 2000; Belman und Mittman 1980; Levine et al. 1986; Weiner et al. 2000):

- Leistungssteigerung,
- weniger Atemnot,
- verbesserte Lebensqualität,
- gestärkte Atemmuskulatur bzw. Atmungsausdauer,
- verbesserte neuromuskuläre Koordination.

Auch Scherer et al. und Boutellier et al. zeigten, dass mit einem einfachen mobilen Gerät (SpiroTiger) hervorragende therapeutische Erfolge (Reduktion der Atemnot sowie Steigerung der Leistungsfähigkeit und Lebensqualität) bei COPD-Patienten erzielt werden können (Scherer et al. 2000; Boutellier et al. 2000).

37.2 IMT bei COPD-Patienten mit respiratorischer Globalinsuffizienz

Insbesondere bei COPD-Patienten mit schwerer globaler Ateminsuffizienz sollte beim Atemmuskeltraining vorsichtig vorgegangen werden. Wenn die Muskeln bereits erschöpft sind, kann es zu Überlastungsschäden kommen. Bei diesen Patienten müssen der Beatmungsdruck und die Atemfrequenz gemäß den Anweisungen eines

Arztes sorgfältig angepasst werden, um die Kombination aus Bewegung und Beatmung erträglich zu machen. Bei schwerkranken COPD-Patienten mit globaler Ateminsuffizienz sollte die IMT nicht auf vorgeschriebenen Schemata basieren, sondern nur auf den individuellen Fähigkeiten des Patienten. Dies bedeutet, dass individuelle Therapien stattfinden müssen, um Folgendes frühzeitig erkennen zu können:

- Anzeichen einer Überlastung,
- Tagesschwankungen,
- Trainingsentwicklung und
- sich andeutende Exazerbationen.

Auch direkt nach der Therapie ist eine genaue Beobachtung des klinischen Bildes des Patienten dringend erforderlich.

Literatur

Belman MJ, Mittman C (1980) Ventilatory muscle training improves exercise capacity in chronic obstructive pulmonary disease patients. Am Rev Respir Dis 121:273–280

Boutellier U, Scherer TA, Spengler CM et al (2000) Respiratory muscle endurance training in chronic obstructive pulmonary disease. Am I Respir Crit Care Med 162:1709–1714

Geddes EL, O'Brien K, Reid WD, Brooks D, Crowe J (2008) Inspiratory muscle training in adults with chronic obstructive pulmonary disease: an update of a systematic review. Respiratory Medicine 102(12):1715–1729. https://doi.org/10.1016/j.rmcd.2008.07.005

Gosselink R, De Vos J, van den Heuvel SP, Segers J, Decramer M, Kwakkel G (2011) Impact of inspiratory muscle training in patients with COPD: What is the evidence? European Respiratory Journal 37(2):416–425. https://doi.org/10.1183/09031936.00031810

Levine S, Weiser P, Gillen J (1986) Evaluation of a ventilatory muscle endurance-training program in the rehabilitation of patients with chronic obstructive pulmonary disease. Am Rev Respir Dis 133:400–406

Scherer TA, Spengler CM, Owassapian D et al (2000) Respiratory muscle endurance training in chronic obstructive pulmonary disease impact on exercise capacity, dyspnea, and quality of life. Am J Respir Crit Care Med 162:1709–1714

Weiner P, Magadle R, Berar-Yanay N et al (2000) The cumulative effect of long-acting bronchodilators, exercise, and inspiratory muscle training on the perception of dyspnea in patients with advanced COPD. Chest 118:672–678

Neuromuskuläre Elektrostimulation bei Lungenerkrankungen

38

Gilbert Büsching

Inhaltsverzeichnis

38.1 Trainieren ohne Atemnot – geht denn das?

Geringe Aktivität ist der Einflussfaktor für Mortalität bei Lungenerkrankungen (Waschki et al. 2011). Das Bewegungsniveau ist bei diesen Patienten deutlicher niedriger ausgeprägt als z. B. bei Patienten mit Diabetes oder Herzinsuffizienz (Arne et al. 2009). Lungenerkrankungen wie die chronisch-obstruktive Lungenerkrankung (COPD) werden als systemische Erkrankung angesehen, bei denen v. a. die Muskulatur nicht nur durch De-konditionierung, sondern auch durch eine systemische Entzündung geschwächt ist.

Die neuromuskuläre Elektrostimulation (NMES) umgeht beim Training der Beinmuskulatur durch eine geringere metabolische Antwort (Sillen et al. 2008) unangenehme Belastungssymptome wie Atemnot und Beinmüdigkeit. Sie bietet auch Vorteile durch motivationsbedingte, kognitive und psychosoziale Aspekte, da die Arbeit unwillkürlich ausgeführt wird. Reviews zeigen eine grundlegende Evidenz der Wirksamkeit der NMES bei Patienten mit COPD auf (Hill et al. 2018; Wu et al. 2020), v. a.

G. Büsching (✉)
Klinik und Pflegezentrum Barmelweid,
Barmelweid, Schweiz
e-mail: Gilbert.Buesching@barmelweid.ch

bei Patienten mit fortgeschrittener Erkrankung (Jones et al. 2016). Guidelines bewerten die NMES-Anwendung positiv (Spruit et al. 2013).

Wichtige Punkte für die praktische Durchführung

Benötigt werden zur neuromuskulären Elektrostimulation Handgeräte (Abb. 38.1) oder stationäre Geräte mit 2 oder 4 Kanälen sowie Elektroden (als Verbrauchsmaterial). Patienten sollten über die Wirkungsweise und die möglichen Wahrnehmungen aufgeklärt werden.

Sie können häufig nach einer Instruktion die Behandlung selbstständig durchführen. Stimulationen werden am meisten bei der ambulatorischen Muskulatur angewendet, z. B. am M. quadriceps. Dabei werden selbstklebende Elektroden (Abb. 38.2) auf die muskulären Reizpunkte appliziert und ein niederfrequenter Strom in einem vorgegebenen Intervall eingestellt. Über die Reizung der motorischen Nerven entsteht eine unwillkürliche Kontraktion. Wie bei jeder Trainingsart sollte die Intensität im Verlauf von mehreren Sitzungen gesteigert werden. Gegen ein unangenehmes Stromgefühl, das häufig bei Frauen angegeben wird, kann am Anfang ein Mitspannen helfen. Dabei sollte die Muskulatur nicht angenähert sein, um tetanische Kontraktionen zu vermeiden, die ein unangenehmes Krampfgefühl auslösen können.

Modellanlagen mit Beispieleinstellungen: Die motorischen Reizpunkte können mit einem Pen aufgesucht werden; bis 10 Hz für tonisch arbeitende Muskulatur, ab 30 Hz für beide Fasertypen oder vermehrte Aktivität der Muskelfasern Typ 2; mit einer On-Phase für 20 s und Off-Phase für 40 s während 30 min 1- bis 2-mal pro Tag. Viele kostengünstige Handgeräte geben Programme zur Kräftigung vor, die durch unterschiedlich lange Intervalle und

Hertzvorgaben charakterisiert sind. Die Stromstärke wird bis zur Toleranzschwelle eingestellt, sodass eine deutliche Kontraktion der stimulierten Muskulatur zu sehen ist. Bei hohen Stromstärken müssen die Extremitäten fixiert werden, damit es nicht zur dynamischen Bewegung kommt und in eine tetanische Kontraktion verläuft.

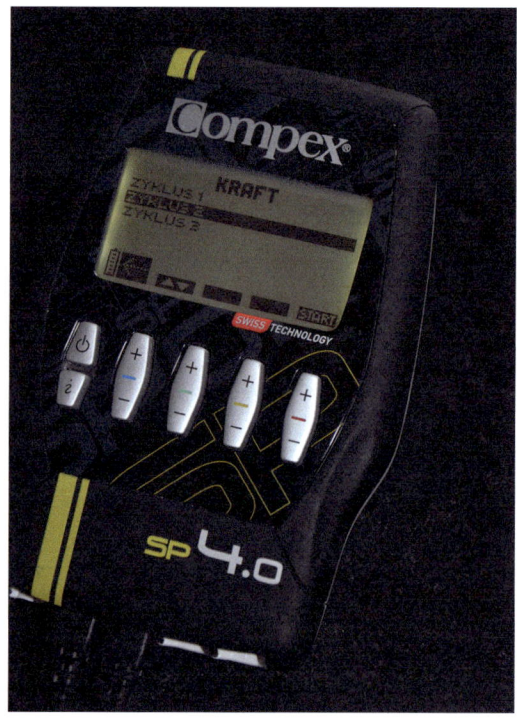

Abb. 38.1 Handgerät zur neuromuskulären Elektrostimulation

38.2 Anwendungsgebiete

Der Haupteinsatzort der NMES ist im Rahmen einer rehabilitativen Maßnahme bei einer stabilen COPD oder anderen Lungenerkrankungen. Schon im Akutspital kann bei Exazerbationen (Abdellaoui et al. 2011) die Stimulation begonnen und in der Heimanwendung fortgesetzt werden. Auf der Intensivstation erscheint die Anwendung bei einem starken Muskelverlust gegeben,

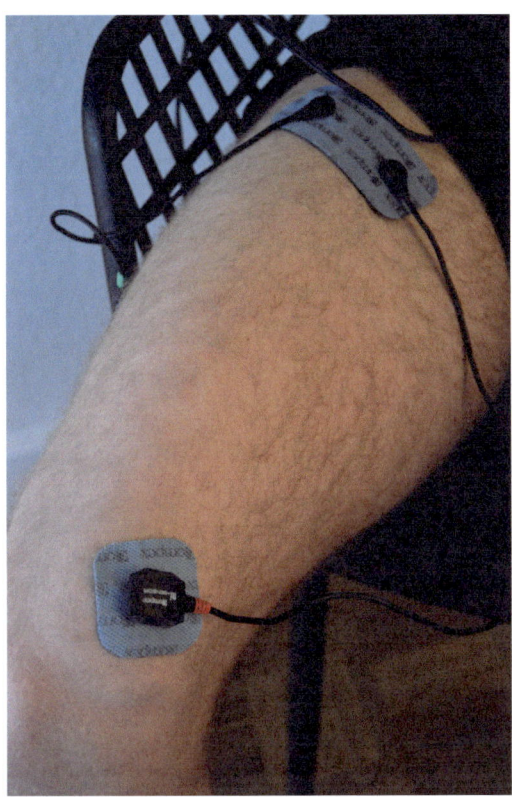

Abb. 38.2 Anlage der Elektroden auf den muskulären Reizpunkten des M. quadrizeps

wurde aber aufgrund von Sicherheitsfragen, Wahrnehmung von Patienten und schließlich auch methodischen Mängeln der Studie in Frage gestellt (Eggmann et al. 2019). Daher erscheint sie dort nicht für den routinemäßigen Gebrauch geeignet zu sein und sollte nur in ausgewählten Fällen von ausgebildeten Fachpersonen angewendet werden (Sachetti et al. 2018).

Verbesserungen wurden nicht nur in der Muskelkraft, sondern auch hinsichtlich Atemnot und funktioneller Leistungsfähigkeit gesehen, wie im 6-Minuten-Gehtest. Morphologische und metabolische Unterschiede ergaben sich bei dem Shift der Muskulatur von Typ-1- zu Typ-2-Fasern sowie zu einem vermehrt katabolischen Stoffwechsel (Vivodtzev et al. 2012). Diese Veränderungen ermöglichen einen Wechsel zum konventionellen Training.

38.2.1 Ganzkörperstimulationen

Es gibt zunehmend Angebote in Studios für Ganzkörperstimulationen, die in kurzer Zeit eine Steigerung der Kraft in 20 min intensivem Training versprechen. Dabei wird ein spezieller Anzug mit Arm- und Beinmanschetten angezogen, der an 8 Kanälen mit Elektroden ausgestattet ist. Diese Variante wurde aber bisher nur an Patienten mit chronischer Herzinsuffizienz untersucht, wobei es größere Auswirkungen auf die Sauerstoffaufnahme und Steigerung der linksventrikulären Ejektionsfraktion gab als bei Patienten, die nur mit den Beinen trainierten (van Buuren et al. 2013).

38.2.2 Assessments

Therapeuten überprüfen den Zustand, Therapieverlauf und das Behandlungsergebnis mit Assessments. Dafür bieten sich für die Beinmuskelkraft der 5-Repetition-Sit-to-Stand-Test (5 x STST) oder der 1-Minuten-STST an, für die isometrische Kraft ein Dynamometer und für die körperliche Leistungsfähigkeit der 6-Minuten-Gehtest (Schultz et al. 2019). Für die Atemnot stehen folgende Messinstrumente zur Verfügung: die Dyspnoeskala des Medical Research Council (MRC) und krankheitsspezifische Fragebögen wie der COPD Assessment Test (CAT) und der Chronic Respiratory Questionnaire (CRQ).

38.2.3 Limitationen

Bei Patienten mit hohem Anteil von subkutanem Fettgewebe kann die sensorische Belastung durch die erforderlichen hohen Stromstärken zu unangenehm werden (Nápolis et al. 2011). Es gibt auch andere Patienten, die kleinere Stromstärken nicht tolerieren und kein progressives Training zulassen. Die Trainingsart ist dann zu wechseln, evtl. auf ein Ganzkörpervibrationstraining, das auch eine hohe Muskelspannung erzeugt, ohne das Atemzugvolumen übermäßig zu steigern. Diese Geräte sind aber teurer und weniger verfügbar.

38.2.4 Kontraindikationen

- Schlechte Hautverhältnisse.
- Der Patient kann keine adäquaten Aussagen über die Stimulation machen.
- Nicht im Gebiet von Herzschrittmachern, Herzdefibrillatoren (beim Hersteller kann erfragt werden, ob Geräte gut abgeschirmt sind – Untersuchungen zeigten keine Beeinflussung bei Stimulation der Beinmuskulatur).
- Epilepsie.

38.3 Zusammenfassung

Die neuromuskuläre Elektrostimulation ist ein gut untersuchtes Therapieverfahren, das nicht nur bei Atemnot – die möglicherweise ein Training verhindert – eingesetzt werden kann. Eine aktive Therapie – auch in Kombination mit der Stimulation – ist aber wegen des großen Wirkungsspektrums vorzuziehen.

Literatur

Abdellaoui A, Préfaut C, Gouzi F, Couillard A, Coisy-Quivy M, Hugon G, Molinari N, Lafontaine T, Jonquet O, Laoudj-Chenivesse D, Hayot M (2011) Skeletal muscle effects of electrostimulation after COPD exacerbation: a pilot study. Eur Respir J 38(4):781–788. https://doi.org/10.1183/09031936.00167110

Arne M, Janson C, Janson S, Boman G, Lindqvist U, Berne C, Emtner M (2009) Physical activity and quality of life in subjects with chronic disease: Chronic obstructive pulmonary disease compared with rheumatoid arthritis and diabetes mellitus. Scand J Prim Health Care 27(3):141–147. https://doi.org/10.1080/02813430902808643

van Buuren F, Mellwig KP, Prinz C, Körber B, Fründ A, Fritzsche D, Faber L, Kottmann T, Bogunovic N, Dahm J, Horstkotte D (2013) Electrical myostimulation improves left ventricular function and peak oxy-gen consumption in patients with chronic heart failure: results from the exEMS study comparing different stimulation strategies. Clin Res Cardiol 102(7):523–534. https://doi.org/10.1007/s00392-013-0562-5

Eggmann S, Kindler A, Gere Luder, Norman S (2019) Should critically ill adults be treated with neuromuscular electrical stimulation? A literature review to inform clinical practice. https://doi.org/10.13140/RG.2.2.28254.08007

Hill K, Cavalheri V, Mathur S, Roig M, Janaudis-Ferreira T, Robles P, Dolmage TE, Goldstein R (2018) Neuromuscular electrostimulation for adults with chronic obstructive pulmonary disease. Cochrane Database Syst Rev. https://doi.org/10.1002/14651858.CD010821.pub2

Jones S, Man WD-C, Gao W, Higginson IJ, Wilcock A, Maddocks M (2016) Neuromuscular electrical stimulation for muscle weakness in adults with advanced disease. Cochrane Database Syst Rev. https://doi.org/10.1002/14651858.CD009419.pub3

Nápolis LM, Dal Corso S, Neder JA, Malaguti C, Gimenes ACO, Nery LE (2011) Neuromuscular electrical stimulation improves exercise tolerance in chronic obstructive pulmonary disease patients with better preserved fat-free mass. Clinics (Sao Paulo) 66(3):401–406. https://doi.org/10.1590/s1807-59322011000300006

Sachetti A, Carpes MF, Dias AS, Sbruzzi G (2018) Safety of neuromuscular electrical stimulation among critically ill patients: systematic review. Rev Bras Ter Intensiva 30(2):219–225. https://doi.org/10.5935/0103-507X.20180036

Schultz K, Buhr-Schinner H, Vonbank K, Zwick RH, Frey M, Puhan M, Deisenhofen O (2019) D-A-CH AG Pneumologische Rehabilitation: ein Lehr- und Lernbuch für das Reha-Team. , Dustri-Verlag Dr. Karl Feistle

Sillen MJH, Janssen PP, Akkermans MA, Wouters EFM, Spruit MA (2008) The metabolic response during resistance training and neuromuscular electrical stimulation (NMES) in patients with COPD, a pilot study. Respir Med 102(5):786–789. https://doi.org/10.1016/j.rmed.2008.01.013

Spruit MA, Singh SJ, Garvey C, ZuWallack R, Nici L, Rochester C, Hill K, Holland AE, Lareau SC, Man WD-C, Pitta F, Sewell L, Raskin J, Bourbeau J, Crouch R, Franssen FME, Casaburi R, Vercoulen JH, Vogiatzis I, Gosselink R, Clini EM, Effing TW, Maltais F, van der Palen J, Troosters T, Janssen DJA, Collins E, Garcia-Aymerich J, Brooks D, Fahy BF, Puhan MA, Hoogendoorn M, Garrod R, Schols AMWJ, Carlin B, Benzo R, Meek P, Morgan M, Rutten-van Mölken MPMH, Ries AL, Make B, Goldstein RS, Dowson CA, Brozek JL, Donner CF, Wouters EFM (2013) An Official American Thoracic Society/European Respiratory Society statement: key concepts and advances in pulmonary rehabilitation. Am J Respir Crit Care Med 188(8):e13–e64. https://doi.org/10.1164/rccm.201309-1634ST

Vivodtzev I, Debigaré R, Gagnon P, Mainguy V, Saey D, Dubé A, Paré M-È, Bélanger M, Maltais F (2012) Functional and muscular effects of neuromuscular electrical stimulation in patients with severe COPD: a randomized clinical trial. Chest 141(3):716–725. https://doi.org/10.1378/chest.11-0839

Waschki B, Kirsten A, Holz O, Müller K-C, Meyer T, Watz H, Magnussen H (2011) Physical activity is the strongest predictor of all-cause mortality in patients with COPD: a prospective cohort study. Chest 140(2):331–342. https://doi.org/10.1378/chest.10-2521

Wu X, Hu X, Hu W, Xiang G, Li S (2020) Effects of neuromuscular electrical stimulation on exercise capacity and quality of life in COPD patients: a systematic review and meta-analysis. Biosci Rep 40(5). https://doi.org/10.1042/BSR20191912

Vibrationstraining (WBV)

39

Rainer Glöckl

Inhaltsverzeichnis

39.1 Einleitung

Generell ist Vibrationstraining (engl. „whole-body vibration", kurz: WBV) durch eine externe Stimulation eines oszillierenden Vibrationsreizes zumeist im Stehen auf einer Vibrationsplatte charakterisiert. Heutzutage sind eine Vielzahl von WBV-Plattformen auf dem Markt erhältlich, die sich in technischer Qualität, mechanischen Prinzipien sowie den Einstellungsmöglichkeiten verschiedener Parameter unterscheiden. Die meisten Geräte induzieren entweder eine synchrone und/oder eine seitenalternierende Vibration der Platte (Abb. 39.1), die jeweils unterschiedliche neuromuskuläre Beanspruchungen bewirken. Hierzu besteht eine anhaltende Diskussion, welche Methode effektiver oder sinnvoller ist. Deshalb kann WBV nicht als eine ganz spezifische Trainingsmethode angesehen werden, sondern muss immer differenziert betrachtet werden. WBV-Parameter wie z. B. Frequenz, Amplitude, Trainingsdauer, Übungsauswahl etc. sind entscheidend für die Bewertung eines WBV-Programmes. In Studien haben heterogene Studienpopulationen und eine

R. Glöckl (✉)
Forschungsinstitut für Pneumologische
Rehabilitation, Schön Klinik Berchtesgadener Land,
Schönau am Königssee, Deutschland
e-mail: rgloeckl@Schoen-klinik.de

© Der/die Autor(en), exklusiv lizenziert an Springer-Verlag GmbH, DE,
ein Teil von Springer Nature 2022
J. Steier, A.-K. Rausch-Osthoff (Hrsg.), *Physiotherapie bei chronisch-obstruktiven Atemwegs- und
Lungenerkrankungen*, https://doi.org/10.1007/978-3-662-63613-8_39

Abb. 39.1 Funktionsprinzip
verschiedener
Vibrationsplatten (synchron
vs. seitenalternierend). (Aus
Rauch et al. 2010; mit
freundlicher Genehmigung)

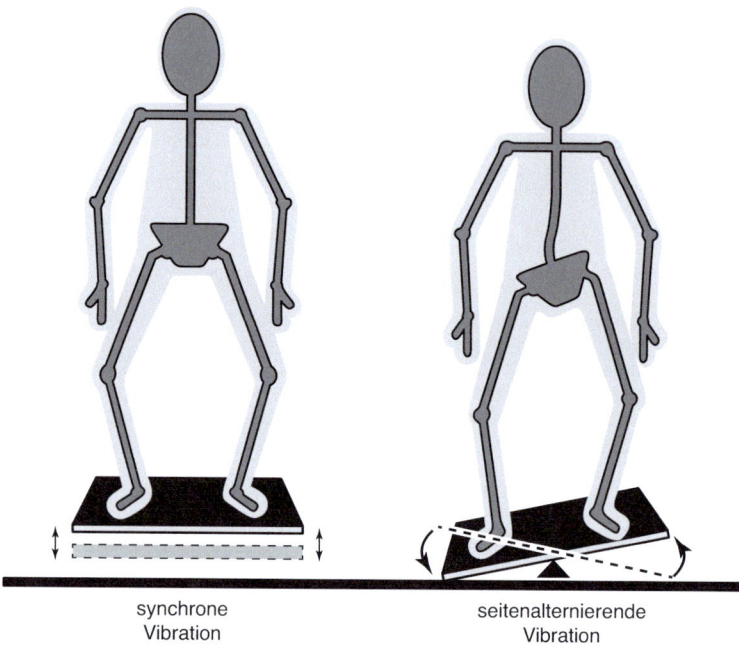

synchrone
Vibration

seitenalternierende
Vibration

Vielzahl unterschiedlicher WBV-Protokolle und -Ansätze zu z. T. uneinheitlichen WBV-Ergebnissen geführt.

tus, Beckenbodenschwäche oder chronischen Rückenschmerzen eingesetzt (Rittweger 2020).

39.2 Wirkungsweise von WBV

Die Effekte eines WBV können in unmittelbare und langfristige Wirkungen unterteilt werden. Bereits eine einmalige WBV-Einheit kann kurzfristig zu einer Erhöhung der Maximalkraft und -leistung, einer vermehrten Durchblutung der unteren Extremitäten, einer Verbesserung der Balance sowie zu einer vermehrten Ausschüttung von Wachstumshormonen führen. Langfristige Effekte konnten ebenso in verschiedenen physiologischen Systemen beobachten werden. Ein zentraler Mechanismus des WBV ist dabei der sog. Dehnreflex, der v. a. in den unteren Extremitäten zu Muskelkontraktionen führt. Deshalb wird angenommen, dass ein Großteil der Effekte des WBV durch neurophysiologische Adaptionen erklärt werden kann.

WBV wird bislang als effektive Trainingsmethode gegen Muskelatrophie sowie bei einer Reihe chronischer Erkrankungen wie z. B. Fibromyalgie, multipler Sklerose, Diabetes melli-

39.3 Rationale für WBV bei Atemwegs- und Lungenkrankheiten

In den letzten Jahrzehnten hat sich Ausdauer- und Krafttraining als wesentlicher Bestandteil von Trainingsprogrammen für COPD-Patienten etabliert. Dennoch besteht nach wie vor ein Bedarf an der Evaluation weiterer und ergänzender Trainingsmodalitäten, um den extrapulmonalen Manifestationen der COPD (wie z. B. muskuläre Dysfunktion und Muskelatrophie) mit verschiedenen Ansätzen entgegenzuwirken. Die Gründe für die Anwendung von WBV bei Patienten mit chronischen Lungenkrankheiten sind beinahe selbsterklärend, wenn man die allgemeinen Indikationen für den Einsatz eines WBV betrachtet (Tab. 39.1) (Rittweger 2010). Viele dieser Aspekte sind bei pneumologischen Patienten von hoher Relevanz. Ein Hauptteil der positiven Effekte auf die in diesem Kapitel beschriebenen Verbesserungen der funktionellen Leistungsfähigkeit bei pneumologischen Patienten liegt an einer Verbes-

Tab. 39.1 Indikationen und Kontraindikationen für den Einsatz eines Vibrationstrainings. (Rittweger 2010)

Indikationen	Kontraindikationen
– Eingeschränkte Muskelkraft und -leistung	– Akute Thrombose
– Z. n. Immobilisation	– Teil- oder Totalendoprothesen in der trainierten Körperregion
– Osteoporose (Prävention und Therapie)	– Aktive Arthritis
– Beckenbodenschwäche	– Akute Tendopathie
– Koordinations-/ Balanceschwächen	– Akute Diskopathie
– Muskelverspannung	– Frische Frakturen
– Hohes Sturzrisiko	– Gallen- oder Blasensteine
– Eingeschränkte Beweglichkeit	– Frische Wunden
– Schlechte Durchblutung v. a. der unteren Extremitäten	– Schwangerschaft
	– Epilepsie (wg. sekundärem Sturzrisiko)

serung der Balancefähigkeit sowie neuromuskulären Anpassungen (Gloeckl et al. 2017a). Obwohl sich die Muskelkraft durch WBV nicht signifikant steigert, so verbessert sich die muskuläre Leistungsfähigkeit jedoch ganz erheblich. Dies unterstützt die Hypothese, dass die Effekte hauptsächlich mit neuromuskulären Anpassungen zusammenhängen.

39.4   Evidenz von WBV bei Patienten mit COPD

Aktuell gibt es einzelne Studien, die positive Effekte eines WBV bei Patienten mit Mukoviszidose, interstitiellen Lungenerkrankungen oder auch nach Lungentransplantation gezeigt haben. Die größte Evidenz liegt jedoch im Bereich der COPD vor. Diese wird nachfolgend anhand unterschiedlicher Einsatzmöglichkeiten kurz dargestellt.

39.4.1 WBV vs. kein Training

Mehrere randomisiert, kontrollierte Studien haben gezeigt, dass ein WBV-Training bei Patienten mit COPD eine effektive Trainingsmethode darstellt. Nach einem 6-wöchigen WBV-Training (2- bis 3-mal/Woche) verbessert sich die Gehleistung, gemessen mittels 6-Minuten-Gehtest

(6MGT) hochsignifikant und klinisch relevant um rund 80 m (Zhou et al. 2018). Zudem konnte nachgewiesen werden, dass sich die kinematische Gangqualität bei COPD-Patienten nach WBV verbessert.

▶ Diese Ergebnisse zeigen bei COPD-Patienten einen beeindruckenden Effekt eines WBV als alleinige Trainingsmaßnahme.

Sie stärken darüber hinaus die Vermutung, dass ein großer Anteil der WBV-Effekte auf neuromuskuläre Anpassungen zurückzuführen ist, da die lokale muskuläre Auslastung während des Trainings zumeist eher gering ist (v. a., wenn ohne Zusatzgewichte trainiert wird).

39.4.2 WBV als ergänzende Trainingsmaßnahme: Kniebeugen mit WBV vs. Kniebeugen auf dem Boden

In einer randomisiert, kontrollierten Studie aus Deutschland (Gloeckl et al. 2017a) wurde der Einfluss eines WBV als ergänzende Trainingsmodalität zu einem umfangreichen Ausdauer- und Krafttraining (5-mal/Woche) während einer 3-wöchigen pneumologischen Rehabilitation untersucht. Insgesamt 74 Patienten mit schwerer COPD absolvierten ein supervidiertes, dynamisches Kniebeugentraining in einer von zwei Gruppen: auf einer seitenalternierenden Vibrationsplatte oder in einer Kontrollgruppe auf normalem Fußboden. Die Steigerung der 6MGT-Strecke war in der WBV-Gruppe im Vergleich zur Kontrollgruppe signifikant höher (64 m vs. 37 m; p <0,05). Ebenso verbesserten sich die Balancefähigkeit (Semi-Tandem-Stand) und die muskuläre Leistungsfähigkeit (Countermovement Jump) signifikant mehr zugunsten der WBV-Gruppe.

▶ Zudem wurde ein positiver Zusammenhang gefunden, dass v. a. Patienten mit reduzierter Gehfähigkeit und eingeschränkter Balancefähigkeit am meisten von WBV profitieren.

Durch den Einsatz eines WBV-Trainings konnte sogar die Effektivität eines umfangreichen Ausdauer- und Krafttrainings im Rahmen einer multimodalen Rehabilitation zusätzlich gesteigert werden. Dies konnte bei COPD-Patienten in dieser Deutlichkeit bisher noch für keine andere ergänzende Trainingsmaßnahme gezeigt werden.

39.4.3 WBV während COPD-Exazerbation

WBV kann auch während einer COPD-Exazerbation im Krankenhaus Einsatz finden. Eine randomisiert, kontrollierte Studie aus Deutschland (Greulich et al. 2014) untersuchte den Effekt eines kurzen (3-mal 2 min), täglich durchgeführten WBV bei COPD-Patienten, die aufgrund einer akuten COPD-Exazerbation ins Krankenhaus aufgenommen wurden. Obwohl die Patienten nur 6 Tage stationär im Krankenhaus waren, konnten die Autoren enorme Zugewinne in der WBV-Gruppe beobachten. Die 6-Minuten-Gehteststrecke verbesserte sich während der Exazerbation um 96 m, die Lebensqualität nahm signifikant zu (COPD-Assessment-Test, CAT: −4 Punkte) und systemische Inflammationsparameter sanken (Interleukin 8: von 11,1 ng/l auf 7,5 ng/l; p <0,05). In der Kontrollgruppe ohne WBV ergaben sich keine signifikanten Veränderungen.

▶ Diese Studie liefert vielversprechende Ergebnisse für den Einsatz eines WBV auch während einer akuten COPD-Exazerbation. WBV könnte deshalb eine neue und äußerst effektive nichtmedikamentöse Therapieoption während der Krankenhausphase werden, um den immobilisationsbedingten Leistungsabbau zu reduzieren.

39.4.4 WBV auf der Intensivstation

Auch der Einsatz von WBV bei Patienten auf der Intensivstation wurde untersucht. Erste Studien wandten WBV bei immobilisierten, bettgebundenen Patienten an (Boeselt et al. 2016). Die WBV-Platte wurde am Ende des Intensivbettes befestigt, sodass die Patienten mit den Füßen auf die Plattform gedrückt wurden (bei einer Bettneigung von 25°). Um die Sicherheit dieses WBV-Ansatzes zu bestimmen, wurden sowohl Vitalparameter als auch Parameter der Hämodynamik gemessen. Erste Ergebnisse zeigten eine gute Machbarkeit von WBV für Patienten auf der Intensivstation, da keine klinisch relevanten Änderungen der gemessenen Parameter beobachtet wurden. In einer elektromyografischen Messung konnten zudem deutliche Kontraktionen der Beinmuskulatur nachgewiesen werden.

▶ Eine kürzlich veröffentlichte Studie konnte zudem eine Verminderung der Muskelatrophie während des Intensivstationsaufenthaltes durch den Einsatz von WBV nachweisen (Wollersheim et al. 2019).

Somit könnte die Intensivstation in Zukunft ein weiteres wertvolles Einsatzgebiet für WBV werden.

39.4.5 Akute kardiopulmonale Belastung während WBV

In einer Cross-over-Studie bei Patienten mit schwerer COPD wurden die metabolischen Anforderungen (Sauerstoffaufnahme, Oxygenierung, Herzfrequenz, Dyspnoe u. a.) während Kniebeugen mit oder ohne WBV untersucht (Abb. 39.2) (Gloeckl et al. 2017b).

▶ Die Kombination von Kniebeugen mit WBV bei Patienten mit schwerer COPD induzierte vergleichbare kardiopulmonale Reaktionen wie Kniebeugen ohne WBV. Diese Erkenntnis stärkt die Machbarkeit und Sicherheit von WBV bei Patienten mit schwerer COPD.

39.4.6 WBV in der praktischen Umsetzung

Betrachtet man die bisher veröffentlichten WBV-Studien bei Patienten mit chronischen Lungenerkrankungen, so hat sich bisher noch

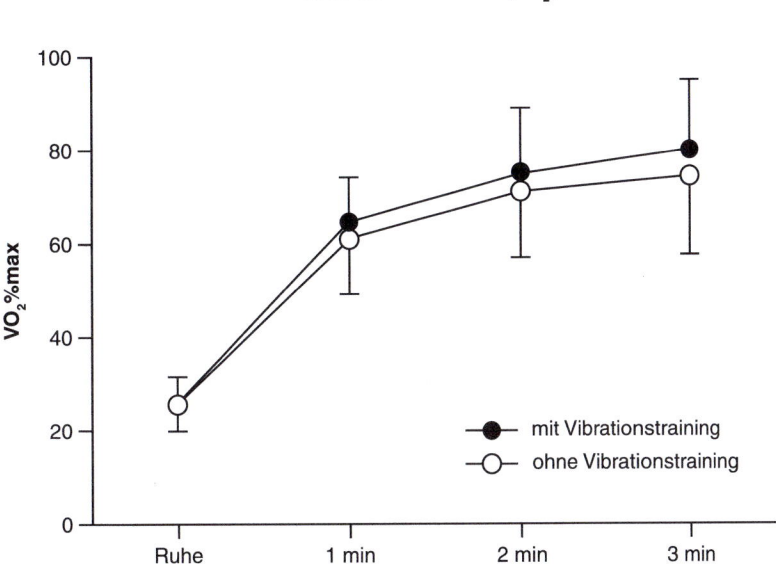

Abb. 39.2 Entwicklung der Sauerstoffaufnahme (VO$_2$ in %) während 1 min, 2 min oder 3 min Kniebeugentraining mit und ohne Vibrationsplatte. (Nach Gloeckl et al. 2017b)

kein einheitliches Trainingsprotokoll herauskristallisiert. Berücksichtigt man aber die theoretischen physiologischen Wirkprinzipien der verschiedenen Vibrationsplatten, so scheint zumindest theoretisch eine Trainingsfrequenz von >20 Hertz auf seitenalternierenden und <35 Hertz auf synchronen Vibrationsplatten geeignet, um Muskelfunktion und -leistung zu verbessern (Gloeckl et al. 2013) (Tab. 39.2).

Die am häufigsten angewandte Übung ist die beidbeinige Kniebeuge in dynamischer oder statischer Ausführung (Abb. 39.3). Eine Kombination dieser Varianten in Tempo, Bewegungsumfang und mit Zusatzgewichten auf einer seitenalternierenden Vibrationsplatte scheint eine der effektivsten Basisübungen zur Funktionsverbesserung der unteren Extremitäten darzustellen (Ritzmann et al. 2013).

WBV kann prinzipiell bei Patienten aller COPD-Schweregrade angewandt werden. Bei Patienten mit fortgeschrittener Erkrankung und Langzeitsauerstofftherapie sollten besonders kurze Trainingsblöcke von ca. 30–60 s durchgeführt werden. Die praktische Erfahrung zeigt, dass es vereinzelt auch Patienten gibt, denen ein WBV unangenehm ist und die ein solches nicht tolerieren. Bei diesen oder auch sehr ängstlichen Patienten ist ein schonendes Heranführen und

Tab. 39.2 Praktische Trainingsempfehlungen für ein Vibrationstraining bei COPD

Parameter	Empfehlung
Häufigkeit	2- bis 3-mal/Woche
Amplitude (1 mm Amplitude = 2 mm Peak-to-Peak-Displacement)	≥2 mm
Frequenz	Seitenalternierende Vibrationsplatten: Ca. 20–30 Hz („je höher, umso intensiver") Synchrone Vibrationsplatten: Ca. 25–35 Hz („je niedriger, umso intensiver")
Intensität	Steigerung der Amplitude oder Hinzunahme von Zusatzlasten wie z. B. Hanteln
Dauer	2–4 Durchgänge à 30–120 s pro Übung
Übungen	Verschiedene Variationen: kleine bis tiefe dynamische/statische Kniebeugen, Zehenstand, Ausfallschritt, Step-up-/Step-down-Übung etc.

Eingewöhnen an ein WBV wichtig, um die Toleranz und damit auch die Adhärenz zu steigern. Die nachfolgende Übersicht fasst wichtige Grundregeln des Vibrationstrainings zusammen

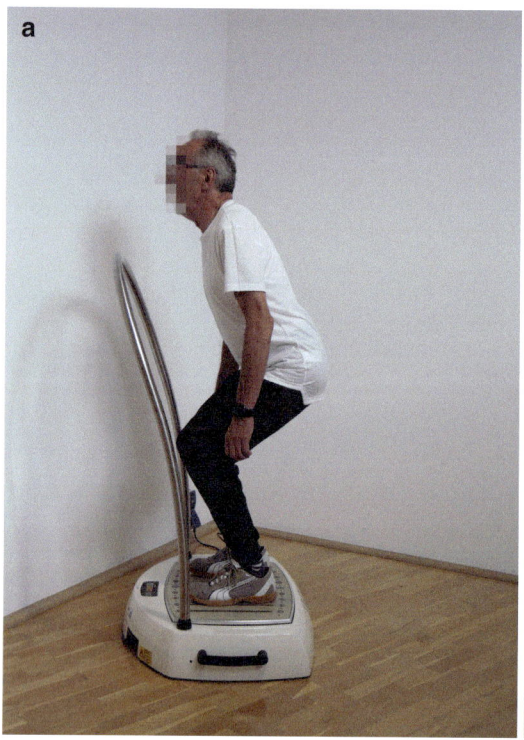
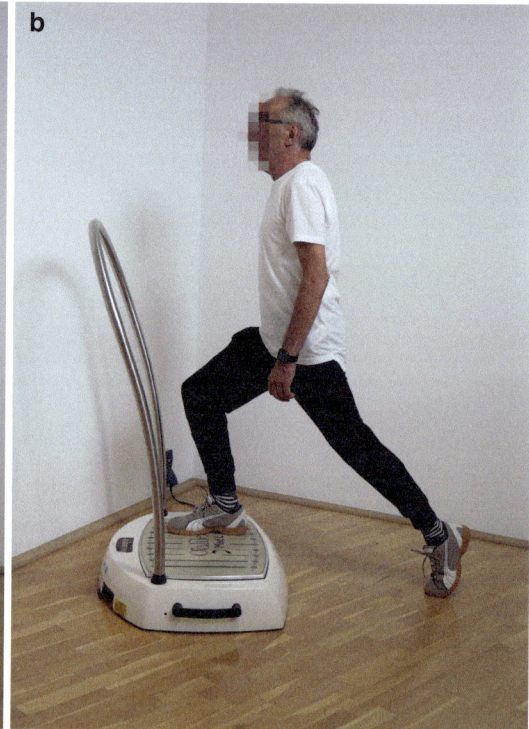

Abb. 39.3 **ab** Ein COPD-Patient während des Vibrationstrainings

und zeigt eine mögliche methodische Herange-
hensweise im Rahmen einer ersten Trainingseinheit auf einer Vibrationsplatte auf.

**Praktische Tipps zur Durchführung von
Vibrationstraining auf einer
seitenalternierenden Vibrationsplatte
Grundregeln**

- Anfänger beginnen mit engen Fußposi-
tionen, z. B. etwas schmäler als hüft-
breit
- Der Kopf darf nicht mitvibrieren! (Ab-
hilfe: engere Fußposition wählen oder
Knie beugen!)
- Keine durchgestreckten Knie bei Fußpo-
sitionen über Position 2,5
- Bei seitenalternierenden Vibrationsplatten die Fußposition immer symmetrisch
zur Position 0 einnehmen
- Alle Übungen langsam und bewusst
durchführen

**Mögliches methodisches Vorgehen wäh-
rend der ersten Trainingseinheit**

- Der Therapeut steht selbst auf der Vibrationsplatte und demonstriert (v. a. bei
ängstlichen Patienten von Vorteil)
- Patienten informieren, dass Kribbeln
und/oder Juckreiz an den Unterschen-
keln nach dem Training normal sind
- Standposition 1–2 wählen, Knie leicht
beugen (ggf. festhalten)
- Initial 1 min Dauer
- Während 1. Durchgang Standposition
verändern lassen (vor–rück, links–
rechts, Knie strecken–beugen), um unterschiedliche Muskelregionen zu spü-
ren
- Nach Befindlichkeit fragen
- Variation der Vibrationsfrequenz
- Je nach Toleranz nach 2–3 „Gewöh-
nungsdurchgängen" die Zielübung und
Frequenz anstreben

Literatur

Boeselt T, Nell C, Kehr K, Holland A, Dresel M, Greulich T, Tackenberg B, Kenn K, Boeder J, Klapdor B, Kirschbaum A, Vogelmeier C, Alter P, Koczulla R (2016) Whole-body vibration therapy in intensive care patients: a feasibility and safety study. Journal of rehabilitation medicine 48:316–321

Gloeckl R, Marinov B, Pitta F (2013) Practical recommendations for exercise training in patients with COPD. European respiratory review: an official journal of the European Respiratory Society 22:178–186

Gloeckl R, Jarosch I, Bengsch U, Claus M, Schneeberger T, Andrianopoulos V, Christle JW, Hitzl W, Kenn K (2017a) What's the secret behind the benefits of whole-body vibration training in patients with COPD? A randomized, controlled trial. Respiratory Medicine 126:17–24

Gloeckl R, Richter P, Winterkamp S, Pfeifer M, Nell C, Christle JW, Kenn K (2017b) Cardiopulmonary response during whole-body vibration training in patients with severe COPD. ERJ Open Res 3:00101–2016

Greulich T, Nell C, Koepke J, Fechtel J, Franke M, Schmeck B, Haid D, Apelt S, Filipovic S, Kenn K, Janciauskiene S, Vogelmeier C, Koczulla AR (2014) Benefits of whole body vibration training in patients hospitalised for COPD exacerbations – a randomized clinical trial. BMC pulmonary medicine 14:60

Rauch F, Sievanen H, Boonen S, Cardinale M, Degens H, Felsenberg D, Roth J, Schoenau E, Verschueren S, Rittweger J (2010) Reporting whole-body vibration intervention studies: recommendations of the International Society of Musculoskeletal and Neuronal Interactions. J Musculoskelet Neuronal Interact 10:193–198

Rittweger J (2010) Vibration as an exercise modality: how it may work, and what its potential might be. Eur J Appl Physiol 108:877–904

Rittweger J (2020) Manual of vibration exercise and vibration therapy. Springer, Cham. ISBN: 978-3-030-43984-2

Ritzmann R, Gollhofer A, Kramer A (2013) The influence of vibration type, frequency, body position and additional load on the neuromuscular activity during whole body vibration. Eur J Appl Physiol 113:1–11

Wollersheim T, Grunow JJ, Carbon NM, Haas K, Malleike J, Ramme SF, Schneider J, Spies CD, Mardian S, Mai K, Spuler S, Fielitz J, Weber-Carstens S (2019) Muscle wasting and function after muscle activation and early protocol-based physiotherapy: an explorative trial. Journal of cachexia, sarcopenia and muscle 10:734–747

Zhou J, Pang L, Chen N, Wang Z, Wang C, Hai Y, Lyu M, Lai H, Lin F (2018) Whole-body vibration training – better care for COPD patients: a systematic review and meta-analysis. International journal of chronic obstructive pulmonary disease 13:3243–3254

Blood Flow Restriction Training in der pulmonalen Rehabilitation

Noriane A. Sievi und Dario Kohlbrenner

Inhaltsverzeichnis

Die pulmonale Rehabilitation ist eine sehr wirksame Intervention zur Symptomreduktion und Erhöhung der Lebensqualität bei COPD. Trotzdem gibt es viele Patienten, welche mit der etablierten Methodik keine optimalen Trainingsreize setzen können. Sowohl beim Kraft- als auch beim Ausdauertraining im Rahmen der pulmonalen Rehabilitation fällt es ihnen schwer, die notwendigen Trainingswiderstände zu bewältigen. Grund dafür ist eine frühe respiratorische Limitation und eine Veränderung des Atemmusters unter der hohen Last. Um die pulmonale Rehabilitation für diese Patienten effektiver und angenehmer zu gestalten, wird an alternativen Trainingsmethoden geforscht.

Training unter Blutflussreduktion oder Blood Flow Restriction Training (BFRT) lässt eine Reduktion der Trainingslast zu und kann trotzdem ähnlich gute Resultate in Bezug auf Kraft-, Ausdauer- und Muskelmassengewinn erreichen wie das klassische Setting (Centner et al. 2019). Der Blutfluss wird durch das Anbringen einer aufblasbaren Manschette proximal an der Extremität reduziert. Dieser Mechanismus induziert eine Verstärkung des intramuskulären metabolischen Reizes. Während des Trainings werden die anfallenden Metaboliten im arbeitenden Muskel zurückgehalten und führen so zu einer raschen Ermüdung und Rekrutierung der Typ-2-Muskelfasern. Bei schweren Exazerbationen erfahren COPD-Erkrankte oft immobilisierende Atemnot und verlieren sehr schnell an Muskelmasse. In diesem Falle kann passives BFRT angewendet werden, um die Muskelatrophie zu verlangsamen. Das Konzept

Ergänzende Information Die elektronische Version dieses Kapitels enthält Zusatzmaterial, auf das über folgenden Link zugegriffen werden kann [https://doi.org/10.1007/978-3-662-63613-8_40]. Die Videos lassen sich durch Anklicken des DOI Links in der Legende einer entsprechenden Abbildung abspielen, oder indem Sie diesen Link mit der SN More Media App scannen.

N. A. Sievi (✉) · D. Kohlbrenner
Universitätsspital Zürich, Zürich, Schweiz
e-mail: Noriane.Sievi@usz.ch;
dario.kohlbrenner@usz.ch

hat sich bisher auf Intensivstationen und nach orthopädischen Eingriffen bewährt (Barbalho et al. 2019; Takarada et al. 2000). Sobald es der Allgemeinzustand zulässt, wird wieder auf aktive Maßnahmen zurückgegriffen.

Die Erforschung des BFRT bei COPD ist noch nicht weit fortgeschritten, wird jedoch kontinuierlich vorangetrieben. Wir stellen in diesem Kapitel deshalb die Trainingsprotokolle dar, welche mit den aktuell verfügbaren Guidelines zu BFRT und der laufenden Forschung elaboriert wurden (Kohlbrenner et al. 2021; Patterson et al. 2019). Die Trainingsprotokolle sind in Tab. 40.1 für das Krafttraining, das Ausdauertraining und die passive Anwendung zusammengestellt. Abb. 40.1 zeigt ein exemplarisches Trainingssetting auf einer Kniestreckermaschine, die Ausführung ist unilateral oder bilateral möglich.

Für ein sicheres und effektives BFRT ist die Applikation eines individualisierten Verschlussdruckes notwendig. Dieser wird mithilfe eines Taschendopplers am Fuß bestimmt, idealerweise vor jedem Training (Abb. 40.2, Video 40.1). Mo-

derne BFRT-Geräte können diese Messung bereits automatisiert ausführen. Von Anwendungen ohne Kontrolle über den applizierten Verschlussdruck und Restriktionen mit Bändern, Gurten o. ä. ist abzuraten.

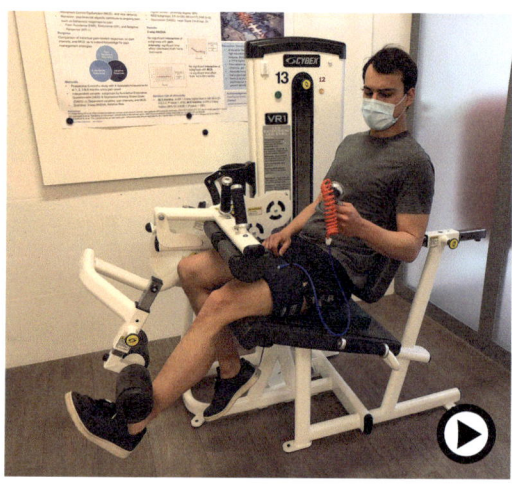

Abb. 40.1 Blood Flow Restriction Training auf einer Kniestreckermaschine (▶ https://doi.org/10.1007/000-7ph)

Tab. 40.1 Komponenten für Blood Flow Restriction Training (BFRT) an der unteren Extremität bei COPD

		BFRT Kraft	BFRT Ausdauer	BFRT passiv
Frequenz		Zwei bis drei Trainingseinheiten pro Woche		Zwei Einheiten pro Tag
Intensität	Volumen	4 Serien mit einem Total von 75 Repetitionen (30–15–15–15)	3 Serien mit 3 Intervallen von 2 min Dauer	3 Serien von 5 min Dauer
	Initiale Trainingslast	30 % 1 RM	50 % iPPO	Keine
	Pausen	45 s Serienpause, zwischen zwei Übungen unter BFR mind. 5 min	2 min Serienpause (ohne BFR), 1 min Intervallpause (mit BFR)	3 min Serienpause
	Pro-/ Degressionen	Progression: Wenn mehr als 33 Repetitionen in der ersten Serie möglich sind Degression: Wenn weniger als 27 Repetitionen in der ersten Serie möglich sind	Progression: Anstrengung des Trainings <7/10 auf der Dyspnoeskala Degression: Anstrengung des Trainings >8/10 auf der Dyspnoeskala	Keine
Typ		Kraftübungen für die untere Extremität unter Anwendung einer BFR von 70 % des individuellen Verschlussdrucks	Fahrradergometer unter Anwendung einer BFR von 50 % des individuellen Verschlussdrucks	Rückenlage unter Anwendung einer BFR von 70 % des individuellen Verschlussdrucks
Zeit		1–2 Übungen unter BFR pro Trainingseinheit	1-mal pro Trainingseinheit	Täglich

BFR Blutflussreduktion; *iPPO* incremental Peak Power Output (ermittelt mittels Spiroergometrie); *RM* Repetitionsmaximum

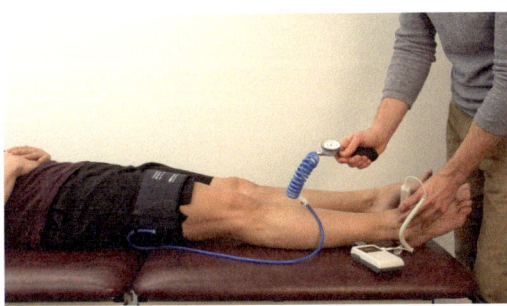

Abb. 40.2 Verschlussdruckmessung vor Blood Flow Restriction Training

Die Indikationen und Kontraindikationen zum BFRT bei COPD sind in der folgenden Übersicht zusammengefasst.

Indikationen und Kontraindikationen des BFRT bei COPD

Indikationen
- Schwere Atemnot unter Belastung
- Wenig/keine vorherige Trainingserfahrung
- Mühe das geplante Training durchzuhalten

Kontraindikationen
- Periphere arterielle Verschlusskrankheit
- Neuropathie der unteren Extremität
- St. n. Thromboembolien

Literatur

Barbalho M, Rocha AC, Seus TL, Raiol R, Del Vecchio FB, Coswig VS (2019) Addition of blood flow restriction to passive mobilization reduces the rate of muscle wasting in elderly patients in the intensive care unit: a within-patient randomized trial. Clin Rehabil 33(2):233–240. https://doi.org/10.1177/0269215518801440

Centner C, Wiegel P, Gollhofer A, Konig D (2019) Effects of blood flow restriction training on muscular strength and hypertrophy in older individuals: a systematic review and meta-analysis. Sports Med 49(1):95–108. https://doi.org/10.1007/s40279-018-0994-1

Kohlbrenner D, Aregger C, Osswald M, Sievi NA, Clarenbach CF (2021) Blood-flow restricted strength training combined with high-load strength and endurance training in pulmonary rehabilitation for COPD: a case report. Phys Ther. https://doi.org/10.1093/ptj/pzab063

Patterson SD, Hughes L, Warmington S, Burr J, Scott BR, Owens J, Loenneke J (2019) Blood flow restriction exercise: considerations of methodology, application, and safety. Front Physiol 10(533):533. https://doi.org/10.3389/fphys.2019.00533

Takarada Y, Takazawa H, Ishii N (2000) Applications of vascular occlusion diminish disuse atrophy of knee extensor muscles. Med Sci Sports Exerc 32(12):2035–2039. https://doi.org/10.1097/00005768-200012000-00011

Selbstmanagement-Förderung und Patientenschulung

41

Mathias Guler

Inhaltsverzeichnis

41.1 Selbstmanagement bei chronischen Krankheiten

Selbstmanagement beinhaltet alle Aktivitäten und Bemühungen, welche Menschen mit chronischen Erkrankungen unternehmen, um mit der eigenen Erkrankung, ihren Symptomen, der Behandlung, den korperlichen, psychischen und sozialen Folgen und den damit zusammenhängenden Änderungen der Lebensumstände umzugehen (Barlow et al. 2002). Interventionen zur Förderung des Selbstmanagements zielen darauf ab, dass Menschen selbstständig und unabhängig leben können und ihre Abhängigkeit vom Gesundheitsversorgungssystem abnimmt. Die direkt Betroffenen und ihre Angehörigen sollen

im Umgang mit der Erkrankung unterstützt und befähigt werden. Selbstmanagement wird wie folgt definiert:

▶ **Selbstmanagement** Selbstmanagement ist ein Aspekt der Gesundheitskompetenz. Bei Vorliegen einer chronischen Krankheit oder Sucht bezeichnet Selbstmanagement auch einen dynamischen Prozess, welcher die Fähigkeiten eines Individuums umfasst, adäquat und aktiv mit den Symptomen, körperlichen und psychosozialen Auswirkungen, Behandlungen der chronischen Krankheit oder Sucht umzugehen und seinen Lebensstil entsprechend anzupassen.

Dies soll zu einer Verbesserung der Lebensqualität und der Erhaltung resp. Stabilisierung des Gesundheitszustandes beitragen. Die Selbstmanagement-Förderung zielt darauf ab,

M. Guler (✉)
Lungenliga Schweiz, Bern, Schweiz

© Der/die Autor(en), exklusiv lizenziert an Springer-Verlag GmbH, DE,
ein Teil von Springer Nature 2022
J. Steier, A.-K. Rausch-Osthoff (Hrsg.), *Physiotherapie bei chronisch-obstruktiven Atemwegs- und Lungenerkrankungen*, https://doi.org/10.1007/978-3-662-63613-8_41

einerseits die Gesundheitsversorgung besser an die Bedürfnisse der Betroffenen anzupassen und andererseits eine unnötige Leistungsinanspruchnahme aufgrund von fehlenden Informationen zu senken (Trageser et al. 2014). Somit leistet diese einen wichtigen Beitrag zu einer wirkungsvollen und ressourceneffizienten Gesundheitsversorgung.

Abb. 41.1 zeigt die Abgrenzung von Selbstmanagement Kompetenzen zu dem Begriff der Gesundheitskompetenz. Gesundheitskompetenz erfasst die Fähigkeiten und Kompetenzen von gesunden Menschen bis zu bereits erkrankten Menschen. Der Begriff Selbstmanagement wird nur im Kontext von erhöhten Gesundheitsrisiken wie beispielsweise bei Rauchern sowie bei bereits erkrankten Menschen verwendet.

41.1.1 Drei Eckpfeiler des Selbstmanagements

Das zentrale Element des Selbstmanagements ist eine aktive Rolle der Betroffenen in ihrer Krankheitsbewältigung sowie in der Behandlung. Diese Basis bildet das Wissen über die eigene Krankheit, ihre Symptome, Ursachen sowie die Therapiemaßnahmen. Wichtige Bestandteile sind zudem die Motivation sowie Kompetenzen um die Therapiemaßnahmen umzusetzen (Abb. 41.2).

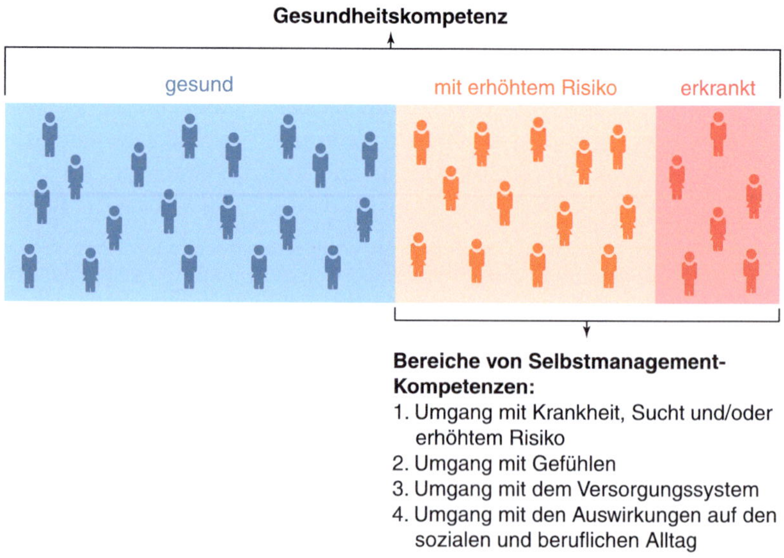

Abb. 41.1 Abgrenzung von Gesundheitskompetenz zu Selbstmanagement-Kompetenzen. (Bundesamt für Gesundheit [BAG] 2019)

Eine wichtige Kompetenz bei Atemwegserkrankungen ist beispielsweise die fachgerechte Inhalation der Medikamente.

41.1.2 Wissenschaftliche Evidenz der Selbstmanagement-Förderung

Eine große Anzahl von wissenschaftlichen Studien konnte die positiven Wirkungen von Selbstmanagement-Angeboten aufzeigen. Einen guten Überblick über die Studienlage zeigt u. a. das Review von de Silva aus dem Jahr 2011 (De Silva 2011). Gemäß der Autorin dieses Reviews hat die Selbstmanagement-Förderung positive Effekte auf die Indikatoren der Lebensqualität,

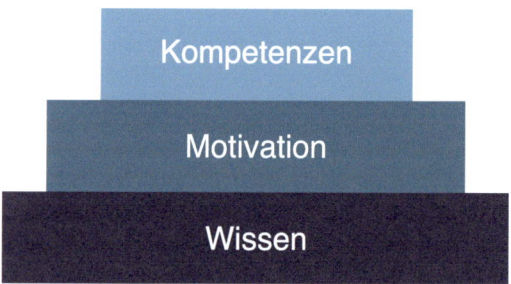

Abb. 41.2 Eckpfeiler des Selbstmanagements. (Bundesamt für Gesundheit, Schweizerische Gesundheitsligen-Konferenz März 2018)

Gesundheitskompetenz

gesund   mit erhöhtem Risiko   erkrankt

Bereiche von Selbstmanagement-Kompetenzen:
1. Umgang mit Krankheit, Sucht und/oder erhöhtem Risiko
2. Umgang mit Gefühlen
3. Umgang mit dem Versorgungssystem
4. Umgang mit den Auswirkungen auf den sozialen und beruflichen Alltag

der Selbstwirksamkeit und dem Selbstsorge-verhalten von Menschen mit einer chronischen Krankheit. Des Weiteren senkt diese das Nutzungsverhalten von Gesundheitsdienstleistungen. Die größte Schwäche des Reviews besteht in der Heterogenität in den Angeboten. Eindeutige Wirkung zeigen nur Ansätze auf, die nicht nur auf passive Wissensvermittlung, schriftliche Informationen oder technische Informationen basieren. Der interaktive Prozess zwischen Gesundheitsfachperson und den Betroffenen sowie Angebote, die sich über einen längeren Zeitraum erstrecken, zeigen klar mehr Evidenz auf die oben genannten Outcomes auf. Leferink et al. haben 2017 in einer Chochrane-Review 22 randomisierte und kontrollierte Studien (RCT) mit 3854 COPD-Betroffenen zusammengefasst. Sie verglichen Selbstmanagement-Interventionen mit einem Aktionsplan bei Exazerbationen mit einer Standardbetreuung. Sie konnten aufzeigen, dass durch die Selbstmanagement-Interventionen sich die krankheitsspezifische Lebensqualität (St. George's Respiratory Questionnaire, SGRQ) signifikant verbesserte sowie das Risiko einer respirationsbedingten Hospitalisation signifikant gesenkt werden konnte (Lenferink et al. 2017).

41.1.3 Selbstmanagement-Förderung im Alltag eines Physiotherapeuten

Die Motivation der Betroffenen ist häufig ein entscheidender Faktor für den Therapieerfolg in der physiotherapeutischen Behandlung. Absolvieren die Betroffenen die Heimübungen regelmäßig und diszipliniert, steigert dies die Wahrscheinlichkeit einer schnellen Linderung der Symptome. Das Konzept der motivierenden Gesprächsführung nach Miller und Rollnick (Motivierende Gesprächsführung 2015) wurde ursprünglich entwickelt, um therapieunwillige Suchtklienten für eine weitergehende Behandlung zu motivieren. Jedoch kann das Konzept auch in der physiotherapeutischen Behandlung die Betroffenen bei ihren Verhaltensänderungen unterstützen. Das Konzept zielt auf eine partnerschaftliche, zielorientiere Art der Kommunikation ab, um die persönliche Motivation und Änderungsbereitschaft

auf ein konkretes Ziel zu stärken, indem die eigenen Gründe für eine Veränderung von Akzeptanz und Anteilnahme entlockt und erkundet werden.

Folgende vier Prinzipien können sehr gut im physiotherapeutischen Gespräch angewandt werden. Um die Grundprinzipien und Techniken vertieft zu üben und zu verstehen, empfiehlt sich ein Kurs in der motivierenden Gesprächsführung. Viele Institutionen und Hochschulen bieten solche Kurse an.

- **Empathie** zeigen: Der Therapeut nimmt eine patientenzentrierte, akzeptierende Haltung ein und versucht, durch aktives Zuhören die Situation aus der Sicht des Betroffenen zu betrachten und zu verstehen.
- **Diskrepanz** erzeugen: Mit Hilfe von gezielten offenen Fragen wird den Betroffenen geholfen, Argumente für eine Veränderung zu entwickeln. Wenn den Betroffenen deutlich wird, dass sein momentanes Verhalten im Widerspruch zu wichtigen Zielen und Vorstellungen für seine Zukunft steht, kann dies die Veränderungsbereitschaft stärken. Argumente, die von den Betroffenen selber entwickelt werden, sind stärker als Empfehlungen von Therapierenden.
- Flexibler Umgang mit **Widerstand**: Ambivalenz oder Widerstand werden als normaler Teil des Veränderungsprozesses angesehen, auf konfrontatives Vorgehen wird verzichtet. Mit Hilfe von aktivem Zuhören wird erneut das Finden eigener Lösungswege unterstützt.
- **Selbstwirksamkeit** stärken: Die Betroffenen werden in der Zuversicht bestärkt, Veränderungen erreichen zu können. Bei der Zieldefinition kann mit der Zuversichtsskala (Barlow et al. 2002; Trageser et al. 2014; BAG 2016; Leaflet Selbstmanagement-Förderung bei nichtübertragbaren Krankheiten 2019; Referenzrahmen 2018; De Silva 2011; Lenferink et al. 2017; Motivierende Gesprächsführung 2015; Bourbeau et al. 2003; Gadoury et al. 2005) gearbeitet werden: „Wie zuversichtlich sind Sie, dass Sie Ihre Übungen 3-mal wöchentlich durchführen werden?" Wenn die Zuversicht unter 7 liegt, muss das Ziel angepasst werden. Beispielsweise mit der Reduktion der Übungen oder der Anpassung der wöchentlichen Durchführungen.

41.2 Selbstmanagement bei COPD

41.2.1 COBRA – Chronisch obstruktive Bronchitis mit und ohne Emphysem – Ambulantes Schulungsprogramm für COPD-Patienten

Das Schulungsprogramm COBRA wird hauptsächlich in Deutschland angewandt (https://www.pneumologenverband.de/pneumomed/einkaufsaktionen/Schulungsmaterial). Das strukturierte Programm entspricht den evidenzbasierten Leitlinien des Ärztlichen Zentrums für Qualität in der Medizin (https://www.aezq.de/front-page/#) und ist vom Bundesversicherungsamt (BVA) zertifiziert und für den Einsatz in Disease-Management-Programmen (DMP) zugelassen. Der Patientenunterricht kann erst nach entsprechender Fortbildung von Arzt und medizinischem Assistenzpersonal durchgeführt werden.

Die Dauer des Schulungsprogrammes beträgt 6 h à 60 min und wird in Kleingruppen von maximal acht Patienten durchgeführt. Folgende Themen werden interaktiv erarbeitet:

- COPD – Was ist das?
- Schädigende Einflüsse verhindern – der Weg zum rauchfreien Leben.
- Selbstkontrolle der Erkrankung.
- Richtig inhalieren.
- Medikamentöse Therapie der COPD.
- Körperliche Aktivität.
- Weiterführende Therapie.
- Atemphysiotherapie.
- Exazerbation.
- Der Notfall.

41.2.2 Selbstmanagement-Coaching-Programm „Besser leben mit COPD"

Das Konzept basiert auf dem Konzept „Living well with COPD" von Prof. Jean Bourbeau (https://www.livingwellwithcopd.com). Dieser entwickelte das Programm mit seinem Team an der McGill University in Montreal (Kanada) im Jahr 2000. Das Programm avancierte in den letzten 20 Jahren zu einem weltweiten Referenzkonzept in der Selbstmanagement-Förderung bei COPD.

Wissenschaftliche Evidenz

Prof. Jean Bourbeau und sein Team haben in den letzten 20 Jahren in verschiedenen Studien und Publikationen die wissenschaftliche Evidenz von „Living well with COPD" evaluiert. Eine Übersicht sowie die Volltexte sind unter folgendem Link publiziert: https://www.livingwellwithcopd.com/en/publications.html. Die Studien haben gezeigt, dass spezifisches Selbstmanagement-Coaching bei COPD (Besser leben mit COPD) die Anzahl sowie Dauer der Hospitalisationen signifikant reduziert und zudem die Anzahl der Notfallaufnahmen und Hausarztbesuche senkt (Bourbeau et al. 2003; Gadoury et al. 2005; Bourbeau et al. 2006). Darüber hinaus verbessert das Programm signifikant die Lebensqualität von COPD-Betroffenen ((Gadoury et al. 2005), (Zwerink et al. 2014), (Carron und Peytremann-Bridevaux 2016), (Steurer-Stey et al. 2018)). Schließlich belegen zwei Schweizer Studien eine höhere Grippeimpfrate und Rauchstoppquote (Carron und Peytremann-Bridevaux 2016; Steurer-Stey et al. 2018).

Grundsätzliche Ziele

Folgend sind die Ziele des spezifischen Selbstmanagement-Programmes dargelegt. Die Ziele können jedoch auch auf die physiotherapeutische Behandlung und Beratung heruntergebrochen werden und einzeln angegangen werden.

- Vertrauen, Zuversicht und Motivation aufbauen, dass sich die Teilnehmer im Rahmen dieses mehrwöchigen Gruppencoachings, wenn immer möglich, aktiv am Prozess beteiligen.
- Die Teilnehmer sollen persönliche Gedanken und Erfahrungen aktiv während der Coachingzeit einbringen und sich jederzeit trauen, Fragen zu stellen und Misserfolge auch im Verlauf des ganzen Jahres (telefonische Follow-up-Calls) zu kommunizieren.
- Die Teilnehmer sind bereit, neue, angepasste und wirksame Strategien, Fertigkeiten und Verhalten zu lernen.

- Die Teilnehmer beherrschen die besprochenen Fertigkeiten und Techniken.
- Die Teilnehmer sind zuversichtlich, die neuen Fertigkeiten, Strategien und Verhaltensempfehlungen in ihrem persönlichen Alltag umzusetzen.
- Das Gefühl der eigenen Selbstwirksamkeit steigert sich über das ganze Verlaufsjahr. Ein erster Anstieg soll bereits am Ende des Gruppencoachings messbar sein.
- Non-Responders (Teilnehmer, die am Programm teilnehmen, aber negativ eingestellt sind und einzelne Maßnahmen verweigern) werden im Rahmen eines Einzelgesprächs frühzeitig angesprochen. Es wird versucht, die Wahrnehmung und Barrieren des Teilnehmers zu verstehen und eine für den Teilnehmer passende Option zu finden.

Besser leben mit COPD – Das Programm im Detail

Die Lungenliga lancierte 2018 in Zusammenarbeit mit der Schweizerischen Gesellschaft für Pneumologie das Projekt „Besser leben mit COPD" im ambulanten Setting. Das Programm muss nicht ärztlich verordnet werden, jedoch entscheidet der behandelnde Hausarzt oder Pneumologe mit, ob sich das Programm für die entsprechende Person eignet.

- **Gruppencoaching**: Das Selbstmanagement Gruppencoaching besteht aus sechs Modulen (jeweils 1-mal pro Woche à 2 h) und dauert 6 Wochen. Die ärztliche Leitung des Programms übernimmt jeweils ein Pneumologe, der auch einzelne Module begleitet und die Umsetzung der Aktionspläne sicherstellt.
- **Individuelle Beratung**: Während den Gruppencoachings findet jeweils eine individuelle Beratung der Betroffenen statt. Hier wird auf spezifische Probleme eingegangen, individuelle Ziele definiert und der Aktionsplan zum Exazerbationsmanagement erklärt, mit den Betroffenen zusammen aufgefüllt und eingeübt.
- **Aktionsplan**: Der Aktionsplan zum Exazerbationsmanagement (Abb. 41.3) zielt auf ein rechtzeitiges, richtiges Umsetzen der vom behandelnden Arzt empfohlenen Therapie und

damit eine nutzbringende Verhaltensänderung ab. Der Aktionsplan ist in drei Phasen bzw. Kapitel unterteilt: Im grünen Kapitel schreibt der Betroffene die normalen Symptome seiner Krankheit auf. Die orange Phase bezeichnet die Verschlechterung eines der drei Leitsymptome (AHA = Auswurf, Husten, Atemnot) sowie die entsprechenden Maßnahmen, die der Betroffene selbstständig durchführen soll. In der roten Phase haben sich die Symptome trotz der Maßnahmen nicht verbessert, hier ist ein sofortiger Kontakt mit dem Hausarzt/Pneumologen angezeigt. Nach Absprache mit dem Hausarzt und Pneumologen erhalten die Betroffenen Notfallmedikamente in Reserve, welche sie bei einer akuten Verschlechterung (Exazerbation) der Symptome verwenden sollen. Der Aktionsplan wird in der Literatur als eines der wichtigsten Elemente in Selbstmanagement-Programmen beschrieben. Jedoch birgt dieser auch die größte Gefahr, die Betroffenen zu überfordern. Der Aktionsplan kann auch außerhalb des Programmes „Besser

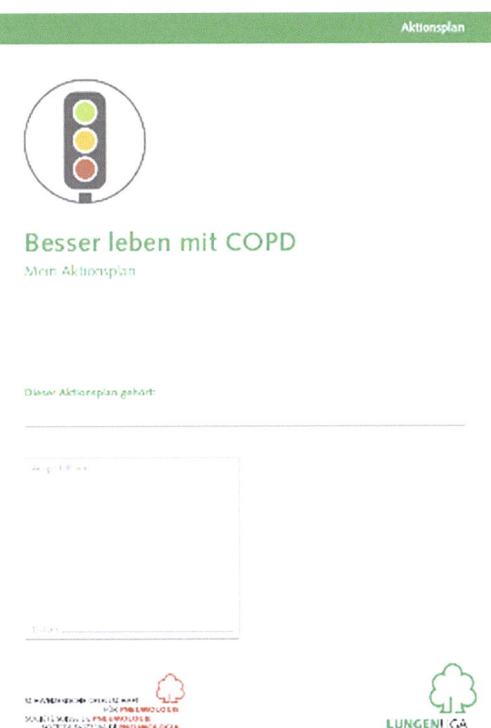

Abb. 41.3 Aktionsplan zum Exazerbationsmanagement. (Lungenliga Schweiz 2019)

leben mit COPD" verwendet werden. Die Absprache und Koordination mit dem behandelnden Hausarzt sowie Pneumologen ist sehr wichtig. Nur so kann eine nutzbringende Interaktion zwischen einem aktiven, informierten COPD-Betroffenen und einem proaktiven Versorgungssystem stattfinden.

- **Telefonisches Follow-up**: Nach Abschluss des Selbstmanagement-Coachings in der Gruppe erfolgt nach einem, 3, 6 und 9 Monaten ein telefonisches Follow-up-Gespräch zwischen Coach und Patient. Das Telefongespräch ist nach einer eigens dafür konzipierten Regieanleitung standardisiert. Diese führt den Coach durch das Gespräch, um alle relevanten Themen (z. B. Symptome, Bewegung, Rauchstopp ...) anzusprechen.

Dank regelmäßigen Verlaufsberichten sind die Hausärzte wie auch die Pneumologen über den Therapieverlauf ihrer COPD-Patienten bestens informiert (Abb. 41.4).

Inhalte der sechs Gruppencoachings

In Tab. 41.1 werden die Inhalte sowie die Zielsetzungen für die Betroffenen aus den einzelnen Modulen porträtiert. Die Zielsetzungen können in der physiotherapeutischen Behandlung und Beratung jedoch auch einzeln verwendet werden. Als erster Schritt müssen die Lücken in Wissen, Motivation und Kompetenzen eruiert werden und mit den Betroffenen die adäquaten Zielsetzungen gefunden und vereinbart werden.

Bewegungsplan

Das Ziel des Bewegungsplanes (Abb. 41.5) besteht darin, die Betroffenen zu motivieren, sich im Alltag vermehrt zu bewegen. Alle Teilnehmer im Gruppencoaching deklarieren ein Bewegungsziel, dass sie erreichen möchten. Beispielsweise: Ich möchte Montag, Mittwoch, Freitag auf den Aufzug verzichten und nehme die Treppen. Das Ziel sollte SMART (spezifisch, messbar, erreichbar [„achievable"], realistisch, zeitlich determiniert [„timed"]) sein. Der Betroffene muss das Ziel auf einer Zuversichtsskala (1 = sehr wenig Zuversicht, 10 = sehr große Zuversicht) mit mindestens 7 Punkten bewerten. Falls die Zuversicht tiefer als 7 ist, muss das Ziel angepasst werden. Das Ziel muss nicht jede Woche verändert werden, eine leichte Progression ist jedoch wünschenswert. Durch die wöchentliche Zielerreichung werden die Motivation und das Selbstvertrauen der Betroffenen gestärkt. Der Bewegungsplan muss nicht zwingend in dem Programm „Besser leben mit COPD" verwendet werden. Er kann generell in der ambulanten Therapie bei Atemwegserkrankungen angewandt werden und stellt ein gutes Hilfsmittel für Physiotherapeuten dar, um die Betroffenen zu motivieren, sich im Alltag mehr zu bewegen. Die Überprüfung der Ziele muss nicht wöchentlich überprüft werden und die Ziele können beispielsweise auch einen Monat gelten.

Weitere Information zu dem Programm „Besser leben mit COPD" finden Sie bei der Schweizerischen Lungenliga unter: www.lungenliga.ch/

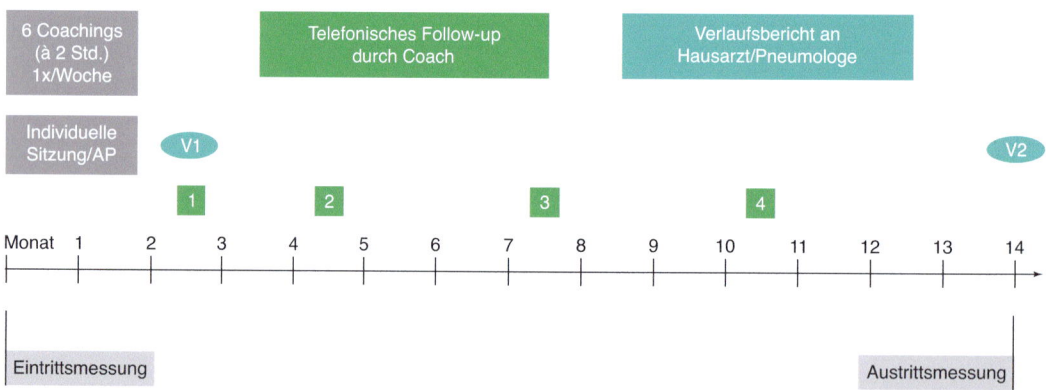

Abb. 41.4 Besser leben mit COPD: Programmüberblick. (Lungenliga Schweiz 2019). *AP* Aktionsplan; *V1/2* Verlaufsbericht 1/2

Tab. 41.1   Übersicht über die Module der Gruppencoachings in „Besser leben mit COPD"

Modul	Eckpfeiler SM	Inhalt des Moduls
Modul 1	Wissen	**COPD**: Die Betroffenen kennen Unterschiede zwischen einer akuten und einer chronischen Erkrankung sowie die Ursachen und Leitsymptome einer COPD. Sie können die Krankheit in ihrem persönlichen Umfeld einfach und verständlich erklären
	Zielsetzungen für Betroffene	– Sie wissen, wie die Lunge aufgebaut ist und wie sie funktioniert – Sie kennen die Ursachen und Symptome einer COPD – Sie kennen Umgebungsfaktoren, die möglicherweise ihre Symptome verschlechtern, und wissen, wie sie sich vorbeugend verhalten können
Modul 2	Wissen Kompetenzen	**Medikamente und Aktionsplan**: Die Betroffenen wissen, welche verordneten Medikamente sie wie und wann anzuwenden haben. In Absprache mit dem behandelnden Hausarzt/Pneumologen lernen die Betroffenen, wie sie bei einer Verschlechterung richtig und rechtzeitig reagieren
	Zielsetzungen für Betroffene	– Sie kennen die Namen ihrer Medikamente – Sie kennen die Wirkungsweisen ihrer Medikamente – Sie kennen die häufigsten Nebenwirkungen ihrer Medikamente – Sie wissen, wie sie sich bei einer Verschlechterung ihrer Symptome und in einem Notfall verhalten sollen
Modul 3	Wissen Kompetenzen	**Atem- und Hustentechniken**: Die Betroffenen lernen, Techniken zur Verringerung der Atemnot und der Überblähung der Lunge, Hustentechniken und Techniken zur Sekretmobilisation anzuwenden
	Zielsetzungen für Betroffene	– Sie lernen, bewusst zu atmen – Sie lernen, die Kontrolle über ihre Atmung zu behalten – Sie können wirksam husten – Sie kennen verschiedene Atemübungen
Modul 4	Wissen Kompetenzen	**Alltagsplanung**: Die Betroffenen meistern den Alltag im Haushalt, bei der Arbeit und in ihrer Freizeit. Den Betroffenen werden energiesparende Techniken sowie eine ideale Tages- und Wochenplanung gezeigt
	Zielsetzungen für Betroffene	– Sie bewältigen ihren Alltag entspannter und mit weniger Mühe – Sie kennen Techniken, mit denen sie bei alltäglichen Verrichtungen Energie sparen können – Sie kennen Entspannungsübungen und können diese durchführen
Modul 5	Wissen Motivation	**Körperliche Aktivität**: Die Betroffenen kennen die Vorteile täglicher körperlicher Bewegung. Die Zuversicht und Motivation für mehr Bewegung und regelmäßiges Training werden gestärkt. Der soziale Aspekt der Gruppe ist ein wichtiger Motivator
	Zielsetzungen für Betroffene	– Sie finden eine körperliche Betätigung, die ihnen zusagt und die sie regelmäßig ausführen – Sie können aus dem Teufelskreis der Inaktivität ausbrechen – Sie wissen, worauf sie bei körperlicher Betätigung achten müssen
Modul 6	Wissen Kompetenzen Motivation Zielsetzungen für Betroffene	**Weitere Themen**: Durch praxisnahe Übungen und gezielte Inputs wird der Programminhalt vertieft, und weitere Themen wie Rauchen bzw. Rauchstopp, Ernährung, Schlafen und Reisen werden in der Gruppe behandelt – Sie kennen verschiedene Rauchentwöhnungsmethoden – Sie wissen, wie sie sich gesund und ausgewogen ernähren – Sie kennen Tipps für einen erholsamen Schlaf und seinen Stellenwert – Sie wissen, dass es wichtig ist, körperlich, geistig und gesellschaftlich aktiv zu sein/ bleiben – Sie kennen Strategien, um die körperlichen und sexuellen Bedürfnisse von ihnen und ihrem/ihrer Partner/Partnerin besser zu befriedigen – Sie können ihre Reisen planen und genießen. – Sie wissen, wo sie bei Bedarf psychosoziale Beratung erhalten

456 M. Guler

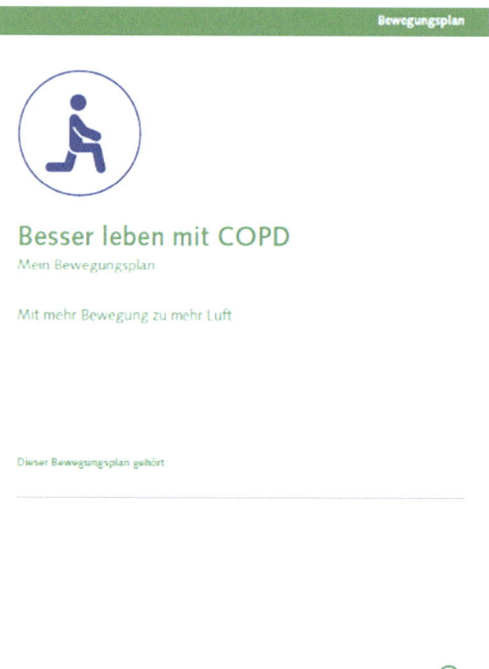

Besser leben mit COPD
Mein Bewegungsplan

Mit mehr Bewegung zu mehr Luft

Dieser Bewegungsplan gehört

Abb. 41.5 Bewegungsplan. (Lungenliga Schweiz 2019)

copdcoaching. Die Schulungsunterlagen sowie das Hilfsmittel zum Exazerbationsmanagement (Aktionsplan) sowie der Bewegungsplan können hier kostenlos bestellt werden.

Literatur

BAG (2016) Nationale Strategie Prävention nichtübertragbarer Krankheiten (NCD-Strategie) 2017 – 2024

Barlow J, Wright C, Sheasby J, Turner A, Hainsworth J (2002) Self-management approaches for people with chronic conditions: a review. Patient Educ Couns 48(2):177–187

Bourbeau J, Collet JP, Schwartzman K, Ducruet T, Nault D, Bradley C (2006) Economic benefits of self-management education in COPD. Chest. Dec;130(6): 1704–1711. https://doi.org/10.1378/chest.130.6.1704. PMID: 17166985

Bourbeau J, Julien M, Maltais F, Rouleau M, Beaupré A, Bégin R, Renzi P, Nault D, Borycki E, Schwartzman K, Singh R, Collet JP (2003) Chronic Obstructive Pulmonary Disease axis of the Respiratory Network Fonds de la Recherche en Santé du Québec. Reduction of hospital utilization in patients with chronic obstructive pulmonary disease: a disease-specific self-management intervention. Arch Intern Med. 10;163(5):585–591. https://doi.org/10.1001/archinte. 163.5.585. PMID: 12622605.

Carron T, Peytremann-Bridevaux I (2016) Evaluation du programme pilote „Mieux vivre avec une BPCO“: acceptabilité, faisabilité et efficacité. IUMSP

De Silva D. Helping people help themselves: a review of the evidence considering whether it is worthwhile to support self-management. 2011.

Gadoury MA, Schwartzman K, Rouleau M, Maltais F, Julien M, Beaupré A, Renzi P, Bégin R, Nault D, Bourbeau J (2005) Chronic Obstructive Pulmonary Disease axis of the Respiratory Health Network, Fonds de la recherche en santé du Québec (FRSQ). Self-management reduces both short- and long-term hospitalisation in COPD. Eur Respir J 26(5):853–857. https://doi.org/ 10.1183/09031936.05.00093204.

Leaflet Selbstmanagement-Förderung bei nichtübertragbaren Krankheiten, Sucht und psychischen Erkrankungen/Bundesamt für Gesundheit, BAG, 2. Ausgabe: August 2019

Lenferink A et al (2017) Self-management interventions including action plans for exacerbations versus usual care in patients with chronic obstructive pulmonary disease. Cochrane Database Syst Rev (8):Art. No.: CD011682. https://doi.org/10.1002/14651858. CD011682.pub2

Motivierende Gesprächsführung. William R. Miller, Stephen Rollnick. 18.11.2015. Georg Thieme Verlag

Referenzrahmen: Selbstmanagement-Förderung bei chronischen Krankheiten und Sucht/Bundesamt für Gesundheit, Schweizerische Gesundheitsligen-Konferenz/ März 2018

Steurer-Stey C, Dalla Lana K, Braun J, Ter Riet G, Puhan MA (2018) Effects of the „Living well with COPD“ intervention in primary care: a comparative study. Eur Respir J 51(1). Retrieved December 10, 2018 from http://erj.ersjournals.com/content/51/1/1701375, from. https://doi.org/10.1183/13993003.01375-2017

Trageser J, Vettori A, Fliedner J, Iten R (2014) Mehr Effizienz im Gesundheitswesen: ausgewählte Lösungsansätze [Internet] https://www.infras.ch/media/filer_public/b4/6c/b46cc0f1-33bf-4b5b-a59c-093a9f99d045/ losungsansatze_effizienz_zusammenfassung_140519. pdf

Zwerink M et al (2014) Self management for patients with chronic obstructive pulmonary disease. https://www. cochranelibrary.com/cdsr/doi/10.1002/14651858. CD002990.pub3/full

Atemphysiotherapie auf der Intensivstation

42

Angela Kindler
und Sabrina Grossenbacher-Eggmann

Inhaltsverzeichnis

42.1   Allgemeine Einführung

Die Physiotherapie auf der Intensivstation ist sehr vielfältig. Neben der Frühmobilisation, dem Trachealkanülenmanagement und der Bewegungstherapie ist die Atemphysiotherapie von zentraler Bedeutung. Ziele sind die Vermeidung von Sekundärproblemen, die verbesserte Belüftung bzw. Rekrutierung der Lunge, die gesteigerte Sauerstoffversorgung des Körpers, die Sekretmobilisation und die Entwöhnung von der Beatmung. Grundsätzlich können viele in diesem Buch dargestellten Therapiemaßnahmen auch beim kritisch kranken, beatmeten Patienten angewandt werden. Ebenfalls unterscheidet sich der atemtherapeutische Befund nicht wesentlich von den Befundgrundlagen, wie sie in diesem Buch dargestellt werden. Ergänzend zu diesen Grundlagen sollen der Beatmungsmodus sowie folgende Beatmungsparameter beachtet und mögliche Veränderungen realisiert werden: das Verhältnis der mit Sauerstoff angereicherten Atemluft (inspiratorische Sauerstofffraktion, FiO_2), der positive endexspiratorische Druck, der nach vollständiger Exspiration in der Lunge bleibt (PEEP), die Atemfrequenz und das Atemhubvolumen (beide zusammen multipliziert ergibt das Atemminutenvolumen), der Grad der Druckunterstützung sowie die Plateau- und Spitzendrücke, deren Werte

A. Kindler (✉) · S. Grossenbacher-Eggmann
Institut für Physiotherapie, Inselspital,
Universitätsspital Bern, Bern, Schweiz
e-mail: angela.kindler@insel.ch;
sabrina.grossenbacher@insel.ch

J. Steier, A.-K. Rausch-Osthoff (Hrsg.), *Physiotherapie bei chronisch-obstruktiven Atemwegs- und Lungenerkrankungen*, https://doi.org/10.1007/978-3-662-63613-8_42

möglichst tief sein sollten. Auf einige spezifische Behandlungstechniken zur Atemphysiotherapie auf der Intensivstation wird in diesem Kapitel eingegangen.

42.2 Maschinelle Beatmung und deren Auswirkungen

Eine der meist benutzten Therapiemaßnahmen auf der Intensivstation ist die maschinelle Beatmung. Ungefähr 40 % der kritisch Kranken sind aufgrund einer ventilatorischen oder pulmonalen Insuffizienz auf eine invasive Atemunterstützung angewiesen (Esteban et al. 2000). Dabei gibt es in der Praxis eine Vielzahl unterschiedlicher Beatmungsarten. Im Grundsatz lassen sich drei Hauptgruppen unterscheiden, die je nach Beatmungsgerät unterschiedlich benannt werden. Eine Beatmungsform, die der physiologischen Atmung am nächsten kommt, ist der Continuous Positive Airway Pressure (CPAP). Dabei atmet der Patient selbstständig. Der Druck in der Lunge wird aber auf ein Niveau leicht oberhalb des Atmosphärendrucks angehoben. Durch diesen eingestellten, positiven endexspiratorischen Druck kann ein Zusammenfallen der Alveolen, also ein Entstehen von Atelektasen, am Ende der Exspiration vermieden werden. Die Lunge wird somit konstant leicht gedehnt, wodurch die Atemarbeit gerade zu Beginn der Inspiration reduziert werden kann. PEEP wird heute standardmäßig bei allen Beatmungsmodi eingesetzt. So auch bei der assistierten Beatmung. Auch hier muss der Patient zwar die Inspiration durch die Zwerchfellaktivierung selber auslösen, durch eine zusätzliche Druckunterstützung während der Einatmung wird aber die Atemarbeit für den Patienten assistiert und erleichtert. Dritte und letzte Hauptbeatmungsform ist die kontrollierte Beatmung. Dabei wird die gesamte Atemarbeit von der Maschine übernommen. Durch eine möglichst gleichmäßige Verteilung der Atemluft in alle Lungenanteile wird die Sauerstoffaufnahme verbessert und möglichen Lungenschäden vorgebeugt. Die Beatmungsdrücke während der kontrollierten Beatmung müssen eng monitorisiert werden, um Beatmungsschäden zu vermeiden (Deiml und Kürzel 2017).

Obwohl die maschinelle Beatmung oft lebensrettend ist, birgt sie auch einige Risiken. So können z. B. durch teilweise hohe Beatmungsdrücke Barotraumata entstehen. Zudem begünstigt der invasive Zugang zur Lunge in vielen Fällen Lungenentzündungen.

Die Atemarbeit wird physiologisch hauptsächlich vom Diaphragma erbracht, welches während einer kontrollierten Beatmung kaum kontrahiert. Dadurch kann es, gleich wie bei einer Immobilisation der Extremitäten, zu einer Muskelatrophie kommen. Diese Schwäche des Zwerchfells wird auch Ventilator-induzierte Diaphragmadysfunktion (VIDD) genannt. Dieser Prozess wird durch ein Ungleichgewicht zwischen Proteolyse und Proteosynthese, oxydativen Stress, eine Sepsis und diverse Medikamente verstärkt. Sobald die Grunderkrankung also ausreichend behandelt ist, sollen die Patienten möglichst bald von der Beatmung entwöhnt (geweant) werden. Da ein verzögertes Weaning mit einer gesteigerten Mortalität während des Intensivstationsaufenthaltes einhergeht (Jeong et al. 2015), wird angestrebt, die Patienten rasch zu weanen. Bei rund 15–20 % kommt es jedoch zu einem prolongierten Weaning (Berger et al. 2016). Die VIDD scheint neben der generalisierten Muskelschwäche (Intensive Care Unit Acquired Weakness, ICU-AW) ein Hauptgrund für eine verzögerte Entwöhnung von der Beatmung zu sein. Beide Schwächen, die des Zwerchfells und die allgemeine Muskelschwäche der Extremitäten, können wir physiotherapeutisch beeinflussen und somit sowohl die Entwöhnung von der maschinellen Beatmung als auch den allgemeinen Rehabilitationsprozess maßgeblich beeinflussen.

▶ **Auf der Intensivstation erworbene Muskelschwäche (ICU-AW)** Die ICU-AW beschreibt das Auftreten einer generalisierten, symmetrischen und schlaffen Muskelschwäche der Extremitäten nach einer kritischen Erkrankung (Stevens et al. 2009).

▶ **Ventilator-induzierte Diaphragmadysfunktion (VIDD)** Es handelt es sich um den Verlust der Kraftgeneralisierung des Zwerchfells im Zusammenhang mit der maschinellen Beatmung (Vassilakopoulos und Petrof 2004).

42.3 Belüftungsverbesserung

Eine ausreichende Belüftung der verschiedenen Lungenareale ist Grundvoraussetzung für eine ausreichende Oxygenierung. Die in diesem Buch beschriebenen Behandlungstechniken können auch beim Intensivstationspatienten angewandt werden. So eignen sich z. B. ein adaptiertes MITF, manuelle Atemvertiefungen oder Dehnlagerungen sehr zur Belüftungsverbesserung (Abschn. 32.5).

Auch durch die Lagerungstherapie können wir die Belüftung verschiedener Lungenareale beeinflussen. Gerade bei einseitigen Lungenpathologien ist die Seitenlage eine oft benutzte Therapiemaßnahme. Die Verteilung der Luft ist von der Kontraktionsfähigkeit des Diaphragmas abhängig. Bei spontanatmenden Patienten führt die Kontraktion des Diaphragmas zur Verdrängung der Bauchorgane. Die Compliance, also die Dehnfähigkeit der Lunge, ist in der unteren Lunge verbessert. Das Atemzugvolumen wird mehrheitlich in der unteren Lunge erzeugt. Durch die erhöhten Kaliberschwankungen kann Sekret besser mobilisiert werden. Dies machen wir uns z. B. beim LEGOS (lange Exspiration mit offener Glottis) zu Nutzen. In den oben liegenden Lungenteilen hingegen sind durch die Schwerkraft vermehrt Alveolen offen, wodurch diese Areale rekrutiert werden können.

Bei der kontrollierten Beatmung, bei der keine Kontraktion des Zwerchfells geschieht, stellt sich die Situation etwas anders dar. Hier drücken die Bauchorgane die untere Lunge nach oben. Dies führt zu einer verminderten Compliance und einer erhöhten Resistenz der unten gelagerten Lungenseite. Somit wird in der unteren Lunge, anders als bei spontanatmenden Patienten, nur ein kleiner Teil des Atemzugvolumens erzeugt. Liegt also ein beatmeter Patient auf der Seite, werden v. a. die oben liegenden Lungenareale ventiliert.

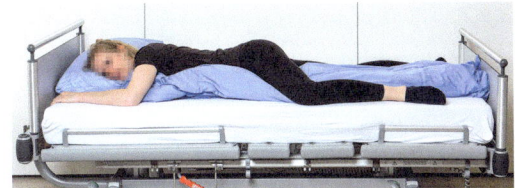

Abb. 42.1 Angepasste Bauchlage bei einer spontanatmenden Patientin zur verbesserten Belüftung der dorsobasalen Lungenareale

In der unten liegenden Lunge ist jedoch die Perfusion besser. Dies führt zu einem Ungleichgewicht zwischen Ventilation und Perfusion und kann schließlich in einer schlechteren Oxygenierung enden. Es kann also sein, dass beatmete Patienten schlechter auf eine Seitenlage ansprechen als spontanatmende Patienten.

Die Bauchlage (Abb. 42.1) wurde gerade durch die Behandlung von Covid-19-Patienten bekannt. Diese Maßnahme wurde aber bereits vorher bei Patienten mit einem schweren Acute Respiratory Distress Syndrome (ARDS) durchgeführt. Durch diese Lagerung werden die dorsalen Lungenareale besser belüftet (rekrutiert) und schließlich steigt die Oxygenierung und somit die Versorgung des Körpers mit Sauerstoff. Dabei spielt es keine Rolle, ob die Patienten spontanatmend oder maschinell beatmet werden. Die meisten Covid-19-Patienten scheinen in der Akutphase von dieser Maßnahme zu profitieren.

▶ **Wichtig** Wenn die Lungenpathologie einseitig ist, sollte der Patient für die atemphysiotherapeutische Behandlung in Seitenlage mit der betroffenen Lunge nach oben gelagert werden. Ist die Pathologie bilateral und die alveoläre Rekrutierung oder Sekretmobilisation das Ziel der Behandlung, sollte der Patient in mehreren Positionen behandelt werden. Die atemphysiotherapeutische Behandlung soll also in abwechselnden Seitenlagen durchgeführt werden.

Covid-19-Patienten profitieren im Allgemeinen sehr von einer Bauchlage, weil dadurch die großen dorsalen Lungenanteile besser ventiliert werden und somit am Gasaustausch teilnehmen können.

42.4   Sekretmanagement

Eine Anhäufung von pulmonalem Sekret kann zahlreiche negative Konsequenzen haben. Sie beeinträchtigt die Ventilation der Lunge und kann so zu Atelektasen führen. Weiter wird eine Pneumonie durch insuffizient mobilisiertes Sekret begünstigt und unterhalten. Ein unzureichendes Sekretmanagement beim beatmeten Patienten führt zu einem erhöhten Bedarf von trachealem Absaugen. Gerade das Absaugen wird von Patienten auf der Intensivstation jedoch als sehr traumatisierend beschrieben. Zudem kann es die Sekretproduktion zusätzlich anregen. Ziel soll daher sein, das intratracheale Absaugen auf ein nötiges Minimum zu beschränken.

Durch Sekretverhalt steigert sich der Widerstand in den Atemwegen (Resistance) und somit die Atemarbeit für die Patienten. Sekretverhalt bei spontanatmenden Patienten führt somit zur respiratorischen Erschöpfung, welche eine Reintubation und die Verlängerung des Intensivstationsaufenthaltes zur Folge hat. Beim beatmeten Patienten hingegen verzögert sich das Weaning, womit das Risiko einer VIDD erhöht wird (Ntoumenopoulos 2014). Entsprechend ist ein erfolgreiches Sekretmanagement von größter Bedeutung. Insbesondere sollten Physiotherapeuten nach der Extubation oder Dekanülierung für das Sekretmanagement hinzugezogen werden. So kann durch regelmäßiges und effektives Abhusten eine respiratorische Erschöpfung vermieden werden. Bekannte und in diesem Buch beschriebene Techniken wie das ACBT („active cycle of breathing technique") oder das LE-GOS (Abschn. 32.4) können bei beatmeten und spontanatmenden Patienten auf der Intensivstation gleichermaßen angewandt werden. Eine weitere Maßnahme zur Sekretmobilisierung ist die Frühmobilisation. Bei extubierten Patienten eignen sich zusätzlich Hustentechniken und Systeme mit einem geringen positiven exspiratorischen Druck (PEP-Systeme). Außerdem ist v. a. bei beatmeten Patienten auf eine zureichende Befeuchtung und Erwärmung der Atemluft zu achten.

▶ Ein kräftiger Hustenstoß ist Voraussetzung für ein erfolgreiches Sekretmanagement beim frisch extubierten Patienten. Entsprechend sollten Physiotherapeuten nach der Extubation zwingend zur Hustenunterstützung (Atemwegsmanagement) beigezogen werden.

42.5   Frühmobilisation und Auswirkungen auf die Lunge

Die Frühmobilisation ist eine der wichtigsten Maßnahmen in der Behandlung einer ICU-AW und ist auch bei beatmeten Patienten sicher durchführbar. Gemäß Studien kann die Frühmobilisation wesentlich zu einer verkürzten Beatmungsdauer und einer reduzierten Aufenthaltsdauer auf der Intensivstation beitragen. Eine protokollierte, langsam aufbauende Frühmobilisation trägt außerdem zu einem verbesserten funktionellen Outcome bei Spitalaustritt bei. Eine frühe Mobilisierung hat aber auch positive Auswirkungen auf die Lunge. So werden bei beatmeten Patienten die anterioren und bei spontanatmenden Patienten die dorsalen Lungenabschnitte besser belüftet. Die Oxygenierung kann somit durch die Mobilisation gesteigert werden (Hickmann et al. 2021). Zudem erleichtern die Lageveränderungen durch die Frühmobilisation das Abhusten von Sekret und führen zu einem besseren Sekretmanagement.

Eine frühe Mobilisierung an die Bettkante kann allerdings auch mit einer erhöhten Anstrengung einhergehen, was sich häufig mit einem Anstieg des Atemminutenvolumens zeigt. Da ein erhöhter Sauerstoffverbrauch zu einer Minderversorgung von Sauerstoff in den Zellen führen kann, muss die Intervention entsprechend gut überwacht werden. Zur Atemerleichterung eignen sich langsame Bewegungswechsel und aufbauende Mobilisationseinheiten (Seitenlage, aufrechter Sitz im Bett, Bettkante, Lehnstuhl, Stand) mit regelmäßigen Pausen zur Atemkontrolle und allfälligen atemberuhigenden Maßnahmen. Alternativ können bei Atemnot auch die Beatmungsparameter angepasst werden. So können die Druckunterstützung oder die Sauerstoffzufuhr erhöht werden. Führen diese Anpassungen nicht zum Erfolg, soll die Behandlung abgebrochen werden. Die Dosierung, Intensität und das Mobilitätslevel sollte am nächsten Tag neu evaluiert werden. Vor einer Mobilisierung ist es wichtig, respiratorische und kardiovaskuläre Reserven zu beurteilen sowie neurologische oder sonstige Kontraindikationen auszuschließen.

42.6 Inspiratorisches Muskeltraining

Zur Vermeidung eines Weaningversagens und zur Behandlung einer VIDD wird der Verbesserung der Atemmuskelfunktion ein hoher Stellenwert zugeschrieben. Als mögliche physiotherapeutische Intervention werden die Frühmobilisation und das inspiratorische Muskeltraining (IMT) beschrieben (Magalhães et al. 2018). Beim IMT wird das Zwerchfell durch die Inspiration gegen einen individuell eingestellten Widerstand trainiert (Kap. 37). Neben elektronischen Geräten ist der Threshold-IMT ein mögliches Trainingsgerät. Letzteres wird in Abb. 42.2 dargestellt. Das inspiratorische Muskeltraining kann sowohl bei tracheotomierten als auch bei spontanatmenden Patienten durchgeführt werden, solange die Voraussetzungen dafür erfüllt sind. Zu Beginn des Trainings wird der maximale inspiratorische Druck gemessen. Die Durchführung, Dosierung und Voraussetzungen des inspiratorischen Muskeltrainings sind in Tab. 42.1 beschrieben.

42.7 Verlaufskontrolle

Nebst den geläufigen Verlaufszeichen wie der Atemfrequenz, der peripheren Sauerstoffsättigung, der Auskultation, dem maximalen inspiratorischen Druck oder der subjektiven Atemanstrengung geben Parameter des Beatmungsgerätes wichtige Informationen über den aktuellen Zustand des Patienten.

Ein weiteres, einfach durchführbares Assessment für den klinischen Alltag ist das Chelsea

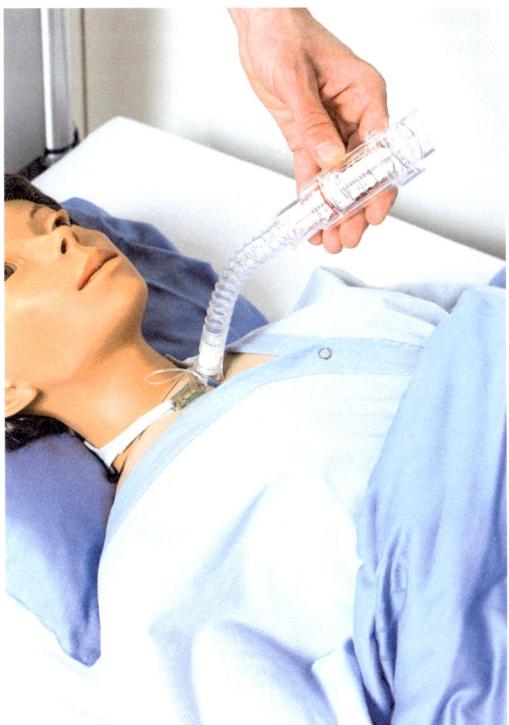

Abb. 42.2 Inspiratorisches Muskeltraining beim tracheotomierten kritisch Kranken

Critical Care Physical Assessment Tool (CPAx). Es wurde speziell für Patienten auf der Intensivstation entwickelt und hat ausgezeichnete Gütekriterien. Das Assessment erfasst die Domänen respiratorische Funktion, Husten, Bewegungsfunktionen, Mobilität und Muskelkraft mit 10 Items, welche von 0 (vollständig abhängig/unfähig) zu 5 (unabhängig) bewertet werden. Das CPAx eignet sich insbesondere zur Verlaufskontrolle von Intensivstationsaustritt bis zum Spitalaustritt. Die Verlaufsmessungen mit dem CPAx werden in einem Spider visualisiert, womit Veränderungen in den einzelnen Bereichen rasch erkannt werden. Dadurch unterstützt das CPAx auch den physiotherapeutischen Denkprozess und ein patientenorientiertes, individuell angepasstes Begleiten des Rehabilitationsprozesses. Eine validierte deutsche CPAx-Version ist erhältlich (Eggmann et al. 2021).

Tab. 42.1 Durchführung des inspiratorischen Muskeltrainings beim tracheotomierten kritisch Kranken. (In Anlehnung an Bissett et al. 2019)

Material	IMT-Trainingsgerät, Konnektor für die Trachealkanüle und, falls nötig, Sauerstoffzufuhr
Ausgangsstellung	Aufrechter Sitz
Vorbereitung	Trachealkanüle mit insuffliertem Cuff und geschlossener Innenkanüle
Dosierung	1-mal täglich
	30–50 % vom gemessenen MIP
	4-5 Serien à 6 Wiederholungen mit mindestens 1 min Pause zwischen den Serien
Voraussetzungen	– Positiver endexspiratorischer Druck $\leq$10 cmH$_2$O
	– FiO$_2$ <0,60
	– Atemfrequenz <35/min
	– Beatmungsmodus: Spontanatmend
Vorsichtssituationen	– (Status nach) Pneumothorax
	– Instabiler Thorax/Rippenserienfrakturen
	– Status nach Lungenoperationen

MIP Maximaler inspiratorischer Druck; *FiO$_2$* inspiratorische Sauerstofffraktion

Literatur

Berger D, Bloechlinger S, von Haehling S, Doehner W, Takala J, Z'Graggen WJ et al (2016) Dysfunction of respiratory muscles in critically ill patients on the intensive care unit. J Cachexia Sarcopenia Muscle 7(4):403–412

Bissett B, Leditschke IA, Green M, Marzano V, Collins S, Van Haren F (2019) Inspiratory muscle training for intensive care patients: a multidisciplinary practical guide for clinicians. Aust Crit Care 32(3):249–255

Deiml T, Kürzel F (2017) Ausgewählte Themen zur Operativen Intensivmedizin, 7. Aufl. Rudolf Deiml, Hamburg

Eggmann S, Verra M, Stefanicki V, Kindler A, Seyler D, Hilfiker R et al (2021) German version of the Chelsea Critical Care Physical Assessment tool (CPAx-GE): translation, cross-cultural adaptation, validity and reliability. Disabil Rehabil 2022 Aug; 44(16):4509–4518

Esteban A, Anzueto A, Alía I, Gordo F, Apezteguía C, Pálizas F et al (2000) How is mechanical ventilation employed in the intensive care unit? Am J Respir Crit Care Med 161(5):1450–1458

Hickmann CE, Montecinos-Munoz NR, Castanares-Zapatero D, Arriagada-Garrido RS, Jeria-Blanco U, Gizzatullin T, Roeseler J, Dugernier J, Wittebole X, Laterre PF (2021) Acute effects of sitting out of bed and exercise on lung aeration and oxygenation in critically ill subjects. Respir Care 66(2):253–262. https://doi.org/10.4187/respcare.07487. Epub 2020 Sep 29

Jeong BH, Ko MG, Nam J, Yoo H, Chung CR, Suh GY et al (2015) Differences in clinical outcomes according to weaning classifications in medical intensive care units. PLoS One 10(4):1–13

Magalhães PAF, Camillo CA, Langer D, Andrade LB, Duarte M do CMB, Gosselink R (2018) Weaning failure and respiratory muscle function: What has been done and what can be improved? Respir Med 134: 54–61

Ntoumenopoulos (2014) Clinical Impact of Secretion Retention. Curr Resp Med Rev 10: 158–162

Stevens RD, Marshall SA, Cornblath DR, Hoke A, Needham DM, de Jonghe B, Ali NA, Sharshar T (2009 Oct) A framework for diagnosing and classifying intensive care unit-acquired weakness. Crit Care Med 37(10 Suppl):S299–S308. https://doi.org/10.1097/CCM.0b013e-3181b6ef67

Vassilakopoulos T, Petrof BJ (2004) Ventilator-induced diaphragmatic dysfunction. Am J Respir Crit Care Med 169(3):336–341

Atemphysiotherapie in der Pädiatrie

43

Marlies Wagner

Inhaltsverzeichnis

43.1   Einleitung

Atemphysiotherapie stellt bei Kindern mit chronischen Lungenerkrankungen eine zusätzliche Therapiemoglichkeit dar. Kenntnisse über Physiologie und Pathophysiologie des pädiatrischen Respirationstraktes sind für die Anwendung geeigneter atemphysiotherapeutischer Techniken essenziell.

Die therapeutischen Strategien werden durch das Alter des Patienten und die daraus resultierenden Besonderheiten der Lunge und des Brustkorbs beeinflusst.

Atemphysiotherapeutische Maßnahmen können die medikamentöse Therapie unterstützen und optimieren. Dazu ist es v. a. wichtig, die Nebeneffekte von Manipulationen am kindlichen Respirationstrakt zu kennen und zu kontrollieren.

Pädiatrische Patienten sind keine kleinen Erwachsenen. Die Weichheit des Brustkorbs, das sehr straffe Lungengewebe und die Veränderungen dieser Zustände während des Wachstums erfordern ein komplexes Verständnis bei der Behandlung.

Die Herausforderung in der Atemphysiotherapie besteht darin, ein unmittelbar lebensnotwendiges System zu manipulieren; daher sollte Atemphysiotherapie nur von erfahrenen Therapeuten oder unter Supervision durchgeführt werden.

M. Wagner (✉)
Pädiatrische Pulmonologie und Allergologie,
Universitätsklinik für Kinder- und Jugendheilkunde,
Graz, Österreich
e-mail: marlies.wagner@medunigraz.at

© Der/die Autor(en), exklusiv lizenziert an Springer-Verlag GmbH, DE,
ein Teil von Springer Nature 2022
J. Steier, A.-K. Rausch-Osthoff (Hrsg.), *Physiotherapie bei chronisch-obstruktiven Atemwegs- und Lungenerkrankungen*, https://doi.org/10.1007/978-3-662-63613-8_43

Ziele der Anwendung von atemphysiotherapeutischen Techniken:

- Reduktion von Sekretretention und dadurch Verringerung der Wahrscheinlichkeit der Entstehung von Atelektasenn und Pneumonien,
- Optimierung der Sauerstoffsättigung und der Ventilation,
- Verbesserung der regionalen und globalen Ventilation und Compliance,
- Verbesserung eines Ventilations-Perfusions-Missverhältnisses,
- Sicherstellung und/oder Rekrutierung von Lungenvolumen,
- Reduktion des Atemwegswiderstands und dadurch Erleichterung der Atemarbeit,
- Verbesserung der Atemmuskelkraft sowie der Kraft der peripheren Muskeln,
- Reduktion von Morbidität und Mortalität,
- Erhaltung der Thoraxmobilität.

43.2 Anatomische und physiologische Besonderheiten des Neugeborenen

Die luftleitenden Atemwege sind bei Früh- bzw. Neugeborenen in ihrer Zahl schon fast vollständig ausgebildet. Ihre Durchmesser sind dementsprechend klein. Auch die Schleimdrüsen sind schon in relativ großer Zahl vorhanden. Dieser Umstand führt schon bei leicht erhöhter Sekretproduktion sehr rasch zu einer mechanischen Obstruktion der Atemwege und resultiert somit in Atelektasen. Da bei Neugeborenen und Kleinkindern die intraalveolären Poren (Kohn-Poren) noch nicht ausgebildet sind, ist eine kollaterale Ventilation nicht möglich.

Der Thorax eines Früh- bzw. Neugeborenen ist aufgrund seiner extrem elastischen Eigenschaften noch nicht sehr stabil und führt in der Kombination mit der noch sehr unreifen steifen Lunge zu einer deutlich verminderten funktionellen Residualkapazität (FRC). Dieser Umstand führt dazu, dass nach einer forcierten Ausatmung viel Kraft aufgewendet werden muss, um die Lunge bei der nächsten Inspiration wieder mit Luft zu füllen.

Durch die nahezu horizontal stehenden Rippen ist der Ansatzwinkel des Zwerchfells deutlich abgeflacht. Bei der Inspiration kann sich somit das Zwerchfell nicht sehr weit absenken, um das inspiratorische Volumen zu steigern. Aus diesem Grund wird bei Neugeborenen bei erhöhter Atemarbeit immer auch die Atemfrequenz gesteigert.

Das Zwerchfell besitzt zum Zeitpunkt der Geburt noch sehr wenig ermüdungsfreie Fasern. Dies führt bei erhöhter Atemarbeit sehr rasch zu einer Dekompensation der Atemmuskulatur und somit zu einem Versagen der Atempumpe.

Im Laufe der Kindheit verändern sich diese Besonderheiten im Allgemeinen und auch im Speziellen, durch die Beeinflussung der chronischen Lungenerkrankung, bis zur vollständig abgeschlossenen Entwicklung hin zum erwachsenen Respirationstrakt.

Die Aufgaben der Atemphysiotherapie sind, die Therapie an die aktuelle Entwicklungssituation und das vorliegende Krankheitsgeschehen anzupassen, Veränderungen zu erkennen und darauf zu reagieren.

Das zentrale Thema der Atemphysiotherapie bei chronischen Lungenerkrankungen in der Pädiatrie ist die Sekretmobilisation und Sekretentfernung. Dazu gehören allerdings auch die Inhalation von Bronchodilatatoren zur Erweiterung obstruierter Atemwege, die Inhalation von sekretlösenden bzw. sekretverflüssigenden Substanzen und die Inhalation von Steroiden und Antibiotika.

43.3 Inhalation

Die Inhalationstherapie gehört zur Basistherapie von chronischen Atemwegs- und Lungenerkrankungen. Prinzipiell gelten in der Pädiatrie die gleichen Prinzipien wie bei Erwachsenen. Für eine adäquate Inhalation eines Medikaments benötigt man ein passendes Gerät für den Patienten, welches dann auch verwendet werden muss (Adhärenz), um die kleinste wirkungsvolle Dosis eines Medikaments an den dafür vorgesehenen Ort zu bringen.

Allerdings sind in der Pädiatrie einige Besonderheiten zu berücksichtigen.

In den ersten Lebensjahren finden die größten Veränderungen in physischer, physiologischer, sozialer, emotionaler und kognitiver Hinsicht statt. Das bedeutet, dass auch die Inhalationstherapie in dieser Zeit diesen Entwicklungen ständig angepasst werden muss.

Grundsätzlich ist davon auszugehen, dass Kinder deutlich kleinere Luftwege haben als Erwachsene und somit die Deposition eines Aerosols durch Impaktion (Deposition von großen und schnellen Partikeln an Gabelungen und Verengungen der Luftwege) vorwiegend in den oberen und zentralen Luftwegen stattfindet. Zusätzlich sind v. a. Neugeborene und Kleinkinder bevorzugte Nasenatmer. Da die Nase eine Filter- und Reinigungsfunktion der Atemluft hat, ist davon auszugehen, dass die Deposition von Aerosolpartikeln dort erhöht ist.

Ein weiterer Faktor für die Deposition von Aerosolen ist die Geschwindigkeit der Inspiration. Je höher der inspiratorische Fluss ist, desto größer ist die Wahrscheinlichkeit, dass die Aerosolpartikel durch Impaktion in den oberen Luftwegen deponiert werden und die tieferen Luftwege nicht erreichen. Somit ist bei ruhiger Atmung die Deposition eines Aerosols in den unteren Atemwegen begünstigt.

Eine wichtige Rolle für eine effektive Deposition eines Aerosols spielt das Interface. Bei Säuglingen und Kleinkindern ist das auf jeden Fall eine gutsitzende Mund-Nasen-Maske. Vor allem bei Säuglingen ist darauf zu achten, dass der Totraum möglichst klein gehalten wird, um Rückatmen von CO_2 in der ausgeatmeten Luft zu verhindern.

Prinzipiell ist der Inhalation mit einem Mundstück immer der Vorzug zu geben, da der Weg in die Lunge kürzer ist und die Deposition des Aerosols in der Nase wegfällt.

Die Teilchengröße kann heute durch diverse Düsen beeinflusst werden. Die optimale Teilchengröße liegt in Abhängigkeit von der Größe der Patienten zwischen 2–5 µm. Verneblerdüsen können sehr kleine Teilchen erzeugen, haben aber den Nachteil, dass sich damit direkt proportional die Inhalationszeit erhöht. Es gilt dabei zu bedenken, dass mit erhöhter Inhalationsdauer die Toleranz der kleinen Patienten abnehmen kann, eine ruhige Atmung nicht mehr gegeben sein und dadurch die empfohlene Dosis nicht erreicht werden kann. Dies ist interindividuell je nach aktuellem Befinden und der Lebenssituation differenziert zu betrachten.

▶ Bei der Inhalation ist das Mundstück immer einer Mund-Nasen-Maske vorzuziehen!

43.3.1 Möglichkeiten der Inhalaton

43.3.1.1 Feuchtinhalation

Die Auswahl des Inhalationsgeräts hängt von verschiedenen Faktoren ab. Medikamente in flüssiger Form können mit Hilfe eines Jet-Verneblers, eines Mesh-Verneblers oder eines Ultraschall-Verneblers inhaliert werden. Die Flüssiginhalation kann mit einem geeigneten Interface von Patienten jeder Altersgruppe inhaliert werden. Die Inhalation mit einem Mundstück ist dabei immer zu bevorzugen.

Die Art des Verneblers beeinflusst maßgebend die Effektivität der Inhalation und die Deposition des Medikaments. Der traditionelle Jet-Vernebler ist ein verlässliches, weit verbreitetes Gerät. In den letzten Jahren wurden auch einige kleinere und „schnellere" Geräte zur Inhalation von flüssigen Medikamenten entwickelt. Mit der Entwicklung der sog. Vibrating-Mesh-Technologie können dichtere Aerosole mit kleineren Partikeln erzeugt werden. Dies steigert einerseits die Deposition des Aerosols und verringert andererseits die Inhalationsdauer, wodurch der tägliche Therapieaufwand deutlich vermindert werden kann.

Das sog. Adaptive-Aerosol-Delivery-System (AAD) passt die Medikamentenabgabe an die individuelle Inspiration der Patienten an. Das bedeutet, dass nicht nur ausschließlich in der Inspiration das Medikament vernebelt wird, sondern dass bei jeder einzelnen Inspiration das Medikament nur in einem bestimmten Zeitfenster abgegeben wird, um die Deposition des Aerosols zu optimieren. Zusätzlich ist es vereinzelt auch möglich, Daten über Inhalationshäufigkeit, Inhalationsdauer und Effektivität der Inhalation aus dem Gerät auszulesen. Die Kombination dieser beiden Verneblertechnologien (Vibrating-Mesh-Technologie und AAD) ist derzeit noch an bestimmte Medikamente gebunden, wird in der Zukunft jedoch sehr wahrscheinlich an Bedeutung gewinnen. Beim Einsatz eines Ultraschall-Verneblers ist zu beachten, dass es bei der Erzeugung des Aerosols eine Wärmeentwicklung gibt, welche das Medikament beeinflussen kann.

43.3.1.2 Trockeninhalation

Bei der Trockeninhalation unterscheidet man Dosieraerosole von Trockenpulverinhalatoren. Beim Dosieraerosol handelt es sich um ein Medikament, welches sich gemischt mit einem Treibgas in einer Druckkammer befindet. Die Anwendung sollte ausschließlich mit Hilfe einer geeigneten Vorschaltkammer („Spacer") erfolgen. Diese sollte antistatische Eigenschaften aufweisen und gut zu reinigen sein. Diese Art der Inhalation ist unter Voraussetzung eines geeigneten Interfaces ebenfalls von Patienten in jeder Altersgruppe einsetzbar.

Bei der Trockenpulverinhalation liegt der Wirkstoff in Pulverform vor. Die Vorteile der Trockenpulverinhalation liegen v. a. im geringen Zeitaufwand für die Vorbereitung des Medikaments, in der kurzen Inhalationszeit und in der Versorgung des Geräts nach der Inhalation. Sehr praktisch ist auch die geringe Größe der Geräte, welche die Flexibilität der Patienten im Alltag sehr unterstützt. Ein besonderes Augenmerk ist dabei auf die Inhalationstechnik zu legen, um die Deposition des Medikaments in den peripheren Luftwegen zu begünstigen. Der Inhalation muss eine gute Exspiration vorausgehen. Anschließend ist eine langsame und tiefe Inspiration zu empfehlen, um die Deposition des Pulvers im Oropharynx und den zentralen Luftwegen zu vermindern. Eine möglichst lange endinspiratorische Pause begünstigt die Sedimentation (Ablagerung) des Wirkstoffs in den Atemwegen. Wenn der Patient die Inhalation technisch nicht einwandfrei durchführen kann, sollte von der Verwendung eines Trockenpulverinhalators Abstand genommen werden.

43.3.2 Timing der Inhalativa

- Bronchodilatoren
  - **vor** hypertoner Kochsalzlösung
  - **vor** der Atemtherapie
  - **vor** inhalativen Antibiotika
- Hypertone Kochsalzlösung
  - **vor** oder **während** der Atemtherapie
- Inhalative Antibiotika
  - immer **nach** der Atemtherapie
- rhDNase
  - **individuell** – ca. 1 h vor oder direkt nach der Atemtherapie
  - >30 min Abstand zu Antibiotika-Inhalation

43.4 Mitarbeitsunabhängige sekretfördernde Physiotherapie

43.4.1 Positive-Expiratory-Pressure (PEP)-Therapie und Baby-PEP

Diese Form der Therapie kann schon bei Neugeborenen angewendet werden. Das Therapiegerät besteht aus einer Gesichtsmaske, die der Größe des Säuglings angepasst ist, und zwei Ein-Weg-Ventilen für die In- und Exspiration. Am Exspirationsschenkel wird eine Stenose angebracht. Die exspiratorische Stenose behindert das Ausströmen der Luft bei normaler Ausatmung. Bei der ursprünglichen Form der PEP-Therapie soll bei der Ausatmung ein Druck von 10–20 cm H_2O erreicht werden. Da eine Instruktion bei Säuglingen nicht möglich ist, kommt es bei einer ruhigen Atmung des Säuglings zu einer Steigerung des Gesamtvolumens der Luft in der Lunge (die Einatmung verläuft barrierefrei, die Ausatmung wird behindert). Nach mehreren Atemzügen ist also das Lungenvolumen deutlich erhöht. Aufgrund des gesteigerten Füllzustands der Lunge werden die Atemwege tendenziell erweitert. Dadurch verteilt sich die Luft gleichmäßiger in der Lunge. Lungenabschnitte, welche durch Sekretansammlungen oder durch eine infektiöse Schwellung der Schleimhaut von der Ventilation benachteiligt oder ausgeschlossen wurden (Atelektasen), können auf diese Weise wieder mit Luft befüllt werden. Da der Transport von Sekret vorwiegend mit Hilfe des Luftstroms passiert, kann die Luft, die sich nun in diesen benachteiligten Atemwegen bzw. hinter dem Sekret befindet, dazu verwendet werden, das Sekret zu transportieren; damit können zuvor verschlossene Lungenabschnitte wieder belüftet werden.

Nach einer Serie von In- und Exspirationen werden einige forcierte Exspirationsmanöver ohne Maske ausgeführt, um einerseits die überschüssige Luft (durch die künstliche Überblähung der Lunge) wieder abzuatmen und andererseits damit auch Sekret effektiv zu transportieren.

Auch wenn der Säugling während der Therapie unruhig ist und schreit, kommt es zu einer generellen Druckerhöhung in den Atemwegen – dadurch werden die Atemwege von innen geschient und durch den erhöhten intrabronchialen Druck eröffnet bzw. offen gehalten. Chronisch-obstruktive Lungenerkrankungen gehen in einem frühen Stadium oft mit Mikroatelektasen einher, welche mit einem erhöhten intrabronchialen Druck zumindest kurzfristig eröffnet werden können, um dahinter liegendes Sekret abzutransportieren.

Am Ende jedes PEP-Zyklus wird eine forcierte Exspiration durchgeführt. Diese forcierte Exspiration kann, abhängig von der Mitarbeit des Kindes, passiv durch eine exspirationssynchrone, rasche Thoraxkompression eingeleitet werden, aber auch durch aktives schnelles Ausatmen, Huffen oder Husten des Kindes erfolgen.

43.4.2 Lagerungsdrainage

Die Lagerung bzw. Positionierung eines Patienten während der sekretfördernden Therapie ist essenziell. Die verschiedenen Positionen optimieren Ventilation und Perfusion in den verschiedenen Lungenabschnitten; dadurch können auch sekretfördernde Techniken effektiver sein. Es gibt einige gravierende Unterschiede zwischen Erwachsenen und Kindern, die bei der Lagerung beachtet werden müssen.

Bei Erwachsenen bildet der Thorax einen guten Schutz für die Lunge gegen Krafteinwirkun-gen von außen; bei der Geburt ist der Thorax noch sehr weich und bietet wenig Widerstand gegen Druck von außen. Für die Lagerung bedeutet das, dass aufliegende Lungenanteile tendenziell (vom Eigengewicht) komprimiert werden und in weiterer Folge bei normaler Atmung weniger ventiliert werden. Auf der anderen Seite kommt es gleichzeitig zu einer ventilatorischen Kompensation durch die nichtkomprimierten Lungenareale. Man konnte noch nicht genau feststellen, mit welchem Alter die Reife des Thorax eintritt – allerdings geht man davon aus, dass dies jedenfalls bis zum 12. Lebensjahr erfolgt.

Um die Ventilation der Oberlappen der Lunge zu bevorzugen, ist prinzipiell in jeder Altersstufe die Rückenlage optimal. In der Seitenlage wird bei Kindern generell die oben liegende Seite besser ventiliert; somit ist der Sekrettransport dort auch besser.

43.4.2.1 Lagerungsdrainage kombiniert mit Perkussion, Vibration und Kompression

Diese Therapie wurde 1964 als erste physiotherapeutische Technik zur Reinigung der Luftwege bei der Behandlung von zystischer Fibrose (Mukoviszidose) dokumentiert.

Ursprünglich bestand die Technik darin, das Kind in verschiedenen Positionen zu lagern und gleichzeitig die jeweils oben liegenden Anteile des Brustkorbs mit Hilfe von Perkussion und Vibration zu bearbeiten. Abschließend wurde ein Hustenmanöver eingeleitet.

Die Theorie dahinter ist einerseits mit Hilfe der Schwerkraft und der ventilatorischen Umverteilung den Sekrettransport zu unterstützen und andererseits durch Klopfen oder Vibrieren das Sekret für den Transport gefügiger zu machen (gesteigertes Gas-Liquid-Pumping).

Bei der Lagerung sollte auf Positionen, die eine Kopftieflage beinhalten, verzichtet werden, da es hierbei zu einer Steigerung eines gastroösophagealen Refluxes kommen kann.

Als Nebenwirkung kann es bei Kindern mit sehr viel Sekret bei dieser Technik auch zu Sauerstoffsättigungsabfällen während der Therapie kommen, da das Sekret aus den peripheren Anteilen der Lunge zentrale Atemwege verlegen kann. Durch effektive Hustenmanöver muss dieses Sekret dann rasch aus den Atemwegen entfernt werden.

Heute wird diese Technik v. a. bei Säuglingen und Kleinkindern angewendet, welche noch nicht aktiv mitarbeiten können. Jede Position wird über 3–5 min mit Klopfen kombiniert und mit vertieften Atemzügen, forcierter Exspiration und Husten oder Huffing abgeschlossen. Es wird empfohlen, diese Therapie 2- bis 3-mal täglich durchzuführen.

Da diese Therapie sehr zeitaufwendig ist, evtl. noch eine zweite Person zur Durchführung erfordert und oft für den Patienten nicht sehr angenehm ist, kommen heute meist andere Techniken (z. B. „Baby-PEP" und assistierte autogene Drainage) zum Einsatz.

Maschinelle Perkussoren können bei dieser Technik auch verwendet werden, sind der manuellen Technik allerdings nicht überlegen, da sie sich den anatomischen Besonderheiten des Patienten nicht anpassen können.

43.4.3 Assistierte autogene Drainage

Die assistierte autogene Drainage (AAD) basiert auf den Prinzipien der autogenen Drainage nach Jean Chevallier.

Die Technik der autogenen Drainage beruht auf dem Prinzip, optimale Flussraten in peripheren Atemwegen zu kreieren, um so den Sekrettransport zu verbessern. Dies wird durch das Verschieben des Atemzugvolumens in das exspiratorische Reservevolumen (genau dort, wo das Sekret zuvor lokalisiert wurde) erreicht, wobei darauf geachtet wird, den peribronchialen Druck möglichst niedrig zu halten, um einen vorzeitigen Kollaps der Bronchien zu verhindern (Abschn. 32.4.2).

Bei der AAD erfolgt das Verschieben des Atemzugvolumens (Tidalvolumens) mit manueller Unterstützung oder/und durch den Einsatz eines elastischen Bandes.

Um die Atmung in ein niedrigeres Lungenvolumen zu führen, ist es notwendig, in der Inspiration einen sanft ansteigenden Widerstand zu geben. Um das Atemzugvolumen konstant zu

halten, kommt es reaktiv zu einer gesteigerten Exspiration.

Während der Exspiration folgen die Hände der Bewegung des Thorax. Dabei soll darauf geachtet werden, keine Thoraxkompression oder übermäßige Kraftanwendung auszuüben, da dies eine kontraproduktive Abwehrreaktion des Patienten stimulieren kann.

Es ist sehr wichtig, den fortschreitenden Sekrettransport zu beobachten (fühlen, hören), um dem Patienten optimale Unterstützung geben zu können. Die Evakuierung des Sekrets aus der Lunge erfolgt über spontanes Husten.

Durch eine gezielte Lagerung des Patienten während der AAD kann die Atemmuskulatur in eine bessere Ausgangsstellung gebracht werden und somit besser/effizienter arbeiten. Gleichzeitig kann eine Verbesserung der Ventilation erreicht werden.

Die AAD kann auch durch leichtes Federn/Schaukeln auf einem Ball unterstützt werden (empfohlene max. Amplitude: 4–6 cm). Diese sehr sanften Bewegungen tragen zur Beruhigung des Kindes bei bzw. entspannen den Patienten und helfen somit auch die Flussraten in der Exspiration zu verbessern.

▶ **Tipp**
Da die Atemtherapie bei chronisch pulmonalen Erkrankungen oft sehr zeitaufwendig ist, sollte sie immer individuell an die Lebensumstände der Familien angepasst werden.

43.5   Thoraxmobilität

Der Thorax hat einerseits die Funktion, eine aufrechte Haltung sicherzustellen, andererseits ist er für die Atmung zuständig.

Bei Kindern mit chronisch-obstruktiven Lungenerkrankungen besteht eine deutlich höhere Prävalenz von thorakalen Kyphoskoliosen als bei gesunden Kindern. Diese Tatsache ist das Ergebnis mehrerer Faktoren. Einer der Hauptgründe ist die Obstruktion der Atemwege, die zur Überblähung der Lunge führt. Wenn die Atmung beeinträchtigt ist, sind Veränderungen in der Haltung zu beobachten, da die Muskulatur von Rumpf und Thorax vermehrt als akzessorische Atemhilfsmuskulatur eingesetzt wird, um die Ventilation sicherzustellen. Gleichzeitig ist bei einer Überblähung der Lunge das Zwerchfell, welches der Hauptmuskel für eine effektive Atmung ist, abgeflacht und somit in einer mechanisch nachteiligen Position. Die Atmung muss somit zu einem Großteil von der Atemhilfsmuskulatur übernommen werden, wodurch sich deren Länge verändert. Zusätzlich ist die Bewegungsmöglichkeit der Rippen durch den vermehrten Luftgehalt der Lunge eingeschränkt, da die Rippen durch die Überblähung permanent in eine horizontale Stellung gebracht werden. Bei chronischer Überblähung ändert sich auch der sagittale Thoraxdurchmesser und es entsteht der klassische Fassthorax. Diese strukturellen und funktionellen Veränderungen des Brustkorbs und der Haltung im Allgemeinen beeinträchtigen wiederum die Atmung, die Grobmotorik und generell die Aktivität des Patienten.

Die Erhaltung der Beweglichkeit des Thorax, Muskeldehnung und Muskelkräftigung sowie generelle körperliche Betätigung sind essenzielle Faktoren zur Verbesserung der Lebensqualität.

Weiterführende Literatur

Agent P, Parrott H (2015) Inhaled therapy in cystic fibrosis: agents, devices and regimens. Breathe 11: 110–118

Button BM, Heine RG, Catto-Smith AG, Phelan PD, Olinsky A (1997) Postural drainage and gastrooesophageal reflux in infants with cystic fibrosis. Arch Dis Child 76:148–150

DiBlasi R (2015) Clinical controversies in aerosol therapy for infants and children. Respir Care 60(6):894–916

Everard M (2004) Inhaler devices in children and infants. Challenges and solution. J Aerosol Med 17(2):186–195

Garcia ST, Sanchez MAG, Cejudo P et al (2011) Bone health, daily physical activity, and exercise tolerance in patients with cystic fibrosis. Chest 140:475–481

Lannefors L. Positive expiratory pressure therapy. https://www.ecfs.eu/sites/default/files/general-content-files/working-groups/IPG%20CF_Blue%20Booklet_7th%20edition%202019.pdf. Zugegriffen am 11.05.2022

Lima TRL, Guimaraes FS, Ferreira AS et al (2014) Correlation between posture, balance control, and peripheral muscle function in adults with cystic fibrosis. Physiother Theory Pract 30:79–84

Massery M (2005) Musculoskeletal and neuromuscular interventions: a physical approach to cystic fibrosis. J R Soc Med 98:55–66

Matthews LW, Doershuk CF, Wise M, Eddy G, Nudelman H, Spector S (1964) A therapeutic regimen for patients with cystic fibrosis. J Pediatr 65:558–575

McIlwaine M. Postural drainage and percussion. https://www.ecfs.eu/sites/default/files/general-content-files/working-groups/IPG%20CF_Blue%20Booklet_7th%20edition%202019.pdf. Zugegriffen am 11.05.2022

McIlwaine MP, Lee Son NM, Richmond ML (2014) Physiotherapy and cystic fibrosis: what is the evidence base? Curr Opin Pulm Med 20(6):613–617

Okuro RT, Correa EP, Conti PBM et al (2012) Influence of thoracic spine postural disorders on cardiorespiratory parameters in children and adolescents with cystic fibrosis. J Pediatr 18:310–316

Van Ginderdeuren F. Assisted autogenic drainage. https://www.ecfs.eu/sites/default/files/general-content-files/working-groups/IPG%20CF_Blue%20Booklet_7th%20edition%202019.pdf

Von Mutius E, Gappa M, Eber E, Frey U (2014) Pädiatrische Pneumologie, 3. Aufl. Springer, Berlin/Heidelberg

West JB (2008) Respiratory Physiology, The Essentials. Williams & Wilkins, Baltimore

Glossar

Alkalose Überlaugung des Blutes.

Alveolen Kleine Lungenbläschen, welche von Lungenkapillaren umgeben sind.

Alveolo-kapilläre Membran Blut-Luft-Schranke, die dünne Trennschicht zwischen dem luftgefüllten Raum der Aveolen und dem Blut in den Kapillaren der Lunge.

Apnoe Atemstillstand.

Arrhythmie Unregelmäßiger Herzrhythmus.

Asthma bronchiale Anfallsweise auftretende Dyspnoe durch ganz oder teilweise reversible Einengung der Atemwege.

Atelektase Nichtbelüftete Lungenareale, bei denen die Alveolen zusammengefallen sind.

Atemhilfsmuskulatur Atemmuskeln, die bei der normalen Ruheatmung, nicht jedoch bei vermehrter Ventilation zusätzlich rekrutiert werden.

Atemlast (erhöht) (Miss-)Verhältnis zwischen ventilatorischem Bedarf (Last) und ventilatorischem Eigenvermögen (Kapazität).

Atemmuskeln Atemmuskeln, die bei der normalen Ruheatmung rekrutiert werden.

Atempumpe Die Atempumpe besteht aus: Atemzentrum, Nervenleitung, Atemmuskulatur und dem Brustkorb.

Atemzugvolumen (AZV) Luftvolumen, das bei einem normalen Atemzug eingeatmet wird, beträgt bei einem erwachsenen Menschen ca. 0,5 l.

Auskultation Abhören der Lunge mit Hilfe eines Hörrohrs mit Schallverstärkung.

Azidose Übersäuerung des Blutes.

Barorezeptor Sinneszellen (Rezeptoren), Pressorezeptoren oder Druckrezeptoren, befinden sich in den Glomera carotica sowie den Glomera aortica; sie werden durch Dehnung der Gefäßwand aktiviert und regulieren den Blutdruck.

Basenüberschuss Der sog. Base Excess trifft eine Aussage über das Säure-Basen-Gleichgewicht des arteriellen Blutes und gibt an, ob zu wenige oder zu viele Pufferbasen im Blut zirkulieren.

Bicarbonat (HCO_3) Substanz (Puffer), die dazu dient, das Säure-Basen-Gleichgewicht im Blut aufrechtzuerhalten.

Bifurcatio tracheae Hier teilt sich die Luftröhre (Trachea) in die beiden Hauptbronchien.

Biphasic Positive Airway Pressure (BIPAP) Nichtinvasive druckkontrollierte Beatmung kombiniert mit Spontanatmung in einem Wechsel von hohem Druck zum Einatmen und niedrigerem Druck zum Ausatmen.

Blue Bloater Patiententyp (übergewichtig) mit schwerer chronisch-obstruktiver Lungenerkrankung (COPD) bzw. chronische Bronchitis; er leidet unter einer Zyanose (bläuliche Haut), Atemnot ist nur gering ausgeprägt und fehlt in Ruhe vollständig. Der Blue Bloater leidet häufig unter einer obstruktiven Schlafapnoe.

Blutgasanalyse (BGA) Invasives diagnostisches Verfahren zur Beurteilung der Lungenfunktion (Ventilation und Gasaustausch) sowie zur Analyse der Elektrolyte, des Säure-Basen-Haushaltes, des Blutzuckers und der Hämoglobin- und Laktatkonzentration. Prinzip: Blutentnahme (kapillär, arteriell oder venös).

Bodyplethysmografie (Ganzkörperplethysmografie) Verfahren zur Funktionsprüfung der Lunge; erfasst werden sowohl die Luftmenge

© Der/die Herausgeber bzw. der/die Autor(en), exklusiv lizenziert an Springer-Verlag GmbH, DE, ein Teil von Springer Nature 2022
J. Steier, A.-K. Rausch-Osthoff (Hrsg.), *Physiotherapie bei chronisch-obstruktiven Atemwegs- und Lungenerkrankungen*, https://doi.org/10.1007/978-3-662-63613-8

in der Lunge als auch die Weite des Bronchialsystems.

Brachypnoe   Verlangsamte Atmung.

Bradykardie   Langsamer Herzschlag <50 Schläge pro Minute.

Bronchialkarzinom   Bösartiger Tumor der epithelialen Zellen des Bronchialgewebes.

Bronchiektase   Irreversible Erweiterung von Bronchien.

Bronchospasmus   Krampfzustand der Bronchialmuskulatur, führt zur Erhöhung des Strömungswiderstandes.

Chemorezeptor   Sinneszellen (Rezeptoren), Regulierung der Atemfunktion und des Säure-Basen-Haushaltes des menschlichen Körpers. Periphere Chemorezeptoren befinden sich in den Glomera carotica sowie den Glomera aortica und detektieren v. a. den Sauerstoff- und Kohlendioxidpartialdruck des arteriellen Blutes. Zentrale Chemorezeptoren befinden sich im zentralen Nervensystem und detektieren den pH-Wert und Kohlendioxidpartialdruck der Gehirn-Rückenmarks-Flüssigkeit (Liquor cerebrospinalis).

Chronische Bronchitis   Entzündung von Bronchialschleimhaut und Luftröhre (COPD).

Closing Volume (CV)/Closing Capacity (CC)   Das CV der Lunge ist definiert als jenes Lungenvolumen, bei dem es während der Exspiration zum Verschluss der kleinen Atemwege kommt (Bronchiolen). Unter CC versteht man die Summe aus Verschluss- und Residualvolumen.

COPD   Sammelbegriff verschiedener obstruktiver Lungenerkrankungen.

Cor pulmonale   Rechtsherz- und respiratorische Insuffizienz verursacht durch den pulmonalen Blutdruck.

Continuous Positive Airway Pressure (CPAP)   Nichtinvasive Beatmung unter Erzeugung eines Luftstroms mit leichtem Überdruck, um die (zu schwache) Eigenatmung des Patienten zu verstärken.

Diffusion   Gasaustausch von O_2 und CO_2 an der alveolo-kapillären Membran.

Distribution   Verteilung des Atemgases innerhalb der intrapulmonalen Atemwege.

Dosierte Exspiration   Milde Art des Ausstoßens von Luft.

Druckprinzip   Sekretolysetechnik, mittels verlängerter Exspiration wird Sekret zentralwärts gedrückt.

Dyspnoe   Eine subjektiv empfundene Atemnot bzw. eine erschwerte Atmung.

Equal Pressure Point (EPP)   Der Punkt in den Atemwegen, an dem während der Exspiration der Druck in den Bronchien (intrabronchialer Druck) dem intrapleuralen Druck entspricht.

Erythrozyten   Rote Blutkörperchen.

Euler-Liljestrand-Reflex   Reflektorische Vasokonstriktion (hypoxische pulmonale Vasokonstriktion).

Eupnoe   Normale Atmung.

Exazerbation   Steht für eine schubweise verlaufende, plötzliche Verschlimmerung der zugrunde liegenden Erkrankung.

Flowprinzip   Sekretolysetechnik, mittels forcierter Exspiration wird Sekret zentralwärts geblasen.

Forcierte Exspiration   Explosionsartiges Ausstoßen von Luft.

Funktionelle Residualkapazität (FRC)   Gasvolumen, welches nach einer normalen Exspiration in Ruhe noch in den Lungen verbleibt.

Gasaustausch   Physikalischer Begriff für Sauerstoffaufnahme und Abgabe von Kohlendioxid in den Alveolen.

Hämoglobin   Protein, das für den Sauerstoff im Blut zuständig ist.

Hämoptoe   Aushusten von reinem Blut, Bluthusten.

Hämoptyse   Aushusten von blutig gefärbtem Auswurf.

Hering-Breuer-Reflex   Lungendehnungsreflex: reflektorische Begrenzung der Inspiration bei Überdehnung der Lunge.

Hoover-Zeichen   Zwerchfell-Thoraxwand-Antagonismus, Einziehung der unteren Rippen als Folge einer schlechten Zwerchfellfunktion.

Hyper-/Hypoventilation   Steigerung/Abfall der alveolären Ventilation.

Hyperinflationsstand des Thorax   Durch eine Form der Lungeninflation bzw. Lungenüberblähung verursachter Inspirationsstand des Thorax und der Atemmuskeln.

Hyperkapnie   Erhöhter Gehalt an Kohlendioxid (pCO_2) im Blut.

Hyperoxie Überversorgung des Körpers oder einzelnen Körperabschnitte mit Sauerstoff (O_2). Sie dokumentiert sich durch einen erhöhten Sauerstoffpartialdruck (pO_2) im Blut und in den Geweben.

Hypopnoe Verringerung des Atemflusses um 20–50 % der physiologischen Ventilation.

Hypoxämie Sauerstoffmangel (pO_2) im arteriellen Blut.

Hypoxie Sauerstoffmangel im Gewebe.

Hypoxische pulmonale Vasokonstriktion (HVP) Anstieg des pulmonal-arteriellen Gefäßwiderstands und pulmonalen Blutdrucks im azidotischen/hypoxischen Gewebe; autonomer Reflex der pulmonalen Strombahn.

Intraabdominaler Druck Druck im Abdomen (Bauchraum).

Intrathorakaler Druck Druck im Thorax (Brustraum), atemabhängig: Inspiration (−), Exspiration (+).

ICU-Aquired Weakness (ICUAW) Auf der Intensivstation erworbene Schwäche, ist eine neuromuskuläre Störung mit ausgeprägter Muskelschwäche. Sie resultiert aus drei verschiedenen Funktionsstörungen: Critical-Illness-Polyneuropathie (CIP), Critical-Illness-Myopathie (CIM) und Critical-Illness-Neuromyopathie (CINM).

Linksherzinsuffizienz Ungenügende Leistung des linken Herzens.

Lippenbremse Einfachste Form der Exspiration gegen einen Widerstand, wodurch die Atemwege offen bleiben.

Lungenemphysem Überblähung und Elastizitätsverlust der Lunge (COPD).

Lungenfibrose Vernarbung (des Bindegewebes) zwischen den Alveolen durch eine chronische Entzündung des Lungengewebes.

Lungenhilus Eintrittspforte der Hauptbronchien an der dem Mediastinum zugewandten Seite der Lunge, hier treten die Lungengefäße (Aa. und Vv. pulmonales), Nerven und Lymphgefäßen in die Lunge.

Lungenödem Durch Lungenstau treten die wässrigen Anteile des Bluts in die Alveolen aus.

Lungenüberblähung Krankheit, bei der das Lungengewebe ausgedehnt und überbläht ist, die Gasaustauschfläche der Lunge ist dabei vermindert.

Mediastinum Senkrecht verlaufender Geweberaum, liegt medial im Thorax, wird ventral vom Sternum, dorsal von der Wirbelsäule und zur Seite hin von den beiden Lungen begrenzt.

Medulla oblongata Atemzentrum, Zentrum im verlängerten Mark für die Kontrolle von Atmung und Blutdruck.

Metabolische Azidose Stoffwechselbedingte Übersäuerung des Blutes.

Normoventilation pH 7,36–7,44, $paCO_2$ 37–43 mmHg, paO_2 70–105 mmHg.

Oxygenation Sättigung des Gewebes mit Sauerstoff.

Partialdruck Druck („Konzentration"), der in der Luft einem einzelnen Gas zugeordnet werden kann.

Perfusion Durchblutung der pulmonalen Gefäße.

Perkussion Klopfuntersuchung der Lunge, wobei die Körperoberfläche beklopft wird.

Permissive Hyperkapnie Hyperkapnie in Folge z. B. eines Sauerstoffsupplements; akzeptabel, solange keine Hypoxämie und erhöhte Laktatspiegel vorliegen sowie die Nierenfunktion (renale Kompensation) erhalten ist.

pH-Wert (arteriell) Maß für die Stärke der sauren bzw. basischen Wirkung des arteriellen Blutes.

Pink Puffer Patiententyp (mager) mit schwerer chronisch-obstruktiver Lungenerkrankung (COPD) (Lungenemphysem-Typ); der Pink Puffer versucht ständig, durch vermehrte Atemarbeit seine Blutgase zu normalisieren.

Pleura parietalis Dünne seröse Haut, das äußere Blatt der Pleura (Rippenfell, Brustfell).

Pleura visceralis, pulmonalis Dünne seröse Haut, das innere Blatt der Pleura (Lungenfell).

Pleuradruck/intrapleuraler Druck Im Pleuraspalt herrschenden Druck.

Pneumothorax Lungenkollaps, bei dem Luft in den Pleuraspalt gelangt.

Positiver endexspiratorischer Druck (PEEP) Druck, der am Ende der Exspiration in der Lunge besteht. Im Atemzyklus markiert er den geringsten Druckwert.

Postinspiratorische Pause Technik zur Verbesserung der alveolaren Ventilation mittels langsamer Inspiration unter Einhaltung einer 2–3 s dauernden endinspiratorischen Pause.

Postextubationsphase Prozess der Beendigung der maschinellen Überdruckbeatmung hin zur selbständigen Spontanatmung, einschließlich der Atmungsunterstützung mittels konventioneller Sauerstofftherapie.

Pursed Lip Breathing Exspiration gegen geschlossene Lippen, Lippenbremse; führt zur Erweiterung der Atemwege bei der Exspiration.

Rechtsherzinsuffizienz Ungenügende Leistung des rechten Herzens.

Respiratorische Alkalose Atmungsbedingter Anstieg des Blut-pH-Wertes: es kommt zu einem Basenüberschuss im Blut.

Respiratorische Azidose Atmungsbedingte Übersäuerung des Blutes.

Respiratorische Globalinsuffizienz Ventilatorische Insuffizienz mit einem erniedrigten Sauerstoffpartialdruck und erhöhtem Kohlendioxidpartialdruck.

Respiratorischer Partialinsuffizienz Pulmonale Insuffizienz mit einem erniedrigten Sauerstoffpartialdruck bei normalem oder erniedrigtem Kohlendioxidpartialdruck.

Respiratorischer Quotient Verhältnis der Menge des ausgeatmeten bzw. abgegebenem Kohlenstoffdioxids im Vergleich zur Menge des eingeatmeten Sauerstoffs.

Shuntdurchblutung (Rechts-Links-Shunt) Störung des Blutkreislaufs, bei der sauerstoffarmes Blut aus dem venösen Schenkel in den arteriellen Schenkel des Blutkreislaufs gelangt, ohne oxygeniert zu werden.

Sinusknoten Primärer elektrischer Taktgeber des Herzens.

Spirometrie „Kleine Lungenfunktion", das Aus- und Einatemluftvolumen wird gemessen und in einem Spirogramm festgehalten.

Sputum Sekret der Bronchialschleimhaut, wird überwiegend in Becherzellen und submukösen Drüsen gebildet.

Synkope Umgangssprachlich als Kreislaufkollaps bezeichnet; plötzlicher und vorübergehender, spontan reversibler Bewusstseins- und Tonusverlust infolge zerebraler Minderperfusion, mit oder ohne Sturz.

Tachykardie Herzrasen, Beschleunigung der Herzfrequenz >100 Schläge pro Minute.

Tachypnoe Zunahme der Atemfrequenz/beschleunigte Atmung.

Tidalvolumen (TV) Volumen, das während eines Atem- bzw. Beatmungszyklus ein- und wieder ausgeatmet wird, Atemzugvolumen.

Tiffeneau-Manöver Werte der Fluss-Volumen-Kurve und der Bodyplethysmografie; Messung und Auswertung von langsamer und forcierter Exspiration.

Totraum Nicht am Sauerstoffaustausch beteiligter Teil des Atemtraktes.

Trachea Luftröhre des Atemtraktes.

Tracheobronchiale Instabilität Infolge einer rezidivierenden Entzündung der Atemwege sind die Bronchien instabil geworden, führt bei erhöhtem intrathorakalem Druck, wie z. B. beim Husten, körperlicher Anstrengung oder kräftiger Exspiration, zum (kurzzeitigen) Kollaps der Atemwege.

Trommelschlegelfinger Kolbige Verdickung der distalen Phalangen (Fingergliedknochen) durch Hyperplasie und Hypertrophie von Weichteilen und Periost als Folge einer chronischen Hypoxie.

Uhrglasnägel Hypertrophie und Hyperplasie des Bindegewebes im Nagelbett als Folge einer chronischen Hypoxie.

Utilisation (Konsumption) Stoffwechsel innerhalb der Zellen unter O_2-Verbrauch und CO_2-Produktion.

Ventilation/Konvektion Ein- und Ausströmen von Atemluft innerhalb der Atemwege bis zu den Bronchioli terminales.

V/Q-Quotient Das Ventilations-Perfusions-Verhältnis gibt das Verhältnis zwischen der Lungenbelüftung V (pulmonale Ventilation) und der Lungenperfusion Q (entspricht dem Herzzeitvolumen).

Zyanose Bläuliche Verfärbung der Schleimhäute und Haut als Folge eines verminderten Sauerstoffgehaltes im Blut.

Stichwortverzeichnis

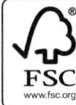